普通高等医学院校五年制临床医学专业第二轮教材

诊断学

（第2版）

（供临床医学专业用）

主　编　高凤敏　曹颖平

副主编　王雅杰　牛新清

编　者　（以姓氏笔画为序）

王梅华（福建医科大学）

王雅杰（首都医科大学附属北京地坛医院）

牛新清（新乡医学院）

叶晓芬（复旦大学附属中山医院）

冯晓燕（贵州中医药大学）

任吉莲（山西医科大学汾阳学院）

刘桂清（齐齐哈尔医学院附属第一医院）

李立钧（同济大学附属东方医院）

张　锟（清华大学附属北京垂杨柳医院）

高凤敏（牡丹江医学院附属红旗医院）

郭继芳（牡丹江医学院附属红旗医院）

曹　勇（中国医科大学附属盛京医院）

曹颖平（福建医科大学）

谢　骏（牡丹江医学院附属红旗医院）

廖　璞（重庆市临床检验中心）

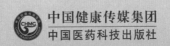

中国健康传媒集团

中国医药科技出版社

内 容 提 要

《诊断学》（第2版）是"普通高等医学院校五年制临床医学专业第二轮教材"之一，系根据临床医学专业五年制诊断学教学大纲的基本要求和课程特点编写而成。内容上涵盖常见症状与问诊、体格检查、实验诊断、器械检查、病历书写、诊断的步骤和临床思维方法及附录等。教材内容与国家执业医师资格考试和职称考试相对接，与住院医师规范化培训相衔接。

教材紧扣培养目标，体现诊断学专业特色，突出学生的临床基本技能训练、诊断思维方法及动手能力的培养，培养高素质应用型临床医学人才。在不影响教材内容的基础上，引入"学习目标"、"案例引导"、"知识链接"和"本章小结"等模块，增强了教材的实用性和可读性，便于学生理解和掌握教材内容。本教材为书网融合教材，即纸质教材有机融合电子教材、教学配套资源（PPT、微课、视频等）、题库系统、数字化教学服务（在线教学、在线作业、在线考试），使教学资源更加立体化、多样化。

本书供全国普通高等医学院校临床医学专业师生使用。

图书在版编目（CIP）数据

诊断学/高凤敏，曹颖平主编 . — 2 版 . —北京：中国医药科技出版社，2023.7

普通高等医学院校五年制临床医学专业第二轮教材

ISBN 978 – 7 – 5214 – 3660 – 0

Ⅰ . ①诊… Ⅱ . ①高… ②曹… Ⅲ . ①诊断学 – 医学院校 – 教材 Ⅳ . ①R44

中国国家版本馆 CIP 数据核字（2023）第 017396 号

美术编辑 陈君杞

版式设计 友全图文

出版 **中国健康传媒集团** | 中国医药科技出版社

地址 北京市海淀区文慧园北路甲 22 号

邮编 100082

电话 发行：010 – 62227427 邮购：010 – 62236938

网址 www.cmstp.com

规格 889 × 1194mm $\frac{1}{16}$

印张 37

字数 1066 千字

初版 2016 年 11 月第 1 版

版次 2023 年 7 月第 2 版

印次 2023 年 7 月第 1 次印刷

印刷 三河市万龙印装有限公司

经销 全国各地新华书店

书号 ISBN 978 – 7 – 5214 – 3660 – 0

定价 118.00 元

获取新书信息、投稿、为图书纠错，请扫码联系我们。

出版说明

为了贯彻《中共中央、国务院中国教育现代化2035》"加强创新型、应用型、技能型人才培养规模"的战略任务要求，落实《国务院办公厅关于加快医学教育创新发展的指导意见》，紧密对接新医科建设对医学教育改革的新要求，满足新时代医疗卫生事业对人才培养的新需求，中国医药科技出版社在教育部、国家药品监督管理局的领导下，通过走访主要院校对2016年出版的"全国普通高等医学院校五年制临床医学专业'十三五'规划教材"进行了广泛征求意见，有针对性的制定了第二版教材的出版方案，旨在赋予再版教材以下特点。

1.立德树人，融入课程思政

把立德树人贯穿、落实到教材建设全过程的各方面、各环节。课程思政建设应体现在知识技能传授中厚植爱国主义情怀，加强品德修养、增长知识见识、培养奋斗精神，不断提高学生思想水平、政治觉悟、道德品质、文化素养等。医学教材着重体现加强救死扶伤的道术、心中有爱的仁术、知识扎实的学术、本领过硬的技术、方法科学的艺术的教育，培养医德高尚、医术精湛的人民健康守护者。

2.精准定位，培养应用人才

坚持体现《中共中央、国务院中国教育现代化2035》"加强创新型、应用型、技能型人才培养规模"的战略任务，落实《国务院办公厅关于加快医学教育创新发展的指导意见》中"立足基本国情，以服务需求为导向，以新医科建设为抓手，着力创新体制机制，分类培养研究型、复合型和应用型人才"的医学教育目标，结合医学教育发展"大国计、大民生、大学科、大专业"的新定位，注重人才培养应从疾病诊疗提升拓展为预防、诊疗和康养，以健康促进为中心，服务生命全周期、健康全过程的转变，精准定位教材内容和体系。教材编写应体现以医疗卫生事业需求为导向，以岗位胜任力为核心，以培养医工、医理、医文学科交叉融合的高素质、强能力、精专业、重实践的本科医学人才培养目标。

3.适应发展，优化教材内容

必须符合行业发展要求。构建教材内容结构，要体现医疗机构对医学人才在临床实践能力、沟通交流能力、服务意识和敬业精神等方面的要求；体现临床程序贯穿于教学的全过程，培养学生的整体临床意识；体现国家相关执业资格考试的有关新精神、新动向和新要求；注重吸收行业发展的新知识、新技术、新方法，体现学科发展前沿，并适当拓展知识面，为学生后续发展奠定必要的基础；满足以学生为中心而开展的各种教学方法的需要，充分发挥学生的主观能动性。

4.遵循规律，注重"三基""五性"

遵循教材规律。针对普通高等医学院校本科医学类专业教学需要，教材内容应注重"三基"（基本知识、基础理论、基本技能）、"五性"（思想性、科学性、先进性、启发性、适用性）；内容成熟、术语规范、文字精炼、逻辑清晰、图文并茂、易教易学；注意"适用性"，即以普通高等学校医学教育实际和学生接受能力为基准编写教材，满足多数院校的教学需要。

5.创新模式，提升学生能力

加强"三基"训练，着力提高学生分析问题和解决问题的能力。在不影响教材主体内容的基础上要保留"案例引导""学习目标""知识链接""目标检测"模块，去掉知识拓展模块。进一步优化各模块的内容，培养学生理论联系实践的实际操作能力、创新思维能力和综合分析能力；增强教材的可读性和实用性，培养学生学习的自觉性和主动性。

6.丰富资源，优化增值服务内容

搭建与教材配套的中国医药科技出版社在线学习平台"医药大学堂"（数字教材、教学课件、图片、视频、动画及练习题等），实现教学信息发布、师生答疑交流、学生在线测试、教学资源拓展等功能，促进学生自主学习。

本套教材凝聚了省属院校高等教育工作者的集体智慧，体现了凝心聚力、精益求精的工作作风，谨此向有关单位和个人致以衷心的感谢！

尽管所有参与者尽心竭力、字斟句酌，教材仍然有进一步提升的空间，敬请广大师生提出宝贵意见，以便不断修订完善！

普通高等医学院校五年制临床医学专业第二轮教材

建设指导委员会名单

主 任 委 员　樊代明

副主任委员　（以姓氏笔画为序）

于景科（济宁医学院）　　　　　王金胜（长治医学院）

吕雄文（安徽医科大学）　　　　朱卫丰（江西中医药大学）

杨　柱（贵州中医药大学）　　　吴开春（第四军医大学）

何　涛（西南医科大学）　　　　何清湖（湖南医药学院）

宋晓亮（长治医学院）　　　　　郑金平（长治医学院）

唐世英（承德医学院）　　　　　曾　芳（成都中医药大学）

委　　　员　（以姓氏笔画为序）

于俊岩（长治医学院附属和平　　于振坤（南京医科大学附属南京
　　　　医院）　　　　　　　　　　　　　明基医院）

马　伟（山东大学）　　　　　　丰慧根（新乡医学院）

王　玖（滨州医学院）　　　　　王伊龙（首都医科大学附属北京天坛医院）

王旭霞（山东大学）　　　　　　王育生（山西医科大学）

王桂琴（山西医科大学）　　　　王雪梅（内蒙古医科大学附属医院）

王勤英（山西医科大学）　　　　艾自胜（同济大学）

叶本兰（厦门大学医学院）　　　付升旗（新乡医学院）

朱金富（新乡医学院）　　　　　任明姬（内蒙古医科大学）

刘春扬（福建医科大学）　　　　闫国立（河南中医药大学）

江兴林（湖南医药学院）　　　　孙国刚（西南医科大学）

孙思琴（山东第一医科大学）　　李永芳（山东第一医科大学）

李建华（青海大学医学院）　　李春辉（中南大学湘雅医学院）

杨　征（四川大学华西口腔医　　杨少华（桂林医学院）
　　　　学院）　　　　　　　　杨军平（江西中医学大学）

邱丽颖（江南大学无锡医学院）　何志巍（广东医科大学）

邹义洲（中南大学湘雅医学院）　张　闻（昆明医科大学）

张　敏（河北医科大学）　　　张　燕（广西医科大学）

张秀花（江南大学无锡医学院）　张晓霞（长治医学院）

张喜红（长治医学院）　　　　陈万金（福建医科大学附属第一医院）

陈云霞（长治医学院）　　　　陈礼刚（西南医科大学）

武俊芳（新乡医学院）　　　　林友文（福建医科大学）

林贤浩（福建医科大学）　　　明海霞（甘肃中医药大学）

罗　兰（昆明医科大学）　　　周新文（华中科技大学基础医学院）

郑　多（深圳大学医学院）　　单伟超（承德医学院）

赵幸福（南京医科大学附属　　郝少峰（长治医学院）
　　　　无锡精神卫生中心）　　郝岗平（山东第一医科大学）

胡　东（安徽理工大学医学院）　姚应水（皖南医学院）

夏　寅（首都医科大学附属北京　夏超明（苏州大学苏州医学院）
　　　　天坛医院）　　　　　高凤敏（牡丹江医学院）

郭子健（江南大学无锡医学院）　郭崇政（长治医学院）

郭嘉泰（长治医学院）　　　　黄利华（江南大学附属无锡五院）

曹玉萍（中南大学湘雅二医院）　曹颖平（福建医科大学）

彭鸿娟（南方医科大学）　　　韩光亮（新乡医学院）

韩晶岩（北京大学医学部）　　游言文（河南中医药大学）

数字化教材编委会

主　编　高凤敏　曹颖平
副主编　王雅杰　牛新清
编　者　（以姓氏笔画为序）
　　　　王梅华（福建医科大学）
　　　　王雅杰（首都医科大学附属北京地坛医院）
　　　　牛新清（新乡医学院）
　　　　叶晓芬（复旦大学附属中山医院）
　　　　冯晓燕（贵州中医药大学）
　　　　任吉莲（山西医科大学汾阳学院）
　　　　刘桂清（齐齐哈尔医学院附属第一医院）
　　　　李立钧（同济大学附属东方医院）
　　　　张　锟（清华大学附属北京垂杨柳医院）
　　　　高凤敏（牡丹江医学院附属红旗医院）
　　　　郭继芳（牡丹江医学院附属红旗医院）
　　　　曹　勇（中国医科大学附属盛京医院）
　　　　曹颖平（福建医科大学）
　　　　谢　骏（牡丹江医学院附属红旗医院）
　　　　廖　璞（重庆市临床检验中心）

诊断学是高等医学院校本科生的必修课之一，是由基础医学过渡到临床医学的桥梁课。《诊断学》（第 2 版）教材分为六篇三十二章，外加附录。主要内容包括常见症状与问诊、体格检查、实验诊断、器械检查、病历书写、诊断的步骤和临床思维方法及附录。在第六篇诊断的步骤和临思维方法中增加了第三十二章，药物治疗与疾病诊断，主要阐述了药物对症状、实验室检查及诊断、治疗的影响。与此相适应，在实验诊断篇中也增加了治疗药物监测及其临床应用的相关内容。

修订后的教材与第一版教材相比有以下特色。

1. 立德树人，融入课程思政内容。

2. 精准定位，培养应用人才：培养目标增加了岗位胜任力要求。

3. 体现学科发展前沿，吐故纳新：增加了新知识、新技术、新方法。

4. 教考结合：对接执业医师资格考试大纲、国家住院医师规范化培训和研究生入学考试大纲。

5. 创新编写模式：在不影响教材内容的基础上，引入"学习目标""案例引导""知识链接"和"本章小结"等模块，增强了教材的实用性和可读性，便于学生理解和掌握教材内容，增强学生学习的自觉性和主动性，提高医学生理论联系实际以及分析问题和解决问题的能力。

6. 教材思路清晰：语言流畅，精简文字，易教易学。

7. 书网融合：为了适应当前教育信息化发展的需要，推进医学网络教学和医学知识信息化、网络化，丰富教学资源，便于学生在线学习，本教材建设为书网融合教材，即纸质教材有机融合电子教材、教学配套资源（PPT、微课、视频等）、题库系统、数字化教学服务（在线教学、在线作业、在线考试），使教材资源更加多样化、立体化。

在《诊断学》（第 2 版）编写过程中，编写组全体成员能够认真负责地完成各自的编写任务，无论是文稿的编写，还是图片制作、在线学习平台建设等都付出了辛勤的劳动，在此一并表示诚挚的感谢！由于教材内容较多，在线学习平台编写任务量大，难免有疏漏、不妥之处，在此恳请使用本教材的广大师生不吝赐教和指正。

编　者
2023 年 6 月

目　录 CONTENTS

第三篇　实验诊断

第四篇　器械检查

第五篇　病历书写

第六篇　诊断的步骤和临床思维方法

绪　论

诊断学（diagnostics）是研究有关疾病诊断的基本理论、基本技能和临床思维方法的一门学科，是为基础医学过渡到临床各学科而开设的一门必修课。诊断学的主要内容包括问诊、常见症状、体格检查、实验室检查和辅助检查，以及病历书写、临床常用诊断操作和临床诊断思维等。学习诊断学的目的，是为了掌握诊断的原理，学会收集和分析临床资料，学会临床的思维方法，达到正确诊断疾病的目的，从而为临床防治疾病提供重要的依据。因此，诊断学是连接基础医学和临床医学的桥梁课程，也是临床各学科的基础。

一、诊断学的主要内容

（一）问诊

问诊也称病史采集。问诊是通过询问患者或知情人，了解疾病发生和发展过程的一种诊断方法，是医师最基本的一项临床技能。只要患者清醒，无论门诊或住院环境均可进行。许多疾病经过详细的病史采集加上全面系统的体格检查，即可提出初步诊断。

（二）常见症状

症状是指患者患病后对机体生理功能异常的自身体验和感觉，如发热、咳嗽及疼痛、恶心、呕吐等。这些异常感觉有时出现在疾病的早期，临床上其他检查方法往往还不能发现异常，因此，对早期发现疾病、诊断疾病具有重要意义。了解患者症状的发生和演变，是临床工作中非常重要的内容。因为症状是在病理生理基础上发生的，对疾病的反映是其他检查不能替代的。在临床上，症状难以客观地查出，主要是通过问诊实现的。

（三）体格检查

体格检查是指通过医师的感官或借助简单的检查工具（听诊器、叩诊锤等），对患者进行细致观察和系统检查，揭示人体正常或异常征象的临床检查方法。由此发现的征象，谓之体征（sign）。通过上述方式提出的临床判断称为检体诊断（physical diagnosis）。检体操作时应注意动作轻柔，既不增加患者痛苦，又能获得明确信息。掌握正确的体格检查方法和正确分析检查结果是诊断疾病的基本功。

（四）实验诊断

实验诊断是通过物理、化学及生物学等实验方法，对患者的血液、排泄物、分泌物、体液、组织及细胞等进行检测，从而获得疾病病原学、组织病理学或器官功能状态等客观资料，再结合临床进行全面分析的诊断方法。随着先进技术的不断问世和仪器设备的不断更新，实验诊断已成为现代医学不可缺少的重要组成部分。必须指出：由于标本的采取、保存、仪器的稳定性和技术人员熟练程度等因素，常可影响数据的准确性，因此，当实验结果与临床表现不符时，应结合临床资料进行全面分析或进行必要重复，偶尔一次阳性或阴性不能作为肯定或否定临床诊断的依据。

（五）辅助检查

辅助检查是应用各种器械对患者进行的相关检查，如心电图（electrocardiogram，ECG）、肺功能和各种内镜检查以及临床上常用的各种诊断操作技术等。随着现代科学技术的发展，辅助检查的应用越来越广泛，设备也来越先进，如免疫学、核医学、CT、磁共振及自动检测仪器等的迅速发展，使临床检查手段不断更新，尤其是当今一些先进的诊断方法如磁共振成像、数字减影法及心血管造影等技术的临床应用，大大提高了对某些隐匿或疑难病例的诊断水平。然而，再先进的仪器仍有其一定适用范围和局限性，切不可盲目依赖仪器检查，必须在问诊、体格检查、必要的实验室检查的基础上，同时应严格掌握有关检查的适应证和禁忌证，避免滥用。

（六）病历书写

病历书写是临床工作的重要内容，也是诊断学课程中必须掌握的基本功。病历是医务人员在诊疗工作中形成的文本资料，病历书写有相关的内容、格式要求。因为病历是有法律效力的医疗文件，因此，病历书写过程中还应注意相应的法律法规和各种医疗规章制度。

（七）临床诊断思维

临床诊断思维是通过符合科学的逻辑思维能力，结合疾病知识，对所获取的临床资料分析、整理、判断从而提出诊断。掌握正确的临床思维方法对诊断疾病具有重要意义，临床诊断思维需要反复实践才能真正掌握。

二、诊断学的发展

历代医学家在长期实践中，使诊断技术不断丰富和发展。有许多原则和方法至今仍被沿用。我国是最早形成系统医学的国家之一，早在公元前 5 世纪战国时期，中医学"望、闻、问、切"的诊断方法已经广为流传，如著名医学家秦越人已采用"望色""闻声""观形"及"切脉"等方法诊断疾病。公元前 3 世纪前后，《黄帝内经》已有关于诊法和病机的阐述，如"善诊者察色按脉，先别阴阳；审清浊而知部分；视喘息、听声音而知所苦；观权衡规矩而知病所主；按尺寸观浮、沉、滑、涩而知病所生"。由此可见，我国医学家早就能以面色表情、形态容貌诊察脏腑的疾病所在、严重程度，以脉搏的动态、频率推测脏腑的气血盛衰、诊断疾病和判断预后。

古代西方医学家，希腊的希波克拉底（Hippocrates，公元前 469 年～公元前 377 年）的著作《希波克拉底全集》代表了当时西方的医学。他在诊断方面重视主诉和既往病史，并强调认真细致地观察和检查患者，他所描述的恶病质病容称为希氏面容，至今仍被引用。除了叩诊以外，视、触、听（直接）等检查手段都被他采用过，他还用直接听诊法首次发现胸膜摩擦音和肺的醋沸音（啰音）。

18 世纪初，随着物理学、化学和生物学等学科的发展，诊断疾病的检查手段也有了进一步的发展。1761 年，奥地利医师 Auenbrugger 在叩打酒桶检查酒量的启示下发明了叩诊法。1828 年，法国医师 Piorry 发明叩诊板，创建了间接叩诊法。1887 年，法国医师 Laennec 创造了木质单筒听诊器，并著有《医学听诊法》。1888 年，Bazzi - Bianchi 发明了双耳件软管听诊器，使听诊效果明显提高。由于叩诊和间接听诊法的相继问世，故视、触、叩、听四大基本诊断方法得以完善。

17 世纪末 Leeuwenhoek 首创并应用了显微镜，为病因诊断作出了巨大贡献。Fahrenheit 和 Ludwig 分别于 1724 年和 1847 年发明和创造了体温计和血压计。19 世纪末，在临床上开始应用细菌学和血清学的检查方法。1895 年发现了 X 线，20 世纪发明了心电图检查等。此后，新技术和新方法不断涌现，推动了临床医学的发展。

三、临床诊断的种类和步骤

（一）临床诊断的种类

一个完整的临床诊断既要描述疾病的性质和名称，又要反映患者机体的全面状态。临床诊断通常分为以下几种。

1. **病因诊断**（etiological diagnosis） 是指根据致病因素所提出的诊断，如"病毒性乙型肝炎"或"支原体肺炎"。病因诊断是正确防治疾病的基础，是最理想的临床诊断。

2. **病理解剖学诊断**（pathological diagnosis） 是指根据病变部位的形态或组织病理改变所提出的诊断，包括病变部位、范围、器官和组织甚至细胞水平病变的性质，如肝硬化、肺动脉瓣狭窄及间质性肾炎等。应该指出：这些诊断不一定都是经过病理活检才确立的，大多是通过询问病史、体格检查、实验室检查及特殊仪器检查等间接方法获得，只有当上述方法失败时，方可采集活检标本作病理组织学检查，提出病理形态学诊断。

3. **病理生理学诊断**（pathophysiological diagnosis） 是指根据疾病引起的机体器官功能状态改变提出的诊断，如呼吸衰竭、心功能不全、肝功能衰竭等。病理生理学诊断除了提示整个机体的功能改变外，还可作为预后评估和劳动力鉴定的重要依据。

4. **疾病的分型与分期**（typing and staging of disease） 是指根据疾病发生发展过程、病变范围及疾病严重程度对疾病所提出的进一步诊断。疾病分型与分期不仅有助于疾病的治疗，而且可准确判断疾病的预后，如病毒性肝炎分为急性期、慢性期及迁延期，再根据传染方式和潜伏期的特点又可分为甲型、乙型、丙型、丁型及戊型等不同类型。

5. **并发症诊断**（complication diagnosis） 是指根据机体器官组织损害的性质与原发疾病的关系所提出的诊断。虽然并发症在疾病性质上与原发疾病不同，但在发生机制上与原发病有因果联系，如急性重型胰腺炎并发胰腺脓肿或胰腺假性囊肿等。

6. **伴发病诊断**（concomitant disease diagnosis） 是指根据疾病与原发病存在的先后及与原发病在发病机制上有无联系所提出的诊断。伴发病指先于或与主要诊断疾病同时存在，但其发生与主要疾病的发生发展无相关性的疾病。伴发病的存在可能对机体及主要疾病的发展产生影响，如糖尿病对肝硬化、消化性溃疡的影响。

7. **症状诊断**（symptomatic diagnosis） 是指根据尚未查明原因的症状或体征提出的诊断，如眩晕、腹痛、黄疸及水肿等，由于原因未明，故临床上一般称为印象或初步诊断，只能为诊断提供方向，原因明确后应立即修正诊断。

（二）临床诊断的步骤

建立正确的临床诊断是认识疾病的过程，也是科学调查研究的过程。

临床诊断通常是在询问病史和体格检查的基础上，通过合理而必要的辅助检查后，经过综合分析提出比较符合实际的判断即初步诊断。然而疾病状态是经常变化的，新的情况出现可能否定原来的印象，当然新的印象又需要其他或进一步检查予以支持。即使已被证实的初步诊断，仍需用动态思维进行观察和验证，直至最终获得能够反映疾病本质的正确诊断。

随着医学事业不断发展，临床辅助检查手段日趋增多，且精确性也明显提高。假如临床医师将确立诊断的希望依赖于被检查项目的阳性，显然是不可靠的，因为这些检查仅是诊断过程中的一个步骤，并且再先进的检查手段也有其局限性。因此临床医师只有通过临床第一线，仔细观察和全面熟悉病情，结合以往经验和教训，经济合理地选择必要的检查，才能有效提高诊断符合率。

四、学习诊断学的目的、方法及要求

学习诊断学旨在掌握基本的医学诊断方法，通过病史询问、体格检查及有关实验室或器械检查，将获得的信息结合基础医学知识，运用辩证唯物主义思想方法进行全面分析、梳理、综合和推理，提出初步诊断。

学习诊断学的方式与基础课程不同，除了实验室以外，大量教学活动是在医院中进行的，其对象就是患者。这就需要使学生懂得：同情和理解患者，关心和爱护患者，以患者利益为出发点，全心全意地为患者服务，力争成为一名具有高尚职业道德和良好医术能力的医务工作者。由于患者受疾病的困扰在思想、情绪上可能会出现波动，所以医务人员必须充满同情和爱心，才能使患者消除顾虑，树立信心。只有取得患者的充分理解和配合，才能达到学习和诊疗的目的。

学习诊断学务必认真踏实，一丝不苟，精益求精；在临床实践中反复运用，达到基本概念清晰、基本技能熟练、基本知识扎实。

学习诊断学基本要求是：①掌握诊断学的理论基础和建立诊断的临床思维过程；②能独立进行系统问诊，并了解主诉、症状和体征的临床意义及其内在联系；③能独立和正确地进行系统、全面、重点及有序的体格检查；④能正确选择常用实验室检查项目并了解其临床意义；⑤能熟悉心电图仪的操作，掌握心电图检查的指征，辨认心肌供血不足、典型的心肌梗死、房室肥大、期前收缩、心房及心室纤颤等常见心电图的改变；⑥能将问诊和检体资料进行系统整理，按照规定内容及格式撰写规范病历；⑦能根据病史和临床检查结果进行分析和推理，并结合相关知识提出初步诊断。

（高凤敏）

第一篇 常见症状与问诊

第一章 常见症状 ℯ微课

PPT

学习目标

1. **掌握** 发热、水肿、呼吸困难、头痛、腹痛、咯血、呕血、便血、黄疸的病因、发病机制、临床表现及伴随症状。

2. **熟悉** 胸痛、腰背痛、关节痛、恶心、呕吐、发绀、皮肤黏膜出血、咳嗽、咳痰、发绀、意识障碍的病因、临床表现及伴随症状。

3. **了解** 腹泻、便秘、眩晕、惊厥、血尿、尿频、尿急、尿痛、多尿、少尿、无尿、排尿困难的病因、临床表现及伴随症状。

4. 学会常见症状的临床特点，具备对常见症状的初步分析能力。

症状（symptom）是指患者主观感受到的不适或被发现的客观病态改变，如发热、咳嗽、黄疸等。有些症状只有主观能感觉到，如疼痛；有些症状主、客观均能发现，如黄疸、呼吸困难；也有的症状主观无异常，只有客观检查才能发现，如腹部包块等。

症状学主要研究症状的病因、发生机制、临床特点及其在疾病诊断中的作用。症状是疾病诊断、鉴别诊断的线索和依据，是反映病情的重要指标之一。疾病的症状很多，同一症状可在不同的疾病中出现，同一疾病可有不同的症状。因此，在诊断疾病时切忌单凭一个或几个常见症状片面做出诊断。

第一节 发 热

发热（fever）是机体在致热原（pyrogen）作用下或各种原因引起体温调节中枢的功能障碍时，体温升高超出正常范围。正常人的体温在体温调节中枢的调控下，通过神经、体液因素使产热和散热过程保持动态平衡，使体温在相对恒定的范围内波动。

正常人体温一般为36～37℃，不同个体之间的体温可能有所不同，且受机体内、外因素的影响，但波动范围不超过1℃。在24小时内，下午体温较早晨稍高，剧烈运动或进餐后体温可略升高，妇女月经前及妊娠期体温略高。老年人因代谢率稍低，体温可低于青壮年。另外，在高温环境下体温也可稍升高。

【病因】

发热的病因甚多，根据致热原性质和来源不同，分为感染性发热和非感染性发热两大类。

（一）感染性发热

各种病原体如细菌、病毒、真菌、支原体、立克次体、螺旋体、寄生虫等侵入机体后，引起相应的疾病并出现发热称感染性发热。感染性发热占发热病因的 50% ~ 60%，其中细菌感染居首，占 43%。

（二）非感染性发热

凡是病原体以外的各种物质引起的发热均属于非感染性发热。常见病因如下。

1. 血液病 如白血病、淋巴瘤、多发性骨髓瘤等。

2. 结缔组织病 如系统性红斑狼疮、皮肌炎、类风湿关节炎等。

3. 变态反应性疾病 如风湿热、药物热、溶血反应等。

4. 内分泌与代谢疾病 如甲状腺功能亢进、甲状腺炎、重度脱水等。

5. 血栓及栓塞疾病 如心肌梗塞、肺梗死和肢体坏死等，通常成为吸收热。

6. 恶性肿瘤 各种恶性肿瘤均有可能出现发热。

7. 颅内疾病 因中枢神经系统病变引起体温调节中枢异常所产生的发热，称为中枢性发热，以脑血管病、脑外伤及脑部手术等较常见，也可见于脑部肿瘤、癫痫、酒精戒断及急性颅压升高等。

8. 皮肤病变 皮肤广泛病变致皮肤散热减少而发热，见于广泛性皮炎、鱼鳞病等。

9. 自主神经功能紊乱 由于自主神经功能紊乱，影响正常体温调节过程，使产热大于散热，体温升高，但多为低热，常伴有自主神经功能紊乱的其他表现，属功能性发热范畴。常见的有以下几种。

（1）原发性低热 由于自主神经功能紊乱所致的体温调节障碍。

（2）感染后低热 即感染已愈，仍遗有低热，此系体温调节中枢对体温的调节功能仍未恢复正常所致。

（3）夏季低热 低热仅发生于夏季，气温下降后，体温亦下降至正常，每年如此反复出现，数年后可自愈。

（4）生理性低热 如精神紧张、剧烈运动后、月经前及妊娠初期均可出现低热。

（三）不明原因发热

对于部分患者，其体温升高在中等度（38.5℃）以上，并至少持续 2 ~ 3 周以上，经详细询问病史、体检和常规实验室检查仍未能明确诊断者，称为不明原因发热（fever of unknown origin，FUO）。

【发生机制】

由于各种原因导致产热增加或散热减少都会引起发热。各种不同原因的发热，其发病机制大致分为两类：一类是由于致热原所致；一类是由于非致热原因素引起。

（一）致热原性发热

致热原包括外源性和内源性两大类。

1. 外源性致热原 外源性致热原包括：①各种微生物病原体及其产物。②炎性渗出物及无菌性坏死组织。③抗原抗体复合物。④某些类固醇物质。⑤多糖体成分及多核苷酸、淋巴细胞激活因子等。外源性致热原多为大分子物质，不能通过血 - 脑屏障直接作用于体温调节中枢，而是通过激活血液中的中性粒细胞、嗜酸性粒细胞和单核 - 吞噬细胞系统，使其产生并释放内源性致热原，引起发热。

2. 内源性致热原 内源性致热原主要有白细胞介素 - 1（IL - 1）、白细胞介素 - 6（IL - 6）、肿瘤坏死因子（TNF）和干扰素等。内源性致热原分子量较小，其致热原性可被蛋白酶类破坏。内源性致热原可通过血 - 脑屏障直接作用于体温调节中枢，使调定点（温阈）上升，体温调节中枢必须对体温加以重新调节，发出调节冲动，通过垂体内分泌因素使代谢增加或通过运动神经使骨骼肌阵缩，使产热增多；另一方面可通过交感神经使皮肤血管及竖毛肌收缩，排汗停止，散热减少。这一综合调节作用使产热大于散热而发热。

（二）非致热原性发热

非致热原性发热常见于以下情况。

1. 体温调节中枢直接受损 如颅脑损伤、炎症等。

2. 引起产热过多的疾病 如甲状腺功能亢进。

3. 引起散热减少的疾病 如范围较广泛的皮肤病、心力衰竭等。

【临床特点】

（一）发热的分度

以口腔温度为标准，体温在37.3~38℃为低热，38.1~39℃为中度发热，39.1~41℃为高热，41℃以上为超高热。

（二）发热的临床过程及特点

发热的临床经过一般分为以下三个阶段。

1. 体温上升期 此期常有疲乏无力、肌肉酸痛、皮肤苍白、畏寒或寒战等现象。该时期产热大于散热，使体温上升。

2. 高热期 是指体温上升达高峰之后保持一定时间，持续时间的长短可因病因不同而异。在此时期体温已达到或者高于上移的体温调定点水平，体温调节中枢不再发出寒战冲动，故寒战消失；皮肤血管由收缩转为舒张，使皮肤发红并有灼热感；呼吸加深加快；开始出汗并逐渐增多。此时机体产热和散热在较高水平保持相对平衡。

3. 体温下降期 由于病因的消除，致热原的作用逐渐减弱或消失，体温中枢的体温调定点逐渐降至正常水平，使体温降至正常。该时期产热相对减少，散热大于产热，表现为出汗多，皮肤潮湿。

（三）热型及临床意义

发热患者在不同时间测得的体温数值分别记录在体温单上，将各体温数值点连接起来形成体温曲线，该曲线的不同形态（形状）称为热型（fever type），常见的热型如下。

1. 稽留热（continued fever） 体温恒定地维持在39~40℃以上的高水平，达数天或数周。24小时内体温波动范围不超过1℃。常见于细菌性肺炎、斑疹伤寒及伤寒高热期（图1-1）。

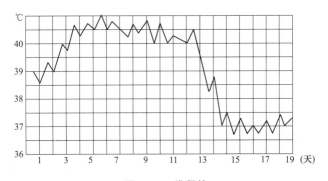

图1-1 稽留热

2. 弛张热（remittent fever） 又称败血症热型，体温常在39℃以上，波动幅度大，24小时内波动范围超过2℃，但都在正常水平以上。常见于败血症、风湿热、重症肺结核及化脓性炎症等（图1-2）。

3. 间歇热（intermittent fever） 亦称消耗热，体温骤升达高峰后持续数小时，又迅速降至正常水平，无热期（间歇期）可持续1天至数天，如此高热期与无热期反复交替出现。见于疟疾、急性肾盂肾炎等（图1-3）。

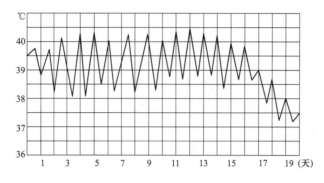

图1-2　弛张热

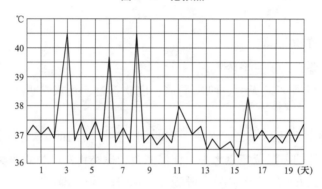

图1-3　间歇热

4. 波状热　体温逐渐上升达到39℃或以上，数天后又逐渐下降到正常水平，持续数天后又逐渐升高，如此反复多次。常见于布氏杆菌病（图1-4）。

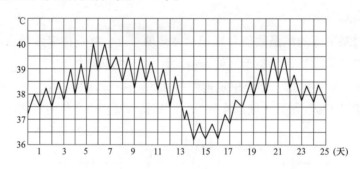

图1-4　波状热

5. 回归热　体温急剧上升达39℃或以上，持续数天后又骤然下降到正常水平。高热期与无热期各持续若干天后规律性交换一次。可见于回归热、霍奇金病等（图1-5）。

6. 不规则热（irregular fever）　发热的体温曲线无一定规律，可见于结核病、风湿病、支气管炎、渗出性胸膜炎等（图1-6）。

热型的不同有助于发热病因诊断或鉴别诊断。但必须注意：①由于抗生素的广泛应用，及时控制了感染，或因解热药及肾上腺皮质激素的应用，可使某些疾病的特征性热型变得不典型或成为不规则热型。②热型也与个体反应性强弱有关，如老年人休克型肺炎时可仅有低热或无发热，而不具备肺炎的典型热型。

【伴随症状】

1. 发热伴寒战　常见于大叶性肺炎、败血症、急性胆囊炎、急性肾盂肾炎、流行性脑脊髓膜炎、急性溶血、输血反应、疟疾等。

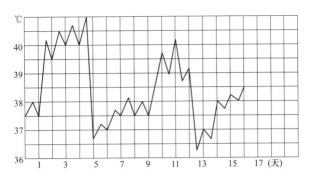

图 1-5 回归热

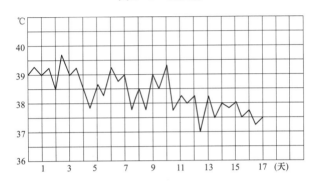

图 1-6 不规则热

2. 发热伴咳嗽、咳痰 可见于多种支气管及肺部疾病。

3. 发热伴结膜充血 多见于流行性出血热、钩端螺旋体病、麻疹、斑疹伤寒等。

4. 发热伴淋巴结肿大 见于白血病、淋巴瘤、传染性单核细胞增多症、淋巴结结核等。

5. 发热伴肝、脾大 常见于传染性单核细胞增多症、病毒性肝炎、肝及胆道感染、白血病、淋巴瘤、黑热病等。

6. 发热伴出血 发热伴皮肤黏膜出血可见于某些急性传染病，如流行性出血热、病毒性肝炎、斑疹伤寒、败血症等。也可见于某些血液病，如急性白血病、重症再生障碍性贫血等。

7. 发热伴关节肿痛 常见于败血症、猩红热、布鲁菌病、风湿热及结缔组织病等。

8. 发热伴皮疹 常见于麻疹、风疹、猩红热、水痘、斑疹伤寒及药物热等。

9. 发热伴昏迷 先发热后昏迷者常见于流行性乙型脑炎、斑疹伤寒、流行性脑脊髓膜炎、中毒性菌痢及中暑等；先昏迷后发热者见于脑出血、巴比妥类药物中毒等。

⇒ **案例引导**

案例 患者，男，73岁。受凉后寒战、高热，伴咳嗽、咳痰3天。既往有慢性支气管炎病史30年。查体：T 39.3～39.8℃，P 98 次/分，R 26 次/分，BP 130/88mmHg。神志清，精神差，听诊两肺呼吸音粗，右下肺可闻及湿啰音。

讨论 患者为老年患者，受凉后发热、咳嗽、咳痰，有慢性支气管炎病史30年，考虑为呼吸系统疾病。听诊两肺呼吸音粗，右下肺湿啰音，患者炎症侵入肺部，诊断为急性肺部感染。为进一步明确诊断，可行血常规检测、胸部影像学检查及痰液涂片染色或痰培养，根据药敏结果进行抗菌治疗；必要时也可根据经验选择抗生素治疗。

第二节 水 肿

人体组织间隙有过多的液体积聚使组织肿胀，称为水肿（edema）。水肿可分为全身性和局限性；当液体在体内组织间隙呈弥漫性分布时称全身性水肿，液体积聚在局部组织间隙时称局部水肿；发生于体腔内称积液，如胸腔积液、腹腔积液，心包积液等。一般情况下，水肿不包括如脑水肿、肺水肿等内脏器官的局部水肿。

【病因】

1. 全身性水肿

（1）心源性水肿　见于各种原因引起的心力衰竭，如肺源性心脏病、肺动脉高压、缩窄性心包炎等。

（2）肾源性水肿　可见于各型肾炎和肾病，如急慢性肾小球肾炎、肾病综合征、梗阻性肾病等。

（3）肝源性水肿　见于肝硬化失代偿期、重症肝炎、肝肿瘤等。

（4）营养不良性水肿　见于慢性消耗性疾病长期营养缺乏、胃肠吸收不良、维生素缺乏等。

（5）其他原因的全身性水肿　①药物性水肿：一些药物可致水钠潴留，如肾上腺皮质激素、雌激素、雄激素和萝芙木制剂等。②甲状腺功能减退时颜面和下肢黏液性水肿，表现为非凹陷性水肿。③经前期紧张综合征，在月经前1周左右出现眼睑、踝部等的轻度水肿，月经过后消退。④特发性水肿：主要见于女性，原因未明。⑤妊娠中毒症、硬皮病、皮肌炎、血清病及间脑综合征等也可有水肿。

2. 局部水肿

（1）毛细血管通透性增加　见于局部炎症、创伤、过敏等引起的血管神经性水肿等。

（2）局部静脉回流受阻所致水肿　如浅部或深部静脉血栓、上腔静脉综合征及静脉曲张等。

（3）淋巴回流受阻所致水肿　如丝虫病所致的象皮肿、淋巴组织损伤或受压和淋巴管炎等。

【发生机制】

正常人体的水分约占总体重的60%，分为细胞内液、组织间液及血液。细胞内液比较稳定，而血液则不断地从毛细血管小动脉端滤出至组织间隙成为组织间液，组织间液又不断从毛细血管小静脉端回吸收入血管中，淋巴管也参与组织间液的回吸收，两者保持动态平衡，因此组织间隙无过多液体积聚。保持这种动态平衡主要有四种压力因素：即毛细血管内静水压、组织间隙的组织压、血浆胶体渗透压和组织间液胶体渗透压。当维持液体平衡的因素发生障碍时，出现组织间液的生成多于回吸收，则可产生水肿。产生水肿的主要因素为：①水钠潴留，如继发性醛固酮增多症等；②毛细血管小静脉端静水压升高，如右心功能不全等；③毛细血管通透性增高，如急性肾小球肾炎等；④血浆胶体渗透压降低，如严重的低白蛋白血症等；⑤淋巴回流受阻，如丝虫病等；⑥组织压力减低。在大多数水肿中，肾性水钠潴留是水肿发生的主要原因，毛细血管的压力梯度（即驱使液体离开血管的压力与重新进入血管的压力之差）决定水肿的部位。

【临床特点】

根据引起水肿的病因不同，可分为以下水肿。

1. 心源性水肿　特点为先出现身体下垂部位的水肿，逐渐向上部延及全身，活动后加重，休息后减轻。颜面部一般不水肿。水肿为对称性、凹陷性。伴右心衰竭的其他表现，如颈静脉怒张、肝大、静脉压升高、心脏增大，严重时可出现胸腔积液和腹腔积液。此外，心源性水肿还可见于心包积液、心肌梗死等。

2. 肾源性水肿 其特点为疾病早期晨间起床时有眼睑和颜面水肿，以后逐渐发展为全身性水肿。常有尿液改变、高血压及肾功能损害的表现。在水肿出现之前常有上呼吸道感染、皮肤感染等前期病史。

3. 肝源性水肿 失代偿期肝硬化主要表现为腹腔积液，也可首先出现踝部水肿，逐渐向上蔓延，而头、面部及上肢常无水肿。门脉高压症、低蛋白血症、肝淋巴液回流障碍、继发性醛固酮增多等因素是水肿与腹腔积液形成的主要机制。

4. 营养不良性水肿 水肿常从足部开始逐渐蔓延全身。水肿前有体重减轻、消瘦等。

⇒ **案例引导**

案例 患者，男性，22 岁。颜面及双下肢水肿 3 天，肝、脾肋下未及。尿蛋白（＋＋＋），尿沉渣红细胞（＋）；血清总蛋白 49g/L，球蛋白 35g/L，胆固醇 10mmol/L，BUN 7mmol/L，Cr 86μmol/L。

讨论 患者为青年男性，出现眼睑及双下肢水肿。查体心肺无异常，实验室检测血尿、蛋白尿、低蛋白血症、高胆固醇血症等典型肾病综合征的表现，无高血压及肾功能损害的表现，因此考虑患者为肾病综合征，进一步需做肾穿刺确诊。其水肿为肾源性水肿，由于低蛋白血症，胶体渗透压下降，使水分从血管内渗出是水肿的主要原因。

【伴随症状】

（1）水肿伴肝大者为心源性、肝源性或营养不良性水肿，而同时有颈静脉怒张者则为心源性水肿。

（2）水肿伴重度蛋白尿，常为肾源性水肿，而轻度蛋白尿也可见于心源性水肿。

（3）水肿伴呼吸困难和发绀者，常提示由于心脏病、上腔静脉阻塞综合征等所致。

（4）水肿与月经周期有关，伴失眠、烦躁及思想不集中者，可见于经前期紧张综合征。

第三节 呼吸困难

呼吸困难（dyspnea）是指患者主观感到空气不足、呼吸费力，客观上表现为呼吸运动用力，严重时出现张口耸肩、鼻翼扇动、端坐呼吸甚至发绀，并有呼吸频率、深度及节律的改变。

【病因】

1. 呼吸系统疾病 常见于：①呼吸道阻塞或气流受限：如支气管哮喘、慢性支气管炎、阻塞性肺气肿、慢性阻塞性肺部疾病及喉、气管和支气管的炎症、水肿、肿瘤或异物等所致的狭窄或阻塞。②肺部疾病：如支气管肺炎、肺癌、肺水肿、肺脓肿、肺淤血、肺间质性疾病和细支气管肺泡癌等。③胸壁、胸廓及胸膜腔疾病：如胸腔积液、自发性气胸、胸壁炎症、广泛胸膜粘连、严重胸廓脊柱畸形、结核及外伤等。④神经肌肉疾病：如脊髓灰质炎、重症肌无力、急性多发性神经根神经炎及药物所致的呼吸肌麻痹等。⑤膈肌活动受限：如膈肌麻痹、大量腹腔积液、腹腔巨大肿瘤、胃扩张及妊娠末期等。

2. 循环系统疾病 如各种原因引起的左心和（或）右心衰竭、肺栓塞、心包压塞等。

3. 中毒 如急性一氧化碳中毒、有机磷杀虫药中毒、氰化物中毒、吗啡类药物中毒及糖尿病酮症酸中毒等。

4. 血液系统疾病 重度贫血、高铁血红蛋白血症及硫化血红蛋白血症等。

5. 神经精神性疾病 如脑出血、脑外伤、脑肿瘤、脑膜炎、脑膜炎、脑脓肿等颅脑疾病引起呼吸中枢功能障碍及焦虑症、癔病等精神性因素所致的呼吸困难。

【发病机制】

1. 肺源性呼吸困难　主要是由于呼吸系统疾病引起通气、换气功能障碍导致缺氧和（或）二氧化碳潴留所致。①呼吸道疾病引起呼吸道狭窄或阻塞致肺通气减少。②肺部疾病使弥散膜面积减少和肺泡通气/血流比例失调，影响肺换气功能。③胸壁、胸廓及胸腔疾病使胸壁顺应性降低，呼吸运动受限，肺通气明显减少，肺泡氧分压降低，引起缺氧。④呼吸肌功能障碍限制呼吸运动，同时影响肺通气和换气功能。

2. 心源性呼吸困难　主要由左心和（或）右心衰竭所致。左心衰竭时呼吸困难更为严重，左心衰竭发生呼吸困难的主要原因是肺淤血和肺泡弹性降低。其机制为：①肺淤血使气体弥散功能降低。②肺泡张力增高，刺激牵张感受器，通过迷走神经反射兴奋呼吸中枢。③肺泡弹性减退，使肺活量减少。④肺循环压力升高对呼吸中枢的反射性刺激。急性左心衰竭时常出现夜间阵发性呼吸困难伴喘息，称为"心源性哮喘"（cardiac asthma）。其发生的机制为：①睡眠时迷走神经兴奋性增高，使冠状动脉收缩，心肌供血不足，心功能降低。②仰卧时肺活量减少和下半身静脉回流量增多，致肺淤血加重。③迷走神经兴奋性增高等引起小支气管收缩，肺泡通气量减少。④呼吸中枢敏感性降低，对肺淤血引起的轻度缺氧反应迟钝，当淤血加重、缺氧明显时，才刺激呼吸中枢作出应答反应。

右心衰竭严重时也可引起呼吸困难，但程度较左心衰竭轻。右心衰竭时呼吸困难的原因主要是体循环淤血。右心衰呼吸困难发生机制为：①右心房和上腔静脉压升高，刺激压力感受器反射性地兴奋呼吸中枢。②血氧含量减少，乳酸、丙酮酸等代谢产物增加，刺激呼吸中枢。③淤血性肝大、腹腔积液和胸腔积液，使呼吸运动受限，肺受压，气体交换面积减少。临床上主要由慢性肺源性心脏病、某些先天性心脏病或由左心衰竭发展而成。渗出性或缩窄性心包炎虽无右心衰竭，但由于大量心包渗液致心包压塞或心包纤维性增厚、钙化、缩窄，使心脏舒张受限，引起体循环静脉淤血也可引起呼吸困难。

3. 中毒性呼吸困难　①尿毒症、糖尿病酮症酸中毒时，血中酸性代谢产物增多，强烈刺激颈动脉窦、主动脉体化学受体或直接兴奋呼吸中枢使呼吸深而规则。②某些药物如吗啡类、巴比妥类等中枢抑制药物和有机磷杀虫药中毒时，可抑制呼吸中枢致呼吸缓慢。③亚硝酸盐、苯胺类、一氧化碳或氰化物等化学毒物中毒可导致机体缺氧引起呼吸困难，其发生呼吸困难的机制分别是：亚硝酸盐和苯胺类中毒时，使血红蛋白生成高铁血红蛋白失去携氧的能力而导致缺氧；一氧化碳中毒时，吸入的一氧化碳与血红蛋白结合形成碳氧血红蛋白，失去携带氧的能力导致缺氧而产生呼吸困难；氰化物和含氰化物较多的苦杏仁、木薯中毒时，氰离子抑制细胞色素氧化酶的活性，影响细胞的呼吸作用，导致组织缺氧引起呼吸困难，严重时引起脑水肿抑制呼吸中枢。

4. 血源性呼吸困难　多由于红细胞携带氧减少，血氧含量减少，刺激呼吸中枢所致。大出血或休克时，因缺氧和血压下降，刺激呼吸中枢，也可出现呼吸困难。

5. 神经精神性呼吸困难　常因颅内压增高和脑供血减少刺激呼吸中枢、或神经肌肉麻痹、或过度通气而发生呼吸性碱中毒等引起。临床上还可见到精神性呼吸困难，即无器质性疾病的呼吸困难。

【临床特点】

1. 肺源性呼吸困难　临床上常分为三种类型。

①吸气性呼吸困难：由喉部水肿、气管肿瘤、气管和支气管内膜结核等原因引起喉部、气管、大支气管的狭窄和阻塞所致。表现为吸气显著费力，吸气加深，常伴有干咳及高调吸气性喉鸣，严重者由于呼吸肌极度用力，胸腔负压增加，吸气时可见"三凹征"（three depression sign），即胸骨上窝、锁骨上窝和肋间隙明显凹陷。

②呼气性呼吸困难：常见于喘息型慢性支气管炎、慢性阻塞性肺气肿、慢性阻塞性肺疾病、支气管哮喘及弥漫性细支气管炎等，表现为呼气缓慢、费力，呼气时间明显延长，常伴有呼气期哮鸣音，常由

于小支气管痉挛或炎症和（或）肺泡弹性下降所致。

③混合性呼吸困难：见于肺部和胸膜疾病如重症肺炎、重症肺结核、大面积肺栓塞、弥漫性肺间质病变、大量胸腔积液、气胸及广泛性胸膜增厚等。表现为吸气期与呼气期均感呼吸费力，呼吸变快变浅，可伴有呼吸音异常和病理性呼吸音，常由于肺或胸膜腔病变使肺呼吸面积减少导致肺换气功能障碍所致。

2. 心源性呼吸困难　由于活动时心脏负荷加重，机体耗氧量增加；坐位时下半身回心血量减少，肺淤血减轻，且坐位时膈肌位置较低，膈肌活动增大，肺活量增加。故左心衰竭时呼吸困难的特点是表现为混合性呼吸困难，活动时呼吸困难出现或加重，休息时减轻或消失，仰卧时加重，坐位减轻。故当患者病情较重时，常常被迫取半坐位或端坐体位呼吸（orthopnea）。急性左心衰竭时，常出现夜间阵发性呼吸困难，表现为睡眠中突感胸闷气急，被迫坐起，惊恐不安。轻者数分钟或数十分钟后症状逐渐消失；重者可见端坐呼吸、面色发绀、出汗，有哮鸣音，咳浆液性粉红色泡沫痰，两肺底有较多湿啰音，心率加快，可有奔马律。这种呼吸困难称"心源性哮喘"，是由于各种心脏病发生急性左心功能不全，导致急性肺水肿所致。常见疾病有高血压心脏病、冠状动脉硬化性心脏病、心肌病及风湿性心脏病等。右心衰竭严重时也可引起呼吸困难，主要见于慢性肺心病。

3. 中毒性呼吸困难　代谢性酸中毒所致的呼吸困难表现为深长而规则的呼吸，可伴有鼾音，称为酸中毒大呼吸（Kussmaul 呼吸），见于尿毒症、糖尿病酮症等。吗啡类、巴比妥类等中枢抑制药和有机磷杀虫药中毒时，呼吸中枢受到抑制，呼吸变浅变慢，且常伴有呼吸节律的改变如 Cheyne－Stokes 呼吸（潮式呼吸）或 Biots 呼吸（间停呼吸）。急性感染和急性传染病时，体温升高和毒性代谢产物刺激兴奋呼吸中枢，使呼吸频率增快。

4. 血源性呼吸困难　由于红细胞数量减少或携氧能力降低，使血氧含量降低，表现为代偿性的呼吸浅快，心率快。

5. 神经精神性呼吸困难　神经性呼吸困难主要是由于呼吸中枢受增高的颅内压影响，呼吸变为慢而深，并常伴有呼吸节律的改变，如双吸气（抽泣样呼吸）、呼吸遏制（吸气突然停止）等。精神性呼吸困难，临床上常见于癔病患者。癔病患者呼吸困难发作的特点是可突然出现，主要表现为呼吸频率快而浅，一分钟可达 60～100 次，常因通气过度而发生呼吸性碱中毒，出现口周、肢体麻木和手足搐搦，严重时可有意识障碍。叹息样呼吸，患者自述呼吸困难，但并无呼吸困难的客观表现，偶尔出现一次深大吸气，伴有叹息样呼气，在叹息之后自觉轻快，这实际是一种神经症表现。

【伴随症状】

1. 发作性呼吸困难伴哮鸣音　见于支气管哮喘、气管和支气内膜结核、大气道肿瘤、心源性哮喘；骤然发生的严重呼吸困难出现哮鸣音，多见于急性喉水肿、气管异物、大面积肺栓塞及自发性气胸等。

2. 呼吸困难伴发热　见于大叶性肺炎、肺炎、肺脓肿、肺结核、胸膜炎、急性心包炎及咽后壁脓肿等。

3. 呼吸困难伴一侧胸痛　见于大叶性肺炎、急性渗出性胸膜炎、肺栓塞、气胸、支气管肺癌及急性心肌梗死等。

4. 呼吸困难伴咳嗽、咳痰　见于慢性支气管炎、阻塞性肺气肿、慢性阻塞性肺疾病继发肺部感染、支气管扩张症及肺脓肿等；伴脓痰常见于呼吸系统感染；伴大量泡沫痰可见于有机磷中毒；伴粉红色泡沫痰见于急性肺水肿。

5. 呼吸困难伴意识障碍　多见于脑出血、脑膜炎、糖尿病酮症酸中毒、尿毒症、肺性脑病、急性中毒及重症肺炎等。

第四节　头　痛

头痛（headache）是指头颅内外各种性质的疼痛。很多疾病伴有头痛，多无特殊意义。例如全身感染发热性疾病常伴有头痛，精神紧张、过度疲劳也可有头痛。但反复发作或持续的头痛，可能意味存在某些器质性疾病，应全面检查，明确诊断，及时治疗。

【病因】

1. 颅脑病变

（1）感染　脑膜炎、脑膜脑炎、脑炎、脑脓肿等。

（2）血管病变　蛛网膜下腔出血、脑出血、脑血栓形成、脑栓塞、高血压脑病、脑供血不足、脑血管畸形等。

（3）占位性病变　脑肿瘤、颅内转移癌、颅内白血病浸润、颅内囊虫病或包虫病等。

（4）颅脑外伤　脑震荡、脑挫伤、硬膜下血肿、颅内血肿、脑外伤后遗症。

（5）其他　偏头痛、丛集性头痛（组织胺性头痛）、头痛型癫痫。

2. 颅外病变

（1）颅骨疾病　颅底凹入症、颅骨肿瘤。

（2）颈部疾病　颈椎病及其他颈部疾病。

（3）神经痛　三叉神经、舌咽神经及枕神经痛。

（4）其他　眼、耳、鼻和牙疾病所致的头痛。

3. 全身性疾病

（1）急性感染　如流行性感冒、肺炎、伤寒等发热性疾病。

（2）心血管疾病　如高血压病、心力衰竭。

（3）中毒　如铅、酒精、一氧化碳、有机磷、药物（如颠茄、水杨酸类）等中毒。

（4）其他　如尿毒症、低血糖、贫血、肺性脑病、系统性红斑狼疮、月经期及绝经期头痛、中暑等。

4. 神经官能症　如神经衰弱及癔症性头痛。

【发生机制】

颅外各层组织及毗邻组织对痛觉均敏感，颅内组织对痛觉敏感只局限于一部分血管及软、硬脑膜，传到颅内外痛觉的神经主要是Ⅴ、Ⅸ、Ⅹ三对脑神经和Ⅰ、Ⅱ、Ⅲ三对颈神经，卢内外的痛敏结构受到各种病变损害时，可引起多种性质的头痛。

（1）血管因素　各种原因引起的颅内外血管的收缩、扩张以及血管受牵引、挤压。

（2）脑膜受刺激或牵拉。

（3）具有痛觉的脑神经（Ⅴ、Ⅸ、Ⅹ三对脑神经）和颈神经被刺激、挤压或牵拉。

（4）头、颈部肌肉的收缩。

（5）五官和颈椎病变引起的头面痛。

（6）内分泌紊乱。

（7）神经功能紊乱。

【临床特点】

1. 发病情况　急性起病并有发热者常为感染性疾病所致。急剧的头痛，持续不减，并有不同程度的意识障碍而无发热者，提示颅内血管性疾病（如蛛网膜下腔出血）。长期的反复发作性头痛或搏动性头痛，多为血管性头痛（如偏头痛）或神经官能症。慢性进行性头痛并有颅内压增高的症状（如呕吐、缓脉、视神经乳头水肿）应注意颅内占位性病变。青壮年慢性头痛，但无颅内压增高，常因焦急、情绪紧张而诱发，多为肌收缩性头痛（或称紧张性头痛）。

2. **头痛部位**　头痛部位是单侧或双侧、前额或枕部、局部或弥散、颅内或颅外对病因诊断有一定价值。偏头痛及丛集性头痛多在一侧；颅内病变的头痛常为深在性且较弥散；高血压引起的头痛多在额部或整个头部；全身性或颅内感染性疾病的头痛多为全头部痛；蛛网膜下腔出血或脑脊髓膜炎除头痛外尚有颈痛；眼源性头痛为浅在性且局限于眼眶、前额或颞部；鼻源性或牙源性也多为浅表性疼痛。

3. **头痛的程度与性质**　头痛的程度一般分为轻、中、重，但与病情的轻重并无平行关系。三叉神经痛、偏头痛及脑膜刺激的疼痛最为剧烈；脑肿瘤的痛多为中度或轻度；高血压性、血管性及发热性疾病的头痛，常带搏动性；神经痛多呈电击样痛或刺痛；肌肉收缩性头痛多为重压感、紧箍感或钳夹样痛。

4. **头痛发生的时间与持续时间**　某些头痛可发生在特定时间，如颅内占位性病变常于清晨头痛加剧；鼻窦炎头痛也常发生于清晨或上午；丛集性头痛常在晚间发生；女性偏头痛常与月经期有关；脑肿瘤的头痛多为持续性，可有长短不等的缓解期。

5. **加重、减轻或激发头痛的因素**　咳嗽、打喷嚏、摇头、俯身可使颅内高压性头痛、血管性头痛、颅内感染性头痛及肿瘤性头痛加剧。丛集性头痛直立时可缓解。颈部肌肉急性炎症所致的头痛可因颈部运动而加剧，慢性或职业性颈部肌肉痉挛所致的头痛，可因活动按摩颈部肌而逐渐缓解。偏头痛应用麦角胺可缓解。

【伴随症状】

（1）头痛同时伴剧烈呕吐者提示为颅内压增高，头痛在呕吐后减轻者可见于偏头痛。

（2）头痛伴眩晕者见于小脑肿瘤、椎 - 基底动脉供血不足。

（3）头痛伴发热者常见于全身性感染性疾病或颅内感染。

（4）慢性进行性头痛伴精神症状者应注意颅内肿瘤。

（5）慢性头痛突然加剧并有意识障碍者提示可能发生脑疝。

（6）头痛伴视力障碍者可见于青光眼或脑疝。

（7）头痛伴脑膜刺激征者提示有脑膜炎或蛛网膜下腔出血。

（8）头痛伴癫痫发作者可见于脑血管畸形、脑内寄生虫病或脑肿瘤。

（9）头痛伴重压、金箍感可能为肌收缩性头痛。

（10）头痛伴神经功能紊乱症状者可能是神经功能性头痛。

第五节　胸　痛

胸痛（chest pain）主要由胸部疾病所引起，但也可由其他部位的病变所致。

【病因】

1. **心血管疾病**　心绞痛、急性心肌梗死、心肌病、急性心包炎、二尖瓣或主动脉瓣的病变、胸主动脉瘤、主动脉窦动脉瘤、肺梗死、心脏神经官能症。

2. **呼吸系统疾病**　胸膜炎、胸膜肿瘤、自发性气胸、肺炎、支气管炎、肺癌等。

3. **纵隔疾病**　纵隔炎、纵隔脓肿、纵隔肿瘤。

4. 胸壁疾病　急性皮炎、皮下蜂窝织炎、带状疱疹、非化脓性肋软骨炎、肌炎、流行性肌炎、肋间神经炎、肋骨骨折、多发性骨髓瘤、白血病对神经压迫或浸润。其特点为疼痛部位固定，局部有压痛。

5. 其他　食管炎、食管癌、食管裂孔疝、膈下脓肿、肝脓肿、脾梗死等。

【发生机制】

各种刺激因子如缺氧、炎症、癌肿浸润、组织坏死以及物理、化学因子都可刺激胸部感觉神经纤维产生痛觉冲动，传入大脑皮质的痛觉中枢引起胸痛。胸部感觉神经纤维有：①肋间神经感觉纤维。②支配心脏和主动脉的交感神经纤维。③支配气管与支气管的迷走神经纤维。④膈神经的感觉纤维。

【临床特点】

1. 发病年龄　青壮年胸痛，应注意结核性胸膜炎、自发性气胸、心肌病、风湿性心脏病，而在老年人则应注意心绞痛、心肌梗死与支气管肺癌。

2. 胸痛部位　胸壁的炎症性病变，局部可有红、肿、热、痛表现。带状疱疹是成簇的水疱沿一侧肋间神经分布伴神经痛，疱疹不超过体表中线。非化脓性肋软骨炎多侵犯第一、二肋软骨，呈单个或多个隆起，有疼痛但局部皮肤无红肿表现。食管及纵隔病变，胸痛多在胸骨后。心绞痛及心肌梗死的疼痛多在心前区及胸骨后或剑突下。自发性气胸、胸膜炎及肺梗死的胸痛多位于患侧的腋前线及腋中线附近。

3. 胸痛性质　带状疱疹呈刀割样痛或灼痛。食管炎则多为烧灼痛。心绞痛呈绞窄性并有窒息感并向左肩和左臂内侧放射，心肌梗死则疼痛更剧烈而持久。干性胸膜炎常呈尖锐的刺痛或撕裂痛。肺癌常有胸部闷痛。肺梗死则表现突然的较剧烈刺痛，并伴有呼吸困难与发绀。食管炎多呈烧灼痛。

4. 影响胸痛因素　劳累、精神紧张可诱发心绞痛发作，休息或含服硝酸甘油片，可使心绞痛缓解。用力呼吸及咳嗽使胸膜炎的胸痛加剧。服用抗酸药和动力药物（如多潘立酮等）后反流性食管炎的胸骨后烧灼痛可缓解或消失。

⇒ **案例引导** ┄┄┄┄┄┄┄┄┄┄┄┄┄┄┄┄┄┄┄┄┄┄┄┄┄┄┄┄┄┄┄┄┄┄┄┄┄┄┄

　　案例　患者，女，62 岁。跳广场舞时突发心前区疼痛伴烦躁不安，大汗，疼痛持续 1 小时不缓解，并向左肩部放射。既往有高血脂病史 10 年。

　　讨论　患者老年女性，活动时出现心前区剧烈疼痛，持续时间较长，疼痛向左肩部放射，既往有高血脂病史，首先考虑急性心肌梗塞。需要立即做心电图、心肌酶确诊。一旦诊断成立，给病人监护和一般治疗、解除疼痛、抗凝治疗、经皮冠状动脉介入治疗或静脉溶栓治疗。

【伴随症状】

（1）胸痛伴吞咽困难者提示食管疾病。

（2）胸痛伴有咳嗽或咯血者提示为肺部疾病，可能为肺炎、肺结核、肺癌或肺栓塞。

（3）胸痛伴呼吸困难者提示肺部较大面积病变，如大叶性肺炎或自发性气胸、渗出性胸膜炎以及过度换气综合征（hyperventilation syndrome）。

第六节　腹　痛

腹痛（abdominal pain）是临床极其常见的症状。腹痛多由腹部脏器疾病所致，但胸部疾病及全身性疾病也可引起腹痛。病变的性质可为器质性，也可能是功能性。由于发病原因比较复杂，故对腹痛患者必须仔细询问病史，认真进行全面体格检查和必要的辅助检查（包括化验检查与器械检查）才能做出正确的诊断。临床上一般将腹痛分为急性与慢性腹痛。其中属于外科范围（须作外科紧急处理）的急性腹痛称急腹症（acute abdomen）。

【病因】

1. 急性腹痛

（1）腹膜炎症　多由胃肠穿孔、肠梗阻等引起，偶可见自发性腹膜炎。

（2）腹腔器官急性炎症　如急性胃炎、急性肠炎、急性胰腺炎、急性出血坏死性肠炎、急性胆囊炎等。

（3）空腔脏器阻塞或扩张　如肠梗阻、胆道结石、胆道蛔虫症、泌尿系结石梗阻等。

（4）脏器扭转或破裂　如肠扭转、肠绞窄、肠系膜或大网膜扭转、卵巢扭转、肝破裂、脾破裂、异位妊娠破裂等。

（5）腹腔内血管阻塞　如缺血性肠病、腹主动脉夹层等。

（6）胸腔疾病所致的腹部牵涉性痛　如肺炎、肺梗死、心绞痛、心肌梗死、急性心包炎、胸膜炎、食管裂孔疝。

（7）腹壁疾病　如腹壁挫伤、腹壁脓肿及腹壁带状疱疹。

（8）全身性疾病所致的腹痛　如腹型过敏性紫癜、腹型风湿热、尿毒症、铅中毒、血卟啉病等引起的腹痛。

2. 慢性腹痛

（1）腹腔内脏器的慢性炎症　如反流性食管炎、慢性胃炎、慢性胆囊炎及胆道感染、慢性胰腺炎、结核性腹膜炎、慢性溃疡性结肠炎、克罗恩病等。

（2）溃疡　如胃、十二指肠溃疡。

（3）腹腔内脏器的扭转或梗阻　如慢性肠梗阻。

（4）包膜张力增加　实质性器官因病变肿胀，导致包膜张力增加而发生的腹痛，如肝淤血、肝癌、肝炎、肝脓肿等常引起右上腹的持续性胀痛。

（5）中毒与代谢障碍　如铅中毒、尿毒症。

（6）肿瘤压迫及浸润　以恶性肿瘤居多，可能与肿瘤不断肿大压迫与浸润感觉神经有关，多为钝痛。

（7）胃肠神经功能紊乱　如胃神经官能症、肠易激综合征等。

【临床特点】

（1）腹痛部位　一般腹痛部位多为病变所在。如胃、十二指肠疾病和急性胰腺炎，疼痛多在中上腹部。胆囊炎、胆石症、肝脓肿等疼痛多在右上腹。急性阑尾炎在右下腹麦氏点。小肠疾病疼痛多在脐部或脐周。结肠疾病疼痛多在左下腹部。膀胱炎、盆腔炎症及异位妊娠破裂，疼痛在下腹部。弥漫性或部位不定的疼痛见于急性弥漫性腹膜炎（原发性或继发性）、机械性肠梗阻、急性出血性坏死性肠炎、急性血卟啉病、铅中毒、腹型过敏性紫癜等。

（2）腹痛性质及程度　突然发生的中上腹剧烈刀割样痛、烧灼样痛多为胃、十二指肠溃疡穿孔。中上腹持续性剧痛或阵发性加剧应考虑急性胰腺炎。泌尿系结石常为阵发性疼痛，疼痛剧烈，患者辗转不安。阵发性剑突下钻顶样疼痛是胆道蛔虫症的典型表现。持续性、广泛性剧烈腹痛并有腹壁肌紧张或板样硬，提示为急性弥漫性腹膜炎。绞痛多为空腔脏器痉挛、扩张或梗阻引起。

（3）诱发因素　胆囊炎或胆石症发作前常有进油腻食物史；急性胰腺炎发作前则常有酗酒史；部

分机械性肠梗阻与腹部手术史有关；腹部外伤或工作时用力过猛而突然引起的腹部剧痛并有休克者，可能是肝、脾破裂所致。

（4）腹痛与体位关系　某些体位可使腹痛加剧，改变体位可使疼痛减轻，为诊断提供线索。如左侧卧位可使胃黏膜脱垂患者的疼痛减轻。膝胸或俯卧位可使十二指肠淤滞症的腹痛及呕吐等症状缓解。胰体癌患者仰卧位时疼痛明显，而前倾位或俯卧位时腹痛减轻；反流性食管炎患者在躯体前屈时剑突下的烧灼痛明显而直立位时可减轻。

【伴随症状】

1. 腹痛伴有发热、寒战　提示有炎症存在，见于急性胆系感染、肝脓肿、腹腔脓肿（如膈下脓肿等），也可见于腹腔外疾病。

2. 腹痛伴黄疸者　可能与胆系或胰腺疾病有关。急性溶血性贫血也可出现腹痛与黄疸。

3. 腹痛伴休克　同时有贫血者可能是腹腔脏器破裂（如肝、脾破裂或异位妊娠破裂）；无贫血者则见于胃肠穿孔、绞窄性肠梗阻、肠扭转、急性出血坏死性胰腺炎。

4. 腹痛伴血尿　可能为泌尿系疾病（如泌尿系结石）。

腹腔外疾病如心肌梗死、肺炎也可有腹痛与休克，应特别警惕，以防误诊。

第七节　关节痛

关节痛（arthralgia）是指关节部位的疼痛，多发生在间接连结的活动关节，不动关节或微动关节比较少见。患者可因关节痛而不同程度地影响活动、工作和睡眠等，甚至可能生活不能自理。关节痛的病因较多，除了关节局部的病变以外，也见于某些全身疾病。因此，关节痛患者常伴有全身其他症状。根据关节痛的病因和病程，关节痛可分为急性关节痛和慢性关节痛。

【病因】

关节痛是风湿病的主要表现，见于所有关节、骨骼疾病和软组织风湿病，也见于感染性疾病、药物反应、过敏及免疫接种等。关节痛偶还可出现于正常人，有些人的关节痛延续一生，与气候变化相关。根据风湿病的分类，下列疾病可引起关节痛。

1. 弥漫性结缔组织　如类风湿关节炎、系统性红斑狼疮等。

2. 血清阴性脊柱关节病　这组疾病与 HLA – B27 关系密切，如强直性脊柱炎、赖特综合征等。

3. 变应性关节疾病　主要有骨关节炎和骨关节病。

4. 与感染因素有关疾病　如关节炎、腱鞘炎和滑膜炎。

5. 代谢和内分泌疾病　如痛风和甲状腺功能亢进等。

6. 肿瘤　如原发在滑膜、骨的肿瘤和转移瘤。

7. 神经病变性疾病　如神经根痛、椎管狭窄等。

8. 伴有关节表现的骨和关节疾病　如骨质疏松、骨软化等。

9. 非关节风湿病　如肌筋膜疼痛综合征、下背痛及椎间盘病变等。

10. 其他疾病　如外伤、血友病及药物诱发的风湿性综合征等。

11. 假性关节痛　见于关节周围的组织损伤，如关节的皮肤结节红斑、肌腱损伤等。患者常因此而判断失误，主诉为关节痛。

【发病机制】

关节解剖结构的任何部分受到损伤都可以引起关节痛。不同疾病关节痛的发生机制也不同。主要有以下几方面。

1. 关节结构损伤　各种原因引起关节结构损伤都可以出现关节痛，如骨折、关节部位的骨肿痛及关节内软骨韧带损伤等。这是由于损伤直接刺激神经和炎症反应所致。

2. 免疫和炎症反应　一些不明原因的自身免疫性疾病和多种感染在慢性骨、关节病中的发病机制尤其重要。在异常免疫反应过程中，产生多种自身抗体、细胞因子和炎症介质（如组胺、5 – 羟色胺及前列腺素等）引起关节滑膜、软骨、韧带和肌肉附着点等部位的炎症。关节组织出现变性、渗出及增生等炎症改变，局部出现有红、肿、热、痛和功能障碍。

【临床特点】

1. 关节疼痛　关节痛的程度与局部病情严重程度一般成正比，但与患者个体对疼痛的敏感性和耐受程度有关。关节痛既可能为自我感觉痛，也可以是触压痛。

2. 关节肿胀　关节局部的肿胀大多与关节痛同步存在。在关节软组织肿胀的同时，常可能有关节腔积液。关节肿胀是确定关节炎的重要体征。

3. 关节局部发红和皮肤温度升高　多见于感染性关节炎或痛风性关节炎。关节局部表面皮肤发红和皮肤温热提示炎症重、发病急。

4. 发僵或晨僵　发僵指患者关节活动困难，也是关节炎重要症状。在早晨起床时明显，活动后减轻，称为晨僵。这对于诊断类风湿关节炎有重要意义，也可用于评价治疗效果。

5. 关节畸形　长期、慢性关节炎症造成结构破坏，关节排列不良，出现畸形。

6. 关节功能障碍　关节痛限制关节运动，引起关节运动障碍。疾病控制后可能恢复正常，但若关节炎症长期存在，结构破坏，形成关节腔狭窄、消失或关节半脱位等，则无法恢复正常关节功能。

7. 摩擦音　在某些关节和腱鞘病变时，活动关节可听到或感觉到摩擦音。常见于膝关节病变。

【伴随症状】

1. 关节痛伴高热、畏寒，局部红、肿、灼热，见于化脓性关节炎。
2. 关节痛伴低热、乏力盗汗、消瘦、食欲下降，见于结核性关节炎。
3. 全身小关节对称性疼痛，伴有晨僵和关节畸形，见于类风湿关节炎。
4. 关节疼痛呈游走性，伴有心肌炎、舞蹈病，见于风湿热。
5. 关节痛伴血尿酸升高，同时局部红、肿、灼热，见于痛风。
6. 关节痛伴皮肤红斑、光过敏、低热和多器官损害，见于系统性红斑狼疮。
7. 关节痛伴皮肤紫癜、腹痛、腹泻，见于关节受累型过敏性紫癜。

第八节　皮肤黏膜出血

皮肤黏膜出血是由于机体的止血或凝血功能障碍所引起，常以皮肤黏膜自发性出血或受轻伤后难以止血为临床特征。

【病因和发病机制】

皮肤黏膜出血的基本病因有：①毛细血管壁缺陷。②血小板质或量的异常。③凝血因子缺乏或活性不足。④血液中的抗凝物质增多。

1. 毛细血管壁缺陷　正常毛细血管损伤后，局部小血管立即发生反射性收缩，随后在血管收缩素作用下较持久收缩，利于止血。毛细血管壁先天性缺陷或病变时，可致皮肤黏膜出血。常见于以下几种原因。

（1）遗传性　如遗传性出血性毛细血管扩张症、血管性血友病等。

（2）感染、营养不良　如维生素 C 或维生素 PP 缺乏、尿毒症等。

（3）紫癜　如过敏性紫癜、单纯性紫癜、老年性紫癜及机械性紫癜等。

2. 血小板异常　血小板的主要生理功能是参与止血与血栓形成，其作用与血小板黏附、释放和聚集等活性密切相关。血小板可在血管损伤处相互黏附，聚集形成白色血栓阻塞伤口。还可通过促使血栓素 A_2 形成、释放血小板因子及血清素等促进血小板聚集、血凝块收缩及更强烈的血管收缩而促进止血。因此，血小板的质或量的异常均可导致皮肤黏膜出血，常见于以下几种情况。

（1）血小板减少　①原发性：如特发性血小板减少性紫癜。②继发性：如药物、感染、再生障碍性贫血、白血病及脾功能亢进等。

（2）血小板功能障碍　如先天性的血小板无力症、继发于药物、肝病及尿毒症等的血小板功能障碍。

（3）血小板增多　如原发性血小板增多症、血小板病及继发于感染、脾切除后的血小板增多以下两种情况。

3. 凝血障碍　凝血过程是一系列血浆凝血因子相继酶解激活的过程。任一凝血因子缺乏或功能不足均可引起凝血障碍而致出血。常见于以下两种情况。

（1）先天性　如血友病、先天性纤维蛋白原缺乏症及凝血因子 V 缺乏症等。

（2）继发性　如维生素 K 缺乏症、肝病、尿毒症等。

4. 循环血液中抗凝物质增多　抗凝治疗中抗凝药物的使用，如肝素、维生素 K 拮抗药、水蛭素及 FX 拮抗药等。

【临床特点】

皮肤黏膜出血形成红色或暗红色的斑点，一般不高出皮面，压之不褪色，根据面积大小可分为瘀点（亦成出血点，直径不超过 2mm）、紫癜（直径 3~5mm）和瘀斑（直径大于 5mm）。毛细血管壁缺陷及血小板异常所致的出血多为皮肤黏膜瘀点、紫癜和瘀斑，软组织血肿及内脏出血较少见。凝血因子缺乏或活性不足引起的出血则常为内脏、肌肉、关节腔出血或软组织血肿，且常有家族史或肝脏病史。

⇨ **案例引导**

案例　患者，男，3 岁，发热，面色苍白、皮肤广泛出血点 1 周。查体：T 39.3℃，P 98 次/分，R 26 次/分，BP 130/80mmHg。神志清，精神差，双侧颌下淋巴结肿大，胸骨中下段压痛明显，肝、脾肋下可及。血常规检测：红细胞 2.1×10^{12}/L，血红蛋白 70g/L，白细胞红细胞 13.1×10^9/L，分类见幼稚细胞 10%，血小板 120×10^9/L。

讨论　患儿，起病急，发热、贫血、出血及肝、脾、淋巴结肿大，首先考虑血液系统疾病，患者有胸骨压痛，血常规检测白细胞增高，分类见幼稚细胞，红细胞及血小板减低，考虑急性白血病。明确诊断需要做骨髓细胞学检查。

【伴随症状】

1. 四肢对称性紫癜伴有关节痛、腹痛、血尿者，见于过敏性紫癜。

2. 紫癜伴有广泛性出血者，如鼻出血、牙龈出血、血尿、黑便等，见于血小板减少性紫癜、弥散性血管内凝血。

3. 紫癜伴有黄疸者，见于肝脏疾病。

4. 自幼即有轻伤后出血不止、关节肿痛或畸形者，见于血友病。

5. 皮肤黏膜出血伴贫血和（或）发热者，常见于白血病、再生障碍性贫血等。

第九节　咳嗽与咳痰

咳嗽（cough）、咳痰（expectoration）是临床最常见的症状之一。咳嗽是一种反射性防御动作，通过咳嗽可以清除呼吸道内分泌物及气道内异物，倘若咳嗽过于剧烈或持久，也能影响工作和休息，引起呼吸道内感染扩散、呼吸肌疼痛甚或引起血管、肺泡破裂致咯血及气胸等不利的一面。痰是气管、支气管的分泌物或肺泡内的渗出液，借助于支气管黏膜上皮纤毛运动和平滑肌收缩及咳嗽运动将其排出称为咳痰。

【病因】

1. 呼吸道和胸膜疾病　当鼻咽部至小支气管整个呼吸道黏膜受到刺激时，均可引起咳嗽。如咽、喉、气管、支气管和肺，由于刺激性气体、异物、炎症、出血、免疫反应、结核、肿瘤或大气道外压等刺激，均可引起咳嗽和（或）咳痰。呼吸道感染是引起咳嗽、咳痰最常见的病因。另外，咳嗽亦见于胸膜疾病，如胸膜炎、胸膜间皮瘤及自发性气胸等。

2. 心血管疾病　二尖瓣狭窄或各种原因所致左心衰竭导致肺淤血、肺水肿或右心及体循环静脉栓子、羊水、气栓、瘤栓及菌栓等所致的肺栓塞时，因肺泡及支气管内有漏出液或渗出液，可引起咳嗽。

3. 其他　皮肤受冷刺激或由三叉神经支配的鼻黏膜及由舌咽神经支配的咽峡部黏膜受刺激时，均可反射性引起咳嗽。脑炎、脑膜炎时也可引起咳嗽。另外，因咳嗽中枢受大脑皮层支配，人可随意发起咳嗽反射或抑制咳嗽反射。

【发生机制】

咳嗽的神经调节中枢在延髓。感受器（包括耳、鼻、喉、支气管及胸膜等，尤以喉部杓状间隙和气管分叉部黏膜最敏感）接受刺激后经迷走神经、舌下神经和三叉神经传入延髓咳嗽中枢，再将冲动传向喉下神经、膈神经和脊髓神经，分别引起咽肌、膈肌和其他呼吸肌运动来完成咳嗽动作，即深吸气后，声门关闭，随即呼吸肌、膈肌及腹肌收缩，胸内压迅速升高，气流冲出狭窄的声门裂隙产生咳嗽动作和发出声音。

咳痰是一种病态现象。正常支气管黏膜腺体和杯状细胞只分泌少量黏液，以保持呼吸道黏膜的湿润，当各种原因（如感染、理化刺激或过敏反应等）引起呼吸道炎症时，可致呼吸道黏膜充血、水肿，黏液分泌增多，毛细血管壁通透性增加，浆液渗出，渗出物和黏液、吸入的尘埃和某些组织坏死物等混合而成痰。在呼吸道及肺部感染和肺寄生虫病时，痰中查找病原体有助于疾病的诊断和治疗。在肺淤血和肺水肿时，肺泡和小支气管内有不同程度的浆液漏出，也可引起咳痰。

【临床特点】

1. 咳嗽的性质　湿性咳嗽是指咳嗽伴有咳痰，常见于慢性支气管炎、支气管扩张症、肺炎、肺脓肿和空洞性肺结核等。干性咳嗽为一种无痰或痰量极少的咳嗽，常见于急慢性咽喉炎、喉癌、急性支气管炎初期、气管受压、支气管异物、肺癌及胸膜疾病、原发性肺动脉高压、二尖瓣狭窄等。

2. 咳嗽的时间和规律　①发作性咳嗽见于百日咳、咳嗽为主的变异性哮喘及支气管结核等。②突发性咳嗽常由于吸入刺激性气体或异物、气管或支气管分叉处受淋巴结或肿瘤等压迫引起。③长期慢性咳嗽，多见于慢性支气管炎、哮喘、胃食管反流、支气管扩张症、肺脓肿或肺结核等。④夜间咳嗽加重常见于急性左心衰竭、支气管哮喘或肺结核等，引起夜间咳嗽的原因，可能与夜间肺淤血加重及迷走神经兴奋性增高有关。⑤周期性咳嗽见于慢性支气管炎或支气管扩张，且往往于清晨起床或晚上躺下时

（即体位改变时）咳嗽加剧。

3. 咳嗽的音色　即咳嗽声音的特点。①咳嗽声音嘶哑，多为声带的炎症或肿瘤压迫喉返神经所致。②金属音咳嗽，常因纵隔肿瘤、主动脉瘤或支气管肺癌直接压迫气管所致。③鸡鸣样咳嗽，多见于会厌、喉部疾患或气管受压，表现为连续阵发性剧咳伴有高调吸气回声。④咳嗽声音低微或无力，见于严重肺水肿、声带麻痹及极度衰弱的患者。

4. 痰量和性质　痰为呼吸道内的病理性分泌物，通过对其检查有利于病原学的诊断。痰液量和性质的改变是病情观察及疗效判断的指标之一。健康人很少有痰，急性呼吸道炎症时痰量较少，支气管扩张症、肺脓肿和支气管胸膜瘘时痰量多。排痰与体位有关，痰量多时静置后可出现分层现象：上层为泡沫，中层为浆液或浆液脓性，下层为坏死物质。痰的性质可分为脓性痰、黏液性痰、浆液痰和血性痰等。脓性痰见于化脓性细菌性下呼吸道感染。黏液性痰多见于急性支气管炎、支气管哮喘及大叶性肺炎的初期，也可见于慢性支气管炎、肺结核等。浆液性痰见于肺水肿。血性痰是由于呼吸道黏膜受侵害、损害毛细血管或血液渗入肺泡所致。上述各种痰液均可带血。痰液的颜色和气味对某些肺部疾病常有提示作用，如恶臭痰提示厌氧菌感染；铁锈色痰为典型肺炎球菌肺炎的特征；黄绿色或翠绿色痰，提示铜绿假单胞菌感染；痰白黏稠且牵拉成丝难以咳出，提示真菌感染；粉红色泡沫痰是肺水肿的特征；每日若咳出数百至上千毫升浆液泡沫痰，要警惕肺泡癌的可能；大量稀薄浆液性痰中含粉皮样物，提示棘球蚴病。

【伴随症状】

1. 咳嗽伴发热常　提示感染性疾病。多见于急性呼吸道感染、肺炎、支气管扩张并感染、肺结核及肺脓肿等。

2. 咳嗽伴胸痛　提示病变累及胸部感觉神经纤维如肋间神经感觉纤维、膈神经感觉纤维、支配主动脉的交感神经纤维、支配气管和支气管的迷走神经纤维。常见的疾病有肺炎、胸膜炎、自发性气胸、肺栓塞及肺癌等。严重咳嗽可引胸部肌肉疼痛。

3. 咳嗽伴咯血　常见于支气管扩张症、肺结核、肺癌、肺脓肿、肺栓塞、二尖瓣狭窄及支气管结石等。

4. 咳嗽伴大量咳痰　常见于支气管扩张症、肺脓肿及支气管胸膜瘘。

5. 咳嗽伴有哮鸣音　提示气道狭窄或痉挛性病变存在，多见于支气管哮喘、慢性阻塞性肺疾病、心源性哮喘或弥漫性泛细支气管炎。固定性哮鸣音见于气管和支气管异物、支气管内膜结核及肺癌等。

6. 咳嗽伴有杵状指（趾）　常见于支气管扩张症、慢性肺脓肿、支气管肺癌及脓胸等。

7. 咳嗽伴呼吸困难　提示咽、喉或气道被炎性渗出物、肿瘤、出血及异物等堵塞、压迫或肺部有严重的弥漫性病变存在。见于喉水肿、喉肿瘤、支气管哮喘、重症肺炎、肺结核、慢性阻塞性肺疾病、气胸、肺淤血、大量胸腔积液、肺水肿、气管或支气管异物。

8. 咳嗽伴有发绀　常见于重症心肺疾病，如自发性气胸、肺源性心脏病伴有心功能不全。

第十节　咯　血

咯血（hemoptysis）是指喉及喉部以下的呼吸道及肺任何部位出血，经口腔咯出。少量咯血有时仅表现为痰中带血，大咯血时血液经口、鼻涌出，常可阻塞呼吸道，造成窒息死亡。一旦出现咯血，需与口腔、鼻腔及上消化道的出血鉴别。鉴别时必须先检查口腔和鼻咽部，观察局部有无出血灶。鼻出血多自前鼻孔流出，常可在鼻中隔前下方发现出血灶；鼻后部出血，尤其是出血量较多时，易与咯血相混淆。此时由于血液经后鼻孔沿软腭和咽后壁下流，使患者咽部有异物感，用鼻咽镜检查即可以确诊。

另外，还要与呕血鉴别。呕血是指上消化道出血经口腔呕出，出血的部位常见于食管、胃及十二指肠。对于咯血与呕血，可从以下几方面鉴别（表1-1）。

表1-1 咯血与呕血的鉴别

	咯 血	呕 血
病因	肺结核、支气管扩张、肺癌、肺炎、肺脓肿及心脏病等	消化性溃疡、急性胃黏膜病变、肝硬化食管胃底静脉曲张破裂、及胃癌等
出血前症状	喉部痒感、胸闷、咳嗽	上腹部不适、恶心、呕吐等
出血方式	咯出	呕出，可为喷射状
咯出血的颜色	鲜红	暗红色、棕红，有时为鲜红色
血中混有物	痰、泡沫	食物残渣、胃液
酸碱反映	碱性	酸性
黑便	无，若咽下血液量多时有	有，可为柏油样
出血后痰的性状	常有血痰数日	无痰

【病因】

咯血主要见于呼吸系统疾病和心血管系统疾病。

1. 支气管及肺部疾病 支气管扩张、支气管肺癌、支气管结核、慢性支气管炎等支气管疾病和肺结核、肺炎、肺脓肿、肺栓塞、肺泡炎、肺含铁血黄素沉着症及肺出血－肾炎综合征等肺部疾病是引起咯血的常见原因。在我国肺结核是引起咯血最主要的病因，常见于浸润型、空洞型肺结核或干酪型肺炎。其机制为炎症、肿瘤、结石致支气管黏膜或毛细血管通透性增加，血液外渗；或黏膜下血管破裂，或小血管管壁破溃出血。

2. 心血管疾病 二尖瓣狭窄、肺动脉高压、肺栓塞、肺血管炎及高血压病等心血管疾病可引起小量咯血或痰中带血、大咯血、粉红色泡沫样痰及黏稠暗红色血痰。少量咯血系肺淤血致肺泡壁或支气管内膜毛细血管破裂所致；大量咯血是由支气管黏膜下层支气管静脉破裂出血引起；急性肺水肿时，可出现粉红色泡沫痰。

3. 其他 血液病（如白血病、血小板减少性紫癜、血友病及再生障碍性贫血等）、某些急性传染病（如流行性出血热、肺出血型钩端螺旋体病等）、结缔组织疾病（如结节性多动脉炎、系统性红斑狼疮、白塞病及 Wegener 肉芽肿等）、支气管子宫内膜异位症等均可引起咯血。

【临床特点】

1. 年龄 40 岁以上有长期吸烟史者，要高度警惕肺癌的可能。青壮年咯血多见于肺结核、支气管扩张及二尖瓣狭窄等。儿童慢性咳嗽伴少量咯血和低血色素贫血，应注意特发性含铁血黄素沉着症的可能。

2. 咯血量 一般认为每日咯血量在 100ml 以下为小量，100～500ml 为中量，500ml 以上（或一次100～500ml）为大量。肺癌咯血多为持续性或间断性痰中带血，少有大咯血。慢性支气管炎和支原体肺炎患者在剧烈咳嗽时也可出现痰中带血或血性痰。大量咯血主要见于肺结核空洞、支气管扩张及慢性肺脓肿。

3. 咯血的颜色和性状 铁锈色血痰主要见于大叶性肺炎、肺吸虫病和肺泡出血；砖红色胶冻样痰主要见于克雷伯菌肺炎；鲜红色血痰常见于肺结核、支气管扩张症、肺脓肿及出血性疾病；暗红色血痰多由二尖瓣狭窄引起；黏稠暗红色血痰多由肺栓塞引起；粉红色泡沫痰多由左心衰竭引起的急性肺水肿所致。

【伴随症状】

1. 咯血伴发热 多见于肺结核、肺炎、肺脓肿、支气管肺癌、肺出血型钩端螺旋体病及流行性出血热等。

2. 咯血伴胸痛 多见于肺炎球菌肺炎、肺栓塞、肺结核及支气管肺癌等。

3. 咯血伴呛咳 多见于支气管肺癌、支原体肺炎等。

4. 咯血伴脓痰 多见于支气管扩张症、肺脓肿及空洞性肺结核继发感染，但干性支气管扩张症可仅表现为反复咯血而无脓痰。

5. 皮肤黏膜出血 可见于血液病、风湿病、肺出血型钩端螺旋体病及流行性出血热等急性传染病。

6. 咯血伴杵状指 多见于支气管扩张、肺脓肿及支气管肺癌等。

7. 咯血伴黄疸 多见于钩端螺旋体病、肺炎球菌肺炎及肺栓塞等。

第十一节 发 绀

发绀（cyanosis）是指血液中还原血红蛋白增多，或血液中存在异常血红蛋白使皮肤、黏膜呈青紫色改变的一种现象，又称为紫绀。口唇、鼻尖、颊部、指（趾）及甲床等皮肤较薄、色素较少和毛细血管丰富的部位容易呈现。

【发生机制】

发绀主要是因为血液中还原血红蛋白绝对含量绝对增多及血液中存在异常血红蛋白。氧是维持生命活动所必需的物质。缺氧是造成细胞损伤最常见的原因，也是临床上多种疾病的基本病理生理过程。正常情况下，1g 血红蛋白可结合 1.34ml 氧，按血红蛋白 150g/L 计算，正常血氧容量约 200ml/L。一般而言，当毛细血管内还原血红蛋白的平均浓度超过 50g/L 时，即可表现发绀。但临床所见并不完全如此。以正常血红蛋白浓度 150g/L 计算，若还原血红蛋白为 50g/L，提示有 1/3 血红蛋白氧不饱和。而当动脉血氧饱和度（SaO_2）为 66% 时，相应动脉血氧分压（PaO_2）已低至 34mmHg（4.5kPa）的危险水平。事实上，血红蛋白浓度正常者，若 SaO_2 低于 85% 时，舌和口腔黏膜的发绀已很明显；轻度发绀者，约 60% 患者 SaO_2 高于 85%。此外，红细胞增多症时，血红蛋白浓度增加，脱氧血红蛋白浓度也随之增加，即使 SaO_2 高于 85%，亦会表现发绀。相反，重度贫血（血红蛋白 <60g/L）时患者表现为面色苍白，即使 SaO_2 明显降低，由于其脱氧血红蛋白浓度达不到 50g/L，因而不会出现发绀。临床上，发绀是缺氧的典型表现，但发绀本身还不能准确反映动脉血氧下降的情况。

【病因与分类】

根据发生原因不同，发绀可分为两大类。

1. 血液中还原血红蛋白增多

（1）中心性发绀 其特点是全身性发绀，包括四肢、颜面、黏膜（如舌、口腔黏膜）及躯干皮肤，但受累的皮肤温暖。大多是由于心、肺疾病引起呼吸功能不全、通气与换气功能障碍、肺氧合作用不足使 SaO_2 降低所致。原因一般分为两种。①肺性发绀：见于各种严重呼吸系统疾病。如呼吸道（喉、气管、支气管）阻塞、肺部疾病（肺炎、阻塞性肺气肿、肺间质性疾病）、胸膜疾病（大量胸腔积液、气胸、严重胸膜增厚）、肺血管疾病（原发性肺动脉高压、肺动-静脉瘘）以及肺淤血、肺水肿等。由于呼吸衰竭，肺通气和（或）换气功能障碍，肺动-静脉样分流，使体循环毛细血管中脱氧血红蛋白量增多而表现发绀。②心性混合性发绀：见于发绀型或右向左分流先天性心血管病，如 Fallot 四联症、Eisenmenger 综合征及 Ebstein 畸形等。由于心内或大血管间存在异常通道，使部分静脉血无机会经过肺进行气体交换，直接分流混入体循环动脉血中，如分流量超过心排出量1/3，可表现为发绀。

（2）周围性发绀　其特点是肢体末梢与下垂部分（如肢端、耳垂与鼻尖）发绀。常伴局部皮肤发凉，若按摩或温暖局部皮肤，发绀可消失。这一特点有别于中心性发绀，后者即使按摩或加温使局部皮肤转暖，发绀仍存在。多是由于周围循环血流障碍所致。一般分为：①淤血性周围性发绀，如右心衰竭、缩窄性心包炎及局部静脉病变（血栓性静脉炎、上腔静脉综合征和下肢静脉曲张）等，由于体循环淤血，周围血流缓慢，使组织过多摄取氧，导致发绀。②缺血性周围性发绀，常见于严重休克。由于心排出量减少，周围血管收缩，循环血容量不足，周围组织血流灌注不足、缺氧，致使皮肤黏膜呈青紫色。由于严重休克等原因引起末梢循环障碍，即使动脉血氧分压尚正常，也可以出现发绀。此外，某些疾病（如血栓闭塞性脉管炎、Raynaud综合征、冷球蛋白血症及肢端发绀症等）或暴露于寒冷中，由于肢体动脉阻塞或小动脉遇寒冷时强烈收缩，使局部血循环障碍，也可引起局部发绀。

（3）混合性发绀　中心性发绀与周围性发绀同时存在，常见于心力衰竭。

2. 血液中存在异常血红蛋白衍化物

（1）获得性高铁血红蛋白血症　由于药物或各种化学物质（如磺胺类、伯氨喹、亚硝酸盐、次硝酸铋、氯酸钾、硝基苯、苯丙砜及苯胺等）中毒引起血红蛋白分子中二价铁被三价铁所取代，失去与氧结合的能力。当血中高铁血红蛋白量达30g/L时，可出现发绀。其特点是发绀急骤出现，暂时性，病情危重，通过氧疗青紫仍不消失。静脉血呈深棕色，暴露于空气中也不能转变为鲜红色。用分光镜检查可证明血中存在高铁血红蛋白。若静脉注射亚甲蓝溶液、硫代硫酸钠或大量维生素C，可使发绀消退。由于大量进食含亚硝酸盐的变质蔬菜，引起中毒性高铁血红蛋白血症，也可出现发绀，称"肠源性青紫症"。

（2）先天性高铁血红蛋白血症　自幼即存在发绀，而无心、肺疾病以及引起异常血红蛋白的其他原因，可有家族史，身体一般状况较好。

（3）硫化血红蛋白血症　正常红细胞内无硫化血红蛋白。如果患者有便秘或服用硫化物（主要为含硫氨基酸），在肠内已经形成大量硫化氢的基础上，凡服食能引起高铁血红蛋白血症的各种药物或化学物质也可引起硫化血红蛋白血症。患者所服用的含氮化合物或芳香族氨基化合物可起触媒作用，使硫化氢作用于血红蛋白，生成硫化血红蛋白。一旦形成这种硫化血红蛋白，将不能再恢复为血红蛋白。当血中硫化血红蛋白含量达5g/L时，可出现发绀。其特点是发绀持续时间很长，可达数月或更长。血液呈蓝褐色，用分光镜检查可确定血中存在硫化血红蛋白。

【伴随症状】

1. 发绀伴呼吸困难　常见于心力衰竭、呼吸衰竭（如急性肺损伤或急性呼吸窘迫综合征）、急性呼吸道梗阻、大量气胸及原发性肺动脉高压等。高铁血红蛋白血症和硫化血红蛋白血症发生的显著发绀，一般不伴有呼吸困难。

2. 发绀伴杵状指（趾）　病程较长，主要见于发绀型或右向左分流先天性心血管病及某些慢性肺部疾病。

3. 急性发绀伴意识障碍　见于某些药物或化学物质急性中毒、休克及急性肺部感染等。

4. 发绀伴低血压　见于心力衰竭、休克患者。

第十二节　心　悸

心悸（palpitation）是指一种自觉心跳或心脏搏动的不适感或心慌感，临床上很常见。发生时心率可以正常，也可以加快、减慢或不齐，心律可以正常或心律失常。常见于心脏病患者，亦可见于部分正常人。

【病因】

1. 心脏搏动增强　心脏搏动增强引起的心悸可分为生理性或病理性。

（1）生理性心脏搏动增强

①健康人在剧烈运动或精神过度紧张时。

②饮酒、浓茶或咖啡后。

③应用某些药物，如阿托品、麻黄碱、咖啡因、肾上腺素或甲状腺激素类药物等。

（2）病理性心脏搏动增强

①心室肥大：原发性高血压、主动脉瓣关闭不全或二尖瓣关闭不全等可引起左心室肥大，心肌收缩力增强，引起心悸。动脉导管未闭、室间隔缺损等，由于回心血流量增多，心脏负荷量增加，心室增大，也可引起心悸，此外，心肌代谢障碍性疾病，如维生素 B_1 缺乏，导致回心血流增多，心脏负荷量增加，也可以出现心悸。

②其他引起心率加快、心脏搏出量增加的疾病，如甲状腺功能亢进症，由于甲状腺激素分泌增多导致交感神经兴奋性增高和新陈代谢加速，出现心率增快以及心律失常；贫血，尤其急性失血时心悸更明显；发热可以使心率加快，心排血量增加；低血糖症、嗜铬细胞瘤引起的肾上腺素分泌增多，导致心率加快。

2. 心律失常

（1）心动过速　各种原因引起的窦性心动过速、室上性或室性心动过速等，均可发生心悸。

（2）心动过缓　显著窦性心动过缓、窦性停搏或高度房室阻滞，由于心率缓慢，舒张期延长，心室充盈增加，每搏量增加，可导致心悸。

（3）其他心律失常　房性、室性期前收缩或心房颤动，由于心脏跳动不规则或有长代偿间歇，可出现心悸甚至停跳感。

3. 心脏神经官能症　是以心血管疾病有关症状为主要表现的一种临床综合征，无器质性心脏病证据，属于功能性神经症的一种类型。病因尚不清楚，可能与神经类型、环境因素、性格及遗传等有关。大多数发生在中、青年，女性多于男性，尤其多见于更年期妇女。临床表现为心悸、呼吸困难、心前区疼痛、多汗、疲乏无力、失眠、头晕及耳鸣等，在焦虑、情绪激动或工作压力过大难以适应等情况下更易发生。

4. β-肾上腺素能受体反应亢进综合征　也与自主神经功能紊乱有关，可出现心悸、胸闷及头晕等，心电图表现为窦性心动过速及轻度 ST-T 改变，应用 β 受体阻滞药后心电图可恢复正常。

【发生机制】

心悸的发生机制目前尚未完全清楚，一般认为与心动过速、每次搏出量增大以及心律失常有关。心动过速时，舒张期变短，心室充盈不足，心瓣膜在舒张晚期处于低垂状态，当心室收缩时，心室肌与心瓣膜紧张度突然增加，可引起心搏增强而感觉心悸。心律失常如期前收缩，跟随一个较长代偿间歇之后的一次心室收缩，往往强而有力，使患者感到心悸。心悸的发生因人而异，精神过于紧张、焦虑及注意力集中的人容易出现心悸不适。某些器质性心脏病或慢性心律失常患者可以无心悸，如冠状动脉粥样硬化性心脏病、心脏瓣膜病等，慢性心房颤动患者因逐渐适应不规则的心室律也可以无明显症状。

【伴随症状】

1. 伴心前区痛　见于冠状动脉粥样硬化性心脏病（如心绞痛、心肌梗死）、心包炎等，亦可见于心血管神经症。

2. 伴呼吸困难　见于心肌病、心包积液、心力衰竭、阻塞性肺气肿或气胸等。

3. 伴黑矇、晕厥或抽搐　见于窦性停搏、病态窦房结综合征、高度房室传导阻滞、室性心动过速或心室颤动等。

4. 伴发热　见于急性传染病、风湿热、心肌炎、感染性心内膜炎或心包炎等。

5. 伴皮肤苍白　见于贫血等。如急性失血，常伴出汗、脉搏微弱、血压下降或休克。

6. 伴消瘦及出汗　见于甲状腺功能亢进症等。

7. 伴发绀　见于心力衰竭、呼吸衰竭或某些发绀型先天性心脏病等。

8. 伴水肿　见于心力衰竭、缩窄性心包炎等。

9. 伴皮肤黏膜出血　见于血液系统疾病（如白血病、再生障碍性贫血）、感染性心内膜炎等。

10. 伴高血压　见于原发性高血压、甲状腺功能亢进症或嗜铬细胞瘤等。

第十三节　恶心与呕吐

恶心（nausea）与呕吐（vomiting）是临床常见症状。恶心为上腹不适、欲呕的感觉；呕吐是指胃或部分小肠内容物反流，经食管、口腔排出体外的现象。二者均为复杂的反射动作。恶心常为呕吐前奏，多伴有流涎、皮肤苍白、出汗、心动过缓、血压下降等迷走神经兴奋症状或体征。一般恶心之后随之呕吐，也可仅有恶心而无呕吐，或仅有呕吐而无恶心。无恶心与呕吐协调运动，胃内容物经食道、口腔溢出体外，称反食（regurgitation）。反食而再行咀嚼下咽者，为反刍（rumination）。这些都与呕吐不同，易于区别。

呕吐可将胃内有害物吐出而具有一定的保护作用。但反复、持续剧烈呕吐会导致水电解质与酸碱平衡紊乱及营养障碍，还可引起食管贲门黏膜撕裂（Mallory – Weiss syndrome）。神志不清者，呕吐物易误吸造成吸入性肺炎，甚至窒息而危及生命，应予高度重视。

【病因】

1. 反射性呕吐

（1）消化系统疾病　是引起反射性呕吐最常见的病因。

①胃肠病变：胃源性呕吐如急性或慢性胃炎、急性食物中毒、消化性溃疡、胃肿瘤、幽门梗阻、非溃疡性消化不良等。胃源性呕吐的特点常与进食有关，常伴有恶心先兆，吐后感轻松。肠源性呕吐如急性肠炎、急性阑尾炎、肠梗阻等。肠梗阻者常伴腹痛，停止排便、排气。

②肝、胆、胰与腹膜病变：如急性或慢性肝炎、急性或慢性胆囊炎、胆石症、胆道蛔虫、急性胰腺炎、急性腹膜炎等。它们的共同特点是有恶心先兆，呕吐后不觉轻松。

（2）呼吸系统疾病　如急性或慢性咽峡炎、百日咳、急性或慢性支气管炎、支气管扩张症、肺炎、急性胸膜炎、肺梗死等。

（3）心血管病　如急性心肌梗死、充血性心力衰竭、急性心包炎、主动脉夹层分离等。

（4）泌尿生殖系统疾病　如泌尿系统结石、急性肾炎、急性肾盂肾炎、急性盆腔炎、急性输卵管炎、尿毒症等。

（5）其他　如青光眼、屈光不正、急性鼻旁窦炎、令人嫌恶的景象与气味。

2. 中枢性呕吐

（1）中枢神经系统疾病　①脑血管疾病：如高血压脑病、脑梗死、脑出血、椎 – 基底动脉供血不足等。②颅内感染：如脑炎、脑膜炎、脑脓肿、脑寄生虫病等。③颅脑损伤：如脑挫裂伤或颅内血肿。④其他：如偏头痛、癫痫（特别是持续状态）。

各种病因引起颅内高压时,其呕吐的特点是呈喷射状,常无恶心先兆,吐后不感轻松。常伴剧烈头痛、血压升高、脉搏减慢、视神经乳头水肿。

(2)全身疾病 ①内分泌与代谢紊乱:如早孕反应、甲状腺危象、Addison 病危象、糖尿病酮症酸中毒、水电解质及酸碱平衡紊乱等。②其他:如休克、缺氧、中暑、急性溶血。

(3)药物反应与中毒 药物反应如应用某些抗生素、抗癌药、洋地黄、吗啡、雌激素、雄激素、环磷酰胺。中毒如有机磷中毒、毒蕈中毒、一氧化碳中毒等。

3. 前庭障碍性呕吐 凡呕吐伴有听力障碍、眩晕的耳科症状时,需考虑前庭障碍性呕吐。常见于迷路炎、梅尼埃病、晕动病,多伴有皮肤苍白、血压下降、心动过缓缓等症状。

4. 神经症性呕吐 常见于胃神经症、癔症等。

【发生机制】

呕吐是一个复杂的反射动作,由延髓的两个位置相邻而功能不同的中枢控制。一是呕吐中枢,位于延髓外侧网状结构的背部,为神经反射中枢。它接受内脏、躯体、大脑皮质、前庭器官以及化学感受器触发带的传入冲动,产生呕吐反射,可引起呕吐动而作。二是化学感受器触发带,位于延髓第四脑室的底面,其本身不能产生呕吐反射动作,而是接受多种药物、化学物、内生代谢物(如吗啡、洋地黄、雌激素、氮芥、硫酸铜、氮质血症、酮体)的刺激,引起兴奋,产生神经冲动,并将冲动传入呕吐中枢,再引起呕吐动作。

呕吐过程为内脏与躯体的协调反射运动,首先是胃窦及幽门区收缩与关闭,胃逆蠕动,胃体与胃底张力减低,继而贲门开放,最后膈肌、肋间肌及腹肌突然收缩,腹压骤增,迫使胃内容物通过食道、咽部而排出体外。

【问诊要点】

1. 呕吐与进食的关系 进食后出现的呕吐多见于胃源性呕吐,如胃炎、幽门痉挛、胃神经症。餐后骤起而集体发病,见于急性食物中毒。幽门梗阻多在餐后较久或数餐餐后呕吐。

2. 呕吐发生时间 晨间呕吐如发生在育龄妇女要考虑早孕反应,亦可见于尿毒症、慢性乙醇中毒。鼻旁窦炎、慢性咽炎常有晨起恶心与干呕。服药后出现呕吐,应考虑药物反应。乘飞机、车、船发生呕吐,常提示晕动病。

3. 呕吐特点 有恶心先兆,呕吐后感轻松者,多于胃源性呕吐。喷射状呕吐多见于颅内高压。无恶心、呕吐不费力、全身状态较好者,多见于神经症性呕吐。

4. 呕吐物性质 呕吐物呈咖啡色,见于上消化道出血。呕吐隔餐或隔日食物,并含腐酵气味,见于幽门梗阻。呕吐物含胆汁者,梗阻平面多位于十二指肠乳头以下。呕吐物有粪臭者,提示低位肠梗阻。呕吐物中有蛔虫者,见于胆道蛔虫、肠道蛔虫。

5. 伴随症状及体征 ①伴发热:见于全身或中枢神经系统感染、急性细菌性食物中毒。②伴剧烈头痛:见于颅内高压、偏头痛、青光眼。③伴眩晕及眼球震颤:见于前庭器官疾病。④伴腹泻:见于急性胃肠炎、急性中毒、霍乱等。⑤伴腹痛:见于急性胃肠炎、急性胰腺炎、急性阑尾炎及空腔脏器梗阻等。⑥伴黄疸:见于急性肝炎、胆道梗阻、急性溶血。⑦伴贫血、水肿、蛋白尿:见于肾衰竭。

【检查要点】

1. 体格检查 以腹部检查为重点,注意有无胃肠蠕动波及胃型与肠型、肝脾大、压痛、反跳痛、腹肌紧张、肠鸣音异常、振水音等。神经系统查应注意意识状态、瞳孔大小、脑膜刺激征及病理反射等。还应注意有无发热、黄疸、呼出异常气味。伴有畏光、流泪、复视或鼻塞、流涕、前额部疼痛、嗅觉减退、咽部异物感等症状时,应做眼科或耳鼻咽喉科相关检查。

2. 实验室及其他检查　　包括呕吐物检查，血、尿、粪常规检查。疑肝脏病变，可做肝功能检查；疑肾衰竭，应做肾功能检查；疑脑膜炎，应做脑脊液检查；疑内分泌代谢疾病，需做血液生化及内分泌激素检查；疑消化道疾病可选择 X 线钡餐、上消化道内镜、腹部超声检查；疑颅内占位性病变，可做头颅 CT、MRI 检查。疑前庭器官病变，可做前庭功能检查。

第十四节　呕　血

呕血（hematemesis）是上消化道出血时，血液经口腔呕出。上消化道指屈氏韧带以上的消化道，包括食管、胃、十二指肠。上消化道出血包括食管、胃、十二指肠、肝脏病变及全身性疾病所致的出血，还包括胰腺、胆道及胃空肠吻合术后的空肠出血。呕血常伴有黑便，严重时可有急性周围循环衰竭的表现。

【病因】

1. 消化系统疾病

（1）食管疾病　　如食管炎、食管癌、食管贲门黏膜撕裂、食管异物、食管裂孔疝。食管异物刺穿主动脉常表现为大量呕血。

（2）胃及十二指肠疾病　　最常见的原因是消化性溃疡，非甾体抗炎药、肾上腺皮质激素及应激所致的急性胃黏膜病变。其他病因有胃良性或恶性肿瘤、急性或慢性胃炎、胃黏膜脱垂症、十二指肠炎等。

（3）肝、胆、胰疾病　　门静脉高压引起食管与胃底静脉曲张破裂是引起上消化道大出血的常见病因，多由肝硬化所致。胆道感染、胆石症、胆道肿瘤、胰腺癌、急性重症胰腺炎，也可引起上消化道出血，但均少见。

2. 血液系统疾病　　凡能引起凝血与止血功能障碍的疾病，都可能引起上消化道出血。如白血病、再生障碍性贫血、血小板减少性紫癜、过敏性紫癜、弥散性血管内凝血（DIC）。

3. 急性传染病　　肾综合征出血热、钩端螺旋体病、急性重型肝炎等。

4. 其他　　尿毒症、慢性肺源性心脏病、结节性多动脉炎等。

引起上消化道出血的疾病很多，临床上前三位的病因分别是消化性溃疡、食管与胃底静脉曲张破裂、急性胃黏膜病变。

【临床特点】

呕血是上消化道出血的主要表现，临床表现的差异取决于出血的部位、出血的量及速度。一般说来，呕血者均伴有黑便，而黑便者不一定伴有呕血。幽门以下的出血常无呕血，仅有黑便，因便附有黏液而发亮，呈柏油样，故又称柏油样便（tarry stool）；但当出血量大且速度快时，可反流入胃，也可有呕血表现。而幽门以上的出血则呕血与黑便并见，出血量少时，血红蛋白经酸作用后变成酸化正铁血红蛋白，呕吐物为咖啡色或棕褐色；也可无呕血，而只表现为黑便。出血量大时，呕吐物为暗红色、鲜红色或混有血凝块。

上消化道出血量大时，可出现贫血貌、头晕、心悸、口渴、冷汗、晕厥、尿少、血压下降、脉搏增快等失血性周围循环障碍表现，还可出现血尿素氮浓度增高，即肠源性氮质血症。

少数急性上消化道大出血的患者，早期未表现出呕血及黑便，而表现为急性周围循环障碍，应及时做相关检查，早期作出诊断（图 1-7）。

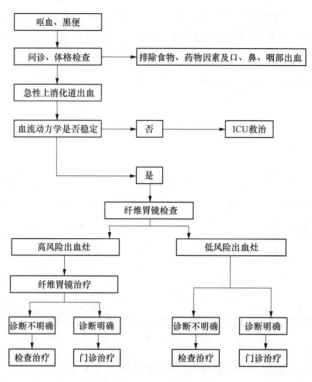

图 1 - 7　急性上消化道出血诊治流程

【伴随症状】

1. 伴慢性、周期性、节律性上腹痛　见于消化性溃疡。

2. 伴右上腹痛、黄疸、寒战高热者　见于急性梗阻性化脓性胆管炎。

3. 伴蜘蛛痣、肝掌、黄疸、腹壁静脉曲张、腹水、脾肿大　见于肝硬化门静脉高压。

4. 伴皮肤黏膜出血　见于血液病及急性传染病。

5. 伴上腹部压痛　见于胃、十二指肠、胰腺等病变。

第十五节　便　血

便血（hematochezia）是指消化道或邻近部位出血，血液经肛门排出。根据出血部位距肛门的距离、出血量及血液在肠腔存留时间，便血可表现为带有肉眼可辨及的血色（鲜红色、暗红色）、柏油样。少量出血不引起粪便色泽改变，需经隐血（occult blood）试验才能确定者，称为隐血。

【病因】

1. 上消化道疾病　如第十五节所述，呕血患者同时或随后可有黑便，出血量大、速度快或部位较低时，甚至可出现暗红色或鲜红色血便。

2. 下消化道疾病

（1）小肠疾病　肠结核、急性出血坏死性肠炎、钩虫病、克罗恩病、小肠肿瘤、小肠血管瘤、梅克尔憩室炎或溃疡及肠套叠等。

（2）结肠疾病　结肠癌、溃疡性结肠炎、急性细菌性痢疾、阿米巴痢疾、结肠憩室炎、结肠息肉及缺血性结肠炎等。

（3）直肠肛管疾病　直肠肛管损伤、非特异性直肠炎、直肠癌、直肠息肉、痔、肛裂及肛瘘等。

3. 全身性疾病 肝脏疾病、白血病、血小板减少性紫癜、过敏性紫癜、血友病、维生素 K 缺乏症等。

【临床特点】

便血的最常见表现形式是粪便带血。出血量少时全身症状不显著，若短期内出血量多，则可出现头晕、黑矇甚至晕厥、口渴、尿少及冷汗等周围循环衰竭症状。下消化道出血量多时呈鲜红色；若停留时间长，也可为暗红色。粪便可全为血液或与粪便混合。血色鲜红不与粪便混合，仅粘附于粪便表面或于排便前后有鲜血滴出或喷射者，提示肛门或肛管疾病出血，如痔、肛裂及直肠肿瘤。上消化道或小肠出血并在肠腔内停留时间较长时，由于红细胞被破坏后，血红蛋白在肠道内与硫化物结合形成硫化亚铁，故粪便呈黑色，又因硫化亚铁刺激肠黏膜分泌较多黏液，使粪便黑而发亮，类似柏油，即所谓的柏油便（tarry stool）。应注意在食用动物血、猪肝等后也可使粪便呈黑色。虽然服用铋剂、铁剂、炭粉及中药等后也可出现粪便变黑，但常为灰黑色无光泽，且隐血试验阴性。阿米巴痢疾的粪便多为暗红色果酱样脓血便；急性细菌性痢疾常为黏液脓性鲜血便；急性出血坏死性肠炎可排出洗肉水样血便，并有特殊的腥臭味。

消化道出血量在每日 5ml 以下，无肉眼可见的粪便色泽改变时称为隐血便，需依赖于隐血试验确定。常用的隐血试验方法虽敏感性高，但有一定的假阳性；抗人血红蛋白单克隆抗体的免疫学检测，可避免隐血试验的假阳性。

【伴随症状】

1. 伴腹痛 慢性反复上腹痛，且呈周期性或节律性，出血后疼痛减轻者，见于消化性溃疡；上腹绞痛或伴黄疸者，应考虑肝或胆道出血；腹痛时排血便或脓血便，便后腹痛减轻，见于细菌性痢疾、阿米巴痢疾及溃疡性结肠炎；排便后腹痛无减轻者常为小肠疾病；腹痛伴便血还见于急性出血坏死性肠炎、肠套叠、肠系膜血栓形成或栓塞、膈疝等。

2. 伴里急后重（tenesmus） 即肛门坠胀感，似排便未净，虽排便频繁，但每次排便量甚少，且排便后无轻松感，提示肛门或直肠疾病，见于痢疾、直肠炎及直肠癌等。

3. 伴发热 常见于传染性疾病或部分恶性肿瘤，如败血症、流行性出血热、钩端螺旋体病、肠道淋巴瘤、白血病、胃癌及结肠癌等。

4. 伴全身出血倾向 有皮肤黏膜出血者，可见于急性传染性疾病及血液病，如重症肝炎、流行性出血热、白血病、过敏性紫癜、血小板减少性紫癜及血友病等。

5. 伴皮肤改变 有蜘蛛痣及肝掌者，便血可能与肝硬化门脉高压有关。皮肤和黏膜出现成簇的细小紫红色或鲜红色毛细血管扩张，提示便血可能由奥斯勒-韦伯-郎迪病所致。

6. 伴腹部肿块 可见于胃肠道恶性肿瘤（结肠癌、肠道恶性淋巴瘤）、肠结核、肠套叠及克罗恩病等。

第十六节 腹 泻

腹泻（diarrhea）指排便次数增多（>3 次/日）、粪便量增加（>200g/d）伴有粪质稀薄，甚至带有黏液、脓血或未消化的食物。临床上分急性腹泻、慢性腹泻两大类，病程在 3~6 周以内为急性腹泻，超过 3~6 周或反复发作为慢性腹泻。

【病因】

（一）急性腹泻

感染性腹泻最常见，约占 90%。

1. 肠道疾病

（1）各种病原微生物及寄生虫引起的急性肠道感染　如病毒性肠炎、急性细菌性痢疾、霍乱、空肠弯曲菌肠炎、侵袭性大肠杆菌肠炎、假膜性肠炎、急性出血性坏死性肠炎、白色念珠菌肠炎、急性阿米巴痢疾、急性血吸虫病等。

（2）细菌性食物中毒　常见的有沙门菌属性、金黄色葡萄球菌性、变形杆菌性及嗜盐菌性食物中毒，肉毒中毒等。

（3）其他　如 Crohn 病或溃疡性结肠炎急性发作、放射性肠炎、急性缺血性肠病等。

2. 全身性感染　伤寒、副伤寒、钩端螺旋体病、败血症等。

3. 急性中毒　如毒蕈、鱼胆、河豚、发芽马铃薯、有机磷、砷等中毒。

4. 其他疾病　过敏性紫癜、变态反应性肠炎、甲状腺危象、肾上腺皮质功能减退危象，5－氟尿嘧啶、利血平、新斯的明等药物副作用及尿毒症、移植物抗宿主病等。

（二）慢性腹泻

1. 消化系统疾病

（1）肠道感染　如慢性阿米巴痢疾、慢性细菌性痢疾、慢性血吸虫病、肠结核等。

（2）肠道非感染性病变　Crohn 病、溃疡性结肠炎、放射性肠炎、缺血性肠炎、尿毒症性肠炎、肠易激综合征等。

（3）胃肠道肿瘤　结肠癌、直肠癌、结肠息肉、小肠淋巴瘤、促胃液素瘤、类癌综合征等。

（4）吸收不良　吸收不良综合征、胰源性腹泻、肝胆源性腹泻、短肠综合征等。

2. 全身性疾病

（1）内分泌及代谢障碍性疾病　甲状腺功能亢进症、肾上腺皮质功能减退症、糖尿病等。

（2）药物副作用　利血平、甲状腺素、洋地黄类药物、考来烯胺、某些抗肿瘤药物和抗生素使用，亦可导致腹泻。

（3）其他　系统性红斑狼疮、硬皮病、艾滋病等。

腹泻病因繁多且复杂，临床上，急性腹泻最常见的病因是急性肠道感染与细菌性食物中毒；慢性腹泻最常见的病因是慢性肠道感染与肠道肿瘤。

【发生机制】

1. 分泌性腹泻（secretory diarrhea）　肠黏膜分泌亢进所致。霍乱弧菌肠毒素引起的大量水样腹泻即属于典型的分泌性腹泻，产生机制为霍乱弧菌肠毒素激活肠黏膜细胞内的腺苷酸环化酶，促使环磷酸腺苷（cAMP）含量增加，使水、电解质分泌到肠腔增多，从而导致腹泻。某些胃肠道内分泌肿瘤如促胃液素瘤、血管活性肠肽（VIP）瘤所致的腹泻也属分泌性腹泻。

2. 渗透性腹泻（osmotic diarrhea）　是因肠内容物渗透压增高，影响肠腔内水与电解质的吸收所致。如口服盐类泻药或甘露醇所致腹泻，乳糖酶缺乏症所致腹泻也属此类。

3. 渗出性腹泻（exudative diarrhea）　由肠黏膜炎症渗出所致。见于各种肠道炎症，如细菌性痢疾、溃疡性结肠炎、Crohn 病、结肠癌并发感染等。

4. 吸收不良性腹泻（malabsorptive diarrhea）　由于肠黏膜的吸收面积减少或吸收障碍所致。如短肠综合征、吸收不良综合征、慢性胰腺炎、慢性萎缩性胃炎、胃大部切除术后等。胰、胆管阻塞，因胆汁和胰酶排泌受阻也可引起此类腹泻。

5. 肠蠕动增强性腹泻（motility diarrhea）　由肠蠕动增强引起。见于急性肠炎、甲状腺功能亢进症、类癌综合征、肠易激综合征等。

【临床特点】

1. 病史及病程 急性腹泻起病骤然，病程较短，多见于急性肠道感染及细菌性食物中毒。慢性腹泻起病缓慢，病程较长，常见于慢性肠道感染及消化道肿瘤。同餐后集体暴发者，要考虑食物中毒。

2. 发病季节 急性肠道感染及细菌性食物中毒，多发于夏季与秋季。

3. 诱因及缓解因素 有不洁饮食史，见于急性肠胃炎。进食虾、螃蟹、波萝后发生腹泻，见于过敏性胃肠病变。长期使用广谱抗生素者，要考虑真菌性肠炎及假膜性肠炎。渗透性腹泻禁食后，腹泻可停止或显著减轻。

【伴随症状】

1. 伴发热 见于急性肠道感染、细菌性食物中毒、全身感染性疾病及炎症性肠病等。

2. 伴腹痛 以感染性腹泻明显。小肠疾病的腹痛常在脐周，结肠疾病的腹痛则多在下腹部。

3. 伴里急后重 常见于细菌性痢疾、左半结肠癌、直肠癌等。

4. 伴腹泻与便秘交替 见于肠结核、结肠癌、结肠过敏。

5. 伴关节痛或肿胀 见于炎症性肠病、肠结核、结缔组织疾病。

6. 伴皮疹或皮下出血 见于伤寒、副伤寒、败血症、过敏性紫癜。

7. 伴腹部肿块 见于胃肠道肿瘤、增殖型肠结核、血吸虫性肉芽肿、Crohn 病。

8. 伴明显消瘦 见于恶性肿瘤、肠结核、吸收不良综合征。

9. 伴重度失水征 常见于分泌性腹泻，如霍乱、细菌性食物中毒或尿毒症等。

第十七节　便　秘

便秘（constipation）是指大便次数减少，一般每周少于 3 次，伴排便困难、粪便干结。便秘是临床上常见的症状，多长期持续存在，症状扰人，影响生活质量，病因多样，以肠道疾病最为常见，但诊断时应慎重排除其他病因。

【病因】

1. 功能性便秘 常见原因如下。

（1）进食量少、食物缺乏纤维素或水分不足，对结肠运动的刺激减少。

（2）因工作紧张、生活节奏过快、工作性质和时间变化、精神因素等干扰了正常的排便习惯。

（3）结肠运动功能紊乱，常见于肠易激综合征，系由结肠及乙状结肠痉挛引起，部分患者也可表现为便秘与腹泻交替。

（4）腹肌及盆腔肌张力差，排便推动力不足，难以将粪便排出体外。

（5）滥用泻药，形成药物依赖，造成便秘；老年体弱，活动过少，肠痉挛致排便困难；结肠冗长。

2. 器质性便秘 常见原因有以下几种。

（1）直肠与肛门病变引起肛门括约肌痉挛、排便疼痛，造成惧怕排便，如痔疮、肛裂、肛周脓肿和溃疡、直肠炎等。

（2）局部病变导致排便无力 如大量腹水、膈肌麻痹、系统性硬化症、肌营养不良等。

（3）结肠完全或不完全性梗阻 如结肠良、恶性肿瘤，Crohn 病，先天性巨结肠，各种原因引起的肠粘连、肠扭转、肠套叠等。

（4）腹腔或盆腔内肿瘤压迫 如子宫肌瘤。

（5）全身性疾病使肠肌松弛、排便无力 如尿毒症、糖尿病、甲状腺功能减退症、脑血管意外、截瘫、多发性硬化、皮肌炎等。此外，血卟啉病及铅中毒引起肠肌痉挛，亦可导致便秘。

（6）药物副作用　应用吗啡类药、抗胆碱能药、钙通道阻滞药、神经阻滞药、镇静药、抗抑郁药以及含钙、铝的制酸剂等使肠肌松弛引起便秘。

【发生机制】

食物在消化道经消化吸收后，剩余的食糜残渣从小肠输送至结肠，在结肠内再将大部分水分和电解质吸收，形成粪团，最后输送至乙状结肠及直肠，通过一系列的排便活动将粪便排出体外。从形成粪团到产生便意和排便动作的各个环节，均可因神经系统活动异常、肠平滑肌病变及肛门括约肌功能异常或病变而发生便秘。就排便过程而言，其生理活动包括：①粪团在直肠内膨胀所致的机械性刺激，引起便意及排便反射和随后一系列肌肉活动；②直肠平滑肌的推动性收缩；③肛门内外括约肌的松弛；④腹肌与膈肌收缩使腹压增高，最后将粪便排出体外。若上述任一环节存在缺陷即可导致便秘。便秘发生机制中，常见的因素有：①摄入食物过少特别是纤维素和水分摄入不足，致肠内食糜和粪团的量不足以刺激肠道的正常蠕动。②各种原因引起的肠道内肌肉张力减低和蠕动减弱。③肠蠕动受阻致肠内容物滞留而不能下排，如肠梗。④排便过程的神经及肌肉活动障碍，如排便反射减弱或消失、肛门括约肌痉挛、腹肌及膈肌收缩力减弱等。

【临床特点】

1. 急性便秘者多有腹痛、腹胀甚至恶心、呕吐，多见于各种原因的肠梗阻。

2. 慢性便秘多无特殊表现，部分患者诉口苦、食欲减退、腹胀、下腹不适或有头晕、头痛、疲乏等神经紊乱症状，但一般不重。严重者排出粪便坚硬如羊粪，排便时可有左腹部或下腹痉挛性疼痛及下坠感，可在左下腹触及痉挛的乙状结肠。长期便秘者可因痔加重及肛裂而有大便带血或便血，患者亦可因此而紧张、焦虑。慢性习惯性便秘多发生于中、老年人，尤其是经产妇女，可能与肠肌、腹肌及盆底肌的张力降低有关。

【伴随症状】

1. 伴呕吐、腹胀、肠绞痛　可能为各种原因引起的肠梗阻。

2. 伴腹部包块　应注意结肠肿瘤、肠结核及 Crohn 病（需注意勿将左下腹痉挛的乙状结肠或粪块误为肿瘤）。

3. 便秘与腹泻交替　应注意肠结核、溃疡性结肠炎、肠易激综合征。

4. 随生活环境改变　精神紧张出现多为功能性便秘。

第十八节　黄　疸

血清总胆红素（total bilirubin，TB）浓度升高致皮肤、黏膜、巩膜黄染，称为黄疸（jaundice）。正常血清总胆红素为 1.7～17.1μmol/L。总胆红素在 17.1～34.2μmol/L 之间，临床无肉眼性黄疸出现，称为隐性黄疸（concealed jaundice）；总胆红素超过 34.2μmol/L，可出现皮肤、黏膜、巩膜黄染，称为显性黄疸（clinical jaundice）。

【胆红素的正常代谢】

胆红素（bilirubin）的主要生成原料是血红蛋白的血红素。代谢过程包括非结合胆红素（unconjugated bilirubin，UCB）的形成及运输，肝细胞对非结合胆红素的摄取、结合及排泄，胆红素的肠肝循环及排泄（图 1-8）。

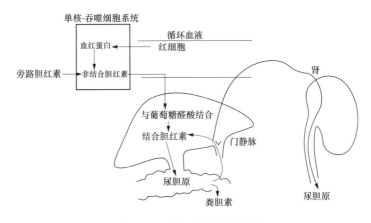

图 1-8　胆红素的正常代谢

1. 胆红素的来源与形成　血液中衰老红细胞经单核 - 吞噬细胞系统吞噬、破坏，释放出来的血红蛋白，分解成珠蛋白与血红素。血红素再转变为胆绿素，胆绿素最后转变为非结合胆红素，这一部分占胆红素来源的 80%～85%。另外的 15%～20% 来源于"旁路胆红素"，如骨髓幼稚红细胞的血红蛋白及来自肝脏中含有亚铁血红素的蛋白质。

2. 胆红素的运输　非结合胆红素与血浆白蛋白结合，经血液循环到达肝脏。非结合胆红素系脂溶性，不溶于水，不能从肾小球滤出，故不出现于尿中。

3. 肝脏对胆红素的摄取、结合、排泄　随血液循环到达肝脏的非结合胆红素可被肝细胞摄取，进入肝细胞后与 Y、Z 两种蛋白结合，并被运送到肝细胞光面内质网的微粒体，在那里经葡萄糖醛酸转移酶的作用，与葡萄糖醛酸结合，形成结合胆红素（conjugated bilirubin，CB）。结合胆红素从肝细胞的毛细胆管排出，随胆汁进入胆道，最后排入肠道。结合胆红素系水溶性，可通过肾小球，增多时可从肾小球滤过，从尿中排出。

4. 胆红素的肠肝循环及排泄　结合胆红素进入肠道后，由肠道细菌脱氢还原为尿胆原。大部分尿胆原从粪便排出，称为粪胆原。在肠的下段，无色的粪胆原氧化为黄褐色的粪胆素，而成为粪便的主要颜色。小部分尿胆原被肠道吸收，经门静脉回到肝脏，其中的大部分再转变为结合胆红素，又随胆汁经胆道排人肠内，即"胆红系的肠肝循环"。另外的小部分尿胆原进入体循环由肾脏排出体外。尿胆原被空气氧化后生成尿胆素，成为尿道主要色素。

正常情况下，胆红素进入与离开血液循环保持动态平衡，故血中胆红素的浓度保持相对恒定，总胆红素（TB）1.7～17.1μmol/L，其中结合胆红素（CB）0～3.42μmol/L，非结合胆红素（UCB）1.7～13.68μmol/L。

【病因、发生机制及临床特点】

（一）溶血性黄疸

1. 病因

（1）先天性溶血性贫血　如遗传性球形红细胞增多症、珠蛋白生成障碍性贫血、蚕豆病等。

（2）后天获得性溶血性贫血　①自身免疫性溶血性贫血。②同种免疫性溶血性贫血，如误输异型血、新生儿溶血。③非免疫性溶血性贫血，如败血症、疟疾、毒蛇咬伤、毒蕈中毒、阵发性睡眠性血红蛋白尿等。

2. 发生机制　红细胞破坏增多，非结合胆红素形成增多，如超出了肝细胞出摄取、结合与排泄能力，最终会出现血中结合胆红素潴留，超出正常水平。非结合胆红素增多，肝细胞内结合胆红素的形成代偿性增多，排泄到肠道的结合胆红素也相应增多，从而尿胆原的形成增多（图 1-9）。

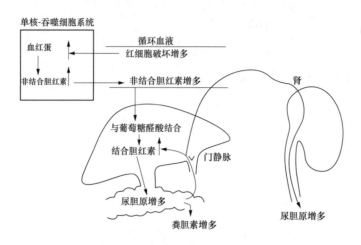

图1-9　溶血性黄疸的胆红素代谢

3. 临床特点　一般黄疸较轻，呈浅柠檬色。急性溶血时，起病急骤，出现寒战、高热、头痛、腰痛、呕吐，并有不同程度的贫血及血红蛋白尿（hemoglobin in urine），尿呈酱油色或茶色。严重者出现周围循环衰竭及急性肾衰竭。慢性溶血主要表现为常有家族史，有贫血、黄疸、脾大三大特征。长期溶血，可并发胆道结石及肝功能损害。

（二）肝细胞性黄疸

1. 病因　如病毒性肝炎、中毒性肝炎、肝硬化、肝癌、钩端螺旋体病、败血症、伤寒等。

2. 发生机制　肝脏具有很强的代偿能力，轻度损害时可不出现黄疸，当肝细胞广泛损害时，则可发生黄疸。由于肝细胞的损伤致肝细胞对胆红素的摄取、结合及排泄能力下降，因而血中非结合胆红素增加。未受损的肝细胞仍能将非结合胆红素转变为结合胆红素，结合胆红素部分可从损伤的肝细胞反流入血中，部分由于肝内小胆管阻塞而反流入血液循环，故血中结合胆红素也增多。剩下的部分仍经胆道排入肠道。从肠道吸收的尿胆原因为肝脏损害而转变为结合胆红素的部分减少，大部分经损伤的肝脏进入体循环并从尿中排除，故尿中尿胆原常增多；但如肝内胆汁淤积较明显时，进入肠道的胆红素少，形成的尿胆原少，尿中尿胆原也可不增多，甚至减少（图1-10）。

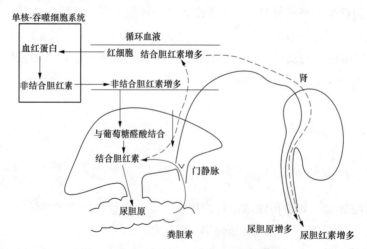

图1-10　肝细胞性黄疸的胆红素代谢

3. 临床特点　黄疸呈浅黄至深黄，甚至橙黄色。有乏力、食欲下降、恶心呕吐甚至出血等肝功能受损的症状及肝、脾大等体征。

（三）胆汁淤积性黄疸

1. 病因　胆道机械性梗阻及胆汁排泄障碍，均可致胆汁淤积性黄疸。

（1）肝外性胆汁淤积　常见于外科疾病，如胆道结石、胆管癌、胰头癌、胆道炎症水肿、胆道蛔虫、胆管狭窄等引起的梗阻。

（2）肝内性胆汁淤积

①肝内阻塞性胆汁淤积：如肝内胆管泥沙样结石、华支睾吸虫病、原发性硬化性胆管炎。

②肝内胆汁淤积：胆汁排泄障碍所致，而无机械性梗阻，常见于内科疾病，如毛细胆管型病毒性肝炎、药物性胆汁淤积、原发性胆汁性肝硬化、妊娠期特发性黄疸等。

2. 发生机制　胆道梗阻，梗阻以上的胆管压力增高，胆管扩张，最终肝内小胆管及毛细胆管破裂，胆红素随胆汁反流入血液，故血中结合胆红素增多，而非结合胆红素一般不升高。由于胆红素肠肝循环被阻断，故尿胆原减少，甚至消失（图1－11）。

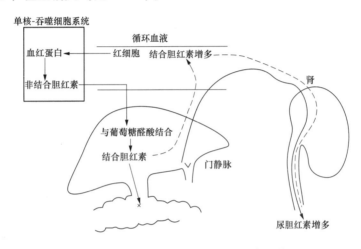

图 1 – 11　胆汁淤积性黄疸的胆红素代谢

3. 临床特点　黄疸深而色泽暗，甚至呈黄绿色或褐绿色。胆酸盐反流入血，刺激皮肤可引起瘙痒，刺激迷走神经可引起心动过缓，尿色深，粪便颜色变浅或呈白陶土色。三种黄疸实验室检查的鉴别见表1－2。

表 1 – 2　三种黄疸实验室检查的鉴别

	溶血性黄疸	肝细胞性黄疸	胆汁淤积性黄疸
UCB	↑	↑	正常
CB	正常	↑	↑
CB/TB	<20%	>30%	>60%
尿胆红素	–	+	+ +
尿胆原	增加	轻度增加	减少或消失
ALT、AST	正常	明显增高	可增高
ALP	正常	增高	明显增高
GGT	正常	增高	明显增高
PT	正常	延长	延长
对维生素 K 反应	无	差	好
胆固醇	正常	轻度增高或降低	明显增高
血浆蛋白	正常	清蛋白降低，球蛋白升高	正常

黄疸鉴别诊断流程见图 1 – 12。

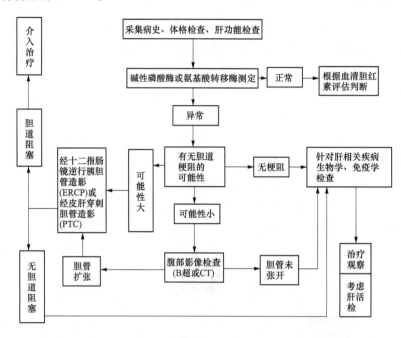

图 1 – 12 黄疸鉴别诊断流程图

【伴随症状】

1. 伴寒战、高热 多见于急性胆道梗阻、急性胆道感染、急性溶血、败血症、钩端螺旋体病等。

2. 伴腹痛 右上腹阵发性绞痛,多见于胆道结石及胆道蛔虫病;右上腹持续性疼痛,多见于急性肝炎、肝脓肿、肝癌等。

3. 伴腰痛、血红蛋白尿 见于急性溶血。

4. 伴乏力、恶心呕吐、食欲下降 多见于肝细胞性黄疸。

5. 伴皮肤瘙痒、心动过缓 多见于梗阻性黄疸。

6. 伴肝肿大 常见于病毒性肝炎、中毒性肝炎、原发性或继发性肝癌、肝硬化。

7. 伴胆囊肿大 提示胆总管梗阻,常见于胰头癌、胆总管癌、胆总管结石。

8. 伴贫血貌、脾大 常见于慢性溶血性贫血。

9. 伴腹水 常见于重型肝炎、肝硬化失代偿、肝癌等。

第十九节 眩 晕

眩晕(vertigo)是人体对空间关系定向的主观体会错误,是一种并不存在的自身或外景运动幻觉或错觉。患者出现一种异常的自身或环境的旋转、摆动感,一般无意识障碍。头晕指的是自身不稳感;头昏指的是头脑不清晰感。

【病因】

(一)生理性眩晕

生理性眩晕(physiologic vertigo)包括健康人运动时常发生的晕动病、航天病、高处眩晕等不适,患者运动错觉轻微,自主神经反应症状明显。如高处眩晕的患者可经历急性焦虑与恐慌反应;典型的晕动病、航天病患者,会出现出汗、恶心、呕吐、流涎、打呵欠并全身不适感,胃蠕动减少及消化不良,甚者看到或闻到食物都觉得难受,而焦虑时出现的过度换气、低碳酸血症,使周围血管扩张,可诱发直立性低血压及晕厥。

（二）系统性眩晕

由前庭系统病变引起，可伴眼球震颤、平衡障碍及听力障碍。

1. 周围性眩晕（peripheral vertigo）　是指内耳前庭感受器至前庭神经颅外段之间的病变所引起的眩晕，为脑干神经核以下的病变，除眼震和有时可能伴听力障碍之外，患者没有相关的神经系统损害的症状和体征。常见病因有以下几种。

（1）梅尼埃病（Meniere disease）　又称内耳膜迷路积水、内耳眩晕病。以发作性眩晕、波动性感音性耳聋、耳鸣和耳胀为典型临床表现，可伴有眼球震颤、平衡障碍，严重时可伴有恶心、呕吐、面色苍白和出汗。发作多短暂（很少超过 2 周），具有反复发作特点。

（2）良性发作性位置性眩晕（benign paroxysmal positional vertigo，BPPV）　又称壶腹嵴顶结石病、半规管结石病。被认为是自椭圆囊脱落的自由浮动的耳石移动进入一支半规管（通常是后半规管），当头位改变至激发位时，耳石受到重力作用牵动内淋巴，使流体力学发生改变而刺激壶腹嵴的毛细胞引起眩晕及眼震，是反复发作性眩晕的常见病因。眩晕与眼球震颤发作时间短（短于 1 分钟，典型发作为 15～20 秒），常因与重力有关的头部位置改变诱发（如坐位躺下、床上翻身、仰卧坐起时），患者耳蜗器一般不受影响，不伴耳鸣及听力减退，重复该头位，眩晕及眼震可再度发生。

（3）内耳药物中毒性眩晕　常由链霉素、庆大霉素及其同类药物损害内耳前庭或耳蜗所致。多表现为用药后渐进性眩晕伴耳鸣、听力减退，可伴恶心、呕吐、唇周及面颊麻木感，眼球震颤多不明显。

（4）急性周围前庭性神经病（前庭神经元炎）　被认为是病毒感染前庭神经或前庭神经元的结果。多数患者于 1～2 周前有上呼吸道感染病史，突然出现眩晕，伴恶心、呕吐、出汗等自主神经反应，持续数日，眼震电图（electronystagmography，ENG）检查可见病侧前庭功能低下，一般无耳鸣及听力减退。多数患者 1～2 周后症状逐渐改善，但头晕、平衡障碍等后遗症状可持续数周至数月，直到中枢发生代偿。本综合征偶呈流行性发病，可于同一家庭数名成员发病。春季与初夏多发。

通常，周围性眩晕症状较重，更可能伴有听力减退及耳鸣，常引起恶心、呕吐等自主神经症状，所伴随的眼球震颤常可被凝视固定所抑制。

2. 中枢性眩晕（central vertigo）　是前庭神经颅内段、前庭神经核、核上纤维、内侧纵束、皮质及小脑的前庭代表区病变所引起的眩晕。大部分中枢性眩晕的病灶位于后颅窝。中枢性眩晕患者症状常较周围型者轻，多数患者体检可见神经系统局灶性损害的体征，伴随的眼球震颤更频繁或突出，且不被凝视固定所抑制。垂直性眼震、意识改变、运动或感觉功能缺损、失语，提示中枢性眩晕。常见的病因包括以下几种。

（1）血管病变　如椎 - 基底动脉系统的 TIA、椎 - 基底动脉供血不足、小脑或脑干梗死、小脑或脑干出血等。椎 - 基底动脉供血不足性眩晕，可由动脉管腔变窄、内膜炎症、椎动脉受压或动脉舒缩功能障碍等因素所致。特点为突然出现的短暂性眩晕，常于颈部突然过度伸屈或转侧时诱发，伴恶心、呕吐较轻，偶有黑矇、耳鸣，共济失调、躯体不稳程度也较轻。眩晕常于 24 小时内减轻或消失。

（2）肿瘤　如听神经瘤、小脑肿瘤、第四脑室肿瘤和其他部位肿瘤，直接浸润或压迫前庭神经核等引起头晕。眩晕程度多不剧烈，可持续性存在，耳鸣、耳聋不明显。

（3）小脑或脑干感染　如急性小脑炎、脑干脑炎、颅后窝蛛网膜炎等，常急性起病，有上呼吸道感染或腹泻等前驱感染史，除有脑干或小脑损害的临床表现外，患者出现眩晕。

（4）头颈部外伤　外伤损害前庭系统的不同部位，可引起不同形式、不同程度的眩晕。

（5）颅内脱髓鞘疾病及变性疾病　如多发性硬化、延髓空洞症等，病灶累及脑干及小脑时可出现眩晕。

（三）非系统性眩晕

非系统性眩晕指前庭系统以外的全身或局部病变引起的眩晕。患者可有轻度站立不稳，无眼球震颤，通常不伴恶心、呕吐。常见的病因包括以下几种。

1. 低血压、严重心律失常等心脏疾病时，由于射血减少可引起眩晕。

2. 中、重度贫血患者，常在运动时出现眩晕。

3. 内分泌疾病时，如低血糖也常出现眩晕。

4. 屈光不正、眼肌麻痹等眼部疾病可引起的眩晕，遮盖病眼时眩晕常可消失。

5. 深感觉障碍者可出现姿势感觉性眩晕，由姿势不稳引起，伴 Romberg 征阳性。

【发生机制】

人体空间位象觉的维持需要视觉识别周围物体的方位及自身的关系，深感觉感知自身的姿势、位置、运动幅度，前庭器官感受身体及头部空间移动时的冲动并辨别运动方向及所处位置，这些躯体位置的信息经感觉神经传入中枢神经系统，经大脑皮质及皮质下结构整合后作出位置判断，并通过运动神经传出，调整偏差，维持平衡。

前庭系统、视觉、深感觉三者中，任一环节的功能异常都会引起判断错误，产生眩晕感觉。如眼外肌麻痹、屈光不正、配镜不当等，造成双眼在视网膜上成像不等，使传入中枢神经系统躯体位置的信息错误可引起眼性眩晕。脊髓空洞症、梅毒患者，因本体觉传入障碍而引起姿势感觉性眩晕。梅尼埃病、迷路炎、前庭神经炎、椎 – 基底动脉。供血不足等前庭器官或中枢病变时，前庭感受的刺激与来自肌肉、关节的本体觉以及视觉感受器关于空间定向的冲动不一致，便产生运动错觉即前庭性眩晕。

前庭系统病变引起的前庭性眩晕是最常见、最典型的眩晕。

【临床特点】

1. 发作特点 急性起病，发作极短暂（常不超过 1 分钟），有反复发作性、持续数周至数月特点者，考虑良性发作性位置性眩晕。急性起病，发作短暂（多为 20 分钟至数小时）有反复发作性、持续两周左右者，考虑梅尼埃病。急性发生、单次发作的眩晕多为脑血管病性眩晕。急性发作、慢性经过的眩晕，多为头颈部外伤性眩晕。慢性进展性者，多考虑颅内占位性病变引起的眩晕。

2. 诱因及有关病史 注意询问眩晕是在什么情况下发生，是否与转颈、仰头、起卧、翻身有固定的关系；询问有无头颈部外伤、耳部疾病、眼部疾病、心血管病、血液病的病史以及使用可引起内耳损伤的药物（如链霉素等）史。将有助于眩晕的病因诊断。眩晕诊断流程如图 1 – 13。

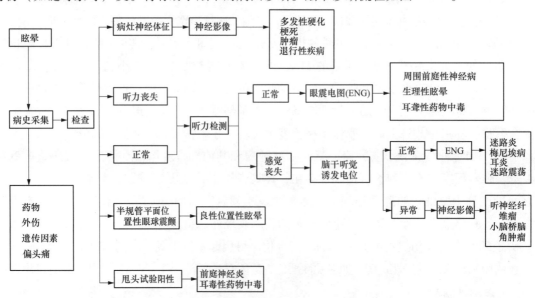

图 1 – 13 眩晕诊断流程

【伴随症状】

1. 伴有耳鸣、听力减退者，考虑梅尼埃病、内耳药物中毒、小脑脑桥角肿瘤等。眩晕不伴有耳鸣、听力减退者，考虑良性发作性位置性眩晕、前庭神经元炎、脑干或颅后窝肿瘤等。

2. 伴有恶心、呕吐等迷走神经激惹征者，多考虑周围性眩晕。颅内占位性病变、颅内高压者，也可伴有呕吐。

3. 伴站立不稳或左右摇摆者，多考虑周围性眩晕；眩晕伴站立不稳或向一侧运动者，多考虑中枢性性眩晕。

第二十节　抽搐与惊厥

抽搐（tic）与惊厥（convulsion）均属于不随意运动。抽搐是指全身或局部成群骨骼肌非自主的抽动或强烈收缩，常可引起关节运动和强直。当肌群收缩表现为强直性和阵挛性时，称为惊厥。惊厥表现的抽搐一般为全身性、对称性、伴有或不伴有意识丧失。

惊厥的概念与癫痫有相同点也有不相同点。癫痫大发作与惊厥的概念相同，而癫痫小发作则不应称为惊厥。

【病因】

抽搐与惊厥的病因可分为特发性与症状性。特发性常由于先天性脑部不稳定状态所致。

症状性病因有以下几种。

1. 脑部疾病

（1）感染　如脑炎、脑膜炎、脑脓肿、脑结核瘤、脑灰质炎等。

（2）外伤　如产伤、颅脑外伤等。

（3）肿瘤　包括原发性肿瘤、脑转移瘤。

（4）血管疾病　如脑出血、蛛网膜下腔出血、高血压脑病、脑栓塞、脑血栓形成、脑缺氧等。

（5）寄生虫病　如脑型疟疾、脑血吸虫病、脑棘球蚴病、脑囊虫病等。

（6）其他　①先天性脑发育障碍。②原因未明的大脑变性，如结节性硬化、播散性硬化、核黄疸（nuclear jaundice）等。

2. 全身性疾病

（1）感染　如急性胃肠火、中毒型细菌性痢疾、链球菌败血症、中耳炎、百日咳、狂犬病、破伤风等。小儿高热惊厥主要由急性感染所致。

（2）中毒　①内源性：如尿毒症、肝性脑病等；②外源性：如酒精、苯、铅、砷、汞、氯喹、阿托品、樟脑、白果、有机磷等中毒。

（3）心血管疾病　如高血压脑病或 Adams－Stokes 综合征等。

（4）代谢障碍　如低血糖、低钙血症及低镁血症、急性间歇性血卟啉病、子痫、维生素 B_6 缺乏等。其中低血钙可表现为典型的手足搐搦症。

（5）风湿病　如系统性红斑狼疮、脑血管炎等。

（6）其他　如突然撤停安眠药、抗癫痫药，还可见于热射病、溺水、窒息、触电等。

3. 神经官能症　如癔症性抽搐和惊厥。

此外，尚有一重要类型，即小儿惊厥（部分为特发性，部分由于脑损害引起），高热惊厥多见于小儿。

【发生机制】

抽搐与惊厥发生机制尚未完全明了，认为可能是由于运动神经元的异常放电所致。这种病理性放电主要是由于神经元膜电位的不稳定引起，并与多种因素相关，可由代谢、营养、脑皮质肿物或瘢痕等激发，与遗传、免疫、内分泌、微量元素、精神因素等有关。

根据引起肌肉异常收缩的兴奋信号的来源不同，基本上可分为两种情况。①大脑功能障碍：如癫痫大发作等；②非大脑功能障碍：如破伤风、士的宁中毒、低钙血症性抽搐等。

【临床特点】

由于病因不同，抽搐和惊厥的临床表现形式也不一样，通常可分为全身性抽搐和局限性抽搐两种。

1. 全身性抽搐 以全身骨骼肌痉挛为主要表现，多伴有意识丧失。

（1）癫痫大发作 表现为患者突然意识模糊或丧失，全身强直、呼吸暂停，继而四肢发生阵挛性抽搐，呼吸不规则，大小便失控、发绀，发作约半分钟自行停止，也可反复发作或呈持续状态。发作时可有瞳孔散大，对光反射消失或迟钝、病理反射阳性等。发作停止后不久意识恢复。如为肌阵挛性，一般只是意识障碍。由破伤风引起者为持续性强直性痉挛，伴肌肉剧烈的疼痛。

（2）癔症性发作 发作前常有一定的诱因，如生气、情绪激动或各种不良刺激，发作样式不固定，时间较长，没有舌咬伤和大小便失控。

2. 局限性抽搐 以身体某一局部连续性肌肉收缩为主要表现，大多见于口角、眼睑、手足等。而手足搐搦症则表现为间歇性双侧强直性肌痉挛，以上肢手部最典型，呈"助产士手"表现。

【伴随症状】

1. 伴高热 见于颅内与全身的感染性疾病、小儿高热惊厥等。注意抽搐本身也可引起高热。

2. 伴高血压 见于高血压病、高血压性脑出血、妊娠期高血压综合征、颅内高压等。

3. 伴脑膜刺激征 见于各种脑膜炎及蛛网膜下腔出血等。

4. 伴瞳孔散大、意识丧失、大小便失禁 见于癫痫大发作。

5. 不伴意识丧失 见于破伤风、狂犬病、低钙抽搐、癔症性抽搐。

6. 伴肢体偏瘫者 见于脑血管疾病及颅内占位性病变。

第二十一节　意识障碍

意识（consciousness）是指机体对自身状态和客观环境的主观认识能力，可通过言语及行动来表达，是人脑反映客观现实的最高形式。意识包含两方面的内容，即觉醒状态和意识内容。觉醒状态是指与睡眠呈周期性交替的清醒状态，能对自身和周围环境产生基本的反应，属皮层下中枢的功能；意识内容包括定向力、感知力、注意力、记忆力、思维、情感和行为等人类的高级神经活动，是对自身和周围环境做出理性的判断并产生复杂的反应，属大脑皮层的功能。意识的维持涉及大脑皮质及皮质下脑干网状激活系统和丘脑非特异性核团的结构和功能完整。

意识障碍（disturbance of consciousness）是指机体对周围环境及自身状态的识别和觉察能力出现障碍。意识障碍通常同时包含有觉醒状态和意识内容两者的异常，常常是急性脑功能不全的主要表现形式。

【病因】

（一）全身性疾病

1. 急性感染性疾病 见于脓毒血症、重症肺炎、中毒性细菌性痢疾、伤寒、钩端螺旋体病等严重感染引起的中毒性脑病。

2. 内分泌代谢系统疾病 如甲状腺危象、黏液性水肿性昏迷、糖尿病酮症酸中毒昏迷、高血糖高渗状态、乳酸酸中毒、低血糖性昏迷、慢性肾上腺皮质功能减退症性昏迷等。

3. 水、电解质平衡紊乱 如稀释性低钠血症、低氯性碱中毒、高氯性酸中毒等。

4. 其他疾病所致昏迷 如尿毒症性昏迷、肝性脑病、肺性脑病。

5. 外因性中毒 如急性的一氧化碳、二氧化硫、苯等毒物中毒，急性的有机磷、有机氯、有机汞等农药中毒，吗啡类、巴比妥类、颠茄类等药物中毒，木薯、苦杏仁等植物类中毒以及毒蛇咬伤后蛇毒引起的动物类中毒等。

6. 物理性及缺氧性损害 如热射病、日射病、触电等物理性损害，以及高原反应时的缺氧性脑损害等。

（二）颅内疾病

1. 颅内感染性疾病 如各种脑炎、脑膜炎、脑寄生虫感染等。

2. 脑血管疾病 如脑出血、蛛网膜下腔出血、脑栓塞、动脉血栓性脑梗死、高血压脑病及颅内静脉窦血栓形成等。

3. 脑占位性疾病 如脑肿瘤等。

4. 闭合性颅脑损伤 如脑震荡、脑挫裂伤、外伤性颅内血肿、脑水肿、脑疝等。

5. 癫痫 癫痫大发作、小发作以及癫痫持续状态患者常出现意识障碍表现。

【发生机制】

各种感觉冲动经特异性上行投射系统传导，途经脑干时发出侧支至脑干网状结构，再经由上行网状激活系统（包括脑干网状结构、丘脑非特异性神经核、前脑基底部核团和丘脑下部等）上传冲动激活大脑皮质，维持觉醒状态。意识内容则与大脑皮质功能有关。

意识的维持是通过脑桥中部以上的脑干上行网状激活系统及其投射至双侧丘脑的纤维，以及双侧大脑半球的正常功能实现的。意识内容变化主要由于大脑皮质病变造成，上行网状激活系统和大脑皮质的广泛损害，则可导致不同程度觉醒水平的障碍。

【临床特点】

1. 以觉醒度改变为主的意识障碍 可为上行性网状激活系统或双侧大脑半球急件病变所致，临床上表现为嗜睡、昏睡和昏迷。

（1）嗜睡（somnolence） 为意识障碍早期表现，是一种病理性持续睡眠状态。患者可被唤醒，醒后定向力基本完整，能配合检查及回答简单问题，停止刺激后很快继续入睡。

（2）昏睡（stupor） 觉醒度降至最低水平，是一种比嗜睡更重的意识障碍。患者处于沉睡状态，正常外界刺激不能使其觉醒，强烈的疼痛刺激或语言方可唤醒，醒后简短模糊而不完全地回答提问，当刺激减弱后很快又陷入熟睡状态。

（3）昏迷（coma） 为最严重的意识障碍。患者意识完全丧失，各种强刺激不能使其觉醒，无目的的自主活动，不能自发睁眼。临床上按严重程度不同可将昏迷分为三级。

浅昏迷（light coma）：患者意识完全丧失，可有较少的无意识自发动作。对周围事物及声、光刺激全无反应，对强烈刺激如疼痛刺激可有痛苦表情和回避动作，但不能觉醒。脑干反射（角膜反射、瞳孔对光反射、吞咽反射、咳嗽反射等）基本保留。生命体征无明显改变。

中度昏迷（middle coma）：对外界的正常刺激均无反应，自发动作很少。对强刺激的防御反射、角膜反射减弱，瞳孔对光反射迟钝。可见呼吸节律紊乱等生命体征轻度改变。大、小便潴留或失禁。

深昏迷（deep oma）：对任何刺激全无反应。全身肌肉松弛，无任何自主运动。眼球固定，瞳孔散大，各种反射消失。生命体征显著改变，呼吸不规则，血压或有下陷大、小便失禁。

为了较准确地评价意识障碍的程度，国际上通用 Glasgow 昏迷量表（表 1 – 3）对昏迷程度作量化评价，最高得分 15 分，最低得分 3 分，分数越低病情越重。通常 8 分或以上恢复机会较大，7 分以下预后较差。

表 1 – 3　Glasgow 昏迷评量表（Glasgow Cona Scale，GCS）

检查项目	临床表现	评分
睁眼反应	自动睁眼	4
	呼之睁眼	3
	疼痛引起睁眼	2
	不睁眼	1
言语反应	定向正常	5
	应答错误	4
	言语错乱	3
	言语难辨	2
	不语	1
运动反应	能按指令动作	6
	对刺痛能定位	5
	对刺痛能躲避	4
	刺痛肢体屈曲反应（去皮层强直）	3
	刺痛肢体伸展反应（去大脑强直）	2
	无动作	1

2. 以意识内容改变为主的意识障碍

（1）意识模糊（confusion）　表现为注意力减退，情感反应淡漠，定向力障碍，活动减少，语言缺乏连贯性，对声、光、疼痛等外界刺激有反应，但低于正常水平。

（2）谵妄（delirium）　较意识模糊严重的一种急性的脑高级功能障碍，患者对周围环境的认识能力、反应能力均有所下降，表现为认知、注意力、定向、记忆功能受损，思维推理迟钝，错觉，幻觉，睡眠觉醒周期紊乱等，可表现为紧张、恐惧和兴奋不安，甚至可能有冲动和攻击行为。常见于高热、药物中毒、代谢障碍（如肝性脑病）以及中枢神经系统疾病等。

3. 特殊类型的意识障碍　在一些特殊的医学状态下，患者可出现意识内容和觉醒状态分离的现象，觉醒状态保存而意识内容丧失，这类意识障碍被称为"睁眼昏迷"（coma vigil）。常见的睁眼昏迷包括以下几种。

（1）去皮质综合征（decorticate syndrome）　是双侧大脑皮质广泛损害而导致的皮质功能减退或丧失，皮质下及脑干功能仍然保存的一种特殊状态。患者表现为意识丧失，但觉醒和睡眠周期存在，能无意识地睁眼闭眼、咀嚼和吞咽，但对外界刺激无意识反应，无自发语言及有目的的动作，呈上肢屈曲、下肢伸直的去皮质强直姿势，瞳孔对光反射、角膜反射存在，常有病理征。多见于缺氧性脑病、脑炎、中毒和严重颅脑外伤。

（2）无动性缄默症（akinetic mutism）　是脑干上部和丘脑的网状激活系统受损引起，此时大脑半球及其传导通路无病变。患者能注视周围环境及人物，貌似清醒，但不能活动或言语，二便失禁。肌张力减低，无锥体束征。强烈刺激不能改变其意识状态，存在觉醒 – 睡眠周期障碍。本症常见于脑干梗死。

（3）植物状态（vegetative state）　是指大脑半球严重受损而脑干功能相对保留的一种状态，称植物状态。患者对自身和外界的认知功能全部丧失，呼之不应，不能与外界交流，有自发或反射性睁眼，偶可发现视物追踪，可有无意义苦笑，存在吸吮、咀嚼和吞咽等原始反射，有觉醒－睡眠周期，大、小便失禁。

【伴随症状】

1. 伴发热　先发热然后有意识障碍，可见于重症感染性疾病；先有意识障碍然后有发热，则见于脑出血、蛛网膜下腔出血、巴比妥类药物中毒等。

2. 伴呼吸缓慢　是呼吸中枢受抑制的表现，可见于吗啡、巴比妥类、有机磷杀虫药等中毒，银环蛇咬伤等。

3. 伴瞳孔散大　可见于颠茄类、酒精、氰化物等中毒，以及癫痫、低血糖状态等。

4. 伴瞳孔缩小　可见于吗啡类、巴比妥类、有机磷杀虫药等中毒。

5. 伴心动过缓　可见于颅内高压症、房室传导阻滞以及吗啡类、毒蕈等中毒。

6. 伴高血压　可见于高血压脑病、脑血管意外、肾炎尿毒症等。

7. 伴低血压　可见于各种原因的休克。

8. 伴皮肤黏膜改变　出血点、瘀斑和紫癜等，可见于严重感染和出血性疾病；口唇呈樱桃红色提示一氧化碳中毒。

9. 伴脑膜刺激征　见于脑膜炎、蛛网膜下腔出血等。

第二十二节　血　尿

血尿（hematuria）包括镜下血尿和肉眼血尿，前者是指尿色正常，须经显微镜检查方能确定，通常离心沉淀后的尿液镜检，每高倍视野有红细胞 3 个以上。后者是指尿呈洗肉水色或血色，肉眼即可见的血尿。

【病因】

血尿是泌尿系统疾病最常见的症状之一。故 98% 的血尿是由泌尿系统疾病引起，2% 血尿由全身性疾病或泌尿系统邻近器官病变所致。

（一）泌尿系统疾病

肾小球疾病如急、慢性肾小球肾炎，IgA 肾病，遗传性肾炎和薄基底膜肾病；各种间质性肾炎、尿路感染、泌尿系统结石、结核、肿瘤、多囊肾、血管异常包括肾静脉受到挤压如胡桃夹现象（nutcracker phenomenon）、尿路憩室、息肉和先天性畸形等。

（二）全身性疾病

1. 感染性疾病　败血症、流行性出血热、猩红热、钩端螺旋体病和丝虫病等。

2. 血液病　白血病、再生障碍性贫血、血小板减少性紫癜、过敏性紫癜和血友病。

3. 免疫和自身免疫性疾病　系统性红斑狼疮、结节性多动脉炎、皮肌炎、类风湿关节炎、系统性硬化症等引起肾损害时。

4. 心血管疾病　亚急性感染性心内膜炎、急进性高血压、慢性心力衰竭、肾动脉栓塞和肾静脉血栓形成等。

（三）尿路邻近器官疾病

急、慢性前列腺炎，精囊炎，急性盆腔炎或脓肿，宫颈癌，输卵管炎，阴道炎，急性阑尾炎，直肠和结肠癌等。

（四）化学物品或药品对尿路的损害

如磺胺药、吲哚美辛、甘露醇及汞、铅、镉等重金属对肾小管的损害；环磷酰胺引起的出血性膀胱炎；抗凝剂如肝素过量也可出现血尿。

（五）功能性血尿

平时运动量小的健康人，突然加大运动量可出现运动性血尿。

【临床特点】

1. 尿颜色的改变　血尿的主要表现是尿颜色的改变，除镜下血尿其颜色正常外，肉眼血尿根据出血量多少而尿呈不同颜色。尿呈淡红色像洗肉水样，提示每升尿含血量超过1ml。出血严重时尿可呈血液状。肾脏出血时，尿与血混合均匀，尿呈暗红色；膀胱或前列腺出血尿色鲜红，有时有血凝块。但红色尿不一定是血尿，需仔细辨别。如尿呈暗红色或酱油色，不混浊、无沉淀，镜检无或仅有少量红细胞，见于血红蛋白尿；棕红色或葡萄酒色，不混浊，镜检无红细胞见于卟啉尿；服用某些药物如大黄、利福平、氨基比林或进食某些红色蔬菜也可排红色尿，但镜检无红细胞。

2. 分段尿异常　将全程尿分段观察颜色如尿三杯试验，用3个清洁玻璃杯分别留起始段、中段和终末尿观察，如起始段血尿提示病变在尿道；终末段血尿提示出血部位在膀胱颈部、三角区或后尿道的前列腺和精囊腺；三段尿均呈红色即全程血尿，提示血尿来自肾脏或输尿管。

3. 镜下血尿　尿颜色正常，但显微镜检查可确定血尿，并可判断是肾性血尿或肾后性血尿。镜下红细胞大小不一、形态多样为肾小球性血尿，见于肾小球肾炎。因红细胞从肾小球基底膜漏出，通过具有不同渗透梯度的肾小管时，化学和物理作用使红细胞膜受损，血红蛋白溢出而变形。如镜下红细胞形态单一，与外周血近似，为均一型血尿。提示血尿来源于肾后，见于肾盂肾盏、输尿管、膀胱和前列腺病变。

4. 症状性血尿　血尿的同时患者伴有全身或局部症状。而以泌尿系统症状为主。如伴有肾区钝痛或绞痛促示病变在肾脏。膀胱和尿道病变则常有尿频、尿急和排尿困难。

5. 无症状性血尿　部分患者血尿既无泌尿道症状也无全身症状，见于某些疾病的早期，如肾结核、肾癌或膀胱癌早期。隐匿性肾炎也常表现为无症状性血尿。

【伴随症状】

1. 血尿伴肾绞痛是肾或输尿管结石的特征。

2. 血尿伴尿流中断见于膀胱和尿道结石。

3. 血尿伴尿流细和排尿困难见于前列腺炎、前列腺癌。

4. 血尿伴尿频、尿急、尿痛见膀胱炎和尿道炎，同时伴有腰痛、高热、畏寒常为肾盂肾炎。

5. 血尿伴有水肿、高血压、蛋白尿见于肾小球肾炎。

6. 血尿伴肾肿块，单侧可见于肿瘤、肾积水和肾囊肿；双侧肿大见于先天性多囊肾，触及移动性肾脏见于肾下垂或游走肾。

7. 血尿伴有皮肤黏膜及其他部位出血，见于血液病和某些感染性疾病。

8. 血尿合并乳糜尿见于丝虫病、慢性肾盂肾炎。

第二十三节　尿频、尿急、尿痛

尿频（frequent micturition）指单位时间内排尿次数明显增多（正常成人白天排尿4~6次，夜间0~2次）。尿急（urgent micturition）指患者有尿意即急欲排尿，而不能控制。尿痛（dysuria）指患者排尿时尿道有灼热感或疼痛，甚至耻骨部及会阴部疼痛。尿频伴尿急、尿痛，合称膀胱刺激症（irritation symptoms of bladder），一般为病理性，常见于下尿路病变或受到刺激。

【病因】

1. 尿量增多的疾病　常见于糖尿病、尿崩症、急性肾衰竭多尿期、原发性甲状旁腺功能亢进症、原发性醛固酮增多症、精神性多尿。

2. 尿路感染　如膀胱炎、尿道炎、尿路结核等。

3. 尿路梗阻　如前列腺增生症、尿道狭窄、膀胱及尿道结石。

4. 其他

（1）神经源性膀胱。

（2）附近器官感染　如前列腺炎、精囊炎、附件炎、阑尾炎等。

（3）结核或严重炎症后的膀胱挛缩、膀胱占位病变、膀胱受压等，致膀胱容量减少。

（4）尿道综合征。

（5）尿道口息肉、处女膜伞、尿道旁腺囊肿等，尿道口周围病变。

【临床特点】

1. 尿频

（1）多尿性尿频　排尿次数增多而每次尿量不少，全日总尿量增多。见于糖尿病、尿崩症、精神性多尿和急性肾衰竭多尿期。

（2）炎症性尿频　尿频而每次尿量少，多伴有尿急和尿痛，尿液检查可见炎症细胞。见于膀胱炎、尿道炎、前列腺炎和尿道旁腺炎、附件炎、阑尾炎等。

（3）神经性尿频　尿频而每次尿量少，不伴尿急尿痛，尿液检查无炎症细胞。见于中枢及周围神经病变如癔症、神经源性膀胱。

（4）膀胱容量减少性尿频　表现为持续性尿频，每次尿量少，药物治疗难以缓解。见于膀胱占位性病变、妊娠子宫增大或卵巢囊肿等压迫膀胱，膀胱结核引起膀胱纤维性缩窄等。

（5）尿道口刺激性尿频　表现为尿频，每次尿量少，见于尿道口息肉、处女膜伞、尿道旁腺囊肿等刺激尿道口引起尿频。

2. 尿急、尿痛　尿急、尿痛在临床上多同时出现，膀胱三角区和后尿道炎症时尤为明显；慢性前列腺炎多伴有排尿困难，尿线细和尿流中断；尿道炎多在排尿开始时出现尿痛，后尿道炎、膀胱炎和前列腺炎，常出现终末性尿痛。

【伴随症状】

1. 尿频、尿急、尿痛伴发热　见于尿路感染、结核、急性盆腔炎、阑尾炎。

2. 尿频伴多尿、多饮　见于糖尿病、尿崩症、精神性多尿、原发性甲状旁腺亢进症、原发性醛固酮增多症。

3. 尿频、尿急、尿痛伴脓尿　见于泌尿道感染及结核。

4. 尿频、尿急、尿痛伴血尿　见于急性膀胱炎、膀胱结石、膀胱肿瘤。

5. 尿线细伴进行性排尿困难　如为老年男性，多见于前列腺增生症。

6. 伴排尿困难及尿流突然中断　见于膀胱结石堵住出口或后尿道结石嵌顿。

7. 尿频、尿急、尿痛伴尿失禁　见于神经源性膀胱。

第二十四节　少尿、无尿与多尿

正常成人 24 小时尿量为 1000～2000ml。如 24 小时尿量少于 400ml 或每小时尿量少于 17ml，称为少尿（oliguria）；如 24 小时尿量少于 100ml，12 小时完全无尿称为无尿；如 24 小时尿量超过 2500ml 称为多尿（polyuria）。

【病因与发生机制】

（一）少尿和无尿的基本病因与发病机制

有如下三类。

1. 肾前性

（1）有效血容量减少　多种原因引起的休克、重度失水、大出血、肾病综合征和肝肾综合征，大量水分渗入组织间隙和浆膜腔，血容量减少，肾血流减少。

（2）心脏排血功能下降　各种原因所致的心功能不全，严重的心律失常，心肺复苏后体循环功能不稳定。血压下降所致肾血流减少。

（3）肾血管病变　肾血管狭窄或炎症、肾病综合征、狼疮性肾炎、长期卧床不起所致的肾动脉脉栓塞或血栓形成；高血压危象、妊娠期高血压综合征等引起肾动脉持续痉挛，肾缺血导致急性肾衰竭。

2. 肾性

（1）肾小球病变　重症急性肾炎、急进性肾炎和慢性肾炎因严重感染，血压持续增高或肾毒性药物作用引起肾功能急剧恶化。

（2）肾小管病变　急性间质性肾炎包括药物性和感染性间质性肾炎；生物毒品或重金属及化学毒品所致的急性肾小管坏死；严重的肾盂肾炎并发肾乳头坏死。

3. 肾后性

（1）各种原因引起的机械性尿路梗阻　如结石、血凝块、坏死组织阻塞输尿管、膀胱进出口或尿道。

（2）尿路的外压　如肿瘤、腹膜后淋巴瘤、特发性腹膜后纤维化、前列腺肥大。

（3）其他　输尿管手术后，结核或溃疡愈合后瘢痕挛缩，肾严重下垂或游走肾所致的肾扭转，神经源性膀胱等。

（二）多尿的基本病因与发病机制

1. 暂时性多尿　短时间内摄入过多水、饮料和含水分过多的食物；使用利尿剂后，可出现短时间多尿。

2. 持续性多尿

（1）内分泌代谢障碍

①垂体性尿崩症：因下丘脑、垂体病变使抗利尿激素（antidiuretic hormone，ADH）分泌减少或缺乏，肾远曲小管重吸收水分下降，排出低比重尿，量可达到 5000ml/d 以上。

②糖尿病：尿内含糖多引起溶质性利尿，尿量增多。

③原发性甲状旁腺功能亢进症：血液中过多的钙和尿中高浓度磷需要大量水分将其排出而形成多尿。

④原发性醛固酮增多症：引起血中高浓度钠，刺激渗透压感受器，摄入水分增多，排尿增多。

（2）肾脏疾病

①肾性尿崩症：肾远曲小管和集合管存在先天或获得性缺陷，对抗利尿激素反应性降低，水分重吸收减少而出现多尿。

②肾小管浓缩功能不全：见于慢性肾炎，慢性肾盂肾炎，肾小球硬化，肾小管酸中毒，药物、化学物品或重金属对肾小管的损害。也可见于急性肾衰多尿期等。

（3）精神因素　精神性多饮患者常自觉烦渴而大量饮水引起多尿。

【伴随症状】

1. 少尿

（1）少尿伴肾绞痛见于肾动脉血栓形成或栓塞、肾结石。

（2）少尿伴心悸、气促、胸闷、不能平卧见于心功能不全。

（3）少尿伴大量蛋白尿、水肿、高脂血症和低蛋白血症见于肾病综合征。

（4）少尿伴有乏力、食欲缺乏、腹水和皮肤黄染见于肝肾综合征。

（5）少尿伴血尿、蛋白尿、高血压和水肿见于急性肾炎、急进性肾炎。

（6）少尿伴有发热、腰痛、尿频、尿急、尿痛见于急性肾盂肾炎。

（7）少尿伴有排尿困难见于前列腺肥大。

2. 多尿

（1）多尿伴有烦渴、多饮、排低比重尿见于尿崩症。

（2）多尿伴有多饮、多食和消瘦见于糖尿病。

（3）多尿伴有高血压、低血钾和周期性瘫痪见于原发性醛固酮增多症。

（4）多尿伴有酸中毒、骨痛和肌麻痹见于肾小管性酸中毒。

（5）少尿数天后出现多尿，可见于急性肾小管坏死恢复期。

（6）多尿伴神经症状可能为精神性多饮。

第二十五节　排尿困难

排尿困难是指排尿时须增加腹压才能排出，病情严重时增加腹压也不能将膀胱内的尿排出体外，而形成尿潴留（urine retention）的状态。根据起病急缓，可分为急性尿潴留和慢性尿潴留。急性尿潴留是指既往无排尿困难的病史，突然短时间内发生膀胱充盈，膀胱迅速膨胀，患者常感下腹胀痛并膨隆，尿意急迫，而不能自行排尿。慢性尿潴留是由膀胱颈以下梗阻性病变引排尿困难发展而来。由于持久而严重的梗阻，膀胱逼尿肌初期可增厚，后期可变薄。

【病因及发生机制】

排尿困难可分为阻塞性排尿困难和功能性排尿困难两大类。

（一）阻塞性排尿困难

1. 膀胱颈部病变

（1）膀胱颈部阻塞　被结石、肿瘤、血块、异物阻塞。

（2）膀胱颈部受压　因子宫肌瘤、卵巢囊肿、晚期妊娠压迫。

（3）膀胱颈部器质性狭窄　炎症、先天或后天获得性狭窄等使尿液排出受阻。

2. 后尿道疾病　因前列腺肥大、前列腺癌、前列腺急性炎症、出血、积脓、纤维化压迫后尿道以及后尿道本身的炎症、水肿、结石、肿瘤、异物等。

3. 前尿道疾病　见于前尿道狭窄、结石、肿瘤、异物或先天畸形如尿道外翻、阴茎包皮嵌顿、阴茎异常勃起等。

（二）功能性排尿困难

1. 神经受损 中枢神经受损，膀胱的压力感受不能上传，而致尿潴留。外周神经受损，如支配膀胱逼尿肌的腹下神经、支配内括约肌的盆神经和支配外括约肌的阴部神经，可因下腹部手术，特别是肛门、直肠、子宫等盆腔手术或麻醉而造成暂时或永久性排尿障碍。

2. 膀胱平滑肌和括约肌病变 糖尿病时因能量代谢障碍使膀胱肌球蛋白降低，肌膜表面 cAMP 含量下降，肌球蛋白轻链激酶磷酸化和脱磷酸障碍，使平滑肌收缩乏力。使用某些促使平滑肌松弛的药物，如阿托品、山莨菪碱、硝酸甘油后可使膀胱收缩无力，而诱发尿潴留。膀胱逼尿肌和尿道括约肌协同失调症是膀胱收缩时，膀胱内括约肌和尿道外括约肌不开放，甚至反射性收缩，使排尿困难。

3. 精神因素 排尿反射直接受意识支配。精神因素导致尿潴留大多受精神意识过度控制所致，主要在排尿环境不良的情况下引起，如病房男、女同室，排尿怕暴露隐私。产后外阴侧切，剖宫产后有男陪人在场时排尿受精神因素控制。需绝对卧床的疾病如急性心肌梗死、心脏手术等因不习惯床上排尿而控制尿的排出时间。下腹部手术如肛门直肠手术，排尿时有可能产生疼痛而拒绝排尿，时间过久则排尿困难而出现尿潴留。

【临床特点】

不同病因所致排尿困难，其原发病临床特点有所不同。

1. 膀胱颈部结石 在排尿困难出现前下腹部有绞痛史，疼痛向大腿会阴方向放射，疼痛的当时或疼痛后出现肉眼血尿或镜下血尿，膀胱内有尿潴留，膀胱镜可发现结石的存在，B 超和 CT 检查在膀胱颈部可发现结石阴影。

2. 膀胱内血块 不是独立疾病，常继发于血液病如血友病、白血病、再生障碍性贫血等，此时依靠血液实验室的检查一般不难确诊。外伤引起的膀胱内血块，往往有明确的外伤史，外伤后出现肉眼血尿，逐渐出现排尿困难，B 超检查在尿道内口处可发现阴影，膀胱镜检查可确诊，同时亦是最有效的治疗手段。

3. 膀胱肿瘤 排尿困难逐渐加重。病程一般较长，晚期可发现远处转移肿瘤病灶，无痛性肉眼或镜下血尿是其特点，膀胱镜下取活检可确定肿瘤的性质。

4. 前列腺良性肥大和前列腺炎 尿频、尿急常为首发症状，早期多因前列腺充血刺激所致，以夜尿增多为主。之后随着膀胱残余尿增加而症状逐渐加重。以后出现进行性排尿困难、排尿踌躇、射尿无力、尿流变细、排尿间断、尿末滴沥和尿失禁。肛门指诊可确定前列腺大小、质地、表面光滑度，对区分良性肿大和前列腺癌十分重要。前列腺按摩取前列腺液行常规检查和细菌培养，对诊断前列腺炎十分重要。

5. 后尿道损伤 会阴区有外伤史，外伤后排尿困难或无尿液排出，膀胱内有尿液潴留，尿道造影检查可确定损伤的部位和程度，是术前必要的手段。

6. 前尿道狭窄 见于前尿道瘢痕、结石、异物等。瘢痕引起排尿困难者常有外伤史。前尿道本身结石少见，往往是肾盂、输尿管、膀胱结石随尿流移至尿道，依据泌尿道结石病史一般诊断不困难，必要时行尿道造影可确诊。

7. 脊髓损害引起排尿困难 见于各种原因导致截瘫的患者，除排尿困难、尿潴留外尚有运动和感觉障碍。

8. 隐性脊柱裂 发病年龄早，夜间遗尿，幼年尿床时间长是其特点，腰骶椎 X 线片可确诊。

9. 糖尿病神经源性膀胱 有糖尿病史，实验室检查血糖、尿糖升高可确诊。

10. 药物 见于阿托品中毒、麻醉药物等。有明确的用药史，一般诊断不困难。

11. 低血钾 临床上有引起低血钾的原因，如大量利尿、洗胃、呕吐、禁食等病史，心率快、心电图病理性 U 波出现、血生化检查表现血钾低。值得注意的是肾小管性酸中毒、棉酚中毒、甲状腺功能亢进症、结缔组织病等亦可引起顽固性低血钾。应根据其特有的临床表现和相应的实验室检查进行诊断。低血钾引起的排尿困难，随着补钾排尿困难应随即消失。

【伴随症状】

1. 进行性排尿困难常伴有尿频、尿急、排尿踌躇、射尿无力、尿流变细、排尿间断甚至尿失禁，见于良性前列腺增生（hyperplasia of prostate）。

2. 排尿困难伴有下腹部绞痛并向大腿、会阴方向放射，见于膀胱颈部结石。

3. 排尿困难伴有血尿，见于后尿道损伤、膀胱颈部结石、血液病（如血友病）等。

4. 脊髓损伤如脊柱骨折、肿瘤压迫、结核、脊髓炎等引起排尿困难常伴有运动和感觉障碍，甚至截瘫和尿潴留。

5. 糖尿病神经源性膀胱所致排尿困难常伴有血糖、尿糖升高。

目标检测

答案解析

选择题

1. 感染性发热最常见的病原体是（　　）

   A. 病毒　　　　　　　　　　B. 肺炎支原体肺炎　　　　　　C. 真菌

   D. 细菌　　　　　　　　　　E. 立克次体

2. 关于肾源性水肿的特点，下列不正确的是（　　）

   A. 从眼睑开始而延及全身　　B. 发展缓慢　　　　　　　　　C. 水肿性质软而移动性大

   D. 伴尿常规改变　　　　　　E. 伴肾功能异常

3. 下列不是心源性呼吸困难特点的是（　　）

   A. 坐位减轻　　　　　　　　B. 活动时出现　　　　　　　　C. 仰卧减轻

   D. 休息时减轻或缓解　　　　E. 活动时加重

4. 上消化道出血最常见的病因是（　　）

   A. 血液系统疾病　　　　　　　　　　　　　　　　B. 消化性溃疡

   C. 门脉高压引起食管与胃底静脉曲张破裂　　　　　D. 胆道疾病

   E. 急性胃黏膜病变

5. 患者，女，56 岁，体型肥胖。进食油腻食物后出现右上腹剧痛，并放射至右肩胛区，伴畏寒、发热，应考虑诊断为（　　）

   A. 急性胆囊炎　　　　　　　B. 急性胃肠炎　　　　　　　　C. 急性心肌梗死

   D. 急性胰腺炎　　　　　　　E. 急性肝炎

6. 关于胆汁淤积性黄疸，下列错误的是（　　）

   A. CB/TB 小于 60%　　　　　B. ALP 明显增高　　　　　　　C. GGT 明显增高

   D. 尿胆原减少或消失　　　　E. 尿胆红素升高

7. 患者，男，30 岁。突然出现剧烈腰痛伴肉眼血尿，首先考虑的疾病是（　　）

   A. 急性膀胱炎　　　　　　　B. 急性肾炎　　　　　　　　　C. 前列腺癌

   D. 前列腺增生　　　　　　　E. 肾或输尿管结石

8. 四肢对称性紫癜伴有关节痛多见于（　　）

A. 肝病　　　　　　　　　B. 血小板减少性紫癜　　　　　C. 过敏性紫癜

D. 血友病　　　　　　　　E. 再生障碍性贫血

9. 在我国，引起咯血最主要的病因是（　　）

A. 支气管肺癌　　　　　　B. 肺结核　　　　　　　　　　C. 支气管扩张

D. 肺栓塞　　　　　　　　E. 二尖瓣狭窄

10. 患者，男，65 岁。情绪激动后突然昏倒，意识不清。既往高血压病史 20 年。首先考虑的是
（　　）

A. 脑炎　　　　　　　　　B. 脑血管病　　　　　　　　　C. 休克

D. 药物中毒　　　　　　　E. 糖尿病

（牛新清）

书网融合……

本章小结　　　　　　　　微课　　　　　　　　题库

第二章 问 诊
PPT

1. **掌握** 问诊的内容。
2. **熟悉** 问诊的方法。
3. **了解** 问诊的重要性。
4. 学会常见症状的问诊方法和技巧，具备以常见症状为切入点的重点问诊能力。

第一节 问诊的重要性

一、获得诊断依据的重要方法

问诊是医师通过对患者或知情人（患者的家属、亲友、同学及同事等）的系统询问而获取临床资料，经过综合分析而作出临床判断的一种诊断方法。问诊是病史采集（history taking）的重要手段，而病史采集的完整性和准确性对疾病的诊断和治疗有很大的影响，因此，问诊是每个临床医师必须掌握的基本技能。

问诊是诊断疾病的重要程序之一。临床工作中，解决诊断问题的多数线索和依据都来源于病史采集所获取的资料。一个具有深厚医学知识和丰富临床经验的医师，常通过问诊就能对许多疾病提出相当准确的诊断。特别是在某些疾病或者是疾病的早期，患者仅有自觉症状，而无客观体征，且实验室检查及仪器检查尚无阳性发现时，问诊所得资料却能作为早期诊断的重要依据。实际上，如上呼吸道感染、支气管炎、心绞痛、消化性溃疡、糖尿病、癫痫、疟疾及胆道蛔虫病等，仅通过问诊即可基本确诊。

二、掌握病情最主要的方法

任何疾病的发生和发展都有其一定的演变规律。患病的全过程患者本人体会最深切，只有通过详细问诊，才能了解到疾病的起因、诱因、病情变化的过程、用药情况及以往的健康状况。通过问诊，了解疾病的发生、发展、诊治经过、既往健康状况和患病情况等对目前所患疾病的诊断具有极其重要的意义，也为随后对患者进行体格检查和各种实验室检查提供重要的基本资料。只有通过问诊才能够全面地掌握病史、病情及发病规律，为正确诊断提供依据。相反，若忽视问诊，必然使病史资料残缺不全，病情了解不够详细准确，往往会造成漏诊或误诊。对病情复杂而又缺乏典型症状和体征的病例，深入、细致的问诊更显得尤为重要。

三、为进一步检查提供线索

对于一些较为疑难的病例，通过问诊还不能完全明确地诊断，需要进一步检查，此时问诊所获得的资料就成为选择检查方法和项目的重要依据之一。在各种诊断新技术日益增多的情况下，问诊就显得尤其重要。

四、建立良好医患关系的重要时机

通过正确的问诊方法和良好的问诊技巧，使患者感到医师的亲切和可信，才能建立起良好的医患关系，并树立战胜疾病的信心。通过交谈，可以使医师掌握患者的思想动态，有利于做好患者的思想工作，消除不良影响，提高诊疗效果。

在临床工作中，根据问诊时的临床情景和目的不同，大致可将问诊分为全面系统问诊和重点问诊。前者即对住院患者所要求的全面系统的问诊，重点问诊则主要应用于急诊和门诊。前者的学习和掌握是后者的基础，初学者自然是从学习全面系统的问诊开始。

第二节　问诊方法和注意事项

一、问诊的方法

（一）直接询问

即询问患者本人，如果患者由于病重、意识不清或年纪幼小等原因，不能自述病史时，则应向其家属或了解情况者询问。一旦患者病情好转，必须直接询问患者，以保障病史的可靠性。

问诊可先从一般性问题开始，然后再进入正式询问。如"您多大岁数了？""做什么工作？"以一种友好、坦诚的措辞与患者交谈。患者感受到医师的关心和体贴，会自然放松，畅所欲言，从而使医师获得更多有用的背景资料。

直接询问用于收集一些特定的有关细节，使获得的信息更有针对性，如"您何时开始腹痛的呢？""扁桃体切除时您多大年龄？"另一种选择直接询问是在要求患者回答"是"或"不是"，或者对提供的选择作出回答时，如"你曾有过严重的头痛吗？""你的疼痛是针扎样痛还是钝痛？"为了系统有效地获得准确的资料，医师应遵循从一般提问到直接提问的原则。

（二）开放式询问

常用于问诊开始，可获得某一方面的大量资料，让患者像讲故事一样叙述他的病情。这种询问可在现病史、过去史及个人史等每一部分开始时使用。如"你今天来，有哪里不舒服？"待获得一些信息后，再着重追问一些重点问题。

（三）启发式询问

尽可能让患者充分地陈述和强调他认为重要的情况和感受，如果交谈中患者的陈述离病情较远时，医师可灵活地加以启发和引导，直接将话题引导至与疾病有关的内容，切不可生硬地切断患者的思路，用自己主观的推测去代替患者的感受，否则可能会歪曲病情的经过。因为只有患者的亲身感受和病情变化的实际过程，才能为诊断提供客观的依据。

（四）插问

由于时间的限制，患者对病情叙述常不够详细和确切，回答未得要领，使采集病史不顺利，此时可以插问，以确认其病情。根据初步判断，在患者提供不相关的内容时，巧妙地打断，或是让患者稍休息，同时仔细观察患者有无思维奔逸或混乱的情况，如果必要时应按精神科要求采集病史和进行精神检查。应注意礼貌，切勿表现得不耐心而失去患者的信任。

（五）倒问

急病多用此法问诊，即先询问最近一次的发病情况，再追溯首发症状开始的确切时间，直至目前的演变过程。紧急情况下，可采用"连珠炮式"的询问，尽快问清主要情况。

如有几个症状同时出现，必须确定其先后顺序。虽然收集资料时，不必严格地按症状出现先后提问，但所获得的资料应是以按时间顺序口述或写出主诉和现病史。

例如："一名 48 岁男性患者，间断性上腹疼痛 3 年，复发 1 周加重伴恶心、呕吐 3 小时就诊。3 年来，患者常于受凉或进食生冷食物后发生上腹痛，进食后可缓解。1 年前，上腹痛发作频繁，经胃镜检查诊断为胃溃疡，服用法莫替丁 20mg，每日二次；得乐冲剂 110mg，每日 4 次，治疗后疼痛消失。1 周前上腹痛再发，呈阵发性疼痛，服用法莫替丁效果不佳。3 小时前疼痛转为全腹痛，呈持续性，伴恶心、呕吐"。如此收集的资料能准确反映疾病的时间发展过程。

（六）归纳小结

在每一部分问诊结束时，及时进行归纳小结可以达到以下目的。①可使医师在问诊时条理清晰，问诊不丢项，收集到的病史资料较为完整；②促使医师现场整理获取的病史资料，以保证病史的系统性；③在叙述归纳小结过程中，让患者知道医师如何理解他的病史；④提供再一次印证患者所述病情的机会，使病史资料更加真实。

通过周密的问诊和认真的小结，基本上可以获得比较完整、系统和真实可靠的病历。小结主诉和现病史时，要尽量详细，尤其是主要症状或体征的特点、诱因、发展与演变过程一定要讲明白，要真实准确；小结家族史时，只需要简短概括即可，尤其是阴性或不复杂的阳性家族史；小结系统回顾时，只需要小结阳性发现，没有出现的症状不必要再重复了。

二、问诊的注意事项

问诊的对象主要是患者，它有别于一般的交谈。要从不同文化层次、不同思想状态的患者中采集到准确、客观和完整的病史，问诊的方法与技巧是很重要的。问诊时应注意以下事项。

（一）建立宽松和谐的氛围

问诊开始时，由于对医疗环境的生疏和对疾病的恐惧等，患者常有紧张情绪，往往不能顺畅有序地陈述病史，故医师应主动进行过渡性交谈，态度要和蔼可亲，表现出体贴和关心，解除患者不安心情绪，缩小医患之间的距离，建立宽松和谐的环境，使患者平静地、有条理地陈述病情。如患者病情复杂或病程较长，可耐心启发患者回忆和思考。如"不用着急，您再想想。""有什么诱因吗？""哪些情况可以诱发？"等。

同时，应注意保护患者隐私，最好不要当着陌生人开始问诊。如果患者要求家属在场，医师可以同意。一般从礼节性的交谈开始，可先做自我介绍（佩戴胸牌是很好的自我介绍的一种方式），讲明自己的职责，使用恰当的言语或体语表示愿意为解除患者的病痛和满足他的要求尽自己所能，这样的举措会有助于建立良好的医患关系，很快缩短医患之间的距离，改善互不了解的生疏局面，使病史采集能顺利地进行下去。

（二）尊重患者的陈述

在问诊中，医师一定要高度尊重患者的陈述，因为患者对自己疾病感受最清楚、最深。患者对病情的直接陈述，不仅能反映疾病的发生、发展变化的真实过程，同时能反映疾病在患者个体上的演变情况。这是保证病史真实所在，在问诊中至关重要。

（三）正确的引导与提问

由于患者的文化素质不一，有些患者不能有序地陈述患病的感受与经过，这时医师给予适当正确的引导与提问是十分必要的。它可以帮助患者将病史陈述得更详细，更加真实，更能反映病情的全貌。注意及时核实患者陈述中不确切或有疑问的情况，以免含糊地记录于病历中，减少了病史的真实性。

（四）避免诱问与诘问

当患者陈述回答的问题与医师的想法有距离时，不可暗示性地套问和逼问，如"您咳嗽时是不是感到胸闷？""您上腹痛时向右肩放射吗？""您头痛发作时是不是伴有恶心、呕吐？"若患者随声附和顺从医师的想法，将会造成病史失真，使患者产生不应有的想法和情绪，影响问诊效果。

（五）语言适当与通俗易懂

有时患者最初可能隐瞒实际的就诊动机和目的。例如，女性患者不愿意提到乳房肿块，可能主诉呼吸困难；有些患者对病情记忆不清而顺口称是；有些患者对病情恐惧而夸大病情或者隐瞒病情等。为取得问诊的良好效果，除有和谐的氛围外，医师还必须注意语言适当，使患者乐意详细陈述病情经过。同时还应避免使用具有特定意义的医学术语，如："心悸""谵妄""里急后重""间歇性跛行"等。因为这些医学术语患者难以理解，甚至错误理解，有可能导致采集的病史不准确，从而困扰医师的诊断思维。

（六）非本院资料

其他医疗单位提供的病历或摘要，只能作为参考，不能当作主要的依据。

三、重点问诊的方法

重点病史采集（focused history taking）是指针对就诊的最主要或"单个"问题（现病史）来问诊，并收集除现病史外的其他病史部分中与该问题密切相关的资料。重点病史采集在临床上主要用于急诊和门诊。

重点病史采集不同于全面的病史采集过程，基于患者表现的问题及其紧急程度，医师应选择必需的内容进行问诊，并在较短时间内获得主要症状的以下资料：全面的时间演变和发生发展情况，即发生、发展、性质、强度、频度、加重和缓解因素及相关症状等。

通常根据患者的主要症状或主诉确定重点问诊的内容，随着问诊的进行，逐渐形成诊断假设，判断该患者可能是哪些器官系统患病，从而考虑下一步在过去史、个人史、家族史和系统回顾中选择相关内容进行问诊，此时可有选择性地省略那些对解决本次就诊问题无关的病史内容。

要采集重点病史，要求医师已经深入学习和掌握前章所述的全面问诊的内容和方法，并具有丰富的病理生理学和疾病的知识，具有病史资料分类和提出诊断假设的能力。

一旦明确现病史的主要问题，指向了某（或某些）器官系统，医师经过临床诊断思维的加工就会形成诊断假设，就应重点对该系统的内容进行全面问诊，通过直接询问收集有关本系统中更多的相关资料，对阳性的回答就应如前所述的方法进行问诊。例如一个主要问题是腹痛的病例，消化系统疾病是其主要的原因，因此与消化系统相关的其他症状就应包括在问诊之中，如询问有无恶心、呕吐、腹泻、反酸、胃灼热、呕血、黑便、发热及尿色发黄等。阳性回答应分类并按恰当的发生时间顺序记录，阴性的回答也应加以分类并记录，这对明确该诊断或做进一步的鉴别诊断很有意义。

采集既往史资料是为了能进一步解释目前的问题或进一步证实诊断假设，如针对目前考虑的受累器官系统询问是否患过疾病或是否作过手术，患者过去是否有过该病的症状或类似的症状。如果有以上情况，就应该询问：当时的病情怎么样？诊断是什么？结果如何？不必询问全面系统的既往史问诊的全部内容，除非询问者认为这样对解决目前问题很有帮助。但一般说来，药物（包括处方和非处方药）和过敏史对每个患者都应询问。对育龄期妇女，应询问有无妊娠的可能性。

是否询问家族史及询问家族史中的哪些内容，决定于医师的诊断假设。个人史的情况也相同，如一个气短的患者，应询问有无吸烟史或接触毒物的历史，无论阴性或阳性回答都能提供有用的资料。

问诊本身就是收集客观资料与医师的主观分析不断相互作用的过程。建立假设、检验假设和修正假设都需要询问者高度的脑力活动，绝不仅仅是问话和收集资料的简单行为。这一过程是对医师的挑战，也会给医师带来满足感。医师的认知能力和整合资料的能力将决定其病史采集的实践过程。

重点病史采集完成后，医师会选择重点的体格检查内容和项目，而体格检查结果将支持、修订或否定病史中建立的诊断假设。

第三节　问诊的内容

为保证病史采集的准确性、完整性，避免遗漏而规定出如下的问诊内容。临床工作中，根据具体情况，可以允许适当调整顺序以利于问诊的进度。下面是住院病历所要求的问诊内容。

一、一般项目

包括姓名、性别、年龄（应填写实足年龄）、籍贯、出生地、民族、婚姻、住址、联系方式、工作单位、职业、入院日期、记录日期、病史陈述者及可靠程度等。为避免问诊初始过于生硬，可将某些一般项目的内容如职业、婚姻等放在个人史中穿插询问。

二、主诉

主诉为患者感受最主要的痛苦或最明显的症状或（和）体征及其持续时间。如："发作性上腹痛 10 年"；"劳累时心慌、气短 15 年，进行性加剧伴双下肢水肿 2 周"；"多饮、多食、多尿、烦渴、乏力 2 年"；"发热、咳嗽 3 天，加重伴胸痛 2 天"等。确切的主诉，常可使医师初步了解患者患的哪一系统疾病或哪种性质的疾病，为诊断提供方向。

描述主诉一定要抓住特征，简明扼要，言词适当，应尽可能用患者自己描述的症状，而不是医师对患者的诊断用语，如"患溃疡病 1 年"或"心脏病 2 年"，而应记录"间断上腹痛、反酸 1 年"或"劳累后心悸、气短 2 年"等。然而，病程较长、病情比较复杂的病例，由于症状、体征较多，或由于患者诉说太多，应综合分析归纳出更能反映其患病特征的主诉。有时对病情没有连续性的情况，可以灵活掌握，如"10 年前发现皮肤黄染，1 个月来腹胀、纳差"。对当前无症状，诊断资料和入院目的又十分明确的患者，也可以用以下方式记录主诉。如"乳腺癌 1 年，要求入院化疗""发现胆囊结石 2 年，入院接受手术治疗"。

三、现病史

现病史是按时间顺序对发病过程作简要叙述。对病史中主要症状的特点应从以下几方面加以询问：发病方式、持续时间、可能的诱因、演变过程、部位、是否具有周期性、发病前有无预兆、诊治经过以及对患者日常生活的影响等。可按以下的内容和程序询问。

（一）起病情况与患病的时间

每种疾病的起病或发作都有各自的特点，详细询问起病的情况对疾病具有重要的诊断和鉴别诊断作用。有的疾病起病急骤，如流行性脑脊髓膜炎、急性心肌梗死、脑出血、心绞痛及急性胃肠穿孔等；有的疾病则起病缓慢，如艾滋病、肿瘤及类风湿关节炎等。疾病的起病常与某些因素有关，如脑血栓形成常发生于睡眠时；脑出血、高血压危象常发生于激动或紧张状态时。患病时间是指从起病到就诊或入院的时间。如先后出现几个症状则需追溯到首发症状的时间，并按时间顺序询问整个病史后分别记录，如

"腹泻、黏液脓血便 2 年，加重伴发热 2 周"。时间长短可按数年、数月、数日计算，发病急骤者可按小时、分钟为计时单位。

（二）主要症状的特点

包括主要症状出现的部位、性质、持续时间和程度，缓解或加剧的因素，详细询问这些方面的情况，了解主要症状特点对判断疾病所在的系统或器官以及病变的部位、范围和性质提供可靠依据。如上腹部痛多为胃、十二指肠、胰腺或胆系疾病；右下腹急性腹痛则多为阑尾炎，女性患者还应考虑卵巢或输卵管疾病；全腹痛则提示病变广泛或腹膜受累。对症状的性质也应作有鉴别意义的询问，如灼痛、绞痛、胀痛及隐痛等，症状为持续性或阵发性，以及发作及缓解的时间等。

（三）病因与诱因

尽可能了解与本次发病有关的病因（如外伤、中毒、感染及与各种传染病的密切接触史等）和诱因（如气候变化、环境改变、情绪及起居饮食失调等），有助于明确诊断与拟定治疗措施。患者对直接或近期的病因容易提出，当病因比较复杂或病程较长时，患者对病因往往不能确定，也可能提及一些似是而非或自以为是的因素，这时医师应进行科学的归纳和分析，去伪存真。

（四）病情的发展与演变

详细了解病情发展与演变的全过程，也是明确诊断的重要依据，包括患病过程中主要症状的变化或新症状的出现。如溃疡病患者，在间歇性腹痛、反酸和胃灼热的基础上，突然感到剧烈而持续的腹痛，应考虑胃肠穿孔的可能。如肝硬化患者出现情绪和行为异常等症状，可能是肝性脑病早期的表现。如有心绞痛史的患者本次发作疼痛加重而且持续时间较长时，则应考虑到急性心肌梗死的可能。

（五）伴随症状

在主要症状的基础上又同时出现一系列的其他症状。这些伴随症状常常是诊断和鉴别诊断的重要依据，或提示出现了并发症。反之，按一般规律，某种疾病应该出现的伴随症状而实际上没有出现时，应该记录到现病史中，以备进一步观察，或作为诊断和鉴别诊断的重要参考资料。这种阴性表现有时称为阴性症状，它可能对于某些需要鉴别的疾病具有特殊性，可以成为否定其他疾病诊断的依据之一。例如，患者主要病痛是咳嗽与咯血，根据患者伴有心悸、水肿及其他表现，考虑为"风湿性心脏病"。但咳嗽与咯血也是肺结核常见的主要症状，所以还应询问有无午后低热、夜间盗汗、消瘦、乏力等与肺结核有关的伴随症状。若无这些症状，应在病历中记录，以与肺结核鉴别。又如急性上腹痛伴有恶心、呕吐、发热，特别是又出现了黄疸和休克，应考虑到急性胰腺炎或急性胆道感染的可能。

（六）诊治经过

患者于本次就诊前已经接受过其他医疗单位诊治时，则应询问诊断是如何做出的，曾做过何种检查等。若已进行过治疗则应问明使用过的药物名称、剂量、用法、时间、疗效及有无不良反应等，为本次诊治疾病提供参考。但不可以用既往的诊断代替自己的诊断。

（七）病程中的一般情况

在现病史的最后应记述患者患病后的精神、体力状态，食欲及食量的改变，睡眠与大小便的情况等。这部分内容对全面评估患者病情的轻重和预后十分有用，有时对鉴别诊断也能够提供重要的参考资料。

四、既往史

患者既往的健康状况和过去曾经患过的疾病，尤其是与现病史有密切联系的疾病。此外，应询问居住或生活地区的主要传染病和地方病史、外伤、手术、预防接种以及过敏史等。

五、系统回顾

系统回顾由一系列直接提问组成，用以作为最后一遍搜集病史资料，避免问诊过程中患者或医师所忽略或遗漏的内容。它可以帮助医师在短时间内扼要地了解患者除现在所患疾病以外其他各系统是否发生过疾病，目前尚存在或已痊愈，以及这些疾病与本次疾病之间是否存在着因果关系。主要情况应分别记录在现病史或既往史中。

系统回顾涉及的临床疾病很多，医学生在学习采集病史之前，必须对各系统可能出现的症状和体征的病理生理意义有比较清晰的理解。实际应用时，可在每个系统询问 2～4 个症状，如有阳性结果，再全面深入地询问该系统的症状；如为阴性，一般说来，可以过渡到下一个系统。在针对具体患者使用时，可以根据情况变通调整一些内容。

1. **呼吸系统** 有无咳嗽、咳痰、咯血、胸痛或呼吸困难等。咳嗽的性质、程度、频率、与气候变化及体位改变的关系；咳痰的颜色、黏稠度和气味等；咯血的性状、颜色和量；呼吸困难的性质、程度和出现的时间；胸痛的部位、性质以及与呼吸、咳嗽和体位的关系；有无发冷、发热、盗汗或食欲不振等。

2. **循环系统** 有无心悸、活动后气促、心前区疼痛、端坐呼吸、血压增高、晕厥或下肢水肿等。心悸发生的时间与诱因，心前区疼痛的性质、程度以及出现和持续的时间，有无放射，放射的部位，引起疼痛发作的诱因和缓解方法。呼吸困难出现的诱因和程度，发作时与体力活动和体位的关系。有无咳嗽、咯血等。水肿出现的部位和时间；尿量多少，昼夜间的改变；有无腹水、肝区疼痛、头痛、头晕或晕厥等。有无风湿热、心脏疾病、高血压病或动脉硬化等病史。女性患者应询问妊娠、分娩时有无高血压和心功能不全的情况。

3. **消化系统** 有无食欲减退、吞咽困难、嗳气、反酸、腹胀、黄疸、腹痛、腹泻、食欲改变、恶心、呕吐、呕血、便血或便秘，及其出现的缓急、程度、持续的时间、进展的情况及有无精神因素的影响。呕吐的诱因、次数；呕吐物的内容、量、颜色及气味。呕血的量及颜色。腹痛的部位、程度、性质和持续时间，有无规律性，是否向其他部位放射，与饮食、气候及精神因素的关系，按压时疼痛减轻或加重。排便次数、粪便颜色、性状、量和气味及排便时有无腹痛和里急后重。有无发热、皮肤巩膜黄染或体力和体重的改变。

4. **泌尿生殖系统** 有无尿痛、尿急、尿频和排尿困难；尿量和夜尿量，尿液的颜色（洗肉水样或酱油色）、清浊度，有无尿潴留及尿失禁等。有无腹痛、疼痛的部位、有无放射痛。有无咽炎、高血压、水肿或出血等。

5. **造血系统** 皮肤黏膜有无苍白、黄染、出血点、瘀斑、血肿、骨骼痛及淋巴结、肝、脾肿大等。有无乏力、头晕、视物模糊、耳鸣、烦躁、记忆力减退、心悸、舌痛、吞咽困难及恶心等。营养、消化和吸收情况。

6. **内分泌系统与代谢** 有无畏热、多汗、乏力、畏寒、头痛、视力障碍、心悸、食欲异常、烦渴、多尿或水肿等；有无肌肉震颤及痉挛；性格、智力、体格、性器官的发育，骨骼、甲状腺、体重、皮肤、毛发的改变。有无色素沉着、闭经。有无产后大出血。

7. **肌肉或骨关节系统** 有无肢体肌肉麻木、肢体无力、疼痛、痉挛、萎缩或瘫痪等。有无关节肿痛、关节畸形、运动障碍、外伤、骨折、关节脱位或先天畸形等。

8. **神经系统** 有无头痛、记忆力减退、意识障碍、语言障碍、感觉异常、瘫痪及抽搐等。包括有无头痛、失眠、嗜睡、记忆力减退、意识障碍、晕厥、痉挛、瘫痪、视力障碍、感觉及运动异常或感觉与定向障碍。

9. 精神状态　有无性格改变、幻觉、妄想、定向力障碍或情绪异常等。如疑有精神状态改变，还应了解情绪状态、思维过程、智能、能力和自知力等。

六、个人史

询问患者的社会经历、职业及工作条件、习惯与嗜好、冶游史等。

七、婚姻史

记述患者未婚或已婚，结婚年龄、配偶健康状况、性生活情况及夫妻关系等。

八、月经史

女性患者应询问月经初潮的年龄、月经周期和经期天数、经血的量和色、经期症状、有无痛经与白带异常、末次月经周期、闭经日期及绝经年龄。记录格式如下：

$$初潮时间（年龄） \frac{行经期（天）}{月经周期（天）} 末次月经时间（LMP）或绝经年龄$$

九、生育史

女性患者应询问妊娠与生育次数和年龄，人工或自然流产的次数，有无早产、死产、手术产、产褥感染及计划生育状况等。男性患者应询问有无患过影响生育的疾病。

十、家族史

询问双亲、兄弟、姐妹及子女的健康与疾病情况，特别应询问是否有与患者同样的疾病，有无与遗传有关的疾病，如血友病、白化病、糖尿病及精神病等。对已死亡的直系亲属要问明死因与年龄。某些遗传性疾病涉及父母双方亲属，也需问明。若在几个成员或几代人中皆有同样疾病发生，可绘出家系图示明。

⇒ **案例引导**

案例　患者，女，41 岁，心慌、肠闷气短半年。
讨论　采集现病史应询问的内容有哪些？

目标检测

答案解析

一、选择题

1. 问诊的方法不包括 （　　）
   A. 直接询问　　　　　　B. 插问　　　　　　　　C. 开放式询问
   D. 间接询问　　　　　　E. 归纳小结

2. 现病史的问诊内容不包括 （　　）
   A. 起病情况与患病的时间　　B. 主要症状的特点　　C. 家族史
   D. 病情的发展与演变　　　　E. 病因与诱因

3. 住院病历书写的内容包括（　　）

　　A. 主诉　　　　　　　　　　B. 现病史　　　　　　　　　C. 既往史

　　D. 个人史　　　　　　　　　E. 以上全对

4. 患者于本次就诊前已经接受过其他医疗单位诊治时应询问（　　）

　　A. 询问诊断是如何做出的　　　　　　　B. 曾做过何种检查

　　C. 使用过的药物名称、剂量、用法、时间　　D. 疗效及有无不良反应

　　E. 直接用既往的诊断代替本次的诊断

5. 既往史不包括（　　）

　　A. 个人习惯及嗜好　　　　　　B. 既往的健康状况　　　　　　C. 过去曾患疾病

　　D. 外伤史　　　　　　　　　　E. 过敏史

6. 描写主要症状的特点应包括（　　）

　　A. 主要症状出现的部位　　　　B. 主要症状的性质　　　　　　C. 主要症状持续时间和程度

　　D. 缓解或加剧的因素　　　　　E. 伴随症状

二、简答题

1. 何谓主诉？举例说明。

2. 现病史问诊包括哪些内容？

3. 什么是重点病史采集？

4. 什么是系统回顾？

（牛新清）

书网融合……

本章小结

微课

题库

第二篇　体格检查

第三章　基本检查法 微课

PPT

📖 学习目标

1. **掌握**　触诊、叩诊和听诊的检查方法。
2. **熟悉**　视诊的方法。
3. **了解**　嗅诊的方法及改变的临床意义。
4. 学会触诊、叩诊检查的手法，具备视诊、触诊、叩诊、听诊的操作能力。

第一节　视　诊

视诊（inspection）是医师运用视觉观察被检查者全身或局部表现的诊断方法。它可以通过医生的眼睛直接观察，特殊部位的视诊则需借助于某些仪器如内镜、检眼镜、耳镜、鼻镜、喉镜等进行检查。

通过视诊，可以了解患者全身的一般状态和许多体征，如年龄、发育、营养、意识状态、面容、表情、体位、姿势和步态等。局部视诊可以发现皮肤、黏膜、眼、耳、鼻、口、舌、头颈、胸廓、腹形、肌肉、骨骼及关节等部位的异常表现。视诊最好在自然光下进行，灯光下不利于判别黄疸、发绀和皮疹等。

不同部位的视诊内容和方法不同，但它简便易行，适用范围广，常能提供重要的诊断资料和线索，有时仅用视诊就可明确一些疾病的诊断。但视诊又是一种常被忽视的检查方法。只有丰富的医学知识和临床实践的基础上才能减少和避免视而不见的现象；只有反复的临床实践，才能深入、细致、敏锐地观察；只有将视诊与其他检查方法结合起来，将局部征象与全身表现结合起来，才能发现具有重要诊断意义的临床征象。

第二节　触　诊

触诊（palpation）是医师通过手接触被检查部位时的感觉来进行判断的诊断方法。触诊可以进一步核实视诊发现的内容，也可以明确视诊未能确定的体征，如体温、湿度、震颤、波动、压痛、摩擦感以及包块的特征等。触诊的适用范围广，尤以腹部检查更为重要。手指的指腹对触觉较为敏感，掌指关节部掌面皮肤对震动较为敏感，手背皮肤对温度较为敏感。因此，触诊时运用这些部位较多。

一、触诊方法

触诊时，由于检查目的不同而施加的压力有轻有重，故触诊方法可分为浅部触诊法和深部触诊法。

（一）浅部触诊法

触诊时，将一手放在被检查部位，利用掌指关节和腕关节的协同动作以旋转或滑动方式轻压和触摸。适用于体表浅在病变的检查和评估，如关节、软组织、浅部动脉、静脉、神经、阴囊和精索等的检查。可触及的深度约为1cm。浅部触诊常不会造成患者痛苦和肌肉紧张，因此，有利于发现腹部的压痛、抵抗感、搏动、包块和某些肿大脏器等。

> **⇒ 案例引导**
>
> 　　**案例**　患者，女，32岁。右膝关节间断疼痛3年，多在寒冷天气或阴雨天发病。现右膝关节肿胀、疼痛，局部皮肤发红3天。
>
> 　　**讨论**　本例患者右膝关节检查需要采用哪些基本检查法？

（二）深部触诊法

检查时用单手或两手重叠，由浅入深，逐渐加压以达到深部触诊的目的。腹部深部触诊法触及的深度常在2cm以上，主要用于检查和评估腹腔病变和脏器情况。根据检查目的和手法不同可分为以下几种。

1. 深部滑行触诊法（deep slipping palpation）　检查时患者张口平静呼吸或谈话以转移其注意力，使腹肌尽量松弛。医师右手并拢，二、三、四指平放在腹壁上，以手指末端逐渐触向腹腔脏器或包块，在被触及的对象上作上下左右滑动触摸，如为肠管或索条状包块，应自与长轴垂直的方向进行触诊。这种触诊方法常用于腹腔脏器、包块和胃肠病变的检查。

2. 双手触诊法（bimanual palpation）　将左手掌置于被检查脏器或包块的背后部，并向右手方向托起，使被检脏器或包块更接近体表，有利于右手触诊检查。主要用于肝、脾、肾和腹腔肿物的检查。

3. 深压触诊法（deep press palpation）　用一或两个手指并拢、逐渐深压腹壁被检查部位，用于探测腹腔深在病变的部位或确定腹腔压痛点，如阑尾压痛点、胆囊压痛点及输尿管压痛点等。检查反跳痛时，手指深压后稍停，然后迅速将手抬离，并询问患者是否疼痛加重或查看其面部是否出现痛苦表情。

4. 冲击触诊法（ballottement）　又称为浮沉触诊法。检查时，右手并拢的示、中、环三个手指取70°~90°角，置于腹壁检查部位，作数次急速而有力的冲击动作，在冲击腹壁时，以指端感觉有无腹腔脏器或包块浮沉碰撞。一般用于检查大量腹水时的肝、脾或腹腔包块

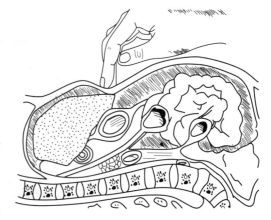

图3-1　冲击触诊法

难以触及者。冲击触诊会使患者感到不适，操作时应避免用力过猛（图3-1）。

二、触诊注意事项

1. 检查前要向患者讲清触诊目的，消除紧张情绪，以取得患者的密切配合。
2. 医师的手应温暖，手法轻柔，以免引起肌肉紧张，影响检查效果。在检查过程中，应随时观察

患者的表情。

3. 患者应采取适当体位。医师站于患者右侧，面向患者，随时观察患者表情。患者通常取仰卧位，双腿稍屈，腹肌尽可能放松。检查肝、脾、肾时也可以取侧卧位。

4. 触诊下腹部时，应嘱患者事先排尿，以免将充盈的膀胱误认为包块。有时需要患者排便后检查。

5. 检查者应当手脑并用，边检查边思索，注意病变的部位、特点与毗邻关系，并判别病变的性质和来源。

第三节　叩　诊

叩诊（percussion）是用手指叩击身体表面某一部位，使之震动而产生音响，根据音响的特点判断被检查部位有无异常的一种方法。叩诊主要用于评估肺尖宽度、肺下缘位置、胸膜病变、胸膜积液、气胸、肺部占位性病变、纵隔宽度、心界大小、肝与脾的边界、腹水以及子宫、卵巢、膀胱有无肿大等情况。另外，用手或叩诊锤直接叩击被检查部位也属叩诊范畴。

一、叩诊方法

根据叩诊目的和叩诊手法的不同，可分为直接叩诊法和间接叩诊法两种。

1. 直接叩诊法（direct percussion）　医师右手中间三手指并拢，以其掌面直接拍击被检查部位，根据拍击反响和指下震动的感觉来判断病变的方法称为直接叩诊法。其主要用于检查胸部和腹部范围较广泛的病变，如胸膜粘连或增厚、胸水、气胸或腹水等。

2. 间接叩诊法（indirect percussion）　为应用最多的叩诊方法。医师将左手中指第二指节紧贴于叩诊部位，其他手指稍微抬起，勿与体表接触，右手指自然弯曲，用中指指端叩击左手中指末端指关节处或第二节指骨的远端，该处易与被检部位紧密接触，且对于被检查部位的震动较敏感。叩击方向应与叩诊部位的体表垂直（图3-2）。叩击时应以腕关节与掌指关节活动为主，避免肘关节和肩关节参与运动。叩击动作要灵活、短促、富有弹性。叩击后右手中指应立即反弹离开，以免影响对叩诊音的判断。在同一部位叩诊可连续叩击2~3下，如叩诊音不满意，可再叩击2~3下。

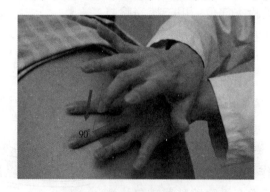

图3-2　间接叩诊法

为了检查患者肝区或肾区有无叩击痛时，医师可将左手手掌平置于被检查部位，右手握成拳状，并用其尺侧轻轻叩击左手手背，询问并观察患者有无局部疼痛感。

二、叩诊音

叩诊时被叩击部位产生的反响称为叩诊音（percussion sound）。叩诊音的不同取决于被检查部位的致密度、弹性、含气量及与体表的间距。叩诊音根据音响的频率（高音者调高，低音者调低）、振幅（大者音响强，小者音响弱）和是否乐音（音律和谐）的不同，分为清音、浊音、鼓音、实音及过清音五种。

1. 清音（resonance）　是正常肺部的叩诊音。一种频率为 100 ~ 128 次/秒，振幅持续时间较长，音响不甚一致的非乐性音。提示肺组织的弹性、含气量、致密度正常。

2. 鼓音（tympany）　如同击鼓声，是一种和谐的乐音，音响比清音强，振动持续时间也较长，见于含有大量气体的空腔脏器。正常时可见于胃泡区和腹部。病理情况下可见于肺内空洞、气胸及气腹等。

3. 过清音（hyperresonance）　介于鼓音与清音之间，属于鼓音范畴的一种变音，音调较清音低，音响较清音强，也为一种类乐性音。临床上常见于肺组织含气量增多、弹性减弱时，如肺气肿。过清音具有病理意义，正常成人不会出现。

4. 浊音（dullness）　是一种音调较高，音响较弱，振动持续时间较短的非乐性叩诊音。除音响外，板指感觉的震动也较弱。浊音见于少量含气组织覆盖的实质脏器，如叩击心脏或肝脏被肺段边缘所覆盖的部分，或肺炎时（肺组织含气量减少）的叩诊音等。

5. 实音（flatness）　是一种音调较浊音更高，音响更弱，振动持续时间更短的非乐性音。见于叩击心、肝等实质脏器。病理状态下可见于大量胸腔积液或肺实变等。

几种叩诊音及其特点见表 3 - 1。

表 3 - 1　几种叩诊音及其特点

叩诊音	音响强度	音调	持续时间	正常可出现的部位
清音	强	低	长	正常肺
鼓音	强	高	较长	胃泡区和腹部
过清音	更强	更低	更长	可见于肺气肿
浊音	较强	较高	较短	心、肝被肺遮盖部分
实音	弱	高	短	实质脏器

⊕ **知识链接**

在对被检查者进行基本检查之前，首先要与被检查者沟通，说明检查的目的和注意事项，取得被检查者的配合和理解，如果在检查过程中出现任何不适，要及时调整检查手法，向被检查者解释并给与安慰。查体过程中要始终体现对被检查者的人文关怀。

第四节　听　诊

听诊（auscultation）是医生直接用耳或借助于听诊器在被检查者体表听取身体各部发出的声音，判断正常与否的一种诊断方法。

一、听诊方法

1. 直接听诊法（direct auscultation）　医生将耳廓直接贴附于被检查者体表进行听诊。这种方法所能听到的体内声音很弱，这是听诊器出现之前所采用的听诊方法，目前只在特殊和紧急情况下才会采用。

2. 间接听诊法〔indirect auscultation〕 是用听诊器进行听诊的一种检查方法。听诊器对器官活动的声音具有放大作用，故听诊效果好，且能阻断环境中的噪音。除用于心、肺、腹的听诊外，还可以听取血管音、皮下气肿音、关节活动音和骨折面摩擦音等。

二、听诊器的选择

要正确使用听诊器。听诊器〔stethoscope〕通常由耳件、体件和软管三部分组成，其长度应与医师手臂长度相适应。听诊前应检查耳件方向是否正确，硬管和软管管腔是否通畅。体件有钟型和膜型两种类型：一种是钟型体件，适用于听取低调声音，如二尖瓣狭窄的隆隆样舒张期杂音；另一种是膜型体件，适用于听取高调声音，如主动脉瓣关闭不全的杂音及呼吸音、肠鸣音等（图3-3）。

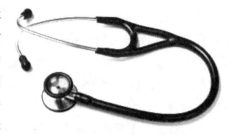

图3-3 听诊器

第五节 嗅 诊

嗅诊〔olfactory examination〕是通过嗅觉来判断发自患者的异常气味与疾病之间关系的一种诊断方法。患者的异常气味来自皮肤、黏膜、呼吸道、胃肠道、呕吐物、排泄物、分泌物、脓液及血液等。

1. 汗液气味 正常汗液无特殊气味。酸性汗味见于风湿热和长期服用解热镇痛药物的患者；蒜味见于有机磷杀虫药中毒；烂苹果味见于糖尿病酮症酸中毒者；氨味见于尿毒症；肝腥味见于肝性脑病者。特殊的狐臭味见于腋臭等患者。

2. 呼吸气味 呼吸或痰液呈恶臭味，见于支气管扩张症或肺脓肿等有厌氧菌感染者；恶臭的脓液可见于气性坏疽。

3. 呕吐物味 呕吐物呈粪臭味见于肠梗阻患者。

4. 粪便味 粪便腐败性臭味见于胰腺功能低下，消化不良者；腥臭味见于细菌性痢疾；肝腥味见于阿米巴性痢疾等。

5. 尿液味 尿液有大蒜味，见于大量食蒜者或有机磷农药中毒；出现浓烈的氨味，见于膀胱炎，是尿液在膀胱内被细菌发酵所致。

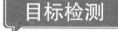

答案解析

一、选择题

1. 浅部触诊法适用于的检查是（ ）

    A. 关节、阴囊、精索   B. 阑尾压痛点   C. 胆囊压痛点

    D. 腹部反跳痛   E. 肾脏

2. 下述为双手触诊法，但不包括（ ）

    A. 检查者站在患者的右侧

    B. 将左手置于被检查脏器或包块的后部

    C. 左手将被检查部位推向右手方向

D. 右手置于前腹部相应的位置进行深部触诊

E. 可以将左右手都放在腹前壁，左手压住所检查脏器或包块，右手进行深部触诊

3. 某男性患者，患慢性迁延性肝炎数年。近来出现腹腔积液，腹部隆起，欲查清肝、脾大情况，应选择何种检查方法更恰当（　　）

  A. 深部滑行触诊法　　　　B. 深压触诊法　　　　C. 双手触诊法

  D. 浅部触诊法　　　　　　E. 冲击触诊法

4. 叩击被少量含气组织覆盖的实质脏器时产生的叩诊音为（　　）

  A. 实音　　　　　　　　　B. 清音　　　　　　　C. 鼓音

  D. 过清音　　　　　　　　E. 浊音

5. 肺内空洞、气胸、气腹叩诊音为（　　）

  A. 清音　　　　　　　　　B. 浊音　　　　　　　C. 鼓音

  D. 实音　　　　　　　　　E. 过清音

二、填空题

1. 检体诊断的基本方法包括_____、_____、_____、_____、_____。

2. 深部触诊法包括_____、_____、_____、_____。

3. 根据触诊目的的不同，检查者施加的压力轻重不同，触诊可分为_____与_____。

三、问答题

1. 简述触诊的正确方法及临床意义。

2. 正常人体叩诊可出现哪些叩诊音？各主要出现在何部位？

（谢　骏）

书网融合……

  本章小结　　　　　　　　　微课　　　　　　　　　题库

第四章　一般检查

PPT

　　一般检查是对患者全身状态的概括性检查，视诊是主要的检查方法，配合触诊、听诊和嗅诊进行检查。

　　一般检查内容包括体温、呼吸、脉搏、血压等生命体征以及性别、年龄、发育、体型、营养、意识状态、面容表情、体位、姿势、步态、皮肤和淋巴结等。

第一节　全身状态检查

一、性别

　　性别（sex）根据特有性征辨别。性征的正常发育，在女性与雌激素和雄激素有关，在男性仅与雄激素有关。女性在雌激素的作用下，出现乳房、子宫及卵巢的发育，同时在雄激素的影响下，出现大阴唇与阴蒂的发育以及阴毛、腋毛的生长。男性在雄激素的作用下出现睾丸、阴茎的发育，同时腋毛、阴毛也明显增多，阴毛分布呈现特有的菱形，声音低而洪亮。疾病的发生与性别有一定的关系，某些疾病或性染色体异常可引起性征改变。如临床上的两性畸形。有些疾病的发生率与性别有关，如系统性红斑狼疮以女性多见，而甲型血友病多见于男性。肾上腺皮质肿瘤或长期使用糖皮质激素，可导致女性患者男性化；肾上腺皮质肿瘤及某些支气管肺癌可使男性患者乳房发育以及其他第二性征如皮肤、毛发、脂肪分布及声音等发生改变。

二、年龄

　　随着年龄的增长，机体出现生长发育、成熟、衰老等一些列变化，年龄与疾病的发生及预后有密切相关，如佝偻病、麻疹及白喉等多发生于幼儿及儿童；结核病、风湿热多发生于青少年；动脉硬化、某些恶性肿瘤等疾病易发生于老年。年龄一般通过问诊得知。但在某些情况下，如昏迷、死亡或隐瞒年龄时则需作大体估计，其方法是通过观察皮肤的弹性与光泽、肌肉的状态、毛发的颜色和分布、面与颈部皮肤的皱纹及牙齿的状态等进行判断。但环境因素和疾病可导致发育速度和衰老程度差异，可能难以准确估计其年龄。

三、生命体征

生命征（vital sign）是评价生命活动存在与否及其质量的重要指标，包括体温、脉搏、呼吸和血压，为体格检查的必检项目。

（一）体温

1. 体温（temperature）测量的方法及其正常值　体温的测量，国内一般用摄氏度（℃）单位进行记录，临床上以口腔、直肠、腋下三个部位的温度来代表体温，常用的方法是口测法、肛测法和腋测法，近年来出现了耳测法和额测法。通常采用口腔体温计和肛门体温计以及电子体温计、红外线体温计。

（1）口测法　取消毒后的口腔体温计将水银端置于患者舌下，嘱其紧闭口唇用鼻呼吸，5分钟后取出读数。正常值为36.3～37.2℃。该法结果较可靠，但不能用于婴幼儿及神志不清者。

（2）肛测法　患者取侧卧位，将肛门体温计水银端涂润滑剂后，徐徐插入肛门内达体温计长度的一半为止，放置5分钟后取出读数。正常值为36.5～37.7℃。肛测法一般较口测法读数高0.2～0.5℃。该法结果稳定，多用于婴幼儿及神志不清者。

（3）腋测法　先擦干腋窝汗液，将体温计水银端置于患者腋窝深处，嘱患者用上臂将体温计夹紧，10分钟后取出读数。正常值为36～37℃。该法简便、安全，且不易发生交叉感染。

（4）耳测法　应用红外线耳式体温计，测量鼓膜的温度，此法多用于婴幼儿。

（5）额测法　应用红外线测温计，测量额头皮肤温度，此法多用于体温筛查。

⊕ 知识链接

体温测量设备分类

体温测量设备可分为两大类，即接触式测温计和非接触式测温计。顾名思义，两者最大的差别在于是否需要接触人体皮肤测量。接触式测温计主要有水银/液体体温计和医用电子体温计；非接触式测温计包括红外耳温计、红外额温计及红外热成像式体温筛检仪等。

---

2. 体温的正常范围　生理情况下，体温有一定的波动。早晨体温略低，下午略高，24小时内波动幅度一般不超过1℃；运动或进食后体温略高；老年人体温略低，妇女月经期前或妊娠期体温略高。

致热原作用于体温调节中枢或体温调节中枢本身功能紊乱等原因，导致体温高于正常称为发热。发热的临床分度如下：37.3～38℃为低热，38.1～39℃为中度发热，39.1～41℃为高热，41℃以上为超高热。发热的病因见第一篇第一章第二节。体温低于正常称为体温过低，见于年老体弱、休克、严重营养不良、甲状腺功能低下及低温暴露过久等情况。

3. 体温的记录方法　将体温测定的结果按时记录于病历的体温记录单上，并连成曲线，称为体温曲线。许多发热性疾病，体温曲线的形状具有一定的规律性，称为热型，如疟疾、结核病、脓毒血症，均各有独特的热型（见第一篇第一章第二节）。

4. 体温测量误差的常见原因　临床上如发现体温测量结果与患者的全身状态不一致，应排除以下几个因素。①测量前未将体温计的水银柱甩到35℃以下，使测量结果高于实际体温。②采用腋测法时，由于患者明显消瘦、病情危重或神志不清而不能将体温计夹紧，或腋窝有汗，或腋窝处作过冷敷等使测量结果低于实际体温。③检测口温前数分钟内喝过开水或冰水；测肛温前用过冰水灌肠等，均可对测定结果造成影响。

（二）呼吸

检测方法与临床意义见本篇第七章。

（三）脉搏

检测方法与临床意义见本篇第七章。

（四）血压

测量并记录血压，检测方法与临床意义见本篇第七章。

四、发育与体型

（一）发育

人体生命过程的发展变化，总称为发育（development）。发育正常与否，通常以患者年龄、智力、体格成长状态（身高和体重）及第二性征进行综合评价。在青春期，可出现一段生长速度加快的时期，称为青春期急速成长期，属于正常发育状态。

人体的发育受种族遗传、内分泌、代谢、生活条件及体育锻炼等多种因素的影响。

一般判断成人发育正常的指标为：头长为身高的 1/8～1/7；胸围为身高的 1/2；双上肢展开后左右指端的距离约等于身高；坐高约等于下肢的长度。如明显不对称或不成比例，即属于发育不正常。同性别正常人各年龄组的身高与体重之间也存在一定的对应关系。

临床上的病态发育多与内分泌改变相关。发育成熟前出现腺垂体功能亢进，可出现体格异常高大称为巨人症（gigantism），如发生垂体功能减退，则可致体格异常矮小称为垂体性侏儒症（pituitary dwarfism）。甲状腺在体格发育过程中也有重要作用，如小儿患甲状腺功能亢进症时，代谢增强，食欲亢进，使体格发育超过正常；如幼儿时期患甲状腺功能减退可导致体格矮小和智力低下，称为呆小症。性激素决定第二性征的发育，对体格发育也有一定的影响。目前常见的性早熟儿童，患病初期较同龄儿童体格发育快，但常因骨骺过早闭合限制其后期的体格发育而出现身材矮小。某些疾病（如垂体肿瘤）破坏了性腺分泌功能，发生性腺功能低下而导致的第二性征改变，如男性患者出现"阉人征"：上、下肢过长，骨盆宽大，无须，毛发稀少，皮下脂肪丰满，外生殖器发育不良，发音女声；如发生在女性患者，则出现乳房发育不良，闭经，体格男性化，多毛，皮下脂肪减少，发音男声。幼年营养不良也可影响正常发育，如维生素 D 缺乏时可致佝偻病。

（二）体型

体型（habitus）是身体各部发育的外观表现，包括骨骼、肌肉的成长与脂肪分布的状态等。正常成年人的体型大致可分为以下 3 种。

1. 正力型　即均称型，身体各个部分结构匀称适中，腹上角 90°左右。一般正常成人多为此型。

2. 无力型　即瘦长型，体高肌瘦、颈细长、肩窄下垂、胸廓扁平以及腹上角小于 90°，慢性消耗性疾病，此型较常见。

3. 超力型　即矮胖型，体格粗壮、颈粗短、面红、肩宽平、胸围大及腹上角大于 90°。原发性高血压、冠状动脉粥样硬化性心脏病，此型多见。

五、营养状态

营养状态（state of nutrition）与个体对食物的摄入、消化、吸收和代谢等因素有关，是评定健康和疾病程度的标准之一。营养过度可引起肥胖，营养不良可引起消瘦。营养状态常根据皮肤、毛发、皮下脂肪和肌肉的发育情况参考其性别、年龄、身高及体重进行综合判断。最简便的方法是观察皮下脂肪充实的程度，选择前臂内侧或上臂背侧下 1/3 处，作为脂肪厚度判别最佳部位。在一定时间内监测体重的变化也可反映机体营养状态的变化。目前常用体重指数（body mass index，BMI）来判断体重是否正常。BMI（kg/m²）＝体重（kg）/[身长（m）]²。另一种判断机体营养状态的方法是计算出理想体重（ideal body weight，IBW）：IBW（kg）＝身高（cm）－105。

（一）营养状态的分级

营养状态分为良好、中等、不良三个等级。

1. 营养良好　黏膜红润，皮肤有光泽、弹性好，皮下脂肪丰满而有弹性，肌肉结实，指甲、毛发润泽，肋间隙及锁骨上窝深浅适中，肩胛部和臀部肌肉丰满。

2. 营养不良　皮肤黏膜干燥、弹性降低，皮下脂肪菲薄，肌肉松弛无力，指甲粗糙无光泽，毛发稀疏，肋间隙、锁骨上窝凹陷，肩胛骨和髂骨嶙峋突出。

3. 营养中等　介于两者之间。

（二）常见的两种异常营养状态

临床上常见的营养状态异常包括营养不良和营养过剩两个方面。

1. 营养不良　由于摄食不足或（和）消耗增多引起。一般轻微或短期的疾病不易导致营养状态的异常。营养不良多见于长期或严重的疾病。当体重减轻超过正常的 10% 或体重指数 <18.5 时称为消瘦。极度消瘦者称为恶病质（cachexia）。通常由以下原因引起。

（1）摄食障碍　多见于食管、胃肠道疾病、神经系统及肝、肾等疾病引起的严重恶心、呕吐等。

（2）消化吸收障碍　见于胃、肠、胰腺、肝胆疾病引起消化液或酶的合成和分泌减少，影响消化和吸收。

（3）消耗过多　如长期活动性肺结核、恶性肿瘤、糖尿病、甲状腺功能亢进等，导致糖、脂肪和蛋白质的消耗过多。

2. 营养过度　营养过度即肥胖症，是由于体内脂肪积聚过多引起。主要原因是热能摄入过多而消耗过少，热能贮存后转化为脂肪所致，亦与内分泌、遗传、生活方式、运动和精神因素有关。主要表现为体重增加。判断肥胖主要有三种方法。①根据标准体重：当超过理想体重的 20% 以上者称为肥胖。②根据体重指数（BMI）判定，世界卫生组织标准，BMI≥30 为肥胖，我国 BMI≥28 为肥胖。③根据腰围或腰臀比（waist/hip ratio，WHR）：受试者站立，双足分开 25～30cm，使体重均匀分配。腰围测量髂前上棘与第 12 肋下缘连线的中点水平周径，臀围测量环绕臀部的骨盆最突出点的周径。WHR 反映脂肪分布，是测量腹部脂肪最重要的指标。男性腰围≥90cm，女性腰围≥85cm，为腹型肥胖。

肥胖可分为单纯性肥胖和继发性肥胖两类。单纯性肥胖全身脂肪均匀分布，体型一般无异常，多有遗传倾向。继发性肥胖多由某些内分泌疾病所致，如肾上腺皮质功能亢进（库欣综合征）呈向心性肥胖。

六、意识状态

意识（consciousness）是大脑皮质功能活动的综合表现，包括记忆、思维、定向力和情感，以及对环境的知觉状态。大脑功能活动因疾病出现意识改变，称为意识障碍。根据意识障碍的程度可分为嗜睡、意识模糊、昏睡、昏迷以及谵妄（详见第一篇第一章第二十一节）。

判断患者意识状态的方法主要采用问诊，通过与患者交谈了解其思维、反应、情感及定向力（即对时间、人物、地点的分析判断能力）。让其作某些简单计算、图形识别组联等。对较为严重者，应进行痛觉试验、瞳孔反射等检查以确定患者意识障碍的程度。对昏迷患者，重点注意生命体征，尤其是呼吸频率和节律、瞳孔大小、眼底有无视乳头水肿、出血，有无偏瘫、病理反射、脑膜刺激征等。

七、语调与语态

语调（tone）是指言语过程中的音调。音调受神经和发音器官的影响，这些器官和神经有病变时，常有音调改变。如喉返神经麻痹和咽喉、声带炎性水肿时常出现声音嘶哑，重者失声。

语态（voice）异常是指语言节奏紊乱，表现语言不畅、快慢不均和音节不清，见于帕金森病和某些脑实质及脑血管病变、舞蹈症、手足徐动症及口吃等。

某些口腔或鼻腔病变均可引起语调、语态改变。

八、面容与表情

健康人表情神态自然。如出现痛苦、忧虑或疲惫的面容（facial features）与表情（expression）则为病态。某些疾病尚可出现特征性的面容与表情，临床上常见的几种典型面容改变如下。

1. 急性病容 面色潮红，兴奋不安，鼻翼扇动，口唇疱疹，表情痛苦，多见于急性感染性疾病，如肺炎、疟疾及流行性脑脊髓膜炎等。

2. 慢性病容 面容憔悴，面色晦暗或苍白，目光暗淡，见于慢性消耗性疾病，如恶性肿瘤、肝硬化及严重结核病等。

3. 贫血面容 面色苍白，唇舌色淡，表情疲惫，见于各种原因所致的贫血。

4. 二尖瓣面容 面色晦暗，双颊紫红，口唇轻度发绀，见于风湿性心瓣膜病二尖瓣狭窄（图 4-1）。

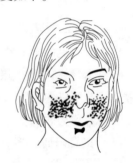

图 4-1 二尖瓣病容

⇒ **案例引导**

案例 患者，女，47 岁。活动后心悸气促 8 年。查体：口唇轻度发绀，面色晦暗，双颊紫红，颈静脉怒张，心尖部可闻及舒张期隆隆样杂音。15 年前曾患风湿性关节炎。

讨论 1. 本例女性患者是什么面容？

2. 患者可能患有什么病？

5. 甲状腺功能亢进面容 面容惊愕，眼裂增宽，眼球凸出，目光闪烁（图 4-2），见于甲状腺功能亢进症。

6. 黏液性水肿面容 颜面水肿苍白，睑厚面宽，目光呆滞，举止迟钝，见于甲状腺功能减退症（图 4-3）。

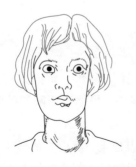

图 4-2 甲状腺功能亢进病容

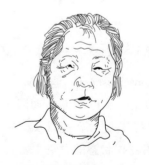

图 4-3 黏液性水肿病容

7. 肢端肥大症面容　头颅增大，面部变长，下颌增大并向前突出，眉弓及两颧隆起，耳鼻增大，唇舌肥厚，见于肢端肥大症（图4-4）。

8. 满月面容　面圆如满月，皮肤发红，常伴痤疮和小须，见于库欣综合征及长期服用糖皮质激素者（图4-5）。

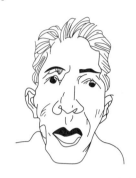

图4-4　肢端肥大症病容

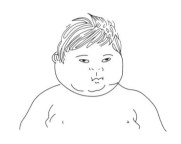

图4-5　满月病容

9. 伤寒面容　表情淡漠，反应迟钝，呈无欲状，见于肠伤寒、脑脊髓膜炎及脑炎等高热衰竭。

10. 苦笑面容　牙关紧闭，面肌痉挛，呈苦笑状，见于破伤风。

11. 病危面容　表现面容枯槁，面色苍白或呈铅灰色，表情淡漠，目光暗晦，眼眶凹陷及鼻骨峭耸，见于大出血、严重休克、脱水及急性腹膜炎等。

12. 肝病面容　面色晦暗，额部、鼻背、双颊有褐色色素沉着，有时可见蜘蛛痣。见于慢性肝脏疾病。

九、体位

体位（position）是指患者身体在休息时所处的状态。健康人体位自如，在病态中，患者为减轻痛苦而采取的体位，对某些疾病的诊断具有一定的意义。常见体位有以下几种。

（一）自主体位

身体活动自如，不受限制。见于正常人、轻症和疾病早期患者。

（二）被动体位

患者不能自主调整或变换身体的位置。需别人帮助方能改变体位，见于极度衰竭或意识丧失者。

（三）强迫体位

患者为减轻痛苦，被迫采取某种特殊的体位。临床上常见的强迫体位有以下几种。

1. 强迫仰卧位　患者仰卧，双腿蜷曲，以减轻腹部肌肉紧张诱发的腹痛。见于急性腹膜炎等。

2. 强迫俯卧位　患者俯卧以减轻脊背肌肉紧张诱发的疼痛。常见于脊柱疾病。

3. 强迫侧卧位　有胸膜疾病的患者多采取患侧卧位，以限制患侧胸廓活动而减轻疼痛，并有利于健侧代偿呼吸。见于一侧胸膜炎和大量胸腔积液。

4. 强迫坐位　亦称端坐呼吸（orthopnea），患者不能平卧而坐于床沿，双手扶持床边，双腿下垂，以减轻呼吸困难。见于心、肺功能不全者。

5. 强迫蹲位　患者在活动时，突发呼吸困难和心悸，可能借停止活动并采用蹲踞位或膝胸位以缓解症状。见于先天性发绀型心脏病。

6. 强迫停立位　在步行时心前区疼痛突然发作，患者常被迫立刻站立，并以右手按抚心前部位，待疼痛稍缓解后才继续行走。见于心绞痛。

7. 辗转体位 患者腹痛时辗转反侧，坐卧不安。见于胆石症、胆道蛔虫症及肾绞痛等。

8. 角弓反张位 患者颈及脊背肌肉强直，出现头向后仰，胸腹前凸，背过伸，躯干呈弓形。见于破伤风及小儿脑膜炎（图4-6）。

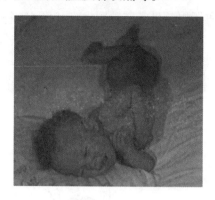

图4-6 角弓反张位

十、姿势

姿势（posture）是指举止的状态。常受机体健康状况及精神状态的影响，如疲劳和情绪低落时可出现肩垂、弯背。不同的疾病，患者可出现不同的姿势，如腹部疼痛发生于坐卧位时，可有躯干制动或弯曲；溃疡病或胃肠痉挛性疼痛如发作于活动状态时，患者常捧腹而行；颈部活动受限则提示颈椎疾病。

十一、步态

步态（gait）是检查患者在走路时所表现的姿态。健康人的步态因年龄、机体状态和所受训练的影响而有不同的表现，如小儿喜欢急行或小跑，轻壮年矫健快速，老年人则常小步慢行。某些疾病的步态有一定的特征性，有助于疾病的诊断。常见的典型异常步态有以下几种。

1. 蹒跚步态 又称鸭步。患者在走动时身体左右摇摆似鸭步，见于佝偻病、大骨节病、进行性肌营养不良或先天性双侧髋关节脱位等。

2. 醉酒步态 患者行走时躯干重心不稳，步态紊乱，如醉翁，见于小脑疾病、酒精及巴比妥中毒。

3. 偏瘫步态 由于瘫痪侧肢体肌张力增高，行走时患侧上肢屈曲、内收及旋前，下肢伸直、外旋、足跖屈，步行时患侧下肢由外向内弧形内划圈，多见于急性脑血管疾病的后遗症。

4. 小脑共济失调步态 小脑共济失调患者，行走时双腿分开较宽，步态不规则，笨拙，左右摇晃，走直线困难，状如醉汉。见于多发性硬化、小脑肿瘤、脑卒中以及某些遗传性疾病。

5. 感觉性共济失调步态 患者闭目时站立不稳，起步时一脚高抬，骤然垂落，且双目向下注视，两脚间距增宽，以防身体倾斜，夜间走路困难，闭目时则不能保持平衡。见于脊髓亚急性联合变性、多发性硬化等脊髓后索病变患者。

6. 慌张步态 起步后小步急速趋行，重心前移，身体前倾，有难以止步之势，见于帕金森病患者（图4-7）。

7. 跨阈步态 由于踝部肌腱、肌肉弛缓，患足下垂，行走时必须抬高下肢才能起步，见于腓总神经麻痹（图4-8）。

8. 剪刀式步态 由于双下肢肌张力增高，尤以伸肌和内收肌张力增高明显，移步时下肢内收过度，两腿交叉呈剪刀状，见于脑性瘫痪与截瘫患者（图4-9）。

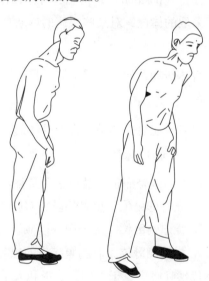

图4-7 慌张步态

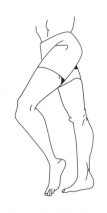

图 4-8 跨阈步态

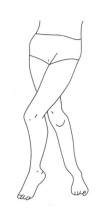

图 4-9 剪刀式步态

9. 间歇性跛行 步行中，因下肢突发性酸痛乏力，患者被迫停止行进，需稍休息后始能继续行进，见于高血压动脉硬化、闭塞性动脉硬化患者。

第二节 皮 肤

许多疾病在病程中可伴随着多种皮肤病变。检查皮肤时应注意其颜色、湿度、弹性、皮疹、出血点与紫癜、水肿及瘢痕等。检查皮肤多采用视诊与触诊相配合的方法。

一、颜色

皮肤颜色与种族、遗传有关。同一种族的人体的皮肤颜色与毛细血管的分布、血液的充盈度、含血量、色素量、皮下脂肪的厚薄及腺体分泌情况有关。正常人黏膜红润，皮肤颜色差异较大，但都有光泽。在某些疾病过程中，患者皮肤常发生不同的改变。临床常见的几种皮肤颜色改变如下。

（一）苍白

全身皮肤黏膜苍白见于贫血、休克、虚脱以及主动脉瓣关闭不全等。检查时，应结合甲床、掌纹、眼睑结膜、口腔黏膜及舌质的颜色，综合判断。身体某一局部苍白，如肢端苍白，可能与局部供血不足有关，如雷诺病、血栓闭塞性脉管炎等。

（二）发红

全身皮肤发红是由于毛细血管扩张充血、血流加速及红细胞数量增多所致。生理情况下见于运动、饮酒、情绪激动等；病理情况下见于发热性疾病，如肺炎球菌性肺炎、阿托品及一氧化碳中毒等。一氧化碳中毒患者的皮肤黏膜呈樱桃红色。皮肤持久性发红见于库欣综合征及真性红细胞增多症。局部皮肤发红肿胀见于炎症早期。

（三）发绀

口唇、耳廓、面颊及肢端皮肤呈青紫色，多见于末梢循环不良、还原型血红蛋白增多（＞50g/L）或异常血红蛋白血症等，发绀的常见部位为舌、唇、耳廓、面颊和指端（图 4-10）。参见第一篇第一章第十一节。

（四）黄染

皮肤黏膜呈黄色称为黄染。常见的原因有以下几种。

1. 黄疸 由于血清内胆红素浓度增高使皮肤黏膜发黄成为黄疸。其特点是：①首先出现于巩膜及软腭黏膜，后血中胆红素浓度继续增高，才始见于皮肤；②巩膜黄染是连续的，近角膜巩膜缘处黄染轻、黄色淡，远离角膜的巩膜黄染重。多因胆道阻塞、肝细胞损害或溶血性疾病所致（图4-11）。

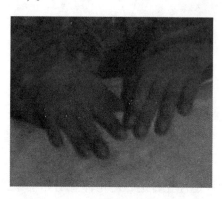 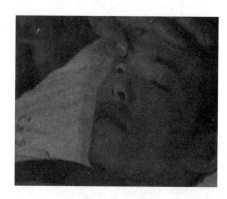

图4-10　发绀　　　　　　　　　　　　　　　　图4-11　黄疸

2. 胡萝卜素增高　过多食用胡萝卜时可于手掌、足底、前额及鼻部出现黄染，而巩膜及口腔黏膜不明显。

3. 长期服用带有黄色素的药物　如阿的平、呋喃类药物，也可导致皮肤黄染，严重者可出现巩膜黄染，其与黄疸所致者的不同之处在于以角膜周围黄染最明显。

（五）色素沉着

色素沉着（pigmentation）是由于表皮基底层的黑色素增多引起部分或全身皮肤色泽加深。生理情况下，身体的外露部分、乳头、腋窝、生殖器官、关节及肛门周围等处皮肤色素较深属正常状态。如以上部位的色素明显加深，或其他部位出现色素沉着，则提示为病理征象。全身性色素沉着多见于慢性肾上腺皮质功能减退，有时也见于肝硬化、肝癌晚期、黑热病、疟疾等。使用某些药物如砷剂和抗肿瘤药物，也可引起不同程度的皮肤色素沉着。妊娠妇女的面部、额部可出现斑片状棕褐色对称性色素斑，称为妊娠斑。老年人也可出现全身或面部的散在色素斑，称为老年斑。

（六）色素脱失

色素脱失主要由于缺乏酪氨酸酶导致酪氨酸不能转化为多巴而形成黑色素，从而出现皮肤局限性或全身性色素脱失。常见的色素脱失有白癜风、黏膜白斑及白化病。

1. 白癜风（vitiligo）　为多形性大小不等的色素脱失斑片，斑片呈缓进性扩大，进展较慢且无自觉症状，见于白癜风。甲状腺功能亢进、肾上腺皮质功能减退及恶性贫血患者偶可出现。

2. 黏膜白斑（leukoplakia）　多为圆形或椭圆形色素脱失斑片，面积一般不大，常发生于口腔黏膜及女性外阴部黏膜，白斑有癌变趋势，认为是一种癌前病变。

3. 白化病（albinismus）　大多是常染色体隐性遗传性疾病，是由于先天性酪氨酸酶合成障碍引起的全身皮肤和毛发色素脱失。临床表现为皮肤呈白色或淡红色，毛发很白或淡黄色，虹膜和瞳孔呈浅红色，伴有畏光。少数白化病患者智力低下，体格发育不良。

二、湿度

湿度（moisture）与皮肤的排泌功能有关，排泌功能是由汗腺和皮脂腺分泌完成的，其中汗腺起主要作用。出汗多者皮肤湿润，出汗少者较干燥。在气温高、湿度大的环境中出汗增多是生理现象。病理情况下出汗增多或无汗都具有一定的诊断价值。如风湿热、布鲁菌病、甲状腺功能亢进、佝偻病及脑炎后遗症出汗多。夜间睡着后出汗，醒后汗干，常不被患者察觉称为盗汗，多见于结核病。四肢末端皮肤发凉发绀而大汗淋漓称为冷汗，见于休克和虚脱患者。无汗时皮肤异常干燥，见于维生素 A 缺乏症、黏液性水肿、硬皮病、尿毒症和脱水等。

三、弹性

皮肤弹性（elasticity）与年龄、营养状态、皮下脂肪及组织间隙含液量有关。儿童及青年皮肤紧张富有弹性；中年以后皮肤组织逐渐松弛，弹性减弱；老年人皮肤组织萎缩，皮下脂肪减少，弹性减退。检查皮肤弹性时，常选择上臂内侧肘上 3~4cm 处皮肤，医师以右手拇指和示指将皮肤提起，片刻后松手，如皮肤皱褶迅速平复为弹性正常，如皱褶平复缓慢为弹性减弱，后者见于长期消耗性疾病或严重脱水者。

四、皮疹

皮疹（skin eruption）是诊断某些疾病的重要依据，如某些传染病、皮肤病、药物及其他物质所致的过敏反应等。皮疹出现的规律和形态有一定的特异性，对诊断有重要意义。检查皮疹时应仔细观察和记录其出现与消失的时间、发展顺序、分布部位、形态大小、颜色、压之是否褪色、平坦或隆起、有无瘙痒及脱屑等。皮疹的种类较多，临床上常见的皮疹有以下几种。

（1）斑疹（maculae）　表现为局部皮肤发红，一般不凸出皮面。见于斑疹伤寒、丹毒及风湿性多形性红斑等。

（2）玫瑰疹（roseola）　为直径 2~3mm 的鲜红色圆形斑疹，按压可使皮疹消退，松开时又复出现，多出现于胸腹部。为伤寒和副伤寒的特征性皮疹。

（3）丘疹（papules）　除局部颜色改变外，病灶凸出皮面，用手触及有隆起感。见于药物疹、麻疹及湿疹等，可呈局限或全身性分布。

（4）斑丘疹（maculopapulae）　在隆起的丘疹周围有皮肤发红的底盘称为斑丘疹。见于风疹、猩红热和药物疹。

（5）荨麻疹（urticaria）　为稍隆起于皮肤表面的苍白色或红色的局限性水肿。大小不等，形态各异，轻者局限，重者周身分布，有瘙痒及烧灼感，多为皮肤变态反应所致。见于各种过敏反应。

五、脱屑

正常皮肤可有少量脱屑（desquamation），大量皮肤脱屑多为疾病所致。如米糠样脱屑常见于麻疹；片状脱屑常见于猩红热；银白色鳞状脱屑见于银屑病。

六、皮下出血

皮肤或黏膜下出血面积的大小及分布因病情而异。直径小于 2mm 称为瘀点（petechia），3~5mm 称为紫癜（purpura），大于 5mm 称为瘀斑（ecchymosis）；片状出血并伴有皮肤显著隆起称为血肿（hematoma）。检查时小的瘀点应与红色皮疹或小红痣相鉴别。皮疹受压时可褪色，瘀点和小红痣受压后不褪色，但小红痣高于皮面，且表面光亮。瘀点不突出皮肤。皮肤黏膜出血常见于造血系统疾病、重症感染、毒物或药物中毒所致的血管损害等。

七、蜘蛛痣

皮肤小动脉末端分支扩张所形成的血管痣，形似蜘蛛，称为蜘蛛痣（spider angioma）（图 4 - 12）。出现的部位大多在上腔静脉分布区域，如面、颈、手背、上臂、前胸和肩部等处。其大小不一，直径可由帽针头大到数厘米以上。小血管分布沿中心点向四周放射。检查时用铅笔尖或火柴杆压迫蜘蛛痣的中心，其辐射状小血管网即消退，去除压力后又复出现。蜘蛛痣的出现可能与肝脏对雌激素的灭活作用减弱有关，常见于慢性肝炎或肝硬化。慢性肝病患者手掌大、小鱼际处常点状发红，加压后褪色，称为肝掌，因红色呈朱砂状故俗称朱砂掌，发生机制与蜘蛛痣相同。如二者同时存在临床意义更大，仅出现蜘蛛痣不一定有病理意义，妊娠期妇女也可出现（图 4 - 12）。

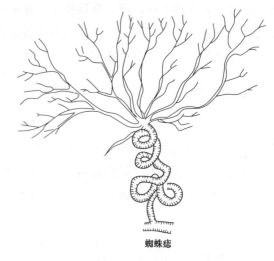

蜘蛛痣

图 4 - 12　蜘蛛痣

八、水肿

皮下组织的细胞内及组织间隙内液体积聚过多称为水肿（edema）。检查皮肤水肿应将视诊和触诊相结合，注意水肿部位、性质和程度。根据部位，水肿可分为局部水肿和全身水肿。局部水肿有炎症性和非炎症性。炎症性水肿常有皮肤发红、灼热，压痛。非炎症性水肿多见于血管和淋巴引流区水肿。全身性水肿常继发于全身性疾病。指压后可出现凹陷称凹陷性水肿（pitting edema）。而黏液性水肿及象皮肿受压后并无凹陷，只有韧性感，故称非凹陷水肿。根据水肿的程度可分为轻、中、重三度。①轻度：仅见于眼睑、眶下软组织、胫骨前、踝部皮下组织，指压后可见组织轻度下陷，平复较快；②中度：全身均见明显水肿，指压后可出现明显的或较深的组织下陷，平复缓慢；③重度：全身组织严重水肿，身体低位皮肤紧张发亮，甚至有液体渗出，伴有胸腔、腹腔积液，外阴部亦有水肿。

九、皮下结节

皮下结节（subcutaneous nodules）的检查需视诊与触诊相结合，视诊发现结节出现的部位后，触诊检查其大小、硬度、活动度及有无压痛等。位于关节附近，长骨骺端，无压痛，圆形、硬质小结节多为风湿小结；位于皮下肌肉表面，硬韧、可推动，无压痛，多为猪肉绦虫囊蚴结节；如结节沿外周动脉分布，多见于结节性多动脉炎；如指尖、足趾及大小鱼际肌腱部位存在粉红色有压痛的小结节，称为 Os-ler 小结，见于感染性心内膜炎。耳廓软骨出现质硬结节，见于痛风。

十、瘢痕

瘢痕（scar）指皮肤外伤或病变愈合后结缔组织增生形成的斑块。其表面光亮，有时出现不规则的突起。外伤、感染、皮肤烧（烫）伤及手术等均可在皮肤上遗留瘢痕；患过皮肤疖疮者可发现在相应部位瘢痕；患过天花者，在其面部或其他部位有多数大小类似呈凹陷状瘢痕；颈淋巴结结核患者皮肤破溃愈合后常在颈部遗留瘢痕。

十一、毛发

某些病理情况下，毛发的分布可显示出特征性改变。如脂溢性皮炎常有不规则脱发以头顶部明显；

斑秃为大小不一的圆形脱发；肠伤寒和系统性红斑狼疮、黏液性水肿、腺垂体功能减退症、过量的放射线照射以及某些抗癌药物等可引起毛发脱落；轻者毛发稀疏；严重者形成秃头。而肾上腺皮质功能亢进症或长期使用糖皮质激素的患者，毛发可异常增多，女性患者除一般体毛增多外，还可出现胡须。阴毛过早出现为性早熟的标志，无阴毛者则提示可能有内分泌功能障碍。

第三节 淋巴结

淋巴结检查一般仅针对身体表浅的淋巴结。正常淋巴结体积小，直径多在 0.2~0.5cm 之间，质地柔软，表面光滑，无粘连，亦无压痛。

一、表浅淋巴结分布

表浅淋巴结呈组群分布，一个组群的淋巴结收集一定区域的淋巴液。如耳前耳后、乳突区和枕后淋巴群收集头皮、耳廓、颅顶、外耳道、腮腺及枕颈部的淋巴液。颌下淋巴结群收集口底、颊黏膜、齿龈和颜面部的淋巴液。颏下淋巴结群收集颏下三角区内组织、下唇和舌尖部的淋巴液。颈深淋巴结上群收集鼻咽部的淋巴液，下群收集咽喉、气管和甲状腺等处的淋巴液。锁骨上淋巴结群左侧多收集食管、胃等器官的淋巴液；右侧多收集气管、胸膜和肺等处的淋巴液。滑车上淋巴结收集上肢前臂桡侧及臂浅淋巴液。腋窝淋巴结收集躯干上部、乳腺及胸壁等处的淋巴液。腹股沟淋巴结分为上下两群，上群排列于腹股沟韧带下方并与其平行，收集外生殖器、臀部和腹前壁下部的淋巴液；下群沿大隐静脉末端纵行排列，收集足内侧部小腿前内侧以及大腿的浅淋巴液。腘窝淋巴结，收集足外侧及小腿后外侧浅淋巴液，输出管注入腹股沟深淋巴结。局部炎症或肿瘤往往引起相应区域的淋巴结肿大。

二、检查顺序及方法

1. 检查顺序 检查表浅淋巴结时，应按一定的顺序进行触诊，以免发生遗漏。一般顺序为：耳前、耳后、乳突区、枕骨下区、颌下、颏下、颈前三角、颈后三角、锁骨上窝、腋窝、滑车上、腹股沟及腘窝等（图 4-13）。

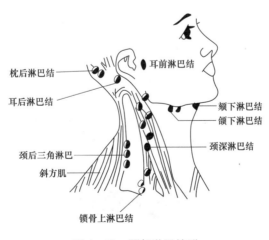

图 4-13 颈部淋巴结群

2. 检查方法 检查淋巴结的方法是视诊和触诊。视诊要注意局部征象以及全身状态。触诊是检查淋巴结的主要方法。检查者将示、中、环三指并拢，其指腹平放于被检查部位的皮肤上进行滑动触诊。

检查耳前淋巴结时，医师用双手示指和中指的指腹在双耳前由上往下滑行触诊，用同样方法触及耳后及乳突区淋巴结。触枕骨下淋巴结时，医师左手扶住患者额部，使其稍后仰，右手在枕骨粗隆下触及。

　　检查右颌下淋巴结时，医师右手扶住患者头部，左手手指指腹触及右颌下淋巴结，检查左颌下时换手触及。触诊时嘱患者头稍低，偏向检查侧，使皮肤或肌肉松弛便于触诊。触诊颏下淋巴结时医师扶住患者头部，令其稍低头，右手三指触及颏下。检查颈部淋巴结时可站在患者背后或前面，手指指腹紧贴检查部位，先颈前三角，后颈后三角由浅及深滑动触诊。检查锁骨上淋巴结时，让患者取坐位或卧位，头部稍向前屈，用双手进行触诊，左手触诊右侧，右手触诊左侧，由浅部逐渐触摸至锁骨后深部。检查腋窝时应以手扶患者前臂并稍外展，医师以右手检查左侧，以左手检查右侧，触诊时由浅及深至腋窝顶部，然后依次触诊后壁、内侧壁、前壁及外侧壁。检查左侧滑车上淋巴结时，医师以左手扶托患者左前臂，以右手掌向上，小指抵在肱骨内上髁，无名指、中指和食指并拢在肱二头肌与肱三头肌沟中滑行。触腹股沟淋巴结时，手指并拢紧贴腹股沟滑行触诊，分别触及上下淋巴结群。触诊腘窝淋巴结时，手掌向上，手指稍弯曲，借指尖及指腹触及腘窝，横行滑动触摸。检查右侧时，医师右手握患者前臂，左手触摸方法同检查左侧。

　　发现淋巴结肿大时，应注意其部位、大小、数目、硬度、压痛、活动度、有无粘连、局部皮肤有无红肿、瘢痕及瘘管等。同时注意寻找引起淋巴结肿大的原发病灶。

三、淋巴结肿大病因以及临床意义

　　淋巴结肿大按其分布可分为局限性和全身性淋巴结肿大两类。

（一）局限性淋巴结肿大

　　1. 非特异性淋巴结炎　引流区域的急、慢性炎症可使相应的淋巴结发生炎症，触及肿大柔软、有压痛、表面光滑及无粘连，为急性淋巴结炎。慢性炎症时，淋巴结较硬，炎症消退后淋巴结可缩小。

　　2. 单纯性淋巴结炎　为淋巴结本身的急性炎症。肿大的淋巴结有疼痛，质地中等，有触痛，多发生于颈部淋巴结。

　　3. 淋巴结结核　身体任何部位均可发生，以颈部多见。常为多发性，质地稍硬，大小不等，可相互粘连。如发生干酪性坏死，则可触及波动感。破溃后可形成瘘管，愈合后遗留瘢痕。

　　4. 恶性肿瘤淋巴结转移　淋巴结质地坚硬，或有象皮样感，表面光滑或结节状，与周围组织粘连不易推动，一般无压痛。淋巴结出现以上改变应在其引流区器官寻找原发病灶。如肺癌可向右侧锁骨上窝或腋窝淋巴结群转移；胃癌多向左侧锁骨上窝淋巴结群转移，因此处系胸导管进颈静脉的入口，这种肿大的淋巴结称为 Virchow 淋巴结，常为胃癌、食管癌转移的标志。

（二）全身性淋巴结肿大

　　淋巴结肿大的部位可遍及全身，大小不等。

　　1. 感染性疾病　病毒感染见于传染性单核细胞增多症、艾滋病；细菌感染见于布鲁菌病、血行弥漫性肺结核等。

　　2. 非感染性疾病　见于血液系统疾病，如淋巴瘤，肿大的淋巴结融合成块状；急、慢性白血病则视不同类型而定。

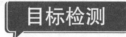

目标检测

答案解析

一、选择题

　　1. 被动体位见于（　　）

　　　　A. 极度衰竭　　　　　　　B. 急性腹膜炎　　　　　　　C. 大量胸腔积液

　　　　D. 心力衰竭　　　　　　　E. 脊柱疾病

2. 慌张步态，是指起步后小步急速趋行，身体前倾、有难以止步之势，其见于（　　）

  A. 大骨节病   B. 酒精中毒   C. 震颤性麻痹

  D. 高血压心脏病   E. 下肢畸形

3. 下列发生与肝对体内雌激素的灭能减弱有关的是（　　）

  A. 瘀点   B. 紫癜   C. 蜘蛛痣

  D. 瘀斑   E. 血肿

4. 患者，男，60 岁。咳嗽 3 个月，痰带血，右胸痛 1 个月，吸烟 30 年，胸片在右上肺可见一密度增高的圆形阴影，约 4cm×4cm 大小，边缘有毛刺样改变。如果此患者出现淋巴结肿大，下列淋巴结可能先肿大的是（　　）

  A. 右锁骨上窝淋巴结   B. 左锁骨上窝淋巴结   C. 右腋窝淋巴结

  D. 右颈后三角淋巴结   E. 右颈前三角淋巴结

二、填空题

1. 皮下出血根据直径大小分几种直径小于 _____ mm 称为瘀点；直径大于 _____ mm 称为瘀斑。

2. 成人发育正常的指标包括头部的长度为身高的 _____，胸围为身高的 _____。

三、简答题

1. 常见的异常步态有哪几种？临床意义是什么？

2. 成年人的体型有哪几种？

3. 何为蜘蛛痣？如何形成？如何检查？

4. 试述体温的测量方法和正常值。

（谢　骏）

书网融合……

本章小结　　　　　题库

第五章 头部检查

PPT

📖 学习目标

　　1. 掌握　头颅畸形的临床意义；正常瞳孔大小、形状、瞳孔对光反射、聚合反射的检查方法及异常的临床意义；鼻窦的检查方法；粗略检查听力的方法；口腔、咽部、扁桃体检查的方法；扁桃体肿大的临床分度。

　　2. 熟悉　眼、耳、鼻、口、牙的检查内容和方法。

　　3. 了解　头皮和头发的检查、腮腺的检查。

⇨ 案例引导

　　案例　患者，男，25岁。受凉后，发热，体温38.0℃，伴见咽干、乏力，恶寒不明显。自觉身体素质好，问题不大没有进行处理。1日后仍发热，伴咽干咽痛，不思饮食，周身乏力。到医院就诊，症见：发热，体温38.6℃，不恶寒，咽痛，不喜饮，纳食一般，大便尚调。舌质红，舌苔黄腻，脉濡数。查体：咽部充血，双扁桃体充血、肿大Ⅱ度，表面散在脓点，咽后壁淋巴滤泡散在充血、肿大。

　　讨论　该患者可能的诊断是什么？

　　头部检查包括头部及其器官的检查。头部是体格检查最先检查的部分，是体格检查的重要内容，检查时以视诊为主，触诊为辅。

第一节　头发和头皮

一、头发

　　头发（hair）检查应注意色泽、疏密度，是否存在脱发及脱发的类型与特点。正常头发，分布及粗细均匀，光泽而质地良好。头发颜色、曲直及疏密与种族、遗传及年龄有关。临床头发异常可有头发稀疏、脱发、脱色、粗细不均、易断等。伤寒、甲状腺功能减退症、系统性硬化症、系统性红斑狼疮、腺垂体功能减退症、放射治疗和抗肿瘤药物治疗后可导致脱发；斑秃、枕秃、头皮癣及有些全身性皮肤疾病可导致局部脱发。头发脱色是指头发呈白色或浅褐色，可见于甲状腺功能减退症、西蒙综合征、精神病、白化病等。

二、头皮

　　头皮（scalp）检查时需检查者用手指拨开患者的头发，观察头皮的颜色、头皮屑，有无头癣、头皮感染、外伤、瘢痕及肿块等。

第二节 头 颅

头颅（skull）检查，视诊主要观察头颅的大小、外形和运动情况。触诊进一步应了解头颅的外形，有无压痛和局部异常隆起。头颅的大小用头围来表示，测量时以软尺自眉间经侧方绕到颅后通过枕骨粗隆绕头1周，以厘米计数。成人头围正常约53cm或以上。新生儿约34cm，出生后前半年增加8cm，后半年增加3cm，第2年增加2cm，第3~4年约增加1.5cm，4~10岁增加约1.5cm，18岁达成人水平。小儿出生后12~18个月囟门闭合，闭合过早或过迟可导致头颅外形异常。

头颅的大小异常或形态变化是某些疾病的典型体征。

1. 小颅（microcephalia） 小儿囟门闭合过早所致，并伴有智力发育障碍。常见于遗传性疾病，如唐氏综合征、齿－眼－骨综合征、史－李－欧综合征等。

2. 尖颅（oxycephaly） 小儿矢状缝和冠状缝闭合过早，使头顶部尖突高起，颅底低，眼眶浅，与颜面比例失常，亦称塔颅（tower skull）。尖颅常合并并指畸形，即 Apert 综合征（图5－1）。Apert 综合征为常染色体显性遗传。

3. 方颅（squared skull） 前额左右突出，头顶平坦呈方形，可见于小儿佝偻病、骨骼化石症、先天性梅毒等。

4. 巨颅（large skull） 额、顶、颞及枕部膨大呈圆形，头颅增大，颜面相对变小，且伴有头皮静脉曲张，见于脑积水。患者由于长期颅压增高，压迫眼球，形成双目下视，巩膜外露的特殊表情，称落日现象（图5－2）。

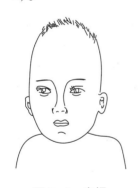

图5－1 尖颅

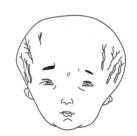

图5－2 脑积水

5. 长颅（delichocephalia） 从颅顶至下颌部的长度明显增大。常见疾病有马方综合征（Manfan 综合征）、肢端肥大症及 Prader－Willin 综合征。患者除头颅外形改变外，常伴有其他系统器官发育异常。

6. 变形颅（deforming skull） 触诊时患者头颅骨面凸凹不平，形如地图，颅骨增大变形，同时伴长骨骨质增厚弯曲。常见疾病有变形性骨炎（Paget 病）。

正常人头部活动自如。一般视诊可发现头部异常运动。头部活动受限，见于颈椎病或颈部组织受伤；头部不随意有规律的颤动，见于帕金森病；与颈动脉搏动一致的点头运动，称 Musset 征，也称收缩期点头征，见于严重主动脉瓣关闭不全、主动脉瘤的患者。

第三节 颜面及其器官

颜面（face）为头部前面不被头发遮盖的部分。面部肌群很多，是构成表情的基础，受神经支配，有丰富的血液供应。许多疾病存在面部及其器官上的特征性变化，检查面部表现对某些疾病的诊断有重要意义。各种面容和表情的临床意义已如前述。此处重点讲述面部器官的检查。

一、眼

眼的检查包括外眼、眼前节、内眼和眼的功能检查。进行外眼检查时，患者面向自然光源，检查者面对患者，利用自然光线进行检查，先右眼后左眼，由外向内检查。内眼检查需在暗室借助于裂隙灯及眼底镜。

（一）眉毛（eyebrow）

正常人的眉毛内侧与中间部分浓密，外侧部分稀疏。外 1/3 的眉毛过于稀疏或脱落，见于黏液性水肿和垂体前叶功能减低症。眉毛明显稀疏或脱落应考虑麻风病。

（二）眼睑（eyelids）

1. 睑内翻（entropion） 是指眼睑向内翻转，其中由于眼内层组织瘢痕收缩形成使睑内翻称为瘢痕性睑内翻，见于沙眼。当睑内翻达到一定程度时，睫毛刺激角膜，称为倒睫（trichiasis）。

2. 睑外翻（ectropion） 是指睑缘离开眼球表面甚至向外翻转，睑结膜外露、充血、干燥、增厚。常见于眼睑皮肤瘢痕收缩，面神经麻痹，老年性睑外翻。

3. 上睑下垂（ptosis） 正常人自然睁开双眼平视时，双侧上眼睑覆盖角膜 1～2mm。如果上眼睑覆盖瞳孔的一部分或全部提示上睑下垂。双侧上眼睑下垂多见于先天性上睑下垂、重症肌无力；单侧上眼睑下垂见于蛛网膜下腔出血、白喉、脑脓肿、脑炎及外伤等引起的动眼神经麻痹。

4. 眼睑闭合障碍（palpebral closure disorder） 是指睑裂闭合受限或不能完全闭合致角膜部分或全部暴露。单侧闭合障碍见于面神经麻痹；双侧眼睑闭合障碍可见于甲状腺功能亢进症。

5. 眼睑水肿（palpebral edema） 眼睑组织疏松，轻度或初发水肿即可在眼睑表现出来。单侧水肿多为炎性水肿；双侧水肿常见于肾炎、肝炎、营养不良、贫血、血管神经性水肿等。

此外，还应注意眼睑有无倒睫、包块、压痛、运动障碍、痉挛等。

（三）泪囊（dacryocyst）

请受检者向上看，检查者用双手拇指挤压患者眼内眦下方，即骨性眶缘下内侧，同时观察有无分泌物或泪液自上、下泪点溢出。若有黏液脓性分泌物流出，应考虑慢性泪囊炎。急性炎症时应避免作此检查。

（四）结膜（conjunctiva）

结膜分睑结膜、穹隆部结膜与球结膜三部分。检查时应注意有无充血、水肿、结膜下出血、乳头增生、滤泡、瘢痕和异物等。

检查结膜时需翻转眼睑。翻转方法是：嘱患者向下看，检查者用示指和拇指捏住被检查者上眼睑中外 1/3 交界处边缘，示指下轻拉按压眼睑，同时拇指向上将睑缘捻转，即可翻开，暴露下眼睑结膜及穹隆结膜。检查者右手检查受检者左眼，左手检查右眼，检查时动作轻柔，以免受检者痛苦流泪。结膜充血发红，血管充盈见于结膜炎、角膜炎；结膜苍白见于贫血；结膜发黄见于黄疸；颗粒与滤泡见于沙眼；出血点见于亚急性感染性心内膜炎；若有大片的结膜下出血，可见于高血压、动脉硬化、急性结膜炎、眼外伤、邻近组织损伤等；球结膜水肿，可见于肺性脑病、甲状腺功能亢进症、脑水肿。

（五）眼球

主要注意眼球的外形与运动。

1. 眼球突出（exophthalmos） 我国正常成年人眼球突出度约 13mm。眼球突出超过此值，或两眼球突出不对称，差别大于 2mm，称之为眼球突出。双侧眼球突出见于甲状腺功能亢进症。甲亢患者除突眼外，还有以下征象。①Graefe 征：眼球下转时上睑不能相应下垂（图 5 - 3）。②Stellwag 征：瞬目减少（图 5 - 4）。③Mobius 征：表现为眼球辐辏运动减弱，即目标由远渐近眼球时，两侧眼球不能适度内聚（图 5 - 5）。④Joffroy 征：上视时无额纹出现（图 5 - 6）。单侧眼球突出，多见于局部炎症或眶内占位性病变，偶见于颅内病变。

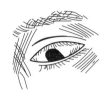
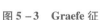
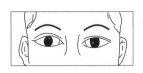
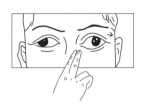
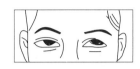

图 5 - 3　Graefe 征　　　　图 5 - 4　Stellwag 征　　　　图 5 - 5　Mobius 征　　　　图 5 - 6　Joffroy 征

2. 眼球凹陷（enophthalmos）　是指眼球按轴线向眼眶内退缩。双侧眼球下陷见于严重脱水和老年人眶内脂肪萎缩；单侧眼球下陷，见于霍纳综合征。霍纳综合征表现为患者眼睑下垂，瞳孔缩小，眼球内陷，常伴有同侧面部少汗、无汗或皮肤血管扩张。

3. 眼球运动　检查目的是判断六条眼外肌的运动功能。医师置将棉签或其手指尖置于受检者眼前 30 ～ 40cm 处，嘱受检者头部固定，眼球跟随目标方向移动，一般按患者左→左上→左下，右→右上→右下 6 个方向的顺序进行，每检查一个方向，目标物应回到中位。检查过程中注意眼球运动幅度、两眼是否同步及其灵活性、持久，并询问受检者是否出现复视。每一方向代表双眼的一对配偶肌的功能，若有某一方向运动受限提示该对配偶肌功能障碍，同时可伴有复视。眼球运动受动眼神经、滑车神经、展神经支配，这些神经麻痹时会导致眼球运动障碍，并伴有复视（diplopia）。由支配眼肌运动的神经麻痹或眼外肌本身器质性病变所产生的斜视称为麻痹性斜视（paralytic squint），多由颅脑外伤、鼻咽癌、脑炎、脑膜炎、脑脓肿、脑血管病变所引起。

双侧眼球发生不自主、有规律的快速往返运动，称为眼球震颤（nystagmus）。运动的速度起始时缓慢，称为慢相；复原时迅速，称为快相，运动方向以水平方向为常见，垂直和旋转方向较少见。检查方法是：嘱患者眼球随医师手指按水平或垂直方向往返运动数次，观察有无眼球震颤。自发的眼球震颤见于耳源性眩晕、小脑疾患和视力严重低下等。

4. 眼内压　眼内压减低见于眼球萎缩、眼外伤、低血压、脱水、贫血等。眼内压增高时，指压触诊张力增强，见于青光眼。

（六）巩膜

巩膜（sclera）正常色白、不透明，小儿可呈蓝白色，老年人可呈淡黄色。检查时应在自然光下进行。在黄疸时，巩膜黄染比其他黏膜黄染更先出现，并且巩膜越远离角膜的周边部分黄染越明显；相反巩膜因血液中其它黄色色素增多（如胡萝卜素等）而造成的黄染角膜周围最明显。中年以后在内眦部可出现分布不均匀的黄色斑块，为脂肪沉着，应与黄疸鉴别。

（七）角膜

检查角膜（cornea）时应注意角膜的透明度、敏感性、大小及形态，有无云翳、白斑、软化、溃疡、新生血管等。发生在瞳孔部位的云翳和白斑可不同程度影响视力。角膜周边的血管增生多因沙眼刺激所致。

角膜软化见于婴幼儿营养不良、维生素 A 缺乏等。老年人角膜边缘及周围出现灰白色混浊环，不妨碍视力，无不适症状，称为老年环，是类脂质沉着所致。角膜边缘若出现黄色或棕褐色的色素环，环的外缘较清晰，内缘较模糊，称为 Kayser–Fleischer 环，是铜代谢障碍的结果，见于肝豆状核变性（Wilson 病）。

（八）虹膜

虹膜（iris）是眼球葡萄膜的最前部分，中央的圆形孔洞即为瞳孔。正常虹膜纹理近瞳孔部分呈放射状排列，周边呈环形排列。虹膜纹理模糊或消失见于炎症、水肿或萎缩。虹膜形态异常或有裂孔，见于虹膜前粘连、外伤及先天性虹膜缺损等。猫眼综合征的患者双眼虹膜缺损呈垂直方向，眼间距增宽，眼睑裂向下倾斜，似猫眼，是第 22 号染色体长臂部分三体性异常所致。

（九）瞳孔

瞳孔（pupil）是虹膜中央的圆形孔洞，瞳孔的大小受虹膜内瞳孔括约肌与扩大肌的调节。正常直径为 2~5mm。检查瞳孔应注意形状、大小、位置、双侧是否同圆等大、对光及调节反射是否正常等。观察瞳孔大小时避免光源直接照射瞳孔。

1. 瞳孔的形状　正常为圆形，双侧等大。青光眼或眼内肿瘤时可呈椭圆形；虹膜粘连时形状可不规则。引起瞳孔大小的因素很多，生理情况下，婴幼儿、老年人瞳孔较小，在光亮处瞳孔缩小；青少年瞳孔较大，兴奋或在光线较弱处瞳孔扩大。病理情况下，瞳孔缩小见于虹膜炎症、中毒（有机磷类农药、毒蕈中毒）、药物反应（吗啡、氯丙嗪、毛果芸香碱）等。瞳孔扩大见于外伤、颈交感神经刺激、青光眼绝对期、视神经萎缩、药物影响（阿托品、可卡因）等。双侧瞳孔散大固定并伴有对光反射消失见于濒死状态。

2. 瞳孔大小不等　可见于生理性和病理性原因。生理性瞳孔大小不等见于双眼屈光不等、双眼斜视及侧光照明时。病理性瞳孔大小不等可见于眼部疾病和颅内病变。眼部病变可见于角膜炎、虹膜炎、虹膜后粘连、瞳孔括约肌损伤；颅内病变可见于脑外伤、脑肿瘤、中枢神经梅毒及脑疝等。双侧瞳孔不等大，并且变化不定，提示中枢神经或虹膜的支配神经病变；如瞳孔不等大且伴有对光反射减弱或消失以及神志不清，为中脑损害的表现。

3. 对光反射（light reflex）　是用手电光线照射瞳孔，观察前后的反应变化，正常人眼部受光线照射后，瞳孔立即缩小，移开光线照射后瞳孔迅速复原，称为对光反射，是检查瞳孔功能活动的方法。瞳孔的对光反射包括直接对光反射和间接对光反射。直接对光反射是指在较暗处，光线直接照射瞳孔时立即缩小，移开光源后瞳孔迅速复原。间接对光反射是指用障碍物隔开双眼，光线照射一侧瞳孔时对侧瞳孔缩小，移开光源后对侧瞳孔迅速复原。瞳孔对光反射的检查对于诊断眼内疾病和中枢神经病变有重要临床意义。瞳孔对光反射迟钝或消失，见于昏迷患者。

4. 近反射（near reflex）　嘱患者注视 1m 以外的目标（通常是检查者的示指尖），然后将目标逐渐移近眼球（距眼球约 10cm）处时，两眼同时产生瞳孔缩小、两眼内聚及晶体变凸，这三种联合反射称为近反射。正常人在目标移近眼球 40cm 处瞳孔即开始缩小，称为调节反射。在出现调节反射的同时双眼内聚，称为辐辏反射，总称为集合反射。集合反射消失，动眼神经功能损害时或睫状肌和双眼内直肌麻痹，集合反射消失。

（十）眼的功能

眼的功能检查包括视觉物理学检查（如视力、视野、色觉、暗适应、对比敏感度等）和视觉电生理检查两大类。两种检查方法相互配合、相互补充。

1. 视力　视力（visual acuity）又称视敏度，是在一定距离内检查视标在黄斑区形成清晰图像的能力，分为远视力和近视力，通常选用国际标准视力表来检查。

（1）远距离视力表　我国采用通用国际标准视力表进行检测：在光线充足或人工照明的环境下，

被检者距视力表5m，使1.0行与被检者双眼同高。两眼分别检查。一般先检查右眼，用遮眼板遮盖左眼，勿压迫左眼球，反之相同。嘱被检者从上至下指出"E"字形视标开口的方向，记录所能看清的最下一行视力字号读数并记录下来（如右眼1.0；左眼1.2），为该眼的远视力。能看清"1.0"行视标者为正常远视力。如远视力下降，可将针孔镜放在被检眼前，测其针孔镜视力，有改善，则说明视力下降的原因多为屈光不正所致，通常需戴镜矫正。戴眼镜者须测裸眼视力和戴眼镜后的矫正视力。如在5m处不能辨认0.1行视标者，让患者逐步走近视力表，直至认出0.1视标为止，并以实测距离（m）除以正常人能看清该行视标的距离（50m）记录其视力。如在2m处看清，则记录视力为0.04。在1m处仍不能辨认0.1行视标者，则改为"数手指"。让患者背光而立，检查者任意伸出几个手指，嘱其说出手指的数目，记录为数指/距离（CF/cm）。手指移近眼前到5cm仍数不清，则改为用手指在被检者眼前左右摆动，记录能看到的距离，为手动/距离（HM/cm）。不能看到眼前手动者，到暗室中用手电筒照射被检眼，如能准确地看到光亮，记录为光感（LP），不能看到者，为无光感。确定有光感后，还需分别检查视网膜各个部位的"光定位"。良好的光定位通常提示视网膜和视神经的功能是正常的，反之，则多提示视网膜和视神经的病变。

（2）近距离视力表 在充足的照明下，在距视力表33cm处，能看清"1.0"行视标者为正常视力。尚可让患者改变检查距离，即将视力表拿近或远离至清晰辨认，以便测得其最佳视力和估计其屈光性质与度数。近视力检查可了解眼的调节能力，与远视力检查配合可初步诊断是否有屈光不正（包括散光、近视、远视）和老视，或是否有器质性病变，如白内障、眼底病变等。

2. 视野（visual fields） 是当眼球向正前方固视不动时所见的空间范围，与中央视力相对而言，它是周围视力，是检查黄斑中心凹以外的视网膜功能。视野分为周边视野和中心视野。

（1）周边视野检查

① 简单对比法：采用手试对比检查法可粗略测定周边视野。检查者视野正常。检查方法为：被检者与检查者相对而坐，眼位等高，距离约1m，两眼分别检查。检查右眼时，右眼与检查者左眼彼此注视，此时，两者遮盖另眼；然后，检查者将其手指或棉签置于自己与被检者中间等距离处，分别自上、下、左、右等不同的方位从外周逐渐向眼的中间移动，嘱被检查者在发现手指或棉签时，即刻示意。若两者能在各方向同时看到手指，则周边视野大致正常。若对比检查法结果异常或疑有视野缺失，可利用视野计作精确的视野测定。

② 周边视野计检查：视野计的主要构造为一可自由转动的半圆弓，正中有一白色（或镜面）视标，供被检查眼注视之用。眼与视标的距离为30cm。当被检查者用一眼（另一眼遮罩）注视视标时，检查者从边缘周围各部位，将视标向中央缓慢移动，直至患者察觉为止。

（2）中心视野检查 平面视野屏为无反光面积一般为1m²的黑色正方形绒布，表面绘有弧线和经线。检查方法是：被检者坐于屏前1m处，被检眼与视野屏中心等高固视（另一眼遮盖），选用1～5mm直径视标，沿经线缓慢移动视标，记录方法与周边视野检测法类似。在视野范围内，除生理盲点外的其他暗点，都是病理性暗点。完全看不见视标的暗点为绝对性暗点；能看到视标，但明度较差或变色困难的暗点为比较性暗点。

视野在各方向均缩小者，称为向心性视野狭小。在视野内的视力缺失地区称为暗点。视野左或右一半缺失，称为偏盲。双眼视野颞侧偏盲或象限偏盲，见于视交叉以后的中枢病变，单侧不规则的视野缺损见于视神经和视网膜病变。

3. 色觉（color sensation） 用以检查对颜色的辨认能力。从事建筑、美术、交通运输、服兵役、警察、医疗、化验等工作的人员必须有正常色觉。色觉的异常可分为色弱和色盲两种。色弱是对某种颜色的识别能力减低；色盲是对某种颜色的识别能力完全丧失。色盲又分先天性与后天性两种，先天性色盲是遗传性疾病，以红绿色盲最常见，遗传方式为伴性遗传；后天性者多由视网膜病变、视神经萎缩和球后视神经炎引起。蓝黄色盲极为少见，全色盲更罕见。

色觉检查要在适宜的光线下进行，让受检者在 50cm 距离处读出色盲表上的数字或图像，如 5～10 秒内不能读出表上的彩色数字或图像，则可按色盲表的说明判断为某种色盲或色弱。

4. 立体视的检查 参见眼科学教材。

（十一）眼底检查

眼底检查可诊断玻璃体、视网膜、脉络膜、视神经疾病。眼底检查需借助检眼镜，重点观察视乳突，视网膜血管及黄斑区等。高血压动脉硬化、慢性肾炎、糖尿病及白血病均有相应的眼底改变。

二、耳

耳是听觉和平衡器官，由外耳、中耳与内耳三个部分组成。

（一）外耳

1. 耳廓（auricle） 注意耳廓的外形、大小、位置和对称性，是否有发育畸形、耳前瘘管、小耳、低垂耳、外伤瘢痕、血肿等。耳廓红肿伴有热、痛，多见于感染。牵拉和触诊耳廓引起疼痛，提示有炎症。耳廓上有痛性硬性结节多为痛风，是尿酸盐沉积所致。

2. 外耳道（external auditory canal） 注意外耳道皮肤是否正常，有无溢液。如有黄色液体流出并伴痒痛感为外耳道炎，外耳道内有局部红肿疼痛，并伴耳廓牵拉痛则为疖肿。有脓液流出并伴全身症状，则应考虑急性中耳炎。有血液或脑脊液流出则应考虑颅底骨折。对出现耳闷或耳鸣的患者，则应注意是否有外耳道瘢痕、耵聍、异物阻塞。

3. 鼓膜 正常鼓膜圆形，呈灰白色微带青色，有光泽。检查时应注意鼓膜各标志是否清晰，有无出血、穿孔、内陷、浑浊等。

（二）中耳

中耳借助耳镜检查，观察鼓膜是否有病变。正常鼓膜圆形，呈灰白色微带青色，有光泽。检查时应注意鼓膜各标志是否清晰，有无出血、穿孔、内陷、浑浊等。鼓膜内陷常见于中耳炎；化脓后可使鼓膜外凸、穿孔、溢脓。如长期伴有溢脓、恶臭，应考虑胆脂瘤。

（三）乳突

乳突（mastoid）位于耳垂后方，乳突内有许多空隙，为乳突小房，乳突内腔与中耳道相连。患化脓性中耳炎引流不畅时，可蔓延到乳突，导致继发乳突炎。此时耳廓后方皮肤红肿，乳突压痛，甚至可见瘘管或瘢痕等。严重时，可继发耳源性脑膜炎、脑脓肿。

（四）听力

听力检查可分为粗略检查和精确测试两种方法。体格检查时，一般用粗测法了解听力情况。检测方法是：在静室内嘱被检者闭目静坐，并用手堵塞一侧耳道，医师持表或以拇指与示指互相摩擦，自 1m 以外逐渐移近被检者耳部，直到被检者听到声音为止，测量距离：同样方法检查另一耳。与正常人进行对照。一般在 1m 处可闻机械表声或捻指声。精测方法需使用音叉或电测听设备进行一系列较精确的测试。听力减退可见于耳道有耵聍或异物、听神经损害、局部或全身血管硬化、中耳炎及耳硬化等。粗略检查发现听力下降时，则需进行精确的测试方法和专科检查。

三、鼻

(一) 鼻的外形

采用视诊和触诊方法检查鼻部皮肤和外形。鼻梁部皮肤出现红色斑块，高起皮面并向两面颊部扩展，见于系统性红斑狼疮。鼻梁部皮肤出现黑褐色斑点或斑片为日晒后或其他因素导致的色素沉着，如慢性肝脏疾病、黑热病等。鼻尖和鼻翼的皮肤出现红色皮损，并有毛细血管扩张和组织肥厚，见于酒糟鼻 (rosacea)。鼻外伤时应仔细检查有无鼻骨或软骨的骨折或移位。

鼻腔完全堵塞、外鼻变形，鼻梁宽平如蛙状，称为蛙状鼻，见于鼻息肉患者。鞍鼻 (saddle nose) 是指鼻骨破坏、鼻梁塌陷所致，见于鼻骨骨折、鼻骨发育不良、先天性梅毒和麻风病。

(二) 鼻翼扇动

鼻翼扇动是鼻孔吸气时开大，呼气时回缩，常见于如大叶性肺炎、支气管哮喘和心源性哮喘引起的呼吸困难。

(三) 鼻中隔

正常人鼻中隔多有轻度偏曲，明显偏曲并有通气障碍者，称为鼻中隔偏曲。常见于鼻中隔外伤、鼻中隔的诸骨发育不均衡，也可有肿瘤或衣物压迫鼻中隔引起。严重的高位鼻中隔偏曲，可压迫鼻甲引起神经性头痛，偏曲部骨质刺激黏膜而引起出血。

鼻中隔出现孔洞，称为鼻中隔穿孔。检查方法是：用小型手电筒照射一侧鼻孔，观察对侧鼻孔是否有亮光透过。多由外伤、感染、肿瘤等引起。

(四) 鼻出血

鼻出血 (epistaxis) 部位大多在鼻中隔前下方，少数出血发生在鼻腔后部，该部出血较凶猛，不易止血。鼻出血可见单侧，也可见双侧；可为反复间歇性出血，也可为持续行出血。单侧鼻出血多为鼻腔局部病变引起，如外伤、鼻腔感染、血管损伤、鼻咽癌及鼻中隔偏曲等；双侧鼻出血则多见于全身性疾病，如某些发热性传染病 (流行性出血热、伤寒、钩端螺旋体病等)、血液系统疾病 (血小板减少性紫癜、再生障碍性贫血、白血病、血友病)、高血压病、肝脾疾病及维生素 C 或维生素 K 缺乏等。女性周期性鼻出血应考虑到子宫内膜异位症。

(五) 鼻腔黏膜及鼻腔分泌物

借用鼻镜检查鼻腔黏膜。鼻腔黏膜检查时应注意鼻甲及鼻黏膜有无肿胀充血、肥厚、干燥、萎缩及各鼻道有无分泌物、息肉、新生物等。正常鼻黏膜呈红色，光滑湿润，无分泌物积聚。急性鼻炎时鼻黏膜肿胀充血，伴有鼻塞、流涕。慢性鼻炎时鼻黏膜组织肥厚。慢性萎缩性鼻炎时鼻黏膜萎缩、鼻甲缩小、分泌物减少，鼻腔干燥、宽大，伴嗅觉减退或丧失。

鼻腔黏膜受到各种刺激时会产生过多的分泌物。卡他性炎症时分泌物呈清稀无色。鼻或鼻窦的化脓性炎症时分泌物呈黏稠发黄或发绿。

(六) 鼻窦

鼻窦是鼻腔周围含气的骨质空腔，共有四对，分别是上颌窦、额窦、筛窦和蝶窦，均有窦口与鼻腔相通。当引流不畅时易于发生鼻窦炎。鼻窦炎时出现鼻塞、流涕、头痛及鼻窦压痛。鼻镜检查可见相应的窦口有分泌物溢出。各鼻窦区压痛检查方法如下 (图 5 - 7)。

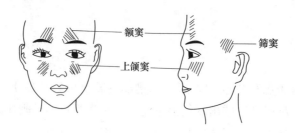

图 5-7 鼻窦体表位置示意图

1. 上颌窦 医师双手拇指分别置于左、右颧部向后按压，余四指放于被检者耳后固定头部，询问被检者有无压痛，两侧压痛有无区别。医师也可用右手中指直接叩击颧部，并询问有无叩击痛。

2. 额窦 医师一手扶持被检者枕部，用另一拇指或示指置于眼眶上缘内侧用力向后向上按压。或以两手掌固定头部，双手拇指于眼眶上缘内侧向上、向后按压，询问有无压痛，两侧有无差异。医师也可用中指叩击该区，询问被检者有无叩击痛。

3. 筛窦 双手固定被检者两侧耳后，双侧拇指分别置于鼻根部与眼内眦之间向后方按压，询问被检者有无压痛。

4. 蝶窦 解剖位置深，不能在体表进行检查。

四、口

口（mouth）的检查包括口唇、口腔内组织器官和口腔气味等。

（一）口唇

检查时注意口唇颜色、畸形、疱疹、肿胀、肿块等。口唇有丰富的血管分布，正常红润富有光泽。当毛细血管充盈不足或血红蛋白含量低下，口唇呈苍白色，见于休克、虚脱、主动脉瓣关闭不全和贫血等；当毛细血管循环加速、毛细血管过度充盈时，口唇呈深红色，见于急性发热性疾病。口唇发绀为血液中还原血红蛋白增加所致，见于心力衰竭和呼吸衰竭、真性红细胞增多症等。口唇干燥并有皲裂，见于高热、严重脱水、干燥综合征的患者。口唇疱疹为口唇黏膜与皮肤交界处发生的成簇的半透明小水疱，多为单纯性疱疹病毒感染所引起，可并发大叶性肺炎、感冒、流行性脑脊髓膜炎及疟疾等。唇裂为口唇有裂隙，又称兔唇，可见于先天性发育畸形，外伤，感染等。口唇肥厚为皮肤粘膜褶皱减少，粘膜完整光亮或糜烂，见于局部肝炎、黏液性水肿、肢端肥大症及克汀病等。口唇突发无痛性非炎症肿胀，见于血管神经性水肿。口角糜烂见于核黄素缺乏症。

（二）口腔黏膜

在充足自然光线或手电筒照明下检查口腔黏膜正常呈粉红色，光泽润滑。如出现蓝黑色色素沉着斑片多为肾上腺皮质功能减退症（Addison 病）。如见大小不等的黏膜下出血点或瘀斑，则可能为各种出血性疾病或维生素 C 缺乏。麻疹黏膜斑（Koplik 斑）在相当于第二磨牙的颊黏膜处出现帽针头大小白色斑点，为麻疹的早期特征。此外，黏膜充血、肿胀并伴有小出血点，称为黏膜疹，多为对称性，见于猩红热、风疹和某些药物中毒。黏膜溃疡可见于慢性复发性口疮。鹅口疮为白色念珠菌感染，见于衰弱的病儿或老年患者，长期使用广谱抗生素和抗癌药的患者也可出现鹅口疮。

（三）牙齿

牙齿（teeth）检查时应注意牙齿的形态、颜色、数目、有无龋齿、残根、缺牙和义齿等。如发现牙齿疾病，应按下列格式标明所在部位。

	上	
右 8 7 6 5 4 3 2 1	1 2 3 4 5 6 7 8 左	
8 7 6 5 4 3 2 1	1 2 3 4 5 6 7 8	
	下	

1. 中切牙；2. 侧切牙；3. 尖牙；4. 第一前磨牙；5. 第二前磨牙；6. 第一磨牙；7. 第二磨牙；8. 第三磨牙

如 1| 为右上中切牙；4| 为右下第一前磨牙；$\frac{5|}{|7}$ 示右上第二前磨牙及左下第二磨牙为某种病变的部位。

牙着色、变色与形状的特征性改变，对某些疾病具有临床诊断意义。牙着色与变色不同，着色可被刮除，如黄褐色沉着可由牙釉质发育不全或长期饮用含氟量过高的水有关；棕褐色沉着可见于食物中的色素或服用含铁药物所致。牙齿变色为牙齿的内在性染色，如黄褐色牙见于牙齿发育期长期使用四环素；灰色牙见于牙髓组织坏死。Hutchinson 齿为中切牙切缘呈月牙形凹陷且牙隙分离过宽，为先天性梅毒的重要体征之一，单纯牙间隙过宽见于肢端肥大症。

（四）牙龈

牙龈（gums）正常呈粉红色，质坚韧，与牙颈部紧密贴合，压迫无出血及溢脓。牙龈水肿见于慢性牙周炎；牙龈缘出血常为口腔内局部因素引起，如牙石等；也可由全身性疾病所致，如维生素 C 缺乏症、血液系统疾病或出血性疾病等。挤压齿龈有脓液溢出见于慢性牙周炎、齿龈瘘管等。牙龈的游离缘可以出现蓝灰色点线和黑褐色点线状色素沉着，前者见于铅中毒，后者见于铋、汞、砷等中毒，两者应结合病史注意鉴别。

（五）舌

舌（tongue）正常呈粉红色，大小厚薄适中，活动自如，舌面湿润并覆盖一层薄白苔。舌的感觉、运动与形态发生变化可由许多局部或全身疾病引起，这些变化往往能为临床提供重要的诊断依据。

1. 舌痛（sore tongue） 见于局部因素或全身性疾病的局部表现。因局部因素可以是舌外伤、舌系带外伤、溃疡等引起。全身性疾病的的局部表现，如维生素 C 缺乏症、巨幼细胞贫血、糙皮病、核黄素缺乏症、重金属中毒、苯妥英钠中毒、尿毒症及抗生素过敏等。

2. 干燥舌 舌黏膜明显干燥，多不伴有舌体大小变化。见于鼻部疾患时张口呼吸、大量吸烟、阿托品作用、放射治疗后等；严重的干燥舌可见舌体缩小，并有纵沟，见于严重脱水，多同时伴有皮肤弹性减退。

3. 舌体增大 暂时性肿大见于舌炎、口腔炎、舌的蜂窝组织炎、脓肿、血肿、血管神经性水肿等。长时间的增大见于黏液性水肿、呆小病、唐氏综合征、舌肿瘤等。

4. 地图舌（geographic tongue） 是指舌面上出现黄色上皮细胞堆积成的隆起部分，状如地图。舌面的隆起部分边缘不规则，存在时间不长，数日后可剥脱恢复正常，这种舌炎多不伴随其他病变，发生原因不明确，核黄素缺乏可引起地图舌。

5. 裂纹舌（wrikled tongue） 舌面上出现横向裂纹与纵向裂纹；横向裂纹见于唐氏综合征、核黄素缺乏等，后者伴有舌痛，纵向裂纹见于梅毒性舌炎。

6. 草莓舌（strawberry tongue） 是指舌乳头肿胀、充血发红类似草莓，见于猩红热或长期发热患者。

7. 牛肉舌（beefy tongue） 舌面绛红如生牛肉，见于糙皮病（菸酸缺乏）。

8. 镜面舌 表现为舌头萎缩，舌体较小，舌面光滑呈粉红色或红色，亦称光滑舌（smooth tongue），见于缺铁性贫血、恶性贫血及慢性萎缩性胃炎。

9. 毛舌（hairy tongue） 表现为舌面有黑色或黄褐色的毛，也称黑舌，此为丝状乳头缠绕真菌丝以及其上皮细胞角化所致。见于久病衰弱或长期使用广谱抗生素（引起真菌生长）的患者。

10. 舌的运动异常 舌震颤见于甲状腺功能亢进症；舌偏斜见于舌下神经麻痹。

（六）咽部及扁桃体

咽部可分三个部分，即鼻咽、口咽和喉咽。鼻咽与喉咽的检查需借助鼻镜和喉镜，多由专科医师进行。

1. 鼻咽 位于软腭平面之上、鼻腔的后方。检查时应注意有无水肿，充血，黏液分泌物及局部隆起。如一侧有血性分泌物，并伴有耳鸣、耳聋，应考虑早期鼻咽癌。

2. 口咽 位于软腭平面之上、会厌上缘的上方；前方直对口腔，软腭向下延续形成前后两层黏膜皱襞，前称舌腭弓，后称咽腭弓。扁桃体位于舌腭弓和咽腭弓之间的扁桃体窝中。咽腭弓的后方称咽后壁，一般咽部检查即指这个范围。

检查方法：患者取坐位，头略后仰，张口并发"啊——"音，此时医师用压舌板前端在舌的前2/3与后1/3交界处迅速下压，软腭上抬，在照明的配合下观察软腭、悬雍垂、软腭弓、扁桃体和咽后壁。

注意观察咽喉壁黏膜有无充血、水肿及分泌物增多等。急性咽炎时常有以上改变；黏膜充血、表面粗糙，淋巴滤泡呈簇状增殖，见于慢性咽炎。扁桃体发炎时，腺体红肿增大，在扁桃体隐窝内有黄白色分泌物，或渗出物形成的苔片状假膜，易剥离；扁桃体假膜也见于白喉，假膜不易剥离，若强行剥离则易引起出血。扁桃体增大一般分为三度（图5-8）：不超过咽腭弓者为Ⅰ度；超过咽腭弓者为Ⅱ度；达到或超过咽后壁中线者为Ⅲ度。一般检查时未见扁桃体增大，可用压舌板刺激咽部，引起恶心反射后如看到扁桃体突出则为包埋式扁桃体，其扁桃体隐窝内有脓栓，多构成反复发热的隐匿性病灶。

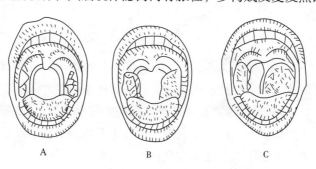

图5-8 扁桃体位置及其大小分度示意图
A. Ⅰ度扁桃体肿大；B. Ⅱ度扁桃体肿大；C. Ⅲ度扁桃体肿大

3. 喉咽 位于口咽之下，也称下咽部，其前方通喉腔，下端通食管，此部分的检查需用间接或直接喉镜才能进行。

（七）喉

喉向上连接喉咽，向下连接气管，由软骨、肌肉韧带、纤维组织及黏膜所组成的一个管腔结构，是发音的主要器官。检查需借助喉镜，由专科医师完成。急性喉炎，患者表现为急性嘶哑或失音。慢性失音要考虑喉癌。喉的神经支配有喉上神经与喉返神经。上述神经受到损害，可导致声音嘶哑甚至失音。

（八）口腔的气味

健康人口腔无特殊气味，饮酒、吸烟的人可有烟酒味，如有特殊气味称为口臭。可由口腔、鼻腔、胃肠道及全身疾病引起。

局部疾病，如牙龈炎、龋齿、牙周炎、牙槽脓肿、齿龈出血、萎缩性鼻炎、上颌窦炎、鼻咽癌等。全身性疾病，如糖尿病酮症酸中毒可有烂苹果味；尿毒症患者可发出氨味；肝坏死患者口腔中有肝臭味；肺脓肿患者呼吸时可发出组织坏死的臭味；有机磷农药中毒者口腔中有大蒜味；其他消化不良、胃炎及碘、汞、铋中毒时也有口臭。

五、腮腺

腮腺（parotid land）位于耳屏、下颌角、颧弓所构成的三角区内，正常腮腺体薄而软，触诊时摸不出腺体轮廓。腮腺肿大时以耳垂为中心的圆形隆起，并可触及边缘不明显的包块。腮腺检查时应注意腮腺的表面皮肤温度、颜色、硬度，有无压痛、波动，活动度等。腮腺导管位于颧骨下1.5cm处，横过嚼肌表面，开口相当于上颌第二磨牙对面的颊黏膜上。检查时注意导管口有无分泌物。腮腺肿大见于：①急性流行性腮腺炎，腮腺肿大迅速，先累及单侧，随后累及对侧，检查时有腮腺压痛，常同时累及胰腺、睾丸或卵巢。②急性化脓性腮腺炎，多为单侧，检查时在导管口处加压后有脓性分泌物流出，多见于胃肠道术后及口腔卫生不良者。③腮腺肿瘤，混合瘤质韧呈结节状，边界清楚，可有移动性；恶性肿瘤质硬、有痛感，发展迅速，与周围组织有粘连，可侵犯面神经导致面瘫。④腮腺导管结石，腮腺肿大，进食时肿胀和疼痛加重。⑤Mikulicz综合征，双侧腮腺弥漫性肿大，同时有泪腺、颌下腺肿大，无压痛。

目标检测

答案解析

一、选择题

A 型题

1. 小儿囟门多在（ ）时间内闭合

    A. 6 ~ 8 个月   B. 8 ~ 12 个月

    C. 10 ~ 16 个月   D. 12 ~ 18 个月

2. 小儿佝偻病时的头颅异常表现是（ ）

    A. 小颅   B. 巨颅

    C. 方颅   D. 尖颅

3. 单侧眼球下陷见于（ ）

    A. 严重脱水   B. Horner 综合征

    C. 马方综合征   D. 颅内病变

4. 患者头部体检有如下阳性体征：上眼睑挛缩，呈凝视状，伴轻度突眼。伸舌有细震颤。最可能见于（ ）

    A. 严重脱水   B. 甲状腺功能亢进

    C. 麻痹性斜视   D. Horner 综合征

5. 瞳孔缩小见于（ ）

    A. 濒死状态   B. 视神经萎缩

    C. 阿托品作用   D. 有机磷农药中毒

6. 上颌窦炎时，面部检查其压痛区域是（ ）

    A. 耳屏部压痛   B. 两颧部压痛

    C. 乳突部压痛   D. 鼻根部与眼内眦部压痛

B 型题

7. 沙眼常见的眼部病变为（ ）

A. 结膜散在出血点　　　　　　　　　　　B. 结膜发黄

C. 结膜滤泡　　　　　　　　　　　　　　D. 结膜有乳头（细小突起）

8. 双侧上睑下垂见于（　　）

A. 白喉　　　　　　　　　　　　　　　　B. 脑炎

C. 重症肌无力　　　　　　　　　　　　　D. 先天性上眼睑下垂

9. 双侧瞳孔大小不等常见于（　　）

A. 脑外伤　　　　　　　　　　　　　　　B. 脑肿瘤

C. 脑疝　　　　　　　　　　　　　　　　D. 中枢神经梅毒

二、填空题

1. 由于颅内高压，压迫眼球，形成双目下视、巩膜外露的特殊面容，称为＿＿＿＿＿＿＿，多见于＿＿＿＿＿＿＿。

2. 在相当于第二磨牙的颊黏膜处出现帽针头大小白色斑点为＿＿＿＿＿＿＿，是＿＿＿＿＿＿＿的特征。

三、名词解释题

草莓舌

四、简答题

请简述扁桃体肿大的分度。

（冯晓燕）

书网融合……

本章小结

题库

第六章　颈部检查 微课

PPT

学习目标

1. 掌握　颈静脉怒张常见病因、检查方法和异常的临床意义；甲状腺的检查方法及改变的临床意义；气管的检查方法及异常的临床意义。

2. 熟悉　颈部的皮肤与包块的检查、气管的检查。

3. 了解　颈部的外形、分区、颈部的姿势和运动。

案例引导

案例　患者，女，16岁。近来发现颈部逐渐肿胀隆起，肿块随吞咽上下活动，前来就诊。自诉平日常易激动，近期自觉学习、生活压力增大，情绪激动时常伴胸闷憋气、心慌，近期食欲可，两便调。舌苔黄薄腻，舌质偏红，脉细弦。查体：甲状腺明显肿大，约16mm×12mm，质地柔软，表面可触及少数结节。检测甲状腺功能无明显变化。

讨论　该患者可能的诊断是什么？

颈部的检查患者最好取坐位，暴露颈部和肩部。如患者卧位，也应充分暴露。检查者手法应轻柔，对怀疑患有颈椎病疾患的病人更应注意。按以下顺序检查。

一、颈部的外形与分区

颈部是连接头部及躯干的狭长部位，正中线将其分为左、右两侧。正常人颈部直立，两侧对称，矮胖者较粗短，瘦长者较细长，男性可见甲状软骨突出，女性平坦、不显著，转头时可见突起的胸锁乳突肌。正常人静坐时颈部血管不显露。

为准确标记、描述颈部病变的部位，依据解剖结构，每侧颈部又可分为颈前三角和颈后三角。颈前三角为胸锁乳突肌内缘、下颌骨下缘与前正中线之间的区域；颈后三角为胸锁乳突肌的后缘、锁骨上缘与斜方肌前缘之间的区域。

二、颈部的姿势与运动

正常人坐位、立位时颈部直立，伸屈、转动自如。颈部检查时应注意动态与静态的变化。颈部常见姿势和运动异常有：如头无力不能抬起，见于严重消耗性疾病的晚期、重症肌无力、脊髓前角细胞炎、进行性肌萎缩等；头部向一侧偏斜称为斜颈（torticollis），见于颈肌外伤、瘢痕收缩、先天性颈肌挛缩；先天性斜颈者的病侧胸锁乳突肌粗短，如两侧胸锁乳突肌差别不明显时，可嘱患者把头位扶正，此时病侧胸锁乳突肌的胸骨端会立即隆起，为本病诊断的特征性表现。颈部运动受限并伴有疼痛，可见于局部软组织炎症、颈肌扭伤、肥大性脊椎炎、颈椎结核或肿瘤等；颈部强直为脑膜受刺激的特征，见于各种脑膜炎、蛛网膜下腔出血、颅内高压等。震颤麻痹患者可出现颈部不自主的摇头或点头运动。

三、颈部皮肤与包块

1. 颈部皮肤检查应注意有无蜘蛛痣、感染（疖、痈、结核）、瘢痕、瘘管、皮疹、皮炎以及局部或广泛色素脱失等。神经性皮炎好发背侧颈部。蜘蛛痣则常见于前颈根部皮肤。

2. 颈部包块可来源于多脏器和组织，完整准确描记颈部包块有助于判断包块的组织器官来源。颈部包块检查时应注意其部位、数目、形状、大小、质地、活动度、与邻近器官的关系、有无压痛、增长的特点等。淋巴结肿大为颈部包块常见原因。如淋巴结肿大，质地不硬，有轻度压痛，可能为非特异性淋巴结炎；如质地较硬、活动度差，且伴有纵隔、胸腔或腹腔病变的症状或体征，则应考虑到恶性肿瘤的淋巴结转移；如为全身性、无痛性淋巴结肿大，则可见于血液系统疾病。囊状瘤的颈部包块呈圆形、表面光滑、有囊样感、挤压能使之缩小。若颈部包块弹性大又无全身症状，考虑囊肿的可能性大。肿大的甲状腺和甲状腺来源的包块可随吞咽上下活动，以此可与颈前其他包块鉴别。

四、颈部血管

正常人立位或坐位时，颈外静脉常不显露，平卧时可稍见充盈，充盈的水平仅限于锁骨上缘至下颌角距离的下 2/3 以内。坐位或半坐位（身体呈 45 度）时，静脉充盈度超过正常水平，称为颈静脉怒张，提示静脉压增高，常见于右心衰竭、缩窄性心包炎、心包积液或上腔静脉阻塞综合征。

正常人观察不到颈静脉搏动。三尖瓣关闭不全时颈静脉怒张并出现搏动，因三尖瓣关闭不全的患者在心室收缩期时血液可以自右心室返流至右心房，引起颈静脉收缩期向上搏动充盈。因颈动脉和颈静脉紧邻，都会发生搏动，应注意鉴别。颈静脉搏动柔和，范围弥散，触诊时无搏动感，卧位明显，搏动幅度在呼气时增强，吸气时减弱；动脉搏动比较强劲，为膨胀性，搏动感明显，其搏动幅度不受体位、呼吸影响。

颈部大血管区听诊，患者多取坐位，用钟型听诊器进行，听及血管杂音，应记录其部位、强度、性质、时期、音调、传播方向、以及患者姿势改变和呼吸等对杂音的影响。如在胸锁乳突肌内缘平甲状软骨上缘处听到收缩期吹风样杂音，应考虑颈动脉狭窄，常由动脉炎或动脉硬化引起。锁骨上窝处听到收缩期杂音，则可能为锁骨下动脉狭窄，见于颈肋压迫。在右锁骨上窝听到低调、柔和、连续性杂音，是颈静脉血流流入上腔静脉口径较宽的球部所产生，这种静脉音是生理性的，用手指压迫颈静脉后即可消失。

五、甲状腺

甲状腺（thyroid）位于甲状软骨下方和两侧，正常重量为 15 ~ 25g，表面光滑、柔软不易触及（图6 - 1）。做吞咽动作时随吞咽上下移动，以此可与颈前其他包块鉴别。甲状腺检查时患者多取坐位，颈部暴露，头稍后仰。检查时应注意甲状腺的大小、对称性、硬度、有无压痛，表面是否光滑，有无结节、震颤和血管杂音。

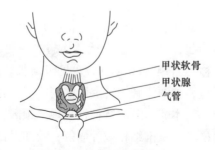

甲状软骨
甲状腺
气管

图6 - 1　甲状腺位置示意图

（一）检查方法

1. 视诊　观察甲状腺的大小和对称性。正常人甲状腺不易看出，女性在青春发育期甲状腺可略增大。检查时嘱被检查者做吞咽动作，可见甲状腺随吞咽动作而上下移动，如不易辨认时，可嘱被检查者双手置于枕后，头后仰，再进行观察即较明显。

2. 触诊 触诊的目的是明确甲状腺是否肿大、是否对称、局部有无结节以及结节的部位、大小、数目、质地、活动度，有无压痛、震颤、波动感等。检查时分别对甲状腺的峡部和甲状腺的侧叶进行触摸，注意有无上述现象。

（1）甲状腺峡部 位于环状软骨下方第二至第四气管环前面。站于受检者前面用拇指或站于受检者后面用示指沿胸骨上切迹向上触摸，于气管前触及软组织，请受检者做吞咽动作，可感到此软组织在手指下滑动，判断有无肿大和包块。

（2）甲状腺侧叶 前面触诊：站于受检者前面，右手拇指置甲状软骨右缘，将气管推向左侧，左手示、中指在左侧胸锁乳突肌后缘向前推挤甲状腺侧叶，左手拇指在胸锁乳突肌前缘触诊，配合吞咽动作，反复检查，可触及被推挤的甲状腺（图6-2）。用同样方法检查另一侧甲状腺。

后面触诊：站于受检者背面，类似前面触诊。右手示、中指施压于甲状软骨右缘，将气管推向左侧，左手拇指在左侧胸锁乳突肌后缘向前推挤甲状腺，示、中指在其前缘触诊甲状腺。配合吞咽动作，反复检查（图6-3）。用同样方法检查另一侧甲状腺。

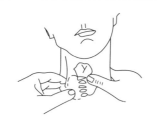 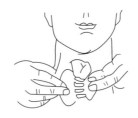

图6-2 从前面触诊甲状腺示意图　　　　　图6-3 从后面触诊甲状腺示意图

3. 听诊 正常甲状腺区听不到血管杂音。甲状腺功能亢进症，可在肿大的甲状腺上，用钟型听诊器听到低调的连续性静脉"嗡鸣"音。另外，在弥漫性甲状腺肿伴功能亢进者还可听到收缩期动脉杂音。

甲状腺肿大分为三度：不能看出肿大但能触及者为Ⅰ度；能看到肿大又能触及，但在胸锁乳突肌以内者为Ⅱ度；超过胸锁乳突肌外缘者为Ⅲ度。

（二）甲状腺肿大的临床意义

1. 甲状腺功能亢进症 肿大的甲状腺呈对称性或非对称性，质地较柔软，可触及震颤，可听到连续的"嗡鸣"样血管杂音，收缩期明显，是血管增多、增粗、血流增速的结果。

2. 单纯性甲状腺肿 腺体肿大很突出，可为弥漫性肿大，也可为结节性，不伴有甲状腺功能亢进症的症状和体征。

3. 慢性淋巴性甲状腺炎（桥本甲状腺炎） 甲状腺呈弥漫性或结节性肿大，边界清楚，表面光滑，质地坚韧，有时可出现质地较硬的结节，易与甲状腺癌相混淆。慢性淋巴性甲状腺炎时肿大的腺体可将颈总动脉向后方推移，因而在腺体后缘可以摸到颈总动脉搏动，而甲状腺癌则往往将颈总动脉包绕在癌组织内，触诊时触及不到颈总动脉搏动，可借此作鉴别。

4. 甲状旁腺腺瘤 甲状旁腺位于甲状腺之后，发生腺瘤时可以使甲状腺向外突出。触诊时可触及单发或多发的圆形或椭圆形肿物，表面光滑，质地较韧，无压痛。

5. 甲状腺癌 触诊包块时可有结节感，不规则、质硬，易与周围组织粘连而固定。有时结节体积较小，易与甲状腺腺瘤、颈前淋巴结肿大相混淆。

六、气管

正常人气管位于颈前正中部。检查时被检查者可取坐位或仰卧位，颈部自然直立状态，医师将示指与环指分别置于两侧胸锁关节上，中指置于胸骨上窝处所触及的气管之上，观察中指是否在示指与环指中间，或以中指置于气管与两侧胸锁乳突肌之间的间隙，依据两侧间隙是否等宽来判断气管有无偏移。气管偏移提示胸腔或颈部气管周围有病变，根据气管的偏移方向可以初步判断病变的位置和性质。如大量胸腔积液、气胸、纵隔肿瘤以及单侧甲状腺肿大可将气管推向健侧，而肺不张、肺硬化、胸膜粘连可将气管拉向患侧。主动脉弓动脉瘤时，在心脏收缩时瘤体膨大可将气管压向后下，因而可以触到气管随心脏搏动而向下拽动，称为 Oliver 征。

目标检测

答案解析

一、选择题

A 型题

1. 颈前一包块随吞咽而上下移动多为（ ）

    A. 颈纤维瘤   B. 淋巴肉瘤

    C. 淋巴结核   D. 甲状腺肿大

2. 甲状腺肿大分为 3 度，Ⅲ度指（ ）

    A. 不能看到仅能触及   B. 能看到又能触及

    C. 肿大超过胸锁乳突肌外缘   D. 甲状腺上有结节

3. 某患者查体发现甲状腺Ⅱ度弥漫性肿大，听诊有血管杂音，触诊有震颤，最有可能认为是（ ）

    A. 单纯性甲状腺肿   B. 甲状腺功能亢进症

    C. 桥本甲状腺炎   D. 结节性甲状腺肿

4. 肝 – 颈静脉回流征阳性最常见于（ ）

    A. 左心衰竭   B. 肺气肿

    C. 大量腹水   D. 右心衰竭

B 型题

1. 可将气管拉向患侧的常见疾病有（ ）

    A. 肺不张   B. 胸膜粘连

    C. 先天性颈肌挛缩   D. 肺硬化

2. 头部向一侧偏斜称为斜颈，常见于（ ）

    A. 颈肌外伤   B. 瘢痕收缩

    C. 先天性颈肌挛缩   D. 落枕

3. 正常气管位于颈前正中部，引起气管位移常见的疾病有（ ）

    A. 大量胸腔积液   B. 气胸

    C. 纵隔肿瘤   D. 单侧甲状腺肿大

二、填空题

正常人安静坐位或立位时，颈外静脉不显露，如坐位或半卧位时可见明显的静脉充盈称为_____。

三、名词解释题

桥本甲状腺炎

四、简答题

简述甲状腺肿大分度。

（冯晓燕）

书网融合……

微课　　　　　　　　本章小结　　　　　　　　题库

第七章　胸部检查

📖 学习目标

1. **掌握**　胸部的体表标志，肺、胸膜的视诊、触诊、叩诊和听诊检查方法。
2. **熟悉**　乳房的检查方法及常见病变的体征，胸壁的检查内容。
3. **了解**　呼吸系统常见疾病的主要体征。
4. 学会乳腺的检查方法及肺、胸膜的视诊、触诊、叩诊、听诊检查方法，具备熟练的乳房、肺与胸膜的查体能力。

➡ 案例引导

案例　患者，男，68 岁。身高 175cm，体重 50kg，吸烟史 50 余年，因"反复咳嗽、咳痰、气喘 20 年，加重 3 天入院"。既往史：否认高血压、糖尿病史。

讨论　1. 该患的胸廓、肺的体格检查可能出现哪些阳性体征？
　　　　2. 如果患者诊断为慢性阻塞性肺疾病及肺内感染，需做哪些检查？

胸部（chest）是位于颈部和腹部之间的区域，由胸壁、胸腔和胸腔内脏器组成。胸廓由 12 个胸椎和 12 对肋骨、锁骨及胸骨组成（图 7-1），前部较短，背部稍长。胸部物理检查的内容主要包括胸廓外形、胸壁、乳房、胸壁血管、纵隔、支气管、肺、胸膜、心脏和淋巴结。

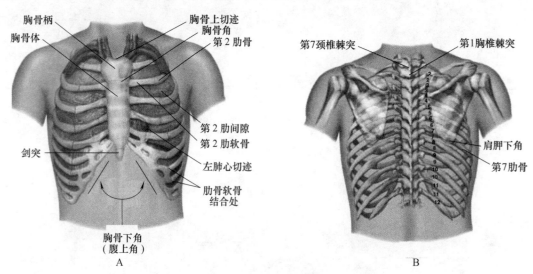

图 7-1　胸廓的骨骼结构

A. 正面观　B. 背面观

胸部物理检查包括视诊、触诊、叩诊和听诊四个部分。检查应在充足的光线和合适的温度下进行。尽可能暴露全部胸廓，视病情或检查需要让受检者取坐位或卧位，全面系统地按视诊、触诊、叩诊、听诊顺序进行检查。一般先检查前胸部及两侧胸部，然后再检查背部。按体表标志记录体征。

第一节　胸部的体表标志

胸部物理检查旨在判断心、肺等胸廓内重要脏器的生理、病理状态。胸廓内各脏器的位置可通过体表检查予以确定。熟识胸廓上的自然标志和人为划线，为标记胸廓内脏器的轮廓、位置以及异常体征的部位和范围具有重要意义（图 7 – 2）。

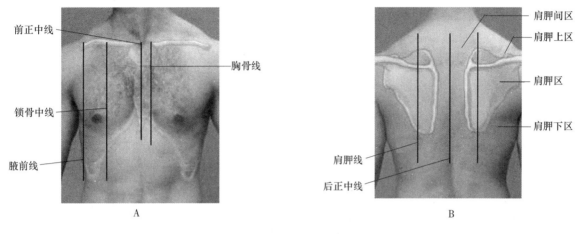

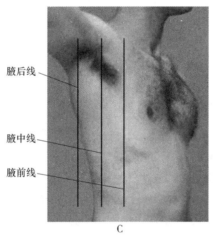

图 7 – 2　胸部体表标线与分区
A. 正面观；B. 背面观；C. 侧面观

一、骨性标志

1. 胸骨上切迹（suprasternal notch）　位于胸骨柄的上方，正常情况下气管位于切迹正中。

2. 胸骨柄（manubrium sterni）　为胸骨上端略呈六角形的骨块。其上部两侧与左右锁骨的胸骨端相连接，下方与胸骨体相连。

3. 胸骨角（sternal angle）　又称 Louis 角，位于胸骨上切迹下约 5cm，由胸骨柄与胸骨体的连接处向前突起形成。胸骨角两侧分别与左右第 2 肋软骨连接，是计数肋骨和肋间隙顺序的主要标志，同时也是气管分叉、心房上缘和上下纵隔交界处及第 4 或第 5 胸椎水平的胸部体表标志。

4. 剑突（xiphoid process）　为胸骨体下端的突出部分，呈三角形，其底部与胸骨体相连。正常人剑突的长短存在很大的差异。

5. 肋骨（rib）　共 12 对。于背部与相应的胸椎相连，由后上方向前下方倾斜，其倾斜度上方略小，下方稍大。第 1~7 肋骨在前胸部与各自的肋软骨连接，第 8~10 肋骨与 3 个联合在一起的肋软骨连接后，再与胸骨相连，构成胸廓的骨性支架。第 11~12 肋骨不与胸骨相连，其前端为游离缘，称为浮肋。肋弓是肝脏、胆囊和脾脏的触诊标志。

6. 肋间隙（intercostal space） 为两个肋骨之间的空隙，用以标记病变的水平位置。第 1 肋骨下的间隙为第 1 肋间隙，第 2 肋骨下的间隙为第 2 肋间隙，其他以此类推。除第 1 肋骨前部因与锁骨相重叠，常不能触及外，其他大多数肋骨均可在胸壁上触及。

7. 胸骨下角（infrasternal angle） 又称腹上角。为两侧的第 7~10 肋软骨相互连接而成的左右肋弓在胸骨下端会合而成的夹角。相当于横膈的穹隆部，其后为肝脏左叶、胃及胰腺所在的区域。腹上角正常为 70°~110°，瘦长体型者角度较小，矮胖者较大，深吸气时可稍增宽。剑突与肋弓构成剑肋角，左侧剑肋角是心包穿刺常用进针部位之一。

8. 肩胛骨（scapula） 位于后胸壁第 2~8 肋骨之间。肩胛冈及其肩峰端均易触及。肩胛骨的最下部为肩胛下角，常作为背部计数肋骨及肋间水平的标志。当受检者取直立位两上肢自然下垂时，肩胛下角相当于第 7 或第 8 肋骨水平的标志，或相当于第 8 胸椎水平。

9. 肋脊角（costalspinal angle） 为第 12 肋骨与脊柱构成的夹角，其前为肾和输尿管上端所在的区域。

10. 脊柱棘突（spinous process） 是后正中线的标志。位于颈根部的第 7 颈椎棘突最为突出，其下为胸椎的起点，常以此作为计数胸椎的标志。

二、垂直线标志

1. 前正中线（anterior midline） 即胸骨中线。为通过胸骨正中的垂直线。其上端位于胸骨柄上缘的中点，向下通过剑突中央的垂直线。

2. 锁骨中线（midclavicular line）（左、右） 为通过锁骨的肩峰端与胸骨端两者中点的垂直线。即通过锁骨中点向下的垂直线。

3. 胸骨线（sternal line）（左、右） 为沿胸骨边缘与前正中线平行的垂直线。

4. 胸骨旁线（parasternal line）（左、右） 为通过胸骨线与锁骨中线中间的垂直线。

5. 腋前线（anterior axillary line）（左、右） 为通过腋窝前皱襞沿前侧胸壁向下的垂直线。

6. 腋后线（posterior axillary line）（左、右） 为通过腋窝后皱襞沿后侧胸壁向下的垂直线。

7. 腋中线（midaxillary line）（左、右） 为自腋窝顶端于腋前线和腋后线之间向下的垂直线。

8. 后正中线（posterior midline） 即脊柱中线。为通过椎骨棘突，沿脊柱正中下行的垂直线。

9. 肩胛线（scapular line）（左、右） 为双臂下垂时通过肩胛下角与后正中线平行的垂直线。

三、自然陷窝和解剖区域

1. 腋窝（axillary fossa）（左、右） 为上肢内侧与胸壁相连的凹陷部。

2. 胸骨上窝（suprasternal fossa） 为胸骨柄上方的凹陷部，正常气管位于其后。

3. 锁骨上窝（supraclavicular fossa）（左、右） 为锁骨上方的凹陷部，相当于两肺上叶肺尖的上部。

4. 锁骨下窝（infraclavicular fossa）（左、右） 为锁骨下方的凹陷部，位于锁骨中、外 1/3 交界处的下方，下界为第 3 肋骨下缘，其深方有腋血管和臂丛通过。相当于两肺上叶肺尖的下部。在锁骨下窝的稍外侧和锁骨下方一横指处可摸到喙突。

5. 肩胛上区（suprascapular region）（左、右） 为肩胛冈以上的区域，其外上界为斜方肌的上缘，相当于上叶肺尖的下部。

6. 肩胛下区（infrascapular region）（左、右） 为两肩胛下角连线与第 12 胸椎水平线之间的区域。后正中线将此区分为左右两部。

7. 肩胛间区（interscapular region）（左、右） 为两肩胛骨内缘之间的区域，后正中线将此区分为左右两部。

四、肺和胸膜的界限

　　气管（trachea）自颈前部正中沿食管前方下行进入胸廓内，在平胸骨角分为左、右主支气管分别进入左、右肺内。右主支气管粗短而陡直，左主支气管细长而倾斜。右主支气管又分为 3 支，分别进入右肺的上、中、下 3 个肺叶；左主支气管又分为 2 支，分别进入左肺的上、下 2 个肺叶。以后各自再分支形成支气管、细支气管分别进入相应肺段。每一呼吸性细支气管终末为一肺泡管，由此再分出许多肺泡囊（图 7 - 3）。两侧肺部的外形相似，但左胸前内部由心脏占据。每一肺叶在胸壁上的投影有一定的位置，了解其投影位置，对肺部疾病的定位诊断具有重要的意义（图 7 - 4）。

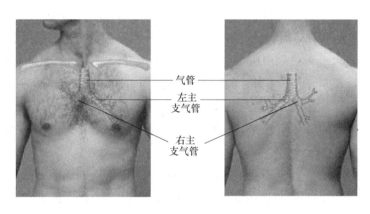

图 7 - 3　气道系统

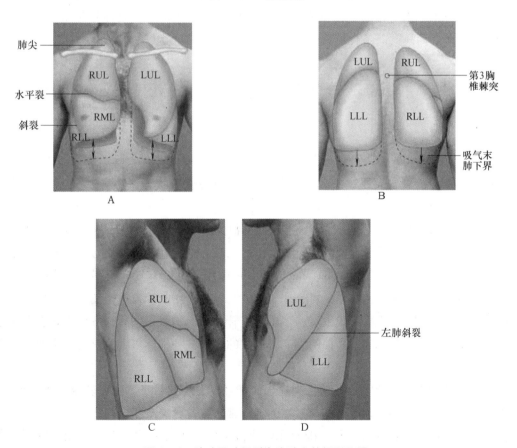

图 7 - 4　肺叶及叶间裂在胸壁上的投影位置

A. 正面观；B. 背面观；C、D. 侧面观

RUL. 右肺上叶；RML. 右肺中叶；RLL. 右肺下叶；

LUL. 左肺上叶；LLL. 左肺下叶

1. 肺尖 突出于锁骨之上，其最高点近锁骨的胸骨端，达第 1 胸椎的水平，距锁骨上缘约 3cm。

2. 肺上界 于前胸壁的投影呈一向上凸起的弧线。始于胸锁关节向上至第 1 胸椎水平，然后转折向下至锁骨中、内 1/3 交界处。

3. 肺外侧界 由肺上界向下延伸而成，几乎与侧胸壁的内表面相接触。

4. 肺内侧界 自胸锁关节处下行，于胸骨角水平，左右两肺前内界几乎相遇。然后分别沿前正中线两侧下行，至第 4 肋软骨水平分开，右侧几乎呈直线继续向下，至第 6 肋软骨水平转折向右，下行与右肺下界连接。左侧于第 4 肋软骨水平向左达第 4 肋骨前端，沿第 4 ~ 6 肋骨的前面向下，至第 6 肋软骨水平再向左，下行与左肺下界相连接。

5. 肺下界 左右两侧肺下界的位置基本相似。前胸部的肺下界始于第 6 肋骨，在锁骨中线处达第 6 肋间隙，腋中线处达第 8 肋间隙。后胸壁的肺下界几乎呈一水平线，于肩胛线处位于第 10 肋骨水平。

6. 叶间肺界 两肺的叶与叶之间由脏层胸膜分开，形成叶间隙（interlobar fissure）。右肺上叶和中叶与下叶之间的叶间隙以及左肺上、下叶之间的叶间隙称为斜裂（oblique fissure）。两者均始于后正中线第 3 胸椎，向外下方斜行，在腋后线上与第 4 肋骨相交，然后向前下方延伸，止于第 6 肋骨与肋软骨的连接处。右肺上叶与中叶的分界呈水平位，称为水平裂（horizontal fissure），始于腋后线第 4 肋骨，终于第 3 肋间隙的胸骨右缘。

7. 胸膜覆盖 在胸廓内面、膈上面及纵隔的胸膜称为壁层胸膜（parietal pleura），覆盖在肺表面的胸膜称为脏层胸膜（visceral pleura）。胸膜的脏、壁两层在肺根部互相反折延续，围成左右两个完全封闭的胸膜腔。腔内为负压，使两层胸膜紧密相贴，构成一个潜在的无气空腔。腔内有少量浆液，以减少呼吸时两层胸膜之间的摩擦。每侧的肋胸膜与膈胸膜于肺下界以下的转折处称为肋膈窦（sinus phrenico-costalis），有 2 ~ 3 个肋间高度。是胸膜腔的最低部位。

第二节　胸壁、胸廓与乳房

一、胸壁

胸壁（chest wall）检查主要通过视诊和触诊进行。除注意营养状态、皮肤、淋巴结和骨骼肌发育的情况外，还应重点检查以下内容。

1. 静脉 正常胸壁静脉不易看见，当上、下腔静脉血流受阻致侧支循环建立时可出现胸壁静脉充盈或曲张。上腔静脉阻塞时，静脉血流方向自上而下；下腔静脉阻塞时，血流方向则自下而上。

2. 皮下气肿 皮下气肿（subcutaneous emphysema）即皮下组织有气体积存。检查时用手按压皮下气肿的皮肤，使气体在皮下组织内移动，可有握雪感或捻发感。用听诊器按压皮下气肿的部位时，也可听到类似捻头发的声音称为皮下气肿捻发音。多由于气管、肺、胸膜损伤后，气体自病变部位逸出存积于皮下所致。亦偶见于胸壁局部产气杆菌的感染。严重的皮下气肿气体可由胸壁皮下向颈部、腹部或其他部位的皮下蔓延。

3. 胸壁压痛 正常情况下胸壁无压痛。当患肋间神经炎、肋软骨炎、胸壁软组织炎、肋骨骨折时，受累的胸部局部可有压痛。白血病等骨髓异常增生者，常有胸骨压痛或叩击痛。

4. 肋间隙 观察胸壁时必须注意肋间隙有无膨隆或回缩。吸气时肋间隙回缩提示呼吸道阻塞使吸气时气体不能自由地进入肺内，常见于大气道的堵塞如气管异物等。肋间隙膨隆见于大量胸腔积液、张力性气胸、支气管哮喘或严重慢性阻塞性肺疾病患者用力呼气时，胸壁肿瘤、主动脉瘤或婴儿和儿童时期心脏明显肿大者，其相应局部的肋间隙亦常膨出。

二、胸廓

正常胸廓（thorax）两侧大致对称，额状面呈椭圆形，但其大小和外形在个体间有一些差异。双肩基本在同一水平上。锁骨稍突出，锁骨上、下稍下陷。但惯用右手的人右侧胸大肌常较左侧发达，惯用左手者则相反。成年人胸廓前后径较左右径短，前后径与左右径之比为1：1.5，小儿和老年人前后径略小于左右径或几乎相等，呈圆柱形。常见的胸廓外形如图7-5。

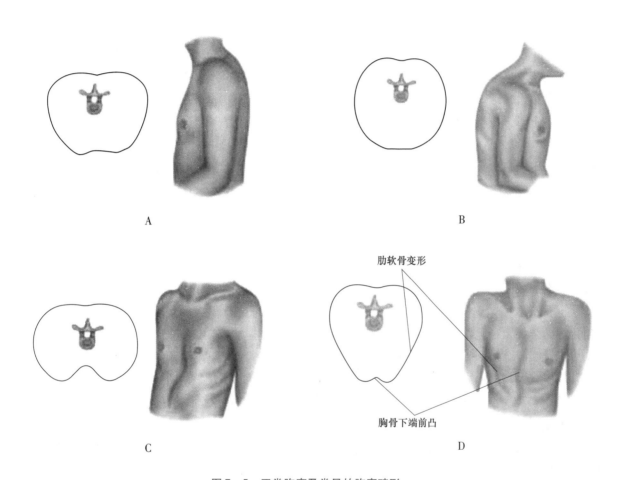

图 7-5　正常胸廓及常见的胸廓畸形
A. 正常胸；B. 桶状桶；C. 漏斗胸；D. 鸡胸

1. 扁平胸　扁平胸（flat chest）为胸廓呈扁平状，前后径小于左右径的一半，常见于瘦长体型者或肺结核等慢性消耗性疾病者。

2. 桶状胸　桶状胸（barrel chest）指胸廓前后径增加，几乎与左右径相等或超过左右径，呈圆桶状，肋骨的斜度变小，与脊柱的夹角常大于45°。肋间隙增宽且饱满，腹上角增大，呼吸时改变不明显。常见于严重慢性阻塞性肺疾病患者，亦可见于老年或矮胖体型者（图7-5B）。

3. 佝偻病胸　佝偻病胸（rachitic chest）指佝偻病所致的胸廓改变，多见于儿童。佝偻病胸包括如下特征。①佝偻病串珠：指沿胸骨两侧各肋软骨与肋骨交界处隆起形成串珠状。②肋膈沟：下胸部前面的肋骨外翻，沿膈附着的部位其胸壁向内凹陷形成的沟状带。③漏斗胸：胸骨剑突处明显内陷，形似漏斗（图7-5C）。④鸡胸：指胸廓的前后径略长于左右径，其上下距离较短，胸骨下端前突，胸廓前侧壁肋骨凹陷，形似鸡胸（图7-5D）。

4. 胸廓局部隆起　可见于心脏明显增大、大量心包积液、主动脉瘤、胸内或胸壁肿瘤和胸壁脓肿等。此外，还见于肋软骨炎和肋骨骨折等，前者于肋软骨突起处常有压痛，后者在前后挤压胸廓时，可出现局部剧痛，于骨折断端处常可查到骨摩擦音。

5. 脊柱畸形引起胸廓改变　严重者因脊柱前凸、后凸或侧凸，导致胸廓两侧不对称，肋间隙增宽或变窄，胸腔内器官与表面标志的关系发生改变。严重脊柱畸形所致的胸廓外形改变可引起呼吸、循环功能障碍。常由脊柱结核引起。

6. 胸廓一侧变形　胸廓平坦或下陷常见于肺不张、肺纤维化、广泛性胸膜增厚和粘连等。胸廓一侧膨隆多见于大量胸腔积液、气胸或一侧严重代偿性肺气肿。

三、乳房

正常儿童及男性乳房（breast）不明显，乳头一般位于锁骨中线第4肋间隙。正常女性乳房在青春期逐渐长大，呈半球形，乳头亦逐渐长大呈圆柱形。

检查乳房时，应在光线充足的环境下进行。患者取坐位、站立位或仰卧位，充分暴露双侧乳房、前胸、颈部，双上肢要在同一水平上。一般先作视诊，然后再作触诊。检查乳房应依据正确的程序，先健侧后患侧，不能只检查患者叙述不适的部位，以免发生漏诊，除检查乳房外，还应检查引流乳房部位的淋巴结。

（一）视诊

1. 对称性　一般情况下，正常女性坐位时两侧乳房基本对称，但也有因两侧乳房发育程度不完全相同而出现轻度不对称者。一侧乳房明显缩小多因发育不全引起；一侧乳房明显增大见于先天畸形、囊肿形成、炎症或肿瘤。

2. 乳房的表观情况　包括双侧乳房的位置、大小、形态及有无溃疡、瘢痕、色素沉着、水肿、过度角化等。孕妇及哺乳期妇女乳房明显增大，向前突出或下垂，乳晕扩大，色素加深，腋下丰满，乳房皮肤可见浅表静脉扩张。有时乳房组织可扩展至腋窝顶部，此系乳房组织肥大，以供哺乳之故。

乳房皮肤发红提示局部炎症或乳癌。急性乳腺炎时除表现为乳房发红外，还有局部肿、热、痛的表现；而乳癌累及浅表淋巴管引起癌性淋巴管炎者局部皮肤呈深红色，不伴热痛，同时因局部血供增加，皮肤浅表血管可见。

乳房水肿见于炎症和乳腺癌，此时，毛囊和毛囊开口变得明显可见。炎性水肿由于炎症刺激使毛细血管通透性增加，血浆渗出至血管外，并进入细胞间隙之故，常同时有皮肤发红。

癌引起的水肿为癌细胞机械填塞皮肤淋巴管所致，称之为淋巴水肿。此时，因毛囊及毛囊孔明显下陷，故局部皮肤外观呈"橘皮""猪皮"样。乳房皮肤水肿应注意其确切部位和范围。

孕妇及哺乳期妇女乳房明显增大，向前突出或下垂，乳晕扩大，色素加深，腋下丰满，乳房皮肤可见浅表静脉扩张。

3. 乳头（nipple）　包括乳头的位置、大小、是否对称、有无倒置和内翻、是否有分泌物等。乳头回缩，如为自幼发生，为发育异常；如为近期发生，则要高度警惕乳癌。乳头出现分泌物提示乳腺导管有病变，分泌物可呈浆液性、血性、紫色、黄色或绿色。慢性囊性乳腺炎时，乳头分泌物可由清亮变为绿色、紫色或黄色。血性分泌物常见于导管内良性乳突状瘤，但乳癌患者也可引起血性分泌物。妊娠时乳头及其活动度均增大，肾上腺皮质功能减退时乳晕可出现明显的色素沉着。

4. 皮肤回缩　乳房局部的外伤或炎症使局部脂肪坏死，成纤维细胞增生，造成病变区域乳房表层和深层之间悬韧带纤维缩短，引起局部皮肤回缩。但是如果患者没有确切的急性乳房炎症病史，出现皮肤回缩常提示恶性肿瘤的可能。尤其对尚未出现局部肿块、皮肤固定和溃疡等晚期乳癌表现的患者，轻度的皮肤回缩常为乳癌的早期征象。为了能早期发现乳房皮肤回缩的现象，检查时应请患者接受各种能使前胸肌收缩、乳房悬韧带拉紧的上肢动作，如双手上举超过头部，或相互推压双手掌面或双手推压两侧髋部等，均有助于查见乳房皮肤或乳头回缩的征象。

5. 腋窝和锁骨上窝 完整的乳房视诊还应包括乳房淋巴引流最重要的区域——腋窝和锁骨上窝。应仔细观察腋窝和锁骨上窝有无红肿、包块、溃疡、瘘管和瘢痕等。

（二）触诊

乳房的上界是第2或第3肋骨，下界是第6或第7肋骨，内界起自胸骨缘，外界止于腋前线。触诊乳房时，受检者采取坐位，先两臂下垂，然后双臂高举超过头部或双手叉腰再进行检查。当仰卧位检查时，可垫一小枕头抬高肩部使乳房能较对称地位于胸壁上，利于进行详细检查。为了检查和记录的方便，通常以通过乳头水平线和垂直线将乳房分为4个象限，分别为1（外上）、2（外下）、3（内下）、4（内上），以便于乳房病变的定位与划区记录病变的部位。检查左侧乳房时由外上象限开始，然后顺时针方向进行由浅入深触诊直至4个象限检查完毕为止，最后触诊乳头。以同样的方式检查右侧乳房，但沿逆时针方向进行（图7-6）。

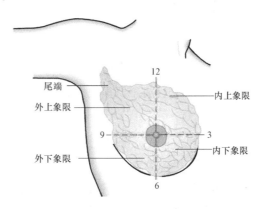

图7-6 乳房病变的定位与划区

触诊时检查者的手指和手掌应平置在乳房上，应用指腹，轻施压力，以旋转或来回滑动进行触诊。先触诊健侧，后触诊患侧。触诊时必须注意乳房的硬度和弹性、有无压痛及包块。

正常乳房呈模糊的颗粒感和柔韧感。皮下脂肪组织的多寡，可影响乳房触诊的感觉，青年人乳房柔软，质地均匀一致，而老年人则多呈纤维和结节感。乳房是由腺体组织的小叶所组成，当触及小叶时，切勿误认为是肿块。月经期乳房小叶充血，乳房有紧张感，月经后充血迅即消退。妊娠期乳房增大并有柔韧感，而哺乳期则呈结节感。触及包块须注意其部位、大小、外形、硬度、压痛及活动度。乳房触诊后，还应触诊腋窝、锁骨上窝及颈部淋巴结有无肿大或其他异常。触诊乳房时须注意下列物理征象。

1. 硬度和弹性 硬度增加和弹性消失提示皮下组织被炎症或新生物所浸润。此外，还应注意乳头的硬度和弹性，当乳晕下有肿瘤存在时，该区域皮肤的弹性常消失。

2. 压痛 乳房的某一区域压痛提示其下有炎症存在。月经期乳房亦较敏感，而恶性病变则甚少出现压痛。

3. 包块 胸部扪及肿块，应首先判断其是否来源于乳房。来自前胸壁的肿块（如肋软骨炎、肋骨肿瘤、胸壁结核等）在推移乳房时，肿块不会因乳房位置的变动而移动。当明确为乳房肿块时，应注意以下特征。

（1）部位 必须指明包块的确切部位。一般包块的定位方法是以乳头为中心，按时钟钟点的方位和轴向予以描述。此外还应作出包块与乳头间距离的记录，使包块的定位确切无误。

（2）大小 必须描写其长度、宽度和厚度，以便为将来包块增大或缩小时进行比较。

（3）**外形** 包块的外形是否规则，边缘是否迟钝或与周围组织粘连固定。大多数良性肿瘤表面多光滑规整，而恶性肿瘤则凹凸不平，边缘多固定。然而，炎性病变亦可出现不规则的外形。

（4）**硬度** 包块的软硬度必须明确叙述。一般可描述为柔软的、囊性的、中等硬度或极硬等。良性肿瘤多呈柔软或囊性感觉；坚硬伴表面不规则者多提示恶性病变，但亦可由炎性病变引起。

（5）**压痛** 必须确定包块是否有压痛及其程度。一般炎性病变常表现为中度至重度压痛，而大多数恶性病变压痛则不明显。

（6）**活动度** 检查者应确定病变是否可自由移动，如仅能向某一方向移动或固定不动，则应明确包块系固定于皮肤、胸大肌或前锯肌等。轻柔捻起肿块表面皮肤，可以获知肿块是否与皮肤粘连；如果有粘连而无炎症表现，则尤应警惕乳癌的可能。大多数良性病变的包块活动度较大，炎性病变则较固定，而早期恶性包块虽可活动，但当病程发展至晚期，其他结构被癌肿侵犯时，其固定度则明显增加。

4. 腋窝淋巴结 乳房触诊后，还应仔细触诊腋窝、锁骨上窝及颈部的淋巴结有否肿大和其他异常。因此处常为乳房炎症或恶性肿瘤扩展和转移所在。

（三）乳房的常见病变

1. 急性乳腺炎 常发生于哺乳期妇女，但亦可见于青年女子和男子。乳房红、肿、热、痛，常局限于一侧乳房的某一象限。触诊有硬结包块、伴寒战、发热及出汗等全身中毒症状。

2. 乳腺肿瘤 应区别良性和恶性。良性肿瘤质地较软，界线清楚并有一定活动度，以乳腺囊性增生、乳腺纤维瘤等多见。乳腺肿癌多见于中年以上妇女，一般无炎症表现，多为单发并与皮下组织粘连，局部皮肤呈橘皮样，乳头常回缩。晚期常伴有腋窝淋巴结转移。

第三节　肺和胸膜

检查胸部时受检者一般取坐位或仰卧位，充分暴露胸部，环境舒适温暖，光线良好。无论坐位还是卧位，患者的上身都应保持笔直。肺和胸膜的检查一般应包括视诊、触诊、叩诊、听诊四个部分。

一、视诊

（一）呼吸运动

静息状态下健康人的呼吸运动稳定而有节律。此系通过中枢神经和神经反射的调节予以实现。某些体液因素，如高碳酸血症可直接抑制呼吸中枢使呼吸变浅。低氧血症可兴奋颈动脉窦及主动脉体化学感受器使呼吸变快。代谢性酸中毒时，血 pH 降低，通过肺代偿性排出二氧化碳，使呼吸变深变慢。肺的牵张反射，亦可改变呼吸节律，如肺炎或心力衰竭时肺充血，呼吸可变得浅而快。此外，呼吸节律还受意识的支配。

呼吸运动是通过膈肌和肋间肌的收缩和松弛来完成的，胸廓随呼吸运动的扩大和缩小来带动肺的扩张和收缩。正常情况下吸气为主动运动，此时胸廓增大，胸膜腔内负压增大，肺扩张，空气经上呼吸道进入肺内。呼气为被动运动，此时肺脏弹性回缩，胸廓缩小，胸膜腔内负压降低，肺内气体随之呼出。因此，吸气与呼气与胸膜内负压、进出肺的气流以及胸内压力的变化密切相关。吸气时可见胸廓前部肋骨向上外方移动，膈收缩使腹部向外隆起，而呼气时则前部肋骨向下内方移动，膈肌松弛，腹部回缩。一般成年人静息呼吸时，潮气量约为 500ml。通常辅助呼吸肌是不参与呼吸运动的。在疾病状态或高强度的运动时，由于呼吸费力，明显可见颈部辅助呼吸肌参与呼吸运动。

以膈肌运动为主，胸廓下部及上腹部的动度较大的呼吸，称为腹式呼吸。以肋间肌运动为主的呼吸，称为胸式呼吸。实际上这两种呼吸运动均同时不同程度地存在。正常男性和儿童的呼吸以腹式为主，女性则以胸式为主。某些疾病可使胸、腹式呼吸运动发生改变。胸式呼吸减弱而腹式呼吸增强见于肺或胸膜疾病如肺炎、肺不张、重症肺结核、胸膜炎、气胸或胸壁疾病如肋间神经痛、肋骨骨折等；腹式呼吸减弱而胸式呼吸增强，见于腹膜炎、大量腹腔积液、肝脾极度肿大、腹腔巨大肿瘤及妊娠晚期等所致的膈肌向下运动受限时。胸腹式呼吸矛盾运动见于膈肌麻痹，表现为吸气时腹壁下陷、呼气时则隆起，患者有呼吸困难，且卧位加重。

根据呼吸道阻塞的部位及呼吸费力发生的时相不同分为吸气性呼吸困难和呼气性呼吸困难。吸气性呼吸困难者表现为吸气费力，吸气时间延长。见于气管异物、气管肿瘤等所致的上呼吸道部分阻塞的患者。因气流不能顺利进入肺脏，故当吸气时呼吸肌收缩，造成肺内负压极度增高，从而表现为锁骨上窝、胸骨上窝及肋间隙向内陷，称为"三凹征"（three depressions sign）。患者主观感到吸气费力，客观表现为吸气时间延长。呼气性呼吸困难表现为呼气费力，呼气时间延长。见于支气管哮喘或慢性阻塞性肺疾病所致的下呼吸道阻塞患者。因气流呼出不畅或肺组织弹性下降，呼气费力，从而引起肋间隙膨隆，呼气时间延长。

因引起呼吸困难的原因不同，患者往往采取不同的体位。充血性心力衰竭所致的呼吸困难，患者往往取端坐呼吸的体位；而肺叶切除术后、神经性疾病、肝硬化（肺内分流）及低血容量所致的呼吸困难，患者往往采取平卧呼吸的体位。重症哮喘、肺气肿、慢性支气管炎患者也往往采取端坐呼吸的体位。

引起呼吸困难的疾病很多，了解各种疾病引起呼吸困难的特点及其伴随症状，有助于诊断和鉴别诊断。引起呼吸困难的常见疾病及其特点见表7-1。

表7-1　呼吸困难的常见疾病、特点和伴随症状

疾病	呼吸困难	其他伴随症状
哮喘	发作性，两次发作期间无症状	喘息、胸闷、咳嗽、咳痰
肺炎	起病逐渐，劳力性	咳嗽、咳痰、胸膜性疼痛
肺水肿	突发	呼吸增快、咳嗽、端坐呼吸和阵发性夜间呼吸困难
肺纤维化	进行性	呼吸增快、干咳
气胸	突然发作，中至重度呼吸困难	突感胸痛
慢性阻塞性肺疾病	起病逐渐，重度呼吸困难	当疾病进展时可出现咳嗽
肺栓塞	突发或逐渐，中至重度呼吸困难	胸痛、咯血、静脉血栓征象
肥胖	劳力性	

（二）呼吸频率

正常成人静息状态下呼吸频率为12~20次/分，呼吸与脉搏之比为1：4。新生儿为44次/分左右，随年龄增长而逐渐减慢。节律均匀、整齐，深浅适度。病理状态下，可出现呼吸频率、节律和深度的变化。常见的呼吸类型和特点见图7-7。

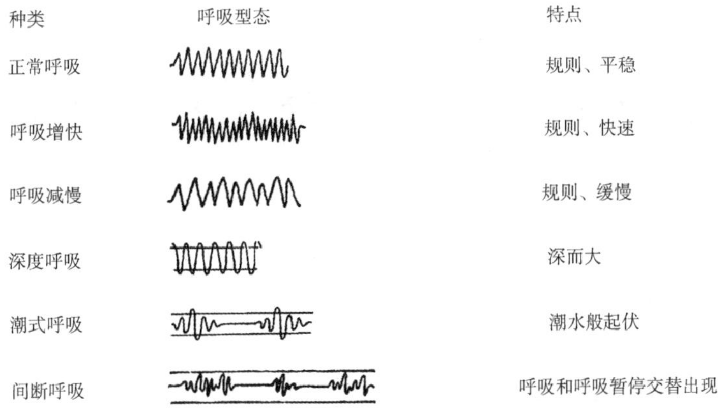

种类	呼吸型态	特点
正常呼吸		规则、平稳
呼吸增快		规则、快速
呼吸减慢		规则、缓慢
深度呼吸		深而大
潮式呼吸		潮水般起伏
间断呼吸		呼吸和呼吸暂停交替出现

图7-7　常见呼吸类型和特点

1. 呼吸过缓（bradypnea）　指呼吸频率低于 12 次/分，呼吸浅慢见于麻醉剂或镇静剂过量及颅内高压等。

2. 呼吸过速（tachypnea）　指呼吸频率超过 20 次/分，见于发热、贫血、疼痛、甲状腺功能亢进症、心功能不全和重症肺炎、胸腔积液、气胸等。另外，剧烈运动、情绪激动时亦可出现。一般体温每升高 1℃，呼吸频率大约增加 4 次/分。

3. 呼吸深度的变化

（1）**呼吸浅快**　见于肺炎、胸膜炎、胸腔积液和气胸等肺部疾病以及呼吸肌麻痹、严重鼓肠、腹水和肥胖等。

（2）**呼吸深快**　见于剧烈运动、情绪激动或紧张时。剧烈运动引起呼吸深快是由于机体需氧量增加，需要增加肺内气体交换之故。情绪激动或过度紧张时，常伴有过度通气的现象，此时动脉血二氧化碳分压降低，引起呼吸性碱中毒，患者常感口周及肢端发麻，严重者可发生手足抽搐及呼吸暂停。当严重的代谢性酸中毒时，亦出现深而快的呼吸，此时为了中和内生的酸性代谢产物，细胞外液的碳酸氢根被大量消耗，致体内碳酸相对增多，pH 降低，肺脏通过排出二氧化碳进行代偿，来调节细胞外酸碱失衡。见于糖尿病酮症酸中毒和尿毒症性酸中毒等。此种深长的呼吸又称为库斯莫尔（Kussmaul）呼吸。

（三）**呼吸节律**

正常人两侧胸廓运动同步，扩张幅度相等，节律均匀整齐。双侧活动不对称在平静呼吸时可能看不出来，用力呼吸时才显现。因此，胸廓活动度应在平静呼吸和深呼吸两种状态下检查。病理状态下，往往会出现各种呼吸节律的改变。常见的呼吸节律改变有以下几种。

1. 潮式呼吸　又称陈-施（Cheyne-Stokes）呼吸。其特点是由浅慢逐渐变为深快，达到高峰后，再由深快逐渐变为浅慢，然后中间经过一段呼吸暂停，一般为数秒，有时达 5~30 秒，再重复上述变化的周期性呼吸。整个呼吸周期 30 秒到 2 分钟。常见病因为药物引起的呼吸抑制、充血性心力衰竭及大脑皮质损伤等。

2. 间停呼吸　又称比奥（Biots）呼吸。其特点是经过一段规则呼吸后，突然出现时间长短不一的呼吸暂停，然后又开始规则呼吸，如此周而复始，即周而复始的间停呼吸。此种呼吸与潮式呼吸不同之处在于呼吸暂停的时间长，呼吸次数明显减少，所以比潮式呼吸更严重，预后多不良，临床上出现此种呼吸多预示呼吸会完全停止。常见病因有药物引起的呼吸抑制、颅内压增高及发生于延髓水平的大脑损害等。

以上两种呼吸节律变化的机制是由于呼吸中枢的兴奋性降低，使调节呼吸的反馈系统失常所致。当缺氧加重，血中二氧化碳增高到一定程度时，可刺激呼吸中枢，使呼吸恢复和加强；当积聚的二氧化碳呼出体外后，呼吸中枢又失去了有效的兴奋，使呼吸再次减弱继而暂停。这两种呼吸节律变化，均提示病情危重，预后不良。

3. 抑制性呼吸（inhibitory breathing）　为胸部剧烈疼痛所致吸气相突然中断，呼吸运动短暂地突然受到抑制，患者表情痛苦，呼吸较正常浅而快。常见于急性胸膜炎、胸膜恶性肿瘤、肋骨骨折及胸部严重外伤等。

4. 叹气样呼吸　表现为正常的呼吸节律被深吸气打断，继以深而长的呼气，常伴有清晰的叹气声。此多为功能性改变，多被当作是"神经质"的标志。见于神经衰弱、精神紧张或抑郁症。

二、触诊

胸壁触诊触诊胸壁时，检查者双手置于胸廓前、外下方对称部位，向内后方挤压后放开，检查双侧胸壁弹性。然后，用手指轻压胸壁、胸骨，检查有无压痛及捻发感。

（一）胸廓扩张度

胸廓扩张度（thoracic expansion）即呼吸时的胸廓动度。胸廓前下部呼吸时动度较大，常在该处检查。前胸廓扩张度的检查方法是检查者将两手平置于胸廓下面的前侧部，左右拇指分别沿两侧肋缘指向剑突，拇指尖在前正中线两侧对称部位，拇指间距约2cm，手掌和伸展的手指置于前胸侧壁，嘱患者作深呼吸运动，观察比较两手的动度是否一致（图7-8A、B）。后胸廓扩张度的测定则将两手平置于患者背部，约第10肋骨水平，拇指与中线平行，并将两侧皮肤向中线轻推。嘱患者作深呼吸运动，观察比较两手的动度是否一致（图7-8C、D）。一侧胸廓扩张受限常见于大量胸腔积液、气胸、胸膜增厚和肺不张。

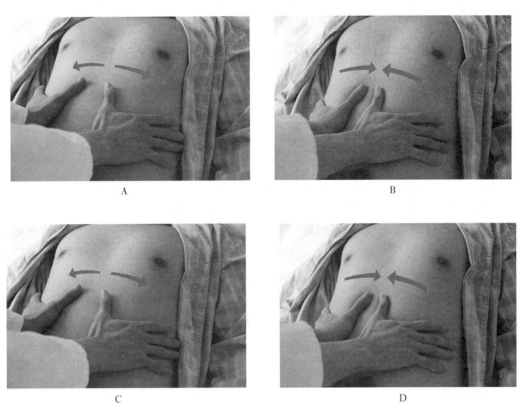

A

B

C

D

图7-8　检查胸廓扩张度的方法

（二）语音震颤

语音震颤（vocal fremitus）即为发声引起的胸壁振动被触知。被检查者发出语音时起源于喉部的声波振动，沿气管、支气管及肺泡传至胸壁所引起共鸣的震动，检查者可用手触诊感知，亦称触觉语颤（tactile fremitus）。根据其震动的增强或减弱，可判断胸内病变的性质。

检查者将两手掌的尺侧缘或手掌面轻放在受检者两侧胸壁的对称部位，然后嘱被检查者用同等的强度重复发长"yi"音，从上至下，从内到外两侧交叉对比相应部位语音震颤的异同，注意有无增强或减弱（图7-9A、B）。

影响语音震颤的因素主要有气管和支气管是否通畅、胸壁传导是否良好。正常人语音震颤的强度受发音强弱、语调高低、胸壁厚薄以及支气管至胸壁距离的差异等因素影响。即发音强、音调低、胸壁薄、支气管至胸壁距离近和肺组织密度增加时语音震颤强，反之则弱。一般来说，最靠近大支气管的胸壁区域语音震颤最强，而大支气管再往下分支后语音震颤逐渐减弱。正常人肩胛间区及左右胸骨旁第1、2肋间隙部位语音震颤最强，于肺底最弱。正常人男性较女性强，成人较儿童强，瘦者较胖者强，

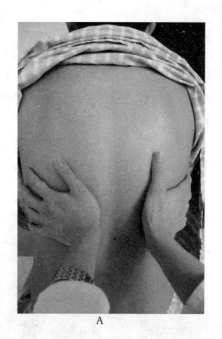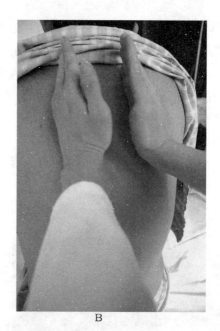

A　　　　　　　　　　　B

图7-9　语音震颤检查手法

前胸上部较下部强，后胸下部比上部强，右上部较左上部强。

语音震颤增强见于：①肺组织实变：如大叶性肺炎实变期、肺结核、大片肺梗死等。因为肺组织密度增加使语颤传导良好。②接近胸膜的肺组织内有大空腔，且空洞靠近胸壁并与支气管相通，如肺脓肿、肺结核空洞等。声波在空洞内产生共鸣，尤其是当空洞周围有炎性浸润并与胸膜粘连时，则更有利于声波的传导，使语颤增强。③压迫性肺不张：在胸腔积液上方肺组织被压缩，肺组织变得致密，有利于声音的传导。

语音震颤减弱或消失，表明气管、支气管阻塞或脏、壁层胸膜与胸壁间距加大，主要见于：①肺组织含气量过多：如慢性阻塞性肺疾病。②支气管阻塞：如阻塞性肺不张。③大量胸腔积液或气胸。④胸壁皮下气肿。⑤胸膜高度增厚粘连等。

（三）胸膜摩擦感

胸膜摩擦感（pleural friction fremitus）指当急性胸膜炎时，纤维蛋白沉着于两层胸膜的表面，使其表面变为粗糙，呼吸时脏层和壁层胸膜互相摩擦，可由检查者的手感觉到。通常于呼、吸两相均可以触及，但有时只能在吸气相末触到，有如皮革相互摩擦的感觉，屏住呼吸则消失。检查时检查者两手应放在患者呼吸运动幅度最大的下前侧胸壁。常见于各种原因所致的胸膜炎早期，大量胸腔积液时则消失。

必须注意，当空气通过呼吸道内的黏稠渗出物或狭窄的气管、支气管时，也可产生一种震颤传至胸壁，应与胸膜摩擦感相鉴别。一般前者可于患者咳嗽后而消失，而后者则否。

⊕ **知识链接**

带状疱疹的体征

带状疱疹是带状疱疹病毒引起的急性疱疹性皮肤病，多发生在身体的一侧，一般不超过正中线或按神经节段分布，伴有剧烈的疼痛，对于胸痛的鉴别诊断非常重要。

　　胸部检查视诊时，皮疹由集簇性的疱疹组成，主要分布在身体的单侧，未超过中线，呈带状分布；皮损沿某一周围神经呈带状排列时，考虑到带状疱疹的可能，应仔细询问患者有无乏力、低热等全身症状；触诊有明显的痛感。

三、叩诊

胸部叩诊的方法有间接叩诊法和直接叩诊法两种，其中间接叩诊应用的最为普遍。

（一）叩诊的方法

1. 直接叩诊（direct percussion）　检查者将手指并拢以其指尖对胸壁进行叩击，从而显示不同部位叩诊音的改变。

2. 间接叩诊（indirect percussion）　检查者一手的中指第 1 和第 2 指节作为叩诊板紧贴胸壁（板指），另一手的中指指端作为叩诊锤，以垂直的方向叩击于板指上，使胸壁及其下结构震动而发声。该法目前应用最为普遍。

　　胸部叩诊时板指应平贴于肋间隙并与肋骨平行，叩击力量均匀，轻重适宜，已叩诊中指的指尖以短而稍快的速度叩击板指第 2 节指骨前段上，每次叩击 2 ~ 3 下。正确的叩诊前臂应尽量固定不动，主要由腕关节的运动予以实现。

　　胸部叩诊时，受检者取坐位或仰卧位，放松肌肉，两臂垂放，呼吸均匀。检查顺序按前胸、侧胸、背部进行。检查前胸时，胸部稍向前挺，从锁骨上窝开始，然后沿锁骨中线、腋前线自第 1 肋间隙从上至下逐一肋间隙进行叩诊。检查侧胸壁时，嘱受检者上肢举起置于头部，自腋窝开始沿腋中线、腋后线叩诊，向下检查至肋缘。检查背部时，受检查者头向前稍低，两手交叉抱肘，尽可能使肩胛骨移向外侧方，上半身略向前倾，自肺尖开始，叩得肺尖峡部的宽度后，沿肩胛线逐一肋间隙向下检查，直到肺底膈活动范围被确定为止。并作左右、上下、内外对比，并注意双侧叩诊音的变化（图 7 - 10A、B）。

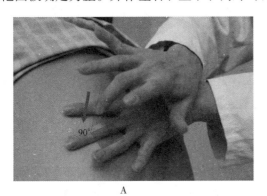
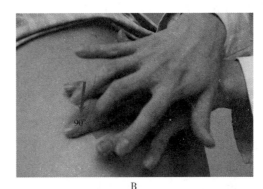

A　　　　　　　　　　　　　　　　　　B

图 7 - 10　胸部叩诊

　　叩诊前胸部和侧胸壁时，板指平贴在肋间隙与肋骨平行。检查背部叩诊肩胛间区时，板指应与脊柱平行，至肩胛下角以下，板指则为平贴于肋间隙并与肋骨平行。

（二）影响叩诊音的因素

　　胸壁厚薄，如皮下脂肪较多、肌肉层较厚、乳房较大和水肿等都可以使叩诊音变浊，胸廓骨骼支架较大者，可加强共鸣作用。肋软骨钙化，胸廓变硬，叩诊时震动向四处散播的范围增大，肺界叩诊难以准确。胸腔内积液，可影响叩诊的震动及声音的传播。肺内含气量、肺泡弹性、张力等，均可影响叩诊音。如深吸气时，肺泡张力增加，叩诊音调亦增高。

（三）叩诊音的分类

胸部叩诊音可分为清音、过清音、鼓音、浊音和实音，在强度、音调、时限和性质方面各具特点，归纳于表 7 - 2。

表 7 - 2　胸部叩诊音的类型和特点

类型	强度	音调	时限	性质
清音	响亮	低	长	空响
过清音	极响亮	极低	较长	回响
鼓音	响亮	高	中等	鼓响样
浊音	中等	中～高	中等	重击声样
实音	弱	高	短	极钝

（四）正常叩诊音

1. 正常胸部叩诊音　正常胸部叩诊呈清音。其音响强弱和高低与肺脏含气量的多寡、胸壁的厚薄以及邻近器官的影响有关。由于右肺上叶较左肺上叶为小，且惯用右手者右侧的大肌较左侧厚，故右肺上部叩诊亦相对较浊；肺上叶的体积较下叶小，含气量较少，且上胸部的肌肉较厚，故前胸上部较下部叩诊音相对较浊；背部的肌肉、骨骼层次较多，故背部的叩诊音较前胸部稍浊；右侧腋下部因受肝脏的影响叩诊音稍浊，而左侧腋前线下方有胃泡的存在，故叩诊呈鼓音，也称 Traube's 鼓音区。

2. 肺界的叩诊

（1）**肺上界**　即肺尖的上界，其内侧为颈肌，外侧为肩胛带。叩诊的方法是：自斜方肌前缘的中央部开始叩诊为清音，逐渐叩向外侧，直至清音变为浊音时，标记该点为肺上界的外侧终点。然后再从上述中央部叩向内侧，至清音变浊音时，再标记该点为肺上界的内侧终点。两点间的距离即为肺尖的宽度。正常宽度为 4～6cm，又称 Kronig 峡。正常人因右肺尖位置稍低，且右侧肩胛带的肌肉较发达，故右侧较左侧稍窄。肺上界变窄或叩诊浊音，常见于肺结核所致的肺尖浸润，纤维性变及萎缩。肺上界变宽，叩诊稍呈过清音，多见于慢性阻塞性肺疾病。

（2）**肺前界**　正常的肺前界相当于心脏的绝对浊音界。左肺前界相当于胸骨旁线自第 4 到第 6 肋间隙的位置，右肺前界相当于胸骨线的位置。当心脏扩大、心包积液、主动脉瘤、心肌肥厚、肺门淋巴结明显肿大时，使左右肺前界间的浊音区扩大，慢性阻塞性肺疾病时则可使其缩小。

（3）**肺下界**　平静呼吸时，正常人肺下界的位置在锁骨中线上第 6 肋间隙上；腋中线上第 8 肋间隙上；肩胛线上第 10 肋间隙。正常肺下界的位置可因体型、发育情况的不同而有差异，矮胖者肺下界可上升 1 肋间隙，瘦长者则可下降 1 肋间隙。妊娠末期，两侧肺下界上升。病理情况下，两侧肺下界下移常见于慢性阻塞性肺疾病、腹腔内脏下垂；两侧肺下界上升常见于腹内压升高，如大量腹水、气腹、鼓肠、肝脾肿大、膈肌麻痹及巨大腹腔肿瘤；一侧肺下界上移，见于肺不张、肝脾肿大、膈下脓肿等。

3. 肺下界的移动范围　相当于呼吸时膈肌的移动范围。叩诊时，首先在患者平静呼吸时于肩胛线上叩出肺下界的位置，嘱其深吸气后屏住呼吸的同时，立即沿该线继续向下叩诊，当由清音变为浊音时，以笔作标记，即为肩胛线上肺下界的最低点；当患者恢复平静呼吸后，同样先于肩胛线上叩出平静呼吸时的肺下界，再嘱其深呼气后屏住呼吸，然后再由下向上叩诊，直到浊音变为清音时，以笔作标记，为肩胛线上肺下界的最高点。两个标记点之间的距离为肺下界移动范围。双侧锁骨中线和腋中线的肺下界可由同样的方法叩得。正常人肺下界移动范围为 6～8cm。移动范围的多寡与肋膈窦的大小有关，故不同部位肺下界移动范围亦稍有差异，一般腋中线和腋后线上的移动度最大。

肺下界移动度减小见于肺组织弹性消失，如慢性阻塞性肺疾病等；肺组织萎缩，如肺不张和肺纤维化等；及肺组织炎症和水肿。胸腔大量积液、积气或胸膜广泛增厚粘连时，肺下界及其移动度不能叩出。膈神经麻痹患者，肺下界移动度亦消失。

4. 侧卧位叩诊　侧卧位时由于一侧胸部靠近床面对叩诊音施加影响，故近床面的胸部可叩得一条相对浊音或实音带。在该带的上方区域由于腹腔脏器的压力影响，使靠近床面的一侧膈肌升高，可叩出一粗略的浊音三角区，其底朝向床面，其尖指向脊柱；此外，因侧卧时脊柱弯曲，使靠近床面一侧的肋间隙增宽，而朝上一侧的胸廓肋骨靠拢肋间隙变窄。故于朝上一侧的肩胛角尖端处可叩得一相对的浊音区，撤去枕头后，由于脊柱伸直，此浊音区即消失。可嘱患者作另一侧侧卧后，再行检查以证实侧卧体位对叩诊音的影响。

（五）胸部异常叩诊音

正常的肺脏，除掩盖心、肝部分外，叩诊时均为清音，如出现浊音、实音、鼓音或过清音则为异常叩诊音，多提示肺、胸膜或胸壁有病理改变存在。异常叩诊音的类型取决于病变的性质、范围的大小及部位的深浅。一般距胸部表面5cm以上的深部病灶、直径小于3cm的小范围病灶或少量胸腔积液，常不能发现叩诊音的改变。

叩诊呈浊音或实音常见于肺部大面积含气量减少的病变，如肺炎、肺结核、肺不张、肺水肿、肺梗死、肺纤维化等；肺内不含气的占位病变，常见于肺肿瘤、肺包虫或囊虫病、未液化的肺脓肿等；以及胸腔积液、胸壁肿物及胸膜增厚等。

过清音（hyperresonance）出现的病理基础是肺张力减弱而含气量增多，常见于慢性阻塞性肺疾病等。鼓音见于气胸和腔径大于3～4cm且靠近胸壁的肺内空腔性病变，如肺结核空洞、液化了的肺脓肿和肺囊肿等。如果空洞巨大、位置表浅且腔壁光滑或张力性气胸的患者，叩诊时局部呈鼓音，但因具有金属性回响，故又称为空瓮音（amphorophony）。

浊鼓音是一种具有浊音和鼓音特点的混合性叩诊音，见于肺泡松弛，肺泡含气量减少的情况如肺不张，肺炎充血期或消散期和肺水肿等。

胸腔积液时，积液区叩诊为浊音，积液区的下部浊音尤为明显，多呈实音。若积液为中等量，且无胸膜增厚及粘连者，患者取坐位时，积液的上界呈一弓形线，该线的最低点位于对侧的脊柱旁，最高点在腋后线上，由此向内下方下降，称为Damoiseau曲线。该线的形成，一般认为系由于胸腔外侧的腔隙较大，且该处的肺组织离肺门较远，液体所承受的阻力最小之故。在Damoiseau曲线与脊柱之间可叩得一轻度浊鼓音的倒置三角区，称为Garland三角区。同样，叩诊前胸部时，于积液区浊音界上方靠近肺门处，亦可叩得一浊鼓音区，称为Skoda叩响，该两个浊鼓音区的产生，认为是由于肺的下部被积液推向肺门，使肺组织弛缓所致。此外，在健侧肺的脊柱旁还可叩得一个三角形的浊音区，称为Grocco三角区。该区系由Damoiseau曲线与脊柱的交点向下延长至健侧的肺下界线，以及脊柱所组成，三角形的底边为健侧的肺下界，其大小视积液量的多少而定。此三角形浊音区系因患侧积液将纵隔移向健侧所形成。

四、听诊

肺部听诊时，受检者取坐位或卧位。听诊的顺序一般自肺尖开始，自上而下分别检查前胸部、侧胸部和背部。听诊前胸部应沿锁骨中线和腋前线；听诊侧胸部应沿腋中线和腋后线；听诊背部要沿肩胛线，自上至下逐一肋间进行，而且要在上下、左右对称部位进行对比。先听诊吸气相，再听诊呼气相，每个点至少听诊1～2个呼吸周期。让受检者微张口作均匀的呼吸，必要时让受检者作较深的呼吸或咳嗽数声后立即听诊，这样宜察觉呼吸音及附加音的改变。

（一）正常呼吸音

1. 气管呼吸音（tracheal breath sound） 空气进出气管所发出的声音，粗糙、响亮、高调，吸气相与呼气相几乎相等，在胸外气管上面听及。因不说明临床上任何问题，一般不予评价。

2. 支气管呼吸音（bronchial breath sound） 为吸入的空气在声门、气管或主支气管形成湍流所产生的声音，似舌抬高呼出空气时所发出的"哈"音，音调强而高。此呼吸音类因吸气为主动运动，吸气时声门增宽，进气较快；而呼气为被动运动，声门较窄，出气较慢，故呼气时间较吸气时间长，且呼气音较吸气音强而高调，吸气末与呼气始之间有极短暂间隙。正常人支气管呼吸音主要分布于喉部，胸骨上窝，背部第6、7颈椎和第1、2胸椎附近的区域，越靠近气管区，其音响越响，音调也渐降低。

3. 肺泡呼吸音（vesicular breath sound） 是空气在细支气管和肺泡内进出移动的结果。吸气时气流经支气管进入肺泡，冲击肺泡壁，使肺泡由松弛变为紧张，呼气时肺泡由紧张变为松弛，这种肺泡弹性的变化和气流的振动是形成肺泡呼吸音的主要因素。

肺泡呼吸音为一种叹息样的或柔和吹风样的"fu－fu"声，在大部分肺野内均可听及。其音调相对较低。吸气的音响比呼气为强，音调较高，时间较长。此系由于吸气为主动运动，单位时间内吸入肺泡的空气流量较大，气流速度较快，肺泡维系紧张的时间较长之故。反之，呼气时音响较弱，音调较低，时相较短，此系由于呼气为被动运动，呼出的气体流量逐渐减少，气流速度减慢，肺泡亦随之转为松弛状态所致。一般在呼气终止前呼气声即先消失，实际上此并非呼气动作比吸气短，而是由于呼气末气流量太小，未能听及声音而已。

正常人肺泡呼吸音的强弱与性别、年龄、呼吸的深浅、肺组织弹性的大小及胸壁的厚薄等有关。男性呼吸运动的力量较强，且胸壁皮下脂肪较少，所以男性肺泡呼吸音较女性强；儿童的胸壁较薄且肺泡富有弹性，而老年人的肺泡弹性较差，所以儿童肺泡呼吸音较老年人强；肺泡组织较多，胸壁肌肉较薄的部位，如乳房下部及肩胛下部肺泡呼吸音最强，腋窝下部其次，而肺尖及肺下缘区域则较弱。矮胖体型者肺泡呼吸音亦较瘦长者为弱。

4. 支气管肺泡呼吸音（bronchovesicular breath sound） 为兼有支气管呼吸音和肺泡呼吸音特点的混合性呼吸音。其吸气音的性质与肺泡呼吸音相似，但音调较高且较响亮；呼气音的性质与支气管呼吸音相似，但强度稍弱，音调稍低，管样性质少些和呼气相短些，在吸气与呼气之间有极短暂间隙。其吸气相和呼气相大致相等。

正常人支气管肺泡呼吸音主要分布在胸骨两侧第1~2肋间隙、肩胛间区第3~4胸椎水平以及肺尖前后部。若在其他部位听到支气管肺泡呼吸音则提示有病变存在。

四种正常呼吸音的特征比较见表7-3。

表7-3 四种正常呼吸音的特征比较

特征	气管呼吸音	支气管呼吸音	支气管肺泡呼吸音	肺泡呼吸音
强度	极响亮	响亮	中等	柔和
音调	极高	高	中等	低
吸：呼	1：1	1：3	1：1	3：1
性质	粗糙	管样	沙沙声，但管样	轻柔的沙沙声
听诊区域	胸外气管	胸骨柄	主支气管	大部分肺野

（二）异常呼吸音

较常见的异常呼吸音有以下几种。

1. 异常肺泡呼吸音

（1）肺泡呼吸音增强　与呼吸运动及通气功能增强、进入肺泡空气流量增多或进入肺内的空气流速加快有关。发生的原因有：①机体需氧量增加，引起呼吸加深加快，如运动、发热或代谢亢进等。②缺氧兴奋呼吸中枢，使呼吸运动增强，如贫血等。③血液酸度增高，刺激呼吸中枢，使呼吸深长，如酸中毒等。另外，当一侧胸肺病变引起该侧肺扩张受限时，健侧肺可出现代偿性肺泡呼吸音增强。

（2）肺泡呼吸音减弱或消失　与进入肺泡的空气流量减少或流速减慢及呼吸音传导障碍有关。可在局部、单侧或双肺出现。发生的原因有：①胸廓运动受限，如胸痛、肋软骨骨化和肋骨切除等。②呼吸肌病变，如重症肌无力、膈肌瘫痪和膈肌升高等。③支气管阻塞，见于慢性阻塞性肺疾病、支气管狭窄等。④压迫性肺膨胀不全，如胸腔积液或气胸等。⑤腹部疾病，如大量腹水或腹部巨大肿瘤等。

（3）呼气音延长　因下呼吸道部分阻塞、痉挛或狭窄，如支气管炎、支气管哮喘等，导致呼气的阻力增加；或由于肺组织弹性减退，呼气的驱动力减弱，如慢性阻塞性肺疾病等，均可引起呼气音延长。

（4）断续性呼吸音　肺内局部炎症或支气管狭窄，使空气不能均匀地进入肺泡所引起。因伴短促的不规则间歇，故又称齿轮呼吸音。常见于肺结核和肺炎。当寒冷、疼痛和精神紧张时，亦可以听及断续性肌肉收缩的附加音，但与呼吸运动无关，应予鉴别。

（5）粗糙性呼吸音　为支气管黏膜轻度水肿或炎症浸润造成不光滑或狭窄，使气流进出不畅所形成。见于支气管或肺部炎症的早期。

2. 异常支气管呼吸音　如在正常肺泡呼吸音听诊区内听到支气管呼吸音即为异常支气管呼吸音，亦称为管样呼吸音。主要由下列因素引起。

（1）肺组织实变　使支气管呼吸音通过较致密的肺实变部分，传至体表而易于听到。支气管呼吸音的部位、范围和强弱与病变的部位、大小和深浅有关。实变的范围越大、越浅，其声音越强，反之则较弱。常见于大叶性肺炎实变期，其支气管呼吸音强而高调，而且近耳。

（2）肺内大空腔　当肺内大空腔与支气管相通，且其周围肺组织又有实变存在时，音响在空腔内共鸣，并通过实变组织的良好传导，故可听及清晰的支气管呼吸音，常见于肺脓肿或空洞型肺结核的患者。

（3）压迫性肺不张　胸腔积液时，压迫肺，发生压迫性肺不张，因肺组织致密，有利于支气管音的传导，故于积液区上方有时可闻及支气管呼吸音，但强度较弱而且遥远。

3. 异常支气管肺泡呼吸音　为在正常肺泡呼吸音听诊区内听到支气管肺泡呼吸音。其发生机制与肺部实变区域小且与正常含气肺组织混合存在，或与肺实变部位较深并被正常肺组织所覆盖有关。常见于支气管肺炎、肺结核、大叶性肺炎初期或在胸腔积液上方肺膨胀不全的区域听及。

（三）啰音

啰音（crackles，rales）是呼吸音以外的附加音（adventitious sound），该音在正常情况下并不存在。按其性质可分为以下几种。

1. 干啰音（wheezes，rhonchi）　由于气管、支气管或细支气管狭窄或部分阻塞，气流通过狭窄的管腔发生湍流时所产生的声音。病理基础主要有炎症引起的黏膜充血水肿和分泌物增多；支气管平滑肌痉挛；管腔内肿瘤或异物阻塞；管外肿大的淋巴结或纵隔肿瘤压迫管壁使管腔变窄等。

（1）干啰音的特点　干啰音为一种持续时间较长带乐性的呼吸附加音，音调较高，基音频率 300 ~ 500Hz。持续时间较长，一般来说吸气及呼气时均能听到，但以呼气时为明显。干啰音的强度和性质易改变，部位易变换，短时间内数量可明显增减。不同性质的干啰音可同时存在。发生于主支气管以上大气道的干啰音，有时不用听诊器亦可听及，谓之喘鸣。

（2）干啰音的分类　　可分为高调干啰音和低调干啰音两种。①高调干啰音（sibilant wheezes）又称哨笛音。音调高，其基音频率可达500Hz以上，呈短促的"zhi - zhi"声或带音乐性。用力呼气时其音质常呈上升性，多发生在较小的支气管或细支气管。②低调干啰音（sonorous wheezes）又称鼾音。音调低，其基音频率为100～200Hz，呈呻吟声或像熟睡时打鼾的声音，多发生在气管或主支气管。

两肺干啰音见于支气管哮喘、慢性阻塞性肺疾病和心源性哮喘等。局限性干啰音由局部支气管狭窄所致，多见于支气管内膜结核或肿瘤等。

2. 湿啰音（moist crackles）　　是吸气时气流通过呼吸道内稀薄分泌物如渗出液、痰液、血液、黏液或脓液等，形成水泡破裂所产生的声音，故又称为水泡音。或由于小支气管壁因分泌物黏着而陷闭，当吸气时突然张开重新充气所产生的爆裂音。

（1）湿啰音的特点　　为呼吸音以外的附加音，断续而短暂，一次呼吸常连续多个出现，于吸气时或吸气终末较为明显，有时也出现于呼气早期，部位较恒定，性质不易变化。中、小湿啰音可同时存在，咳嗽后可减轻或消失。

（2）湿啰音的分类

1）按音响强度可分为响亮性和非响亮性湿啰音。①响亮性湿啰音：啰音响亮，是由于周围具有良好的传导介质，如实变，或因空洞共鸣作用的结果，见于肺炎、肺脓肿或空洞型肺结核。如空洞内壁光滑，响亮性湿啰音还可带有金属调。②非响亮性湿啰音：声音较低，是由于病变周围有较多的正常肺泡组织，传导过程中声波逐渐减弱，听诊时感觉遥远。

2）按呼吸道腔径大小和腔内分泌物的多少分粗、中、细湿啰音和捻发音。①粗湿啰音（coarse crackles）（大水泡音）：发生于气管、主支气管或空洞部位，多出现在吸气早期，见于支气管扩张、肺水肿、肺结核或肺脓肿空洞。昏迷或临终前患者因无力排出呼吸道分泌物，于气管处可听及粗湿啰音，有时不用听诊器也可听及，谓之痰鸣。②中湿啰音（medium crackles）（中水泡音）：发生在中等大小的支气管，多出现于吸气的中期，见于支气管炎、支气管肺炎等。③细湿啰音（fine crackles）（小水泡音）：发生在小支气管，多在吸气后期出现，常见于细支气管炎、支气管肺炎、肺淤血和肺梗死等，弥漫性肺间质纤维化患者吸气后期出现的细湿啰音，其音调高，颇似近耳撕开尼龙扣带时发出的声音，谓之Velcro啰音。④捻发音（crepitus）：多在吸气终末听到的一种极细、均匀一致的湿啰音，好像在耳边用手指捻搓一束头发所发出的声音。系由于吸气时气流冲开因分泌物存在而相互粘着陷闭的细支气管和肺泡壁所发出的高音调、高频率的细小爆裂音，多见于细支气管和肺泡炎症或充血，如肺淤血、肺泡炎和肺炎早期等。但长期卧床的患者或者正常老年人，于肺底亦可听及捻发音，在数次深呼吸或咳嗽后可消失，一般无临床意义。

肺部局限性湿啰音，常提示该处的局部病变，如肺炎、肺结核或支气管扩张等。如发生在双侧肺底湿啰音，多见于支气管肺炎或心功能不全所致的肺淤血等。如双肺野满布湿啰音，则多见于急性肺水肿和严重支气管肺炎。

（四）语音共振

又称听觉语音。语音共振（vocal resonance）产生的方式与语音震颤基本相同。嘱受检者用一般的声音强度重复发"yi"长音，喉部发音产生的振动经气管、支气管、肺泡传送至胸壁，由听诊器听及。正常情况下，听到的语音共振言词并非响亮清晰，音节亦含糊难辨。语音共振一般在气管和大支气管附近听到的声音最强，在肺底则较弱。语音共振减弱见于胸腔积液、支气管阻塞、胸膜增厚、胸壁水肿、肺气肿及肥胖等疾病。语音共振增强见于肺实变和中等量胸腔积液上方肺被压缩时。在病理情况下，语音共振的性质发生变化，根据听诊音的差异，语音共振分为以下几种。

1. 支气管语音　　为语音共振的强度和清晰度均增加，常同时伴有语音震颤增强，叩诊呈浊音和听诊可及病理性支气管呼吸音，可见于肺实变患者。

2. 胸语音　是一种更强、更响亮和较近耳的支气管语音，言词清晰可辨，容易听及，见于大范围的肺实变区域。有时在支气管语音尚未出现之前，即可查出。

3. 羊鸣音　不仅语音强度增加，而且语音性质发生改变，带有鼻音性质，颇似"羊叫声"。嘱受检者说"yi－yi－yi"音，往往听到的是"a－a－a"，则提示有羊鸣音存在。常在中等量胸腔积液的上方肺受压的区域或在肺实变伴有少量胸腔积液的部位听及。

4. 耳语音　是一种增强的音调较高的语音。嘱受检者用耳语声调发"yi－yi－yi"音，正常人在肺泡呼吸音听诊部位，仅能听及极微弱的音响，而肺实变时，则可听到清晰的音调增强的耳语音，对肺实变的诊断具有重要价值。

（五）胸膜摩擦音

正常胸膜表面光滑，胸膜腔内有微量液体存在，因此，呼吸时胸膜脏层和壁层之间相互滑动并无声响发生。当胸膜面由于炎症或纤维素渗出而变得粗糙时，随着呼吸运动脏层和壁层胸膜相互摩擦产生声音，颇似用一手掩耳，以另一手指在其手背上摩擦时所听到的声音。通常在吸气或呼气时均可听到，而且十分近耳，但一般在吸气末或呼气初较为明显，屏气时即消失。深吸气或在听诊器体件上加压时，摩擦音的强度可增加。

胸膜摩擦音最常听到的部位是前下侧胸壁，因呼吸时该区域的呼吸动度最大。反之，肺尖部呼吸动度较胸廓下部小，故胸膜摩擦音很少在肺尖部听及。胸膜摩擦音可随体位的改变而消失或复现。当胸腔积液较多时，两层胸膜被分开，摩擦音可消失，在积液吸收过程中当两层胸膜又接触时，可再出现。当纵隔胸膜发炎时，于呼吸及心脏搏动时均可闻及胸膜摩擦音。胸膜摩擦音常发生于纤维素性胸膜炎、肺梗死、胸膜肿瘤及尿毒症等患者。

第四节　呼吸系统常见疾病的主要症状和体征

一、大叶性肺炎

大叶性肺炎（lobar pneumonia）是按解剖学分类而命名的，其病变呈大叶性分布的肺实质炎症。但最常见的病原是肺炎链球菌。病理改变可分为三期，即充血期、实变期及消散期。按病期的不同，其临床表现各有所异，有时分期可不明显。

（一）症状

患者多为青壮年，患病前常有受凉、疲劳、淋雨或酗酒等诱因，起病多急骤，先有寒战，继之发热，多为高热，体温可达39～40℃，多呈稽留热，常伴有全身肌肉酸痛、头痛、呼吸浅快、患侧胸痛、咳嗽及咳铁锈色痰，数日后或治疗后患者体温可急剧下降，大量出汗，随之症状明显好转。

（二）体征

多数患者呈急性病容，颜面潮红，鼻翼扇动，呼吸困难，发绀，脉搏增快，常有口唇疱疹。胸部病变的体征如下。

1. 视诊　胸廓对称，患侧呼吸动度减弱。

2. 触诊　气管居中，患侧语音震颤增强。

3. 叩诊　病变部位叩诊呈浊音或实音。

4. 听诊　充血水肿期病变部位可闻及湿啰音，实变期可闻及支气管呼吸音。语音共振明显增强，病变累及胸膜时可闻及胸膜摩擦音。

当病变进入消散期时，病变局部叩诊音逐渐变为清音，支气管呼吸音渐减弱，代之以湿性啰音。最后湿啰音亦逐渐消失，呼吸音恢复正常。

二、慢性阻塞性肺疾病

慢性阻塞性肺疾病（COPD）是气道、肺实质和肺血管的慢性非特异性炎症。起病隐匿，发展缓慢，晚期多发展为肺动脉高压和慢性肺源性心脏病。病因较为复杂，多与长期吸烟，反复呼吸道感染，长期接触有害烟雾或粉尘，大气污染、恶劣气象因素，机体的过敏因素以及呼吸道局部防御、免疫功能降低和自主神经功能失调等有关。

（一）症状

主要表现为慢性咳嗽、咳痰以及呼吸困难。晨起咳嗽加重伴白色黏液或浆液泡沫痰，量不多。当合并感染时，量增多并呈脓性。患者常觉气短、胸闷活动时明显，冬季加剧，并随病情进展而逐渐加重。

（二）体征

早期可无明显体征，随着病情加重出现明显体征。

1. 视诊　胸廓呈桶状，肋间隙增宽，呼吸运动减弱。

2. 触诊　气管居中，呼吸动度减弱，双肺语音震颤减弱。

3. 叩诊　双肺叩诊呈过清音，两侧肺下界降低，肺下界移动度减小，心脏浊音界缩小，肝浊音界下移。

4. 听诊　肺泡呼吸音减弱，呼气相延长，语音共振减弱，心音遥远。急性发作期可闻及散在的干、湿啰音，咳嗽后可减少或消失。啰音的量与部位常不恒定，喘息型者可听到较多的干啰音，并伴呼气延长。

三、支气管哮喘

支气管哮喘（bronchial asthma，简称哮喘）是以变态反应为主的气道慢性炎症，气道对刺激性物质具有高反应性，此类炎症可引起不同程度的广泛的可逆性气道阻塞。发作时支气管平滑肌痉挛、黏膜充血水肿、腺体分泌增加。

（一）症状

多数患者在幼年或青年期发病，多反复发作，发病常有季节性。发作前常有过敏原接触史或过敏性鼻炎症状，如鼻痒、喷嚏、流涕或干咳等黏膜过敏先兆，继之出现胸闷，并迅速出现明显呼吸困难。历时数小时，甚至数天，发作将停时，常咳出较多稀薄痰液后，气促减轻，发作逐渐缓解。

（二）体征

缓解期患者无明显体征。发作时可有以下体征。

1. 视诊　早期胸廓对称，数年后胸廓胀满或呈桶状，发作时出现严重呼气性呼吸困难，呈吸气位，患者被迫端坐，呼吸辅助肌参与呼吸，严重者大汗淋漓并伴有发绀，呼吸运动减弱，肋间隙增宽。

2. 触诊　气管居中，双肺语音震颤减弱。

3. 叩诊　双肺叩诊呈过清音，两侧肺下界降低，肺下界移动度减小，心脏浊音界缩小，肝浊音界下移。

4. 听诊　急性发作时两肺满布干啰音。伴有感染时肺部可闻及散在的干、湿啰音，缓解期听诊双肺呼吸音减弱，呼气延长，语音共振减弱，心音遥远。

四、胸腔积液

胸腔积液（pleural effusion）为毛细血管内静水压增高（如心力衰竭等）、胶体渗透压降低（如肝硬化、肾病综合征等所致的低蛋白血症）或毛细血管通透性增加（如结核病、肺炎、肿瘤等）所致的胸膜液体产生增多或吸收减少，使胸膜腔内积聚的液体较正常为多。此外，胸膜淋巴引流障碍和外伤等亦可引起胸腔积液或积血。胸腔积液的性质按其病因不同可分为渗出液和漏出液两类。

（一）症状

胸腔积液量少于 0.3L 时临床症状多不明显，但少量炎性积液以纤维素性渗出为主的患者常诉患侧胸痛，吸气时加重，喜患侧卧位以减少呼吸动度，减轻疼痛。当积液增多时，胸膜脏层和壁层分开，胸痛可减轻或消失。胸腔积液超过 0.5L 的患者，常诉气短、胸闷，大量积液时因纵隔脏器受压出现心悸、呼吸困难、端坐呼吸和发绀。此外，随病因不同，还有其他基础疾病的表现。

（二）体征

少量积液者常无明显体征，或仅见患侧胸廓呼吸动度减弱。中至大量积液时体征较明显。

1. 视诊　呼吸浅快，患侧胸廓饱满，呼吸运动减弱，心尖搏动向健侧移位。慢性胸腔积液或有胸膜粘连时可有患侧胸廓塌陷，肋间隙变窄。

2. 触诊　气管偏向健侧，患侧呼吸动度减弱，液面以下触觉语颤减弱或消失。

3. 叩诊　液平面以下叩诊浊音或实音，左侧积液时心界叩不出，右侧积液时心界向左侧移位。

4. 听诊　液平面以下听诊呼吸音减弱或消失，语音共振减弱或消失。积液区上方有时可听到支气管呼吸音。纤维素性膜炎可在患侧腋前线或腋后线附近听到胸膜摩擦音。

五、气胸

气胸（pneumothorax）是指空气进入胸膜腔，造成积气状态。常因慢性呼吸道疾病，如慢性阻塞性肺疾病、肺结核或肺表面胸膜下肺大疱导致胸膜脏层破裂，气体进入胸膜腔，谓之自发性气胸。用人工方法将滤过的空气注入胸膜腔，以便在 X 线下识别胸内疾病，称为人工气胸。由胸部外伤引起的气胸，称为外伤性气胸。

（一）症状

发病前常常有持重物、屏气、剧烈运动或咳嗽等诱因。患者常突感一侧胸痛，因咳嗽及深吸气而加剧。轻者可无明显的呼吸困难，重者甚至不能平卧，呈端坐呼吸。张力性气胸常呈进行性呼吸困难。部分患者可有咳嗽，常为刺激性干咳，无痰或少痰。张力性气胸除上述症状外，可有表情紧张、烦躁不安、发绀、冷汗、脉速、心律失常，甚至发生意识不清、呼吸衰竭。血气胸如失血量过多，可使血压下降，甚至发生失血性休克。

（二）体征

小量气胸体征常不明显，或仅有呼吸音减低，气体较多时可有以下典型气胸的体征。

1. 视诊　患侧胸廓饱满，肋间隙增宽，呼吸运动减弱。

2. 触诊　气管向健侧移位，患侧呼吸动度和触觉语颤减弱。

3. 叩诊　患侧叩诊呈鼓音，左侧气胸时心浊音界消失，右侧气胸时肝上界下移或消失。液气胸时，上方叩诊为鼓音，下方叩诊呈浊音。

4. 听诊　患侧呼吸音减弱或消失，并可能出现振水音。

兹将呼吸系统常见病变的体征归纳于表 7-4。

表 7 - 4　胸部常见病变的体征

疾病	视诊		触诊		叩诊	听诊		
	胸廓	呼吸动度	气管位置	语音震颤	音响	呼吸音	啰音	语音共振
大叶性肺炎	对称	患侧减弱	正中	患侧增强	浊或实音	管状呼吸音	湿啰音	患侧增强
COPD	桶状	双侧减弱	正中	双侧减弱	过清音	减弱	无	减弱
肺不张	患侧凹陷	患侧减弱	移向患侧	消失或减弱	浊音	减弱或消失	无	消失或减弱
胸腔积液	患侧饱满	患侧减弱	移向健侧	消失或减弱	实音	减弱或消失	无	减弱或消失
气胸	患侧饱满	患侧减弱	移向健侧	减弱或消失	鼓音	减弱或消失	无	减弱或消失
肺水肿	对称	双侧减弱	正中	正常或减弱	正常或浊音	减弱	湿啰音	正常或减弱
哮喘	对称	双侧减弱	正中	双侧减弱	过清音	减弱	干啰音	减弱

第五节　心脏检查

心脏的体格检查是诊断心血管疾病的基本手段，在详细询问患者病史的基础上，运用视诊、触诊、叩诊、听诊等检查方法进行仔细的心脏体格检查，能够及早地做出准确的诊断，给予患者及时准确的相应处理。尽管现代心血管学不断涌现新的诊断手段及先进的检查方法，但心脏的体格检查手段仍是临床诊治的基本方法，也是每个医生必须熟练掌握的基本功。

在进行心脏体格检查时应注意以下事项：①首先需要一个安静、光线充足的环境。②患者一般采取仰卧位或坐位，医师站位多位于患者右侧。③光线最好来源于左侧，受检者应充分坦露胸部，绝不可隔着衣服听诊。④检查者应聚精会神，按规范的检查手法仔细检查并认真作好记录，以便全面分析。

一、视诊

心脏视诊要点是：患者尽可能取仰卧位，检查者站在患者右侧，在视诊心尖搏动和心前区隆起时，医生需要蹲下，即双眼与患者胸廓同高，或视线与心尖区呈切线位置，以便观察是否存在心前区异常搏动和隆起（图 7 - 11）。

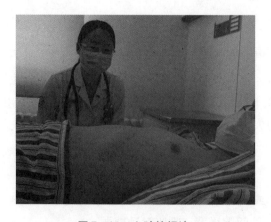

图 7 - 11　心脏的视诊

（一）隆起与凹陷

正常情况　正常人心前区与右侧胸部相应部位对称，无异常隆起及凹陷；异常情况常见于以下几点。

1. 先天性心脏病或儿童时期即患风湿性心脏瓣膜病并伴有心脏增大者，特别是右室增大时使得发育中的左侧前胸壁受压而向外隆起。

2. 大量心包积液时，心前区胸壁受挤压而向外膨隆，外观饱满。

（二）心尖搏动

心尖主要由左室构成。心脏收缩时，心尖冲击心前区胸壁对应部位，使局部胸壁向外搏动，称之为心尖搏动（apical impulse）。

1. 正常心尖搏动　正常心尖搏动位置在胸骨左缘第 5 肋间，锁骨中线内 0.5~1.0cm 处。范围直径为 2.0~2.5cm。肥胖者或女性乳房垂悬时不易看见。

2. 心尖搏动的改变　主要指心尖搏动位置、强弱及范围的改变。

（1）心尖搏动位置的改变

1）生理条件下　心尖搏动的位置可因体位改变、体型不同及呼吸等因素有所变化。①仰卧时，心尖搏动略上移。②左侧卧位时，心尖搏动可左移 2~3cm。③右侧卧位时心尖搏动可向右移 1.0~2.5cm。④小儿、矮胖体型者及妊娠时，心脏呈横位，心尖搏动向上外移，可达第 4 肋间；瘦长体型者，心脏呈垂位，心尖搏动向下移，可达第 6 肋间。⑤深吸气时，因膈肌下降，心尖搏动可下移至第六肋间；深呼气时，膈肌上升，心尖搏动则向上移。

2）病理情况下　心尖搏动位置可因以下原因发生改变。

心脏疾病：①左室增大导致心尖搏动向左下移位。②右室增大导致心尖搏动向左移位，可稍向上移位但不向下移位。③左、右室增大导致心尖搏动向左下移位并可伴有心界向两侧扩大。④右位心时心尖搏动位于胸骨右缘第 5 肋间，即正常心尖搏动的镜相位置。

胸部疾病：①一侧胸腔积液或积气导致心尖搏动稍向健侧移位；而一侧肺不张或胸膜粘连则导致心尖搏动向患侧移动；如果侧卧位时的心尖搏动无明显移位，亦提示心包纵隔胸膜粘连。②胸廓或脊柱畸形时，心脏位置发生改变，心尖搏动亦相应发生移位。

腹部疾病：大量腹水、腹腔巨大肿瘤等导致心脏呈横位，使得心尖搏动位置上移。

（2）心尖搏动强度及范围的变化

1）生理条件下变化　①胸壁增厚（肥胖、乳房大）或肋间变窄时，心尖搏动减弱，搏动范围也减小。②胸壁薄（消瘦、儿童）或肋间增宽时，心尖搏动强，范围增大。③在剧烈运动或情绪激动时，心搏有力和心率加快，心尖搏动也可增强。

2）病理性变化　①心尖搏动增强：见于左室肥大、甲状腺功能亢进症、发热及贫血时，尤其在左心室肥大时，心尖搏动增强更为明显。②心尖搏动减弱：心肌病变、左侧胸腔大量积液或积气时，心尖搏动减弱或消失。③负性心尖搏动：常见于粘连性心包炎（Broadbent 征），即心脏收缩时心尖搏动内陷，称为负性心尖搏动。右室明显肥大者因心脏顺钟向转位，左心室向后移位，亦可出现负性心尖搏动。

（三）心前区异常搏动

1. 胸骨左缘第 2 肋间搏动　见于肺动脉高压，有时也可见于正常青年人。

2. 胸骨左缘第 3~4 肋间搏动　见于右室肥大。

3. 剑突下搏动　见于各种原因引起的右室肥大时，亦可见于腹主动脉瘤。

鉴别方法如下：①嘱患者深吸气，如搏动增强则为右室搏动；反之，搏动减弱则为腹主动脉瘤。②以手指平放于剑突下，指端指向剑突，从剑突下向后上方加压，如搏动冲击指尖且吸气时增强，则为右室搏动，如搏动冲击掌面且吸气时减弱，则为腹主动脉瘤。

4. 胸骨右缘第 2 肋间及其邻近部位或胸骨上窝搏动　见于升主动脉瘤或主动脉弓瘤。

二、触诊

心脏触诊要点：检查者常用右手，以全手掌、手掌尺侧（小鱼际）或2~4指并拢以指腹触诊。检查震颤常用手掌尺侧，检查心尖搏动常用2~4指的指腹（图7-12A、B、C）。

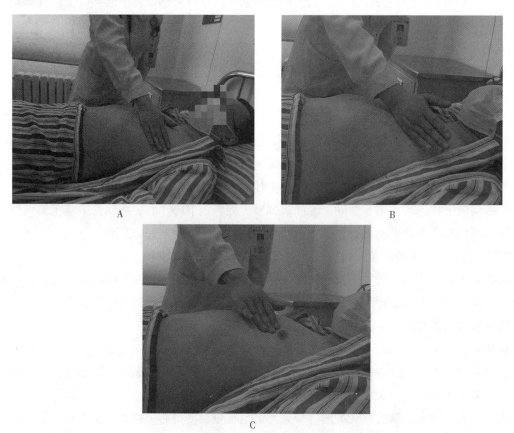

图 7 - 12　心脏的触诊

（一）心尖搏动及心前区搏动

用触诊法确定心尖搏动的位置、强弱和范围，较视诊法更为准确，尤其在视诊看不清心尖搏动的情况下，必须进行触诊方能确定。除心尖搏动外，心前区其他部位的搏动也可触及。

抬举性搏动：当左心室肥大时，手指被强有力的心尖搏动抬起。是左心室肥大的可靠体征。

心尖搏动的外向运动标志着心室收缩开始，内向运动标志着舒张期开始，故可借此帮助确定收缩期和舒张期。

（二）震颤

震颤是指用手触诊时感觉到的一种细小振动，又称"猫喘"。

1. 产生机制　震颤系由于血流经狭窄的瓣膜口或关闭不全或异常通道流至较宽广的部位产生漩涡，使瓣膜、心壁或血管壁产生振动传至胸壁所致。一般情况下，震颤的强弱与病变狭窄程度、血流速度和压力阶差呈正比。例如，狭窄越重，震颤越强，但过度狭窄则无震颤。

2. 震颤与杂音的关系　震颤的产生机制与杂音相同，杂音越响，越易触到震颤，有震颤一定可听到杂音，但听到杂音不一定能触到震颤。这是因为人体触觉对低频振动较敏感，听觉对高频振动较敏感。如声波频率处于既可触知又可听到的范围，则既可触及震颤，又可听到杂音；如声波振动频率超过可触知的上限，则只可闻及杂音而触不到震颤。

3. 临床意义 震颤具有重要的临床意义。它是器质性心血管病的特征性体征之一。如触到震颤则可肯定心脏有器质性病变，常见于某些先天性心脏病及心脏瓣膜病（如动脉导管未闭、二尖瓣狭窄等）。瓣膜关闭不全时，震颤则较少见。

不同类型的病变，震颤出现的部位及时期不同，其临床意义亦不同。按出现的时期可分为收缩期震颤、舒张期震颤和连续性震颤三种（表7-5）。

表7-5 心前区震颤的临床意义

部位	时期	常见疾病
胸骨右缘第2肋间	收缩期	主动脉瓣狭窄
胸骨左缘第2肋间	收缩期	肺动脉瓣狭窄
左缘第3~4肋间	收缩期	室间隔缺损
胸骨左缘第2肋间	连续性	动脉导管未闭
心尖部	舒张期	二尖瓣狭窄
心尖部	收缩期	重度二尖瓣关闭不全

（三）心包摩擦感

心包膜发生炎性变化时，渗出的纤维蛋白使其表面变得粗糙。当心脏跳动时，脏层、壁层心包发生摩擦产生的振动经胸壁传导到体表而触到的摩擦感，称为心包摩擦感。

心包摩擦感通常在胸骨左缘第三、四肋间处较易触及，坐位前倾及呼气末心包摩擦感更明显。心包摩擦感与呼吸运动无关，心包摩擦感不会因屏气而消失。当心包渗出液增多，使脏层和壁层分离，则心包摩擦感消失。

三、叩诊 e微课

心脏叩诊可确定心界大小及形状。心脏不含气，叩诊呈绝对浊音（实音）。心脏左、右缘被肺遮盖的部分叩诊呈相对浊音；不被肺遮盖的部分，叩诊仍呈绝对浊音（图7-13）。叩心界是指叩诊心脏相对浊音界，其能真实反映心脏的实际大小，具有重要的临床意义。

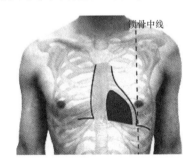

图7-13 心脏绝对浊音界和相对浊音界

（一）叩诊方法

1. 体位 患者坐位时，检查者左手叩诊板指与心缘平行（即与肋间垂直）；患者仰卧时，检查者立于患者右侧，则左手叩诊板指与心缘垂直（即与肋间平行）。

2. 叩诊力度 要适中，根据患者胖瘦采取适当力度叩诊，肥胖者要用力，消瘦者要少用力，用力要均匀。

（二）心脏叩诊要领

心脏叩诊的顺序是先叩左界，后叩右界，由下而上，由外向内（图7-14）。

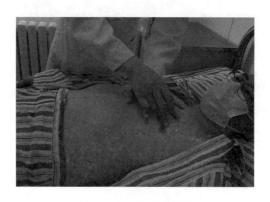

图 7 - 14   心脏的叩诊

1. 左界叩诊   从心尖搏动最强点外 2~3cm 处开始，由外向内，叩至由清音变为浊音时用笔作一标记，如此向上逐一肋间进行，直至第 2 肋间。

2. 右界叩诊   先叩出肝上界，于其上一肋间由外向内叩出浊音界，逐一肋间向上直至叩至第 2 肋间，分别作标记。

用硬尺测量前正中线至各标记点的垂直距离，再测量左锁骨中线至前正中线的距离。

（三）心脏正常浊音界

正常人心左界在第 2 肋间几乎与胸骨左缘一致，第 3 肋间以下心界逐渐向外形成一外凸弧形，达第 5 肋间。右界除第 4 肋间处稍偏离胸骨右缘以外，其余各肋间几乎与胸骨右缘一致。正常成人左锁骨中线至前正中线的距离为 8~10cm。正常人心界与前正中线的距离见表 7 - 6。

表 7 - 6   正常心脏相对浊音界

右界（cm）	肋间	左界（cm）
2~3	II	2~3
2~3	III	3.5~4.5
3~4	IV	5~6
	V	7~9

注：左锁骨中线距正中线 8~10cm。

（四）心浊音界各部的组成

1. 心脏左界第 2 肋间处相当于肺动脉段，其下第 3 肋间为左房耳部，第 4、5 肋间为左室。

2. 心脏右界第 2 肋间相当于升主动脉和上腔静脉，第 3 肋间以下为右房。

3. 心脏上界相当于第 3 肋骨前端下缘水平，其上即第 2 肋间以上为心底部浊音区，相当于主动脉、肺动脉段；主动脉与左室交接处向内凹陷，称为心腰。

4. 心脏下界由右室及左室心尖部组成。

心浊音界组成见图 7 - 15。

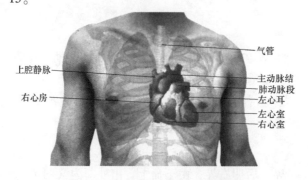

图 7 - 15   心脏各部在胸壁的投影

（五）心浊音界改变及其临床意义

心浊音界大小、形态和位置可由于心脏本身病变及心外因素而发生改变。

1. 心脏本身因素

（1）左心室增大　心脏左界向左下扩大，心浊音界呈靴形。常见于主动脉瓣狭窄和关闭不全、高血压性心脏病，故又称主动脉型心或靴形心（图7－16）。

（2）右心室增大　轻度增大时，心左界叩诊不增大；显著增大时，相对浊音界向左、右扩大，因心脏长轴发生顺钟向转位，故向左增大明显，但不向下扩大。常见于肺心病、单纯二尖瓣狭窄等。

（3）双心室增大　心浊音界向两侧扩大，且左界向下扩大，称普大形心。常见于扩张型心肌病、重症心肌炎及全心衰竭等。

（4）左心房及肺动脉扩大　肋骨左缘第2、3肋间心浊音界向外扩大。心腰饱满或膨出，心浊音界呈梨形，因常见于二尖瓣狭窄，故又称二尖瓣型心或梨形心（图7－17）。

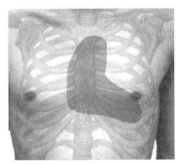
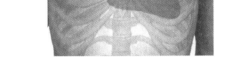
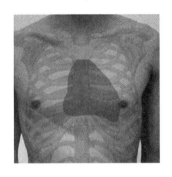

图7－16　主动脉瓣关闭不全的心浊音界（靴形心）　　图7－17　二尖瓣狭窄的心浊音界（梨形心）

（5）心包积液　心界向两侧扩大，心浊音界随体位改变而变化，坐位时心浊音界呈三角形（烧瓶形），仰卧位时心底部浊音区增宽，这种心浊音界的改变是心包积液的重要特征。

（6）主动脉扩张及升主动脉瘤　第1、2肋间浊音区增宽。

（7）左心房增大　显著增大时，胸骨左缘第3肋间心浊音界向外扩大。

2. 心外因素

（1）大量胸腔积液、积气　心界在患侧叩不出，在健侧心浊音界外移。

（2）肺实变、肺肿瘤或纵隔淋巴结肿大　如与心浊音界重叠，则心界叩不出。

（3）肺气肿　心浊音界变小，甚至叩不出。

（4）大量腹腔积液或腹腔巨大肿瘤　心界扩大。

四、听诊

听诊是心脏体格检查的重要方法，也是较难掌握的心脏体格检查部分。通过听诊可获得极重要的临床线索或资料而成为诊断疾病的有力依据。心脏听诊时，需要安静的环境，检查医师应聚精会神，按照规范的方法进行。患者多采取仰卧位，门诊患者也可采取坐位，医生站在病床的右侧，有时为了更好地听清和辨别心音或杂音，需让患者改变不同体位，作深吸气或深呼气，或作适当的运动。

（一）心脏瓣膜听诊区

心脏瓣膜听诊区是指心脏各瓣膜开闭时产生的声音传导至体表最易听清楚的部位，与其解剖位置并不完全一致。通常有五个瓣膜听诊区，如二尖瓣区、主动脉瓣区、主动脉瓣第二听诊区、肺动脉瓣区、三尖瓣区（图7－18）。

1. 二尖瓣区　位于心尖搏动最强点。

2. 肺动脉瓣区 位于胸骨左缘第 2 肋间。

3. 主动脉瓣区 位于胸骨右缘第 2 肋间。主动脉瓣狭窄时的收缩期喷射性杂音在此听诊区听诊。

4. 主动脉瓣第二听诊区 位于胸骨左缘第 3 肋间，又称 Erb 区，主动脉瓣关闭不全时舒张期叹气样杂音在此听诊较清晰。

5. 三尖瓣区 位于胸骨体下端左缘，即胸骨左缘第 4、5 肋间。

对疑有心脏疾病的患者，需要根据心脏结构改变的特点和血流方向，适当移动听诊部位，扩大听诊范围。

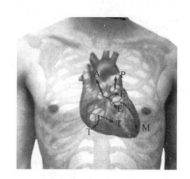

图 7－18 心脏瓣膜解剖部位及心脏听诊区

M：二尖瓣区；A：主动脉瓣区；

E：主动脉瓣第二听诊区（Erb 区）；

P：肺动脉瓣区；T：三尖瓣区

（二）听诊顺序

心脏听诊的规范顺序是按逆时针方向依次听诊，以防遗漏，即从二尖瓣区→肺动脉瓣区→主动脉瓣区→主动脉瓣第二听诊区→三尖瓣区。

（三）听诊内容

听诊内容应包括心率、心律、心音、额外心音、杂音及心包摩擦音等。

1. 心率 指每分钟心跳的次数。正常人心率为 60～100 次/分，大多数为 70～80 次/分，女性稍快。3 岁以下儿童多在 100 次/分以上。老年人及体力者或运动员心率多偏慢。成人心率超过 100 次/分，婴幼儿心率超过 150 次/分，称为心动过速。心率低于 60 次/分称为心动过缓。

2. 心律 指心脏跳动的节律。正常成人节律规整，青年和儿童心律稍有不齐，随呼吸出现的心律不齐称为窦性心律不齐，表现为吸气时心率增快，呼气时心率减慢，一般无重要临床意义。

听诊能发现的心律失常最常见的是期前收缩和心房颤动（简称房颤）。

（1）期前收缩 在规则心跳基础上突然提前出现一次心跳，其后有一较长间歇（代偿间歇），患者会有心脏停跳感，听诊时很容易发现这种心律失常。

（2）心房颤动 由于心房内异位节律点发出异位冲动而产生的多个折返所致。患者会有心脏不规则跳动感，主要听诊特点是：①心律绝对不齐。②第一心音强弱不等。③脉搏短绌（短绌脉），指脉率少于心率的现象。房颤病因常见于风湿性心脏病二尖瓣狭窄、冠心病、甲状腺功能亢进症等，少数原因不明称之为特发性房颤。

3. 心音 心音有四个，按其在心动周期中出现的先后次序依次命名为第一心音（S_1）、第二心音（S_2）、第三心音（S_3）和第四心音（S_4）。通常只能听到 S_1 和 S_2，在某些健康儿童和青少年也可听到 S_3。S_4 一般听不到，如能听到一般则为病理性（图 7－19）。

（1）第一心音 出现在心室收缩早期，标志着心室收缩的开始。

1）S_1 产生机制 心室收缩开始时的二尖瓣和三尖瓣突然关闭而导致瓣膜紧张引起振动产生。其他如血流冲击左心室和主动脉产生的室壁和大血管壁的振动、半月瓣的开放、心室肌收缩及心房收缩终末部分，也参与 S_1 的形成。

2）第一心音听诊的特点 ①音调较低（55～58Hz）。②强度较响。③性质较钝。④历时较长（持续约 0.1 秒）。⑤心尖部听诊最清晰。⑥与心尖搏动同时出现。

（2）第二心音 出现在心室舒张时，标志着心室舒张开始。

1）S_2 产生机制 心室舒张开始时主动脉瓣和肺动脉瓣突然关闭引起的瓣膜振动所产生。其他如血流加速和对大血管壁冲击引起的振动、房室瓣的开放、心室肌的舒张和乳头肌及腱索的振动也参与 S_2 的形成。

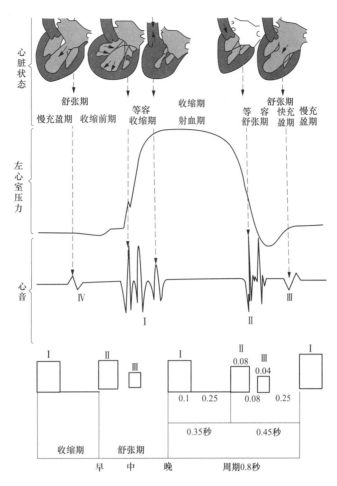

图 7 - 19 心动周期与额外心音出现的时间

2）第二心音听诊特点 ①音调较高（62Hz）。②强度较 S_1 为低。③性质较 S_1 清脆。④历时较短（0.08 秒）。⑤心底部听诊最清楚。⑥在心尖搏动之后出现。

心脏听诊最基本的技能是判定第一心音和第二心音，只有正确区分 S_1 和 S_2，才能正确判定心脏收缩期和舒张期，明确异常心音或杂音出现的时期以及其与 S_1、S_2 的时间关系。

（3）第三心音 出现在心室舒张早期，第二心音之后 0.12 ~ 0.18 秒。

1）S_3 的产生机制 心室快速充盈时，血流冲击心室壁引起室壁（包括乳头肌和腱索）振动所致。

2）S_3 听诊特点 ①音调低（<50Hz）。②强度弱。③性质重浊而低钝，似为 S_2 之回声。④持续时间短（0.04 秒）。⑤心尖部及其内上方听诊较清晰。⑥仰卧位或左侧卧位清晰，抬高下肢可使其增强，坐位或立位时减弱至消失。⑦一般在呼气末较清楚。S_3 通常只在儿童和青少年可听到。

（4）第四心音

1）S_4 的产生 是心房收缩产生的低频振动所致，正常人耳听不到。

2）S_4 听诊特点 音低调、弱而沉浊，在 S_1 之前，在心尖部及其内侧听诊清楚。

4. 心音改变 包括心音强度、心音性质改变和心音分裂。

（1）心音强度改变 影响心音强度的主要因素有：①胸壁厚度和肺含气量。②心室充盈情况与瓣膜位置。③瓣膜完整性与活动性。④心室收缩力与收缩速率等。

1）第一心音强度改变 S_1 增强常见于以下情况。①二尖瓣狭窄：由于二尖瓣狭窄时，心室充盈减少使心室开始收缩时因二尖瓣位置低垂，瓣叶经过较长距离到达闭合位置导致振动幅度大；另由于左心室充盈减少，收缩时间缩短，左心室内压迅速上升，二尖瓣关闭速度加快也会导致振动幅度大，使 S_1 明显增强。若瓣叶显著增厚、钙化较重，瓣膜活动明显减小，则 S_1 反而减弱。②P－R 间期缩短：由于P－R 间期缩短，左室充盈减少，瓣膜位置低，使 S_1 增强。③心动过速及心室收缩力加强：如运动、发热、甲状腺功能亢进症等，上述原因导致舒张期变短，心室充盈不足，瓣膜在舒张晚期处于低垂状态使得其关闭速度加快，故 S_1 增强。④完全性房室传导阻滞：由于出现房室分离现象，当心房与心室同时收缩时使 S_1 极其响亮，又称为"大炮音"。

S_1 减弱见于以下情况：①在二尖瓣关闭不全时，因瓣膜关闭不全致左室过度充盈，二尖瓣位置较高，活动幅度变小，S_1 减弱。②在 P－R 间期延长时，导致左室过度充盈，瓣膜位置较高，S_1 减弱。③在心肌炎、心肌病、心肌梗死和左心衰竭等疾病导致心肌收缩力下降时，S_1 低钝。

S_1 强弱不等：主要见于心房颤动、频发室性期前收缩、室性心动过速及完全性房室传导阻滞等。

2）第二心音强度改变　影响 S_2 强度的主要因素是主动脉、肺动脉内压力及半月瓣的完整性和弹性等。

S_2 有两个主要成分，即主动脉瓣成分（A_2）和肺动脉瓣成分（P_2），通常 A_2 在主动脉瓣区听诊最清晰，P_2 在肺动脉瓣听诊区最清晰。儿童及青年期 $P_2 > A_2$，老年人则相反，成人 $P_2 = A_2$。

主动脉瓣区第二心音（A_2）增强：主要由于主动脉内压力增高所致，常见于高血压、主动脉粥样硬化等。

肺动脉瓣区第二心音（P_2）增强：主要由于肺动脉内压力增高所致。常见于：①二尖瓣狭窄、二尖瓣关闭不全、左心衰竭等。② 伴有左至右分流的先天性心脏病，如房间隔缺损、室间隔缺损及动脉导管未闭等，因肺循环血量明显增多，肺动脉瓣关闭时受到血流冲击较大，右室流出道血流骤减引起的振动也较大，导致 P_2 增强。③ 呼吸系统疾病如肺气肿、肺栓塞等也可使肺动脉压增高导致 P_2 亢进。

主动脉瓣区第二心音（A_2）减弱：由于主动脉内压力降低所致。主要见于主动脉瓣狭窄、主动脉瓣关闭不全、主动脉瓣粘连或钙化等。

肺动脉瓣区第二心音（P_2）减弱：由于肺动脉内压力降低所致。主要见于肺动脉瓣狭窄及肺动脉瓣关闭不全等。

3）第一、第二心音同时改变　S_1、S_2 同时增强常见于心脏活动增强时，如运动、情绪激动及贫血等。胸壁薄者，也会出现听诊心音有力，但并非真正心音增强。

S_1、S_2 同时减弱常见于：①心肌炎、心肌病及心肌梗死等心肌严重受损或休克等循环衰竭时。②心包积液、左侧胸腔大量积液、肺气肿及胸壁水肿等，可使心音传导受阻，使 S_1、S_2 同时减弱。③体胖者胸壁较厚，听诊时心音减低。

（2）心音性质改变　心肌严重受损时，S_1 失去原有的低钝性质，而与 S_2 相似，且多伴有心率增快，舒张期缩短而与收缩期相等，似钟摆之"嘀哒"声，称为钟摆律。由于该音调常见于胎儿心音，故又称胎心律。钟摆律为心肌严重受损的重要体征，主要见于急性心肌梗死、重症心肌炎及扩张性心肌病等。

（3）心音分裂　生理情况下，心室收缩时二尖瓣与三尖瓣关闭并不完全同步。三尖瓣关闭略迟于二尖瓣 0.02～0.035 秒。心室舒张时主动脉瓣与肺动脉瓣的关闭也不完全同步，肺动脉瓣关闭略迟于主动脉瓣 0.026～0.03 秒，这种差别在一般情况下人耳不能分辨，仍为单一的 S_1 和 S_2。在某些情况下，这种差别增大，在听诊时出现一个心音分成两个部分的现象，称为心音分裂。构成 S_1 两个成分即二尖瓣和三尖瓣关闭时间差距加大，形成 S_1 分裂；构成 S_2 两个成分即主动脉瓣和肺动脉瓣关闭时间差加大，形成 S_2 分裂。

1）S_1 分裂　在生理情况下，只有少数儿童和青年可听到 S_1 分裂。在病理情况下，主要是机械或电活动延迟，使三尖瓣关闭明显迟于二尖瓣，在心尖部便可听到 S_1 分裂。①机械延迟：见于心衰、肺动脉高压及 Ebstein 畸形等，由于右室充盈时间延长，三尖瓣关闭明显延迟。②电延迟：见于右束支传导阻滞，右室激动和开始收缩时间均晚于左室，三尖瓣关闭延迟，引起 S_1 分裂。

2）S_2 分裂　分为以下几种类型。①生理分裂：在生理情况下，正常人中，尤其是儿童和青年，深吸气末可以听到 S_2 分裂，呼气时又成为单一的 S_2，这种情况称为生理性分裂。其产生机制是：吸气时胸腔负压增加，右心回心血量增多，右室排血时间延长，使肺动脉瓣关闭明显迟于主动脉瓣关闭（＞0.035 秒），形成 S_2 分裂。呼气时这两个成分的时距缩短，变为单一 S_2。②通常分裂：是最常见的类型。一方面是由于某些疾病，使右室排血时间延长，肺动脉瓣关闭明显迟于主动脉瓣关闭，常见于完全性右束支传导阻滞、肺动脉瓣狭窄及二尖瓣狭窄等；另一方面或由于主动脉瓣关闭提前，左室射血时间缩短，主动脉瓣提前关闭，因而出现 S_2 分裂，常见于二尖瓣关闭不全、室间隔缺损等。③固定分裂：指 S_2 分裂几乎不受呼气、吸气的影响，分裂的两个成分的时距相对固定，常见于房间隔缺损。其产生机制为：吸气时右房回心血量增多，压力增高，使左向右分流减少；呼气时，回心血量虽较吸气时减少，但左向右分流增加，右房容量保持不变，右室排血时间大致一定，导致 S_2 分裂相对固定。④反常分裂（逆分裂）：较少见，是指主动脉瓣关闭迟于肺动脉瓣，即 P_2 在前，A_2 在后，吸气时分裂变窄，呼气时分裂变宽。S_2 反常分裂是重要的病理性心脏体征，常见于完全性左束支传导阻滞、主动脉瓣狭窄等（图 7-20）。

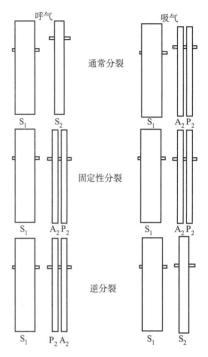

图 7-20　第二心音分裂示意图

S_1：第一心音；

S_2：第二心音；

A_2：第二心音主动脉成分；

P_2：第二心音肺动脉成分

5. 额外心音　是指在原有心音之外，额外出现的病理性附加心音。额外心音大部分出现在 S_2 之后，S_1 之前，即舒张期；也可出现于 S_1 之后，S_2 之前，即收缩期；大多数是一个附加音，构成三音律；少数为两个附加音，构成四音律。由病理性 S_3 和（或）S_4 与原有的 S_1、S_2 构成的三音律或四音律，通常称为奔马律。

（1）舒张期额外心音

1）奔马律　由出现在 S_1 之后的病理性 S_3 或 S_4，与原有的 S_1、S_2 组成的节律，在心率快时（＞100次/分），似马奔跑时的蹄声，故称奔马律。奔马律是心肌严重受损的重要体征，常见于心力衰竭、急性心肌梗死、心肌炎、扩张型心肌病、二尖瓣关闭不全、高血压性心脏病以及左向右分流量比较大的先天性心脏病（如室间隔缺损、动脉导管未闭等）等，它的出现和消失都具有重要的临床意义。经过正确治疗，奔马律可以消失，故也是心衰及心肌功能改善的标志。按出现时间的早晚，奔马律可分为三种（舒张早期奔马律、舒张晚期奔马律及重叠奔马律），其中舒张早期奔马律最为常见。

A. 舒张早期奔马律：发生在舒张期较早时段，因为是由病理性 S_3 与 S_1、S_2 所构成的节律，又称第三心音奔马律。

产生机制是：由于舒张期心室负荷过重，心肌张力减低，心室壁顺应性减退，在舒张早期心房血液快速注入心室时，引起已过度充盈的心室壁产生振动所致，故也称室性奔马律。这一机制与生理性第三心音产生机制相似，且发生时间、声音性质也大致相同，但两者又有明显区别（表 7-7）。

表 7-7 室性奔马律与生理性第三心音区别

室性奔马律	生理性第三心音
有严重器质性心脏病	健康人，儿童和青少年多见
心率常大于 100 次/分	心率常小于 100 次/分
不受体位影响	于坐位或立位时消失
额外心音距 S_2 较远，三个心音间隔大致相等，声音较响	S_3 距 S_2 较近，声音较低

舒张早期奔马律按其来源分为左室奔马律和右室奔马律，两者在听诊部位和临床意义方面略有不同，而以左室奔马律为常见，临床意义较重要，右室奔马律较少见。一般所言舒张早期奔马律通常是指左室奔马律。

听诊特点是：①音调较低。②强度较弱。③额外心音出现在舒张期即 S_2 后。④听诊最清晰部位，左室奔马律在心尖部，右室奔马律在胸骨下端左缘。⑤左室奔马律呼气末明显，吸气时减弱；右室奔马律吸气时明显，呼气时减弱。

临床意义是：舒张早期奔马律反映左室功能低下，左室舒张期容量负荷过重，心肌功能严重障碍。它的出现提示左室充盈压、左房压和肺毛细血管楔嵌压明显升高，心脏指数和左室射血分数下降。

B. 舒张晚期奔马律：在收缩期开始之前即 S_1 前 0.1 秒，故常称为收缩期前奔马律。由于它实际上是由病理性 S_4 与 S_1、S_2 所构成的节律，也称为第四心音奔马律。

产生机制是：舒张末期左室压力增高和顺应性降低，左房为克服来自心室的充盈阻力而加强收缩所致，因而也称为房性奔马律。

听诊特点是：①音调较低。②强度较弱。③额外心音距 S_2 较远，距 S_1 近。④心尖区稍内侧听诊最清晰。⑤呼气末最响。

临床意义是：反映心室收缩期压力负荷过重，室壁顺应性降低，多见于压力负荷过重引起心室肥厚的心脏病，如高血压性心脏病、肥厚型心肌病、主动脉瓣狭窄及肺动脉瓣狭窄等；也可见于心肌受损出现的心肌顺应性下降等疾病，如缺血性心肌病、心肌炎等。

C. 重叠奔马律：当同时存在舒张早期奔马律和舒张晚期奔马律时，听诊呈四个音响，如火车头奔驰时轮机发出的声音，称为四音律，又称"火车头"奔马律。当心率增至相当快（> 120 次/分）时，舒张早期奔马律的 S_3 与舒张晚期奔马律的 S_4 互相重叠，称为重叠奔马律。心率减慢时，又恢复为四音律。常见于左或右心衰竭伴心动过速时。

2）开瓣音 S_2 后出现的一个高调而清脆的额外音，又称二尖瓣开放拍击音。

产生机制是：二尖瓣狭窄时的舒张早期，血液自左房快速经过狭窄的二尖瓣口流入左室，弹性尚好的二尖瓣迅速开放到一定程度又突然停止，引起瓣叶张帆式振动，产生拍击样声音。

听诊特点是：①音调较高。②响亮、清脆、短促，呈拍击样。③心尖部及其内侧听诊清楚。④呼气时增强。

临床意义是：开瓣音提示二尖瓣轻、中度狭窄，瓣膜弹性和活动性较好，因而常作为二尖瓣分离术、经皮二尖瓣球囊扩张术的适应证的参考条件。如狭窄严重、瓣膜钙化或伴有明显二尖瓣关闭不全，则开瓣音消失。三尖瓣狭窄也可产生开瓣音，但极少见。

3）心包叩击音 缩窄性心包炎时，在 S_2 后约 0.1 秒出现的一个较响的短促声音，可在心前区听到，以心尖部和胸骨下段左缘最清晰。其产生机制是：心包增厚、粘连，使心室舒张受限，在心室快速充盈时，心室舒张受心包阻碍被迫骤然停止，使室壁振动产生的声音。临床意义是：主要见于缩窄性心包炎，也可见于慢性心包渗液、心包增厚及粘连等。单纯心包积液时偶可闻及。

4）肿瘤扑落音　带蒂的心房黏液瘤（多在左房）在左室舒张时，随血流进入左室，冲击二尖瓣叶，由于黏液瘤蒂柄突然紧张而产生振动，称为肿瘤扑落音。听诊特点是：与开瓣音相似，音调不及开瓣音响，较开瓣音出现晚，在 S_2 后，常随体位改变而变化。在心尖部及胸骨左缘3、4肋间听诊清楚。其临床意义为：为心房黏液瘤常见体征。

（2）收缩期额外心音　心脏在收缩期也可出现额外心音，如收缩期喷射音和喀喇音，其临床意义较小。收缩期额外心音可发生于收缩早期、中期或晚期。

1）收缩早期喷射音　亦称收缩早期喀喇音。出现于收缩早期，即 S_1 后 0.05～0.07 秒。按发生部位，收缩早期喷射音可分为肺动脉喷射音和主动脉喷射音。

产生机制是：①主动脉、肺动脉由于某种原因扩张或压力增高，在左、右心室射血时引起突然紧张发生振动。②如存在主、肺动脉瓣狭窄而瓣膜活动尚好时，在左、右心室射血起始时瓣膜凸向主、肺动脉，而产生振动。

听诊特点是；①出现时间紧跟在 S_1 之后。②音调高而清脆、时间短促。③在心底部听诊最清楚，肺动脉喷射音在胸骨左缘第2、3肋间最响，主动脉喷射音在胸骨右缘第2、3肋间最响。④肺动脉喷射音于呼气时增强，吸气时减弱，主动脉喷射音的响度不受呼吸影响。

临床意义是：肺动脉瓣喷射音常见于肺动脉高压、轻中度肺动脉瓣狭窄、房间隔缺损及动脉导管未闭等疾病；主动脉喷射音常见于主动脉瓣狭窄、主动脉瓣关闭不全、主动脉缩窄及高血压等疾病。

2）收缩中、晚期喀喇音　喀喇音出现于 S_1 后 0.08 秒者称收缩中期喀喇音，出现于 0.08 秒以后者称收缩晚期喀喇音。

听诊特点是：①调高、较强、短促，如关门落锁的"咔嗒"声。②最响部位在心尖区及其稍内侧。③随体位改变而变化，即某一体位可听到，改变体位可能消失。

产生机制是：由于二尖瓣后叶（多见）或前叶在收缩中、晚期突入左心房，引起"张帆"声响，也可由于腱索、瓣膜过长或乳头肌收缩无力，在收缩期突然被拉紧产生振动所致，这种现象称为二尖瓣脱垂。由于二尖瓣瓣叶突入左房，使二尖瓣关闭时闭合不严，血液反流至左心房，部分患者可出现收缩晚期杂音。收缩中期喀喇音合并收缩晚期杂音称为二尖瓣脱垂综合征。

（3）医源性额外心音　由于人工器材的置入，造成的异常心音。目前主要有两种。①人工起搏音：由于置入人工心脏起搏器的电极引起，发生于 S_1 前，呈高调，短促带喀喇音性质，在心尖区及胸骨左缘第4、5肋间清晰。②人工瓣膜音：由于置换人工瓣膜（金属瓣膜），在开放和关闭时瓣膜搏击金属支架所致。

6. 心脏杂音　指除心音和额外心音之外，由心室壁、瓣膜或血管壁振动产生的异常声音，其特点是持续时间较长，性质特异，可与心音分开或连续，甚至掩盖心音。杂音的不同特性，对某些心脏病的诊断具有重要意义。

（1）杂音产生的机制　正常人血液在血管内向前流动呈层流状态，如血流加快、管径异常或血黏度改变，则血流由层流变为湍流，进而形成旋涡，撞击心壁、瓣膜、腱索或大血管壁使之产生振动，在相应的部位可听到声音即杂音。具体机制如图7-21。

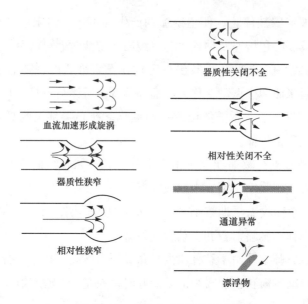

图 7-21　杂音产生机制示意图

1) 血流加速　血流加速可形成旋涡。血流速度越快，旋涡就越容易产生，杂音也越响。正常人剧烈运动、高热、严重贫血及甲状腺功能亢进症等，使血流速度加快，可出现杂音或使原有杂音增强。

2) 瓣膜口狭窄或关闭不全　由于血流通过狭窄或关闭不全部位产生旋涡而出现杂音。①器质性狭窄：见于二尖瓣狭窄、主动脉瓣狭窄及肺动脉瓣狭窄等。②相对性狭窄：见于心室腔或主、肺动脉根部扩大引起的瓣膜口相对狭窄。③器质性关闭不全：见于二尖瓣关闭不全、主动脉瓣关闭不全等。④相对性关闭不全：见于左室扩大引起的二尖瓣关闭不全、右室扩大引起的三尖瓣关闭不全等。

3) 异常通道　心脏内或相邻的大血管间存在异常通道而产生分流时，形成旋涡产生杂音。如室间隔缺损、动脉导管未闭及动-静脉瘘等。

4) 心腔内漂浮物　由于乳头肌、腱索断裂等导致断端在心腔内摆动，或瓣膜的赘生物等干扰血流，产生旋涡而引起杂音。

5) 血管腔扩大或狭窄　动脉壁由于病变或外伤发生局限性扩张，形成动脉瘤。血液流入扩张部位时产生漩涡，形成杂音。血管狭窄亦可产生漩涡出现杂音，如主动脉缩窄、大动脉炎及肾动脉狭窄等。

(2) 杂音听诊的要点　听诊杂音应按下述要点仔细听诊，以正确识别和判定杂音及其临床意义。

1) 最响部位　杂音的最响部位与病变部位相关，也与血流方向有关。杂音在某瓣膜听诊区最响，常提示相应的瓣膜有病变。如①杂音在心尖部最响，提示二尖瓣病变。②在主动脉瓣区最响，提示主动脉瓣病变。③在肺动脉瓣区最响，提示肺动脉瓣病变。④在胸骨下端最响，提示三尖瓣病变。⑤在胸骨左缘第3、4肋间听到响亮而粗糙的收缩期杂音，可能为室间隔缺损，而在胸骨左缘第2、3肋间有连续性机器样粗糙杂音，则提示动脉导管未闭。

2) 时期　按心动周期的变化，杂音可分为收缩期杂音、舒张期杂音和连续性杂音三种。收缩期和舒张期分别出现杂音时，则称为双期杂音。按杂音在收缩期或舒张期出现的早晚和持续时间长短，可进一步分为早期、中期、晚期和全期杂音。不同时期出现的杂音，常反映不同的病变。如在心尖部听到的杂音，二尖瓣关闭不全时杂音在收缩期出现，而二尖瓣狭窄时的杂音则在舒张期出现。所以听诊时一定要注意区分杂音出现的时期。如二尖瓣狭窄的杂音，出现在舒张中、晚期，二尖瓣关闭不全的杂音占据整个收缩期甚至可遮盖第一心音，称全收缩期杂音。主动脉瓣或肺动脉瓣狭窄的杂音常为收缩中期杂音。主动脉瓣关闭不全的杂音则在舒张早期出现。一般认为舒张期和连续性杂音均为病理性器质性杂音，收缩期杂音则有器质性和功能性两种，应注意区别。

3）性质 杂音的性质是指由于振动的频率不同而表现为音色和音调的不同。临床上常用生活中的类似声音来形容，如吹风样、隆隆样、叹气样、机器样、乐音样、鸟鸣样等。此外，还可按音调性质进一步分为柔和、粗糙两种。功能性杂音常较柔和，器质性杂音多较粗糙。不同病变产生的杂音性质也不同，如：①吹风样杂音常见于二尖瓣区和肺动脉瓣区，一般呈高调。柔和的吹风样杂音常为功能性杂音；典型的粗糙的吹风样收缩期杂音，常提示二尖瓣关闭不全。②二尖瓣狭窄的特征性体征之一是心尖区舒张期隆隆样杂音。③叹气样杂音常见于主动脉瓣区，为主动脉瓣关闭不全的特点。④机器样杂音主要见于动脉导管未闭，杂音如机器声样粗糙。⑤乐音样杂音为高调、类似音乐的杂音，多由于瓣膜穿孔、乳头肌或腱索断裂形成，常见于感染性心内膜炎、梅毒性心脏病及外伤等。而鸟鸣音则是另一种特殊的收缩期乐性杂音，调高而尖，如海鸥鸣，可见于风湿性心脏瓣膜病。

4）传导 某些杂音沿一定方向传导。杂音常沿血流方向传导，也可经周围组织传导。杂音越响，传导越广。故可根据杂音最响部位及其传导方向判断杂音来源及其病理性质。①二尖瓣关闭不全时的收缩期杂音向左腋下、左肩胛下区传导。②二尖瓣狭窄时舒张期杂音较局限。③主动脉瓣狭窄时收缩期杂音向右颈部或双侧颈部、胸骨上窝传导。④主动脉瓣关闭不全时舒张期杂音主要沿胸骨左缘下传并可达心尖。⑤三尖瓣关闭不全时收缩期杂音可传至心尖部。

在某瓣膜听诊区听到杂音需要鉴别是该瓣膜产生的杂音还是传导而来的，可通过以下方法进行判断：移动听诊器，由听到杂音的一个瓣膜区向另一个瓣膜区移动，如杂音逐渐减弱，则此杂音来自于该瓣膜，另一瓣膜区的杂音可能是传导而来；如杂音先逐渐减弱，当移至靠近另一瓣膜区时，杂音又增强，则考虑两个瓣膜皆有病变。

5）强度 为杂音的响度。杂音的强度取决于以下几方面因素。①狭窄程度：一般来说，狭窄越重则杂音越强，但极度狭窄时则杂音反而减弱或消失。②血流速度：速度越快，杂音越强。③压力阶差：狭窄口两侧压力阶差越大，杂音越强。④心肌收缩力：心力衰竭时，心肌收缩力减弱，杂音减弱，心衰纠正后，收缩力增强，杂音增强。

杂音强度变化可用心音图记录，构成一定形态。常见的有 5 种形态。①递增型杂音：杂音开始较弱，逐渐增强，如二尖瓣狭窄时舒张期隆隆样杂音。②递减型杂音：杂音开始时较强以后逐渐减弱，如主动脉瓣关闭不全时舒张期叹气样杂音。③递增递减型杂音，又称菱形杂音，即杂音开始较弱，逐渐增强后又逐渐减弱，如主动脉瓣狭窄时收缩期杂音。④连续型杂音：杂音由收缩期开始（S_1 后），逐渐增强，至 S_2 时达最高峰，在舒张期逐渐减弱，直至下一心动周期的 S_1 前消失。其形态实际上是个大菱形杂音，菱峰在 S_2 处，如动脉导管未闭时的杂音。⑤一贯型杂音：杂音的强度始终保持大体一致，如二尖瓣关闭不全时的收缩期杂音（图 7-22）。

杂音强度的记录方法：杂音强度通常采用 Levine 6 级分级法。6 级分类法为分母，例如，响度为 2 级，则记为 2/6 级杂音。舒张期杂音是否分级，尚无统一意见。一般认为，2/6 级以下的杂音多为功能性，常无病理意义。3/6 级和 3/6 级以上的杂音多为器质性，具有病理意义（表 7-8）。

表 7-8 杂音强度分级（Levine 6 级）

级别响度	响度	听诊特点	震颤
1	最轻	弱，易被忽略	无
2	轻度	较易听到，不太响亮	无
3	中度	杂音明显，较响亮	无或可有
4	响亮	杂音响亮	有
5	很响	杂音很强，向四周甚至背部传导，但听诊器离开胸壁即听不到	明显
6	最响	杂音最响，震耳，即使听诊器离胸壁一定距离也能听到	强

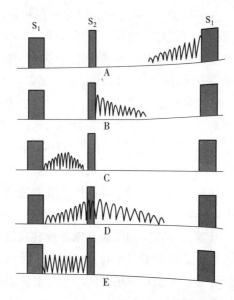

图 7-22 心脏各类杂音示意图
A. 递增型；B. 递减型；C. 递增递减型；D. 连续型；E. 一贯型

6）体位、呼吸和运动对杂音的影响　不同体位或改变体位、调整呼吸、运动等动作，可使某些杂音增强或减弱，有助于对杂音的判定和鉴别。

体位：①某些体位使杂音较易听到，如左侧卧位时，可使二尖瓣狭窄的舒张期隆隆样杂音更明显；坐位前倾时，可使主动脉瓣关闭不全的舒张期杂音更明显；仰卧位时，可使二尖瓣、三尖瓣关闭不全和肺动脉瓣关闭不全的杂音更明显。②迅速改变体位，使得血液分布和回心血量发生变化，导致杂音强度也会发生变化，如由卧位或下蹲位到迅速站立，瞬间回心血量减少，可使二尖瓣和三尖瓣关闭不全、肺动脉瓣狭窄和关闭不全、主动脉瓣关闭不全的杂音均减弱，而特发性肥厚型主动脉瓣下狭窄的杂音增强；如由立位或坐位迅速平卧，并抬高下肢，使回心血量增加，则上述立位时减弱的杂音均增强，而特发性肥厚型主动脉瓣下狭窄的杂音减弱。

呼吸：呼吸可使左、右心室的排血量及心脏的位置发生改变而影响杂音的响度，有助于判定杂音。①深吸气时，使右心排血量增加，使右心发生的杂音（如三尖瓣关闭不全或狭窄、肺动脉瓣关闭不全或狭窄）增强。②深呼气时，使左心的血量增加，使左心发生的杂音（如二尖瓣关闭不全或狭窄、主动脉瓣关闭不全或狭窄）增强。③吸气后，用力作呼气动作（valsalva动作）时，回心血量减少，左、右心发生的杂音一般均减弱，而特发性肥厚型主动脉瓣下狭窄的杂音增强。

运动：运动时使器质性杂音增强，可用以发现较弱的杂音。如轻度二尖瓣狭窄时，患者运动后杂音增强，有助于诊断。

（3）杂音的临床意义　杂音对判定心血管疾病有着重要的临床意义，但健康人在某些条件下（如运动、发热及妊娠等）也可出现杂音，而有些心脏病（如冠心病、高血压性心脏病等）也可不出现杂音。因此不能单纯根据杂音来判定有无器质性心脏病。

在确定杂音的临床意义时应区分功能性和器质性杂音。二者鉴别具有重要临床价值。功能性杂音通常是指产生杂音的部位没有器质性病变，器质性杂音是指产生杂音的部位有器质性损害。由于舒张期杂音绝大多数为器质性杂音，故一般仅将收缩期杂音分为功能性与器质性（表7-9）。

表7-9 功能性与器质性杂音的鉴别

鉴别点	功能性杂音	器质性杂音
年龄	儿童、青少年多见	不定
部位	肺动脉瓣区和（或）心尖区	不定
性质	柔和，吹风样	粗糙，吹风样，常呈高调
持续时间	短促	较长，常为全收缩期
强度	一般为3/6级以下	常在3/6级以上
震颤	无	常伴有
传导	局限或传导不远	传导较远

功能性杂音虽无器质性病变，但有一些功能性杂音仍具有相当重要的临床意义。如二尖瓣狭窄时，三尖瓣本身并无器质性病变，但右心室扩大可导致相对性三尖瓣关闭不全，使得三尖瓣区可闻及全收缩期吹风样杂音。这种由于心室腔、瓣环扩大引起的关闭不全或由于单位时间通过瓣膜的血流量增多引起的狭窄，分别称为相对性关闭不全或狭窄。

（4）各瓣膜区杂音的特点及意义

1）收缩期杂音

二尖瓣区：①功能性杂音：常见于发热、轻中度贫血、甲状腺功能亢进、妊娠、剧烈运动等，听诊特点是杂音呈吹风样，性质柔和，2/6级以下，时限较短，较局限，原因去除后杂音消失。②相对性杂音：常见于扩张型心肌病、贫血、高血压性心脏病等，由于左心室扩张，引起相对性二尖瓣关闭不全而产生杂音，听诊特点是呈吹风样，柔和，不向远处传导，随病情好转，杂音可减弱。③器质性杂音：主要见于风湿性心脏病二尖瓣关闭不全、二尖瓣脱垂、乳头肌功能失调等，听诊特点是杂音呈粗糙的吹风样，高调，强度常在3/6级以上，持续时间长，占整个收缩期，可遮盖第一心音，常向左腋下传导，吸气时减弱，呼气时加强，左侧卧位时更明显。

三尖瓣区：①相对性杂音：大多数是由于右室扩大引起相对性三尖瓣关闭不全而产生杂音，听诊特点与二尖瓣关闭不全相似，但杂音吸气时增强，呼气时减弱，此杂音随右室增大可传导至心尖区，易误为二尖瓣关闭不全。②器质性杂音：三尖瓣器质性关闭不全极少见，杂音特点与二尖瓣器质性关闭不全相同。

主动脉瓣区：①器质性杂音：多见。主要见于主动脉瓣狭窄，听诊特点是杂音为喷射性、吹风样，与第一心音之间有间隔，不掩盖第一心音，呈菱形，性质粗糙，常伴有震颤，向颈部传导，伴 A_2 减弱。②相对性杂音：主要见于主动脉粥样硬化、主动脉扩张、高血压等，听诊特点是杂音较柔和，一般无震颤，杂音常可沿胸骨右缘向下传导，常有 A_2 亢进。

肺动脉瓣区：①功能性杂音：多见于健康儿童或青少年，听诊特点为杂音柔和、吹风样，音调低，常为2/6级以下，不向远处传导，卧位时明显，坐位时减轻或消失。②相对性杂音：在二尖瓣狭窄、房间隔缺损时，肺动脉高压导致肺动脉扩张，引起肺动脉瓣相对关闭不全而产生杂音，听诊特点与功能性杂音大致相同。③器质性杂音：见于先天性肺动脉瓣狭窄。听诊特点为杂音呈喷射性，响亮而粗糙，强度为3/6级或3/6级以上，常伴有震颤，呈菱形，向上下肋间、左上胸及背部传导，P_2 常减弱并有 S_2 分裂。

其他部位：室间隔缺损时，可于胸骨左缘第3、4肋间听到响亮而粗糙的收缩期杂音，强度3/6级以上，向心前区传导，常伴有震颤。

2）舒张期杂音

二尖瓣区：①器质性杂音：主要见于风湿性心脏病二尖瓣狭窄，听诊特点是心尖区舒张中晚期隆隆样杂音，先递减后递增，局限不传导，常伴有震颤及 S_1 增强，可有开瓣音，这些特点是确定二尖瓣狭窄极为重要的根据。②相对性杂音：主要见于主动脉瓣关闭不全引起的相对性二尖瓣狭窄，左室血容量增多及舒张期压力增高，使二尖瓣膜处于较高位置，呈现相对狭窄，因而产生杂音，称为 Austin Flint 杂音，此杂音应与器质性二尖瓣狭窄杂音相鉴别（表 7-10）。

表 7-10 二尖瓣器质性与相对性狭窄杂音的鉴别

鉴别点	器质性	相对性
杂音特点	粗糙，递增型，舒张中晚期杂音	柔和，递减型，舒张早期杂音
震颤	常伴	无
S_1 亢进	常有	无
开瓣音	常有	无
心房颤动	常有	无
X 线	心影呈二尖瓣型，右室、左房增大	心影呈主动脉型，左室增大

三尖瓣区：器质性三尖瓣狭窄，极少见。听诊特点为杂音呈隆隆样，局限于胸骨左缘第 4、5 肋间，吸气时增强。

主动脉瓣区：主要见于主动脉瓣关闭不全，听诊特点是舒张早期叹气样杂音，递减型，胸骨左缘第 3 肋间最清楚，向下传导达心尖部，坐位前倾更易听到，呼气末屏气时杂音增强。

肺动脉瓣区：常见于二尖瓣狭窄、肺源性心脏病、原发性肺动脉高压等，由于肺动脉扩张引起瓣膜相对关闭不全，极少由器质性病变引起。听诊特点是舒张期吹风样或叹气样杂音，递减型，胸骨左缘第 2 肋间听诊最响，向第 3 肋间传导，平卧位及吸气时增强。此杂音又称为 Graham Steell 杂音。

3）连续性杂音 常见于动脉导管未闭。听诊特点：杂音性质粗糙、响亮而嘈杂，称机器样杂音或 Gibson 杂音。杂音从 S_1 后不久开始，持续整个收缩期和舒张期，呈大菱形杂音，S_2 常被掩盖。杂音最响部位在胸骨左缘第 2 肋间，向上胸部和肩胛间区传导，常伴有震颤。此外，连续性杂音还可见于动静脉瘘及主动脉窦瘤破裂等。

7. 心包摩擦音 是指壁层和脏层心包由于炎症或其他原因出现纤维蛋白沉着，两层心包表面粗糙，随心脏搏动互相摩擦而产生的振动。

听诊特点是：性质粗糙，呈搔抓样，与心跳一致，与呼吸无关，屏气时摩擦音仍出现，此点可与胸膜摩擦音相鉴别。摩擦音可在整个心前区听到，但以胸骨左缘 3、4 肋间最响，坐位前倾时更明显。以听诊器胸件向胸壁加压时，摩擦音可加强。

临床意义是：心包摩擦音常见于心包炎（结核性心包炎、非特异性心包炎、风湿性心包炎及化脓性心包炎），也可见于急性心肌梗死、尿毒症和系统性红斑狼疮等。

（刘桂清）

第六节　血管检查

血管检查是心血管检查的重要组成部分。本节主要讲解周围血管检查，包括脉搏和血压、血管杂音和周围血管征。

一、脉搏

检查脉搏主要用触诊方法。也可用脉搏计描记脉搏波形。检查脉搏时，须选择浅表的动脉，一般多用桡动脉，也可检查肱动脉、股动脉、颈动脉和足背动脉。检查者手指并拢，以示指、中指和环指指腹平放于动脉处，感觉脉搏搏动情况。两侧均须触诊，以作对比。正常人两侧差异很小，难以察觉。某些疾病时，两侧脉搏出现明显差异。例如，头臂型多发性大动脉炎，桡动脉两侧脉搏强弱不等，或一侧消失。有些疾病如胸腹主动脉型多发性大动脉炎、主动脉缩窄等，脉搏上下肢强弱不等，故检查时还应作上下肢脉搏对比，并应同时作上下肢血压测量。

检查脉搏应注意脉搏的速率、节律、紧张度、强弱、波形和动脉壁的情况。

（一）脉率

脉率可因年龄、性别、体力活动和精神情绪状态不同而有一定范围的变动。正常成人脉率为60～100次/分，平均为72次/分，儿童较快，约90次/分，婴幼儿可达130次/分，老年人较慢，55～60次/分。女性较男性为快；白昼较夜间睡眠时快；餐后、活动后或情绪激动时增快。病理情况下，脉搏可增快或减慢。例如，发热、贫血、疼痛、甲状腺功能亢进症、心力衰竭、休克及心肌炎等脉率增快；颅内压增高、阻塞性黄疸、伤寒、病态窦房结综合征、二度以上房室传导阻滞、甲状腺功能减退症或服用某些药物如洋地黄类、β受体阻滞剂等脉率减慢。

除注意脉率增快或减慢之外，还应注意脉率与心率是否一致。正常人脉率与心率相等。某些心律失常时，如心房颤动、频发室性过早搏动时，脉率少于心率。这是由于部分心搏的搏出量显著下降，使周围动脉不能产生搏动，故每分钟的脉搏次数少于心搏次数。这种现象，称为脉搏短绌（pulse deficit）。

（二）脉律

脉搏的节律是心搏节律的反映。正常人脉律较规整，儿童、青少年和部分成年人可出现吸气时脉搏增快，呼气时减慢现象。这种随呼吸而出现的脉律不整无临床意义。但在心律失常时，脉律不整则有重要意义，如前面所述的心房颤动和过早搏动时出现的脉律不整，心房颤动时脉搏完全无规律。二度房室传导阻滞时，心房的激动不能下传至心室，使心搏出现脱漏，脉搏亦相应脱落，脉律也不规则，称为脱落脉（dropped pulse），与脉搏短绌有根本区别。

（三）紧张度

脉搏的紧张度与血压高低（主要是收缩压）有关。检查方法如下：检查者以示指、中指和环指置于桡动脉上，以近端手指用力按压桡动脉，使远端手指触不到脉搏，表明近端手指已完全阻断了桡动脉血流，此时所施的压力及感知的血管壁弹性情况，即为脉搏的紧张度。

（四）强弱

脉搏的强弱决定于心搏出量、脉压和周围血管阻力大小。心搏出量增加，脉压增大，周围动脉阻力减低时，脉搏增强而振幅大，称为洪脉（pulsus magnus），见于高热、甲状腺功能亢进症、主动脉瓣关闭不全。心排血量减少，脉压减小，周围动脉阻力增大时，脉搏减弱而振幅低，称为细脉（small pulse）或丝脉（thready pulse），见于心力衰竭、主动脉瓣狭窄和休克等。

（五）波形

利用触诊或无创性脉搏示波描记，可了解脉搏搏动情况及波形（图7-23）。

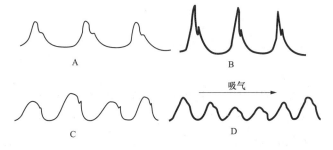

图7-23　各种脉搏波形
A. 正常脉；B. 水冲脉；C. 交替脉；D. 奇脉

1. 正常脉搏波形 由升支、波峰和降支构成。升支为左室射血、主动脉压骤然升高引起，故较陡直；降支是左室舒张时，主动脉内仍维持一定压力，推动血液继续流向周围动脉，故降支较平缓。降支上尚有一切迹，继之以小的波峰，这是由于主动脉瓣关闭，部分血流冲向主动脉瓣以及主动脉弹性回缩所致。

2. 水冲脉 脉搏骤起骤落，如潮水涨落，故名水冲脉（water hammer pulse）。检查方法是将患者前臂抬高过头，检查者用手紧握其手腕掌面，可明显感知桡动脉搏动急促而有力（图7-24）。是由于脉压增大所致。主要见于主动脉瓣关闭不全，也可见于动脉导管未闭、甲状腺功能亢进，严重贫血。

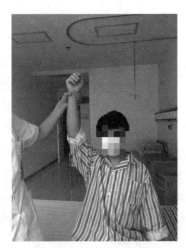

3. 重搏脉 正常脉搏降支有一切迹，其后有一小的波峰，在某些病理情况下此波增大可以触及时，即收缩期和舒张期各触及脉搏一次，如脉搏重复，故名重搏脉（dicrotic pulse），见于伤寒、长期发热时，周围血管紧张度降低，颈动脉和股动脉处易触及。

4. 交替脉（alternate pulse） 指节律正常而强弱交替出现的脉搏。其机制尚未完全肯定，一般认为是左室收缩力强弱交替所致。交替脉是左室衰竭的重要体征。常见于高血压性心脏病、急性心肌梗死、主动脉瓣关闭不全等。

图7-24 水冲脉的检查

5. 奇脉（paradoxical pulse） 指吸气时脉搏明显减弱甚至消失的现象。其产生机制是由于左室排血量减少所致。正常人吸气时，回心血量增多，肺循环血量增多，而肺静脉血流进入左室的量较呼气时无明显改变，左室搏出量亦无明显变化，故吸气呼气时脉搏强弱无显著变化。如心包积液、缩窄性心包炎、心包填塞时，心室舒张受限，吸气时肺循环容纳血量虽增加，但体静脉回流受限，右室排入肺循环血量减少，致使肺静脉回流亦减少，故左室搏出量锐减，脉搏减弱。明显的奇脉在触诊时即可感知，不明显的奇脉可在听诊血压时发现。当袖带放气出现动脉音后，稳定在舒张压与收缩压之间听诊，吸气时此音明显减弱，且伴有血压较呼气时降低10mmHg（1.3kPa）以上。

6. 无脉 脉搏消失，主要见于两种情况。①严重休克时，脉搏触不到。②多发性大动脉炎时，由于大动脉闭塞，相应部位的脉搏触不到。常见部位是左侧桡动脉，也可见于右侧，或见于股动脉、足背动脉，与这种脉搏消失的同时该部位血压也测不出，临床上称为无脉症。

（六）动脉壁的状态

正常人动脉壁光滑、柔软，并有一定弹性。一般检查颞动脉、桡动脉等浅表、易触知的动脉。正常动脉用手指压迫时，不能触到远端动脉管，如仍能触到者，提示动脉硬化。动脉硬化程度不同，动脉壁的改变也不同，早期硬化仅可能触知动脉壁弹性消失，呈条索状，严重时动脉壁有钙质沉着，动脉壁不仅硬，且有纤曲和结节。

二、血压

动脉血压简称血压（blood pressure，BP），为重要的生命征，进行体格检查时，均应测量血压。

（一）测量方法

血压测量有两种方法：①直接测量方法，即将特制导管经周围动脉穿刺，送入主动脉，导管末端经换能器，通过监护仪，自动显示血压数值，此法优点是直接测量主动脉内压力，不受周围动脉收缩的影响，测得的血压数值准确，缺点是为有创方法，需用专用设备，技术要求高，故仅适用于危重和大手术患者；②间接测量法，即目前广泛采用的袖带加压法，此法采用血压计测量，常用的血压计有汞柱式和电子血压计，这种在某一时刻测定的血压又称偶测血压。近年来，24小时动态血压监测（ambulatory blood pressure monitoring，ABPM）应用越来越广泛，在高血压诊断、血压类型判断、降压药物疗效评价等方面具有较高应用价值。间接测量法的优点是简便易行，随时可以测量。缺点是易受周围动脉舒缩的影响，数值有时不够准确。这种无创测量法，适用于任何患者。

血压计测血压的具体方法：患者在安静环境休息 5～10 分钟，采取仰卧位或坐位，被测的上肢（一般为右上肢）裸露，肘部应与心脏同一水平，上臂伸直并轻度外展。袖带气囊部分对准肱动脉，紧贴皮肤束于上臂，袖带下缘距肘弯横纹上 2～3cm。检查者先于肘窝处触知肱动脉搏动，再将听诊器胸件置于肘窝处肱动脉上，轻压听诊器胸件与皮肤密接，不得与袖带接触，更不可塞在袖带下。然后，向袖带内充气，边充气边听诊，待肱动脉搏动消失，再将汞柱升高 20～30mmHg（1mmHg＝0.133kPa）后，开始缓慢放气，两眼平视汞柱缓慢下降，按 Korotkoff 分期法，听到的第一次声响时的汞柱数值为收缩压（第 1 期），随着汞柱下降，声音逐渐加强（第 2 期），继而出现吹风样杂音（第 3 期），然后声音突然变小而低沉（第 4 期），最终声音消失（第 5 期）。声音消失时汞柱数值为舒张压。收缩压与舒张压之差为脉压（pulse pressure）。某些疾病（如多发性大动脉炎）需测双上肢血压，以作对比。有些疾病（如主动脉缩窄、多发性大动脉炎等），还需测下肢血压。测下肢血压的方法与测上肢血压相同，但患者应采取俯卧位，选用较宽的袖带，束于腘窝上方 3～4cm 处，听诊器体件置于腘窝处动脉上，判定收缩压、舒张压方法同上。正常人两上肢的血压略有差异，两侧可有 5～10mmHg 的差别。上下肢血压以袖带法测量时，下肢血压较上肢高 20～40mmHg，但在动脉穿刺或插管直接测量时则无显著差异。

（二）血压标准

流行病学研究证实，血压水平随年龄增长而升高，且随性别、种族、职业、生理情况和环境条件不同而有差异，如健康人卧位所测得的血压较坐位时稍低；活动、饮茶或咖啡、吸烟、饮酒、情绪激动或精神紧张时，血压可稍上升，且以收缩压为主，对舒张压影响较小。由于影响血压的因素较多，因此不能依据一次测量血压的结果判定其正常与否，应该根据在几个不同的场合下，多次血压测量的结果加以判断。

近年来，随着流行病学和临床研究的不断深入，高血压的诊断标准曾被多次修改。1999 年 10 月中国高血压联盟公布的中国高血压防治指南中参照了世界卫生组织/国际高血压联盟（1999）的新标准，提出了高血压定义为：未服（用）抗高血压药物的情况下，收缩压 ≥140mmHg 和（或）舒张压 ≥90mmHg。18 岁以上成人的血压按不同水平分类如表 7-11，收缩压与舒张压属于不同级别时，应按两者中较高的级别分类。2005 年中国高血压联盟更新修订中国高血压防治指南，新指南中将正常血压标准进一步严格限制，即收缩压 <120mmHg，舒张压 <80mmHg 为正常血压（表 7-11）。

表 7-11　血压水平的定义和分类

类别	收缩压（mmHg）	舒张压（mmHg）
理想血压	<120	<80
正常高值	120～139	80～89
高血压		
1 级高血压（轻度）	140～159	90～99
2 级高血压（中度）	160～179	100～109
3 级高血压（重度）	≥180	≥110
单纯收缩期高血压	≥140	<90

（三）血压变动的意义

1. 高血压　血压高于正常标准即为高血压。舒张压正常，而收缩压达到高血压水平者，称单纯收缩期高血压。高血压主要见于原发性高血压（essential hypertension），亦可见于其他疾病，如肾脏疾病、肾上腺皮质和髓质肿瘤、肢端肥大症、甲状腺功能亢进及颅内压增高等，称继发性高血压（secondary hypertension）。

2. 低血压　血压低于90/60mmHg时，称为低血压（hypotension）。常见于休克、急性心肌梗死、心力衰竭、心包填塞、肺梗死及肾上腺皮质功能减退等，也可见于极度衰弱者。

3. 两上肢血压不对称　指两上肢血压相差大于10mmHg。主要见于多发性大动脉炎、先天性动脉畸形及血栓闭塞性脉管炎等。

4. 上下肢血压差异常　袖带法测量时，下肢血压应较上肢血压高20~40mmHg，如等于或低于上肢血压，则提示相应部位动脉狭窄或闭塞。见于主动脉缩窄、胸主动脉型大动脉炎、闭塞性动脉硬化、髂动脉或股动脉栓塞等。

⊕ **知识链接**

成人四肢血压测量的方法及意义

　　四肢血压测量采用卧位，可使用动脉硬化检测仪进行检测。基层医疗卫生机构也可使用2或4台同型号、经认证的电子血压计同步测量2次，间隔1~2分钟。上臂血压正常参考值为90~139/60~89 mmHg；踝部血压正常参考值：青年人100~165/60~89 mmHg，中老年人110~170/60~89 mmHg；臂间血压差异（IAD）收缩压 >10 mmHg，提示心血管事件和外周血管病风险增加，IAD收缩压 >20 mmHg，IAD舒张压 >10 mmHg，提示上臂相关动脉非对称性狭窄（狭窄侧血压降低）；踝间收缩压差异（IAND）收缩压 >15 mmHg，提示下肢动脉非对称性狭窄（狭窄侧血压降低）；踝-臂间收缩压差异正常情况下踝部收缩压比上臂收缩压高17~20 mmHg以上；通过四肢血压同步测量可获得臂间血压差、踝间血压差和踝臂指数等指标，综合应用这些指标，能够提高锁骨下动脉、主动脉和下肢动脉狭窄性疾病的检出率，预测心血管疾病风险。

---

5. 脉压增大和减小　脉压 >40mmHg，称为脉压增大。主要见于主动脉瓣关闭不全、老年主动脉硬化、动脉导管未闭、动-静脉瘘、甲状腺功能亢进和严重贫血等。脉压 <30mmHg称为脉压减小。主要见于主动脉瓣狭窄、严重心力衰竭、低血压、心包积液及缩窄性心包炎等。

三、血管杂音及枪击音

（一）静脉杂音

由于静脉压力低，不易出现显著压力阶差和旋涡，故杂音多不明显。临床较有意义的有颈静脉嗡鸣音和腹壁静脉嗡鸣音。颈静脉嗡鸣声（venous hum）是由于颈静脉血液快速流入口径较宽的上腔静脉所致。听诊部位在右锁骨上窝，特点为低调的连续性杂音，较柔和，坐位和立位时明显，卧位时减弱或消失，颈部转向对侧或头后仰时杂音出现或加强，用手指压迫颈静脉则消失。易误为甲状腺功能亢进之血管杂音。肝硬化时，由于门静脉高压，腹壁侧支循环静脉扩张，血流增快，于脐周围或上腹部可听到一种连续的静脉嗡鸣音。

（二）动脉杂音

动脉杂音多见于周围动脉，亦可见于肺动脉和冠状动脉。临床上最常见的动脉杂音有：①甲状腺功能亢进时的颈部血管杂音，为连续性杂音。②多发性大动脉炎时，根据累及部位不同，可在两侧锁骨上、颈后三角区或背部听到收缩期杂音。③肾动脉狭窄时，可在上腹部及腰背部听到收缩期杂音。④周围动-静脉瘘时，可在病变部位听到连续性杂音。⑤肺内动静脉瘘时，可在胸部相应部位听到连续性杂音。

此外，在主动脉瓣关闭不全的患者，还可听到一种杂音——Duroziez 双重杂音。将听诊器置于股动脉上，稍加压力，即可听到收缩期与舒张期皆出现的杂音，呈吹风样，不连续。这是由于脉压增大，听诊器加压造成人工动脉狭窄，血流往返于动脉狭窄处形成杂音。此杂音亦可见于严重贫血、甲状腺功能亢进等。

（三）枪击音

指在四肢动脉处听到的一种短促的如同射枪时的声音，故称枪击音（pistol shot）。主要见于主动脉瓣关闭不全。听诊部位常选择股动脉，也可于肱动脉、足背动脉处听到。

（四）毛细血管搏动征

正常人毛细血管搏动（capillary pulsation）极难看出。当脉压增大时，则可出现毛细血管搏动。检查方法是：用手指轻压患者指甲末端，或以玻片轻压患者口唇黏膜，局部出现有规则的红白交替现象即为毛细血管搏动征。主要见于主动脉瓣关闭不全、动脉导管未闭、甲状腺功能亢进、严重贫血等。

第七节 循环系统常见疾病的主要症状和体征

一、二尖瓣狭窄

（一）概述

二尖瓣狭窄（mitral stenosis）的主要病理改变为二尖瓣叶交界处粘连、融合、使瓣口面积明显缩小，左房血液在舒张期流入左室受阻，左房内压增高，左房增大，肺静脉和肺毛细血管发生淤血和扩张，继而出现肺动脉压增高，右室负荷过重而发生右室肥大和扩张，导致右心衰竭。左室充盈减少，心排血量降低。

（二）症状

主要症状为劳力性呼吸困难，偶可出现夜间阵发性呼吸困难和心悸，可伴有咳嗽、咯粉红色泡沫痰及咯血。

（三）体征

1. 视诊　可有二尖瓣面容，心尖搏动可在正常位置或略向左移。

2. 触诊　心尖部可触及舒张期震颤。

3. 叩诊　轻度二尖瓣狭窄时心界无扩大，中度以上狭窄可因右室增大和肺总动脉扩大出现心界稍向左扩大，胸骨左缘第 3 肋间心浊音区略向左扩大，故心浊音区呈梨形。

4. 听诊　以心尖区听到较局限的隆隆样舒张中、晚期杂音为特征，呈先递减后递增型，左侧卧位时明显。可听到第一心音亢进、开瓣音、肺动脉瓣区第二音亢进和分裂。有时可听到 Graham Steell 杂音。

二、二尖瓣关闭不全

（一）概述

二尖瓣关闭不全（mitral insufficiency）的病因有风湿性和非风湿性病变导致瓣叶和腱索病变引起器质性关闭不全，但也有不少是由于左室扩大引起的相对性关闭不全。主要病理生理改变是收缩期左室血液反流至左心房，使其充盈增加，压力增高，舒张期左室容量负荷增大，继而扩张。由于二尖瓣反流的出现，使心排出量减低。

（二）症状

轻度二尖瓣关闭不全患者可无症状，较重者可有乏力感、心悸及活动后气短。

（三）体征

1. 视诊　心尖搏动向左下移位。

2. 触诊　心尖搏动有力，可呈抬举性。

3. 叩诊　心浊音界向左下扩大，后期亦可向两侧扩大。

4. 听诊　最主要的体征是心尖区吹风样收缩期杂音，可为全收缩期，性质粗糙，强度为 3/6 级以上，范围较广，向左腋下和（或）左肩胛下角传导。此外，尚可听到肺动脉瓣区第二心音亢进和分裂。

三、主动脉瓣狭窄

（一）概述

主动脉瓣狭窄（aortic stenosis）可由于先天性畸形和获得性病变引起。后者常见于风湿性心脏病、退行性主动脉瓣硬化。主要改变是主动脉瓣口狭窄，左室排血阻力增高，左室收缩增强而使左室肥厚，主动脉平均压降低，使冠状动脉和周围动脉血流量减少。

（二）症状

主要症状是头晕甚至晕厥，可有心悸、乏力及心绞痛。

（三）体征

1. 视诊　心尖搏动增强，位置正常或向左移。

2. 触诊　心尖搏动有力，可呈抬举样，胸骨右缘第 2 肋间可触知收缩期震颤，脉搏迟滞。

3. 叩诊　心界可正常，或向左下扩大。

4. 听诊　特征性体征为胸骨右缘第 2 肋间收缩期喷射性杂音，粗糙而响亮，常为 3/6 级以上，向颈部传导。其次，主动脉瓣区第二心音减弱、第二心音反常分裂，有时可听到第四心音。

四、主动脉瓣关闭不全

（一）概述

主动脉瓣关闭不全（aortic insufficiency）主要病因为风湿性，其次为瓣膜退行性变、动脉硬化、感染性心内膜炎、梅毒等。主要病理生理改变为舒张期主动脉血液反流至左心室，使左心室容量负荷过重，继而扩张，产生相对性二尖瓣关闭不全；主动脉反流的血流冲击二尖瓣，且由于左心室血量增多，使舒张期二尖瓣膜处于较高位置，形成相对性二尖瓣狭窄。由于舒张期主动脉部分血液反流，致使舒张压降低，脉压增大。

（二）症状

心悸、头晕及心绞痛。

（三）体征

1. 视诊　心尖搏动向左下移位，范围较广。

2. 触诊　心尖搏动向左下移位，呈抬举性搏动。

3. 叩诊　心浊音界向左下扩大，心腰凹陷，呈靴形。

4. 听诊　主要体征为主动脉瓣第二听诊区叹气样舒张期杂音，为递减型，可沿胸骨左缘向下传导至心尖。如有相对性二尖瓣狭窄，则在心尖区可听到舒张期隆隆样杂音，出现于舒张中期，即 Austin Flint 杂音。

此外，由于脉压增大，还可出现水冲脉、明显颈动脉搏动、点头运动（Musset 征）、毛细血管搏动、枪击音和 Duroziez 双重杂音等周围血管征。

五、心包积液

（一）概述

心包积液（pericardial effusion）是指由于感染（如结核性、化脓性）和非感染（如风湿性、尿毒症性）引起的心包腔内液体积聚。主要病理生理改变为心包腔内压力增高，心脏舒张受限，致使体静脉回流受阻，心室充盈及排出量减少，从而引起一系列血流动力学改变。

（二）症状

症状轻重与心包积液量多少和积液产生的速度有关。常见症状为呼吸困难及乏力，如为感染性则可有发热、出汗等。如果在短时间内积液量较多时，可出现血压下降；如果大量心包积液压迫邻近器官，可产生干咳、声音嘶哑及吞咽困难等。

（三）体征

1. 视诊 心尖搏动减弱或消失。

2. 触诊 心尖搏动减弱或触不到，心尖搏动在心浊音界内侧。

3. 叩诊 心浊音界向两侧扩大，并随体位改变而变化。

4. 听诊 炎症渗出初期最主要的体征是心包摩擦音。当渗液增多时，心包摩擦音消失，心音弱而遥远。

此外，由于积液量较大，可出现颈静脉怒张，深吸气时更明显（Kussmaul 征）；脉搏细速，有奇脉，脉压变小，静脉压增高。由于肺受挤压，可于左肩胛下角下区出现语音震颤增强，叩诊浊音，听诊可闻支气管肺泡呼吸音，称为 Ewart 征。

目标检测

答案解析

1. 胸部常用的体表垂直线有哪些？
2. 触觉语颤减弱或消失见于什么情况？
3. 正常肺下界的改变有何临床意义？
4. 何谓呼吸音？正常呼吸音有哪几种？
5. 简述干啰音产生的机制、听诊特点，分类及其临床意义。
6. 简述湿啰音产生的机制、听诊特点，分类及其临床意义。
7. 何谓胸膜摩擦音？简述听诊特点及临床意义。
8. 胸腔积液的症状和体征是什么？
9. 气胸有哪些体征？
10. 支气管哮喘发作时的听诊特点是什么？
11. 心脏视诊包括哪些内容？
12. 心前区隆起见于何种疾病？
13. 如何界定正常心脏浊音界的大小？
14. 心脏叩诊要点有哪些？
15. 心脏听诊有哪些内容？
16. 心房纤颤的临床听诊特点是什么？
17. 简述第一心音与第二心音的产生机制及区别。

18. 器质性二尖瓣狭窄的杂音与 Austin – Flint 杂音如何鉴别？

19. 心包摩擦音与胸膜摩擦音如何鉴别？

20. 水冲脉如何检查？有哪些临床意义？

（刘桂清）

书网融合……

本章小结　　　　微课　　　　题库

第八章　腹部检查

学习目标

1. **掌握**　腹部检查顺序，腹部触诊及叩诊方法，肝脏、脾脏、胆囊的触诊方法。
2. **熟悉**　腹部检查视诊及听诊的检查方法，腹部查体的体表标志、分区，腹部检查的注意事项。
3. **了解**　腹部常见疾病的主要症状和体征。
4. 学会腹部的触诊和叩诊方法，具备熟练腹部查体的能力。

　　腹部主要由腹壁、腹腔和腹腔内脏器组成。范围上自横膈，下至骨盆，前面与两侧为腹壁，后面为脊柱和腰肌。腹腔内脏器较多，与消化、泌尿、内分泌、血液、心血管及生殖各系统均有联系。腹腔脏器交错重叠，正常脏器与异常病变易于混淆，需要仔细检查与辨别。腹壁柔软，因此易于通过体检、尤其是触诊的方法来感觉和判别内脏的病变。虽然目前有超声、内镜、CT、磁共振等现代辅助检查手段，但不能替代腹部体格检查。熟练掌握腹部体格检查并不困难，只要反复实践，勤学苦练，是能够实现目标的。

　　腹部检查应采用视诊、触诊、叩诊、听诊四种方法，其中以触诊最为重要，但为了避免因触诊引起胃肠蠕动增加，使肠鸣音发生变化，腹部检查的顺序为视诊、听诊、叩诊、触诊，但在记录的过程中为了统一格式，仍遵循视诊、触诊、叩诊、听诊的顺序。

第一节　腹部的体表标志及分区

　　腹部体检必须首先熟悉腹部脏器的部位及其在体表的投影。要借助体表天然的标志，进行腹部分区，以准确描述脏器和病变的所在位置。

一、体表标志

腹部常用的体表标志见图 8 – 1。

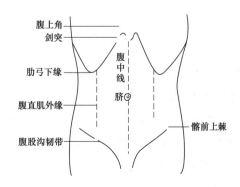

图 8 – 1　腹部前面体表标志示意图

1. 肋弓下缘（costal margin） 由第 8~10 肋软骨连接形成的肋缘和第 11、第 12 浮肋构成。肋弓下缘是腹部体表的上界，常用于腹部分区、肝、脾的测量和胆囊的定位。

2. 剑突（xiphoid process） 是胸骨下端的软骨。是腹部体表的上界，常作为肝脏测量的标志。

3. 腹上角（upper abdominal angle） 是两侧肋弓至剑突根部的交角，常用于判断体型及肝的测量。

4. 脐（umbilicus） 位于腹部中心，向后投影相当于第 3~4 腰椎之间，是腹部四区分法的标志。此处易有脐疝。

5. 髂前上棘（anterior superior iliac spine） 是髂嵴前方突出点，是腹部九区分法的标志和骨髓穿刺的部位。

6. 腹直肌外缘（lateral border of rectus muscles） 相当于锁骨中线的延续，常为手术切口和胆囊点的定位。

7. 腹中线（midabdominal line） 是胸骨中线的延续，是腹部四区分法的垂直线，此处易有白线疝。

8. 腹股沟韧带（inguinal ligament） 是腹部体表的下界，是寻找股动、静脉的标志，常是腹股沟疝的通过部位和所在。

9. 耻骨联合（pubic symphysis） 是两耻骨间的纤维软骨连接，共同组成腹部体表下界。

10. 肋脊角（costovertebral angle） 是两侧背部第 12 肋骨与脊柱的交角，为检查肾叩痛的位置。

二、腹部分区

借助腹部体表标志及相应的人为画线可以将腹部划分为若干区域。临床常用以下分区法。

（一）四区法

通过脐分别划一水平线和垂直线，将腹部划分为四区，即右上腹部、右下腹部、左上腹部、左下腹部。各区所包含的主要脏器如下（图 8-2）。

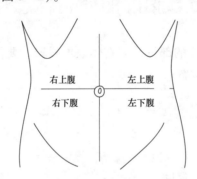

图 8-2 腹部体表分区示意图（四区分法）

1. 右上腹部（right upper quadrant） 肝、胆囊、幽门、十二指肠、小肠、胰头、右肾及肾上腺、结肠肝曲、部分横结肠及腹主动脉、大网膜。

2. 右下腹部（right lower quadrant） 盲肠、阑尾、部分升结肠、小肠、充盈的膀胱、女性增大的子宫以及右侧卵巢和输卵管、男性右侧精索及右侧输尿管。

3. 左上腹部（left upper quadrant） 肝左叶、脾、胃、小肠、胰体、胰尾、左肾和肾上腺、结肠脾曲、部分横结肠及腹主动脉、大网膜。

4. 左下腹部（left lower quadrant） 乙状结肠、小肠、充盈的膀胱、女性增大的子宫、左侧卵巢和输卵管、男性左侧精索及左输尿管。

四分区法简单易行，但是较为粗略，不利于精准定位。

（二）九区法

由两条水平线和两条垂直线将腹部划分为"井"字形的九区。水平线为两侧肋弓下缘连线及两侧髂前上棘连线。通过左、右髂前上棘与腹中线连线的中点划两条垂直线。四条线相交，将腹部分成左、右季肋部，左、右腹（腰）部，左、右髂窝部，上腹部、中腹部（脐部）和下腹部。各区所包含的主要脏器如下（图8-3）。

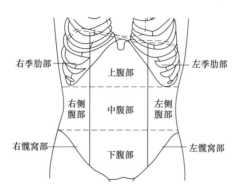

图8-3　腹部体表分区示意图（九区分法）

1. 右上腹部（右季肋部 right hypochondriac regiorl）　肝右叶、胆囊、结肠肝曲、右肾上腺、右肾。

2. 右侧腹部（右腰部 right lumber region）　升结肠、空肠、右肾。

3. 右下腹部（右髂部 right iliac region）　盲肠、阑尾、回肠下端、淋巴结、女性右侧卵巢和输卵管、男性右侧精索。

4. 上腹部（epigastric region）　胃、肝左叶、十二指肠、胰头、胰体、横结肠、腹主动脉、大网膜。

5. 中腹部（脐部 umbilical region）　十二指肠、空肠、回肠、下垂的胃或横结肠、肠系膜及淋巴结、输尿管、腹主动脉、大网膜。

6. 下腹部（耻骨上部 hypogastric region）　回肠、乙状结肠、输尿管、胀大的膀胱、女性增大的子宫。

7. 左上腹部（左季肋部 left hypochondriac region）　脾、胃、结肠脾曲、胰尾、左肾上腺、左肾。

8. 左侧腹部（左腰部 left lumbar region）　降结肠、空肠、回肠、左肾。

9. 左下腹部（左髂部 left iliac region）　乙状结肠、淋巴结、女性左侧卵巢和输卵管、男性左侧精索。

九区分法较细，定位准确，但因各区较小，包含脏器常超过一个分区，加之体型不同，脏器位置可略有差异，在临床上应予以注意。

第二节　视　诊

腹部视诊时，光线要充足、柔和，检查室温度要适宜。被检查者应先排空尿液，取仰卧位，双手自然置于身体两侧，充分暴露全腹，上自剑突，下至耻骨联合，光线自头侧或足侧射来。这样有利于观察腹部表面的器官轮廓、包块、肠型和蠕动波。检查时间不宜过长，以免受凉不适。

医师站于受检者右侧，按一定顺序全面观察，一般是自上而下视诊。有时为了查出细小隆起或蠕动波，眼睛需自侧面呈切线方向观察。腹部视诊的主要内容有腹部外形、呼吸运动、腹壁静脉、胃肠型及蠕动波以及腹壁皮疹、疝和腹纹等。

一、腹部外形

应注意腹部外形是否对称，有无全腹或局部的膨隆或凹陷，有腹水或腹部肿块时，还应测量腹围的大小。

健康正力型成年人平卧时，前腹面大致处于肋缘至耻骨联合平面或略凹，称为腹部平坦。肥胖者及小儿前腹面可高出肋缘至耻骨联合平面，称为腹部饱满。老年人和消瘦者前腹面低于肋缘至耻骨联合平面，称腹部低平。这些都属于正常的腹部外形。腹部外形异常的病理情况见于以下几种情况。

（一）腹部膨隆

仰卧位时，前腹壁明显高于肋缘至耻骨联合水平，称腹部膨隆。可见于生理状况如肥胖、妊娠，也可见于一些病理状况如腹水、腹内积气、巨大肿瘤等引起，因情况不同又可表现为全腹膨隆和局部膨隆。

1. 全腹膨隆 腹部外形可呈球状或蛙腹状。除肥胖症和妊娠外，其他原因的全腹膨隆多为疾病所致。

（1）腹腔积液 腹腔内有大量积液称腹水（ascites）。此时平卧位腹壁松弛，液体由于重力分布于腹腔两侧，腹部外形呈蛙状腹（frog belly）；腹水量很大或同时合并腹膜炎症或肿瘤侵犯时，腹部膨隆可呈尖凸型，称为尖腹（apical belly）。常见于肝硬化、结核性腹膜炎、心力衰竭、缩窄性心包炎以及腹膜原发或转移癌、肾病综合征、胰源性腹水等。

（2）胃肠胀气 胃肠道内大量积气可引起全腹膨隆，呈球状。见于各种原因引起的肠梗阻或肠麻痹。

（3）气腹（pneumoperitoneum） 气体积聚在腹腔，见于消化道穿孔或治疗性人工气腹。

（4）腹腔内巨大包块 如足月妊娠、巨大卵巢囊肿和畸胎瘤等。

当全腹膨隆时，为观察其程度和变化，常需测量腹围。方法为让患者排尿后平卧，用软尺经脐绕腹一周，测得的周长即为腹围（脐周腹围），通常以厘米为单位，还可以测其腹部最大周长（最大腹围），同时记录。定期在同样条件下测量比较，可以观察腹腔内容物（如腹水）的变化。

2. 局部膨隆 腹部局部膨隆主要见于脏器肿大、肿瘤、炎性包块、胃或部分肠胀气以及腹壁肿块和疝等。要注意膨隆的部位、外形、与体位或呼吸的关系以及有无搏动等。

右上腹膨隆可见于肝脏肿大、胆囊肿大及结肠肝曲肿瘤。左上腹膨隆可见于脾脏肿大、结肠脾曲肿瘤或巨结肠。上腹部膨隆可见于肝左叶肿大、胃癌、胃扩张、胰腺假性囊肿或肿瘤等。腰部膨隆见于多囊肾、巨大肾上腺瘤、肾盂大量积水或积脓。脐部膨隆可见于脐疝、腹部炎性包块。下腹部膨隆可见于子宫增大（妊娠、肌瘤等）、卵巢囊肿或膀胱胀大，后者导尿后消失。右下腹膨隆可见于回盲部结核或克罗恩病、肿瘤或阑尾周围脓肿等。左下腹膨隆可见于降结肠及乙状结肠肿瘤等。

腹壁包块和腹内包块均可引起腹部局部膨隆。两者可采取以下方法鉴别：被检查者仰卧，两腿伸直。让被检者主动抬头，使其腹壁紧张。如包块更加明显，说明包块位于腹壁；反之，如包块不明显或消失，说明位于腹腔内。

局部膨隆近圆形者，多为囊肿、肿瘤或炎性肿块；呈长形者，多为肠管病变如肠梗阻、肠扭转、肠套叠或巨结肠征等。膨隆有搏动者可能是动脉瘤，亦可能是位于腹主动脉上面的脏器或肿块传导其搏动。膨隆随体位变更而明显移位者，可能为游走的脏器（肾、脾等）、带蒂肿物（卵巢囊肿等）或大网膜，肠系膜上的肿块。腹壁或腹膜后肿物一般不随体位变更而移位。随呼吸移动的局部膨隆多为膈下脏器或其肿块。在腹白线、脐、腹股沟或手术瘢痕部位于腹压增加时出现膨隆，而卧位或降低腹压后消失者，为各该部位的可复性疝。

（二）腹部凹陷

仰卧位时前腹面明显低于肋缘至耻骨联合水平面，称腹部凹陷。

1. 全腹凹陷　患者仰卧时前腹面显著低下，见于消瘦和脱水者。严重时前腹面几乎贴近脊柱，肋弓、髂嵴和耻骨联合异常显露，腹部外形呈舟状，称舟状腹（scaphoid abdomen），见于恶病质（cachexia），如恶性肿瘤晚期、慢性消耗性疾病晚期（结核病、败血症等）以及神经性厌食等疾病。

2. 局部凹陷　此种情况较少见。手术后腹壁瘢痕收缩引起的局部凹陷。患者立位或加大腹压时，凹陷可更为显著。白线疝（腹直肌分裂）或切口疝患者卧位时凹陷明显，立位或加大腹压时，局部反而膨出。

二、呼吸运动

正常人呼吸时腹壁可上下起伏，吸气时上抬，呼气时下陷，即为腹式呼吸运动。男性和小儿以腹式呼吸为主，成年女性以胸式呼吸为主。腹式呼吸减弱或消失见于急性腹膜炎、大量腹腔积液、急性腹痛、腹腔内巨大肿物或妊娠等。腹式呼吸增强不多见，可见于癔症和胸腔积液等。

三、腹壁静脉

正常人的腹壁静脉一般不显露，消瘦或皮肤白皙者才隐约见到，但无迂曲、扩张。腹壁静脉曲张（abdominal wall varicosis）见于门脉高压症或上、下腔静脉回流受阻，并出现侧支循环形成时。部分门脉高压显著者，在脐部可以见到曲张静脉以脐为中心呈簇状向四周延伸，如水母头（caput medusae），常可在此处听到静脉血管杂音。

检查腹壁血流方向，有助于判断静脉阻塞部位。检查血流方向可选择一段没有分支的腹壁静脉，检查者将右手示指和中指并拢压在静脉上，然后一只手指紧压静脉向外滑动，挤出该段静脉内血液，至一定距离后放松该手指，另一手指紧压不动，看静脉是否充盈，如迅速充盈，则血流方向是从放松的一端流向紧压手指的一端。再同法放松另一手指，观察静脉充盈速度，即可看出血流方向（图8-4）。

正常时脐水平线以上的腹壁静脉血流自下向上经胸壁静脉和腋静脉而进入上腔静脉，脐水平以下的腹壁静脉自上向下经大隐静脉而流入下腔静脉。门静脉回流受阻时，脐周围静脉显著曲张，血流方向与正常人相同，脐以上向上，脐以下向下（图8-5）。下腔静脉阻塞引起的腹壁静脉曲张多见于腹壁两侧，脐上、脐下腹壁静脉血流方向均向上（图8-6）；反之上腔静脉阻塞时，脐上、脐下的腹壁静脉血流方向均向下。

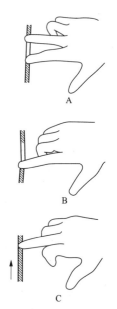

图8-4　检查静脉血流方向手法

四、胃肠型和蠕动波

正常人腹部很少出现胃和肠的轮廓及蠕动波。腹壁菲薄而又松弛的经产妇、老年人或极度消瘦者可能见到轻微的蠕动波。

胃肠道发生梗阻时，梗阻近段胃或肠段由于胀气和积液，引起膨隆，腹部出现胃肠轮廓，称为胃型或肠型（gastral or intestinal pattern）。梗阻近段的胃肠蠕动强烈，在腹壁上可见到蠕动波（peristalsis）。在幽门梗阻时，除了可以见到缓慢地向右推进的胃蠕动波在相当于幽门部位消失外，尚可见到自右向左的逆蠕动波。小肠梗阻时可以见到管状突起的肠襻和肠蠕动波，多位于脐区。严重梗阻时，胀大的肠襻呈管状隆起，横行排列于腹中部，组成多层梯形肠型，并可看到明显的肠蠕动波，此起彼伏，全腹膨胀，听诊时可闻高调肠鸣音或呈金属音调。结肠远端梗阻时，其宽大的肠型多位于腹部周边，同时盲肠多胀大成球形，随每次蠕动波的到来而更加隆起。如发生了肠麻痹，则蠕动波消失。在观察蠕动波时，从侧面观察更易察见。

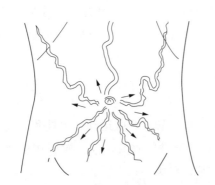 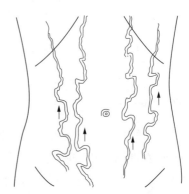

图 8-5　门静脉高压时腹壁浅静脉血流分布和方向　　　图 8-6　下腔静脉梗阻时腹壁浅静脉血流分布和方向

五、腹壁皮肤

除前述一般检查中的项目以外，还应注意以下内容。

1. 皮疹　不同类型的皮疹提示不同疾病，充血性或出血性皮疹常出现于发疹性高热疾病或某些传染病（如麻疹、猩红热、斑疹伤寒等）。紫癜或荨麻疹可能是过敏性疾病全身表现的一部分。一侧腹部或腰部的疱疹（沿脊神经走行分布）提示带状疱疹的诊断。

2. 色素　正常人腹部皮肤颜色较暴露部位稍淡。皮肤皱褶处如腹股沟及系腰带处有褐色素沉着，提示可能为慢性肾上腺皮质功能减退症（Addison's disease）。急性出血坏死性胰腺炎或宫外孕破裂时，部分患者因腹腔内出血或后腹膜出血，两侧腰部出现淤血呈青紫色或蓝色，称 Grey-Turner 征；脐周围出现皮肤发蓝称 Cullen 征。腹部和腰部不规则的斑片状色素沉着，见于多发性神经纤维瘤。部分妊娠女性的脐至耻骨之间中线上有褐色素沉着，分娩后可逐渐消失。

3. 腹纹　有的肥胖者下腹部可以见到银白色条纹，称白纹，为腹壁真皮裂开所致，可见于肥胖者或经产妇女。妊娠纹大多分布于下腹部和髂部，腹纹处皮肤稍薄，妊娠期呈淡蓝色或粉红色，产后变为银白色，长期存在。

皮质醇增多症常出现皮肤紫纹，出现部位除下腹部和臀部外，还可见于股外侧和肩背部。由于糖皮质激素引起蛋白分解增强和被迅速沉积的皮下脂肪膨胀，真皮层中结缔组织胀裂，以致紫纹处的真皮萎缩变薄，上面覆盖一层薄薄表皮，而此时因皮下毛细血管网丰富，红细胞偏多，故条纹呈紫色。

4. 瘢痕　既往有腹部外伤、手术、腹壁感染等，常可留下瘢痕。根据手术瘢痕分布的特定部位，可以判定患者的手术史，如右下腹 McBurney 点处的切口瘢痕表明既往为阑尾手术，右上腹腹直肌旁切口提示为胆囊摘除术，左上腹弧形切口瘢痕标志曾行脾切除术等。对诊断很有帮助。

5. 疝　腹部疝可分为腹内疝和腹外疝两大类。后者多见，为腹腔内容物经腹壁或骨盆壁的间隙或薄弱部分向外突出于体表而成。脐疝多见于婴幼儿，成人则可见于经产妇或有大量腹水的患者；切口愈合不良或腹膜缝合断裂者，直立时切口瘢痕处可见有隆起，称切口疝；股疝位于腹股沟韧带中部，多见于女性；腹股沟斜疝则偏于内侧，多见于男性。腹股沟斜疝可下降至阴囊，站立或用力咳嗽时明显，卧位时可缩小或消失，可以用手法还纳，嵌顿时，患者会出现急腹症。

6. 脐部 正常脐稍凹陷或与腹壁相平，明显肥胖者脐多深陷。腹水或妊娠时，由于腹内压力增高，脐部向外明显凸出。脐部分泌物呈浆液性或脓性，有臭味，多为炎症所致。分泌物呈水样，有尿味，为脐尿管未闭的征象。脐部溃烂，可能为化脓性或结核性炎症；脐部溃疡如呈坚硬、固定而突出，多为癌肿所致。

7. 腹部体毛 男性胸骨前的体毛可向下延伸达脐部。男性的阴毛分布多呈三角形，尖端向上，可沿前正中线直达脐部；女性阴毛分布为倒三角形，上缘为一水平线，止于耻骨联合上缘处，界限清楚。腹部体毛增多或女性阴毛呈男性型分布见于皮质醇增多症或肾上腺性变态综合征。腹部体毛稀少见于腺垂体功能减退症、黏液性水肿或性腺功能减退症。

8. 上腹部搏动 上腹部搏动大多由腹主动脉搏动传导而来，可见于正常人较瘦者。腹主动脉瘤和肝血管瘤时，上腹部搏动明显。二尖瓣狭窄或三尖瓣关闭不全引起的右心室增大，亦可见明显的上腹部搏动。

第三节 听 诊

腹部听诊时，将听诊器鼓型体件轻按于腹壁上，移动其位置，仔细、全面而有重点地进行听诊。听诊的主要内容有肠鸣音、振水音、血管杂音、胎心音、腹膜摩擦音及搔弹音等。上腹部、肝脏和脾脏部位、脐区及右下腹为听诊重点区域。

一、肠鸣音

肠蠕动时，肠管内气体和液体随之流动，间断地产生气过水声，称为肠鸣音（bowel sound）。正常肠鸣音为断断续续的咕噜声，音调、强度和频率不定，通常以右下腹作为肠鸣音听诊点，正常情况下，肠鸣音大概每分钟 4~5 次。如每分钟 10 次以上，较响但音调不特别高亢者，称肠鸣音活跃，见于急性胃肠炎、服泻药后或胃肠道大出血时。如次数多且肠鸣音响亮、高亢，甚至呈叮当声或金属音，称肠鸣音亢进，见于机械性肠梗阻。此类患者肠腔扩大，积气增多，肠壁胀大变薄，且极度紧张，与亢进的肠鸣音可产生共鸣，因而在腹部可听到高亢的金属性音调。如肠梗阻持续存在，肠壁肌肉劳损，肠壁蠕动减弱时，肠鸣音亦减弱，或数分钟才听到一次，称为肠鸣音减弱，见于老年性便秘、腹膜炎、电解质紊乱（低血钾）及胃肠动力低下等。如持续听诊 3~5 分钟未听到肠鸣音，用手指轻叩或搔弹腹部仍未听到肠鸣音，称为肠鸣音消失，见于急性腹膜炎或麻痹性肠梗阻。

二、振水音

胃腔内积聚过多液体，运用听诊方法检查可发现振水音（succession）。嘱患者取仰卧位，医师将一侧耳朵凑近上腹部或将听诊器钟件置于该区，再以冲击触诊法振动胃部或用手晃动，可听到水与气体冲撞的声音，即为振水音。正常人饮水后或餐后可出现振水音，但清晨空腹或饭后 6~8 小时以上仍出现振水音，则提示幽门梗阻或肠梗阻，也可见于胃扩张。

三、血管杂音

腹部血管杂音分为动脉性、静脉性杂音。正常人腹部无血管杂音。动脉性血管杂音常常在中上腹部或腹部一侧，中腹部的收缩期喷射性血管杂音提示有腹主动脉瘤或腹主动脉狭窄，前者可以触及到搏动的包块，后者搏动减弱，下肢血压低于上肢，严重者足背动脉搏动消失；肾动脉狭窄时，脐区及左、右上腹可听到收缩期血管杂音，常见于青年高血压病者；在部分肝癌患者的上腹部或肿块处也可能听到收缩期血管杂音，其主要由于癌肿压迫肝动脉或腹部动脉引起。静脉性血管杂音为连续的嗡鸣音，音调较低，无收缩或舒张期之分，常出现在脐周或上腹部，该体征提示门脉高压伴侧支循环形成。

四、摩擦音

脾梗死、肝周围炎、脾周围炎或胆囊炎累及病变周围腹膜时，可于深呼吸时听到病变部位摩擦音（friction sound），有的还可触及腹膜摩擦感。腹膜纤维渗出性炎症时，亦可在腹壁听到摩擦音。

第四节 叩 诊

腹部叩诊主要用于确定某些脏器的大小、叩击痛及腹腔内有无积气、积液、包块等。叩诊还能证实、补充视诊和触诊发现的体征。腹部叩诊法有直接叩诊和间接叩诊法两种。临床多采用间接叩诊法。叩诊内容如下。

一、腹部叩诊音

正常腹部大部分区域叩诊为鼓音，只有肝、脾所在部位，增大的膀胱或子宫占据的部位，以及两侧腹部腰肌处叩诊为浊音。腹部鼓音与胃肠道内气体、液体含量的多少有关，故鼓音的性质和范围有很大变异。明显的鼓音见于肠梗阻、胃肠穿孔引起的气腹或人工气腹后。腹部鼓音范围缩小，见于肝、脾或其他脏器极度肿大，腹腔内肿瘤或大量腹水等。

二、肝脏及胆囊叩诊

正常肝脏上、下界一般沿右锁骨中线、右腋中线和右肩胛线自上而下叩诊，确定正常肝上界。当由清音转为浊音时，即为肝上界。此处相当于被肺遮盖的肝顶部，故又称肝相对浊音界。再向下叩 1~2 肋间，则浊音变为实音，此处的肝脏不再被肺所遮盖而直接贴近胸壁，称肝绝对浊音界（亦为肺下界）。确定肝下界时，最好由腹部鼓音区沿右锁骨中线或正中线向上叩，由鼓音转为浊音处即是。因肝下界与胃、结肠等重叠，很难叩准，故多用触诊或叩听法确定。一般叩得的肝下界比触得的肝下缘高 1~2cm，但若肝缘明显增厚，则两项结果较为接近。在确定肝的上下界时要注意体型，正常正力型体型的人，肝上界位于右锁骨中线第 5 肋间，肝下界位于右肋缘下，两者之间的距离为肝上下径，为 9~11cm；在右腋中线，其上界为第 7 肋间，下界为第 10 肋骨水平；在右肩胛线，其上界为第 10 肋间。超力型体型者肝脏上、下界均可高出 1 个肋间；而无力型体型者可低 1 个肋间。

肝浊音界扩大见于肝癌、肝脓肿、多囊肝、膈下脓肿、肝炎、肝淤血等；肝浊音界缩小见于急性或亚急性重型肝炎、肝硬化等；肝浊音界消失，代之以鼓音者，表明肝覆盖有气体，是急性胃、肠穿孔的一个重要征象，但也可见于腹部大手术后数日内、人工气腹、间位结肠和全内脏转位。肝浊音界向下移位见于肺气肿、右侧气胸等疾病。

肝区叩击痛对肝炎、肝脓肿及肝癌等诊断有一定价值。

胆囊位置深，且被肝遮盖，临床上不能用叩诊方法检查其大小，仅能检查胆囊区有无叩击痛。胆囊叩击痛是胆囊炎的重要体征。

三、脾叩诊

正常脾浊音区在左腋中线上第 9~11 肋之间，其长度为 4~7cm，脾的长轴与第 10 肋间一致，其前方不超过腋前线。脾叩诊主要用以确定轻度脾大，并可进一步证实脾触诊的结果。脾浊音区增大，见于肝硬化、感染等多种原因；脾浊音区缩小见于左侧气胸、肺气肿、胃肠胀气或脾切除术后等。

四、胃泡鼓音区

胃泡鼓音区也称 Traube 区，由胃底穹隆气体积聚形成。其部位在左前胸下部，呈半月形，上界为膈及左肺底，下界为肋弓，右界为肝左叶，左界为脾。胃泡鼓音区正常情况下应该存在，有调查正常成人 Traube 区长径中位数为 9.5cm（5.0～13.0cm），宽径为 6.0cm（2.7～10.0cm），可作参考。饱餐后胃底含气减少而缩小。贲门、胃底占位性病变或周围器官组织病变也可使胃泡鼓音区缩小，如脾大、肝左叶明显肿大、心包积液或左侧胸腔积液等。胃泡鼓音区消失、代之以浊音时，见于急性胃扩张或溺水。

五、移动性浊音

腹腔内有中等量以上的液体积聚时，因重力作用，腹水多潴积于腹腔的低处，故在低处叩诊呈浊音。当被检查者取仰卧位时，腹部中央叩诊为鼓音，两侧为浊音。然后，令被检者改为右或左侧位，则位于上方的腹侧变为鼓音，下方腹侧的浊音范围明显增大，这种浊音区随体位而变动的现象，称为移动性浊音（shifting dullness）。这是发现有无腹腔积液的重要检查方法。当腹腔内游离腹水达 1000ml 以上时，即可查出移动性浊音。

如果腹水量少，用以上方法不能查出时，若病情允许可让患者取肘膝位，使脐部处于最低部位。由侧腹部向脐部叩诊，如由鼓音转为浊音，则提示有腹水的可能（即水坑征）。也可让患者站立，如下腹部积有液体而呈浊音，液体的上界呈一水平线，在此水平线上为浮动的肠曲，叩诊呈鼓音。

大量腹水应与以下情况鉴别。

1. 巨大卵巢囊肿 ①两者浊音区部位不同，患者仰卧时，腹水浊音区位于两侧，鼓音区位于脐区，卵巢囊肿的浊音区与此相反，这是因为肠管被巨大卵巢囊肿挤压至两侧腹部所致（图 8-7）。②卵巢囊肿的浊音无移动性。③尺压试验（ruler press test）也可鉴别，患者取仰卧位，检查者将一硬尺横置于腹壁隆起最高处，然后双手分别置于尺之两端，并且同时将尺水平下压，如出现与动脉一致的搏动为卵巢囊肿，如硬尺无搏动，则为腹水，这是由于腹主动脉的搏动经囊肿传导到腹壁硬尺上，使之有节奏跳动。

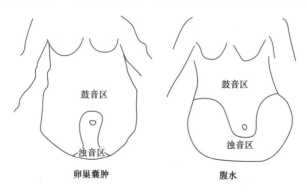

图 8-7 卵巢囊肿叩诊浊音区

2. 肠梗阻 肠梗阻时肠管内有大量液体潴留，可因患者体位的变动，出现移动性浊音，但常伴有肠梗阻的征象。

六、肋脊角叩击痛

被检查者取坐位或侧卧位，医师左手掌平放在被检者肋脊角处（即肾区），右手握拳，由轻到中等力量叩击左手背，并再叩击对侧肾区。正常人肾区无叩击痛。肾盂肾炎、肾结核、肾结石、肾脓肿及肾周围炎时，肾区有不同程度的叩击痛。

七、膀胱叩诊

膀胱叩诊一般自脐水平向下叩向耻骨联合部。膀胱空虚时，叩诊呈鼓音，叩不出膀胱轮廓。膀胱内有尿液充盈时，耻骨上方叩诊呈圆形浊音区，其大小与尿量成正比，可达脐水平。应当注意与妊娠子宫和卵巢囊肿鉴别，排尿或导尿后复查，如浊音区转为鼓音，即为尿潴留所致膀胱增大。

第五节　触　诊

⇒ 案例引导

　　案例　患者，男，42 岁。以"上腹痛 6 小时"为主诉来诊。患者 6 小时前在外就餐饮酒后出现上腹痛，主要位于剑突下，持续不缓解，无放散，恶心，未吐，无发热。自诉既往有十二指肠溃疡病史。

　　讨论　1. 该患者在腹部查体的时候有哪些内容需重点检查？

　　　　　　2. 可能想到的相关疾病有哪些？

　　腹部触诊是腹部检查的主要方法。触诊既可以进一步验证视诊所见，又可以发现视诊未能察觉到的体征。腹部脏器肿大、包块、腹膜刺激征等体征，主要靠触诊发现并确定。某些疾病如急性阑尾炎、急性胆囊炎、宫外孕及弥漫性腹膜炎等，触诊对诊断具有决定性作用。

　　腹部触诊时，被检查者应排尿后取仰卧位。两手自然放于躯干两侧，两腿屈起并稍分开，使腹肌松弛。嘱被检查者作平静腹式呼吸，吸气时横膈向下而腹部上抬隆起，呼气时腹部自然下陷，使膈下脏器随呼吸上下移动。医师应站在被检查者右侧，面对被检查者，手要温暖，先将全手掌平放于被检查者腹部，使其适应片刻，同时医师也可以感受腹肌紧张度。然后，轻柔地按顺序依次触诊腹部各区。一般从左下腹部开始，按逆时针方向至右下腹，再至脐部，依次检查腹部各区。原则是先触诊未诉痛的部位，逐渐移向病痛的部位，同时观察被检查者反应，对精神紧张或有痛苦者给以安慰和解释，转移其注意力而减少腹肌紧张。

⊕ 知识链接

腹部触诊注意事项

　　腹部触诊是腹部查体重要的组成部分，详细准确的腹部检查可以为相关疾病的诊断提供重要的依据。在查体的过程中要求医生要有严谨的态度，注重每一个细节，同时一定要尊重患者隐私，谨慎医学行为，不逾矩不越界。在触诊的过程中需要注意以下事项。

　　1. 在腹部检查特别是触诊前要向患者讲清触诊的目的，解除患者的紧张情绪，取得患者的密切配合。

　　2. 医生手应当温暖，手法应当温柔，以免引起患者肌肉紧张影响检查效果。在检查过程中应当随时观察患者的表情，并随时与患者交流沟通。

　　3. 触诊下腹部时，应当告知患者排尿，以免将充盈的膀胱误认为腹腔包块。

　　4. 医师应当手脑并用，边检查边思索。

腹部触诊内容主要包括腹壁紧张度、压痛和反跳痛、腹部包块、液波震颤以及肝、脾、胆囊、肾和膀胱等腹内脏器的触诊。

腹部触诊应用基本检查方法中所列各种触诊手法，浅部触诊使腹壁压陷约 1cm，用于发现腹壁的紧张度、表浅的压痛、肿块、搏动和腹壁上的肿物等（如皮下脂肪瘤、结节等）。深部触诊使腹壁压陷至少 2cm 以上，有时可达 4~5cm，以了解腹腔内脏器情况，包括深压触诊，以探测腹腔深在病变的压痛点和反跳痛。滑动触诊在被触及脏器或肿块上作上下、左右的滑动触摸，以探知脏器或肿块的形态和大小。双手触诊常用于肝、脾、肾和腹腔内肿块的检查，检查盆腔的双合诊亦属此例。浮沉触诊又称冲击触诊（ballottement），用于大量腹水时检查深部的脏器或肿块；钩指触诊（hook technique），多用于肝、脾触诊。

一、腹壁紧张度

正常人腹壁有一定张力，但触之柔软，较易压陷，称为腹壁柔软。某些病理情况可使全腹壁或局部腹壁紧张度增加、减弱或消失。

（一）腹壁紧张度增加

1. 全腹肌紧张　一般由于腹腔内炎症、大量积气和（或）积液所致。在急性胃、肠穿孔或脏器破裂引起的急性弥漫性腹膜炎，可以见到腹肌痉挛，腹壁明显紧张，甚至强直如硬板，称板状腹（board - like rigidity）。在结核性腹膜炎或恶性肿瘤侵犯引起的慢性腹膜炎，炎症对腹膜刺激并不强烈，多伴有腹膜增厚和肠管、肠系膜的粘连，腹壁柔韧而有抵抗感，称揉面感或柔韧感（dough kneading sensation）。

2. 局限性腹壁紧张　主要因局部所在脏器的炎症波及腹膜所致。上腹或左上腹肌紧张可见于急性胰腺炎；右下腹肌紧张见于急性阑尾炎，而急性胆囊炎常有右上腹肌紧张。但是，老年体弱或过度肥胖者的腹膜炎，可能无明显腹壁紧张。

（二）腹壁紧张度减弱

多见于老年人、经产妇、慢性消耗性疾病及大量放腹水后。脊髓损伤所致腹肌瘫痪和重症肌无力可使腹壁紧张度消失。

二、压痛与反跳痛

腹部出现压痛（tenderness）要注意区分是腹壁病变还是腹腔内脏病变所致。腹壁病变表浅，抓捏腹壁或让患者曲颈抬肩时触痛明显，据此可以确定。腹腔内病变如脏器炎症、肿瘤、缺血、淤血、破裂、扭转、空腔脏器痉挛及腹膜受刺激（如炎症、出血）等均可引起腹部压痛，但最常见的原因为炎症性病变。炎症扩散时，压痛范围扩大；病变越急、越重，压痛则越明显。确切而又固定的压痛，常提示该区有病变存在。局限而固定的压痛，称之压痛点。压痛点具有定位诊断价值。例如，上腹部压痛常见于肝、胆、胃、十二指肠、胰及横结肠病变；右上腹压痛常见于肝、胆、升结肠、结肠肝曲和右肾病变；左上腹压痛提示脾、结肠脾曲、降结肠、胰尾及左肾等病变；脐区压痛提示小肠、肠系膜、横结肠或输尿管病变；下腹部压痛多见于膀胱、子宫及其附件的疾病等。位于右锁骨中线与肋缘交界处的胆囊压痛点标志胆囊病变。脐与右髂前上棘连线中、外 1/3 交界处的 McBurney 点压痛标志阑尾病变等。当医师用右手压迫左下腹降结肠区，相当于麦氏点对称部位，或再用左手按压其上端使结肠内气体传送至右下腹盲肠和阑尾部位，如引起右下腹疼痛，则为结肠充气征（Rovsing's sign）阳性，提示右下腹部有炎症。当遇下腹痛腹部触诊无明显压痛时，嘱患者左侧卧位，两腿伸直，并使右下肢被动向后过伸，如发生右下腹痛，称为腰大肌征阳性，提示炎症阑尾位于盲肠后位。

当检查医师触诊有压痛时，将手指压在原处稍留片刻，使压痛感觉稍趋稳定，然后将手迅速抬起，如此时患者感觉腹痛骤然加重，并伴有痛苦表情，称为反跳痛（rebound tenderness）。反跳痛是腹膜壁层受到炎症侵及的表现，多见于腹内脏器病变累及邻近腹膜，也可见于原发性腹膜炎。如果患者同时存在压痛、反跳痛和腹肌紧张，称为腹膜刺激征（peritoneal irritation sign），是临床诊断急性腹膜炎的可靠体征。

三、脏器触诊

腹腔内重要脏器较多，如肝、脾、肾、胆囊、胰腺、膀胱及胃肠等，在其发生病变时，常可触到脏器增大或局限性肿块，对诊断有重要意义。

（一）肝脏触诊

主要用于了解肝脏下缘的位置和肝脏的质地、表面、边缘及搏动等。触诊时，被检查者处于仰卧位，两膝关节屈曲，使腹壁放松，并做较深腹式呼吸动作以使肝脏在膈下上下移动。检查者立于患者右侧用单手或双手触诊。

1. 单手触诊法　被检者取仰卧位，两下肢屈曲，使腹壁放松。医师站在被检查者右侧，右手四指并拢，腕关节自然伸直，掌指关节伸直，与肋缘平行，平放于右侧腹部或脐右侧估计肝下缘。触诊时手指按压要随患者呼气而下按，随吸气向上迎碰肝脏下缘。如此反复，手掌和手指逐渐移向肋缘或剑突下。以右锁骨中线和前正中线的腹壁垂直线上测量肝下缘与肋缘或剑突根部的距离，一般以厘米表示。

2. 双手触诊法　检查者右手手法同单手触诊法。另外，要用左手托住被检查者右腰部，拇指张开固定在右肋缘，触诊时左手稍向上推，使肝脏下缘紧贴前腹壁，又可以限制右胸廓扩张，以增加横膈下移幅度，使肝脏更容易被感觉到（图8-8）。遇到大量腹水者，可应用冲击触诊法。对儿童及消瘦者，也可采用钩指触诊法。

3. 钩指触诊法（hook method）　适用于儿童和腹壁薄软者。触诊时，检查者位于被检查者右肩旁，面向其足部，将右手掌搭在其右前胸下部，右手第2~5指并拢弯曲成钩状，嘱被检查者做深腹式

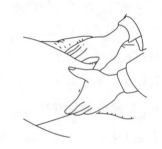

图8-8　双手法触诊肝脏示意图

呼吸动作，检查者随深吸气而更进一步屈曲指关节，这样指腹容易触到下移的肝下缘。此手法亦可用双手第2~5指并拢弯曲成钩状进行触诊。

肝脏触诊注意事项：①检查者最敏感的触诊部位是示指第一指节的桡侧，并非指尖端。②有的被检者腹肌发达，肝脏易被掩盖，腹直肌腱易被误认为肝下缘。③检查者手指按压和上抬要紧跟被检者正确的腹式呼吸运动，下按时要先于呼气腹壁下落，上抬时要迟于吸气腹壁上升，自然而一定深度的腹式呼吸运动和柔软而一定力度的手指按压和上移是肝脏触诊的关键。④肝脏巨大时，下缘可达脐部以下，触诊时应将右手放置于右髂窝开始触诊，也可在触诊前先行叩诊，大致确定肝下缘位置，然后在其稍下方开始触诊。⑤要注意易被误认为肝脏的其他结构，如右侧浮肋、横结肠及右肾下极等。

肝脏触诊时应详细体会并描述以下内容。

1. 大小　正常成人肝脏一般在右肋缘下触诊不到。腹壁松软或体瘦的人，于深吸气时可触及肝下缘，在右肋缘下不超过1cm，剑突下3cm左右。腹上角较锐的瘦高者，肝脏可在剑突下5cm触到，但不会超过剑突根部至脐的中、上1/3交界处。超出上述标准者，如肝脏质地柔软，表面光滑，无压痛，要考虑有肝脏下移。此时，可以用叩诊法确定肝脏上界，肝脏上界也降低者为肝脏下移（见于内脏下垂、肺气肿或右侧胸腔大量积液等）；反之则可能为肝大。弥漫性肝大常见于肝炎、脂肪肝、肝淤血、早期

肝硬化、血吸虫病及白血病等；局限性肝大常见于肝脓肿、肝肿瘤和肝囊肿等。肝脏缩小见于急性和亚急性重型肝炎、晚期肝硬化等。

2. 质地 一般将肝脏质地分为 3 级，即质软、质韧（中等硬度）和质硬。触之软似口唇者为质软，见于正常肝脏。触之似鼻尖者为质韧。例如，急性肝炎及脂肪肝质地稍韧，而慢性肝炎和肝淤血质韧如鼻尖。触之硬如前额者为质硬，见于肝癌、肝硬化。肝脓肿或囊肿位于肝表面者，可有囊性感或波动感（fluctuation）。

3. 表面形态和边缘 正常肝脏表面光滑，无结节，边缘整齐，厚薄一致。右心衰竭肝淤血时，肝脏边缘圆钝。肝脏表面高低不平，边缘不规则，呈不均匀结节状或大块隆起者，见于肝癌、多囊肝和肝包虫病。

4. 压痛 正常肝脏无压痛。肝包膜有炎性反应或肝大使包膜张力明显增加时，可有压痛。轻度弥漫性压痛见于急性肝炎、肝淤血等；局限性压痛见于肝脓肿。

5. 肝颈静脉回流征 见于右心衰竭或心包积液。检查方法是患者取坐位或半坐位，先观察颈静脉及其怒张程度，然后检查者用右手压迫右上腹，颈静脉逐渐充盈怒张或原有怒张更加明显者，称为肝 - 颈静脉回流征（hepatojugular reflux sign）阳性。

6. 搏动 肝脏搏动分单向性和扩张性。前者为传导性搏动，为肝脏传导了其下的主动脉搏动所致，手掌按在肝表面有被动上推的感觉。扩张性搏动为肝脏本身的搏动，见于三尖瓣关闭不全，两手掌按于肝脏表面有被推向两侧的感觉。

7. 肝区摩擦感 检查时用右手掌贴于其肝区，让患者用力做腹式呼吸，如触到断续而粗糙的振动，即为肝区摩擦感。正常人无摩擦感。肝周围炎时，肝表面和邻近的腹膜因有纤维素性渗出物而变得粗糙，两者相互摩擦产生振动，可用手触知。

8. 肝震颤 应用浮沉触诊法手指按压肝脏表面，如感到一种细微震动，称为肝震颤（liver thrill）。这一特殊体征见于肝包虫病。其产生机制为包囊内子囊浮动，碰击囊壁发生震颤所致。

不同疾病引起肝脏性状的变化不同，必须认真体检，逐项仔细检查，并且要注意动态变化，才能明确其临床意义。正常成人肝脏一般触不到，少数人可以触及，但多在右肋下 1cm 以内，质地软、边缘整齐、表面光滑，无压痛和叩击痛。急性肝炎时，肝脏一般呈轻度肿大，质稍韧，有充实感及压痛。肝脏淤血肿大可以随右心衰竭的发作、加重和减轻出现增大和缩小，肝 - 颈静脉回流征阳性为其特征。脂肪肝所致肝大，表面光滑，质软或稍韧，但无压痛。肝硬化早期肝脏常肿大，晚期则缩小，质硬，边缘锐利，表面可触到小结节，无压痛。肝癌时肝脏逐渐增大，质地坚硬如石，边缘不整，表面高低不平，有结节、巨块或压痛。

（二）胆囊触诊

胆囊触诊可用单手滑行触诊法。正常胆囊不能触及。胆囊肿大超出肝脏下缘和肋缘时，可在右肋缘下腹直肌外缘触到，呈卵圆形或梨形，有时呈布袋形，有一定张力，可能有触痛，随呼吸上下移动。

急性胆囊炎时，有的胆囊虽有炎症、肿大，但未超出肋缘，此时也可以探测到胆囊触痛。检查方法是：医师以左手掌平放于患者右肋缘以上部位，大拇指指腹勾压于腹直肌外缘与肋弓交界处（胆囊点），其余四指向上与肋骨垂直交叉，然后嘱患者作深吸气。在吸气过程中发炎的胆囊下移时碰到用力按压的拇指，即可引起疼痛，此为胆囊触痛；如因剧烈疼痛而致吸气终止，称为 Murphy 征阳性（图 8 - 9）。胆总管结石导致胆汁流出受阻，出现明显黄疸，但是胆囊不肿大。这是由于胆囊伴有慢性炎症，囊壁纤维化而皱缩、并与周围组织粘连而失去移动性。胰

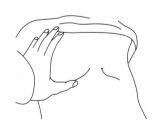

图 8 - 9 Murphy 征检查法

头癌压迫胆总管下段时，患者黄疸进行性加深，胆囊显著肿大，但无压痛，称为 Courvoisier 征阳性。

（三）脾触诊

脾触诊时多用双手触诊法。被检查者取仰卧位，双腿屈曲。检查医师站在被检查者右侧，左手绕过其腹前方，手掌置于左胸下部第 9～11 肋处，将脾脏用手向前托起，右手掌平放于脐部，与左肋弓缘大致成垂直方向，随被检查者的腹式呼吸运动，以手指末端轻轻向左上腹部有节奏地加压，逐渐接近左肋弓下缘。此时如有脾肿大，右手手指可触及脾边缘。脾轻度肿大，仰卧位不易触及者，可嘱被检查者改为右侧卧位，右下肢伸直，左下肢屈曲，用同样的手法进行触诊，则容易触到脾脏（图 8 - 10）。

脾触诊有难度。有的脾脏虽有肿大，但仍然很软。如果检查时按压过重，则很容易将脾脏推开，并且也难以感觉到。脾脏中等程度以上肿大者，可能触到脾切迹。肿大的脾脏一般位置较浅，贴近前腹壁，结合叩诊，往往发现胃泡鼓音区缩小或消失。有的脾脏呈狭长型，紧贴腰肌前面，这时需要沿左肋缘仔细而反复触诊，才可感觉到。要反复实践，认真体会，才能准确掌握脾脏触诊要领。检查时除了要注意脾脏大小以外，还要注意质地、边缘、表面情况、压痛与叩痛以及摩擦感等。也要避免误将增大或下垂的左肾、肿大的肝左叶、胰尾部囊肿以及结肠脾曲肿块等当成脾。

脾大测量方法是（图 8 - 11）：①第 I 线（又称甲乙线）：左锁骨中线与左肋缘交点至脾下缘的距离，以厘米表示，脾轻度肿大时，以此线长度描述脾脏轻度肿大，脾脏明显肿大时，需加测第 II、III 线。②第 II 线（又称甲丙线）：锁骨中线与左肋缘交点至脾最远点的距离（应大于第 I 线）。③第 III 线（又称丁戊线）：脾右缘至前正中线垂直的最大距离，如脾脏高度增大向右越过正中线，则测量脾右缘至正中线最大距离，以"＋"表示；如未超过正中线，则测量脾右缘至正中线最短距离，以"－"表示。临床记录时，常常将脾脏肿大分为轻、中、高度 3 个等级，脾缘不超过肋下 2cm 为轻度肿大，超过 2cm，在脐水平线以上者为中度肿大，超过脐水平线或前正中线者为高度肿大，又称巨脾。

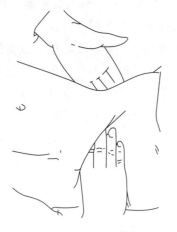

图 8 - 10 双手触诊脾脏

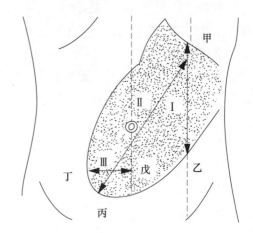

图 8 - 11 脾大的测量方法

正常脾脏触不到，但脾脏下移（如脾下垂、左侧大量胸腔积液或气胸等）时则可能触到。除此以外，触及脾即为脾脏肿大，为病理性。①轻度脾大：常见于急性肝炎、慢性肝炎、伤寒、急性疟疾、粟粒型肺结核、亚急性感染性心内膜炎及败血症等，脾质地一般较软，大多在疾病治愈后短期内回缩至正常范围。②中度脾大：常见于肝硬化、疟疾后遗症、慢性淋巴细胞白血病、慢性溶血性贫血、淋巴瘤、系统性红斑狼疮等，脾脏质地一般较硬。③高度脾大：常见于慢性粒细胞性白血病、慢性疟疾、黑热病、晚期血吸虫病，脾脏质地较硬，但表面光滑，淋巴瘤和恶性组织细胞病时，脾脏表面不光滑而且有结节。④脾大伴压痛和叩痛：常见于脾脓肿、脾梗死，合并脾周围炎时，还可有摩擦感或摩擦音。

（四）肾触诊

一般用双手触诊法，可平卧位也可立位。卧位触诊右肾时，医师站于被检查者右侧，以左手掌托住右腰部并上抬，右手掌横向置于右肋缘下，随着患者呼吸运动，双手接近，夹触肾。被检查者深吸气有助于触及。触诊左肾时方法，左手越过患者前方托住左腰部，与以上手法触诊左肾。肾下垂或游走肾时，立位比较容易触诊肾脏。

正常人肾脏一般不易触及，偶尔可触到右肾下极。手感为表面光滑，下极圆钝，质地结实而有弹性，有浮沉感，容易向上推动而进入季肋部。被触及时，被检者常有轻微恶心或不适。身材瘦长者，肾下垂、游走肾、肾肿大时，较易触诊到肾。肾下垂与游走肾时，能触到半个以上的肾。肾下垂明显并可在腹腔各个方向自由移动，称为游走肾。肾脏病理性肿大见于肾盂积水、积脓、肾肿瘤以及多囊肾等。

当肾和尿路有炎症或其他疾病时，可在相应部位出现压痛点。①肋脊点：背部第12肋骨与脊柱的夹角（肋脊角）的顶点。②肋腰点：第12肋骨与腰肌外缘的夹角（肋腰角）的顶点。③季肋点：第10肋骨前端，右侧位置稍低，相当于肾盂位置。④上输尿管点：腹直肌外缘平脐处。⑤中输尿管点：在两髂前上棘水平腹直肌外缘，相当于输尿管第二狭窄处（图8-12）。肋脊点与肋腰点的压痛主要见于肾盂肾炎、肾脓肿、肾结核等疾病，如炎症深隐于肾实质内，可无压痛而仅有叩击痛，季肋点压痛也提示肾脏病变，上输尿管点和中输尿管点出现压痛，提示输尿管结石、结核或化脓性炎症。

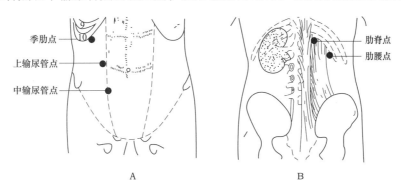

季肋点
上输尿管点
中输尿管点

肋脊点
肋腰点

A   B

图8-12 肾脏和尿路疾病压痛点

（五）膀胱触诊

正常膀胱空虚时隐存于盆腔内，不易触到。只有当膀胱积尿，充盈胀大时，才越出耻骨上缘而在下腹中部触到。膀胱触诊一般采用单手滑行法。在仰卧屈膝情况下医师以右手自脐开始向耻骨方向触摸，触及肿块后应详察其性质，以便鉴别其为膀胱、子宫或其他肿物。膀胱增大多由积尿所致，呈扁圆形或圆形，触之囊性感，不能用手推移。按压时憋胀有尿意，排尿或导尿后缩小或消失。藉此可与妊娠子宫、卵巢囊肿及直肠肿物等鉴别。

膀胱胀大最多见于尿道梗阻（如前列腺肥大或癌）、脊髓病（如截瘫）所致的尿潴留。也见于昏迷患者、腰椎或骶椎麻醉后、手术后局部疼痛患者。如长期尿潴留致膀胱慢性炎症，导尿后膀胱亦常不能完全回缩。当膀胱有结石或肿瘤时，如果腹壁菲薄柔软，有时用双手触诊法，右手示指戴手套插入直肠内向前方推压，左手四指在耻骨联合上施压，可在腹腔的深处耻骨联合的后方触到肿块。

（六）胰腺触诊

胰腺位于腹膜后，横跨第1、2腰椎前方，1/3在脊柱右侧（主要为胰头、钩突），2/3在脊柱左侧（胰体与胰尾）。急性胰腺炎时，上腹部或偏左出现带状压痛、肌紧张和腰部叩痛，并且可以出现反跳痛。如患者的压痛、反跳痛和肌紧张的范围明显扩大，严重腹胀，甚至在腰部或下腹部出现皮肤淤血而发蓝等表现时，提示为急性坏死型胰腺炎。并发胰腺假性囊肿时，可在上腹部或偏左或偏右触及边界不清的包块。

四、腹部包块

除以上脏器外，腹部还可能触及一些肿块。包括肿大淋巴结以及良、恶性肿瘤，胃内结石等，因此应注意鉴别。首先应将正常脏器与病理性肿块区别开来。

正常腹部有以下可触及的包块。①腹直肌肌腹和腱划：在腹直肌发达者或运动员的腹壁中上部，可触到腹直肌肌腹和腱划，两者易被误认为是腹壁肿物或肝缘，根据两侧对称、较浅表，抬头腹肌紧张时更明显等特点，可与肝及腹内包块区别。②腰椎椎体和骶骨岬：在消瘦或腹壁薄软者，脐附近中线位置常可触到骨样硬度的包块，自腹后壁向前突出，此即腰椎（L_4、L_5）椎体或骶骨岬（S_1），无压痛。③腹主动脉：在消瘦或腹壁薄软者，脐区偏上、偏左可触及腹主动脉搏动，触诊时一般无压痛，但有时需要除外腹主动脉瘤。④乙状结肠粪块：运用滑行触诊法常可触及正常的乙状结肠，内有较多粪便时更为明显，手感呈光滑索条状，无压痛，可被推移，排便或灌肠后包块移位或消失，据此可除外肿瘤。⑤盲肠：在有些人的右下腹 McBurney 点上方可触及到盲肠，状如圆柱，下缘呈梨形，光滑，无压痛。⑥右肾下极：在腹壁松弛或肾脏下垂者可触及，坐位或立位时以双手触诊更明显。⑦膀胱：充盈的膀胱呈膨大的囊性包块，位于耻骨联合上方，排尿或导尿后消失；⑧子宫：妊娠 12 周以后，即可在耻骨联合上方触到逐渐增大的子宫体部。

腹部触诊发现上述以外的包块，应考虑异常病理现象。常见于下述病因。①炎症：胆囊积液、阑尾脓肿包裹、胰腺假性囊肿或脓肿、腹腔结核、肝炎或肝脓肿、肾结核等炎症包块或脏器肿大。②肿瘤：位于胃、肝、胆囊、胰腺、结肠、肾脏、卵巢及子宫等器官的恶性或良性肿瘤。③梗阻：幽门、小肠等部位的机械性梗阻、肝淤血或门脉高压症等所致的脾大、肾盂积水及尿潴留等。④先天疾病：如多囊肾、肝囊肿等。⑤寄生虫病：肝包虫病、肠蛔虫病等。⑥其他：脂肪肝、腹壁疝、腹壁肿瘤及肝糖原累积症等。

触诊发现腹部包块，要进一步了解并确定包块的特征，还要结合患者的症状和其他体征、实验室检查和特殊检查如 B 超、内镜、CT、核素显像、血管造影及活组织检查等分析和判断，确定病因。腹部包块触诊要注意：①部位：腹部具体部位触及的包块通常来自该区的脏器，如上腹部包块多为胃、肝脏或胰腺的肿瘤，右上腹包块常与肝脏和胆囊有关，两侧腹的包块常常来自肾脏或结肠，触及位置深、坚硬的肿块可能是腹膜后肿瘤，卵巢囊肿因有蒂，故位置变化较大，多发、散在的包块，可能为肠系膜淋巴结结核，结核性腹膜炎或腹膜转移癌。②大小：凡触及包块，均应测量其长、宽和厚度，以利于动态观察，描述时也可以用公认的实物作比喻，如鸡蛋、拳头等。巨大包块来源于肝、肾、胰、子宫和卵巢等居多，且以囊肿为常见，腹膜后淋巴结结核和肿瘤有时体积也较大，包块大小变化不定，甚至自行消失，见于肠管痉挛或肠袢充气。③形态：触到包块后，要注意其形状、轮廓和表面是否光滑，有无切迹等，圆形、表面光滑的包块多为良性，以囊肿居多，形态不规则，表面凹凸不平且坚硬者，应多考虑恶性肿瘤、炎性肿物或结核包块，索条状或管状肿物，形态多变者，多为蛔虫团或肠套叠，右上腹触到边缘光滑的卵圆形肿物，可能为胆囊积液。④质地：实质性包块质地柔韧，中等硬度或坚硬，见于肿瘤、炎性或结核浸润，如胃癌、肝癌及回盲部结核等，包块质地柔软，常为囊肿或脓肿。⑤压痛：炎性包块往往有明显压痛，如阑尾周围脓肿，肿瘤常常无压痛或轻压痛。⑥搏动：患者取仰卧位，医师用左、右两手示指指端相交于上，嘱患者屏气，观察两手示指运动情况，如果两手示指被推向两侧，则为膨胀性搏动，如三尖瓣关闭不全的肝脏出现的膨胀性搏动，如果两手示指被推向上距离不变，则为传导性搏动，见于巨大卵巢囊肿。⑦移动度：包块随呼吸上下移动者，多来自肝、胆、胃、脾、肾或其本身肿大，明显肿大的胆囊还可左右推动，移动度较大或位置多变的大多是带蒂的包块，或为游走脾、游走肾等，局部炎症包块或脓肿以及腹腔后壁肿瘤，一般不能移动。⑧与腹壁的关系：可捏起包块处皮肤和皮下组织，如该处皮肤捏不起或反而出现牵缩性凹陷，则表示该包块与腹壁有粘连，局部皮肤和包块能一块被捏起，则提示包块与皮肤和腹内脏器组织无关。

五、液波震颤

腹腔内大量积液，超出 3000ml 以上时，叩击一侧腹壁产生的液波冲动由液体传导至对侧腹壁，从而使紧贴该侧腹壁的手掌有液波冲击的感觉，即为液波震颤（fluid thrill）或波动感（fluctuation）。为防止腹壁本身的震动传导至对侧，可让患者或另外检查者将一手伸直，手掌的尺侧缘压在脐部腹正中线上，即可阻止传导（图 8 – 13）。

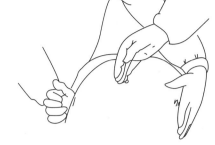

图 8 – 13　液波震颤检查方法

第六节　腹部常见病变的主要症状和体征

一、消化性溃疡

消化性溃疡（peptic ulcer）系指发生在胃和十二指肠的慢性溃疡，即胃溃疡和十二指肠溃疡。溃疡的黏膜缺损超过黏膜肌层，不同于糜烂。

（一）症状

1. 主要症状　慢性周期性节律性上腹痛，其疼痛特点如下。

（1）部位　胃溃疡的疼痛多位于上腹部正中或偏左；十二指肠溃疡则常位于上腹部偏右或脐部。疼痛范围一般如手掌大小，相应部位的皮肤可有过敏区。如溃疡较深或位于胃、十二指肠球后壁，疼痛常放射至腰背部。

（2）性质　疼痛的性质不一，常为轻至中度持续性钝痛如胀痛、灼痛及饥饿样不适等，急性发作时亦可有剧痛如绞拧或刀割样，每次持续时间一般为 1～2 小时或 3～4 小时。当溃疡穿透至浆膜层，可出现消化道穿孔和腹膜炎，若病变处与周围脏器组织粘连，则呈持续性疼痛。

（3）节律性　消化性溃疡的疼痛与进餐有一定关系。胃溃疡的疼痛多在餐后 0.5～2 小时出现，至下一餐前消失，即进餐 – 疼痛 – 缓解。十二指肠溃疡的疼痛则多在餐后 3～4 小时出现，持续至下次进餐后缓解，即疼痛 – 进餐 – 缓解，故又称饥饿痛或空腹痛，还可出现夜间痛。疼痛时服制酸药或进食食物可缓解。

（4）周期性　发作与自发缓解相交替，发作期可为数周或数月，缓解期亦长短不一。发作常有季节性，好发季节为秋末冬初或冬春之交。此外过度紧张、劳累、焦虑、忧郁、生冷饮食及烟酒等均可诱发疼痛发作。

（5）慢性反复发作　溃疡愈合后容易复发，可每年定期发作，延续数年至数十年，每次发作时间数周至数月不等。

2. 伴随症状　常有餐后腹胀、反酸、嗳气、流涎、恶心、呕吐、食欲减退、便秘或体重下降。严重时可伴上消化道出血，表现为黑便和（或）呕血。

（二）体征

消化性溃疡活动时，上腹部常有压痛点，与疼痛部位一致，胃溃疡偏左侧，十二指肠溃疡偏右侧，缓解期则不明显。后壁溃疡穿孔，可有明显背部压痛，出血时可见贫血表现，如心率加快、血压下降、皮肤及结膜苍白等。

二、肝硬化

肝硬化（hepatic cirrhosis）是一种以肝组织弥漫性纤维化、再生结节和假小叶形成为特征的慢性肝病。临床上有多系统受累，以肝功能损害和门静脉高压为主要表现，晚期常出现上消化道出血、肝性脑病、继发感染等严重并发症。

（一）症状

代偿期肝硬化临床症状不明显，可有食欲减退、消化不良、腹胀、恶心及大便不规则等消化系统症状，患者常有乏力、头晕和消瘦等全身症状，但这些都不具有特异性。

失代偿期则上述症状加重，并可出现下肢水肿、腹水、黄疸、皮肤黏膜出血、发热及少尿等。

（二）体征

肝硬化患者常呈肝病面容，面色灰暗，缺少光泽。面部、颈部及上胸部皮肤可见毛细血管扩张或蜘蛛痣，手掌大、小鱼际及末端指腹发红称为肝掌。男性患者可有乳房发育、压痛。皮肤、巩膜可有黄染。肝脏由肿大而缩小，质地变硬，表面不光滑。脾脏轻度至中度肿大，下肢可出现指凹性水肿。肝性脑病时可出现扑翼样震颤。

肝硬化失代偿期患者均有肝功能减退及门静脉高压的表现。

1. 腹水　是肝硬化失代偿期最突出的临床表现。患者腹壁紧张度增加，直立时下腹部饱满，仰卧时腰部膨隆呈蛙腹状，称蛙腹。脐变浅或突出，大量腹水致腹内压力明显增高时，脐可突出形成脐疝。叩诊有移动性浊音，腹水量多时有液波震颤。因横膈抬高和运动限制，可发生呼吸困难和心悸。腹水本身压迫下腔静脉可引起肾淤血和下肢水肿。部分患者伴有胸水，后者系通过从腹腔进入胸腔的淋巴管或穿过横膈而形成。

2. 静脉侧支循环的建立与开放　系肝硬化门脉高压的特征性表现，临床上较重要的侧支循环有三条（图 8 - 14）。

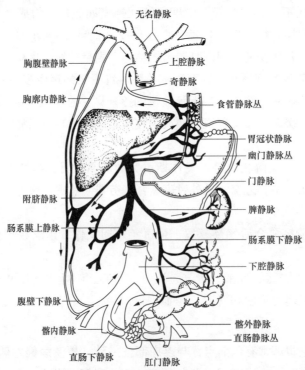

图 8 - 14　门静脉高压时侧支循环图

（1）食管－胃底静脉曲张　常因进食粗糙食物或腹内压突然升高，致曲张静脉破裂出血，或由于食管下段炎症糜烂，侵蚀静脉而出血。患者表现为呕血、黑便，甚至休克和肝性脑病等，严重时危及生命。

（2）脐周及腹壁静脉曲张　脐以上的静脉血流向上，流入胸壁静脉、腋静脉和乳内静脉进入上腔静脉；脐以下的静脉血流方向向下，流入大隐静脉经髂外静脉进入下腔静脉，有时在脐周或剑突下可听到静脉营营音。本征对门脉高压的诊断具有重要临床价值。

（3）直肠静脉丛扩张　可形成痔核，破裂时引起便血。

3. 脾大和脾功能亢进　门静脉高压时脾脏因长期淤血而肿大，可发生脾功能亢进，表现为外周血白细胞、红细胞和血小板减少。

三、急性腹膜炎

当腹膜受到细菌感染或化学物质如胃液、肠液、胰液及胆汁等刺激时，可发生急性炎症，称为急性腹膜炎（acute peritonitis）。急性腹膜炎按炎症范围分为弥漫性和局限性；按发病的来源分为继发性和原发性；按炎症发生的性质分为无菌性及感染性腹膜炎。临床上以细菌感染所致的继发性腹膜炎为最多见。

（一）症状

急性弥漫性腹膜炎常见于消化性溃疡穿孔和外伤性胃肠穿孔。主要表现为突然发生的持续性剧烈腹痛，开始一般以原发病灶处最显著，但常迅速发展，波及全腹，于深呼吸、咳嗽或变换体位时疼痛加剧。常伴有恶心、呕吐，系腹膜受到刺激而出现的反射性恶心、呕吐，时有时无，呕吐物多为胃内容物，有时带有胆汁。严重者可引起麻痹性肠梗阻，呕吐变为持续性，呕吐物为棕黄色的肠内容物，有恶臭。全身表现为发热及毒血症症状，严重者可出现感染性休克。

急性局限性腹膜炎往往发生于病变脏器部位，如急性阑尾炎时腹膜炎可局限于右下腹；胆囊炎时则局限于右上腹。此为脏器炎症逐渐发展扩散波及邻近腹膜壁层所造成，临床表现主要是病变局部的持续性钝痛。

（二）体征

急性弥漫性腹膜炎患者呈急性危重病容、冷汗和痛苦表情。患者强迫仰卧位，两下肢屈曲。随病情进展，由于高热、不进饮食、失水和酸中毒等，患者表现为精神差、面色灰白、皮肤及舌面干燥、眼球及两颊内陷、脉搏细弱和血压下降等。

腹部检查可发现典型的腹膜炎三联征－腹壁肌紧张、腹部压痛和反跳痛。在局限性腹膜炎，三者可局限于腹部的病变部位；在弥漫性腹膜炎则遍及全腹，并可见腹式呼吸明显减弱或消失，腹壁运动受限。当腹腔渗出液增多及肠管发生麻痹时，可显示腹部膨胀。腹腔内有较多游离液体时，可叩出移动性浊音。肠鸣音常减弱或消失。溃疡穿孔时，由于胃酸的剧烈刺激，可出现板状腹，腹腔内游离气体使肝浊音界缩小或消失。如局部已形成脓肿，或炎症使附近的大网膜及肠襻粘连成团，则可在该处触及明显压痛的肿块。

四、急性阑尾炎

急性阑尾炎（acute appendicitis）系指阑尾的急性炎症性病变，是外科最常见的急腹症。

（一）症状

主要症状是腹痛，早期为上腹痛或脐周围痛，数小时后，炎症累及浆膜，刺激壁层腹膜而出现定位清楚的右下腹痛，即为转移性右下腹痛。在病程早期，常伴有恶心、呕吐，儿童常有腹泻，部分患者有轻度发热。

（二）体征

急性阑尾炎早期炎症尚未累及壁层腹膜时，可不出现右下腹压痛，而表现为上腹或脐周位置不固定的压痛。起病数小时后，右下腹 Mcburney（阑尾点）会出现显著且固定的压痛和反跳痛，这是诊断阑尾炎的重要依据。若右手加压左下腹降结肠区，再用左手反复按压前上端，患者诉右下腹痛，称为结肠充气征（Rovsing sign）阳性，这是由于内脏的移动和大肠内气体的倒流而刺激发炎的阑尾所致。若患者左侧卧位，两腿伸直，当使右腿被动向后过伸时发生右下腹痛，称为腰大肌征阳性，提示炎症阑尾位于盲肠后位。

阑尾炎进展至坏死、穿孔后，患者会出现高热、右下腹压痛和反跳痛更为明显，伴有局部腹壁紧张。形成阑尾周围脓肿时，可触及压痛明显的包块。

五、肠梗阻

肠梗阻（intestinal obstruction）系指肠内容物在肠道内通过受阻产生的一种临床常见急腹症。根据发生的基本原因，肠梗阻可以分为三大类型，即机械性肠梗阻、动力性肠梗阻和血运性肠梗阻。根据肠梗阻的程度，又分为完全性和不完全性肠梗阻；根据肠梗阻的发展快慢，分为急性和慢性肠梗阻。临床上肠梗阻随其病理过程的不断发展和演变，可以由单纯性发展成绞窄性；由不完全性变为完全性；由慢性变为急性；机械性肠梗阻如存在时间延长，可转化为麻痹性肠梗阻。

（一）症状

1. 腹痛　机械性肠梗阻时，梗阻近端肠段平滑肌产生强烈收缩，患者有剧烈的阵发性绞痛，约数分钟一次，并可见到或扪到肠型，听到高亢肠鸣音。如果是不完全性肠梗阻，当气体通过梗阻后，疼痛骤然减轻或消失；肠扭转和肠套叠时，因肠系膜过度受牵拉，疼痛为持续性并阵发性加重；到病程晚期由于梗阻以上肠管过度扩张、收缩乏力，疼痛的程度和频率都减轻；当出现肠麻痹后，腹痛转变为持续性胀痛。

2. 呕吐　呕吐的频率、呕吐量及呕吐物性状随梗阻部位的高低而有所不同。高位梗阻（主要指十二指肠和空肠上段）呕吐出现较早、较频繁，呕吐量较多，呕吐物为胃液、十二指肠液、胰液及胆汁；低位梗阻呕吐出现较晚，次数也较少，呕吐量较少，且由于细菌繁殖的作用，呕吐物常有粪臭味。

3. 腹胀　梗阻时因肠管扩张而引起腹胀。腹胀程度因梗阻是否完全及梗阻部位而异。梗阻越完全，部位越低，腹胀越明显；有时梗阻虽完全，但由于肠管贮存功能丧失，呕吐早而频繁，亦可不出现腹胀。闭袢型肠梗阻常表现出不对称性腹部膨胀，有时可在该处扪到扩张的肠管。

4. 排气排便停止　肠梗阻时肠内容物运送受阻，不能排出体外，故肛门停止排气排便。但必须注意，梗阻部位远端的肠内容物仍可由蠕动下送。因此，即使完全梗阻，在这些内容物排净之前，患者可继续有排气排便，只是在排净之后才不再有排气排便。当然，在不完全性梗阻，排气排便现象不会完全消失。

5. 其他表现　晚期伴有腹腔感染时可有畏寒、发热等症状。

（二）体征

患者常呈重症病容，痛苦表情，脱水貌，呼吸急促，脉搏增快，甚至休克。腹部膨胀，腹壁紧张，有压痛。绞窄性肠梗阻有反跳痛。机械性肠梗阻时可见肠型及蠕动波，肠鸣音明显亢进，呈金属音调。麻痹性肠梗阻时无肠型可见，肠鸣音减弱或消失。

六、急性胰腺炎

急性胰腺炎（acute pancreatitis）是多种病因导致胰酶在胰腺内被激活后引起胰腺组织自身消化，出现水肿、出血甚至坏死的炎性反应。临床以急性上腹痛、恶心、呕吐、发热和血胰酶增高等为特点。病情程度轻重不等，轻者以胰腺水肿为主，临床多见，病情常呈自限性，称为轻症急性胰腺炎。少数重症患者胰腺出血坏死，常继发感染、胰腺假性囊肿、腹膜炎和休克等多种并发症，病死率高，称为重症急性胰腺炎。

（一）症状

1. 腹痛　常在胆石症发作、暴饮暴食或酗酒后突然发病。疼痛剧烈而持续，呈钝痛、钻痛、绞痛或刀割样痛，可有阵发性加剧。腹痛常位于上腹部、上腹正中或左上腹，常向腰背部呈带状放射，取弯腰抱膝或前倾坐位可使疼痛减轻，一般解痉药无效。极少数年老体弱患者腹痛轻微甚或无腹痛。

2. 恶心、呕吐及腹胀　恶心、呕吐多频繁而持久，呕吐出食物和胆汁，呕吐后腹痛并不减轻，常伴有腹胀。

3. 发热　多数伴有中度以上发热，一般持续3~5天。继发感染时发热可持续1周以上，且呈弛张高热。

（二）体征

1. 轻症急性胰腺炎　腹部体征较轻，常与腹痛症状不相称，可有上腹轻压痛，但无腹肌紧张和反跳痛，可有肠鸣音减弱。

2. 重症急性胰腺炎　常呈急性重病面容，痛苦表情，脉搏增快，呼吸急促，血压下降。腹肌紧张，全腹显著压痛和反跳痛，伴麻痹性肠梗阻时有明显腹胀，肠鸣音减弱或消失。可出现移动性浊音，腹水多呈血性。少数患者两侧胁腹部皮肤呈灰紫色斑，称为 Grey－Turner 征，或出现脐周皮肤青紫，称为 Cullen 征。如有胰腺脓肿或假性囊肿形成，上腹部可扪及肿块。胰头炎性水肿压迫胆总管时，可出现黄疸。低血钙时有手足抽搐提示预后不良。

目标检测

答案解析

选择题

1. 进行腹部触诊时，一般按下列哪一种顺序进行（　）

　　A. 自右下腹开始顺时针方向，自下而上，先右后左，再至脐部进行触诊

　　B. 自左上腹开始逆时针方向，自上而下，先左后右，再至脐部进行触诊

　　C. 自右上腹开始顺时针方向，自上而下，先右后左，再至脐部进行触诊

　　D. 自左下腹开始逆时针方向，自下而上，先左后右，再至脐部进行触诊

2. 触诊正常脾脏，下列叙述正确的是（　）

　　A. 坐位前倾可触及　　　　　B. 左卧位可触及　　　　　C. 右卧位可触及

　　D. 仰卧位可触及　　　　　　E. 正常情况下脾不能触及

3. 为了解肝脏下缘的位置、质地、表面、边缘及搏动，进行肝脏触诊时，患者所处的最佳体位是（　）

　　A. 低枕仰卧，两手自然放于躯干两侧，两膝关节屈曲，作较深的腹式呼吸动作

B. 高枕仰卧，两手自然交叉放于前胸，两膝关节屈曲，作平静的腹式呼吸动作

C. 低枕仰卧，两手垫于后颈，两膝关节屈曲，作平静的腹式呼吸动作

D. 低枕仰卧，两手自然放于躯干两侧，两膝关节屈曲，作较深的胸式呼吸动作

E. 低枕仰卧，两手交叉放于前胸，两膝关节屈曲，作平静的胸式呼吸动作

4. 患者伴有大量腹水时，为了确定有无肝脏肿大，最好采用的触诊手法是（　　）

A. 单手触诊法   B. 双手触诊法   C. 勾指触诊法

D. 冲击触诊法   E. 胸膝位触诊法

5. 肝上下径间距离，是指在右锁骨中线上所叩的肝界，其正常范围应是（　　）

A. 7～9cm   B. 8～10cm   C. 9～11cm

D. 10～12cm   E. 11～13cm

6. 腹部听诊时，可听到的正常声音是（　　）

A. 动脉杂音   B. 摩擦音   C. 肠鸣音

D. 振水音   E. 静脉杂音

7. 腹部叩诊时移动性浊音阳性，是下列哪一种病症（　　）

A. 幽门梗阻   B. 急性胃扩张   C. 巨大卵巢囊肿

D. 腹腔内有游离腹水   E. 尿潴留

8. 消化性溃疡常指人体哪一个部位的慢性溃疡（　　）

A. 结肠   B. 食管下段   C. 胃肠吻合术后空肠上段

D. 胃、十二指肠   E. 盲肠

9. 患者，女，40 岁。常有脂餐后出现右上腹疼痛 1 年。昨晚吃猪蹄后 1 小时出现右上腹痛，向右肩部放射，呕吐 2 次，腹部检查可能出现的压痛部位是（　　）

A. 胆囊点   B. Mcburney 点   C. 季肋点

D. 上输尿管点   E. 肋脊点

10. 患者，男，55 岁。巩膜皮肤进行性黄染 2 个月余，伴皮肤瘙痒，腹部检查发现胆囊明显肿大，呈圆形光滑可推动，且无压痛，首先应考虑的疾病是（　　）

A. 胆囊癌   B. 急性胆囊炎   C. 胆囊结石

D. 急性病毒性肝炎   E. 胰头癌

（曹 勇）

书网融合……

本章小结

微课

题库

第九章　生殖器、肛门、直肠检查

PPT

📖 学习目标

1. 掌握　直肠指诊的正确方法及临床意义。

2. 熟悉　肛门直肠检查的体位。

3. 了解　阴茎、阴囊、前列腺及精囊的检查方法及临床意义；女性内、外生殖器的检查方法及临床意义。

4. 学会生殖器、肛门与直肠检查的常见操作，具备相关查体的能力。

第一节　男性生殖器检查 🅔微课

⇒ 案例引导

案例　患者，男，40岁，阴囊可触及肿块，平卧时回纳消失。

讨论　如何检查明确诊断？

男性生殖器包括阴茎、阴囊、前列腺和精囊等。阴囊内有睾丸、附睾及精索等。检查时应让患者充分暴露下身，双下肢外展，视诊与触诊相结合。先检查外生殖器阴茎及阴囊，后检查内生殖器前列腺及精囊。检查者的手和检查室内应保持温暖，以使阴囊松弛便于检查，另外应准备手电筒对肿块进行透光试验。

一、阴茎

阴茎（penis）为前端膨大的圆柱体，分为头、体、根三部分。正常成年人阴茎长7~10cm，由3个海绵体（两个阴茎海绵体，一个尿道海绵体）构成。检查时应注意阴毛分布、阴茎发育和包皮情况，检查顺序如下。

1. 包皮　阴茎的皮肤在阴茎颈前向内翻转覆盖于阴茎表面称为包皮（prepuce）。成年人包皮不应掩盖尿道口，翻起包皮后应露出阴茎头，若翻起后仍不能露出尿道外口或阴茎者称为包茎（phimosis）。见于先天性包皮口狭窄或炎症、外伤后粘连。若包皮长度超过阴茎头，但翻起后能露出尿道口或阴茎头，称包皮过长（prepuce redundant）。包皮过长或包茎易引起尿道外口或阴茎头感染、嵌顿；污垢在阴茎颈部残留，长期的污垢刺激常被认为是阴茎癌的重要危险因素之一，阴茎癌几乎均发生于包皮过长或包茎者，故提倡早期手术处理过长的包皮。

2. 阴茎头与阴茎颈　阴茎前端膨大部分称为阴茎头（glans penis），俗称龟头。在阴茎头、颈交界部位有一环形浅沟，称为阴茎颈（neck of penis）或阴茎头冠（corona of glans penis）。检查时应将包皮上翻暴露全部阴茎头及阴茎颈，观察其表面的色泽、有无充血、水肿、分泌物及结节等（图9-1）。正常阴茎头红润、光滑，如有硬结并伴有暗红色溃疡、易出血或融合成菜花状，应考虑阴茎癌的可能性。阴茎颈部发现单个椭圆形质硬溃疡称为下疳（chancre），愈后留有瘢痕，对于诊断梅毒有重要价值。阴茎头部如出现淡红色小丘疹融合成蕈样，呈乳突状突起，应考虑为尖锐湿疣。触诊时以拇指和示指旋捏阴茎，触及结节及压痛，提示阴茎海绵体硬结症。检查完毕，应将包皮复位，避免造成阴茎头嵌顿。

3. 尿道口 检查尿道口时医师用示指与拇指，轻轻挤压龟头使尿道张开，观察尿道口有无红肿、分泌物及溃疡（图9-2）。淋球菌或其他病原体感染所致的尿道炎常可见上述。观察尿道口是否狭窄，先天性畸形或炎症粘连常可出现尿道口狭窄。并注意有无尿道口异位，尿道下裂时尿道口位于阴茎腹面。如嘱患者排尿，裂口处常有尿液溢出。

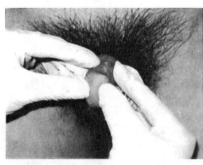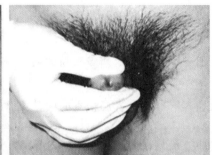

图9-1 阴茎头颈部检查

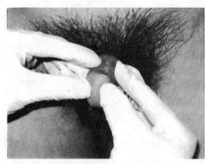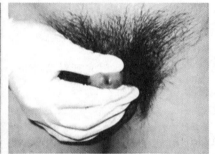

图9-2 尿道口检查

4. 阴茎大小与形态 成年人阴茎过小呈婴儿型阴茎，见于垂体功能或性腺功能不全患者；在儿童期阴茎过大呈成人型阴茎，见于性早熟，如促性腺激素过早分泌。假性性早熟见于睾丸间质细胞瘤患者。

二、阴囊

阴囊（scrotum）为腹壁的延续部分，囊壁由多层组织构成。阴囊内中间有一隔膜将其分为左右两个囊腔，每囊内含有精索、睾丸及附睾。检查时患者取站立位或仰卧位，两腿稍分开。先观察阴囊皮肤及外形，后进行阴囊触诊，方法是医师将双手的拇指置于患者阴囊前面，其余手指放在阴囊后面，起托护作用，拇指作来回滑动触诊，可双手同时进行（图9-3）。也可用单手触诊。阴囊检查按以下顺序进行。

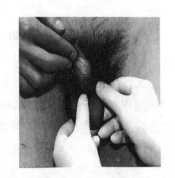

图9-3 阴囊触诊

1. 阴囊皮肤及外形 正常阴囊皮肤呈深暗色，多皱褶。视诊时注意观察阴囊皮肤有无皮疹、脱屑、溃烂等损害，观察阴囊颜色及是否对称，有无溃疡、肿胀、肿块。睾丸附件扭转时，可透过阴囊皮肤看到淤血呈淡蓝色的睾丸附件，即"蓝斑征"。阴囊常见病变如下。

（1）阴囊湿疹 阴囊皮肤增厚呈苔藓样，并有小片鳞屑；或皮肤呈暗红色、糜烂，有大量浆液渗出，有时形成软痂，伴有顽固性奇痒，此种改变为阴囊湿疹（scroti eczema）的特征。

（2）阴囊水肿 阴囊皮肤常因水肿而紧绷，可为全身性水肿的一部分，如肾病综合征。也可为局部因素所致，如局部炎症或过敏反应、静脉血或淋巴液回流受阻等。

（3）阴囊象皮肿 阴囊皮肤水肿粗糙、增厚如象皮样，称为阴囊象皮肿（chyloderma）或阴囊象皮病（scrotum elephantiasis）。多为血丝虫病引起的淋巴管炎或淋巴管阻塞所致。

（4）阴囊疝（scrotal hernia） 是指肠管或肠系膜经腹股沟管降至阴囊内形成；表现为一侧或双侧阴囊肿大，触之有囊样感，有时可推回腹腔。但患者用力咳嗽使腹腔内压增高时可再降入阴囊。

（5）鞘膜积液 正常情况下鞘膜囊内有少量液体，当鞘膜本身或邻近器官出现病变时，鞘膜液体分泌增多，而形成积液，此时阴囊肿大触之有水囊样感。不同病因所致鞘膜积液有时难以鉴别，如阴囊疝与睾丸肿瘤，透光试验有助于鉴别。透光试验方法简便易行，用不透明的纸片卷成圆筒，一端置于肿大的阴囊，对侧阴囊以电筒照射，从纸筒另一端观察阴囊透光情况。也可把房间关暗，用电筒照射阴囊后观察。鞘膜积液时，有红光透过，而阴囊疝和睾丸肿瘤则不透光（图9-4）。

（6）精索静脉曲张 精索静脉曲张时，阴囊皮下静脉曲张成团，阴囊呈蚯蚓袋样外观，站立和屏气时尤为明显（Valsalva征阳性）；平卧抬高阴囊时静脉曲张逐渐减轻，若曲张的静脉仍不消失，说明可能系腹膜后肿瘤压迫引起的高位回流受阻（图9-5）。

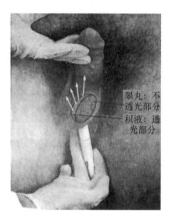

图9-4 鞘膜积液透光试验

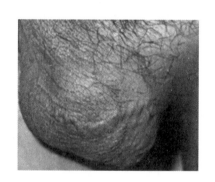

图9-5 蚯蚓样精索静脉曲张

2. 精索（spermatic cord） 为柔软的条索状圆形结构，由腹股沟管外口延续至附睾上端，它由输精管、提睾肌、动脉、静脉、精索神经及淋巴管等组成。精索在左、右阴囊腔内各有一条，位于附睾上方。检查时医师一手轻轻向下牵拉睾丸，用另一手的拇指和示指触诊精索，从附睾摸到腹股沟环。正常精索呈柔软的索条状，无压痛。精索呈串珠样肿胀，提示输精管结核；精索增粗，挤压痛且局部皮肤红肿，牵拉睾丸时，精索疼痛（精索牵拉痛征阳性），考虑精索炎；靠近附睾的精索触及硬结，常由丝虫病所致；精索有蚯蚓团样感多为精索静脉曲张所致；若睾丸上提至外环处并呈横位，精索增粗并有肿痛，睾丸上托试验（Prehn征）阳性，即用手向上托起病人睾丸时，如疼痛加重，怀疑精索扭转。

3. 睾丸（testis） 左、右各一，椭圆形，表面光滑柔韧。检查时医师一手固定睾丸，另一手用拇指和示、中指触诊，注意睾丸存在与否、大小、形状、硬度及有无结节、触痛等，并作两侧对比。正常成人睾丸体积15～25ml，睾丸过小常为先天性或内分泌异常引起，如肥胖性生殖无能症等；一侧睾丸肿大、质硬并有结节，应考虑睾丸肿瘤或白血病细胞浸润；急性肿痛，压痛明显者，见于急性睾丸炎，常继发于流行性腮腺炎、淋病等。睾丸慢性肿痛多由结核引起；睾丸萎缩可因流行性腮腺炎或外伤后遗症及精索静脉曲张所引起。

当阴囊触诊未触及睾丸时，应触诊腹股沟管内或阴茎根部、会阴部等处，或作超声检查腹腔。如睾丸隐藏在以上部位，称为隐睾症（cryptorchism）。隐睾以一侧多见，也可双侧，如双侧隐睾未在幼儿时发现并手术复位，常常影响生殖器官和第二性征发育，并可丧失生育能力。有时正常小儿因受冷或提睾肌强烈收缩，可使睾丸暂时隐匿于阴囊上部或腹股沟管内，检查时可由上方将睾丸推入阴囊，嘱小儿咳嗽也可使睾丸降入阴囊。无睾丸常见于性染色体数目异常所致的先天性无睾症，可为单侧或双侧，双侧无睾症患者生殖器官及第二性征均发育不良。

4. 附睾（epididymis） 是贮存精子和促进精子成熟的器官，纵向贴附于睾丸后外侧，上端膨大为附睾头，下端细小如囊锥状为附睾尾。检查时，医师用拇指和示、中指依次触诊附睾的头、体、尾，注意附睾大小，有无结节和压痛；急性炎症时肿痛明显，且常伴有睾丸肿大，附睾与睾丸分界不清；慢性附睾炎则附睾肿大而压痛轻。若肿块位于附睾尾部，质地坚实，结节状，欠光滑，无明显压痛，伴有输精管增粗且呈串珠状，可能为附睾结核。结核病灶可与阴囊皮肤粘连，破溃后易形成瘘管。

三、前列腺

前列腺（prostate）位于膀胱下方、耻骨联合后约 2cm 处，形状像前后稍扁的栗子，其上端宽大，下端窄小，后面较平坦。正中有纵行浅沟，将其分为左、右两叶，尿道从前列腺中纵行穿过，排泄管开口于尿道前列腺部。通过直肠指诊来进行检查，评估前列腺的大小、质地、有无压痛和结节。检查前患者应排空膀胱，一般取肘膝卧位，跪卧于检查台上，也可采用右侧卧位或站立弯腰位。医师示指戴指套（或手套），指端涂以润滑剂，徐徐插入肛门，向腹侧触诊（图9-6）。正常前列腺表面光滑，质地柔韧似橡皮，左、右两叶之间可触及正中沟。良性前列腺肥大时两侧叶通常呈对称性增大，质韧，正中沟变浅或消失，多见于老年人。前列腺肿大且有明显压痛，多见于急性前列腺炎；前列腺肿大、质硬、无压痛，表面有不规则的硬结节者多为前列腺癌。前列腺触诊时可同时作前列腺按摩留取前列腺液作化验检查。

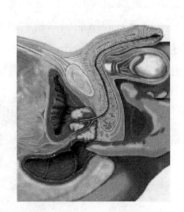

图9-6　前列腺指检

四、精囊

精囊（seminal vesicle）位于前列腺外上方，为菱锥形囊状非成对的附属性腺，其排泄管与输精管末端汇合成射精管。正常时，肛诊一般不易触及精囊。如可触及则视为病理状态。精囊呈索条状肿胀并有触压痛多为炎症所致；精囊表面呈结节状多因结核引起，质硬肿大应考虑癌变。精囊病变常继发于前列腺，如炎症波及、结核扩散和前列腺癌的侵犯。

第二节　女性生殖器检查

女性生殖器包括内、外两部分，一般情况下女性患者的生殖器不作常规检查，如全身性疾病疑有局部表现时可作外生殖器检查，疑有妇产科疾病时应由妇产科医师进行检查。检查时患者应排空膀胱，暴露下身，仰卧于检查台上，两腿外展、屈膝，医师戴无菌手套进行检查。正常外阴，阴毛呈尖端向下，三角形分布，大阴唇色素沉着，小阴唇微红，会阴部位无溃疡、皮炎、赘生物及色素减退，阴蒂长度 < 2.5cm，尿道口周围黏膜淡粉色，无赘生物。已婚妇女处女膜有陈旧性裂痕，已产妇处女膜及会阴处均有陈旧性裂痕或会阴部可有倒切伤痕。必要时有时医生会嘱患者向下屏气，观察有无阴道前后壁膨出、子宫脱垂或尿失禁等。

检查顺序与方法如下。

一、外生殖器

1. 阴阜（mons veneris）　位于耻骨联合前面，为皮下脂肪丰富、柔软的脂肪垫。性成熟后皮肤有阴毛，呈倒三角形分布，为女性第二性征。若阴毛先浓密后脱落而明显稀少或缺如，见于性功能减退症或席汉病等；阴毛明显增多，呈男性分布，多见于肾上腺皮质功能亢进。

2. 大阴唇（labium majus pudendi）　为一对纵行长圆形隆起的皮肤皱襞，皮下组织松软，富含脂肪及弹力纤维。性成熟后表面有阴毛，未生育妇女两侧大阴唇自然合拢遮盖外阴；经产妇两侧大阴唇常分开；老年人或绝经后则常萎缩。

3. 小阴唇（labium minus pudendi）　位于大阴唇内侧，为一对较薄的皮肤皱襞，两侧小阴唇常合拢遮盖阴道外口。小阴唇表面光滑、呈浅红色或褐色，前端融合后包绕阴蒂，后端彼此会合形成阴唇系带。小阴唇炎症时常有红肿疼痛。局部色素脱失见于白斑症；若有结节、溃烂应考虑癌变可能。如有乳突状或薲样突起见于尖锐湿疣。

4. 阴蒂（clitoris）　为两侧小阴唇前端会合处与大阴唇前连合之间的隆起部分，外表为阴蒂包皮，其内具有男性阴茎海绵体样组织，性兴奋时能勃起。阴蒂过小见于性发育不全；过大应考虑两性畸形；红肿见于外阴炎症。

5. 阴道前庭（vestibulum vaginae）　为两侧小阴唇之间的菱形裂隙，前部有尿道口，后部有阴道口。前庭大腺分居于阴道口两侧，如黄豆粒大，开口于小阴唇与处女膜的沟内。如有炎症则局部红肿、硬痛并有脓液溢出。肿大明显而压痛轻，可见于前庭大腺囊肿（图9-7）。

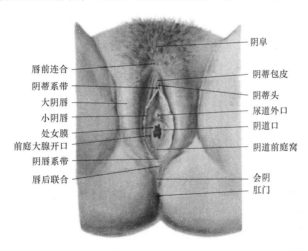

图9-7　女性外生殖器

二、内生殖器

1. 阴道（vagina）　为生殖通道，平常前后壁相互贴近，内腔狭窄，但富于收缩和伸展性。受性刺激时阴道前1/3产生收缩，分娩时可高度伸展。检查时，医师用拇、示指分开两侧小阴唇，在前庭后部可见阴道外口，其周围有处女膜（hymen）。处女膜外形有不同类型，未婚女性一般不作阴道检查，但已婚妇女有检查指征者不能省略该项检查。正常阴道黏膜呈浅红色，柔软、光滑。检查时应注意其紧张度，有无瘢痕、肿块、分泌物、出血等并观察宫颈有无溃烂及新生物形成。

2. 子宫（uterus）　为中空的肌质器官，位于骨盆腔中央，呈倒梨形。触诊子宫应以双合诊法进行检查（图9-8）。正常宫颈表面光滑，妊娠时质软着紫色，检查时应注意宫颈有无充血、糜烂、肥大及息肉。环绕宫颈周围的阴道分前后、左右穹隆，后穹隆最深，为诊断性穿刺的部位。正常成年未孕子宫长约7.5cm，宽4cm，厚约2.5cm；产后妇女子宫增大，触之较韧，光滑无压痛，子宫体积匀称性增大见于妊娠；非匀称性增大见于各种肿瘤。

3. 输卵管（oviduct） 长8~14cm。正常输卵管表面光滑、质韧无压痛。输卵管肿胀、增粗或有结节，弯曲或僵直，且常与周围组织粘连、固定，明显触压痛者，多见于急、慢性炎症或结核。明显肿大可为输卵管积脓或积水。双侧输卵管病变，管腔变窄或梗阻，则难以受孕。

4. 卵巢（ovary） 为一对扁椭圆形性腺，成人女性的卵巢约4cm×3cm×1cm大小，表面光滑、质软。绝经后萎缩变小、变硬；卵巢触诊多用双合诊；增大有压痛常见于卵巢炎症；卵巢囊肿常可出现卵巢不同程度肿大。

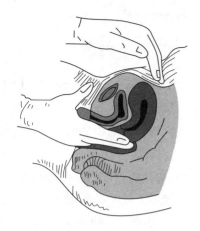

图9-8 子宫双合诊

第三节 肛门与直肠检查

直肠（rectum）全长12~15cm，下连肛管（anal canal）。肛管下端在体表的开口为肛门（anus），位于会阴中心体与尾骨尖之间。肛门与直肠的检查方法简便，常能发现许多有重要临床价值的体征。

检查肛门与直肠时可根据病情需要，让患者采取不同的体位，以便达到所需的检查目的，常用的体位如下。

1. 肘膝位 患者两肘关节屈曲，置于检查台上，胸部尽量靠近检查台，两膝关节屈曲成直角跪于检查台上，臀部抬高。此体位最常用于前列腺、精囊及内镜检查（图9-9）。

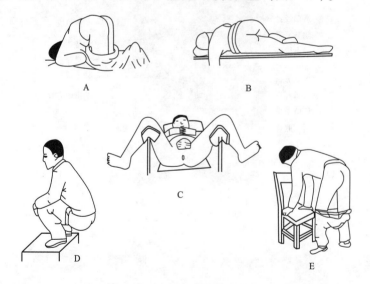

图9-9 肛门与直肠检查体位
A. 肘膝位；B. 左侧卧位；C. 截石位；D. 蹲位；E. 弯腰前俯位

2. 左侧卧位 患者取左侧卧位，右腿向腹部屈曲，左腿伸直，臀部靠近检查台右边。医师位于患者背后进行检查。该体位适用于病重、年老体弱或女性患者（图9-9）。

3. 仰卧位或截石位 患者仰卧于检查床上，臀部垫高，双下肢抬高并外展，屈髋屈膝。适用于重症体弱患者或膀胱直肠窝的检查，亦可进行直肠双合诊，即右手示指在直肠内，左手在下腹部，双手配合，以检查盆腔脏器的病变情况（图9-9）。

4. **蹲位**　患者下蹲呈排大便的姿势，屏气向下用力。适用于检查直肠脱出、内痔及直肠息肉等（图9-9）。

5. **弯腰前俯位**　双下肢略分开，身体前倾，双手扶于支撑物上，是肛门视诊最常用的体位（图9-9）。

肛门与直肠检查所发现的病变如肿块、溃疡等应按时针方向进行记录，并注明检查时患者所取体位。肘膝位时肛门后正中点为12点钟位，前正中点为6点钟位，而仰卧位的时钟位则与此相反。

肛门与直肠的检查方法以视诊、触诊为主，辅以内镜检查。

一、视诊

医师用手分开患者臀部，观察肛门及其周围皮肤颜色及皱褶，正常颜色较深，皱褶自肛门向外周呈放射状。让患者提肛收缩肛门时括约肌皱褶更明显，作排便动作时皱褶变浅。还应观察肛门周围有无红肿、脓血、粪便、黏液、肛裂、溃疡、肿块、疣状物、外痔、瘘管口或脓肿等。

1. **肛门闭锁（proctatresia）与狭窄**　多见于新生儿先天性畸形；因感染、外伤或手术引起的肛门狭窄，常可在肛周发现瘢痕。

2. **肛门瘢痕与红肿**　肛门周围瘢痕，多见于外伤或手术后；肛门周围有红肿及压痛，常为肛门周围炎症或脓肿。

3. **肛裂（anal fissure）**　是肛管下段（齿状线以下）深达皮肤全层的纵行及梭形裂口或感染性溃疡。患者自觉排便时疼痛，排出的粪便周围常附有少许鲜血。检查时肛门常可见裂口，触诊时有明显触压痛。

4. **痔（hemorrhoid）**　是直肠下端黏膜下或肛管边缘皮下的内痔静脉丛或外痔静脉丛扩大和曲张所致的静脉团（图9-10）。多见于成年人，患者常有大便带血、痔块脱出、疼痛或瘙痒感。内痔（internal hemorrhoid）位于齿状线以上，表面被直肠下端黏膜所覆盖，在肛门内口可查到柔软的紫红色包块，排便时可突出肛门口外；外痔（externa hemorrhoid）位于齿状线以下，表面被肛管皮肤所覆盖，在肛门外口可见紫红色柔软包块；混合痔（mixed hemorrhoid）是齿状线上、下均可发现紫红色包块，下部被肛管皮肤所覆盖；具有外痔与内痔的特点。

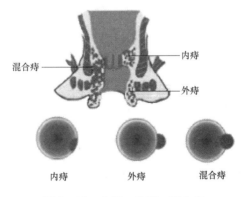

图9-10　内痔　外痔　混合痔

5. **肛门直肠瘘**　简称肛瘘（archosyrinx），有内口和外口，内口在直肠或肛管内，瘘管经过肛门软组织开口于肛门周围皮肤，肛瘘多为肛管或直肠周围脓肿与结核所致，不易愈合，检查时可见肛门周围皮肤有瘘管开口，有时有粪便或脓性分泌物流出，在直肠或肛管内可见瘘管的内口或伴有硬结。

6. **直肠脱垂（proctoptosis）**　又称脱肛（archocele），是指肛管、直肠或乙状结肠下端的肠壁，部分或全层向外翻而脱出于肛门外。检查时患者取蹲位，观察肛门外有无突出物。如无突出物或突出不明显，让患者屏气作排便动作时肛门外可见紫红色球状突出物，且随排便力气加大而突出更为明显。此即直肠部分脱垂（黏膜脱垂），停止排便时突出物常可回复至肛门内；若突出物呈椭圆形块状物，表面有环形皱襞，即为直肠完全脱垂（直肠壁全层脱垂），停止排便时不易回复。

二、触诊

肛门和直肠触诊通常称为肛诊或直肠指诊。患者可采取肘膝位、左侧卧位或仰卧位等。触诊时医师右手示指戴指套或手套，并涂以润滑剂，如肥皂液、凡士林、液状石蜡后，将示指置于肛门外口轻轻按摩，等患者肛门括约肌适应放松后，再徐徐插入肛门、直肠内（图9-11）。先检查肛门及括约肌的紧张度，再查肛管及直肠的内壁。注意有无压痛及黏膜是否光滑，有无肿块及搏动感。直肠指诊时应注意有无以下异常改变。①直肠剧烈触痛，常因肛裂及感染引起。②触痛伴有波动感见于肛门、直肠周围脓肿。③直肠内触及柔软、光滑而有弹性的包块常为直肠息肉（proctopolypus）。④触及坚硬凹凸不平的硬结、溃疡、菜花状肿块，肠腔狭窄，应考虑直肠癌。⑤指诊后指套表面带有黏液、脓液或血液，应取其涂片镜检或作细菌学检查。如直肠病变病因不明，应进一步作内镜检查，如直肠镜和乙状结肠镜（见内镜检查），以助鉴别。男性还可触诊前列腺与精囊，女性则可检查子宫颈、子宫、输卵管等。必要时配用双合诊，对以上器官的疾病诊断有重要价值。此外，对盆腔的其他疾病如阑尾炎、髂窝脓肿也有诊断意义。

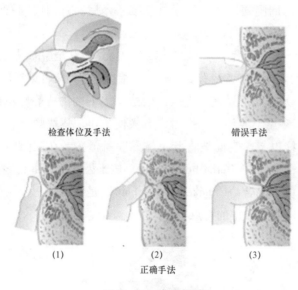

检查体位及手法　　　　　错误手法

(1)　　　　　(2)　　　　　(3)

正确手法

图9-11　直肠指诊

⊕ 知识链接

提肛训练

肛门的收缩与舒张是机体的正常生理特征，该功能是在神经功能调节下由外括约肌、肛提肌等共同协作完成。身体健康者其肛门收缩扩张自如，能顺利排粪便，并能紧闭肛门制约稀薄粪便溢出。

提肌属于盆底肌结构，其收缩运动由阴部神经的躯体神经支配，提肛训练主要通过指导患者开展节律性收缩锻炼，增强盆底肌肉的收缩力，持续对肠壁感觉神经末梢进行刺激，提升直肠血液循环，增强患者的收缩力度，进一步提升肛门括约肌弹性与收缩能力，进而增强患者的排便控制能力。

答案解析

目标检测

一、选择题

1. 精索呈串珠样改变见于（ ）

    A. 精索急性炎症　　　　　B. 血丝虫病　　　　　C. 输精管结核

    D. 精索静脉曲张　　　　　E. 梅毒

2. 一侧睾丸肿大，质硬并有结节，应考虑为（ ）

    A. 淋病　　　　　　　　　B. 附睾结核　　　　　C. 睾丸肿瘤

    D. 流行性腮腺炎　　　　　E. 睾丸炎

3. 冠状沟处如发现单个椭圆形硬质溃疡，愈后遗留瘢痕，常见于（ ）

    A. 急性炎症　　　　　　　B. 下疳　　　　　　　C. 淋病

    D. 慢性炎症恢复期　　　　E. 包皮嵌顿

4. 透光试验阳性常提示（ ）

    A. 阴囊水肿　　　　　　　B. 阴囊疝　　　　　　C. 鞘膜积液

    D. 睾丸炎　　　　　　　　E. 睾丸肿瘤

5. 直肠指诊有触痛并伴有波动感常见于（ ）

    A. 直肠息肉　　　　　　　B. 直肠癌　　　　　　C. 内痔

    D. 肛门直肠周围脓肿　　　E. 肛裂伴感染

6. 检查前列腺应采取的体位是（ ）

    A. 截石位　　　　　　　　B. 左侧卧位　　　　　C. 右侧卧位

    D. 肘膝位　　　　　　　　E. 仰卧位

7. 睾丸鞘膜积液触诊时，可发现（ ）

    A. 有移动性浊音　　　　　B. 阴囊胀大有水囊感　　C. 有振水音

    D. 有液波震颤　　　　　　E. 有鼓弹音

二、简答题

1. 试述前列腺检查的临床意义。

2. 试述肛诊检查的临床意义。

3. 阴囊水肿和阴囊象皮肿是怎样引起的？

（李立钧）

书网融合……

本章小结

微课

题库

第十章　脊柱与四肢检查

微课

PPT

第一节　脊柱检查

⇒ 案例引导

案例　患者，男，64 岁。颈痛伴右上肢放射性疼痛，右前臂及手部麻木无力。

讨论　如何进行体检诊断？

脊柱位于背部中央，构成人体的中轴。是支撑体重，维持躯体各种姿势的重要支柱，并作为躯体活动的枢纽。脊柱（spine）由 7 个颈椎、12 个胸椎、5 个腰椎、5 个骶椎、4 个尾椎以及椎间盘、关节和韧带紧密连接而成。椎管内有脊髓和神经通过，脊柱起到保护脊髓和其神经根，支持体重，传递重力，参与胸腔、腹腔和盆腔的构成作用，同时也是骨骼肌的附着处。脊柱有病变时表现为局部疼痛、姿势或形态异常以及活动度受限等。脊柱检查时患者可处站立位和坐位，按视诊、触诊、叩诊的顺序进行。检查应当在光线充足，温度适宜的条件下进行。检查时根据情况适当解除衣裤，充分显露病变部位和相关部位。急性损伤建议采取卧位，需要翻转身体时，一定要轴向翻身，检查动作规范，手法轻柔，以免加重损伤。

一、脊柱弯曲度

（一）生理性弯曲

正常人直立时，脊柱从侧面观察有颈曲、胸曲、腰曲、骶曲四个生理弯曲，即颈段稍向前凸，胸段稍向后凸，腰椎明显向前凸，骶椎则明显向后凸。脊柱弯曲对重心的维持和吸收震荡有关。其中胸曲及骶曲凹向前方，在胚胎时已形成；颈曲及腰曲凸向前，为生后代偿性弯曲。每一个脊柱弯曲，都有其生理意义：颈曲支持头向前抬起，腰曲使身体重心后移，维持身体矢状面的平衡，保持直立姿态，加强稳定性。

检查时让患者取站立位或坐位，从后面观察脊柱有无侧弯。轻度侧弯时需借助触诊确定，检查方法是检查者用示、中指或拇指沿脊椎的棘突以适当的压力往下划压，划压后皮肤出现一条红色充血痕，以此痕为标准，观察脊柱有无侧弯。正常人脊柱无侧弯。还应从侧面观察脊柱各部形态，了解有无前后突出畸形。

（二）病理性变形

1. 颈椎变形　颈部检查需观察自然姿势有无异常，如患者立位时有无侧偏、前屈、过度后伸和僵硬感。颈部肌肉扭伤、颈椎间盘损伤、颈椎退变常表现为颈部僵直，活动受限；颈侧偏见于先天性斜颈，患者头向一侧倾斜，患侧胸锁乳突肌隆起。颈短而粗，呈翼状颈，颈部皮肤宽阔，发际低平常提示短颈畸形（Klippel–Feil 综合征）。

2. 脊柱后凸　脊柱过度后弯称为脊柱后凸（kyphosis），也称为驼背（gibbus），多发生于胸段脊柱。胸椎后凸加大，常伴有颈椎、腰椎代偿性的前凸增加，腰部酸胀不适，棘突或棘旁肌肉压痛。脊柱胸段向后凸突的原因很多，表现也不同，常见病因如下。

（1）佝偻病　发生于小儿的骨软化症，小儿或儿童期发病，因椎体发育障碍，形成弓状后凸畸形。坐位时胸段脊柱明显地均匀性向后弯曲，仰卧位时弯曲可消失。

（2）脊柱结核　多在青少年时期发病，病变常位于胸腰段。由于相邻两个或者多个椎体被破坏、压缩，棘突明显向后突出，形成特征性的成角畸形。可伴有全身结核中毒症状及其他脏器的结核病变如肺结核等。患者常采取保护性的姿势。颈椎结核患者伴有斜颈畸形，头前倾，颈短缩，用双手托住下颌，即 Rust 征，腰骶结核患者行走时尽量将头及躯干后仰，坐位时喜用手扶椅，以减轻体重对受累椎体的压力。拾物时以屈髋屈膝代替弯腰，起立时用手撑于大腿前方，即拾物试验阳性。

（3）强直性脊柱炎　累及脊柱椎体间关节、关节突关节、肋椎关节及关节周围组织的侵袭性炎症，骶髂关节亦常受累。本病好发于 15～30 岁青壮年，受累关节晚期可发生骨性强直，韧带钙化，脊柱后凸畸形，脊柱胸段呈弧形（或弓形）后凸，常有脊柱强直性固定，仰卧位时亦不能伸直。

（4）脊椎退行性变　多见于老年人，通常是因中段胸椎多发性压缩性骨折而使脊柱前柱高度丢失，造成胸腰椎后凸曲度增大，形成驼背畸形，常伴有广泛的脊柱骨质退变及椎间盘退变，骨折是骨质疏松的结果，受累的椎体常呈楔形变。

（5）其他　如外伤所致脊椎压缩性骨折，未复位可造成角状脊柱后凸，可发生于任何年龄。青少年胸段下部均匀性后凸，见于脊椎骨软骨炎（Scheuerman disease），表现为骨骺前半部缺血坏死，影响椎体的正常发育，椎体呈楔形变形，胸椎生理后凸增加，形成圆背，因此又称青年圆背。

3. 脊柱前凸　脊柱过度向前凸出性弯曲，称为脊柱前凸（lordosis）。多发生在腰椎部位，患者腹部明显向前突出，臀部明显向后突出，多由于晚期妊娠、大量腹水、腹腔巨大肿瘤、第 5 腰椎向前滑脱、水平骶椎（腰骶角 >34°）、患者髋关节结核及先天性髋关节后脱位等所致。

4. 脊柱侧凸　脊柱冠状面上不应该有任何弧度，一旦出现偏离中线向左或向右偏曲称为脊柱侧凸（scoliosis）。大多凸向右侧，凸向左侧者较少。严重侧凸时可出现继发的肩部及骨盆畸形。根据侧凸发生部位不同，分为胸段侧凸、腰段侧凸及胸腰段联合侧凸。根据侧凸的性状分为姿势性侧凸和器质性侧凸两种。

（1）姿势性侧凸（posture scoliosis）　又称非结构性脊柱侧凸，无脊柱内部结构的异常。该畸形除姿势不正外，还可因其他器官疾病代偿形成。姿势性侧凸早期脊柱侧凸角度多不固定，改变体位或去除病因可使侧凸得以纠正，如平卧位或向前弯腰时脊柱侧凸可消失。姿势性侧凸的原因有：①儿童发育期坐、立姿势不良。②代偿性侧凸可因双下肢不等长，骨盆倾斜所致。③坐骨神经性侧凸，多因椎间盘突出，患者调节体位，减轻对神经根刺激的一种保护性措施，突出的椎间盘位于神经根外侧，腰椎突向患侧；位于神经根内侧，腰椎突向健侧等。

（2）器质性侧凸（organic scoliosis）　又称结构性脊柱侧凸，患者不能通过平卧或者侧方弯曲自行矫正侧凸或虽有矫正但无法维持。其病因有：①先天性脊柱发育不全，如半椎体畸形、先天性分节不良。②神经肌肉型脊柱侧凸，如肌肉麻痹、肌营养不良、脊髓灰质炎后遗症、脊髓空洞症、脊柱裂（腰骶部有丛毛或膨出）、神经纤维瘤病（皮肤上可见黄褐斑，可作为诊断依据之一）。③骨源性，如胸廓疾病（慢性胸膜肥厚、胸膜粘连及胸廓畸形等）、放疗后遗症、其他骨病（脊柱结核、肿瘤等）。

二、脊柱活动度

1. 正常活动度　正常人脊柱有一定活动度，但各部位活动范围明显不同。颈椎段和腰椎段的活动范围最大；胸椎段活动范围最小；骶椎和尾椎已融合成骨块状，几乎无活动性。

检查脊柱的活动度时，应让患者作前屈、后伸、侧弯、旋转等动作，以观察脊柱的活动情况及有无变形。已有脊柱外伤可疑骨折或关节脱位时，应避免脊柱活动，以防止损伤脊髓。脊柱中立位是身体直立，目视前方。正常人直立、骨盆固定的条件下，颈段、胸段、腰段的活动范围参考值如表 10 – 1。检查方法见图 10 – 1。颈段活动范围：前屈、后伸均 35°～45°，侧弯 45°，旋转 60°～80°；腰段活动：前屈 75°～90°，后伸 30°，左右侧弯 20°～35°，旋转 30°。颈椎活动简易测定法：正常屈颈下颌可抵前胸；后伸鼻尖与前额的连线与体轴垂直；侧屈耸肩，耳可触肩。

表 10 – 1　颈、胸、腰椎及全脊椎活动范围

	前　屈	后　伸	左右侧弯	旋转度（一侧）
颈椎	35°～45°	35°～45°	45°	60°～80°
胸椎	30°	20°	20°	35°
腰椎	75°～90°	30°	20°～35°	30°
全脊柱	128°	125°	73.5°	115°

注：由于年龄、活动训练以及脊柱结构差异等因素，脊柱运动范围存在较大的个体差异。

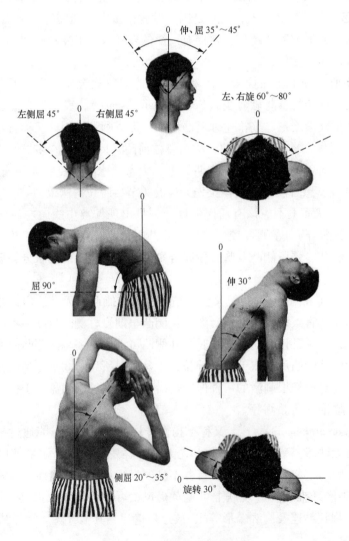

图 10 – 1　脊柱活动度示意图

2. 活动受限 检查脊柱颈段活动度时，医师固定患者肩部，嘱患者做前屈后仰、侧弯及左右旋转，颈及软组织有病变时，活动常不能达以上范围，否则有疼痛感，严重时出现僵直。

脊柱颈椎段活动受限常见于：①颈部肌纤维织炎及韧带受损；②颈椎病；③结核或肿瘤浸润；④颈椎外伤、骨折或关节脱位。

脊柱腰椎段活动受限常见于：①腰部肌纤维织炎及韧带受损；②腰椎椎管狭窄；③椎间盘突出；④腰椎结核或肿瘤；⑤腰椎骨折或脱位。

不同疾病对活动的影响亦不相同，如腰椎间盘突出的患者，脊柱侧屈及前屈受限；脊柱结核或强直性脊柱炎的患者各方向活动据受限，失去正常的运动曲线。腰椎管狭窄的患者主观症状多，客观体征少，脊柱后伸多受限。

三、脊柱压痛与叩击痛

1. 压痛 脊柱压痛的检查方法是嘱患者取端坐位，身体稍向前倾。检查者以右手拇指从枕骨粗隆开始自上而下逐个按压脊椎棘突及椎旁肌肉，正常时每个棘突及椎旁肌肉均无压痛。如有压痛，提示压痛部位可能有病变。自枕骨隆突向下第一个触及的是第2颈椎（枢椎）棘突，颈前屈时第7颈椎棘突最明显，故又称隆椎，可作为病变椎体位置的计数标志。两肩胛下角连线通过第7胸椎棘突，约平第8胸椎椎体。两髂嵴最高点连线通过第4腰椎棘突或第4、第5椎间隙，常依此确定胸、腰椎的位置。颈旁组织的压痛可能提示相应病变，如落枕时斜方肌中点处有压痛；颈肋综合征及前斜角肌综合征锁骨上窝和颈外侧三角区内压痛；颈部肌纤维织炎的压痛点在颈肩部可有压痛点，范围比较广泛。胸、腰椎病变如结核、椎间盘突出及外伤或骨折，均在相应脊椎棘突有压痛，并可伴有腰部肌肉痉挛；若椎旁肌肉有压痛，常为腰背肌纤维炎或劳损。

2. 叩击痛 常用的脊柱叩击方法有两种。

（1）直接叩击法 即用中指或叩诊锤垂直叩击各椎体的棘突，多用于检查胸椎与腰椎。颈椎疾病，特别是颈椎骨关节损伤时，因颈椎位置深，一般不用此法检查。

（2）间接叩击法 嘱患者取坐位，医师将左手掌置于其头部，右手半握拳以小鱼际肌部位叩击左手背，了解患者脊柱各部位有无疼痛。如疼痛阳性见于脊柱结核、脊椎骨折及椎间盘突出等。叩击痛的部位多为病变部位。如有颈椎病或颈椎间盘脱出症，间接叩诊时可出现上肢的放射性疼痛。

四、脊柱检查的特殊试验

（一）颈椎特殊试验

1. Jackson 压头试验（Spurling 征） 患者取端坐位，头后伸偏向患侧，检查者双手重叠放于其头顶部，向下加压；如患者出现颈痛或上肢放射痛即为阳性。多见于颈椎病及颈椎间盘突出症（图 10 - 2）。

2. 臂丛神经牵拉试验（Eaton 试验） 患者取端坐位，检查者一手扶患侧颈部，一手握患侧腕部，向相反方向牵拉，此时因患侧臂丛神经被牵拉，刺激已受压的神经根而出现放射痛。多见于颈椎病（神经根型）（图 10 - 3）。

3. 前屈旋颈试验（Fenz 征） 嘱患者头颈部前屈，并左右旋转，如果颈椎处感觉疼痛，则属阳性，多提示颈椎小关节的退行改变。

4. 旋颈试验 患者取坐位，头略后仰，并主动向左、右作旋颈动作。如患者出现头晕、头痛、视力模糊等症状，提示椎动脉型颈椎病。因转动头部时椎动脉受到扭曲，可加重椎 - 基底动脉供血不足，头部停止转动，症状亦随即消失。

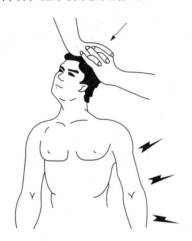

图10-2　Jackson压头试验（Spurling征）

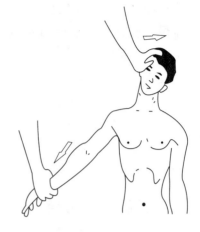

图10-3　臂丛神经牵拉试验（Eaton试验）

（二）腰骶椎的特殊试验

1. 摇摆试验　患者平卧，屈膝、髋，双手抱于膝前。检查者手扶患者双膝，左右摇摆，如腰部疼痛为阳性。多见于腰骶部病变。

2. 拾物试验　将一物品放在地上，嘱患者拾起。腰椎正常者可两膝伸直，腰部自然弯曲，俯身将物品拾起。如患者先以一手扶膝蹲下，腰部挺直地用手接近物品，此即为拾物试验阳性。多见于腰椎病变如腰椎间盘突出症、腰肌外伤及结核炎症（图10-4）。

3. 直腿抬高试验（Lasegue征）　患者仰卧，双下肢平伸，检查者一手托患者足跟，另一手保持膝关节伸直，缓慢抬高患肢，如在60°范围内出现坐骨神经的放射痛，为直腿抬高试验阳性。在直腿抬高试验阳性时，缓慢放低患肢高度，待放射痛消失后，将踝关节被动背伸，如再度诱发放射痛为直腿抬高加强试验阳性（Bragard sign），此两项试验作为腰椎间盘突出症的主要诊断依据（图10-5）。

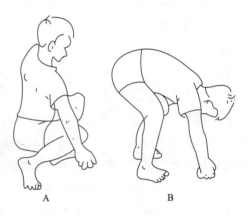

图10-4　抬物试验

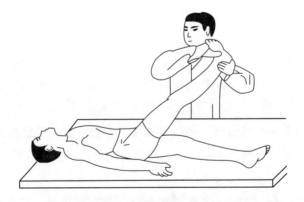

图10-5　直腿抬高试验（Lasegue征）及加强试验

4. 髋关节过伸试验　患者俯卧，检查者一手压住患者腰骶部，另一手将患侧膝关节屈曲90°，握住踝部，向上提起，使髋过伸，此时必须扭动骶髂关节，疼痛者为阳性，此法用于检查髋关节及骶髂关节的病变。

5. 骶髂关节扭转试验（Gaenslen sign）　患者仰卧，健侧屈髋屈膝，让患者抱住，患侧大腿垂于床缘外。检查者一手按压健侧膝，另一手压患侧膝，出现骶髂关节疼痛者为阳性，说明骶髂关节有病变。

6. 股神经牵拉试验　患者俯卧，髋、膝关节完全伸直。检查者将一侧下肢抬起，使髋关节过伸，如大腿前方出现放射痛为阳性。可见于高位腰椎间盘突出症（腰 2～3 或腰 3～4）患者。其机制是上述动作加剧了股神经本身及组成股神经的腰 2～4 神经根的紧张度，加重了对受累神经根的压迫，因而出现上述症状（图 10 - 6）。

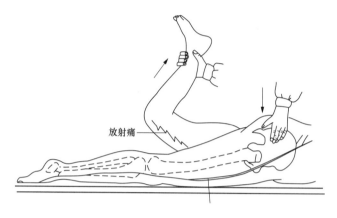

放射痛

图 10 - 6　股神经牵拉试验

第二节　四肢与关节检查

⇨ 案例引导

案例　患者 12 岁，摔倒，右肘部着地，肘关节肿胀、疼痛、活动受限。

讨论　如何体检进行判断？

四肢（four limbs）及其关节（arthrosis）检查除大体形态和长度外，应以关节检查为主。一般按视诊、触诊、动诊、测量顺序进行，特殊情况下采用叩诊和听诊。原则：①先健侧后患侧，健侧作对照可发现患侧异常；②先健处后患处，否则检查引起疼痛，易使病人产生保护性反应，难判断病变部位及范围；③先主动后被动，嘱患者自己活动患肢，了解活动范围，受限程度，疼痛部位，然后由医生做被动检查。检查时应充分暴露肢体，全面体检，以免漏诊异常体征，操作时应尽量轻柔，不增加患者痛苦。有时需反复检查几次，明确检查结果，增加检查的准确性。

一、上肢

（一）长度

双上肢长度可用目测，嘱被检者双上肢向前手掌并拢比较其长度，也可用带尺测量肩峰至桡骨茎突或中指指尖的距离为全上肢长度。上臂长度测量是从肩峰至肱骨外上髁的距离。前臂长度测量是从尺骨鹰嘴至尺骨茎突或肱骨外上髁至桡骨茎突的距离。双上肢长度正常情况下等长，长度不一见于先天性短肢畸形、骨折重叠和关节脱位等，如肩关节脱位时，患侧上臂长于健侧，肱骨颈骨折患侧短于健侧。

（二）肩关节

肩关节也称盂肱关节，由肩胛骨的关节盂和肱骨头构成，是全身最灵活的关节。由于肱骨头大而关节盂浅，因而灵活又缺乏稳定性，是肩关节易脱位的原因之一。肩部运动是肩关节、肩锁关节、胸锁关节及肩胛骨 - 胸壁连接共同参与的复合运动，因此检查肩部活动需兼顾各方面。

1. 外形　嘱被检者脱去上衣，取坐位，在良好的照明情况下，观察双肩的外形有无改变。正常双肩对称，双肩呈弧形，如肩关节弧形轮廓消失肩峰突出，呈"方肩"，见于肩关节脱位或三角肌萎缩。两侧肩关节一高一低，颈短耸肩，见于先天性肩胛高耸症及脊柱侧弯。锁骨骨折，远端下垂，使该侧肩下垂。肩部突出畸形如戴肩章状，见于外伤性肩锁关节脱位（图 10 - 7），锁骨外端过度上翘所致。斜方肌瘫痪表现为垂肩，肩胛骨内上角稍升高。前锯肌瘫痪向前平举上肢时表现为翼状肩胛。

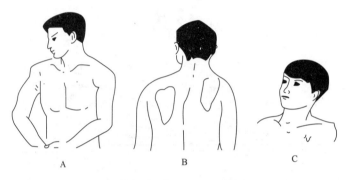

图 10 - 7　肩关节外形异常

A. 方肩；B. 耸肩；C. 肩章状肩

2. 运动　嘱患者做自主运动，观察有无活动受限，或检查者固定肩胛骨，另一手持前臂进行多个方向的活动。肩关节运动包括内收、外展、前屈、后伸、内旋、外旋。外展可达 90°，内收 45°，前屈 90°，后伸 35°，旋转 45°。肩外展超过 90°时称为上举（160°～180°），需肱骨和肩胛骨共同参与才能完成。肩关节周围炎时，肩关节外展、外旋、后伸活动受限最为明显，称冻结肩。冈上肌腱炎时肩关节外展达 60°范围时感疼痛，超过 120°时则消失。轻微外展即感疼痛见于肱骨或锁骨骨折；肩肱关节或肩锁骨关节脱位搭肩试验常为阳性（Dugas 征阳性）。做法是嘱患者用患侧手掌平放于对侧肩关节前方，如不能搭上或前臂不能自然贴紧胸壁，提示肩关节脱位。

3. 压痛点　肩关节周围不同部位的压痛点，对鉴别诊断很有帮助，肱骨结节间的压痛见于肱二头肌长头腱鞘炎，肱骨大结节压痛可见于冈上肌腱损伤。肩峰下内方有触痛，可见于肩峰下滑囊炎。

（三）肘关节

肘关节包括肱尺关节、肱桡关节、上尺桡关节三个关节，具有屈伸和前臂旋转功能。

1. 形态　正常肘关节双侧对称、伸直时肘关节轻度外翻，上臂与前臂之间有 10°～15°外翻角称携物角，检查此角时嘱患者伸直两上肢，手掌向前，左右对比。此角 >15°为肘外翻；< 0°为肘内翻。正常肘关节完全伸直时，肱骨内、外上髁和尺骨鹰嘴在一条直线上（Hüter 线），肘关节完全屈曲时，这三个肘部骨突构成一等腰三角形（Hüter 三角）。肘关节伸直时，鹰嘴桡侧可触及一凹陷，为肱桡关节部位，桡骨头骨折或者肘关节肿胀时，此凹陷消失并有压痛。肘关节后脱位时，鹰嘴向肘后方突出，Hüter 线及 Hüter 三角解剖关系可发生改变（图 10 - 8）。肱骨髁上骨折时，可见肘窝上方突出，为肱骨下端向前移位所致；桡骨头脱位时，肘窝外下方向桡侧突出；肘关节后脱位时，鹰嘴向肘后方突出。检查肘关节时应注意双侧及肘窝部是否饱满、肿胀。肘关节积液和滑膜增生常出现肿胀，肿胀严重者，关

节可呈梭形，如化脓性或结核性关节炎。

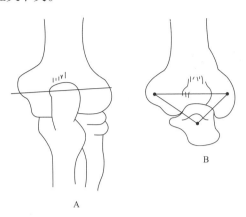

图 10 - 8　肘关节关系示意图

A. Hüter 线；B. Hüter 三角

2. 运动　关节活动正常时屈 135°~150°，过伸 10°，旋前（手背向上转动）80°~90°，旋后（手背向下转动）80°~90°。肘关节因侧副韧带的限制，不可能有侧方运动，如出现异常侧方运动，提示侧副韧带断裂或者内、外上髁骨折。

3. 触诊　肱骨内、外上髁和尺骨鹰嘴位置表浅，体表容易触及，肘部慢性劳损肱骨内外上髁常有压痛，肱骨外上髁处为伸肌总腱的起点，肱骨外上髁炎时局部压痛明显，还应注意肘关节周围皮肤温度，有无肿块，肱动脉搏动，桡骨小头是否压痛，滑车淋巴结是否肿大。

4. 特殊检查　米尔征（Mill sign）：患者肘部伸直，腕部屈曲，前臂旋前时，肱骨外上髁处出现疼痛为阳性，常见于肱骨外上髁炎（lateral epicondylitis of humerus）或网球肘（tennis elbow）。

（四）腕关节及手

腕关节连接前臂与手，包括桡、尺骨远端，腕骨、掌骨基底、桡腕关节、腕中关节、腕掌关节及有关软组织。前臂的肌腱、腱鞘均经过腕部，被坚实的深筋膜包绕，使腕部有力，活动广泛，适应复杂的手部功能。手有 5 块掌骨和 14 块指骨组成，拇指的对掌功能是人类区别其他哺乳动物的特征。

1. 外形　腕微屈时，腕前区可见 2-3 条腕横纹。用力屈腕时，肌腱收缩，可触及 3 条明显的纵行隆起，中央为掌长肌腱，桡侧为桡侧腕屈肌，尺侧为尺侧腕屈肌。桡侧腕屈肌腱的外侧是常用来触摸桡动脉的位置。"鼻烟窝"是腕背侧明显的解剖标志。它由拇长展肌、拇短伸肌和拇长伸肌腱围成，其深部为舟状骨。

手的功能位置为腕背伸 30°并稍偏尺侧，拇指于外展对掌，其余各指略分开、掌指关节及近指间关节屈曲，远指间关节微屈曲，呈握小球姿势（图 10-9）。该体位能使手根据不同需要迅速做出不同动作，发挥其功能，外伤后手部固定应于功能位固定。手的自然休息姿势呈半握拳状，腕关节稍背伸约 20°，向尺侧倾斜约 10°，拇指尖靠达示指关节的桡侧，其余四指呈半屈曲状，屈曲程度由示指向小指逐渐增大，且各指尖均指向舟骨结节处（图 10-10）。

2. 局部肿胀与隆起　腕关节可因外伤、关节炎、关节结核表现全关节肿胀，腕关节背侧皮下局部的半球形隆起多为腱鞘囊肿，腕背侧肿胀见于腕肌腱腱鞘炎或软组织损伤。舟骨骨折时鼻烟窝处肿胀；月骨脱位后腕背或掌侧肿胀，握拳时第三掌骨头向近端回缩（正常时较为突出）；下尺桡关节半脱位时，尺骨小头向腕背侧隆起。手指关节出现梭形肿胀可见于类风湿关节炎，骨性关节炎也出现指关节梭形肿胀，但有特征性的 Heberden 结节。如单个指关节出现梭形肿胀，可能为指骨结核或内生软骨瘤，手指侧副韧带损伤可使指间关节侧方肿胀。

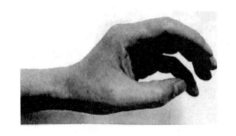

图 10 - 9　手的功能位

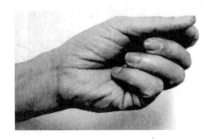

图 10 - 10　手的自然休息姿势

3. 畸形　腕部手掌的神经、血管、肌腱及骨骼的损伤或先天性因素及外伤等均可引起畸形，常见的有：①垂腕：桡神经损伤所致。②猿掌：正中神经损伤所致。③爪形手：手指呈鸟爪样，见于尺神经损伤、进行性肌萎缩、脊髓空洞症和麻风等。④餐叉样畸形：见于 Colles 骨折。⑤钮孔畸形：见于手指近指间关节背面中央腱束断裂。⑥鹅颈畸形：系手内在肌萎缩或作用过强所致（图 10 - 11）。

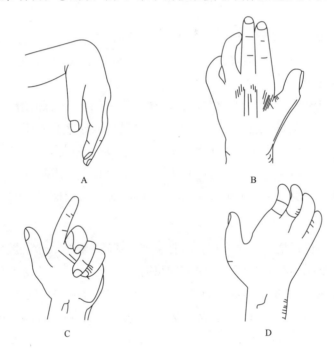

图 10 - 11　手部畸形

A. 垂腕桡神经损伤；B. 爪形手尺神经损伤；

C. 猿掌正中神经损伤；D. 尺神经和正中神经损伤

（1）杵状指（趾）（acropachy）　手指或足趾末端增生、肥厚、增宽、增厚，指甲从根部到末端拱形隆起呈杵状（图 10 - 12）。其发生机制可能与肢体末端慢性缺氧、代谢障碍及中毒性损害有关，缺氧时末端肢体毛细血管增生扩张，因血流丰富软组织增生，末端膨大。杵状指（趾）常见于：①呼吸系统疾病，如慢性肺脓肿、支气管扩张和支气管肺癌；②某些心血管疾病，如发绀型先天性心脏病、亚急性感染性心内膜炎；③营养障碍性疾病，如肝硬化。

（2）匙状甲（koilonychia）　又称反甲，特点为指甲中央凹陷，边缘翘起，指甲变薄，表面粗糙有条纹（图 10 - 13）。常见于缺铁性贫血和高原疾病，偶见于风湿热及甲癣。

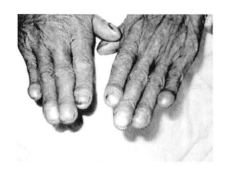

图 10 – 12　杵状指

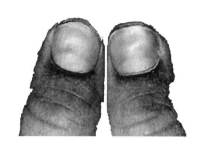

图 10 – 13　勺状甲

4. 运动　腕关节及指关节运动范围见表 10 – 2。

表 10 – 2　腕关节及指关节运动范围

关　节	背　伸	掌　屈	内　收（桡侧）	外　展（尺侧）
腕关节	30°～60°	50°～60°	25°～30°	30°～40°
掌指	伸 0°	屈 60°～90°	–	–
近端指间	0°	90°	–	–
远端指间	0°	60°～90°	–	–
拇指掌拇关节	–	20°～50°	可并拢桡侧示指	–
指间关节	–	90°	可横越手掌	40°

二、下肢

下肢包括臀、大腿、膝、小腿、踝和足。检查下肢时应充分暴露以上部位，双侧对比。先做一般外形检查，如双下肢长度是否一致，可用尺测量或双侧对比。一侧肢体缩短见于先天性短肢畸形、骨折或关节脱位。并观察双下肢外形是否对称，有无静脉曲张和肿胀。一侧肢体肿胀见于深层静脉血栓形成；肿胀并有皮肤灼热、发红肿胀，见于蜂窝织炎或血管炎。并观察双下肢皮肤有无出血点、皮肤溃疡及色素沉着，下肢慢性溃疡时常有皮肤色素沉着，然后作下肢各关节的检查。

（一）髋关节

髋关节是人体最大、最稳定的关节之一，属于典型的球窝关节。髋关节由股骨头、髋臼和股骨颈构成，下方与股骨相连。其结构与人体直立负重行走相适应。髋关节和肩关节相比，具有良好的稳定性，除非强大的暴力否则不会脱位。负重和行走时髋关节的主要功能，维持一个稳定的能够负重的髋关节是治疗的目的。

【视诊】

1. 步态　应注意髋关节疾病所致的病理性步态，需行走、站立和卧位检查相结合。常见的异常步态有以下几种。

（1）跛行　①疼痛性跛行：髋关节疼痛不敢负重行走，患肢膝部微屈，轻轻落下足尖着地，然后迅速改换健肢负重，步态短促不稳，见于髋关节结核、暂时性滑膜炎、股骨头无菌性坏死等。②短肢跛行：以足尖落地或健侧下肢屈膝跳跃状行走，一侧下肢缩短 3 cm 以上则可出现跛行，见于小儿麻痹症后遗症。

（2）鸭步　走路时两腿分开的距离宽，左右摇摆，如鸭子行走，见于先天性双侧髋关节脱位，髋内翻和小儿麻痹症所致的双侧臀中、小肌麻痹。

（3）呆步　步行时下肢向前甩出，并转动躯干，步态呆板，见于髋关节强直、化脓性髋关节炎。

2. 畸形　患者取仰卧位，双下肢伸直，使患侧髂前上棘连线与躯干正中线保持垂直，腰部放松，腰椎放平贴于床面观察关节有无下列畸形，如果有，多为髋关节脱位、股骨干及股骨头骨折移位。

（1）内收畸形　正常时双下肢可伸直并拢，如一侧下肢超越躯干中线向对侧偏移，而且不能外展为内收畸形。

（2）外展畸形　下肢离开中线，向外侧偏移，不能内收，称外展畸形。

（3）旋转畸形　仰卧位时，正常髌骨及足母趾指向上方，若向内外侧偏斜，为髋关节内外旋畸形。

髋关节炎症、感染时，常呈屈曲内收畸形；髋关节后脱位常呈屈曲内收内旋畸形；股骨颈或转子间骨折时，伤肢呈外旋畸形。

3. 肿胀及皮肤皱褶　腹股沟异常饱满，提示髋关节肿胀，见于股骨颈骨折或髋关节感染性疾病；臀肌是否丰满，如髋关节病变时臀肌萎缩、臀部皱褶不对称，示一侧髋关节脱位。

4. 肿块、窦道及瘢痕　注意髋关节周围皮肤有无肿块、窦道及瘢痕，髋关节结核时常有以上改变。

【触诊】

1. 压痛　髋关节位置深，只能触诊其体表位置。腹股沟韧带中点后下1cm，再向外1cm，触及此处有无压痛及波动感，髋关节有积液时有波动感。如此处硬韧饱满时，可能为髋关节前脱位，若该处空虚，可能为后脱位。先天性髋关节脱位股骨头坏死的患者多有内收肌挛缩，可触及紧张的内收肌。骨盆挤压分离试验阳性对于骨盆骨折的诊断具有重要意义。

2. 活动度　髋关节检查方法及活动范围见表10-3。

表10-3　髋关节检查方法及活动范

检查内容	检查方法	活动度
屈曲	患者仰卧，医师一手按压髂嵴，另一手将屈曲膝关节推向前胸	130°~140°
后伸	患者俯卧，医师一手按压臀部，另一手握小腿下端，屈膝90°后上提	15°~30°
内收	仰卧，双下肢伸直，固定骨盆，一侧下肢自中立位向对称下肢前面交叉内收	20°~30°
外展	患者仰卧，双下肢伸直，固定骨盆，使一侧下肢自中立位外展	30°~45°
旋转	患者仰卧，下肢伸直，髌骨及足尖向上，医师双手放于患者大腿下部和膝部旋转大腿，也可让患者屈髋屈膝90°，医师一手扶患者臀部，另一手握踝部，向相反方向运动，小腿作外展、内收动作时，髋关节则为外旋、内旋	45°

【叩诊】

髋关节有骨折或者炎症时，握拳轻叩大转子或者患者下肢伸直位时叩击足跟，可引起髋部疼痛。

【听诊】

臀肌挛缩症的患者双膝并拢不能下蹲，活动髋关节时会出现弹响，常称为弹响髋。患者做屈髋和伸髋动作，可闻及大粗隆上方有明显的"咯噔"声，系紧张肥厚的阔筋膜张肌与股骨大粗隆摩擦声。

【量诊】

股骨颈骨折时大转子向上移位，测量时：①shoemaker线：正常时，大转子尖与髂前上棘连线的延伸线在脐上与腹中线相交；大转子上移后，该延线鱼腹中线交于脐下（图10-14）。②Nelaton线：患者侧卧半屈髋，髂前上棘与坐骨结节连线应通过大转子尖，如大转子尖超过连线1cm以上为阳性，可见于髋关节脱位和股骨颈骨折，还可见于髋关节炎症、结核、肿瘤、无菌性坏死等使股骨头破坏的疾患。③Bryant三角：患者仰卧，从髂前上棘垂直向下和向大转子尖各画一线，再从大转子向近侧画一水平线，该三线构成一三角形。大转子上移时底边比健侧缩短（图10-15）。

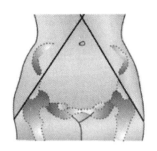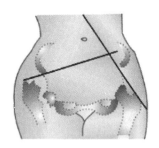

图 10 – 14　shoemaker 线

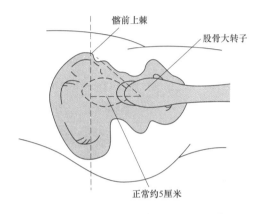

图 10 – 15　Nelaton 线和 Bryant 三角

【特殊检查】

1. 滚动试验（rolling test）　患者仰卧位，检查者手掌放于患者大腿上轻轻反复滚动，急性关节炎可引起疼痛或滚动受限。

2. 4 字试验（patrick test）　患者仰卧位，健肢伸直，患侧髋膝屈曲，大腿外展外旋，将小腿置于健侧大腿，形成 4 字，一手固定骨盆，另一手下压患肢，诱发疼痛为阳性，见于骶髂关节炎及髋关节内有病变或内收肌痉挛的患者（图 10 – 16）。

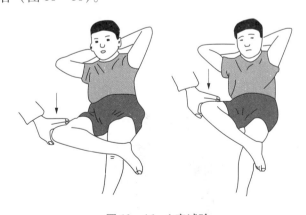

图 10 – 16　4 字试验

3. 托马斯征（Thomas sign）　患者仰卧位，充分屈曲健侧髋膝，并使腰部贴于床面，若患肢抬高离开床面或者固定患肢与床面接触则引起腰部前凸时，称托马斯征阳性，见于髋部病变或者腰肌挛缩。

4. 骨盆挤压分离试验　患者仰卧位，双手置于双侧髂前上棘，对向挤压或者向下分离骨盆，引起骨盆疼痛为阳性，见于骨盆骨折，检查时手法需轻柔，以免加重骨折端出血。

5. 单足站立试验（Trandelenburg test）　患者背向检查者，健肢屈髋屈膝上提，以患肢站立，如健侧骨盆下降者阳性，见于臀中、小肌麻痹、髋关节脱位或者陈旧性股骨颈骨折（图10-17）。

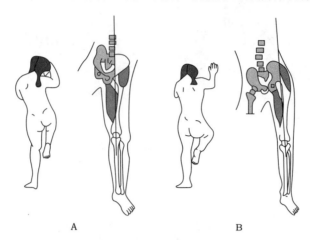

图 10-17　单足站立试验（Trandelenburg test）

A. 正常；B. 阳性

6. 艾利斯征（Allis sign）　患者仰卧位，屈髋屈膝，双足平行放于床面，足跟对齐，观察双膝高度，如一侧比另一侧高时，即为阳性，见于髋关节脱位、股骨或者胫骨短缩（图10-18）。

（二）膝关节

膝关节是人最复杂的关节，膝关节内、外侧副韧带，关节囊，半月板和周围软组织维持其稳定性，主要功能是屈伸活动。

【视诊】

1. 膝外翻（genua valgum）　嘱患者暴露双膝关节，站立位检查，正常时双膝与双踝能同时并拢接触。如双膝并拢，股骨内髁接触时，两踝距离增宽不能接触，小腿向外偏斜，双下肢呈"X"状，称"X 形腿"，见于佝偻病（图10-19）。

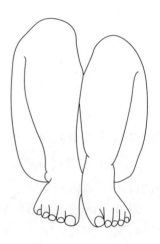

图 10-18　Allis 征

2. 膝内翻（genua varum）　直立时，患者双踝接触，双膝不能接触，股骨内髁间距增大，小腿向内偏斜，膝关节向内成角，双下肢形成"O"状，称"O 形腿"，见于小儿佝偻病（图10-20）。

3. 膝反张　膝关节过度后伸形成向前的反屈状，称膝反屈畸形，见于小儿麻痹后遗症、膝关节结核（图10-21）。

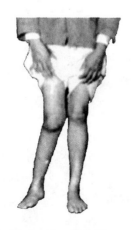

图 10-19　膝外翻

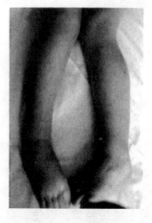

图 10-20　膝内翻

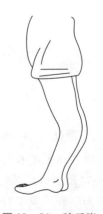

图 10-21　膝反张

4. 肿胀　膝关节匀称性胀大，双侧膝眼消失并突出，见于膝关节积液。髌骨上方明显隆起见于髌上囊内积液；髌骨前面明显隆起见于髌前滑囊炎；膝关节呈梭形膨大，见于膝关节结核；关节间隙附近有突出物常为半月板囊肿。膝后部肿物，多为腘窝囊肿。检查关节肿胀的同时应注意关节周围皮肤有无发红，灼热及窦道形成。

5. 肌萎缩　膝关节病变时，因疼痛影响步行，常导致相关肌肉的失用性萎缩，常见为股四头肌及内侧肌萎缩。

【触诊】

1. 压痛　膝关节发炎时，双膝眼处压痛；髌骨软骨炎时髌骨两侧有压痛；膝关节间隙压痛提示半月板损伤；侧副韧带损伤，压痛点多在韧带上下两端的附着处，内侧副韧带的压痛点位于股骨内髁结节处，外侧副韧带压痛点位于腓骨小头上方。胫骨结节骨骺炎时，压痛点位于髌韧带在胫骨的止点处。膝关节的疼痛还应注意检查髋关节，因为髋关节病变可刺激闭孔神经，引起膝关节牵涉痛。如膝关节持续性疼痛，夜间痛明显，需考虑膝关节周围肿瘤可能。

2. 肿块　对膝关节周围的肿块，应注意大小、硬度、活动度，有无压痛及波动感。髌骨前方肿块，并可触及囊性感，见于髌前滑囊炎，膝关节间隙处可触及肿块，且伸膝时明显，屈膝后消失，见于半月板囊肿；胫前上端或股骨下端有局限性隆起，无压痛，多为骨软骨瘤；腘窝处出现肿块，有囊状感，多为腘窝囊肿，如伴有与动脉同步的搏动，见于动脉瘤。

3. 摩擦感　医师一手置于患膝前方，另一手握住患者小腿做膝关节的伸屈动作，如膝部有摩擦感，提示膝关节面不光滑，见于炎症后遗症及创伤性关节炎。推动髌骨作上、下、左、右活动，如有摩擦感，提示髌骨表面不光滑，见于炎症及创伤后遗留的病变。

4. 活动度　膝关节屈曲可达120°～150°，伸5°～10°，内旋10°，外旋20°。

5. 几种特殊试验

（1）浮髌试验　患者取仰卧位，下肢伸直放松股四头肌，医师一手虎口卡于患膝髌骨上极，并加压压迫髌上囊，将髌上囊关节液挤向关节腔，另一手示指垂直按压髌骨并迅速抬起时髌骨与关节面有碰触感，松手时髌骨浮起，即为浮髌试验阳性，提示有中等量以上关节积液（50ml）（图10－22）。

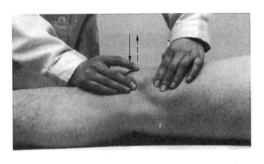

图10－22　浮髌试验

（2）侧方加压试验　患者取仰卧位，膝关节伸直，医师一手握住踝关节向外侧推抬，另一手置于膝关节外上方向内侧推压，使内侧副韧带紧张度增加，如膝关节内侧疼痛为阳性，提示内侧副韧带损伤，如向相反方向加压，外侧膝关节疼痛，提示外侧副韧带损伤。

（3）抽屉试验（drawer test）　患者仰卧位，屈膝90°，检查者轻坐患侧足背上（固定），双手握住小腿上段，向后推，再向前拉。前交叉韧带断裂时，可向前拉0.5cm以上；后交叉韧带断裂可向后推0.5cm以上。将膝置于屈曲10°～15°进行试验（Lachman试验），则可增加本试验的阳性率，有利于判断前交叉韧带的前内束或后外束损伤（图10－23）。

（4）麦氏征（McMurray sign）　患者仰卧位，检查者一手按住患膝，一手握住踝部，将膝完全屈曲，足踝抵住臀部，将小腿极度外展外旋或内收内旋，保持这种应力情况下，逐渐伸直，伸直过程中听到或者感到响声或出现疼痛为阳性，提示半月板有病变。

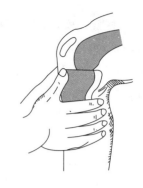

图 10 – 23　抽屉试验

（三）踝关节与足

踝关节的主要功能是负重，运动功能主要为屈伸和部分内外翻运动。与其他负重关节相比，踝关节活动范围小，但更加稳定，周围有韧带和肌腱加强。由于承担较大负重功能，扭伤的发病率较高。足由骨和关节形成的内、外纵弓及前部的横弓，有助于维持身体平衡，具有吸收震荡，完成行走、跑跳等动作的功能。

【视诊】

踝关节与足部检查：一般让患者取站立或坐位时进行，有时需患者步行，从步态观察正常与否。观察双足大小形状是否正常一致。足的先天和后天畸形很多，如马蹄内翻足、高弓足、平足、踇外翻等。足印对检查足弓、足的负重及足的宽度具有重要意义。

1. 肿胀

（1）匀称性肿胀　正常踝关节两侧可见内、外踝轮廓，跟腱两侧各有一凹陷区，踝关节背伸时，可见伸肌腱在皮下走行，踝关节肿胀时以上结构消失，见于踝关节扭伤、结核、化脓性关节炎及类风湿关节炎。

（2）局限性肿胀　足背或内、外踝下方局限肿胀见于腱鞘炎或腱鞘囊肿；跟骨结节处肿胀见于跟腱周围炎，第二、三跖趾关节背侧或跖骨干局限性肿胀，可能为距骨头无菌性坏死或骨折引起；足趾皮肤温度变冷、肿胀，皮肤呈乌黑色见于缺血性坏死。

2. 局限性隆起　足背部骨性隆起可见于外伤、骨质增生或先天性异常；内、外踝明显突出，见于胫腓关节分离、内外踝骨折；踝关节前方隆起，见于距骨头骨质增生。

3. 畸形　足部常见畸形有如下几种（图 10 – 24）。

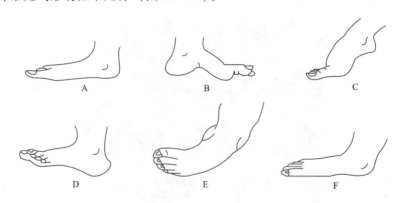

图 10 – 24　足部常见畸形

A. 扁平足；B. 弓形足；C. 马蹄足；D. 足跟畸形；E. 足内翻；F. 足外翻

（1）扁平足（flatfoot）　足纵弓塌陷，足跟外翻，前半足外展，形成足旋前畸形，横弓塌陷，前足增宽，足底前部形成胼胝。

（2）弓形足（clawfoot）　足纵弓高起，横弓下陷，足背隆起，足趾分开。

（3）马蹄足　踝关节跖屈，前半足着地，常因跟腱挛缩或腓总神经麻痹引起。

（4）跟足畸形　小腿三头肌麻痹，足不能跖屈，伸肌牵拉使踝关节背伸，形成跟足畸形，行走和站立时足跟着地。

（5）足内翻　跟骨内旋、前足内收、足纵弓高度增加，站立时足不能踏平，外侧着地，常见于小儿麻痹后遗症。

（6）足外翻　跟骨外旋，前足外展，足纵弓塌陷，舟骨突出，扁平状，跟腱延长线落在跟骨内侧，见于胫前胫后肌麻痹。

【触诊】

1. 压痛点　内外踝骨折，跟骨骨折，韧带损伤局部均可出现压痛，第二、三跖骨头处压痛，见于跖骨头无菌性坏死；第二、三跖骨干压痛，见于疲劳骨折；跟腱压痛，见于跟腱腱鞘炎；足跟内侧压痛，见于跟骨骨棘或跖筋膜炎。

2. 其他　踝足部触诊应注意跟腱张力，足底内侧跖筋膜有无挛缩，足背动脉搏动有无减弱。方法是医师将示、中和环指末节指腹并拢，放置于足背 1~2 趾长伸肌腱间触及有无搏动感。

3. 活动度　可嘱患者主动活动或医师检查时作被动活动。踝关节与足的正常活动范围如下。

（1）踝关节背伸 20°~30°，跖屈 40°~50°；跟距关节内、外翻各 30°。

（2）跗骨间关节内收 25°，外展 25°；跖趾关节跖屈 30°~40°，背伸 45°。

⊕ **知识链接**

骨科机器人在脊柱外科的应用

　　近年来，微创技术在脊柱外科得到了长足发展，其具有创伤小、风险低、恢复快、疗效好等优势。目前，我国自主研发的手术机器人系统"天玑"骨科机器人已进入临床使用。旨在减少手术损伤、提高手术精度和减轻医师负担的骨科手术机器人与脊柱外科的结合，为脊柱疾病患者提供了更安全的治疗手段。骨科机器人的运用提高了置钉准确率、缩短了操作时间、减少术区暴露和降低了患者和医师的辐射暴露风险。同时，机器人系统使手术过程在视觉上更立体化，可多角度逼真重建即时置钉效果，实现三维图像可视化，从而使术者更清晰、更直观地参与椎体置钉过程，机器人辅助手术已成为骨科手术中不可或缺的一部分。

答案解析

目标检测

一、选择题

1. 脊柱过度后弯称为脊柱后凸，也称为驼背，多发生于（　　）

　　A. 颈段脊柱　　　　　　B. 胸段脊柱　　　　　　C. 腰段脊柱

　　D. 骶椎　　　　　　　　E. 腰、骶段

2. 脊柱过度向前凸出性弯曲，称脊柱前凸，多发生于（　　）

　　A. 颈段　　　　　　　　B. 胸段　　　　　　　　C. 颈胸段

　　D. 腰段　　　　　　　　E. 骶椎

3. 杵状指最常见于（　　）

　　A. 肝硬化　　　　　　　B. 肺气肿　　　　　　　C. 缺铁性贫血

　　D. 风湿热　　　　　　　E. 甲癣

4. 患者为缺铁性贫血，检查时常见（　　）

  A. 杵状指   B. 匙状指   C. 膝内翻

  D. 水肿   E. 肢端肥大

5. 引起足内外翻最常见的病因是（　　）

  A. 脊髓灰质炎后遗症   B. 佝偻病   C. 缺铁性贫血

  D. 慢性肺气肿   E. 脉管炎

6. 引起膝内外翻最常见的病因是（　　）

  A. 缺铁性贫血   B. 脊髓灰质炎   C. 慢性肺气肿

  D. 关节脱位   E. 佝偻病

二、简答题

1. 脊柱后凸常见病因有哪些？

2. 脊柱压痛与叩击痛的检查方法有哪些？

3. 简述浮髌试验检查法及其临床意义。

4. 试述杵状指（趾）的发生机制及临床意义。

（李立钧）

书网融合……

  本章小结   微课   题库

第十一章 神经系统检查

🔹微课

PPT

📖 学习目标

1. **掌握** 脑神经检查、运动功能检查、感觉功能检查、神经反射检查的基本方法。
2. **熟悉** 脑神经检查、运动功能检查、感觉功能检查、神经反射检查的临床意义。
3. **了解** 自主神经功能检查的方法及临床意义。
4. 学会神经系统检查的内容，具备熟练神经系统查体的能力。

神经系统检查是临床医生的基本技能之一，检查前要准备必要的检查工具，如叩诊锤、棉签、眼底镜、电筒、音叉、压舌板等。检查时要认真仔细，取得患者的充分合作。既要全面，又要根据病史掌握重点。并要与全身检查同时进行，依次从头部及脑神经开始，接着为颈、上肢、胸、腹、下肢及背，最后为立姿及步态。对急症危重患者应边问边查边抢救，待病情好转后再补问补查。在问诊时就应注意患者的意识状态、精神状态、体位、姿势、表情、发音、言语等。

第一节 脑神经检查

⇒ **案例引导**

案例 病史：患者，女，45 岁。双眼视力进行性视力下降 1 个月。伴有闭经、泌乳症状。既往史：高血压病史 6~7 年。否认心、肝、肺病史。无烟、酒等特殊嗜好。查体：体温 36.5℃，脉搏 96 次/分，呼吸 24 次/分，血压 180/120mmHg。神志清，左眼视力眼前 10cm 手动，右眼视力眼前 1 米指数，双眼颞侧偏盲。颈抵抗阴性，四肢肌力、肌张力正常，病理征阴性。磁共振检查：鞍区稍长 T_1、稍长 T_2 信号，病变明显强化，蝶鞍扩大，视交叉受压。

实验室检查（主要阳性所见）：血清泌乳素 60.2ng/ml。

讨论 1. 如果该患者临床初步诊断垂体腺瘤，简述诊断依据。

2. 该患者何种脑神经受损，应做什么进一步检查？

脑神经（cranial nerve）是与脑相连的周围神经，共有 12 对。脑神经检查应该按照顺序进行，以防遗漏，同时注意做双侧对比。

（一）嗅神经

嗅神经（olfactory nerve）是第 I 对脑神经，检查时让患者闭目，用手指将患者一侧鼻孔压闭，用患者日常经常接触到的、有易挥发气味而无刺激性的物体，例如香烟、香皂、牙膏、茶叶等分别置于患者的另一侧鼻孔试之。一侧测定后再测另一侧。实验结果分别为一侧或两侧正常、减退或消失。有时需反复多次，以力求准确。

颅前窝底骨折累及筛板可撕脱嗅神经，额叶底部肿瘤、额底部脑挫裂伤、额骨骨髓炎、脑膜炎等均可导致一侧或两侧嗅觉丧失。

需要注意有些情况导致嗅觉减退或消失与嗅神经传导无关，例如鼻部肿物患者可有一侧或双侧嗅觉减退或消失，常患上呼吸道感染、鼻窦炎和鼻炎的患者往往有双侧嗅觉减退，脑动脉硬化患者和高龄老人嗅觉也常有双侧迟钝。

（二）视神经

视神经（optic nerve）是第Ⅱ对脑神经，视神经检查包括视力、视野和眼底检查。

1. 视力 视力检查可用远或近视力表检查，两眼需分别测试。严重视力障碍时，可伸手指到患者眼前，嘱患者说出手指数，记录为几米指数；如手指数也无法看清，则用手在患者眼前摆动，询问能否看见，并记录为几厘米眼前手动。如果视力更差，则可让患者坐在暗室，检查者持一烛光于患者眼前，由远到近，直至看见为止，记录为几米光感。光感完全丧失称为失明。检查时应注意有无影响视力的眼部疾病。

2. 视野 视野是指患者正视前方，在眼球不动的情况下能看到的范围。一般情况正常人单眼所见的范围是内侧60°，外侧90°~100°，向上50°~60°，向下60°~75°。手试法是一种粗糙的检查方法：患者与检查者相对而坐，距离约60cm，两眼分别检查。如检查左眼，则让患者用右手遮住右眼，左眼注视检查者的右眼，检查者用左手遮住自己的左眼，用右眼注视患者左眼，检查者用示指或白色物体在两人中间分别从上内、下内、上外、下外的周围向中央移动，至患者能见到手指或白色物体为止，检查者以本人正常的视野与患者的视野比较，可粗测患者的视野是否正常。对可疑有视野改变的患者，则应用视野计进行精确检查。

视路上某处的病变可有不同的视野改变，反之，特征性的视野改变也可提示病变的大致位置，如双颞侧偏盲常提示病变位于视交叉前部，同向偏盲则往往提示病变在视束及其后的视觉通路。

3. 眼底 检查者应使用合适的眼底镜，在不散瞳的情况下进行。眼底检查包括检查视乳头、视网膜和网膜血管的改变。检查时让患者背光而坐，眼球正视前方。检查右眼时，检查者站在患者右侧，以右手持眼底镜，并用右眼观察眼底；左侧则反之。检查时应注意有无视乳头水肿、充血、苍白，视网膜血管有无动脉硬化、出血等。

视乳头水肿时眼底检查可见视乳头边缘模糊，视乳头充血变红。视神经萎缩时眼底检查常可见视乳头苍白，动静脉变细。动脉硬化患者眼底检查时可见动脉管腔变细，反光增强，呈银丝状。

（三）动眼神经、滑车神经、展神经

动眼神经（oculomotor nerve）、滑车神经（trochear nerve）和展神经（abducens nerve）是第Ⅲ、Ⅳ、Ⅶ对脑神经，都是支配眼球运动的，他们互相协调支配眼肌正常活动，故可同时检查。

外观检查：双侧眼裂是否等大，有无增大或变窄，有无上睑下垂，眼球有无突出或内陷，眼球有无斜视或同向偏斜。

眼球运动检查：让患者头部不动，两眼注视检查者的手指，并随之向上方、下方、内侧、外侧、内上方、内下方、外上方、外下方8个方向转动，注意有无运动受限，并注意有无复视和眼球震颤。

瞳孔检查：正常瞳孔为圆形，位置居中，两侧等大，成人瞳孔直径为3~4mm，小于2mm为瞳孔缩小，大于5mm为瞳孔扩大。检查对光反射时，嘱患者注视远处，以手电筒光从侧面分别照射瞳孔，可见瞳孔缩小。正常时感光的瞳孔缩小，称直接对光反射；未直接感光的瞳孔也缩小，称间接对光反射。检查瞳孔的调节反射时，嘱患者先平视远处，然后再突然注视一近物，此时两侧眼球内聚，瞳孔缩小。两侧瞳孔大小不等、形状异常、对光反射迟钝或消失，都是重要体征，常由于动眼神经或视神经受损所致。

（四）三叉神经

三叉神经（trigeminal nerve）是第Ⅴ对脑神经，包括感觉和运动功能。

1. 感觉　颜面皮肤、鼻黏膜和舌的感觉（味觉除外）都由三叉神经感觉支支配。用针、棉签以及盛冷热水的试管分别检查三叉神经分布区域内皮肤的痛觉、触觉和温度觉，两侧对比。

2. 运动　先观察咬肌、颞肌有无萎缩，再用双手分别按在两侧该肌肉上，让患者作咀嚼动作，注意有无肌张力与收缩力减弱，两侧是否相等。让患者张口，以露齿时上下门齿的中缝线为标准，如下颌偏向一侧，则示该侧翼状肌麻痹。一侧三叉神经运动支受损时，该侧颞肌萎缩，咀嚼无力，张口时下颌偏向病侧。

3. 反射　用棉絮刺激角膜时，可引起两侧迅速闭眼，称角膜反射。如三叉神经的第一支－眼神经受损，则角膜反射消失。如一侧三叉神经损害，角膜感觉缺失，双侧瞬眼消失，检查健侧仍能引出；当一侧三叉神经麻痹时，该侧不瞬眼而对侧反射存在。

（五）面神经

面神经（facial nerve）是第Ⅶ对脑神经，由运动、感觉和副交感神经组成，主要支配面部表情肌和舌前 2/3 味觉。

1. 外观　观察额纹及鼻唇沟是否变浅，眼裂是否增宽，口角是否低垂或偏向一侧。

2. 运动　让患者做皱眉、闭眼、吹哨、露齿、鼓气动作，比较两侧面肌收缩是否相等。一侧面神经周围性瘫痪时，该侧上半部与下半部面肌都瘫痪，如只有下半部面肌瘫痪，则为中枢性面瘫。

3. 味觉　让患者伸舌，检查者以棉签蘸少许糖、醋、盐或奎宁溶液，轻涂于舌前一侧，不能讲话和缩舌，可令指出事先写在纸上的甜酸咸苦等字。先试可疑一侧，再试健侧。每种味觉测试完毕时，需用温水漱口。面神经损害则舌前 2/3 味觉丧失。

（六）位听神经

位听神经（vestibulocochlear nerve）又称前庭蜗神经，是第Ⅷ对脑神经，由司管听觉的蜗神经和司管平衡的前庭神经组成。

1. 听觉检查　通过正常对话，大体可了解患者听力情况，音叉检查用于判断耳聋性质，如要准确的资料，可用电测听计检查。

（1）音叉 Rinne 试验　用振动的音叉放于患者耳旁或将音叉柄端置于患者乳突部，分别试验气导及骨导时间。正常为气导＞骨导，传导性耳聋时骨导＞气导，神经性耳聋时气导＞骨导，但两者时间均缩短。

（2）音叉 Weber 试验　将振动的音叉柄端置于患者额部头颅中线，比较哪一侧耳的音响强，神经性耳聋时偏向健侧，传导性耳聋时偏向患侧。

2. 平衡觉检查　通过患者步态，闭目站立姿势调节可了解患者平衡机能，眼震的出现也常常是平衡障碍的一种表现。还可进行冷热水试验和旋转椅试验测试平衡功能。

（七）舌咽神经、迷走神经

舌咽神经（clossopharyngeal nerve）和迷走神经（vagus nerve）是第Ⅸ、Ⅹ对脑神经，这两对脑神经在解剖及功能上关系密切，常同时受损，故同时检查。

1. 运动　发音是否低哑或带鼻音，饮水是否呛咳、吞咽是否困难。嘱患者张口观察软腭及腭垂位置。一侧麻痹时，该侧软腭变低，腭垂偏向健侧。嘱患者发"啊"音，正常时两侧软腭均上提，腭垂居中；一侧麻痹时，该侧软腭上提差，腭垂向健侧偏。需要时可用间接咽喉镜检查声带运动情况。

2. 感觉　用棉签或压舌板轻触两侧软腭及咽后壁，了解有无感觉。舌后 1/3 的味觉由舌咽神经支配，检查方法同面神经。

3. 咽反射　嘱患者张口，用压舌板轻触左侧及右侧咽后壁，正常应有作呕反应，有舌咽或迷走神经损害时，患侧咽反射迟钝或消失。

（八）副神经

副神经（accessory nerve）是第Ⅺ对脑神经，为运动神经。通过观察肩的外形，嘱患者转头或耸肩可以检查到此神经受损情况。副神经受损时，向对侧转头及病侧耸肩无力，该部肌肉也可有萎缩。

（九）舌下神经

舌下神经（hypoglossal nerve）是第Ⅻ对脑神经，为运动神经，支配舌肌运动。先观察舌在口腔中的位置和形态，观察伸舌时有无偏斜、舌肌萎缩及肌束颤动，然后请患者将舌向各个方向运动。检查者用手指隔着脸颊判断其肌力。一侧麻痹时伸舌偏向麻痹侧，双侧麻痹时舌不能伸出口外。核下性病变时有同侧舌肌萎缩，核性病变时可见肌束颤动。

第二节　运动功能检查

运动是指骨骼肌的活动，包括随意运动，不随意运动和共济运动。

（一）肌力

肌力（muscle strength）是指肌肉主动运动时的收缩力量。一般以关节为中心检查肌群的伸、屈力量或外展、内收、旋前、旋后等功能。

肌力的记录采用 0~5 级的六级分级法。

0 级　完全瘫痪，肌肉无收缩。

1 级　肌肉可收缩，但不能产生动作。

2 级　肢体能在床面上移动，但不能抬起。

3 级　肢体能抬离床面，但不能抗阻力。

4 级　肢体能做抗阻力动作，但较正常差。

5 级　正常肌力。

（二）肌张力

肌张力（muscular tension）是指肌肉静止状态时的肌肉紧张度。肌张力是通过反射维持的。

检查者两手握住患者的一侧肢体，以不同的速度和幅度反复做被动的屈伸和旋转运动，感到阻力即为该肢体的肌张力，并进行两侧比较。

肌张力减低时，肌肉松弛，被动运动阻力减小或消失，关节运动范围大；肌张力增高时，肌肉僵硬，被动运动阻力增大，关节运动范围减小。锥体束损害时的肌张力增高，称为痉挛性肌张力增高，特点是被动运动开始时阻力大，动作越快，阻力越大，以后阻力迅速减小，称为折刀现象。痉挛性肌张力增高在上肢以屈肌和旋前圆肌明显，下肢以伸肌明显。锥体外系损害时的肌张力增高称为强直性肌张力增高，特点是在被动运动的整个过程中阻力增高均匀一致，称为铅管样强直。若伴有震颤，则在阻力均匀的基础上，出现规律而连续的停顿，犹如两个齿轮的镶嵌转动，称为齿轮样强直。

（三）共济运动

机体任意动作的完成都必须有一定的肌群参加，协调一致运动，称为共济运动（coorordination）。共济运动可分为平衡性和非平衡性两类。检查平衡性共济运动时，可观察患者站立、坐起、转身及行走。嘱患者双足并拢站立，双手平举向前，观察其睁眼或闭目时有无摇晃不稳或倾倒，此体征称为Romberg 征（闭目难立征）。

非平衡性共济失调检查主要观察肢体动作是否协调，有无辨距不良、运动分解及轮替动作困难。常用的检查方法如下。

1. 指鼻试验 患者坐位或站立，双肩保持水平，手臂外展，以一手示指指点自己鼻尖，再回到起始位置，反复多次并以不同速度指鼻。睁眼和闭眼分别试验，观察动作是否连贯、平稳、准确。

2. 跟膝胫试验 患者仰卧，嘱其将一侧下肢抬起，保持该脚踝背屈，足跟放到对侧膝盖上，然后沿着胫骨下滑直至拇趾，最后将足跟放至起始位，如此反复数次，动作需连续流畅。

3. 轮替动作试验 嘱患者以前臂快速地做旋前、旋后动作，或以一侧手快速连续拍打对侧手背，或以足趾叩击地面等。小脑性共济失调病人这些动作笨拙，节律慢而不匀，持续动作时更为明显。

第三节 感觉功能检查

感觉分为特殊感觉和一般感觉。特殊感觉是指通过特殊感受器所产生的感觉，如嗅觉、视觉、听觉、味觉等，已在脑神经中分别作了介绍。本节讨论一般感觉，它又可分为浅感觉、深感觉和复合感觉。

一、浅感觉

1. 轻触觉 嘱患者闭目，检查者用棉絮轻轻划过皮肤，当病人感觉到时，回答"有"，并说出部位。

2. 浅痛觉 用大头针轻刺皮肤，请患者感到痛觉时立刻报告，并在皮肤上划出范围。

3. 温度觉 查时准备装有冷水和热水的两支试管，嘱患者闭目，分别说出所试部位的冷、热感觉。

二、深感觉

1. 运动觉 患者闭目，检查者轻轻夹住患者手指或足趾两侧，上下移动5°左右，由患者说出"向上"或"向下"的方向。如感觉不清楚可加大活动幅度或再试较大的关节。

2. 位置觉 患者闭目，检查者将其肢体放于某一位置，嘱患者说出所放位置，或用另一肢体模仿。

3. 深痛觉 检查者挤压患者的肌肉和肌腱，询问有无痛感。

4. 振动觉 用振动着的音叉柄端置于骨突起处，如手指、桡尺骨茎突、鹰嘴、锁骨、足趾、内外踝、胫骨、膝盖、髂棘、肋骨等处，询问有无振动感觉，并注意感受时间，两侧对比。

三、复合感觉

1. 图形觉 患者闭目后，检查者以钝物在患者皮肤上画出简单的图形、数字或字母，请患者辨识。

2. 形体辨识觉 嘱患者闭目，让其用单手触摸一常用物品如钥匙、硬币，或立体模型如方块、圆球等，说出名称或形状。

3. 两点辨别觉 用钝角圆规的两针尖触及皮肤，询问患者感到一点还是两点。正常人身体各部位的两点辨别能力也不一致，如指尖为 3~4mm，背部为 4~5mm。

第四节 神经反射检查

⇒ **案例引导**

案例 患者，男，47 岁。突然剧烈头疼 2 小时，伴恶心、呕吐数次。既往史：否认心、肝、肺病史。吸烟史 10 年，不饮酒。查体：T 36.8℃，脉搏 86 次/分，呼吸 24 次/分，血压 130/85mmHg。查体：神清，痛苦面容，颈抵抗（+），Kernig 征（+），四肢肌力、肌张力无改变，巴宾斯基征阴性。

讨论 1. 该患者神经系统查体有何阳性体征？

2. 主要鉴别诊断是什么？应做什么进一步检查？

对感觉刺激引起的不随意运动称之为反射（reflex）。反射是神经活动的基础，在神经检查中占有重要地位，因为神经系统疾病反射障碍常常最早出现，最为客观且不易受患者心理因素影响。患者有一定意识障碍或儿童也能得到准确的检查结果。反射需由感觉和运动相结合而形成的反射弧才能出现，因此在某种程度上检查反射要比单纯检查感觉或运动更为意义重要。

（一）浅反射

刺激皮肤或黏膜引起的反射称之为浅反射（superficial reflexes）。

1. 腹壁反射（abdominal reflex） 患者仰卧，下肢略屈曲，使腹壁松弛，检查者用竹签沿肋缘下（胸 7~8 节）、脐平（胸 9~10 节）及腹股沟上（胸 11~12 节）的平行方向，由外向内轻划腹壁皮肤，反应为该侧腹壁肌肉收缩，脐孔向刺激部分偏移。

2. 提睾反射（cremasteric reflex） 用竹签自上而下轻划大腿内侧上部皮肤，反应为同侧提睾肌收缩，睾丸向上提起。反射中枢为腰髓 1~2 节（图 11-1）。

3. 跖反射（plantar reflex） 用竹签轻划足底外侧，自足跟向前方至小趾根部足掌时转向内侧，反应为足趾跖屈。反射中枢为骶髓 1~2 节（图 11-2）。

4. 肛门反射（anal reflex） 用竹签轻划肛门周围皮肤，反应为肛门外括约肌收缩。反射中枢为骶髓 4~5 节。

（二）深反射

对肌腱、骨膜或关节予以刺激引起的肌肉收缩称之为深反射（muscle - stretch reflexes），又称腱反射。

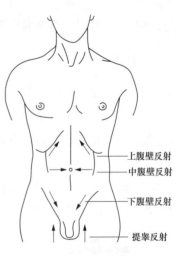

图 11-1 腹壁反射和提睾反射

1. 肱二头肌反射（biceps tendon reflex） 患者前臂屈曲 90°，检查者以左手拇指置患者肘部肱二头肌腱上，用右手持叩诊锤叩击左指甲，反应为肱二头肌收缩，引起屈肘。反射中枢为颈髓 5~6 节（图 11-3）。

2. 肱三头肌反射（triceps tendon reflex） 患者外展上臂，半屈肘关节，检查者托住其上臂，用叩诊锤直接叩击鹰嘴上方的肱三头肌腱，反应为肱三头肌收缩，引起前臂伸展。反射中枢为颈髓 6~7 节（图 11-4）。

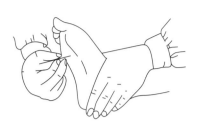

图 11-2　跖反射

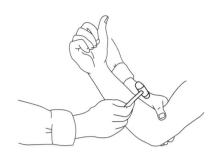

图 11-3　肱二头肌反射

3. 桡反射（radioperiosteal reflex）　　患者前臂放于半屈半旋前位，叩击其桡骨下端，反应为肱桡肌收缩，引起肘关节屈曲，前臂旋前。反射中枢为颈髓 5~6 节（图 11-5）。

4. 膝反射（patellar tendon reflex）　　患者坐于椅上，小腿完全松弛下垂与大腿成直角，或患者仰卧，检查者以左手托起其两侧膝关节使小腿屈成 120°，然后用右手持叩诊锤叩击膝盖下股四头肌腱，反应为小腿伸直。反射中枢为腰髓 2~4 节（图 11-6）。

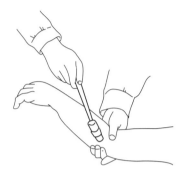

图 11-4　肱三头肌反射

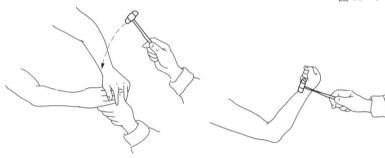

图 11-5　桡反射

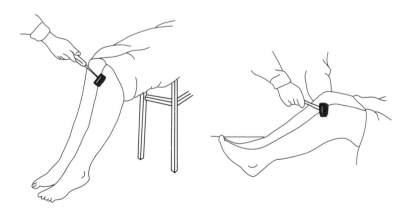

图 11-6　膝反射

5. 跟腱反射（achilles tendon reflex）　　患者仰卧位时屈膝近 90°，检查者左手背将其足部背屈成直角，叩击跟腱，引发腓肠肌和比目鱼肌收缩，足部跖屈。反射中枢为骶髓 1~2 节（图 11-7）。

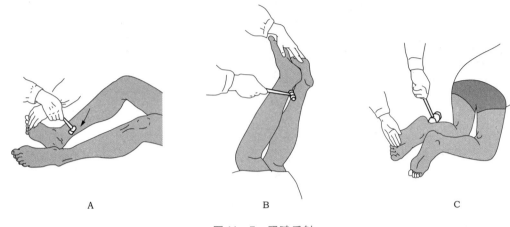

图 11 - 7　跟腱反射
A. 卧位；B. 俯卧位；C. 跪位

6. 阵挛（clonus）　深反射亢进时，用力使相关肌肉处于持续性紧张状态，该组肌肉则发生节律性收缩，称为阵挛。

（1）踝阵挛（ankle clonus）　检查者左手托腘窝，右手握足前部突然推向背屈，并用手持续压于足底，即出现跟腱的节律性收缩反应（图 11 - 8）。

（2）髌阵挛（patellar clonus）　患者仰卧，伸展下肢，检查者用拇示两指尖夹髌骨上缘，突然向下方推动，并维持向下之推力，髌骨即发生一连串节律性的上下颤动（图 11 - 9）。

图 11 - 8　踝阵挛　　　　　　　　　　　　　图 11 - 9　髌阵挛

（三）病理反射

病理反射（pathological reflexes）指锥体束病损时，大脑失去了对脑干和脊髓的抑制作用而出现的异常反射。1 岁半以内的婴幼儿由于神经系统发育未完善，也可出现这种反射，不属于病理性。

1. Babinski 征　是最重要的病理反射，是锥体束受损的特征性反射，也称病理性跖反射。患者放松平躺，检查者用竹签在足底从足跟开始沿脚底外侧划向小趾根部再转向内侧。刺激强度要适度均一，既要足以引出反射，又不可过强使患者因疼痛而出现退缩反应。阳性为拇趾向足背方向过伸，伴其他足趾呈扇形展开（图 11 - 10）。

2. Chaddock 征　用竹签沿脚背外侧自外踝下方向前划至足趾，阳性反应同巴宾斯基征（图 11 - 10B）。

3. Oppenheim 征　检查者以拇指和示指指节自上而下用力在患者胫前内侧划下。阳性反应同巴宾斯基征（图 11 - 10C）。

4. Gordon 征　检查者用力挤捏患者的腓肠肌，阳性反应同巴宾斯基征（图 11 - 10D）。

5. Hoffmann 征　检查时患者腕部略伸，手指微屈，检查者以手指夹住患者中指，用拇指向下弹拨患者的中指指甲。阳性反应为拇指和其他手指掌屈内收。以往本征被认为是病理反射，但目前观点认为本征是肌张力增高、深反射亢进的表现，反射中枢在颈髓 7 节至胸髓 1 节（图 11 - 11）。

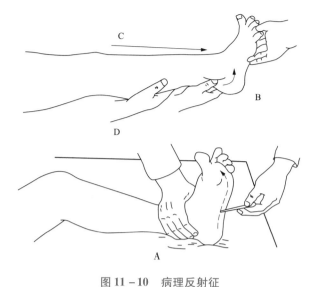

图 11 - 10　病理反射征

A. Babinski 征；B. Chaddock 征；C. Oppenheim 征；D. Gordon 征

（四）脑膜刺激征

脑膜刺激征是脑膜受生物的和化学的刺激后发生的一系列症状和体征，包括头痛、呕吐、颈强直、Kernig 征、Brudzinski 征等。最常见的原因是脑膜炎和蛛网膜下腔出血，晚期颅内压增高，严重脑积水和某些神经根受刺激也可引起类似表现，但症状不像脑膜炎和蛛网膜下腔出血那样典型。

1. 屈颈试验　脑膜受刺激时可表现出不同程度的颈项强直，尤其是伸肌强直，因此在被动屈颈时会遇到阻力，严重时各方向运动均受限. 检查者一手托于患者枕部，屈颈，另一手置于患者胸前，检查颈部的阻力。

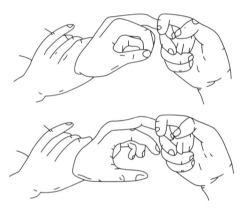

图 11 - 11　Hoffmann 征

2. Kernig 征　患者仰卧，检查者将患者一侧髋部屈曲至 90°，再被动伸直膝部. 虽然一般膝部都不能完全伸直，但如果大、小腿间夹角不到 135°时即发生疼痛和股后肌群痉挛，则为 Kernig 征阳性（图 11 - 12）。

3. Lasegue 征　患者仰卧，双下肢伸直，检查者抬起患者的一侧下肢并注意使膝关节保持伸直状态，如髋关节与躯干成角未达 70°即有抵抗并诉疼痛者为 Lasegue 征阳性。可见于脑膜刺激征、坐骨神经痛、腰椎间盘突出症、腰骶部脊神经炎等（图 11 - 13）。

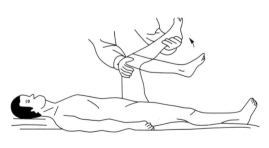

图 11 - 12　Kernig 征

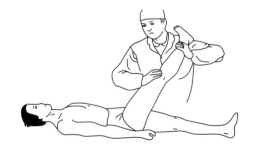

图 11 - 13　Lasegue 征

4. Brudzinski 征　患者仰卧，下肢伸直，检查者一手托起患者枕部，另一手按于其胸前。当头部前屈时，双髋与膝关节同时屈曲则为阳性（图 11 – 14）。

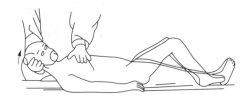

图 11 – 14　Brudzinski 征

第五节　自主神经功能检查

自主神经是由交感神经系统和副交感神经系统两部分组成，支配和调节机体各器官、血管、平滑肌和腺体的活动和分泌，并参与内分泌调节，葡萄糖、脂肪、水和电解质代谢，以及体温、睡眠和血压等。两个分系统会在大脑皮质及下丘脑的支配下，既拮抗又协调地调节器官的生理活动。

（一）一般检查

1. 皮肤及黏膜　注意色泽有无苍白、潮红、红斑、发绀、色素减少、色素沉着，质地是否光滑、变硬、脱屑、潮湿、干燥等，并注意水肿、温度、溃疡、压疮等。

2. 毛发及指甲　有无多毛、少毛、局部性脱毛、指甲变形变脆等。

3. 括约肌功能　有无尿潴留或尿失禁，有无大便秘结或大便失禁。

4. 性功能　有无阳痿或月经失调，有无性功能减退或性功能亢进。

（二）自主神经反射

1. 眼心反射　患者仰卧休息片刻后，数一分钟脉搏次数，嘱患者眼睑自然闭合，检查者用右手的中指及示指置于患者眼球的两侧逐渐施加压力，压迫双侧眼球 20～30 秒，再数一分钟脉搏。正常每分钟脉搏可减少 10～12 次，每分钟减少 12 次以上提示迷走神经功能增强，迷走神经麻痹者无反应。如压迫后脉搏不减慢甚至加快，称为倒错反应，提示交感神经功能亢进。

2. 卧立位试验　平卧姿势起立后，数一分钟脉搏增加超过 10～12 次，或直立位置改至卧位一分钟脉搏减慢超过 10～12 次，提示自主神经兴奋性增高。

3. 皮肤划痕试验　用竹签在皮肤上适度加压划一条线，数秒后先出现白线条，以后变为红条纹，为正常反应。如划线后的白色条纹持续较久，超过 5 分钟，提示交感神经兴奋性增高；如红色条纹持续时间较久，而且逐渐增宽甚至隆起，提示副交感神经兴奋性增高或交感神经麻痹。

4. 竖毛反射　竖毛肌由交感神经支配，将冰块放在患者的颈后或腋窝皮肤上，或于局部皮肤给予搔划刺激，数秒后可引起竖毛反应，毛囊处隆起如鸡皮状。刺激后 7～10 秒时最明显，以后渐消失。如有脊髓横断性损害，则在损伤水平以下无竖毛反射。

（三）发汗试验

常用碘淀粉法，即以碘 1.5g，蓖麻油 10.0ml，与 95% 酒精 100ml 混合成淡碘酊涂于皮肤，干后再敷以淀粉。皮下注射毛果芸香碱 10mg，正常会引起全身出汗，出汗处淀粉变蓝色，无汗处皮肤颜色不变，可帮助判断交感神经功能障碍的范围。

答案解析

目标检测

一、选择题

1. 眼球向下及向外运动减弱提示有损害的神经是（　　）

　　A. 动眼神经　　　　　　　　B. 视神经　　　　　　　　C. 滑车神经

　　D. 三叉神经　　　　　　　　E. 展神经

2. 直接与间接角膜反射均消失提示有损害的神经是（　　）

　　A. 迷走神经　　　　　　　　B. 面神经　　　　　　　　C. 滑车神经

　　D. 副神经　　　　　　　　　E. 三叉神经

3. 舌前 2/3 味觉丧失提示有损害的神经是（　　）

　　A. 迷走神经　　　　　　　　B. 面神经　　　　　　　　C. 舌咽神经

　　D. 副神经　　　　　　　　　E. 三叉神经

4. 肢体在床面上能水平移动，但不能抬离床面提示肌力为（　　）

　　A. 1 级　　　　　　　　　　B. 2 级　　　　　　　　　C. 3 级

　　D. 4 级　　　　　　　　　　E. 5 级

5. 患者，女，30 岁。迎风骑车时出现右侧耳后疼痛，面部歪斜入院。检查时发现右侧眼裂变大，闭眼不全。根据上述检查结果最可能的是（　　）

　　A. 右侧面神经周围性损害　　B. 左侧面神经周围性损害　　C. 右侧面神经中枢性损害

　　D. 左侧面神经中枢性损害　　E. 左侧三叉神经损害

6. 患者，男，27 岁。因劳累后出现下肢肌力障碍，充盈性尿失禁，以急性脊髓炎入院。查体：膝反射消失，Babinski 征阳性。患者膝反射消失提示受累脊髓包括（　　）

　　A. 腰髓 1～2 节　　　　　　B. 胸髓 11～12 节　　　　C. 腰髓 2～4 节

　　D. 骶髓 1～2 节　　　　　　E. 骶髓 4～5 节

二、简答题

1. 简述肌力的检查方法以及肌力分级。

2. 简述共济失调的检查方法。

3. 什么是病理反射？常用的检查方法有哪些？

4. 简述脑膜刺激征的常用检查方法。

（张　锟）

书网融合……

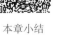
本章小结

微课

题库

第十二章　全身体格检查

📖 学习目标

1. 掌握　全身体格检查的基本要求。
2. 熟悉　全身体格检查的基本项目。
3. 了解　全身体格检查的顺序。
4. 学会全身体格检查及检查手法，具备体格检查的能力。

全身体格检查（complete physical examination）是临床医生和医学生必备的基本功，是评价和考核医师基本临床技能的主要内容之一。用于住院患者、健康人全面的体格检查等。它是面对具体患者或受检者从头到脚全面系统地、井然有序地进行全身体格检查。本章旨在使医学生一开始即遵循一定的全身体格检查的原则与规范，保证检查内容全面系统、顺序合理流畅，方法正规适当，从而提高体格检查的效率与质量。基本要求如下。

1. 全身体格检查的内容务求全面系统。这是为了搜集尽可能完整的客观资料，起到筛查（screening examination）的作用，也便于完成住院病历规定的各项内容。通常体格检查是在问诊之后进行，因此检查者初步明确需应重点深入检查（focused examination）的内容，对重点检查的器官应更为深入细致，一般来说应该包括器官系统教学中要求的各项内容。这就使每例全身体格检查不单纯是机械地重复，而是在全面系统的基础上有所侧重，使检查内容既能涵盖住院病历的要求条目，又能重点深入罹病的器官系统。

2. 全身体格检查的顺序应是从头到足分段进行。遵循一种合理、规范的逻辑顺序，可最大限度地保证体格检查的效率和速度，并且可减少患者的不适和不必要的体位变动，同时也方便检查者操作。为了检查的方便，某些器官系统，如皮肤、淋巴结、神经系统，采取分段检查，统一记录。

3. 遵循全身体格检查内容和顺序的基本原则的同时，允许根据具体病情和医生的情况，形成自己体检的习惯。实施中可酌情调整对个别检查的顺序。如甲状腺多取后面触诊，对卧位的患者在坐位检查后胸时可再触诊甲状腺，予以补充。如检查前胸时，为了对发现的肺部体征有及时而全面的了解，也可立即检查后胸部。腹部检查采取视诊、听诊、叩诊、触诊顺序更好。四肢检查中，上肢检查习惯上是由手至肩，而下肢应由近及远进行。实施的关键是全面、认真、细致。

4. 体格检查还要注意具体操作的灵活性。具体病例具体处置，如急诊、重症病例，可能需要简单体检后即着手抢救或治疗，遗留的内容待病情稳定后补充；不能坐起的患者，背部检查只能侧卧进行。肛门直肠、外生殖器的检查应根据病情需要确定是否检查，如确需检查应特别注意保护患者隐私。

5. 全身体格检查的顺序。以卧位患者为例：一般情况和生命征→头颈部前、侧胸部（心、肺）→（患者取坐位）后背部（包括肺、脊柱、肾区、骶部）→（卧位）腹部→上肢、下肢→肛门、直肠→外生殖器→神经系统（最后站立位）。

以坐位患者为例：一般情况和生命征→上肢→头颈部→后背部（包括肺、脊柱、肾区、骶部）→（患者取卧位）前胸部、侧胸部（心、肺）→腹部→下肢→肛门直肠→外生殖器→神经系统（最后站立位）。

这样，可以保证分段而集中的体格检查顺利完成。而在此过程中患者仅有 2~3 次体位变动。

6. 强调边查边想，正确评价；边查边问，核实补充。对于客观检查结果的正常限度、临床意义，需要医生的学识和经验，做出正确的分析。有时需要反复的检查和核实，才能获得完整而准确的资料。但充分掌握全身检查的基本项目与顺序，可以减少重复检查的次数。

7. 检查过程中与患者的适当交流，不仅可以融洽医患关系，而且可以补充病史资料，如像补充系统回顾的内容，查到哪里，问到哪里，简单几个问题可十分自然而简捷地获取各系统患病的资料；又如健康教育及精神支持也可在检查过程中体现。

8. 掌握检查的进度和时间，一般应尽量在 30 ~ 40 分钟内完成。

9. 检查结束时应与患者简单交谈，说明重要发现，患者应注意的事项或下一步的检查计划。但初学者需掌握分寸，对体征的意义把握不定时，不要随便解释，以免增加患者思想负担或给医疗工作造成紊乱。

（高凤敏）

书网融合……

本章小结

第三篇 实验诊断

第十三章 概　论

📖 **学习目标**

1. **掌握** 实验诊断学的概念；标本采集和处理。

2. **熟悉** 室内质量管理体系和室间质量评价的概念；参考值、医学决定水平和危急值的概念；实验结果的应用。

3. **了解** 实验诊断学的发展史；分析前与分析后的质量控制。

4. 学会血液、排泄物、体液标本的采集、处理、运送、接收和保存，具备利用生物参考区间、医学决定水平和危急值，判断受检标本的结果是否正常，是否危及生命的能力。

实验诊断学起源于临床医学。根据记载希腊名医希波克拉底通过感官（视、嗅）对患者的尿液进行观察，辅以疾病的诊断，开创了最早的实验诊断学。随着基础医学、临床医学、群体医学和生物工程学的不断发展，更多新的理论和技术被应用于实验诊断学中，使实验诊断学向着高科技、高水平和强理论的方向发展，并衍生出一门新的科学——检验医学（laboratory medicine）。实验诊断学侧重于将检验结果应用于临床，而检验医学则是以检验方法的研究和改进为目的。

第一节　实验诊断学的基本概念

一、基本概念

实验诊断学是利用感官及现代化技术（如物理、化学、生物学、免疫学、遗传学和分子生物学等），对各种离体标本（如血液、尿液、分泌物、排泄物和组织细胞等）进行检查，并结合临床症状、体征和其他辅助检查，加以科学的分析，最终为疾病的预防、诊断、治疗及人群保健提供科学依据。包括实验室前、实验室中和实验室后三个主要部分。

1. 实验室前 包括临床医生对患者临床表现的综合分析并提出需要检验的项目组合、经过与上级医生的商讨制定医嘱、检验项目的申请、患者的准备、样本采集和运输（包含实验室外的运输和实验室中的运输）。

2. 实验室中 是指临床实验室为疾病的预防、诊断、治疗及人群的保健提供信息，对取自人体的标本进行血液学、生物学、微生物学、免疫学、生理学、细胞学、理化性状及其他检验学的分析。

3. 实验室后 包括检验结果的审核、发布、报告和传递，对结果解释和进一步检查提供咨询服务，检验样本的保存，检验结果和临床资料相结合进行综合性分析。

二、实验诊断学的内容和发展史

传统的实验诊断包括血液学检验、生物化学检验、病原生物学检验、免疫学检验和体液与排泄物的检验。聚合酶链式反应（polymerase chain reaction，PCR）和基因芯片的发明，使实验诊断学中增加了分子生物学和遗传学实验诊断。随着科学技术的发展，特别是计算机、电子技术等多领域的发展并渗透到实验诊断学科中，标本的检测摆脱了对手工的依赖转而走向全自动、机械化的方向发展。

1. 仪器的自动化　目前，除形态学相关检验外（如骨髓细胞分类、细菌形态鉴定等），80%的检验项目可通过自动化仪器完成。如自动血细胞分析仪、自动尿液分析仪、自动生化分析仪、自动化学发光分析仪、自动放射免疫分析仪、自动血气分析仪、自动细菌培养与鉴定仪器、自动酶标仪、流式细胞仪、自动核酸杂交仪等。它们共同的特点就是自动化、多功能、智能化、可靠性。

2. 试剂的多样化　在检测过程中应根据不同的检验项目选用相应的试剂，原则上应遵循：①按检验的灵敏度和重复性选择适用的试剂；②按仪器的性能选择匹配的试剂；③必须严格按照说明书使用商品试剂，避免检验结果不可靠。

3. 方法学的标准化　一种检验方法应用于临床检测时，要求其具有简便、快速、高灵敏性和特异性等特点。在对一个指标进行检测时往往有多种可供的选择，但并非所有方法都能达到标准。因此检验方法的标准化对临床实验室标本的检测具有重要的指导意义。例如，测定血细胞比容（HCT）的方法有：①温氏法；②微量法；③微量离心计算法；④血液分析仪法；⑤放射性核素法等。其中微量法被WHO推荐为常规方法，被美国临床实验室标准化协会（CLSI）推荐为参考标准。

4. 分子生物学技术的应用　分子生物学技术已经广泛地应用于临床检验，特别是基因检测、感染性疾病、遗传性疾病的检测中。主要开展的技术有：①聚合酶链式反应，由定性走向定量，常用的有荧光-酶结合反应、生物素-亲和素结合反应、电化学发光技术和生物发光技术；②体外分子杂交技术，利用带标记的已知序列探针来检测未知的核酸标本，可以对许多遗传学疾病（如地中海贫血）进行产前诊断，也应用于一些感染性疾病（如乙型肝炎）的检测，还可以在器官移植过程中对供者与受者的术前评估和受者术后的监测起着重要作用。主要有液相杂交、菌落原位杂交、斑点杂交、Southern-blot杂交、Northern-blot杂交和组织原位杂交等。

5. 床边检验（point of care test，POCT）　又称为即刻检验，是一组快捷、简便的检测试验。与实验室检验相比，具有快速、操作简便、不需要复杂的仪器和专门的人员培训，但需要进一步的标准化和规范化。主要运用于尿液化学分析、肝肾功能检测、消化道出血的监测、出血性疾病的筛选、感染性和心脏性疾病的检测、血气分析、药物与毒素检测等。

6. 个体化检验医学　随着医学理论与技术的不断发展，现代化医学讲究诊疗应以人为本、因人制宜，应充分考虑个体的差异性，选择最优的诊疗方案，提高诊断的针对性和有效性。人体基因组中0.1%核苷酸序列的不同决定了个体的差异性，而人体对疾病的易感性也常由基因所决定。分子生物学技术可以检测基因水平的差异，从而为个体化诊疗提供依据。个体化诊疗的核心技术主要有DNA测序技术、基因芯片技术、蛋白芯片技术和代谢组学等。主要应用于疾病的预测和预防、治疗药物的选择、肿瘤患者的评估。如CYP2C9活性发生变化可导致华法林、苯妥英等药物体内浓度出现较大的变化，甚至引起严重不良反应，检测CYP2C9基因在不同个体对华法林、苯妥英等药物的应用有指导意义。

7. 大数据下的检验医学　计算机技术大力发展的今天，世界进入了大数据时代。随着医疗信息逐渐数据化，检验医学不再依赖传统的随机抽样调查，转而在所有数据中挖掘有价值的信息。例如，检验结果参考值的确定来源于对一部分人群进行抽样调查，而利用大数据可以对全部人群的检验结果进行归类汇总，从而得出更加准确、更加适合大多数人群的参考区间。

8. 精细化检验医学 由于人体结构和功能的复杂性及所处环境的不同，检验医学倾向于经验性和普遍适用性检查，因此产生了一系列不必要的检查。精细化检验医学本着患者的最大获益和医疗资源配制高效化的原则，结合患者的实际情况合理开展检验项目。例如，对体检人群进行地域、人种、年龄、职业、气候和族群进行划分，针对性地对人群进行疾病的预防和常见病的筛查，不仅降低了受检者的花费而且达到优化医疗资源配置的目的。

第二节　医学检验的质量管理体系和检验结果的影响因素

检验结果的准确性直接影响到医疗质量，所以应该用科学的质量管理体系来规范检验过程中的每一步。影响检验结果的因素主要集中在分析前（pre‐analytical phase）、分析中（analytical phase）和分析后（post‐analytical phase）三个阶段。只有控制好这三个阶段各环节的误差，才能保证检验结果的质量。

一、分析前质量控制

（一）分析前质量管理体系

分析前阶段始于临床医师提出检验申请，止于启动检验程序（亦有些实验室止于样本接收）。分析前质量管理体系是保证检验结果准确性的重要基础。建立分析前质量管理体系可以参照其进程，结合各实验室的特点进行，至少应该包括对医师、护理人员及患者的信息指导、检验申请、标本采集、标本运输和接收、不合格标本的处理、标本储存、前处理等。

分析前质量管理体系的建立需要临床科室和后勤部门的支持和协助，并定期对体系中的每一环节的技术和管理问题进行分析和总结，对涉及的相关人员进行系统化的培训和考核。实验室可通过发放现行有效的样本采集手册给临床医生、护士和标本运送人员，并进行培训，保证这一环节的质量。

（二）分析前影响因素

影响结果的分析前因素有身体因素和生活状态，如年龄、性别、体重、人种、民族、居住环境、内分泌周期、女性生理周期、妊娠、精神状态、运动、饮食、服用药物、吸烟饮酒等；标本采集和处理，如采集部位、标本的运输等；检验项目的选择与医嘱的制定等。

根据美国疾病预防与控制中心和临床病理实验室的报告，检验结果出错的原因60%以上来自分析前，主要是标本采集和处理上。

1. 血液标本的采集和处理

（1）血液标本的种类　①全血适用于临床血液学检查，如血细胞计数、白细胞分类和形态学检查。②血浆适用于血浆生理性和病理性化学成分的测定，特别是内分泌激素测定；血浆除钙离子外，含有其他凝血因子，也适用于血栓和止血的检查。③血清适用于临床化学和临床免疫学检查。④有些特殊的检验项目需要特定的细胞作为标本，如浓集的粒细胞、淋巴细胞、分离的单个核细胞等。

（2）采血的部位　①静脉采血：多采用位于体表的浅静脉，通常采用肘前静脉、手背静脉、内踝静脉或股静脉。小儿科采取颈外静脉血液。静脉采血前要仔细检查针头是否安装牢固，针管内是否有空气和水分。抽血时针栓只能向外抽，严禁内推，以免静脉内进入空气形成栓子，导致栓塞。采用真空采血法是应注意区分不同的采血管，以免混用影响检验结果，使用时应按照标准进行。某些特殊检查，为避免血小板激活，要使用塑料注射器和经硅化处理的试管或塑料试管。为防止对结果的干扰，严禁从静脉输液管中直接抽取血液标本。②末梢采血：是采集微动脉、微静脉和毛细血管的混合血，同时含有细胞间质和细胞液。可选择耳垂和手指部位，但耳垂血循环较差，受气温的影响大，检测结果不稳定。一般情况下选择手指部位采血，世界卫生组织推荐采集左手环指指端内侧的血液。婴幼儿可采集大拇指或足跟内外侧缘血液，严重烧伤患者可选择皮肤完整处采血。所采取部位的皮肤应完整，无水肿、炎症等。因第一滴血混有组织液，应擦去。如血流不畅切勿用力挤压，以免混入组织液影响结果的准确性。③动脉采血：常用于血气分析。常用的动脉有桡动脉、肱动脉、股动脉和足背动脉等。应选择有足够侧支循环的动脉，以减少因缺乏末梢血液流动而使穿刺部位发生缺血。采集的动脉血样本应隔绝空气，尽快送检。

（3）采血时间 ①空腹采血：指空腹 8 小时后清早采集的血液，多用于生化指标的检测。优点是可以减少饮食、昼夜节律和运动等对检验指标的影响。现行生物参考区间多基于健康人空腹的条件下建立，检测结果更具有临床意义。②特定时间采血：因人体生物节律在一天内呈周期性变化，所以一些检验项目结果会随着抽取时间的不同而改变，如内分泌激素、血糖等。用作细菌培养的血液标本应在寒战、高热时，并尽可能在用药前采集，以提高培养的阳性率。检查微丝蚴应尽量在晚上 9 点至次日 2 点之间采集。此外，甘油三酯、维生素 D 等还可随着季节变化。进行治疗药物监测时还应注意采血时药物的峰值和低谷。③急诊抽血：不受时间限制。采取的血液应及时送检，并标明急诊和采血的时间。

（4）采血顺序 如果患者需要检测多个项目，且需要采集多管血液时。正确的采集顺序有利于采取合格的血液样本，从而保证检验结果的准确性。CLSI 推荐的采血顺序如下：①血培养管或血培养瓶。②含枸橼酸钠的采血管，且枸橼酸钠：血液 =1:9，用于凝血试验，即浅蓝色管帽。③不含添加剂的采血管，即红色管帽；或用于血培养，含有聚茴香脑磺酸钠的黄色管帽。④用于生化试验，含肝素钠或肝素锂的绿色管帽。⑤用于血液学试验，含 $EDTA-K_2$ 的紫色管帽。⑥用于葡萄糖检测，含苯酸钾/氯化钠或者氟化钠/$EDTA-Na_2$ 的灰色管帽。

（5）样本处理 ①抗凝剂的选择：采用全血或血浆样本时，采血后立即将血液注入含有抗凝剂的试管中，充分混匀。采集动脉血时还需要现用肝素润洗针筒，以防止抽血过程中发生凝块。商品化的真空采血管根据管帽颜色的不同加入不同的抗凝剂。主要的抗凝剂见表 13-1。②标本运输：血液离体后，血细胞的代谢活动还在继续进行，葡萄糖分解成乳糖，使血糖下降；二氧化碳弥散，血液 pH 增高；K^+、Na^+、Cl^- 等离子在细胞和血液之间移动，将影响最终检验结果。所以血液标本采集后应及时送检。此外，用于微生物培养的血液标本暴露的时间越长，污染的概率越高，用于厌氧菌培养的血液标本应注意隔离空气。

表 13-1 常用血液抗凝剂的种类和特点

抗凝剂	抗凝原理	适用项目	注意事项
乙二胺四乙酸（EDTA）	与血液中的 Ca^{2+} 结合成螯合物，使 Ca^{2+} 失去活性	全血细胞计数	1ml 血液需要 1~2mg，采血后须立即混匀
枸橼酸盐	与血液中的 Ca^{2+} 结合成螯合物，使 Ca^{2+} 失去活性血液制品保养液	血沉、凝血试验、抗凝能力相对较弱，每毫升血液需 5mg	抗凝能力相对较弱，每毫升血液需 5mg
肝素	加强抗凝酶Ⅲ活性，灭活丝氨酸蛋白酶，阻止凝血酶形成	血气分析，肝素锂适用于红细胞渗透脆性试验	0.1~0.2mg 可抗凝 1ml 血液，不适合血常规检查
草酸盐	草酸根与血液 Ca^{2+} 形成草酸钙沉淀，使其无凝血功能	草酸钾干粉常用于血浆标本抗凝	2mg 草酸盐可抗凝 1ml 血液，容易造成钾离子污染，现已少用

2. 尿液标本的采集和处理 尿液标本类型众多，临床应用的尿液标本主要有清洁中段尿、24 小时尿、导管尿、耻骨上穿刺尿、随机尿、晨尿等，根据采集方法的不同可以分为清洁中段尿、24 小时尿、导管尿、耻骨上穿刺尿 4 种。尿液标本采集后应于 2 小时内分析完毕，否则尿中有形成分将会有不同程

度的破坏，如细胞、管型减少，而结晶、细菌将逐渐增加。

3. 粪便标本的采集和处理 一般检验采集新鲜的自然排出的粪便 3～5g，必要时可以肛拭子采集。对于有黏液、血液或脓液的标本，应取含有黏液、血液或脓液的部分。对于外观正常的粪便，应从表面、深处等多位置取材。粪便标本需用干燥、清洁、无吸水性、有盖的容器盛放。送检时间一般不超过 24 小时，如检查肠道原虫滋养体，应立即检查。

4. 脑脊液标本的采集和处理 脑脊液标本通过腰椎穿刺采集，特殊情况下可由小脑延脑池或侧脑室穿刺采集，操作过程遵循无菌原则。脑脊液分别收集于 3 个无菌容器中，第一管做生化或免疫学检查，第二管做病原微生物学检查，第三管做理学和显微镜检查。标本采集后应及时送检，脑脊液放置过久会导致细胞破坏变形，并可产生纤维蛋白凝集，引起细胞分布不均。脑脊液中的细胞分解葡萄糖造成糖含量降低。

5. 浆膜腔积液标本的采集和处理 浆膜腔积液标本通过胸腔穿刺术、腹腔穿刺术和心包穿刺术采集。常规及细胞学和生化检查各留取约 2ml，厌氧菌培养留取 1ml，结核菌检查需留取 10ml。为防止凝块形成、细胞变性、细菌自溶等情况，应立即送检。此外常规及细胞学检查的标本宜加入 EDTA – K$_2$ 抗凝，生化检查标本宜用肝素抗凝。另外留 1 管不加抗凝剂的标本用于观察有无凝固现象。

6. 样本的运送、接收和保存

（1）标本运送要求 ①唯一标识性：标本采集后都应具有唯一的标识，标识信息除编号外，还应包括患者姓名、性别等基本资料。目前常用条形码建立唯一标识。②及时性：标本采集完成后应尽量减少运送时间，时间耽搁得越少对检验结果的影响越小。如血液离体后，血细胞依旧在进行正常的生理活动，并且在不断地改变血液中物质，延长标本送检时间将导致血糖、血氧、血液 pH 等检验结果发生改变。若不能及时运送，需注意样本的储存。除有特殊需要的样本外，其余可置于 4℃ 低温保存。③生物安全性：某些具有生物污染的标本应使用专用容器密封运输，并且应有特殊的标识（如剧毒、易传染等）。专用的容器在闲置时应及时消毒，定期检查其密闭性。④条件性：不同的标本对环境的适应性不同，运输时应注意标本的运输条件。有些标本运输时需要加盖，如血液标本；一些标本运输时需要保温，如用于分离奈瑟菌、流感嗜血杆菌等的标本；有些标本运输是需要冰浴，如血氨、促肾上腺皮质激素等的检测；还有些标本运输途中需要避光，如维生素 A 和维生素 B$_6$ 等。所有标本在运输过程中均应避免剧烈震荡。

（2）样本的接收 实验室应规定样本的接收标准，要求标本具有可追溯性。对不合格的样本进行拒收，并及时与临床联系，重取标本，如确实属于难得的标本，实验室可进行让步检验，但应在报告单上进行备注说明。

（3）样本的保存 正常情况下，应及时对送检标本进行检验，对于无法及时检验的标本应根据项目条件，及时分离，采用低温保存。例如，生长激素在 2～8℃ 可保存 14 小时；在 –20℃ 可保存 6 个月，需避免反复冻融。在留取 24 小时或 12 小时尿液时，尿液标本置于冰箱保存（最佳方式）或加入防腐剂。

二、分析中质量控制

（一）分析中质量管理体系

1. 室内质量控制 简称室内质控，指在实验室内部为了监测和保证检验过程中每个环节的质量，并尽可能降低所有可能影响检验结果的因素而采取的一系列检查、控制手段。室内质控的目的是通过对质控结果的统计判断，推定同分析批患者检测结果的可靠性。长期进行室内质控将很好地控制本实验室检验工作的精密度，监测其准确度的改变，提高日常工作中批间或批内标本的检测结果。其内容包括分析程序的标准化、仪器的校准和维护、统计质量控制等。临床实验室一般采用 Levey – jenning 质控图。

2. 室间质量评价 又称外部质量评价，是多家实验室分析同一样本，由外部独立机构收集和反馈实验室测定结果，并以此评价实验室对某类或某些检验项目的检测能力。室间质量评价的目的有：①提高实验室的检验质量，改进工作，提供检验结果的准确性，避免潜在的医疗纠纷。②建立参与实验室间检测结果的可比性和一致性，为区域性检验结果互认奠定基础。③为实验室能力认证、资格评审和执照注册等提供客观依据。④对市场上同类分析检测系统的质量进行比较，并协助生产单位改进质量。室间质量评价无法准确地反映分析前和分析后存在的问题，如患者的准备与确认、标本的采集、运输和存储、检验结果的报告等，因此，室间质量评价无法代替实验室内部的质量控制。

（二）分析中影响因素

影响检验结果的分析中因素有检验标本的质量和处理、检验试剂和仪器、操作人员的能力、检验方法、实验室安全及成本等。实验室应建立完善的质量管理体系文件，对人员的培训、检验方法的选择、质量控制、结果报告以及仪器的操作、校准、保养和维护等进行规定，并严格执行，保证检验结果的准确性和有效性。

三、分析后质量控制

（一）分析后质量管理体系

分析后阶段是指患者标本分析后检验结果的发出到临床应用。分析后过程包括审核、规范格式、结果解释和发布、报告的传输。分析后质量管理的目的是采取一系列措施和方法使检验数据更加准确、真实、无误，并转化为临床能直接采用的疾病诊疗信息。分析后质量管理是全面质量控制的最后一道关口，这一阶段的质量保证主要有三个方面。①检验结果的审核与发放；②检验标本的保存和处理；③咨询服务及与临床的沟通。同时，应注重实验室与临床的沟通和反馈，让实验室了解临床的需求和自身存在的不足，及时改进实验室的服务。

（二）分析后影响因素

影响检验结果的分析后因素有结果记录、报告出具、计算机录入、与临床的沟通等。

第三节 实验诊断的生物参考区间和医学决定水平

⇒案例引导

案例 患者，男，50岁，例行体检。体格检查：心率60次/分，血压95/70mmHg，一般情况良好，营养中等。实验室检查：红细胞5.1×10^{12}/L，血红蛋白155g/L（参考区间：120～165 g/L），红细胞压积47.2%，MCV为93fl，MCH为30.6pg，MCHC为328g/L，白细胞6.8×10^9/L，血小板290×10^9/L。进入西藏工作一年半后，红细胞5.9×10^{12}/L，血红蛋白179g/L，红细胞压积52.1%，MCV为88fl，MCH为30.2pg，MCHC为344g/L，白细胞7.9×10^9/L，血小板248×10^9/L。

讨论 1. 根据上述资料，该患者进藏后的血红蛋白正常吗？

2. 红细胞参数和血红蛋白进藏前后变化的可能原因是什么？

一、生物参考区间

检验的最终目的就是判断受检样品的结果是否正常，因此每种检验项目都需要一个判断标准，即所谓的正常值或正常范围。但正常值是相对而言的，无法判断谁是真正的正常，所以用参考值和参考区间来代替。

参考值和参考区间是利用统计学方法产生的。参考值是通过对抽样个体进行某项检测所得到的值；正态分布的参考区间是将所有抽样组测得值的平均值加上或减去 2 个标准差，而非正态分布的参考区间，可采用百分位数法，计算出 P_5 和 P_{95}。对于某个检验项目，各实验室所用的仪器和试剂不相同，因此所使用的参考值也不一致；不同人群因生理状态不一致，所以参考值也不尽相同。各实验室应建立自己的参考区间供临床参考。

二、医学决定水平

医学决定水平是不同于参考值的另一个限值。指通过观察测定值是否高于或低于这些限值，可在疾病诊断中起排除或确认的作用，或对某些疾病进行分级或分类，或对预后做出估计，以提示医师在临床上应采取何种处理方式，如进一步做某方面的检查，或决定采用某种治疗措施等。参考区间可以有一个上限和一个下限，如内分泌激素的检测，结果显示增高或降低分别反映内分泌功能亢进或减低。也可以有一个上限或一个下限，如细胞内酶一般不存在于细胞外或仅有少量，检测结果增高代表细胞受损；而维生素的检测结果升高无临床意义，若降低才具有意义。检测中出现结果略高或略低于参考值称为临界值，此时应重复检测以排除由技术或人为误差引起，也可能是处于疾病早期或轻型所导致的异常值，对此类报告进行解释时应结合其他临床资料进行全面分析。医学决定水平可根据不同的疾病诊断要点和标准、不同的治疗要求和治疗方案，可设定多个上限或下限，并且每个上限或下限都各自代表疾病的不同状态或需要采取不同的治疗措施，如血肌酐值 $133 \sim 177\mu mol/L$、$186 \sim 442\mu mol/L$、$451 \sim 707\mu mol/L$ 和 $\geq 707\mu mol/L$ 分别对应慢性肾衰竭的肾功能代偿期、肾功能失代偿期、肾功能衰竭期和尿毒症期。临床上一些危急值和必须马上处理所需值等，也是医学决定水平范畴。

三、危急值

危急值是指某些检验结果出现异常（过高或过低）时，可能危及患者的生命，医生必须紧急处理。危急值与医学决定水平有联系但不完全相同，并不是所有的检验项目都有危急值，也不是所有医学决定水平值都是危急值，只有危及患者生命的检验结果才叫危急值。危急值与急诊检验的概念不能混淆，急诊检验结果无论是正常还是异常都必须马上报告；危急值的项目不一定是急诊检验，只要检验结果中的一些关键指标处在规定的警告或危急的范围内，实验室人员应立即通知临床采取相应的措施，否则可能错过最佳的抢救时间，造成严重的后果。由于检验样本的分析前阶段影响因素较多，危急值如与病情不符，需立即采样重新检测。

各医院所制定的危急值范围不尽相同，实验室应与临床医生协商确定适用的关键指标及其警告或危急的区间。且不同科室相同检验项目的危急值也可能不一样，主要由该科室的病种所决定，应做到不同地区、医院甚至病种的个性化。

第四节　方法学的选择和实验结果的有效使用

一、方法学的选择

实验室在建立和选择某种方法时，都会对该方法进行性能验证和临床评价。

1. 性能验证　临床实验室引入新的或修改的检验方法时，应对此项目进行性能验证，证明所选方法的分析性能符合要求，以保证检验结果的准确和可靠。

（1）定量分析系统分析性能验证 定量分析系统能给出具体数值的检验结果，当临床实验室引入的检验方法已由国家食品药品监督管理局（CFDA）批准时，使用前只需对其进行验证，即对引入方法的精密度、正确度和线性范围进行验证，它们分别代表了多次测序结果的一致性、测定值与真值接近的程度和检测方法能够测定出待测物的范围。若临床实验室引入的方法是自行开发或是对已被 CFDA 批准的方法进行重大修改时，使用前需要进行更加复杂和全面的确认。

（2）定性分析系统分析性能验证 定性分析系统仅给出阳性或阴性的检验结果。定性分析系统的性能验证方法主要有：①重复性研究，即确立被验证方法的临界值，并进一步确立临界值 ±20% 的样本浓度范围是否在该方法临界值的 95% 区间内；②方法学比较，与其做对比的方法可以是另一种定性方法、金标准方法、定量方法或临床诊断。采用同一组样本，经 2 种或 2 种以上方法同时检测，最后对检测结果进行比较。

2. 诊断性试验的评价 对一个新引入的检验项目应用于临床时，除性能验证外，还需从临床应用价值方面对其进行评价，即对该项目在临床诊断和治疗决策中能起多大的作用进行评价。

（1）诊断性试验的评价原则 评价过程中应遵循循证医学的原则。①真实性的评价：被评价的诊断性试验应与标准诊断法进行盲法对比研究，标准诊断法是对某种疾病诊断最可靠的方法，又称"金标准"；研究对象的选择，首先，病理组应选择经标准诊断法明确诊断的，同时还应包括疾病的各种类型，如早期、中期、晚期、治疗前、治疗后、典型病例和不典型病例等。对照组应选择经标准诊断法确诊为无目标疾病的患者；参考区间的确定：参考区间是本实验自己确定的，则需要重复考察其正确性。若参考区间来源于文献，则需要考虑是否适合本地区人群和是否经过验证；对于诊断性试验的复现性的评价，即应用于另一组病例时是否具有相同的真实性。②临床应用意义的评价：诊断性试验结果是否重要，主要看能否将患者与非患者区分开，诊断性试验的敏感度、特异性和似然比反映了其优劣性。一般认为，似然比（LR）> 10 或 < 0.1 将使试验后概率发生较大的变化，能确诊或排除疾病；LR 在 5 ~ 10 或 0.1 ~ 0.2 之间，试验后概率较试验前概率有中等程度的改变，可能能够确诊或排除疾病；LR 在 2 ~ 5 或 0.2 ~ 0.5 之间，试验后概率较试验前概率有一些改变；LR 在 1 ~ 2 或 0.5 ~ 1 之间，试验后概率较试验前概率无太多改变，能诊断或排除疾病的价值很小；LR = 1，试验前概率与试验后概率一致，基本不能诊断或排除疾病。③适用性的评价。首先要评价该项目是否有利于疾病的诊断、治疗和预防，得到最佳的健康服务的结果；其次还应考虑其经济效益。

（2）诊断学试验评价指标 ①灵敏度和特异度：一般绘制四格表进行计算，四格表见表 13 - 2。灵敏度是在标准诊断法诊断患病的人中，诊断性试验阳性者的比例，计算公式为灵敏度 = 真阳性/（真阳性 + 假阴性）×100%。特异度是标准诊断法诊断不患病的人中，诊断性试验阴性者的比例，计算公式为特异度 = 真阴性/（真阴性 + 假阳性）×100%。②阳性预测值：是指真阳性人数占试验结果阳性人数的百分比，表示试验结果阳性者属于真患病的概率。计算公式为：阳性预测值 = 真阳性/（真阳性 + 假阳性）×100%。③阴性预测值：是指真阴性人数占试验结果阴性人数的百分比，表示试验结果阴性者属于非患病的概率。计算公式为：阴性预测值 = 真阴性/（真阴性 + 假阴性）×100%。④阳性似然比：指真阳性率与假阳性率的比值。表示受试者的诊断性试验结果为阳性时，其患病与不患病的概率比。计算公式为：阳性似然比 = 真阳性率/假阳性率 = 灵敏度/（1 - 特异度）。⑤阴性似然比：假阴性率与真阴性率的比值。表示表示受试者的诊断性试验结果为阴性时，其患病与不患病的概率比。计算公式为：阴性似然比 = 假阴性率/真阴性率 =（1 - 灵敏度）/特异度。⑥受试者工作特征曲线：即 ROC 曲线，是用来做临界值的判断及不同试验临床价值的比较。ROC 曲线是以灵敏度为纵坐标、（1 - 特异度）为横坐标作图，用连续分组的数据（一般要求至少有 5 组数据）绘图，连接各点而成的曲线，见图 13 - 1。由 ROC 曲线可知，灵敏度增高，则特异度降低，反之亦然，所以取离左上角最近的一点为临界值。

表 13 – 2　四格表的应用

诊断性试验	金标准		
	患病	不患病	合计
阳性	真阳性（a）	假阳性（b）	a + b
阴性	假阴性（c）	真阴性（d）	c + d
合计	a + c	b + d	a + b + c + d

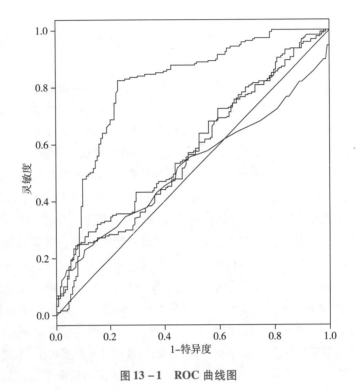

图 13 – 1　ROC 曲线图

二、实验结果的有效使用

人体生理或病理活动均可引起机体内血液、尿液、分泌物等内环境物质的改变。因此对这一系列物质的检测能有效地反映临床医学、基础医学和群体医学的动态和情况，特别是对病因诊断、疾病诊断、鉴别诊断、疗效观察、病情演变和预后判断具有重要的意义。

1. 实验诊断的主要应用

（1）为疾病的诊断和鉴别诊断提供依据　检验的结果能反映疾病的状态和特点，因此能为临床对疾病的诊断、鉴别诊断提供依据。例如，尿液中出现蛋白是肾滤过能力和重吸收能力发生改变的依据；采自无菌部位的标本中分离出细菌可以确认感染病原体和类型；白血病患者骨髓象中各类型幼稚细胞的增多有助于对白血病进行分型。

（2）用于疾病的疗效观察和预后判断　体内一些指标会随着疾病的演变而发生变化，在疾病的治疗过程中对相关指标进行检测可以了解治疗的效果，在一定范围内也能提示疾病的转归。例如，急性肾小球肾炎患者在治疗过程中肉眼血尿消失代表治疗有效；缺铁性贫血患者在应用铁剂治疗后将首先出现铁蛋白的升高；白血病的治疗中，原始细胞减少代表治疗有效，原始细胞达到正常水平是缓解的证据之一，缓解后发生原始细菌再次升高提示白血病复发。

（3）用于疾病的预防　在疾病尚未出现临床症状时，一些指标已经出现异常。例如，血糖的检测能在早期发现糖耐量减低，给予适当的饮食控制和临床干预，可防止糖尿病的发生；血常规和肿瘤标志物的普查，能在早期发现白血病、肿瘤和癌前病变，有利于早期治疗和干预；乙型肝炎标志物的检测能对肝炎情况进行评估，防止患者成为感染原。

（4）为科学研究提供数据 实验诊断理论和技术不仅为疾病的诊疗提供依据，也能为科学研究提供相关数据。例如，实验诊断的各种检测方法广泛应用于基础研究中，神经内分泌疾病、循环系统疾病、呼吸系统疾病、消化系统疾病、泌尿生殖系统疾病、血液病、遗传病、恶性肿瘤、药物检测、器官移植等方面的研究都有借鉴实验诊断的理论和技术；实验诊断的大量数据具有巨大的参考价值，完善了疾病流行性研究。

（5）为预防医学和健康咨询服务 通过流行病调查，可计算发现传染病的传染源，包括不同菌株或毒株的血清型和基因型，为防止传染病的传播、流行制定预防和控制措施。通过对普通人群或高危人群进行定期或不定期的常规体检或特殊检查，及时发现疾病的亚临床状态，有利于早期发现、早期诊断、早期治疗，提高全社会人群的健康水平。

三、检验结果使用的注意事项

1. 应关注检验的方法学

（1）不同的检验仪器和方法得出的结果可不一致 检验项目检测时应注意其所使用的仪器和方法，不同仪器和方法检测出的结果常常不相同，对于结果判读时所使用的参考值和参考区间也不完全一致。

（2）检测的窗口期不同 传染性疾病检测往往具有窗口期，即指病原体感染人体到可以被检测到的一段时间。不同的检测方法对于疾病检测的窗口期内也不相同。例如，对于 HIV 的检测，HIV 三代检测为抗体的检测，窗口期为 28 天；HIV 四代检测为抗原抗体的检测，增加了 P24 抗原检测，检测窗口期为 14 天；而检测 HIV 的 DNA、RNA 或病毒载量的基因检测方法，7 天可以检测到 99% 的初期感染，规定的检测窗口期为 11 天。

（3）检验方法的敏感性和特异性 不同检验方法由于其设计原理或使用的试剂不同，导致敏感性和特异性也不同。例如，愈创木脂法检测血红蛋白的最小检出限为 10mg/L，而联苯胺法为 2mg/L；便潜血检测时，化学法会受到外源血红蛋白的影响，而金标法只检测人血红蛋白。

（4）检验方法的影响因素 利用一种检验方法检测相应项目时，应了解影响该检验方法的因素。例如，尿液维生素 C 浓度增高，可对尿中血红蛋白、胆红素、葡萄糖、亚硝酸盐的试带反应产生严重的负干扰。

（5）明确检验项目的性质 根据检验项目的性质检验主要可以分成筛查性试验、确认性试验和诊断性试验。筛查性试验要求具有快速、简便、高灵敏性等特点，但无法对某一疾病做出肯定的诊断，一般用于区分正常人群和需要进一步检查的人群。例如，血或尿常规、肿瘤标志物、凝血试验等；确诊性试验要求具有高特异性，试验结果可以确诊为某一疾病，一般用于对可疑患者进行确诊。例如，骨髓形态学检查、细菌培养鉴定等；诊断性试验不仅要求具有合适的灵敏性和特异性，且需要具有科学性、准确性等，一般用于对疾病进行诊断、鉴别诊断、辅助诊断和疗效监测等。例如，中性粒细胞升高提示细菌感染、血中转氨酶升高提示肝损伤、治疗药物的监测等。

2. 应结合以前检验的结果 实验室可通过 LIS 及时回顾，若出现矛盾，应进行复查，临床医护若发现结果与先前不符，需及时与实验室沟通。

3. 应注意种族、地区及个体的差异和方法学的生物变异 不同种族、地区及个人之间因为基因与环境的不同，一些指标之间有较大的差异。如居住于高原地区的人群，因为氧气稀薄的原因，血液中血红蛋白的正常量会大于普通人群。

4. 应综合分析各种实验模式 如乙肝两对半的检测中，5 个项目阴阳性的出现不同可以有不同的解释，但为了对疾病的情况有更清楚的了解，还应该结合转氨酶和乙肝 DNA 等其他检测。

5. 了解特殊项目的报告模式 对于部分特殊检验项目报告时应标明可出现的假性结果的几率。如产前筛查、羊水培养等染色体检查，微生物培养前所用的抗生素的名称、剂量、时间和使用方法等；某些特殊检验项目结果报告还要对检查的进程进行记录。如染色体检查中观察染色体的方位坐标、特征性骨髓细胞形态描述及图片的摄取等；传染性疾病的检测后，还应及时对阳性病理进行疫情报告。

6. 结合临床症状和资料，综合分析检验结果 由于个体之间存在一定的差异性，仅仅靠临床实验室检验结果往往不能全面地反映疾病的状况，所以应结合其他的检查手段和相关的临床资料，通过科学、合理的分析，最终为疾病诊疗制定最佳的措施。

总之，实验诊断在疾病的诊疗过程中有重要的作用。但是实验诊断的得出的结果毕竟是一部分数据和现象，用来判断处在变化中的机体还具有一定的局限性。患者在诊疗过程中的生理状况是不断变化的，个人对于治疗的反应性也不尽相同。患同一种疾病的人由于身体素质、病情轻重和个体反应性的原因，对同一指标的检测结果可能具有一定的差异；而患有不同疾病者检测同一指标却可以出现相似结果。因此，实验室检查的结果与患者的症状和体征、其他辅助检查等其他临床资料相结合，并进行综合分析，才能得出合理的结论，更好地指导临床诊疗工作。

目标检测

答案解析

一、选择题

1. 根据美国疾控中心和临床病理实验室的报告，检验结果出错的原因 60% 以上来自分析前，主要是（ ）

 A. 标本采集和处理   B. 标本储存   C. 标本分析

 D. 标本运输   E. 标本复查

2. 尿液标本采集后应于（ ）小时内分析完毕，否则尿中有形成分将会有不同程度的破坏

 A. 0.5   B. 1   C. 2

 D. 3   E. 4

3. 阻止凝血酶形成的抗凝剂为（ ）

 A. 枸橼酸钠   B. 草酸钾   C. EDTA

 D. 肝素   E. 双草酸盐

4. HIV 四代检测为抗原抗体的检测，增加了 P24 抗原检测，检测窗口期为（ ）天

 A. 7   B. 11   C. 14

 D. 21   E. 28

二、简答题

1. 什么是实验诊断学？当今实验诊断学有什么特点？

2. 什么是生物参考区间和医学决定水平？

3. 简述分析前、分析中和分析后的影响因素。

4. 简述检验结果使用的注意事项。

（曹颖平　林真）

书网融合……

本章小结

第十四章 临床血液学检测

PPT

学习目标

1. 掌握 血液一般检测中红细胞、白细胞及血小板、血沉、网织红细胞检测的临床意义；血栓与止血常用的筛检试验组合及临床应用；血型鉴定和交叉配血的意义。

2. 熟悉 红细胞相关参数如三个平均值参数的临床意义；骨髓检查的适应证与禁忌证；正常血细胞发育演变的规律；正常骨髓象的特征；常用的细胞化学染色方法及意义。

3. 了解 溶血性贫血的实验室检查；有关血栓与止血的其他检查项目；输血及血液制品的种类；血栓弹力图检测的原理及临床意义。

4. 学会根据血液一般检查报告单进行分析可能病因，并提出进一步需做的检查及其意义。

血液是由血浆和血细胞两部分组成，不断地流动于循环系统之中，直接或间接地与机体所有组织发生联系。因此，血液检测不仅能帮助诊断各种血液病，而且对其他系统疾病的诊断也可提供重要信息，故血液学检测是临床上最常用的检验项目之一，是临床工作者必须掌握的基本知识。

第一节　血液一般检查 微课1

案例引导

案例 患者，女，34 岁。因头晕、嗜睡，自感精神差，食欲不振来院就诊。查体：患者皮肤苍白，营养偏差，头发干枯，指甲脆裂，边缘不齐。实验室检查：红细胞 3.1×10^{12}/L，血红蛋白 70g/L，红细胞大小不等，以小红细胞为主，中央淡染区扩大，MCV 为 75fl，MCH 为 22.6pg，MCHC 为 0.30，RDW16.9%，白细胞 8.0×10^9/L，血小板 140×10^9/L。

讨论 1. 根据上述资料，初步诊断可能是什么？主要的依据是什么？

　　　2. 该患者如需进一步确诊，需要进一步做哪些实验室检查来辅助诊断？

血液一般检测包括血常规检测和红细胞沉降率（血沉）、网织红细胞检测，传统的血常规指红细胞计数、血红蛋白测定、白细胞计数及分类计数。近年来血液分析仪的广泛应用，血常规检查项目，除上述四项外还包括血细胞比容、红细胞容积分布宽度、红细胞参数平均值、网织红细胞计数、血小板计数等项目。

一、红细胞及其相关参数测定

（一）红细胞计数和血红蛋白测定

红细胞呈双凹圆盘状，平均直径约 7.5μm。其主要生理功能是红细胞内的血红蛋白携带 O_2 输送至全身组织，并将组织中的 CO_2 运送至肺部呼出体外。红细胞平均寿命为 120 天，每天约有 1/120 的红细胞衰老死亡，又有相应红细胞生成。多种疾病可造成红细胞和血红蛋白质和量的变化。自动化血液分析仪，可快速、准确地进行红细胞计数（RBC）与血红蛋白（HGB 或 Hb）的测定，同时可计算出其他相关参数。

【参考区间】

静脉血仪器法：红细胞计数：成年男性（4.3～5.8）×10^{12}/L，成年女性（3.8～5.1）×10^{12}/L，新生儿（6.0～7.0）×10^{12}/L；血红蛋白：成年男性 130～175g/L，成年女性 115～150g/L，新生儿 170～200g/L。

【临床意义】

1. 红细胞和血红蛋白增多 指单位容积血液内的红细胞数和血红蛋白含量高于参考值上限。一般成年男性 RBC＞6.0×10^{12}/L，HGB＞170g/L；成年女性 RBC＞5.5×10^{12}/L，HGB＞160g/L 时为增多。

（1）相对性增多 由于血浆量减少，血液浓缩，使红细胞和血红蛋白含量相对增多。见于脱水，如剧烈呕吐、大面积烧伤、严重腹泻、大量出汗、尿崩症及甲状腺危象等。

（2）绝对性增多 常与机体缺氧、血中促红细胞生成素（EPO）增多、骨髓加速生成和释放红细胞有关。生理性增多见于高原居民、胎儿和新生儿、长期剧烈运动及重体力劳动者等。病理性增多分原发性增多和继发性增多。继发性增多见于：①由于缺氧 EPO 代偿性增多，见于严重的先天性及后天性心肺疾病和血管畸形，如法洛四联症、发绀型先天性心脏病、阻塞性肺气肿、肺源性心脏病、肺动－静脉瘘及携氧能力低的异常血红蛋白病等。②某些肿瘤和肾脏疾病导致 EPO 产生和释放增多，如肝癌、肾癌、肾盂积水、肾上腺皮质腺瘤及多囊肾等。原发性增多见于真性红细胞增多症（polycythemia vera，PV），由于多能造血干细胞分化异常，RBC 持续增多高达（7～10）×10^{12}/L，HGB 可达 180～240g/L。

2. 红细胞和血红蛋白减少 是指单位容积血液内的红细胞数和血红蛋白含量低于参考值的下限，称为贫血。根据血红蛋白减低的程度将贫血可分为四级：参考值低限～90g/L 为轻度贫血，60～90g/L 为中度贫血，30～60g/L 为重度贫血，＜30g/L 为极重度贫血。

（1）生理性减少 ①婴、幼儿，因生长发育迅速而致造血原料相对不足，可较正常人低 10%～20%。②老年人由于骨髓造血功能逐渐减退而减少。③妊娠中、后期孕妇由于血容量急剧增加导致血液稀释，同时造血原料相对不足。

（2）病理性减少 ①红细胞生成减少：见于骨髓造血功能衰竭或造血组织减少，如再生障碍性贫血及白血病等伴发的贫血；或因造血物质缺乏或利用障碍引起的贫血，如缺铁性贫血、铁粒幼细胞性贫血、叶酸及维生素 B$_{12}$ 缺乏所致的巨幼细胞贫血等。②红细胞破坏过多；如各种原因导致的溶血性贫血。③红细胞丢失过多：如急性失血或消化道溃疡、钩虫病等慢性失血所致的贫血。

（二）血细胞比容

血细胞比容（hematocrit，HCT）又称红细胞压积，是指一定体积的全血中红细胞所占的体积百分比。血细胞比容主要与血液中红细胞的数量和大小有关，可协助贫血的诊断和鉴别。

【参考区间】

男：0.40～0.50，女：0.35～0.45，新生儿：0.6～0.7。

【临床意义】

血细胞比容测定可反映红细胞的增多或减少。

1. HCT 增高

（1）各种原因所致的血液浓缩使红细胞相对性增多，HCT 可达 0.50 以上，故临床上常测定脱水患者的 HCT 作为计算补液量的参考。

（2）各种原因所致红细胞绝对值增高。如真性红细胞增多症时 HCT 增高常可高达 0.60 以上，甚至达 0.80。

2. HCT 减低 见于各种贫血。贫血类型不同，红细胞体积大小不同，其红细胞计数与血细胞比容减低不一定平行，故必须将 RBC、HGB 及 HCT 三者结合起来，计算红细胞各项平均值才有参考意义。

（三）红细胞平均值参数指标

根据 RBC、HGB 及 HCT 可计算出红细胞的三个平均值参数，对贫血进行形态学分类与诊断。

1. 平均红细胞体积（mean corpuscular volume，MCV）　是指每个红细胞的平均体积，以飞升（fl）为单位。计算公式为：$MCV = \dfrac{HCT(L/L)}{RBC(/L)} \times 10^{15} fl$。

2. 平均红细胞血红蛋白含量（mean corpuscular hemoglobin，MCH）　是指每个红细胞内所含血红蛋白的平均量，以皮克（pg）为单位。计算公式为：$MCH = \dfrac{HGB(g/L)}{RBC(/L)} \times 10^{12} pg$。

3. 平均红细胞血红蛋白浓度（mean corpuscular hemoglobin concentration，MCHC）　是指平均每升红细胞中所含血红蛋白的浓度，以 g/L 表示。计算公式为：$MCHC = \dfrac{HGB(g/L)}{HCT(L/L)}$。

【参考区间】

MCV 80 ~ 100fl，MCH 27 ~ 34pg，MCHC 320 ~ 360g/L。

【临床意义】

根据 MCV、MCH、MCHC 测定可对贫血进行形态学分类，并对贫血的鉴别诊断有一定的意义，见表 14 - 1。

表 14 - 1　根据 MCV、MCH、MCHC 测定对贫血进行的形态学分类（Wintrobe 分类）

形态学分类	MCV	MCH	MCHC	临床意义
正细胞性贫血	正常	正常	正常	急性失血、急性溶血、再生障碍性贫血、白血病
大细胞性贫血	增大	增大	正常	巨幼细胞贫血、恶性贫血
单纯小细胞性贫血	减小	减小	正常	慢性炎症、尿毒症等所致的贫血
小细胞低色素性贫血	减小	减小	减小	缺铁性贫血、珠蛋白生成障碍性贫血

注：MCV. 平均红细胞体积；MCH. 平均红细胞血红蛋白含量；MCHC. 平均红细胞血红蛋白浓度。

（四）红细胞体积分布宽度

红细胞体积分布宽度（red blood cell volume distribution width，RDW）是反映血液中红细胞体积大小异质性的参数。多用 RDW - CV 或 RDW - SD 表示，由血细胞分析仪测量获得。

【参考区间】

RDW - CV：11.5% ~ 14.5%，RDW - SD：（42 ±5）fl。

【临床意义】

根据 MCV、RDW，可对贫血进行形态学分类，见表 14 - 2。

表 14 - 2　根据 MCV 和 RDW 的贫血形态学分类

MCV	RDW	贫血类型	常见疾病
正常	正常	正细胞均一性贫血	白血病、急性失血性贫血、再生障碍性贫血
正常	增大	正细胞不均一性贫血	骨髓纤维化、铁粒幼细胞性贫血、缺铁性贫血早期
减小	正常	小细胞均一性贫血	轻型 β - 珠蛋白生成障碍性贫血、慢性病性贫血
减小	增大	小细胞不均一性贫血	缺铁性贫血、慢性失血性贫血
增大	正常	大细胞均一性贫血	骨髓增生异常综合征
增大	增大	大细胞不均一性贫血	巨幼细胞贫血、恶性贫血

注：MCV. 平均红细胞体积；RDW. 红细胞体积分布宽度。

二、白细胞测定

（一）白细胞计数和白细胞分类计数

循环血液中的白细胞包括中性粒细胞（neutrophil，N）、嗜酸性粒细胞（eosinophil，E）、嗜碱性粒细胞（basophil，B）、单核细胞（monocyte，M）和淋巴细胞（lymphocyte，L）五种。白细胞计数（WBC）是测定血液中各种白细胞的总数，而分类计数是指各种白细胞的比值。由于外周血中 5 种白细胞各有其生理功能，在不同病理情况下，可引起不同类型的白细胞发生数量和质量的变化，故在分析白细胞数量变化时，必须同时计数各种类型白细胞才有诊断参考价值。

【参考区间】

静脉血仪器法：WBC：成年人：$(3.5 \sim 9.5) \times 10^9/L$，6 个月 ~ 2 岁：$(11 \sim 12) \times 10^9/L$，新生儿：$(15 \sim 20) \times 10^9/L$。白细胞分类计数参考区间见表 14 – 3。

表 14 – 3　白细胞分类计数的参考区间

白细胞分类	百分比	绝对值
中性杆状核粒细胞	1% ~ 5%	$(0.04 \sim 0.5) \times 10^9/L$
中性分叶核粒细胞	40% ~ 75%	$(1.8 \sim 6.3) \times 10^9/L$
嗜酸性粒细胞	0.4% ~ 8.0%	$(0.02 \sim 0.52) \times 10^9/L$
嗜碱性粒细胞	0 ~ 1%	$(0 \sim 0.06) \times 10^9/L$
淋巴细胞	20% ~ 50%	$(1.1 \sim 3.2) \times 10^9/L$
单核细胞	3% ~ 10%	$(0.1 \sim 0.6) \times 10^9/L$

【临床意义】

白细胞数大于 $10 \times 10^9/L$ 为白细胞增多，小于 $3.5 \times 10^9/L$ 为白细胞减少。由于中性粒细胞占外周血中白细胞总数的百分比最多，故白细胞的增多与减少通常与中性粒细胞的增多或减少有相同的临床意义。

1. 中性粒细胞增多

（1）生理性增多　生理情况下，外周血中白细胞数量可有个体差异，一日之间亦有波动，下午较早晨高；饱食、情绪激动、剧烈运动、高温或严寒等均可使白细胞暂时性升高。新生儿、月经期、妊娠中晚期及分娩期等也可使白细胞一过性增高。

（2）病理性增多　①急性感染或炎症：是引起中性粒细胞增多最常见的原因，尤其是化脓性细菌感染。常见疾病如脓肿、疖痈、肺炎、中耳炎、扁桃体炎、阑尾炎及败血症等，白细胞升高的程度视感染的严重程度及机体反应性不同而有所差异。②广泛的组织损伤或坏死：如严重外伤、大面积烧伤、心肌梗死及肺梗死等，白细胞明显升高，以中性分叶核粒细胞为主。③急性大出血：白细胞总数可在 1 ~ 2 小时内迅速升高，可达 $(10 \sim 20) \times 10^9/L$，以中性分叶核粒细胞为主，见于消化道大出血、脾破裂及宫外孕，可作为早期诊断内出血的重要参考指标。④急性溶血：各种原因导致的红细胞大量溶解，分解产物刺激骨髓贮存池中的粒细胞释放，使白细胞增高，以中性粒细胞为主。⑤急性中毒：见于化学药物和生物毒素中毒时，如安眠药、有机磷中毒、昆虫以及毒蛇毒素等；还有内源性因素如糖尿病酮症酸中毒、尿毒症等。⑥白血病、骨髓增殖性肿瘤和恶性肿瘤：大多数白血病患者外周血中白细胞数量呈不同程度的增多，特别是慢性髓细胞白血病时，白细胞总数可达 $(100 \sim 600) \times 10^9/L$，并伴有阶段的改变。其他骨髓增殖性肿瘤如真性红细胞增多症、原发性血小板增多症，可伴有中性粒细胞增多。某些肿瘤如肝癌、胃癌等可产生促粒细胞生成因子或肿瘤组织坏死的产物刺激白细胞特别是中性粒细胞增多。

2. 中性粒细胞减少　中性粒细胞低于 $1.5 \times 10^9/L$ 称为粒细胞减少（neutropenia），低于 $0.5 \times 10^9/L$

为粒细胞缺乏（agranulocytosis）。常见于以下几种情况。

（1）感染　病毒感染如流感、麻疹、水痘及巨细胞感染；革兰阴性杆菌感染如伤寒、副伤寒；某些严重细菌感染如粟粒型肺结核、脓毒血症；某些原虫感染，如疟疾、黑热病等。

（2）血液系统疾病　再生障碍性贫血、巨幼细胞贫血、粒细胞减少症、粒细胞缺乏症、噬血细胞综合征、阵发性睡眠性血红蛋白尿以及骨髓转移癌等。

（3）物理、化学因素损害　接触X线、γ射线及放射性核素等物理因素或化学物质如苯、铅及汞等，或应用某些化学药物如氯霉素、磺胺药、抗肿瘤药及抗甲状腺药物等。

（4）单核-巨噬细胞系统功能亢进　各种原因引起的脾大，如门脉性肝硬化、戈谢病及尼曼-匹克病等。

（5）自身免疫性疾病　如系统性红斑狼疮、类风湿关节炎。

3. 嗜酸性粒细胞增多

（1）过敏性疾病　支气管哮喘、荨麻疹、药物或食物过敏及血管神经性水肿等。

（2）寄生虫病　是寄生在肠道内或肠道外组织中的寄生虫，如钩虫、血吸虫、肺吸虫、丝虫、包囊虫及中华分支睾吸虫等感染。

（3）某些皮肤病　如湿疹、剥脱性皮炎、天疱疮及银屑病等。

（4）某些传染病　猩红热的急性期，嗜酸性粒细胞可增高。

（5）血液病和某些恶性肿瘤　慢性粒细胞白血病、慢性嗜酸性粒细胞白血病-非特指型、高嗜酸性粒细胞综合征、嗜酸性粒细胞肉芽肿、肺癌等。

（6）其他　风湿性疾病、脑垂体前叶功能减低症及肾上腺皮质功能减低等。

4. 嗜酸性粒细胞减少　一般在急性传染病的早期（如伤寒的初期和极期）、大手术、烧伤等应激状态以及长期应用肾上腺皮质激素等。

5. 嗜碱性粒细胞增多

（1）过敏性疾病　过敏性结肠炎、药物、食物及吸入物超敏反应等。

（2）血液病　慢性粒细胞白血病、骨髓纤维化、嗜碱性粒细胞白血病。

6. 淋巴细胞增多

（1）生理性增多　婴幼儿期淋巴细胞比例较高，新生儿出生4~6天后淋巴细胞可达50%，至4~6岁以后逐渐降至成人水平。

（2）病理性增多　①感染：主要为病毒感染，如麻疹、风疹、水痘、流行性腮腺炎、传染性单核细胞增多症、传染性淋巴细胞增多症、病毒性肝炎及流行性出血热等。也可见于百日咳杆菌、结核杆菌、布鲁菌及梅毒螺旋体等感染时。②淋巴细胞性白血病、淋巴瘤。③急性传染病的恢复期。④器官移植后的排斥反应。⑤其他：再生障碍性贫血、粒细胞减少症和粒细胞缺乏症时，淋巴细胞相对增多。

7. 淋巴细胞减少　主要见于应用肾上腺皮质激素、烷化剂及抗淋巴细胞球蛋白等治疗以及免疫缺陷病、丙种球蛋白缺乏症或长期接触放射线等。

8. 单核细胞增多

（1）生理性增多　婴幼儿及儿童单核细胞可增多。

（2）病理性增多　见于：①某些感染性疾病，如疟疾、黑热病、结核病、感染性心内膜炎以及急性感染的恢复期等。②某些血液病，如单核细胞白血病、粒细胞缺乏症恢复期、慢性粒单细胞白血病、骨髓增生异常综合征等。

9. 嗜碱性粒细胞和单核细胞减少　一般无临床意义。

（二）外周血白细胞的病理性形态改变

1. 中性粒细胞异常形态

（1）中毒性改变 严重化脓性感染、败血症、大面积烧伤及恶性肿瘤等，中性粒细胞表现为：①细胞大小不均：胞体增大，细胞大小悬殊。②中毒颗粒：胞浆中出现大小不等、深紫红色、粗大的中毒颗粒。③空泡形成：胞浆或胞核中出现单个或多个大小不等的空泡。④核变性：包括核固缩、核溶解和核碎裂等。⑤杜勒小体（Döhle bodies）：胞浆中出现圆形、梨形或云雾状嗜。

（2）巨多分叶核 胞体较大，核分叶常在5叶或以上，见于巨幼细胞贫血或抗代谢药物治疗后。

（3）其他 有些遗传性疾病，中性粒细胞存在先天畸形（如 Pelger – Hüet 畸形、Chediak – Higashi 畸形、Alder – Reilly 畸形、May – Hegglin 畸形），急性粒细胞白血病时可出现异常结构（如 Auer 小体）。

2. 中性粒细胞的核象变化 核象是指粒细胞的分叶状况，反映粒细胞的成熟度。正常人外周血液中，中性粒细胞核分2~5叶，以3叶最多。中性粒细胞核象变化分为核左移和核右移（图14-1）。

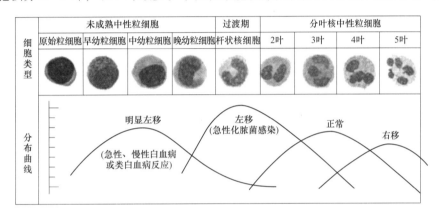

图14-1 中性粒细胞的核象变化

（1）核左移（nuclear left shift） 外周血中杆状核粒细胞超过5%，甚至出现晚幼粒细胞、中幼粒细胞或早幼粒细胞，称为核左移。常见于各种感染，特别是急性化脓性感染，其次见于急性失血、急性中毒及急性溶血等。核左移伴白细胞总数增高者称再生性核左移，表示机体的反应性强，骨髓造血功能旺盛，能释放大量的粒细胞至外周血中；明显核左移但白细胞总数不增高或降低者称退行性核左移，表明感染非常严重，机体反应性低下，见于重症伤寒、败血症等。

（2）核右移（nuclear right shift） 病理情况下，中性粒细胞核分叶过多，5叶及5叶以上的细胞超过3%时，称为中性粒细胞核右移。核右移主要见于巨幼细胞贫血、恶性贫血和应用抗代谢药物治疗后。炎症的恢复期也可出现一过性核右移。如在疾病进展期突然出现核右移，则表示预后不良。

3. 淋巴细胞形态变化 某些疾病时，淋巴细胞也可伴随反应性形态改变，称异型淋巴细胞。Downey 根据细胞形态特点将其分为泡沫型、不规则型、幼稚型三类。见于：①感染性疾病，如传染性单核细胞增多症，异型淋巴细胞可≥10%，另见于某些细菌感染、螺旋体病、立克次体病或原虫感染如疟疾等。②药物过敏。③输血、血液透析或体外循环术后。④其他，如免疫性疾病、粒细胞缺乏症及放射治疗等也可出现异型淋巴细胞。淋巴瘤或淋巴细胞白血病时，外周血中会出现异常淋巴细胞。

（三）类白血病反应

类白血病反应（leukemoid reaction）是指机体对某些刺激因素所产生的类似白血病表现的血象反应。其特征为外周血液中白细胞数明显增多，并出现数量不等的幼稚细胞。当病因去除后，类白血病反应逐渐消失。不同原因可引起不同细胞类型的类白血病反应。

1. 中性粒细胞型 此型最多见。血象中白细胞总数可达 $50 \times 10^9/L$ 或更高，分类计数中中性粒细胞明显增多，并有核左移现象，可见晚幼粒和中幼粒细胞，甚至出现早幼粒细胞，中性粒细胞胞浆内往往出现中毒颗粒和空泡等。血象中红细胞、血小板多无明显变化。骨髓象可见粒细胞系增生明显活跃，伴核左移和中毒性改变。其他各系细胞多无明显异常。常见病因为严重感染、恶性肿瘤、急性中毒、大量出血、急性溶血及大面积烧伤等。与慢性髓细胞白血病血象相似，需要鉴别。中性粒细胞碱性磷酸酶（NAP）染色类白血病反应积分显著增高，而慢性粒细胞白血病积分减低。

2. 淋巴细胞型　白细胞总数常在（20~30）×10^9/L，血涂片中多数为成熟淋巴细胞，也有幼稚淋巴细胞和异型淋巴细胞出现。常见于某些病毒性感染，如百日咳、水痘或传染性单核细胞增多症，还可见于粟粒型肺结核、猩红热、梅毒或胃癌等。

3. 单核细胞型　白细胞总数增高，一般≤50×10^9/L。分类计数单核细胞常>30%。见于亚急性感染性心内膜炎、粟粒型肺结核、细菌性痢疾及斑疹伤寒等。

4. 嗜酸性粒细胞型　白细胞总数>20×10^9/L。分类计数主要是成熟型嗜酸性粒细胞，可>20%，甚至达90%。骨髓中也见成熟型嗜酸性粒细胞增多。常见于寄生虫病、过敏性疾病、嗜酸性粒细胞增多症、霍奇金病及晚期癌肿等。

临床有时还可见到浆细胞型和红白血病型类白血病反应。

三、血小板计数

血小板是由骨髓中的成熟巨核细胞产生，呈圆形或椭圆形，直径2~5μm，内含数目不等的嗜天青颗粒。通常寿命为7~14天。血小板有70%存在于血液中，其余的30%存在于脾脏的血小板池内。血小板计数（platelet count，PLT）是指单位容积血液中的血小板数。血小板计数可受时间、季节、生理状态、采血部位等的影响：早晨低午后高，冬季大于夏季，静脉血大于末梢血，月经后期大于月经前期，妊娠中晚期以及分娩期增高。临床分析结果时应考虑生理因素的影响。

【参考区间】

静脉血仪器法：（125~350）×10^9/L。

【临床意义】

1. 血小板增多　PLT>400×10^9/L为血小板增多。

（1）原发性增多　常见于骨髓增殖性肿瘤，如慢性髓细胞白血病、原发性血小板增多症、真性红细胞增多症和原发性骨髓纤维化等。

（2）反应性增多　见于急性大出血、急性溶血、急性感染、某些恶性肿瘤、脾切除术后等，血小板一般在500×10^9/L以下。

2. 血小板减少　PLT<100×10^9/L为血小板减少，血小板<20×10^9/L时常有明显的自发性出血倾向。

（1）血小板生成障碍　见于再生障碍性贫血、急性白血病、急性放射病、巨幼细胞贫血、骨髓纤维化、化学品及药物的毒性作用等。

（2）血小板破坏或消耗过多　见于免疫性血小板减少性紫癜（ITP）、血栓性血小板减少性紫癜（TTP）、系统性红斑狼疮（SLE）、脾功能亢进、弥散性血管内凝血（DIC）、体外循环术后和上呼吸道病毒感染等。

（3）血小板分布异常　见于脾大，如肝硬化、Banti综合征等。

（4）先天性血小板减少　如巨大血小板综合征。

自动化血液分析仪还可以同时测定血小板相关参数指标，如血小板平均体积（MPV）和血小板体积分布宽度（PDW）。MPV增大见于血小板破坏增加或骨髓造血功能恢复；MPV减小见于骨髓造血功能低下或造血功能衰竭。PDW反映的是血小板容积大小的离散程度，增高表明血小板大小不均一，常见于巨幼细胞贫血、骨髓增生异常综合征、巨大血小板综合征、免疫性血小板减少性紫癜等。

四、自动化血细胞计数仪测定原理和血细胞直方图

（一）自动化血细胞计数仪测定原理

自动化血细胞计数仪检测以电阻抗型为主，血液按一定比例稀释后经负压吸引通过仪器的一个微孔小管，由于血细胞与稀释液相比是不良导体，当每个血细胞通过微孔时形成一短暂的电阻而导致电压的变化，产生相应的脉冲信号并经放大、甄别后被累加记录。脉冲数被转换为细胞数量，脉冲的高低与细胞体积大小成正比，经计算机处理后得出各种血细胞的数量、血细胞体积大小的平均数、变异系数以及血细胞占全血体积的百分比和体积大小分布直方图等。一般仪器分为红细胞/血小板和白细胞/血红蛋白两个通道。白细胞/血红蛋白通道需加入溶血剂使红细胞破坏，然后测定其中的血红蛋白浓度、白细胞数量并进行初步白细胞分类（按溶血后白细胞体积大小分出大、中、小三类白细胞），后来逐渐在电阻抗的基础上不断加以改进，结合电导、光散射（荧光染色和细胞化学染色）等原理将白细胞进行五分类，并可检测网织红细胞和有核红细胞、未成熟粒细胞以及未成熟血小板等参数。

（二）血细胞直方图的临床意义

血细胞分析仪在提供测定的细胞数据之外，尚可显示各种血细胞体积分布图形。细胞直方图是可以表示出细胞群体分布情况的图形，横坐标表示细胞体积，纵坐标表示不同体积细胞出现的相对频率。

1. 红细胞直方图　根据红细胞体积大小和离散情况可表现出不同的直方图，它对贫血的形态学诊断颇有价值。分析时应注意直方图中波峰的形态、波峰的位置、波底的宽度以及有无双峰现象等。

正常红细胞直方图呈正态分布，红细胞体积主要分布在 50~200fl 范围内。在 50~125fl，有一个几乎两侧对称，较为狭窄的正态分布曲线（图 14-2）。小细胞性贫血时，红细胞波峰明显左移，波峰位于 50fl 处，整个峰底增宽，RDW 显著增高，提示小细胞不均一性；而在大细胞性贫血时，红细胞波峰明显右移，峰底增宽，RDW 增加，提示大细胞不均一性。

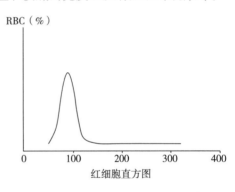

图 14-2　红细胞直方图

2. 白细胞直方图　根据溶血剂处理后的白细胞体积变化的不同，可将其分为三个细胞群体，其中 35~90fl 大小的细胞定义为淋巴细胞（LY）；91~160fl 大小细胞定义为中等大小细胞（MID），它包括单核细胞（MO）、嗜酸性粒细胞（E）、嗜碱性粒细胞（B），其中以单核细胞比例最大；161~450fl 大小的细胞定义为中性粒细胞（GR）。

正常白细胞直方图为双峰或三峰图，左侧高而陡的峰为淋巴细胞区，右侧低而宽的峰为中性粒细胞峰，两峰之间的波谷为中等大小细胞区，以单核细胞为主（图 14-3）。不同病变会出现不同的改变；中间峰增高，可能是单核细胞、嗜酸细胞、嗜碱细胞比例增高或有大量原始和幼稚细胞，需要血涂片复检。

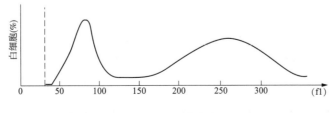

图 14-3　白细胞直方图

3. 血小板直方图 根据血小板体积大小和离散情况，可表现不同的直方图，范围在 2～28fl 之间。

正常血小板直方图略呈偏态分布，血小板主要分布在 2～20fl 范围内，波峰位于 5～9fl 处（图 14－4）。当血小板明显增大时，峰值右移，在 35fl 处才接近横坐标，MPV 明显增高，显示有大血小板；当血小板峰分布位于 2～15fl 范围，集中于 2～10fl 处，MPV 减小，提示小血小板。

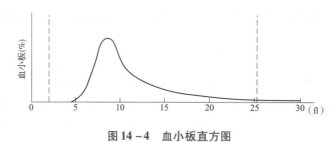

图 14－4 血小板直方图

五、网织红细胞计数

网织红细胞（reticulocyte，RET）是介于晚幼红细胞和成熟红细胞之间的尚未完全成熟的红细胞，胞质内有核糖体、核糖核酸等嗜碱性物质残存，经煌焦油蓝或新亚甲蓝活体染色后，在胞质中可见蓝或蓝绿色点状、线状甚至网织状结构，故称网织红细胞。

【参考区间】

成人：0.005～0.015，绝对值（24～84）×10^9/L；新生儿：0.02～0.06。

【临床意义】

网织红细胞计数可用以判断骨髓增生情况，对贫血的诊断和鉴别诊断有重要参考价值，还可作为贫血疗效和病情的观察指标。

1. RET 增高

（1）溶血性贫血 尤其是急性大量溶血时，由于大量网织红细胞进入血液循环中，网织红细胞计数可高达 0.20，甚至于 0.40～0.50 以上。

（2）急性失血性贫血 网织红细胞也明显增加。

（3）缺铁性贫血或巨幼细胞贫血治疗有效时。

2. RET 降低

（1）骨髓造血功能低下 再生障碍性贫血、单纯红细胞再生障碍性贫血，典型病例常＜0.005，甚至为 0，绝对值可低于 15×10^9/L。

（2）急性白血病 因骨髓中异常细胞的浸润，使红细胞增生受到抑制，网织红细胞减少。

（3）化疗、放疗和某些化学药物 可引起骨髓造血功能抑制。

六、红细胞沉降率

红细胞沉降率（erythrocyte sedimentation rate，ESR）是指红细胞在一定条件下沉降的速率，简称血沉。正常情况下因红细胞膜表面的唾液酸带负电荷，使红细胞相互排斥，红细胞彼此分散悬浮于血浆中，故沉降较慢。当血浆中的一些大分子蛋白质（如纤维蛋白原、球蛋白、免疫复合物等）增加，它们因带有正电荷可以中和红细胞表面的负电荷，促使红细胞聚集，使血沉加速。血浆中脂类物质（如胆固醇和甘油三酯）对红细胞聚集也有促进作用，而白蛋白则具有抑制红细胞聚集的作用。此外，红细胞的数量、形状和大小等变化也可影响其沉降速率，贫血时红细胞数量减少，血沉加快；反之，血沉减慢。

【参考区间】

Westergren 法：男性 <15mm/h，女性 <20mm/h。

【临床意义】

1. 生理性增快　12 岁以下儿童、妇女月经期、妊娠中晚期和 60 岁以上的老年人血沉加快。

2. 病理性增快

（1）炎症性疾病　急性细菌性炎症时急性时相蛋白如 α_1-抗胰蛋白酶、C 反应蛋白及纤维蛋白原等增多，促使红细胞聚集，血沉加速。风湿热活动期和肺结核活动期时血沉加快，病情好转时减慢。

（2）组织损伤及坏死　如心肌梗死、肺梗死或手术创伤，血沉加快。

（3）恶性肿瘤　增长迅速的恶性肿瘤，可能因为血中 α_2-巨球蛋白和纤维蛋白原增加、肿瘤组织坏死、继发感染及贫血等使血沉加快，良性肿瘤血沉多正常。

（4）各种原因所致的高球蛋白血症　如恶性淋巴瘤、多发性骨髓瘤、系统性红斑狼疮、类风湿关节炎及亚急性感染性心内膜炎等血沉加快，慢性肾炎或肝硬化时，血沉也明显加快。

（5）贫血　血红蛋白 <90g/L 时，血沉轻度加快。

（6）高胆固醇血症　如动脉粥样硬化、糖尿病及肾病综合征等因胆固醇增高，血沉加快。

第二节　溶血性贫血的常用实验室检查

一、概述

溶血性贫血是指由于各种原因使红细胞寿命缩短，破坏增多或加速，超过了骨髓的代偿能力所发生的一类贫血。

（一）溶血性贫血的分类

1. 按病因学分类

（1）红细胞内在缺陷　这种缺陷一般与遗传有关，如红细胞膜缺陷、血红蛋白结构异常和红细胞代谢有关的酶缺陷等。常见的疾病有遗传性球形细胞增多症、遗传性椭圆形红细胞增多症、异常血红蛋白病、珠蛋白生成障碍性贫血及葡萄糖-6-磷酸脱氢酶缺乏症等。

（2）红细胞外部异常　因免疫反应、物理、化学及其他生物因素作用于红细胞，使破坏增加。常见原因有 ABO 血型不合输血、阵发性血红蛋白尿、心脏瓣膜置换术后、苯胺中毒、烧伤及疟疾等。

2. 按溶血发生的部位分类

（1）血管内溶血　指红细胞在血管内以溶解的方式直接被破坏，常表现为急性溶血。

（2）血管外溶血　指红细胞在单核-巨噬细胞系统被破坏，多表现为慢性溶血，常伴脾大。

（二）溶血性贫血的实验室诊断步骤

1. 确定溶血的存在

（1）红细胞寿命缩短　是溶血性贫血诊断的最可靠依据，多采用放射性核素 ^{51}Cr 标记红细胞示踪观察，正常红细胞半寿期为 25~32 天，溶血性贫血患者的红细胞常小于 15 天。

（2）红细胞破坏过多的证据　包括胆红素代谢异常和血浆结合珠蛋白显著减少或消失，临床表现为黄疸的发生，血清间接胆红素显著增多及尿胆原增多等。

（3）红细胞代偿增生的证据　可表现为血液中网织红细胞增多或出现有核红细胞，骨髓象示红细胞系统显著增生，出现嗜多色性红细胞、点彩红细胞、Howell-Jolly 小体等。

2. 确定溶血的部位

（1）血浆游离血红蛋白增高　是血管内溶血（尤其是急性血管内溶血）的直接指征。

（2）血红蛋白尿　见于急性血管内溶血。

（3）尿含铁血黄素试验（Rous test）阳性　见于慢性血管内溶血。

3. 确定溶血的原因　溶血性贫血的病因很多，检验项目也很多，下面介绍的是常用的试验项目。

二、溶血性贫血常用筛查试验

主要为红细胞有无破坏增加、寿命缩短及骨髓代偿增生 3 个方面的检查，以下为常用的一般指标。

（一）网织红细胞计数

见本章第一节。

（二）血浆游离血红蛋白测定

血浆游离血红蛋白测定指测定血浆中游离血红蛋白（plasma free hemoglobin，FHb）的含量。通常血红蛋白存在于红细胞中，只有当红细胞破坏后血红蛋白才会释放入血。

【参考区间】

≤40mg/L。

【临床意义】

血浆游离血红蛋白的增加是血管内溶血的指征。蚕豆病、阵发性睡眠性血红蛋白尿（PNH）等血浆游离血红蛋白明显增高。自身免疫性溶血性贫血、海洋性贫血等可轻度增高。

（三）尿含铁血黄素试验

血管内溶血发生后，游离血红蛋白通过肾小球滤过，形成血红蛋白尿，部分血红蛋白被肾小管上皮细胞重吸收，分解、转化为含铁血黄素，当肾小管上皮细胞脱落，可随尿液排出。

【参考区间】

阴性。

【临床意义】

慢性血管内溶血可呈现阳性，并持续数周，常见于 PNH。溶血初期，肾小管上皮细胞尚未将再吸收的血红蛋白转变为含铁血黄素，以及含有含铁血黄素的上皮细胞尚未衰老脱落，故本试验暂可呈阴性。

（四）血清结合珠蛋白测定

血清结合珠蛋白（Hp）是由肝脏合成的一组 α_2 - 糖蛋白，可与游离血红蛋白结合形成稳定的复合物，其含量变化与溶血密切相关。

【参考区间】

免疫比浊法：0.16 ~ 2.0g/L。

【临床意义】

各种溶血性贫血血清结合珠蛋白减低甚至缺如。肝细胞损伤性疾病、传染性单核细胞增多症等也可减低。

三、先天性和获得性溶血性贫血的常用实验室检查

可帮助确定溶血的原因，主要有红细胞膜缺陷、酶缺陷、血红蛋白缺陷及免疫性溶血方面的检验。

（一）红细胞渗透脆性试验

红细胞渗透脆性试验是利用正常红细胞在低渗盐水中吸水膨胀的适应性较大（可增加70%的体积而不破裂），而遗传性球形细胞增多症（HS）等的红细胞其表面积与体积（S/V）的比值小，对低渗盐水的适应性小（脆性增大），易膨胀破裂发生溶血。本试验对红细胞膜缺陷引起的溶血有诊断意义。

【参考区间】

开始溶血：4.2g/L NaCl溶液；完全溶血：3.4g/L NaCl溶液。

【临床意义】

1. 渗透脆性增高　见于遗传性球形细胞增多症、遗传性椭圆形细胞增多症及自身免疫性溶血性贫血等，开始溶血的NaCl溶液浓度可在5.2g/L，甚至更高。

2. 渗透脆性减低　常见于珠蛋白生成障碍性贫血、血红蛋白病、缺铁性贫血等。

（二）红细胞孵育渗透脆性试验

红细胞孵育渗透脆性试验是利用红细胞在37℃经24小时孵育后能量被消耗，钠泵功能下降，再将其置于不同浓度的盐水中，定时、定温作用后，找出溶解50%红细胞的低渗氯化钠浓度，亦称为红细胞中间脆性。有膜缺陷及某些酶缺陷的红细胞经24小时孵育后能源很快耗尽，孵育渗透脆性明显增加。

【参考区间】

红细胞中间脆性：4.65~5.90g/L NaCl溶液。

【临床意义】

本试验适用于轻型遗传性球形细胞增多症和先天性非球形细胞溶血性贫血的诊断和鉴别诊断。正常人变化不明显；轻型遗传性球形细胞增多症孵育后脆性明显增加；丙酮酸激酶缺乏症孵育后也有增加。

（三）高铁血红蛋白还原试验

高铁血红蛋白还原试验是利用亚硝酸钠将红细胞内的亚铁血红蛋白氧化为高铁血红蛋白，加入亚甲蓝后检测高铁血红蛋白还原率来间接反映葡萄糖-6-磷酸脱氢酶（G-6-PD）是否缺乏。当G-6-PD含量正常时，戊糖旁路形成的还原型辅酶Ⅱ（NADPH）作为高铁血红蛋白还原酶的辅酶，在递氢体（亚甲蓝）参与下使高铁血红蛋白还原为亚铁血红蛋白。如G-6-PD缺乏，NADPH少或无，高铁血红蛋白不能被还原。

【参考区间】

光电比色法：还原率≥75%。

【临床意义】

本试验是G-6-PD缺乏症的过筛试验。阳性见于蚕豆病和伯氨喹林型药物性溶血性贫血。G-6-PD缺乏症杂合子还原率31%~74%；纯合子还原率<30%。

（四）血红蛋白电泳

利用不同血红蛋白的等电点不同，在一定的pH缓冲液中带有不同的电荷量，在缓冲液中泳动的方向和速度不同，从而形成不同的区带，用光密度扫描计可进行定量。是血红蛋白缺陷的筛选试验。

【参考区间】

HbA 95%~98%，HbA$_2$ 1%~3%，HbF 1%~2%。

【临床意义】

HbA$_2$增高是轻度β海洋性贫血最重要的诊断依据。重度β珠蛋白生成障碍性贫血HbF明显升高>

10%。正常人血红蛋白电泳后一般只见两条区带（HbA 和 HbA$_2$），若出现新的区带，则可能为异常血红蛋白，应进一步检查，如 HbF 的测定、血红蛋白结构分析、基因诊断等。

（五）抗人球蛋白试验

抗人球蛋白试验又称为 Coombs 试验，可分为直接抗人球蛋白试验和间接抗人球蛋白试验。直接抗人球蛋白试验检测的是红细胞表面有无不完全抗体，间接抗人球蛋白试验检测的是血清中有无不完全抗体。本试验对各种原因导致的免疫性溶血有意义。

【参考区间】

直接、间接抗人球蛋白试验均为阴性。

【临床意义】

1. 直接抗人球蛋白试验阳性　见于新生儿溶血病、自身免疫性溶血性贫血、SLE、淋巴瘤、某些感染性疾病及某些药物诱发性免疫性溶血性贫血（如甲基多巴、青霉素等）等亦可呈阳性反应。

2. 间接抗人球蛋白试验　常用于 Rh 和 ABO 血型不合妊娠的母亲血清中不完全抗体的检测。

第三节　骨髓细胞学检查

骨髓是人出生后的主要造血组织，外周血中的红细胞、粒细胞、血小板、淋巴细胞及单核细胞均由骨髓所产生。研究骨髓及外周血中血细胞形态和数量的变化，对造血系统疾病及其他疾病引起的血液异常的诊断和鉴别诊断具有十分重要的意义。

骨髓细胞学检查即通过骨髓穿刺获取骨髓液，对骨髓中不同血细胞的数量、形态进行观察，从而辅助诊断某些造血及非造血系统疾病。此外，骨髓穿刺还可用于体外造血细胞培养、骨髓病理活检、细胞遗传学、免疫学、分子生物学检查及病原学的诊断。

一、血细胞发育过程中形态演变的一般规律　微课2

血细胞的生成是一个细胞增殖、分化、成熟和释放的动态过程。整个过程是由造血干细胞在造血微环境中、并在多种调控因子的作用下逐步完成的。

（一）发育过程

造血干细胞具有不断自我更新与多向分化增殖的能力。通过自我更新维持干细胞的数量，在造血因子调控下分化产生各系祖细胞，再经过原始、幼稚到成熟阶段。造血细胞的增殖模式见图 14-5。

（二）骨髓血细胞形态学演变的规律

细胞的成熟过程中形态演变遵循着一定的规律。

1. 细胞体积　由大到小，巨核细胞是由小到大。

2. 细胞外形　由不规则到规则，巨核由规则到不规则。

3. 细胞浆　浆量由少到多，淋巴细胞除外；染色由深到浅、由深蓝到浅蓝，红系由蓝到红；胞浆内的颗粒由无到有、由少到多、粒系由非特异到特异性。

4. 细胞核　胞核由大到小，红细胞最后消失，巨核由小到大；胞核形态由规则到不规则，红细胞系统的细胞核一直较规则；染色质由细致疏松到粗糙聚集；核膜有不明显到明显；核仁由有到无。

5. 核质比　由大到小。

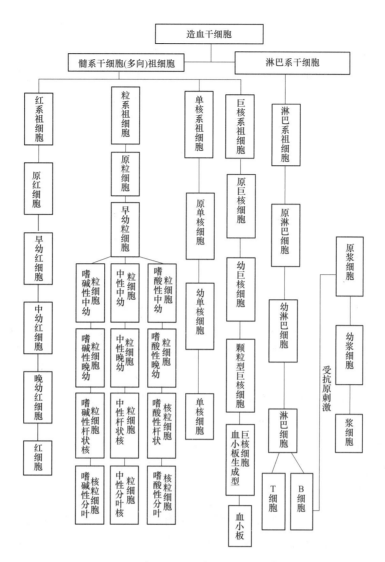

图 14 - 5 造血干细胞的分化及增殖示意图

二、血细胞的正常形态学特征

(一) 红细胞系统

1. 原始红细胞 (pronormoblast) 细胞直径 15 ~ 22μm, 圆形, 偶有伪足。胞质量少, 呈深蓝色, 核周有淡染, 或核边缘可见一块无色区, 为初浆, 无颗粒。胞核较大, 圆形或椭圆形, 染色质为细颗粒状, 紫红色, 核仁 1 ~ 3 个。

2. 早幼红细胞 (early normoblast) 直径 11 ~ 20μm, 圆形, 胞质增多, 蓝色可稍变浅, 无颗粒。胞核仍为圆形或椭圆形, 染色质为粗颗粒, 核仁模糊或消失。

3. 中幼红细胞 (polychromatic normoblast) 直径 8 ~ 15μm, 圆形。胞质增多或核质各半, 呈灰蓝或灰红色 (嗜多色性), 有血红蛋白形成所致。胞核变小, 染色质致密呈团块或条索状, 核仁消失。

4. 晚幼红细胞 (orthochromatic normoblast) 直径 7 ~ 10μm, 圆或卵圆形。胞质增多, 灰红或淡红。核圆, 稍扁或明显偏心, 染色质凝集成团块状。

5. 成熟红细胞 (erythrocyte) 直径 6 ~ 9μm, 灰红或淡红, 呈两面微凹圆盘状, 中心色稍淡。

（二）粒细胞系统

1. 原粒细胞（myeloblast）　　直径 10～20μm，圆形或椭圆形。胞质量少，呈中度蓝色或似水彩蓝色，无颗粒。胞核大居中，染色质细沙样，排列均匀平坦，如一片薄纱，核仁 2～5 个，较清楚。

2. 早幼粒细胞（promyelocyte）　　直径 12～25μm，较原粒细胞增大，胞质内出现深紫红色的嗜天青颗粒，胞质量多，淡蓝色。胞核稍变小，偏于细胞一侧，染色质呈粗沙状，核仁可见或消失。

3. 中幼粒细胞（myelocyte）

（1）中性中幼粒细胞（neutrophilic myelocyte）　　细胞直径 10～20μm，呈椭圆或近圆形。胞质量多，色多呈淡红色，也可呈淡蓝色，有非常细小而密集的紫红色中性颗粒。核椭圆形或核的一侧开始变平，常位于细胞之一侧，紫红色，染色质为粗粒状，致密如网，核膜明显，核仁消失。

（2）嗜酸性中幼粒细胞（eosinophilic myelocyte）　　圆形或类圆形，直径 15～20μm。胞浆中布满橘红色、较粗大带有折光性的嗜酸性颗粒。其余特点类似中性中幼粒细胞。

（3）嗜碱性中幼粒细胞（basophilic myelocyte）　　圆形或椭圆形，直径 10～15μm。胞质内含有粗大且大小不均的蓝紫色颗粒，散在分布，胞质淡蓝色，颗粒常覆盖在核面上，使染色质结构模糊不清。

4. 晚幼粒细胞（metamyelocyte）　　圆形，直径 10～16μm。胞质量增多，呈淡蓝色，内含不同的特异性颗粒，如中性、嗜酸或嗜碱性颗粒，胞核明显凹陷呈肾形，染色质粗条块状，排列更加紧密。

5. 杆状核粒细胞（stab granulocyte）　　圆形，直径 10～15μm。胞质中所含特异性颗粒不同，核呈带状弯曲，胞核凹陷处超过假设直径的 3/4，且两端变细，染色质粗糙呈块状，染色呈深紫红色。

6. 分叶核粒细胞（segmented granulocyte）　　细胞呈圆形，直径 10～15μm。胞核分 2～5 叶，叶间有核丝相连，有时核叶重叠而似杆状核，染色质浓集呈小块状。嗜酸性分叶核粒细胞核分叶一般不超过两叶；嗜碱性粒细胞呈肾形或分 2～3 叶，但由于颗粒覆盖而看不清核轮廓。

（三）单核细胞系统

1. 原单核细胞（monoblast）　　圆形或不规则形，有时可见瘤状突出，直径 15～25μm。胞质量丰富，呈淡蓝色或灰蓝色，如毛玻璃样。胞核不规则，常有折叠或扭曲现象，染色质纤细，呈疏松交织的丝网状，染色呈淡紫红色，核仁 1～3 个，大而清楚。

2. 幼单核细胞（premonocyte）　　胞体大小与形态类似原单核细胞，有时较其稍大。胞质量丰富，灰蓝色，常有伪足或外浆出现，胞质内布满较多粉尘样细小的嗜天青颗粒。胞核形态不一，椭圆形，折叠，扭曲或分叶，染色质呈较粗丝条状，排列呈疏松网状，着色浅，核仁可见或不清。

3. 单核细胞（monocyte）　　直径 12～20μm，外形极不规则，常有花边状，胞质丰富，呈灰蓝色，不透明如毛玻璃样，散布许多细小的粉红色颗粒，颗粒多者甚至使胞质成为粉红色，常有空泡和外浆出现。胞核折叠、扭曲而不规则，有肾型、马蹄型、M 型、S 型，染色质疏松如丝网状，核仁消失。

（四）巨核细胞系统

1. 原始巨核细胞（megakaryoblast）　　圆形或椭圆形，边缘多不规则，直径 15～30μm。胞质量少，深蓝色，胞质的周边深浓，近核处渐淡，无颗粒，有时可见伪足突出。胞核巨大，呈圆形或椭圆形及不规则形。染色质粗糙颗粒状，排列成浓密网状。核仁 1～3 个，大小不均，且不清晰，呈天蓝色。

2. 幼稚巨核细胞（promegakaryocyte）　　直径 30～50μm，多呈不规则圆形或椭圆形。胞质量丰富，染深蓝色，近核处有明显淡染区，核附近可出现嗜天青颗粒。胞核更大，成圆形、肾形或不规则形，有时可见突出或凹陷，染色质较粗糙，常呈条索状，核仁模糊或消失。

3. 颗粒巨核细胞（megakaryocyte）　　直径 40～100μm，是骨髓中最大的细胞，边缘常不整齐，核不规则或分叶。染色质粗密呈条块状，无核仁。浆丰富，呈粉红或淡蓝色，内含细而多的紫红色颗粒。

4. 产板型巨核细胞（thrombocytogenic megakaryocyte） 形态及染色与颗粒性巨核细胞相似，胞浆内颗粒聚集，外缘或突出部分形成血小板，膜不完整，有撕裂。胞浆完全脱落，仅剩的核称裸核。

（五）淋巴细胞系统

1. 原淋巴细胞（lymphoblast） 圆形或椭圆形，直径 $10 \sim 18 \mu m$。胞质量少，多呈天蓝色和透明蓝色，部分成深蓝色，环核周围着色较淡有亮带，无颗粒。胞核较大，常位于中央或略偏一侧，染色质呈颗粒状，于核周排列较密，着色较深，核仁 $1 \sim 2$ 个，清晰易见。

2. 幼淋巴细胞（prolymphocyte） 胞形同原淋巴细胞，呈圆形或椭圆形，部分有伪足或瘤状突出，直径 $10 \sim 16 \mu m$。胞质较多，呈天蓝色，清晰透明，偶见胞质嗜碱，胞质内大多无颗粒，部分可见少数嗜天青颗粒。核呈圆形或不规则形，偶见花瓣形、切痕及折叠，染色质粗糙颗粒状，核仁模糊或消失。

3. 淋巴细胞（lymphocyte） 有大、小两种。大淋巴细胞直径 $12 \sim 15 \mu m$，胞质量较多，淡蓝，透明，有时可见少量嗜天青颗粒。核圆形，有时呈肾形也可有切迹。染色质致密呈块状，无核仁。小淋巴细胞直径 $6 \sim 9 \mu m$，胞质极少，甚至不见，呈透明蓝色。胞核呈圆形或椭圆形，偶见凹陷及缺口，染色质粗糙致密呈块状，染色呈深紫红色。

（六）浆细胞系统

1. 原浆细胞（plasmablast） 椭圆形，直径 $12 \sim 25 \mu m$，胞质量多，染深蓝色，不透明，边缘更深，近核处可有淡染区，称为初浆（archoplasm），常呈泡沫状，多无颗粒。胞核圆形或椭圆形，染色质呈颗粒状较细致，排列成网状。核仁 $3 \sim 5$ 个，浅蓝色。

2. 幼浆细胞（proplasmacyte） 卵圆形，直径 $12 \sim 16 \mu m$。胞质多呈深蓝色不透明，边缘部尤深，近核处色稍淡，可有初浆区，不含颗粒或含少数嗜天青颗粒，有时胞质呈泡沫状或空泡。胞核圆或椭圆形，核染色质较粗密，排列呈车轮状或龟背状。核仁消失或模糊。

3. 浆细胞（plasmacyte） 细胞大小不一，多为卵圆形。胞质量多，深蓝色，多无颗粒，常有泡沫状空泡。核圆或椭圆形，偏位，染色质粗糙成块，深染，排列呈车轮状或乌龟背状，无核仁。

（七）其他常见细胞

1. 组织细胞（histocyte） 圆形或不规则形，大小不一，边缘常不清楚或清楚。核大，圆或椭圆形，居中或偏位。染色质疏松成网状，常有 $1 \sim 2$ 个核仁，浆量多少不一，淡蓝、灰蓝或淡紫红色，可有细小嗜天青颗粒。

2. 组织嗜碱细胞（tissue basophil） 又称肥大细胞（mast cell），细胞直径 $12 \sim 20 \mu m$，梭形、圆形、锥形或不规则形。核圆或椭圆，位于中央或偏于一侧，染色质粗糙，无核仁。胞浆中充满圆形、大小一致的蓝紫色嗜碱颗粒，常掩盖一部分胞核甚至使胞核隐约不清。

3. 成骨细胞（osteoblast） 胞体大，直径 $20 \sim 40 \mu m$，卵圆形或纺锤形，外形类似浆细胞，只是胞体较大颜色较淡，边界多不清楚。胞质深蓝或紫蓝色，边缘多呈云絮状，偶见着色不均的泡沫样。核偏于一侧，圆或椭圆形，染色质色深，成粗糙疏松网状，可见 $1 \sim 2$ 个核仁，呈蓝色。

4. 破骨细胞（osteoclast） 直径 $60 \sim 100 \mu m$，为圆形、椭圆形或不规则形，胞质丰富，有颗粒。核有数个至数十个，圆形或椭圆形，大小大致相等，彼此孤立，细致或较粗，核仁可有可无。

5. 退化细胞 胞浆完全破碎只剩细胞核，胞核肿胀，结构模糊，染色变浅。退化细胞核有时成扫帚状，形如竹篮，称篮状细胞（basket cell）或涂抹细胞。在淋巴细胞性白血病时，对诊断有参考价值。

三、骨髓细胞学检查的适应证和临床意义

(一) 骨髓细胞学检查的适应证

1. 原因不明的血细胞数量和形态异常，如一系、二系或三系减少或增多，外周血中有原始细胞。

2. 不明原因的肝脾、淋巴结肿大。

3. 不明原因的骨痛、骨质破坏、肾功能异常、黄疸、紫癜等。

4. 血液病定期复查或化疗效果观察。

5. 骨髓活检、造血干细胞和祖细胞体外培养、染色体分析、细胞表面抗原检测、微生物培养等。由于凝血因子缺乏而有严重出血者如血友病，骨髓穿刺检查应列为禁忌。

(二) 临床意义

1. **确切诊断某些造血或非造血系统疾病**　这类疾病多具有特征性细胞形态学改变，骨髓检查对其有决定性诊断意义。如各种类型白血病、噬血细胞综合征、多发性骨髓瘤、骨髓转移癌、淋巴瘤浸润骨髓、戈谢病、尼曼－匹克病、再生障碍性贫血、巨幼细胞贫血等，血液寄生虫病如发现寄生虫可确诊。

2. **协助诊断某些造血系统疾病**　这类疾病多数以骨髓造血功能改变为主，骨髓检查结果需结合其他临床资料综合分析后才能得出诊断。如溶血性贫血、ITP、骨髓增生异常综合征、骨髓增殖性肿瘤、脾功能亢进、粒细胞减少症、粒细胞缺乏症及放射病等。

3. **鉴别诊断某些疾病**　临床上遇有原因未明的发热、淋巴结、肝脾大、骨痛、关节痛、恶病质或体重减轻等，骨髓检查有助于鉴别是否由造血系统疾病所引起。

四、骨髓细胞学检查的步骤和方法

(一) 低倍镜检查

1. **观察取材、涂片、染色情况**　取材和涂片良好的标本，血膜长短、厚薄应适中，尾部肉眼可见到骨髓小粒及少量脂肪滴，能明确分出头、体、尾三部分，镜下可见较多骨髓特有的细胞。

2. **判断骨髓增生程度**　通常以骨髓中有核细胞的数量来反映，根据在低倍镜下有核细胞与成熟红细胞之间的比例来作出判断。通常采用五级法分级（表14－4）。如果计数结果介于两级之间可向上提一级。

表14－4　骨髓增生程度分级

增生程度分级	有核细胞：成熟红细胞	有核细胞数/HP	常见情况
增生极度活跃	1：1	>100	各型白血病
增生明显活跃	1：10	50～100	白血病、增生性贫血
增生活跃	1：20	20～50	正常骨髓、某些贫血
增生减低	1：50	5～10	再障、粒细胞减少或缺乏
增生极度减低	1：200	<5	再障

3. **计数巨核细胞**　低倍镜下计数全片的巨核细胞总数，尤其要注意片尾及上下边缘处。然后转换油镜观察，进行分类计数，并注意观察产血小板数量及其形态。

4. **观察有无异常细胞**　注意有无体积较大或成堆出现的特殊细胞，尤其应注意涂片的尾部、上下边缘及骨髓小粒周围，如转移癌细胞、戈谢细胞及尼曼－匹克细胞等。

（二）油镜检查

在涂片的体尾交界处进行观察。

1. 有核细胞分类计数 连续分类计数 200～500 个有核细胞，按细胞的不同系列和不同发育阶段分别计数，计算各阶段细胞所占的百分比。分类计数时巨核细胞、分裂相细胞、退化及破碎细胞不计入。

2. 计算粒红比值（granulocyte/erythoid，G/E） 以粒系细胞总百分数除以幼红细胞总百分数，正常值为（2～4）：1。

（1）G/E 正常 ①正常骨髓象。②粒、红两系细胞平行增多或减少，如红白血病、再生障碍性贫血等。③粒、红两系细胞基本不变的疾病，如特发性血小板减少性紫癜、多发性骨髓瘤等。

（2）G/E 增高 ①粒细胞系增多，如急性或慢性粒细胞白血病、急性化脓性感染及中性粒细胞性类白血病反应等。②红细胞系减少，如纯红细胞再生障碍性贫血等。

（3）G/E 减低 ①红细胞系增多，如各种增生性贫血、真性或继发性红细胞增多症等。②粒细胞减少，如粒细胞减少症或粒细胞缺乏症等。

3. 观察各系各阶段细胞形态。

4. 观察有无特殊细胞及寄生虫。

（三）血涂片检查

首先用低倍镜观察涂片、染色和细胞分布情况，选择体尾交界部转换油镜观察，分类计数 100～200 个白细胞，并观察其形态有无异常；如发现有核红细胞，按计数 100 个白细胞见到多少个有核红细胞算，并记录其所属阶段；观察成熟红细胞的形态及血小板的数量和形态有无异常；注意有无寄生虫。

（四）填写骨髓检查报告单

根据检验结果，按报告单的要求，逐项详细填写及描述骨髓象、血象表现的特征，结合临床资料提出形态学诊断意见，供临床参考。

正常骨髓中各系列细胞及其各阶段变化较大，大致符合下列情况（表 14-5），认为是正常。

表 14-5 正常成人骨髓象特点

项 目	检验结果
骨髓增生程度	增生活跃
粒红比值	（2～4）：1
粒细胞系统	占 40%～60%。原粒细胞 <2%，早幼粒细胞 <5%，中、晚幼粒细胞各 <15%，中性杆状核粒细胞多于分叶核粒细胞，嗜酸性粒细胞 <5%，嗜碱性粒细胞 <1%，各阶段细胞形态无明显异常
红细胞系统	约占 20% 左右，其中原红细胞 <1%，早幼红细胞 <5%，中、晚幼红细胞各约为 10%，细胞形态无明显异常。成熟红细胞大小、形态及染色大致正常
淋巴细胞系统	占有核细胞的 20%，幼儿偏高，可达 40%。以成熟淋巴细胞为主，原淋巴和幼淋巴细胞罕见
单核细胞系统	单核细胞 <4%，且为成熟阶段细胞
浆细胞系统	浆细胞 <2%，且为成熟阶段细胞
巨核细胞系统	在 1.5cm×3.0cm 的骨髓血膜上可见到 7 个～35 个，其中主要为产板型巨核细胞。原巨核细胞 0～5%，幼巨核细胞 0～10%，颗粒巨核细胞 10%～50%，产血小板巨核细胞 20%～70%，裸核 0～30%。血小板簇易见
其他细胞	如组织嗜碱细胞、内皮细胞及网状细胞等偶见，寄生虫和异常细胞不见

五、常用的血液细胞组织化学染色

细胞化学染色是以细胞形态为基础，运用化学或生物化学技术研究细胞内化学成分的分布与变化的一项检验方法。细胞化学染色对某些血液病的诊断和鉴别诊断、疗效和判断预后有一定意义。常用的有以下几种。

（一）过氧化物酶染色（peroxidase，POX）

【原理】

细胞中的过氧化物酶能催化过氧化氢释放出氧，使底物氧化形成有色沉淀定位于 POX 存在的部位。

【结果判断】

过氧化物酶主要存在于粒细胞之中，除早期原始粒细胞外，Ⅱ型原粒及以下阶段粒细胞均呈阳性反应，细胞越成熟反应越强。单核细胞系统大多数为阴性或弱阳性。

【临床意义】

主要用于急性白血病的鉴别：急性粒细胞白血病时其细胞多呈阳性反应，急性早幼粒细胞白血病时呈强阳性反应；急性单核细胞白血病时其细胞多呈弱阳性反应；急性淋巴细胞白血病时细胞呈阴性反应。因此，POX 染色对急性粒系白血病与急性淋巴细胞白血病的鉴别最有价值。

（二）α-醋酸萘酚酯酶染色（α-NAE）和氟化钠（NaF）抑制试验

【原理】

血细胞内的 α-醋酸萘酚酯酶又称非特异性酯酶（non-specific esterase，NSE），其能将基质液中的 α-醋酸萘酚水解，产生 α-萘酚，萘酚再与重氮染料耦联，形成不溶性的有色沉淀，定位于胞质中。

【结果判断】

粒系细胞一般为阴性或弱阳性且不被氟化钠抑制。单核细胞阳性但可被氟化钠抑制，而故在进行染色时，常同时做氟化钠抑制试验。

【临床意义】

急性单核细胞白血病时白血病细胞呈强阳性反应，可被氟化钠抑制。急性粒细胞白血病时呈阴性或弱阳性反应，但阳性反应不被氟化钠抑制。主要用于急性单核细胞白血病与急性粒细胞白血病的鉴别。

（三）糖原染色

【原理】

糖原染色，也称过碘酸-雪夫反应（periodic acid-Schiff reaction，PAS），过碘酸能将细胞内糖原的乙二醇基氧化成乙二醛基，后者与雪夫液作用，使无色品红变成紫红色染料而沉积下来。

【结果判断】

原始粒为阴性，早幼粒以下均呈阳性；单核细胞为弱阳性，淋巴细胞多为阴性，巨核细胞阳性。

【临床意义】

1. 有助于急性白血病的类型鉴别　急性粒细胞白血病细胞呈阴性或弱阳性反应，急性单核细胞白血病时呈弱阳性反应，而急性淋巴细胞白血病时呈强阳性反应。

2. 鉴别良性与恶性红细胞系统疾病　骨髓增生异常综合征、红血病和红白血病的幼红细胞呈强阳性反应，而巨幼细胞贫血、溶血性贫血的幼红细胞一般呈阴性反应。

3. 鉴别细胞　①正常淋巴细胞为阴性或弱阳性，而慢性淋巴细胞白血病、淋巴肉瘤细胞一般为阳性或强阳性。②尼曼-匹克细胞阴性或弱阳性，戈谢细胞为强阳性。③某些疾病时小巨核细胞的鉴别。

（四）中性粒细胞碱性磷酸酶染色（neutrophil alkaline phosphatase，NAP）

【原理】

常用偶氮耦联法。细胞内的碱性磷酸酶在 pH 9.4~9.6 缓冲液中将基质液中的 α-磷酸萘酚钠水解，释放出的 α-萘酚重氮盐耦联形成不溶性灰黑色或黑色沉淀，定位于酶所在之处。

【结果判断】

正常除成熟中性粒细胞阳性外，其他均呈阴性。按沉淀多少可分为 + 、 + + 、 + + + 、 + + + + ，由此可计算出阳性细胞百分率和积分值。正常成人阳性率为 10% ~40% ，积分值为 40 ~80 分。

【临床意义】

1. 鉴别细菌性与病毒感染性疾病 前者 NAP 积分增高，后者 NAP 积分常无明显变化。

2. 鉴别慢性粒细胞白血病与类白血病反应 慢性粒细胞白血病时 NAP 积分显著降低或为阴性；急变时 NAP 积分增高。类白血病反应时，NAP 积分明显增高。

3. 急性白血病的鉴别 急性粒细胞白血病时 NAP 积分减低，急性淋巴细胞白血病时 NAP 积分多增高，急性单核细胞白血病时 NAP 一般正常或减低。

4. 鉴别再生障碍性贫血与阵发性睡眠性血红蛋白尿症 再生障碍性贫血时 NAP 积分增高，阵发性睡眠性血红蛋白尿症的 NAP 积分降低。

5. 其他血液病 淋巴瘤、慢性淋巴细胞白血病、骨髓增殖性疾病（如真性红细胞增多症、原发性血小板增多症及骨髓纤维化等）时 NAP 积分增高。

（五）铁染色

【原理】

正常骨髓中存在一定量的储存铁，以含铁血黄素和铁蛋白的形式储存于骨髓小粒的巨噬细胞和幼稚红细胞内，可供有核红细胞利用合成血红蛋白，这种存在于骨髓小粒的储存铁称为细胞外铁；中幼红细胞和晚幼红细胞也含有铁粒，称为铁粒幼红细胞，它们属细胞内铁。酸性亚铁氰化钾能与细胞内外铁发生普鲁士蓝反应，形成蓝色的亚铁氰化铁沉淀。

【结果判断】

阳性反应呈蓝黑色颗粒或块状物，定位于胞浆中。

1. 细胞外铁判断 低倍镜下于片尾骨髓小粒上观察细胞外铁，阳性程度按铁颗粒的多少可分为 + 、 + + 、 + + + 、 + + + + 。

2. 细胞内铁判断 油镜下连续计数 100 个幼红细胞，记录阳性的幼红细胞数，即为铁粒幼细胞所占的百分率。如幼红细胞含 6 个以上铁粒，且 2/3 以上的铁粒围绕细胞核周围排列，则称为环形铁粒幼细胞。

正常细胞外铁为" + ~ + + "，细胞内铁阳性率为 12% ~44% ，10 粒以下，且无环形铁粒幼细胞。

【临床意义】

1. 缺铁性贫血 细胞外铁阴性，铁粒幼细胞明显减少，甚至消失。

2. 铁粒幼细胞贫血 铁粒幼细胞增多，铁颗粒数目也增多，颗粒粗大，可见环形铁粒幼细胞，细胞外铁明显增多，可达" + + + ~ + + + + "。

3. 非缺铁性贫血的观察 溶血性贫血、再生障碍性贫血及白血病等细胞内铁和外铁正常或增高。

六、细胞的免疫学和遗传学分型

（一）细胞免疫学

造血细胞分化成熟过程中会出现一系列免疫表型的变化，不同系列细胞在不同发育阶段可表达不同的抗原。细胞免疫学分型也称为细胞免疫标记检测，就是用单克隆抗体及免疫学技术对细胞膜表面和（或）细胞质中存在的特异性抗原进行检测，借以分析细胞所属起源、分化程度、功能状态的一种方法。常用检测方法为荧光显微镜计数、碱性磷酸酶－抗碱性磷酸酶桥联酶标法、流式细胞术法。

细胞免疫学分型的临床应用有助于识别不同系列的细胞、B 和 T 淋巴细胞及淋巴细胞亚群，识别不同分化阶段和不同功能状态的细胞，用于各种白血病细胞的免疫表型分析、微量残留白血病的检测。

（二）细胞遗传学

细胞遗传学检查就是对细胞的染色体进行检查和分析，研究染色体的断裂点，对血液病的诊断、分型及病因、发病机制以及预后判断有着重要的价值，结合染色体荧光原位杂交技术（FISH）可提高检测的灵敏度。急性白血病遗传学分型不同，治疗方案及预后存在明显的不同。

血液系统疾病常伴有染色体及基因的突变，形成异常融合基因，临床常根据遗传学和分子生物学检查可帮助诊断以及进行分型。

七、常见血液病的血象与骨髓象细胞学特点

（一）贫血

贫血（anemia）是较常见的一类血液系统疾病，贫血原因不同，治疗方法不同。

1. 缺铁性贫血 缺铁性贫血（iron deficiency anemia，IDA）是因体内储存铁缺乏而使血红蛋白合成不足所引起的一类贫血，其典型的血液学特征是呈小细胞低色素性贫血。

（1）血象 红细胞、血红蛋白均减少，后者减少更为明显。成熟红细胞大小不等，以小红细胞为主，淡染区扩大，呈小细胞低色素改变。网织红细胞正常或轻度增高。白细胞和血小板一般正常。

（2）骨髓象 骨髓增生明显活跃，G/E 减低或倒置。红细胞系增生明显活跃，幼红细胞常 >30%，以中、晚幼红细胞为主。幼红细胞体小，胞质少，着色偏碱，边缘不整齐，核小呈"核老质幼"改变。成熟红细胞同血象。粒细胞系相对减少，形态大致正常。巨核细胞系正常。缺铁性贫血骨髓象特征见图 14 – 6。

2. 巨幼细胞贫血 巨幼细胞贫血（megaloblastic anemia，MgA）是因叶酸及（或）维生素 B_{12} 缺乏导致 DNA 合成障碍所致的一组贫血，其典型特征是除出现巨幼红细胞外，粒细胞和巨核细胞也出现巨幼变。

（1）血象 红细胞、血红蛋白均减少，红细胞减少更为明显。成熟红细胞大小不等，易见大、巨红细胞及椭圆形巨红细胞，可见嗜多色性红细胞、点彩红细胞、豪焦小体及卡波环。网织红细胞绝对值减低。白细胞计数常轻度减少，中性粒细胞核分叶过多；血小板减少或正常，可见巨大血小板。

（2）骨髓象 骨髓增生明显活跃，G/E 减低甚至倒置。红细胞系统增生明显活跃，巨幼红细胞比例常 >10%。形态特征为胞体增大，染色质纤细疏松呈细网状，胞质丰富，核质发育不平衡，呈"核幼质老"的改变。易见幼红细胞核分裂象、豪焦小体及卡波环、双核及多核幼红细胞。成熟红细胞同血象。粒细胞系相对减少，可见各阶段幼粒细胞，以巨晚幼粒细胞及巨杆状核粒细胞多见，分叶核粒细胞可见核分叶过多。巨核细胞正常或减少，可见巨幼变巨核细胞、巨核细胞核分叶过多，颗粒减少。巨幼细胞贫血骨髓象特征见图 14 – 7。

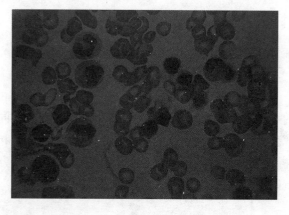

图 14 – 6　缺铁性贫血的骨髓象

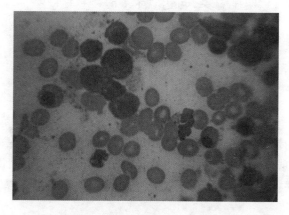

图 14 – 7　巨幼细胞贫血的骨髓象

3. 再生障碍性贫血 再生障碍性贫血（aplastic anemia，AA）是一组由于多种原因引起骨髓造血干细胞或造血微环境受损，导致骨髓造血功能衰竭的疾病。根据临床表现和血液学特点可分为急性和慢性两型。

（1）血象 呈全血细胞减少。红细胞、血红蛋白严重减少，为正细胞正色素性贫血。网织红细胞减少，急性绝对值 < 0.5×10^9/L，慢性 < 15×10^9/L。白细胞数减少，多为（1～2）× 10^9/L。中性粒细胞减少，急性 < 0.5×10^9/L，慢性 > 0.5×10^9/L；淋巴细胞比例相对增高。血小板减少，急性 < 20×10^9/L。

（2）骨髓象 骨髓增生减低，造血细胞减少，非造血细胞增多。粒、红两系减少，巨核细胞及血小板明显减少，多数病例巨核细胞缺如。淋巴细胞相对增高，浆细胞、肥大细胞及巨噬细胞等多见。再生障碍性贫血骨髓象特征见图14-8。

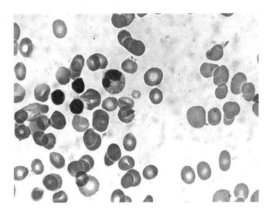

图 14-8 再生障碍性贫血的骨髓象

（二）白血病

白血病是累及造血干细胞的造血系统恶性肿瘤。根据细胞分化程度和自然病程可分为急性和慢性两大类。根据受累的细胞系列可将急性白血病分为急性淋巴细胞白血病（acute lymphocytic leukemia，ALL）和急性髓细胞白血病（acute myeloid leukemia，AML）；慢性白血病分为慢性髓细胞白血病（chronic myelogenous leukemia，CML）和慢性淋巴细胞白血病（chronic lymphocytic leukemia，CLL）等。

1. 急性白血病 起病急，病情发展迅速，自然病程常不超过6个月。细胞停留在原始和较早的幼稚阶段，血象中出现异常原始和幼稚细胞，红细胞、血小板减少，呈正细胞性贫血，白细胞多增高，部分可正常或减低。骨髓多增生明显或极度活跃，某系原幼细胞增多伴形态异常，其他系受到抑制减少。

⊕ **知识链接**

急性白血病分型

急性白血病是造血干细胞的克隆性病变，不同类型发病特点不同，治疗及预后也不相同。急性白血病有多种分型方法，FAB分型是较早的应用较久的一种以形态学为主的分型方法，将急性白血病分为急性淋巴细胞白血病（L_1、L_2、L_3 型）和急性髓细胞性白血病（$M_0 \sim M_7$ 型），本分型存在一定的局限性。MICM分型是在形态学的基础上结合免疫学、遗传学和分子生物学对白血病进行的分型，将白血病细胞的系列以及分化阶段、伴随的染色体及基因的改变体现得更加细化，为临床治疗提供了更好的依据。WHO分型却是在MICM的基础上结合临床特点综合进行的分型，可以更客观地反映疾病的本质，且是与治疗和预后相关的分型分类体系。

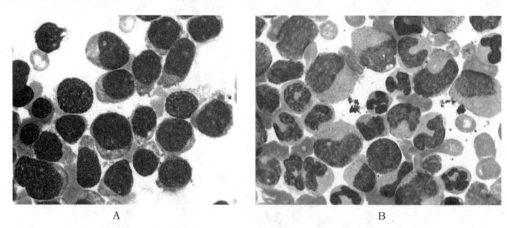

2. 慢性白血病 起病缓慢，早期多无自觉症状，自然病程常大于 1 年。白血病细胞停留在较晚的比较成熟的阶段。血象中白细胞总数增高，可出现幼稚阶段细胞，成熟红细胞呈正细胞性。骨髓增生明显或极度活跃，可见某系幼稚或较成熟细胞增多伴形态异常，其他系根据病情程度不同可发生不同改变。

急性白血病与慢性白血病形态不同，见图 14 - 9。

图 14 - 9　白血病的骨髓象
A. 急性白血病；B. 慢性白血病

第四节　血栓和出血性疾病的检查

一、概述

生理状态下，由于人体内凝血系统和抗凝（包括纤溶）系统保持着动态平衡，使机体既不发生出血，也不引起血栓形成，维持血液的正常流动。病理情况下，这一动态平衡遭到破坏，如止凝血活性减弱，抗凝能力增强，就会引起出血性疾病；反之，如止凝血活性增强，抗凝功能减弱，则导致血栓前状态或血栓性疾病。血栓和出血发生的机制是：①血管壁的结构和功能异常。②血小板的数量和功能异常。③凝血因子的含量异常和分子结构的改变。④循环中的抗凝物质增多或抗凝功能减弱。⑤纤维蛋白溶解及其抑制因子异常。

血栓与出血性疾病检查可帮助诊断和筛查病因，从而指导临床治疗。

二、血管壁因素的检查

血管壁完整、通透性好和脆性低是完成生理性止血的基本条件。血管内皮细胞是位于循环血液与血管壁内皮下组织之间的单层细胞，在调节凝血、止血和抗血栓形成中发挥重要作用。血管内皮细胞可合成和释放血小板活化因子、血管性血友病因子（vWF）、纤维连接蛋白、凝血酶敏感蛋白（TSP）和纤溶酶原激活抑制物（PAI）等促栓物质，促进血栓形成；也可合成和释放蛋白 S（PS）、凝血酶调节蛋白（TM）、前列环素（PGI_2）、抗凝血酶Ⅲ（AT - Ⅲ）和组织纤溶酶原激活物（t - PA）等抗栓物质，抑制血栓形成。血管内皮细胞受到不同损伤因素的作用，结构与功能受到破坏后可致止血功能失衡。

（一）出血时间测定

出血时间（bleeding time，BT）是指皮肤刺破后血液自然流出到其自然停止所需时间。其长短取决于早期止血功能的好坏，主要受血小板数量和功能的影响，其次是毛细血管壁的完整性和血管的收缩功能。

【参考值】

出血时间测定器法：（6.9±2.1）分钟。

【临床意义】

BT 延长见于以下几种情况。①血小板数量异常：如血小板减少性紫癜（ITP）、白血病及再生障碍性贫血等，以及血小板增多症。②血小板功能异常：如先天性和获得性血小板病、血小板无力症及抗血小板药物应用等。③凝血因子缺乏：如血管性血友病（vWD）、低（无）纤维蛋白原血症、弥散性血管内凝血（DIC）及血友病甲、乙等。④毛细血管异常：如维生素 C 缺乏症、遗传性出血性毛细血管扩张症。⑤其他：如血浆中抗凝物增多、低纤维蛋白或无纤维蛋白血症、血管硬化和高血压病等。

（二）血浆 vWF 抗原（vWF：Ag）测定

主要是通过 vWF 来测定内皮细胞合成血管性血友病因子的功能。vWF 由血管内皮细胞合成，合成后部分贮存于内皮细胞中，部分释放入血，成为因子Ⅷ：C 的载体。在早期止血过程中，vWF 是血小板黏附于内皮下胶原的黏附蛋白，其缺乏可影响血小板的黏附功能。

【参考区间】

ELISA 法：107.5%±29.6%，火箭电泳法：94.1%±32.5%。

【临床意义】

1. vWF：Ag 浓度减低　见于 vWD，是诊断 vWD 的重要指标。

2. vWF：Ag 浓度增高　见于血管内皮受损时，vWF 释放入血，如缺血性心脑血管病、周围血管病、肾小球疾病、尿毒症、肝脏疾病、糖尿病、妊娠期高血压综合征、大手术后、电休克或剧烈运动后。

三、血小板功能的相关检查

血小板在止血、凝血和促进血栓形成中起重要的作用，其止血、促栓功能不仅与血小板的数量有密切关系，而且也取决于其黏附、聚集、释放、促凝活性及血块收缩等功能。

（一）血小板黏附试验（PAdT）

血小板与非血小板表面的黏着，称为血小板黏附性，是血管受损后正常止血的最初反应。一定量血液与一定表面积的异物接触一定时间后，即有一定数量的血小板黏附于异物表面上，测定接触前后血小板数之差，即为黏附于异物表面的血小板数以及黏附血小板的百分率。

【参考区间】

玻球法：男性 34.9%±5.95%，女性 39.4%±5.19%；玻珠柱法：62.5%±8.6%。

【临床意义】

黏附试验是血小板功能和激活的初筛试验之一。黏附率增高见于血栓前状态与血栓性疾病，如心肌梗死、脑血栓形成、糖尿病、血栓性静脉炎、甲状腺功能亢进及手术后。黏附率减低见于血小板无力症、vWD、尿毒症及严重肝病、DIC、多发性骨髓瘤及应用抗血小板药物。

（二）血小板聚集试验（PAgT）

血小板之间的相互黏着称为血小板聚集，该功能在生理性止血与病理性血栓形成中起重要作用。聚集试验常用血小板聚集仪法测定，即在特定连续搅拌条件下，于富含血小板血浆中加入诱聚剂，使血小板被激活，通过纤维蛋白原互相附着而发生聚集。然后通过透光度的变化反映血小板聚集情况。

【参考区间】

各实验室应建立自己的正常值。不同诱聚剂测得的最大聚集率不同。

【临床意义】

聚集试验是测定血小板功能及激活的初筛试验之一。

1. 聚集率降低

（1）先天性降低　如血小板无力症、vWD。

（2）后天性降低　如骨髓增殖性肿瘤、肝硬化、感染性心内膜炎、尿毒症及使用血小板抑制药物等。

2. 聚集率增高　高凝状态或血栓形成性疾病，如血栓性静脉炎、心肌梗死、糖尿病、口服避孕药、人工瓣膜、高 β - 脂蛋白血症、高脂饮食和吸烟等。

（三）血小板释放功能试验

在某些生理或病理状态下，血小板被激活。在这一活化过程中，血小板将其颗粒内容物释放到细胞外称释放反应。通过对血小板释放的活性物质的测定，可了解体内止凝血状态，协助疾病诊断。

1. 血浆 β - 血小板球蛋白（β - TG）和血小板第 4 因子（PF_4）测定　β - TG 和 PF_4 均系血小板被激活后由 α 颗粒释放入血的活性物质。

【参考区间】

放免法：β - TG 25.3μg/L ± 3.0μg/L，PF_4 3.2μg/L ± 0.8μg/L。

【临床意义】

（1）血浆 β - TG 及 PF_4 含量增高　见于血栓前状态或血栓性疾病，如心肌梗死、脑梗死、妊娠期高血压综合征、尿毒症、糖尿病、弥散性血管内凝血、肾病综合征及静脉血栓形成等。

（2）血浆 β - TG 及 PF_4 含量减低　见于血小板 α 颗粒缺乏症。

2. 血小板 α 颗粒膜蛋白 - 140（GMP - 140）测定　GMP - 140（也称 P - 选择素）是存在于血小板 α 颗粒膜的标志蛋白分子，当血小板被激活，GMP - 140 与血小板膜融合，并大量表达于膜表面，形成膜表面的一个新抗原。正常静止期血小板 GMP - 140 约 50 个，血小板激活时可达 11000 个。

【参考区间】

放免法：（780 ± 490）分子数/血小板。

【临床意义】

GMP - 140 阳性血小板比例增高，是血小板被激活的一个最有意义的特异性分子标志物，见于急性心肌梗死、脑梗死、糖尿病、高血压及高脂蛋白血症等。

3. 血浆血栓烷 B_2（TXB_2）测定　血小板激活后，膜磷脂花生四烯酸（AA）代谢亢进，生成 TXA_2，不稳定，很快转化为 TXB_2，TXB_2 含量可反映 AA 代谢水平，从而反映血小板是否被激活。

【参考区间】

ELISA 法：28.2 ~ 124.4ng/L，RIA 法：54.2 ~ 217.8ng/L。

【临床意义】

血浆 TXB_2 升高是血栓性疾病中血小板体内激活的一个良好指标。由于阿司匹林、吲哚美辛等抗血小板药物的抑制与阻断花生四烯酸有关，因此 TXB_2 的检测还可作为药物疗效的估价。

（四）血块收缩试验

全血凝固后，在血小板收缩蛋白作用下，发生血块收缩。血块收缩取决于血小板的质与量及纤维蛋白原含量。血块收缩后计算血清量占全血量的百分比，可反映血小板功能降低和数量减少的程度。

【参考区间】

血凝固后 0.5 ~ 1 小时开始收缩，24 小时完全收缩。

【临床意义】

血块收缩不良见于：①血小板显著减少（ $< 50 \times 10^9$/L ）和血小板功能异常，如血小板无力症。②严重纤维蛋白原减少和凝血功能障碍。③红细胞增多症。

（五）血小板抗体测定

血小板抗体（PA）是引起免疫性血小板减少的致病因素，分为三种。①自身抗体，如 ITP 时。②同种抗体，如反复输血时。③与免疫复合物相关的抗体，如病毒感染时。PA 包括 PAIgG、PAIgM、PAIgA 及 PAC3，可致血小板破坏加速，巨核细胞发育、成熟障碍，导致血小板数量减少，引起出血。

【参考区间】

均为阴性。

【临床意义】

血小板膜表面抗体阳性：①是免疫性血小板减少性紫癜诊断、治疗和预后判断的指标。②有助于其他疾病的诊断，如多发性骨髓瘤、SLE 等。③有输血史及妊娠妇女亦可阳性。

四、凝血因子检查

凝血因子是参与凝血过程的生物分子，目前多数是按被发现的先后顺序以罗马数字命名，除 Ca^{2+} 外，其余凝血因子均为蛋白质。瀑布学说将凝血过程分为内源性凝血途径、外源性凝血途径和共同凝血途径，共涉及到纤维蛋白原、凝血酶原、凝血因子Ⅲ、凝血因子Ⅳ、凝血因子Ⅴ、凝血因子Ⅶ、凝血因子Ⅷ、凝血因子Ⅸ、凝血因子Ⅹ、凝血因子Ⅺ、凝血因子Ⅻ、凝血因子ⅩⅢ、激肽释放酶原（PK）和高分子激肽原（HMWK）等凝血因子。当凝血因子合成减少或缺陷，常会引起出血；当凝血因子合成增加或异常激活，常会造成血栓。

（一）内源性凝血系统凝血因子的测定

包括内源性凝血途径和共同途径凝血因子的检查。内源性凝血途径是从因子Ⅻ接触激活到Ⅸa - PF3 - Ca^{2+} 复合物形成后，激活因子Ⅹ的过程，此过程涉及的凝血因子多，包括Ⅻ、Ⅺ、Ⅸ、Ⅷ、PK 及 HMWK 等因子的参与。共同途径是从因子Ⅹ被激活至纤维蛋白的形成，是内源及外源性途径的共同凝血途径。此过程中有三个重要的过程，即凝血活酶形成、凝血酶形成和纤维蛋白形成。

1. 凝血时间测定 凝血时间测定（CT）是血液离体后与异物表面接触，因子Ⅻ和内源性凝血系统被激活，最后生成纤维蛋白的时间。CT 是测定从血液离体至完全凝固所需的时间。CT 是内源性凝血系统的一种简单而不太敏感的筛选试验。

【参考区间】

普通玻璃试管法：5 ~ 12 分钟；硅化试管法：15 ~ 30 分钟。

【临床意义】

（1）CT 延长 见于①因子Ⅻ、Ⅺ缺乏和甲、乙型血友病。②严重的凝血酶原、因子Ⅴ、因子Ⅹ和纤维蛋白原缺乏，如肝脏疾病、阻塞性黄疸、新生儿出血症、维生素 K 缺乏以及纤维蛋白原缺乏血症等。③纤溶活性增强，如继发性纤溶、原发性纤溶及循环血液中有纤维蛋白（原）降解产物（FDP）。④血循环中有抗凝物质，如抗因子Ⅷ、Ⅸ抗体和用肝素抗凝治疗时。

（2）CT 缩短　见于血栓前状态、血栓性疾病和 DIC 高凝期。

2. 活化部分凝血活酶时间测定　在 37℃ 下，以白陶土激活因子 XII 和 XI，以脑磷脂（部分凝血活酶）代替血小板提供凝血的催化表面，在 Ca^{2+} 的参与下，观察少血小板血浆凝固所需要的时间，即为活化部分凝血活酶时间（APTT）。APTT 测定是内源性凝血途径较为敏感、简便和常用的筛选试验。

【参考区间】

男性：29.9 秒 ±2.93 秒，女性：37.5 秒 ±2.8 秒。较正常对照值延长超过 10 秒以上有病理意义。

【临床意义】

与 CT 相同。

（二）血浆凝血酶原时间测定

血浆凝血酶原时间测定（PT）是外源性凝血途径常用筛选试验。在受检血浆中加入过量的组织因子（兔脑、人脑、胎盘、肺组织等浸出液）和 Ca^{2+}，使凝血酶原转变为凝血酶，后者使纤维蛋白原转变为纤维蛋白，观察血浆凝固所需时间。

【参考区间】

1. 不同实验室因方法和试剂不同而参考区间有差异。测定值超过正常对照 3 秒为异常。

2. 凝血酶原比率（PTR）　即受检者 PT（秒）/正常对照 PT（秒），参考区间为 1.00 ±0.05。

3. 国际标准化比值（INR）　目前所应用的组织凝血活酶的 ISI，是与已知 ISI 的国际参比品或国家参比品之间相比较的一个参数，ISI 值越接近 1，敏感度越高。$INR = PTR^{ISI}$，正常参考区间因 ISI 而异。

【临床意义】

（1）PT 延长　先天性见于因子 II、V、VII、X 缺乏和纤维蛋白原缺乏症；获得性见于 DIC、原发性纤溶症、维生素 K 缺乏症及肝脏疾病；循环中有抗凝物质，如肝素、FDP 及相关凝血因子抗体等。

（2）PT 缩短　口服避孕药、高凝状态和血栓性疾病等。

（3）口服抗凝剂的监测　PT 是监测口服抗凝剂的常用指标，PTR 在 1.5 ~2.0，INR 在 1.5 ~2.5 最佳。中国人的 INR 以 1.8 ~2.5 为宜，一般不超过 3.0。

（三）凝血因子激活的标志物检测

1. 凝血酶原片段 1 + 2 测定　凝血酶原被因子 X a 激活时，肽键从 N 端释放出凝血酶原片段 1 + 2（F1 +2），即生成凝血酶，故 F1 +2 反映凝血因子 X a 的活性，是凝血因子 II 的分子标志物。

【参考区间】

ELISA 法：0.67nmol/L ±0.19nmol/L。

【临床意义】

正常人血浆中含微量的 F1 +2。血浆 F1 +2 水平增高，见于深静脉血栓、弥散性血管内凝血（DIC）、先天性抗凝血酶 III 缺陷及蛋白 C 缺陷等。F1 +2 在患者口服抗凝血药时减低，可作为口服抗凝血药的监测指标之一。

2. 蛋白肽 A 测定　在凝血酶的作用下，纤维蛋白原转变为纤维蛋白过程中，凝血酶先水解纤维蛋白原 α 链，释放出蛋白肽 A（FPA）；再水解 β 链，释放出纤维蛋白肽 B（FPB）。

【参考区间】

男性：1.83μg/L ±0.61μg/L；女性：2.24μg/L ±1.04μg/L。

【临床意义】

FPA、FPB 是凝血酶活性的标志物。FPA 增高见于血栓前状态和血栓性疾病，如深静脉血栓、DIC、脑卒中、肝硬化、肺栓塞、肾病综合征、大面积烧伤、尿毒症、系统性红斑狼疮（SLE）、妊娠晚期及妊娠期高血压综合征等。本指标敏感、特异，有助于早期诊断。

3. 可溶性纤维蛋白单体复合物测定 纤维蛋白单体是凝血酶水解纤维蛋白原使其失去 FPA 和 FPB 而产生的。当血浆凝血酶浓度低，纤维蛋白单体不足以聚合形成纤维蛋白凝块，自行和纤维蛋白原或纤维蛋白降解产物结合形成可溶性纤维蛋白单体复合物（SFMC）。

【参考区间】

定性：阴性。定量：ELISA 法，48.5mg/L±15.6mg/L；放射免疫法，50.5mg/L±26.1mg/L。

【临床意义】

SFMC 是凝血酶的标志物。在肝硬化失代偿期、急性早幼粒细胞白血病、癌肿、严重感染、多处严重创伤及产科意外等疾病均有 SFMC 的增高。

五、抗凝物质检查

凝血系统由凝血和抗凝两方面组成，并保持在一动态平衡过程，若一方的功能失去平衡，则形成病理状态。人体的抗凝血功能的试验检查主要有：

（一）凝血酶时间测定

在被检血浆中加入标准凝血酶溶液，测定其凝固时间即凝血酶时间（TT）。当纤维蛋白原明显减少或有结构异常，或循环中有抗凝血酶物质时，TT 延长。如为肝素类抗凝物质存在，加甲苯胺蓝可纠正。

【参考区间】

16~18 秒。被检血浆比正常延长 3 秒以上有意义。

【临床意义】

TT 延长见于：①患者血循环中 AT－Ⅲ活性明显增高。②肝素样物质增多，见于重症肝病、胰腺疾病、过敏性休克或用肝素治疗中。③低纤维蛋白血症或有纤维蛋白时。④纤维蛋白（原）降解产物 FDP 增多，如 DIC 中晚期。⑤异常球蛋白增多，如多发性骨髓瘤。

（二）血浆抗凝血酶活性测定

抗凝血酶 AT 是体内主要抗凝血酶成分，以往称 AT－Ⅲ。由肝脏和血管内皮细胞合成。它与丝氨酸蛋白的活性部分结合，使丝氨酸蛋白酶如凝血酶、Ⅻa、Ⅺa、Ⅸa 及 Ⅹa 等失去活性达到抗凝目的。这一反应在肝素存在下可极大地加速。检测抗凝血酶活性（AT：A），对防止血栓形成有重要意义。

【参考区间】

发色底物法：AT：A 108.5%±5.3%。

【临床意义】

1. AT：A 活性减低 ①先天性 AT 缺乏。②获得性 AT 缺乏，如肝脏疾病、肝功能障碍使 AT 合成降低；肾病综合征时 AT－Ⅲ丢失增加；血栓前状态或血栓性疾病，如心绞痛、心肌梗死、DIC、缺血性脑血管病、深静脉血栓及肺梗死等 AT 消耗增加。

2. AT：A 活性增高 见于血友病、口服抗凝药物等。

（三）蛋白 C 抗原与活性测定

蛋白 C（PC）是维生素 K 信赖性蛋白酶原，在凝血酶、胰蛋白酶和蝰蛇蛇毒作用下被激活。其中，凝血酶是体内 PC 的唯一激活剂。血管内皮细胞表面的凝血酶调节蛋白（TM）与凝血酶结合形成复合物，在 Ca^{2+} 存在下，可使 PC 活化增快 1 万倍。活化的蛋白 C（APC）可明显缩短血凝块溶解时间，有明显的抗凝血能力，在止血和血栓形成过程中发挥负反馈作用，临床可通过检测蛋白 C 抗原（PC：Ag）与活性（PC：A）评价抗凝系统状况。

【参考区间】

PC：Ag 免疫火箭电泳法：62% ~ 143%，PC：A 发色底物法：70% ~ 140%。

【临床意义】

1. PC：Ag 及活性减低　见于维生素 K 缺乏症、口服抗凝剂治疗、下肢静脉血栓形成和成人型呼吸窘迫综合征。

2. PC：Ag 及活性增高　见于糖尿病、肾病综合征及口服避孕药物等。

六、纤维蛋白溶解系统的检查

纤维蛋白溶解系统简称纤溶系统，在体内有重要生理功能，对于维持血液循环通畅、防止血栓栓塞和出血性疾病起重要调节作用。另外，在保持分泌管道通畅、月经血液的流动性、生殖生理及妊娠生理中起着重要作用，在心脑血管疾病如血栓形成、肿瘤细胞的增殖、迁移和转移中，纤溶系统也占据着重要地位。纤溶过程可分为纤溶酶原活化物的激活、纤溶酶原的激活和纤维蛋白降解三个阶段。纤溶系统主要包括纤溶酶原、纤溶酶、有关的正负调控成分（即纤溶酶原的激活物及其抑制物等）和纤溶作用的靶蛋白 – 纤维蛋白（原）及其降解产物。

（一）优球蛋白溶解时间测定

优球蛋白溶解时间测定（ELT）是纤溶系统筛选试验。血浆优球蛋白包括纤维蛋白原、纤溶酶原和纤溶酶原激活物等，但不含纤溶抑制物。用蒸馏水稀释血浆，在 pH 4.5 时使优球蛋白沉淀，经离心除去纤溶抑制物，将沉淀（优球蛋白）溶于缓冲液中，再加钙或凝血酶使其凝固，在 37℃ 下观察凝块完全溶解所需时间，即 ELT。其时间长短，反映纤溶水平的高低。

【参考区间】

加钙法：130 分钟 ±41 分钟；加凝血酶法：157.3 分钟 ±59 分钟。

【临床意义】

1. ELT 缩短（<70 分钟）　表明纤溶活性增强，见于原发性或继发性纤溶亢进，如 DIC。

2. ELT 延长　表明纤溶活性减低，见于血栓前状态或血栓性疾病。

（二）组织型纤溶酶原激活物检测

组织型纤溶酶原激活物（t – PA）为纤溶酶原激活物，活化后能使纤溶酶原生成纤溶酶。

【参考区间】

发色底物法：0.3KU/L ~ 0.6KU/L。

【临床意义】

1. t – PA 增高　表明纤溶活性亢进，见于原发性或继发性纤溶亢进，如 DIC；也见于应用纤溶酶原激活剂类药物。

2. t – PA 减低　表示纤溶活性减弱，见于高凝状态和血栓性疾病。

（三）纤维蛋白（原）降解产物检测

纤维蛋白（原）降解产物检测为纤溶亢进的确证试验。

1. 血浆硫酸鱼精蛋白副凝固试验（3P 试验）　为检测纤维蛋白单体的方法。纤溶亢进时，在凝血酶作用下，纤维蛋白原释放肽 A、B 后转变为纤维蛋白单体（FM）；纤维蛋白在纤溶酶降解下产生纤维蛋白降解产物（FDP），FM 与 FDP 形成可溶性复合物，硫酸鱼精蛋白可使该复合物中 FM 游离，后者又自行聚合呈肉眼可见的纤维状、絮状或胶状沉淀，此为 3P 试验阳性，反映 FDP 尤其是碎片 X 的存在。

【参考区间】

阴性。

【临床意义】

（1）阳性　见于 DIC 的早期或中期，对 DIC 的确诊极有意义。此外在溶栓治疗后呈阳性反应。

（2）阴性　见于正常人、DIC 晚期和原发性纤溶。可鉴别原发性纤溶与继发性纤溶，后者阳性。

2. D - 二聚体测定　D - 二聚体是交联纤维蛋白降解产物之一，为继发性纤溶之特有的标志物，对高凝状态和血栓性疾病的诊疗和预后监测均具有重要意义。可用 ELISA 法检测。

【参考区间】

定性：正常人为阴性；定量：乳胶法 0mg/L ~ 0.5mg/L。

【临床意义】

阳性或增高：①在深静脉血栓、肺栓塞、DIC、心肌梗死、重症肝炎等疾病中升高。②D - 二聚体是继发性纤溶的特有降解产物，DIC 时增高，并以此与原发性纤溶鉴别。③D - 二聚体增高可作为溶栓治疗有效的观察指标，溶栓治疗时增高。

3. 纤维蛋白（原）降解产物检测　纤维蛋白原或纤维蛋白被纤溶酶作用可降解为不同的片段产物，统称为纤维蛋白（原）降解产物（FDP），检测 FDP 有助于纤溶系统功能状况的监测。

【参考区间】

定性：阴性；定量：<5mg/L。

【临床意义】

阳性或增高：见于原发性纤溶和继发性纤溶。

（四）纤溶酶活性测定

纤溶酶原被激活为纤溶酶后，可水解酪蛋白或产色基质，产物的多少与纤溶酶活性（PLA）成正比。

【参考区间】

发色底物法：85.6% ±27.8%。

【临床意义】

1. PLA 活性升高　见于原发性或继发性纤维蛋白溶解。

2. PLA 活性降低　见于高凝状态、DIC。

第五节　血型与输血

血型（blood group）是指存在于血液中各种成分的特异性同种抗原，是血液的一种遗传多态性标志。血液中的各种成分包括红细胞、白细胞、血小板及某些血浆蛋白，它们在个体之间均有抗原成分的差异，受独立的遗传基因控制。血型的研究在输血、器官移植及骨髓移植等临床实践中具有重要作用。

一、红细胞血型系统

目前已识别的血型中，以红细胞抗原检出最多，其中又以 ABO 和 Rh 血型系统最为重要。

（一）ABO 血型系统及其亚型

1. ABO 血型系统分型　ABO 抗原受控于 H、A、B 基因。根据红细胞表面是否具有 A 或 B 抗原、血清中是否存在抗 A 或抗 B 抗体，ABO 血型系统可分为四型：A 型，红细胞表面有 A 抗原，血清中有抗 B 抗体；B 型，红细胞表面有 B 抗原，血清中有抗 A 抗体；AB 型，红细胞表面有 A 抗原、B 抗原，血清中无抗 A 和抗 B 抗体；O 型，红细胞表面无 A、B 抗原，血清中有抗 A、抗 B 抗体。

2. ABO 血型中的亚型　ABO 血型系统中亚型有多种，其中最重要的亚型是 A 抗原。A 型中主要的亚型有 A_1 和 A_2。A_1 亚型的红细胞上具有 A 和 A_1 抗原，其血清中含有抗 B 抗体。A_2 亚型的红细胞上只有 A 抗原，其血清中除含抗 B 抗体外尚可有少量的抗 A_1 抗体。已知 A_1 抗原和抗 A_1 抗体之间呈特异性凝集反应，故 A_1 亚型和 A_2 亚型之间的输血可引起输血反应。由于 A 抗原中有 A_1 和 A_2 两种主要亚型，故 AB 型也有 A_1B 和 A_2B 两种主要亚型。ABO 血型系统在输血、器官移植、新生儿溶血（母婴血型不合导致）的诊断上有很大价值，也可用于亲缘鉴定和法医学鉴定。

（二）Rh 血型

用恒河猴红细胞作为抗原免疫动物得到的抗血清，能与 85% 白种人的红细胞发生凝集，人类红细胞上的这类抗原即为 Rh 抗原。我国人 Rh 阳性 >99%、Rh 阴性 <1%。Rh 血型是一个比较复杂的血型系统，人类红细胞表面的 Rh 抗原主要有 D、C、E、c、e 等，其中 D 的抗原性最强。因此一般临床上只做 D 抗原的鉴定。红细胞含 D 抗原为 Rh 阳性，反之为 Rh 阴性。测定 Rh 血型对于溶血性输血反应和新生儿溶血症的诊断极有价值。

二、红细胞血型的相关检验

（一）血型鉴定

ABO 血型鉴定，是以标准抗体血清鉴定红细胞上抗原（正定型），同时以标准红细胞鉴定血清中抗体（反定型）。两者符合时，方能作出正确判断，但对于 6 个月以内的婴幼儿因无抗体或抗体较弱不做反定型。Rh 血型不存在天然抗体，阴性者体内并无抗 D 抗体，受免疫刺激后才会产生抗 D 抗体。

（二）交叉配血

交叉配血是在输血前必须做的试验，其做法是使供血者红细胞与受血者血清反应（主侧），受血者红细胞与供血者血清反应（次侧），观察两者是否出现凝集，若两者均无凝集、无溶血，证明 ABO 同型。其目的是检查供血者与受血者是否存在血型抗原与抗体不合的现象。

【临床意义】

1. 输血（blood transfusion）　治疗和抢救生命的手段。

2. 新生儿溶血病（hemolytic disease of newborn，HDN）　是指母亲与胎儿血型不合引起血型抗原免疫所致的一种新生儿溶血性疾病，诊断主要是依靠血型检查来进行。

3. 器官移植（transplantation）　器官移植者之间 ABO 血型相合，排斥反应减低。

4. 其他　ABO 血型检查还可用于亲缘关系鉴定、法医学检查等。

三、输血不良反应

输血不仅是输入自然的血液成分，还包括以现代生物技术生产的与血液相关的制品，如用 DNA 重组技术生产的各种造血因子等。即使是血液成分，也不仅是一种简单的再输入，而是根据需要先在体外对血液进行处理后再输入。

（一）输血的种类

1. 全血输注 全血是指血液的全部成分，包括各种血细胞和血浆中的各种成分，还包括抗凝剂及保存液。常用于：①各种原因（创伤、手术等）引起的急性大量失血需要补充红细胞及血容量时。②需要进行体外循环的手术时。③换血：特别是新生儿溶血病需要换血时。全血输注的缺点是：①血小板与白细胞抗原可刺激机体产生抗体，再输血时引起输血反应。②对血容量正常的人，特别是老人或儿童易引起血循环量超负荷。

2. 成分输血 根据病情需要，选择所需血液成分进行输注。成分输血的优点如下。①高效：患者缺什么补什么。②少反应：由于输注成分单一，减少了其他成分引起的各种不良反应。③合理：可将全血分离制成不同的细胞及血浆蛋白成分，供不同目的应用。④经济：可节约宝贵的血液，减少经济负担。

（1）红细胞制剂

1）少浆血及压积红细胞 是指提取少部分血浆或全部血浆后的血液。

2）加代浆血红细胞 将浓缩红细胞内加入代血浆成分（羟乙基淀粉、右旋糖酐等代用品）。

3）少白细胞的红细胞 输血前尽量将其中的白细胞去除，以减少输血反应。

4）洗涤红细胞 将压积红细胞用无菌生理盐水洗涤 3 次，去除血浆蛋白和大部分白细胞、血小板。

5）年轻红细胞 指循环血液中较为年轻的，从网织红细胞至刚达成熟的红细胞。

（2）白细胞（中性粒细胞）制剂 对于粒细胞缺乏症所致严重感染，特别是革兰阴性菌感染的败血症，输注该制剂，有利于感染控制。

（3）血小板制剂 分为浓缩血小板和富含血小板血浆。用于血小板缺乏或功能异常的患者。

（4）血浆 分普通血浆和新鲜冰冻血浆。普通血浆中凝血因子活性大部分已经丧失，主要用于扩容，维持血浆胶体渗透压，纠正低蛋白血症等。新鲜冰冻血浆含有全部凝血活性物质，适用于凝血因子缺乏或活性降低的患者，以及术后伤口渗血等。

（5）凝血酶原复合物、Ⅷ因子冷沉淀 适用于凝血因子缺乏的凝血障碍。

3. 自身输血

（1）储存性自身输血 根据用血量，在术前 1 个月内每周储存自身血 200~400ml（为 1U），冰箱内保存。第二次采血时将第一次采集的血回输 1U，采集 2U，依此类推，1 个月内可储存 1000~2000ml 自身血。

（2）血液稀释自身输血 术前先抽自身血 400~600ml 后补以晶体或胶体液，手术时出血主要为稀释的血液。手术结束后，再将术前抽出的血液输回。

（3）回收式自身输血 将手术视野中的血液通过吸引器回收，加入抗凝剂，洗涤过滤后再回输。

自身输血的优点是：①避免由输血传染疾病。②避免血型抗原等引起的同种免疫。③避免输血引起过敏反应。④自身输血者由于反复放血，可刺激红细胞再生。⑤为无条件供血的地区提供血源。

（二）输血的不良反应

输血的不良反应是指在输注血液和血液制剂后引起患者反应的现象，根据时间先后可分为即发反应和迟发反应，按发病机制可分为免疫性和非免疫性反应。即发反应指输血当时或输血后24小时发生的反应，迟发反应是指在输血后几日、十几日发生的反应。常见的输血不良反应见表14-6。

表14-6 输血不良反应（按时间与发病机制分类）

一般原因			反应种类
即发反应	免疫性	溶血反应	红细胞血型不合
		非溶血性发热反应	白细胞抗体
		过敏反应	IgA抗体
		荨麻疹	血浆蛋白抗体
		非心源性肺水肿	白细胞、血小板抗体
	非免疫性	高热（有休克）	细菌污染
		充血性心衰	循环负荷过重
		溶血	血液物理性破坏，如冰冻、过热、药物或非等渗物的混入
		空气栓塞	加压输血或输血不严
		出血倾向	输大量陈旧血
		枸橼酸钠中毒	输大量ACD血后引起低钙血症
		钾中毒、血液酸化、高血氨	输大量陈旧血
迟发反应	免疫性	移植物抗宿主病	对红细胞抗原的回忆性抗体、植入有功能的淋巴细胞
		输血后紫癜	血小板抗体
		对红细胞、白细胞、血小板或血浆蛋白的同种（异体）免疫	抗原抗体反应
	迟发反应	含铁血黄素沉着症	多次输血（100次以上）
		血栓性静脉炎	插入静脉的塑料导管
		疾病传播：乙肝、丙肝、艾滋病、梅毒、疟疾、巨细胞病毒感染	有关的微生物传播

第六节　血栓弹力图测定

一、基本原理

血栓弹力图（thrombelastogram，TEG）是血栓弹力仪描绘出的特殊图形。弹力仪的主要部件包括：自动调节恒温（37℃）的不锈钢盛血杯、插入杯中的不锈钢的小圆柱体及可连接圆柱体的传感器。盛血杯安置在能以45°来回转动的反应池上，杯壁与圆柱体中间容放血液。当血液呈液态时，杯的来回转动不能带动圆柱体，通过传感器反映到描图纸上的信号是一条直线，血液开始凝固时，杯与圆柱体之间因纤维蛋白黏附性而产生阻力，杯的转动带动圆柱体同时运动，随着纤维蛋白的增加阻力不断增大，杯带动圆柱体的运动也随之变化，此信号通过传感器描绘到描图纸上形成特有的血栓弹力图如图14-10。

二、临床意义

1. 血栓性疾病 肾病综合征、尿毒症、冠心病、心绞痛、心肌梗死、脑梗塞、动静脉血栓形成等，R值及K值明显减少，而MA值和α值增大。

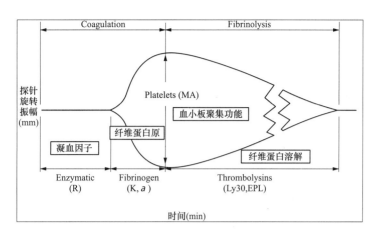

图 14-10　血栓弹力图

注：R 值指血样置入仪器开始到描计图幅度达到 2mm 所需的时间（分钟），K 值指从 R 时间终点至描计
图幅度达到 20mm 所需的时间（分钟），α 角指从血凝块形成点至描计图最大曲线弧度做切线与水平线的
夹角，MA 指最大振幅（mm），反应正在形成的血凝块的最大强度和稳定性，Ly30 值指 MA 值确定后 30
分钟内血凝块溶解的速率（%），EPL 指预测在 MA 值确定后 30 分钟内血凝块溶解的百分比（%）。

2. 血小板异常性疾病　原发性和继发性血小板减少症，R 和 K 值增大，而 MA 值和 α 值降低。血
小板功能异常性疾病则 MA 值和 α 值明显降低。

3. 凝血因子缺陷性疾病　血友病类出血性疾病，R 值及 K 值显著增加，而 MA 值和 α 值降低。

4. 纤溶亢进性疾病　原发性纤溶症、弥散性血管内凝血的继发性纤溶，在突发纤溶时 Ly30 增大，
R 值可正常，MA 值减小，TEG 可表示纤溶的强度和速度。

第七节　血栓与止血检测项目的选择和应用

血栓与止血的检测主要应用于临床有出血倾向、出血病患者以及血栓前状态、血栓病患者的临床诊
断、鉴别诊断、疗效观察和预后判断，也可用于抗血栓和溶血药物治疗的监测等。根据血栓形成过程将
止血分为一期止血、二期止血、纤维蛋白溶解三个过程。

一、筛检试验的选择与应用

（一）一期止血的筛检试验选择与应用

一期止血缺陷是指血小板和血管壁缺陷引起的出血，临床主要选用血小板计数（PLT）和出血时间
（BT）作为筛检试验，结果分析见表 14-7。

表 14-7　一期止血筛检试验结果及临床应用

结　果	原因分析	常见情况
BT 和 PLT 均正常	正常或单纯由血管通透性或脆性增加所致	正常人、过敏性紫癜、单纯性紫癜和其他血管性紫癜
BT 延长，PLT 减少	多由血小板减少所致	原发性或继发性血小板减少性紫癜
BT 延长，PLT 正常	多由血小板功能异常或某些凝血因子严重缺陷所致	血小板无力症、低或无纤维蛋白原血症、血管性血友病（VWD）等
BT 延长，PLT 增多	多由血小板数量增多所致	原发性或继发性血小板增多症

（二）二期止血的筛检试验选择与应用

二期止血缺陷是指凝血因子缺陷或病理性抗凝物质存在所指的出血，常选用 APTT 和 PT 作为筛检试验，结果分析见表 14 - 8。

表 14 - 8　二期止血筛检试验结果及临床应用

结　果	原因分析	常见情况
PT、APTT 均正常	正常或某些凝血因子异常	正常人、遗传性或获得性因子 XIII 缺陷
PT 延长，APTT 正常	多为外源性凝血途径缺陷异常	遗传性或获得性因子 VII 缺陷症
PT 正常，APTT 延长	多为内源性凝血途径异常	遗传或获得性因子 VIII、IX、XI 缺陷症
PT 和 APTT 均延长	多为共同途径凝血因子异常	遗传性或获得性因子 X、V、II、I 缺陷症

（三）纤溶亢进筛检试验选择与应用

纤溶亢进性出血是指纤维蛋白或纤维蛋白原和某些凝血因子被纤溶酶降解引起的出血。常选用 FDP 和 D - D 作为筛检试验，结果分析见表 14 - 9。

表 14 - 9　纤溶亢进筛检试验结果及临床应用

结　果	原因分析	常见情况
FDP 和 D - D 均正常	纤溶活性正常	正常人或临床出血与纤溶症无关
FDP 升高，D - D 正常	理论上见于纤维蛋白原降解增多	原发性纤溶，但多属于假阳性。可见于肝病、手术出血、重型 DIC、纤溶早期、剧烈运动后、类风湿关节炎
FDP 正常，D - D 升高	理论上见于纤维蛋白降解增多	继发性纤溶，但 FDP 多属假阴性。可见于 DIC、静脉血栓、动脉血栓、溶血栓治疗
FDP 和 D - D 均升高	纤维蛋白和纤维蛋白原同时降解	见于继发性纤溶，如 DIC 和溶血栓治疗后

二、DIC 的诊断

常用 PT、APTT、PLT、纤维蛋白原（Fg）检测，血栓形成前 PT、APTT 缩短，PLT、Fg 增高；血栓形成后由于消耗了凝血因子和血小板而出现 PT、APTT 延长，PLT、Fg 减低。

三、抗血栓和溶栓治疗的监测

（一）肝素治疗的实验室监测

APTT 是目前国内外肝素治疗最常用的监测方法。肝素治疗时 APTT 以维持在正常对照的 1.5 ~ 3 倍为宜，正常参考区间为 24 ~ 42 秒。

（二）口服抗凝药治疗的实验室监测

口服抗凝药主要是指香豆素类，最常用的是华法林。WHO 推荐应用国际标准化比值（INR）作为首选，一般维持在 2.0 ~ 2.5。

（三）溶栓治疗的监测

溶栓治疗过度可导致出血，可选用 Fg、TT、FDP 作为出血监测指标。目前认为维持 Fg 在 1.2 ~ 1.5g/L、TT 维持在正常对照的 1.5 ~ 2.5 倍、FDPs 在 300 ~ 400mg/L 最为适宜。

（四）抗血小板治疗的监测

BT 维持在治疗前的 1~2 倍为宜，PLT 维持在（50~60）×10^9/L，血小板聚集试验（PAgT）的最大振幅将至患者基础对照值的 40%~50% 为宜。

（五）降纤药治疗监测

Fg 维持在 1.0~1.5g/L 为宜，PLT 维持在（50~60）×10^9/L 为宜。

目标检测

答案解析

选择题

1. 能够引起血液检查指标中血红蛋白比红细胞显著减少改变的疾病有 （　　）

   A. 缺铁性贫血　　　　　　　　B. 巨幼细胞贫血　　　　　　　C. 再生障碍性贫血

   D. 溶血性贫血　　　　　　　　E. 白血病

2. 正常只在骨髓中存在而血液不可见到的细胞是 （　　）

   A. 红细胞　　　　　　　　　　B. 中性分叶核粒细胞　　　　　C. 中性杆状核粒细胞

   D. 血小板　　　　　　　　　　E. 巨核细胞

3. 大面积烧伤的患者可出现的血液学变化是 （　　）

   A. 红细胞减少　　　　　　　　B. 血红蛋白减少　　　　　　　C. 血细胞比容增高

   D. 血沉增快　　　　　　　　　E. 中性粒细胞减少

4. 当临床使用肝素进行治疗疾病时应监测 （　　）

   A. PT　　　　　　　　　　　　B. APTT　　　　　　　　　　　C. TT

   D. FIB　　　　　　　　　　　　E. BT

5. 中性粒细胞可在哪些情况下升高 （　　）

   A. 脾功能亢进　　　　　　　　B. 放射线损伤　　　　　　　　C. 中毒

   D. 系统性红斑狼疮　　　　　　E. 再生障碍性贫血

6. 网织红细胞增高最显著的是 （　　）

   A. 缺铁性贫血　　　　　　　　B. 巨幼细胞贫血　　　　　　　C. 急性溶血性贫血

   D. 慢性失血性贫血　　　　　　E. 再生障碍性贫血

7. 淋巴细胞减低常见于 （　　）

   A. 病毒感染　　　　　　　　　B. 婴幼儿　　　　　　　　　　C. 淋巴瘤

   D. 免疫缺陷综合征　　　　　　E. 淋巴细胞性白血病

8. 二期止血缺陷筛选实验是 （　　）

   A. FDPs、D-D　　　　　　　　B. APTT、BT　　　　　　　　C. APTT、PT

   D. APTT、PLT　　　　　　　　E. PLT、BT

9. 血小板减少可见于 （　　）

   A. 情绪激动时　　　　　　　　B. 感染　　　　　　　　　　　C. 出血

   D. 溶血　　　　　　　　　　　E. 脾肿大

10. 关于血型的红细胞抗原与血型抗体配伍正确的是（　　）

　　A. A 型 A 抗原 – 抗 A

　　B. B 型 B 抗原 – 抗 B

　　C. AB 型 A 抗原、B 抗原 – 抗 A、抗 B

　　D. O 型 无 A、无 B 抗原 – 抗 A、抗 B

　　E. O 型 无 A、无 B 抗原 – 无抗 A、无抗 B

（任吉莲）

书网融合……

　　　微课1　　　　　　微课2　　　　　　本章小结　　　　　　题库

第十五章　排泄物、分泌物及体液检测

PPT

📖 学习目标

1. 掌握　尿液各项检查临床意义及影响因素；便潜血试验的临床意义；几种常见中枢神经系统疾病的脑脊液变化以及渗出液和漏出液的鉴别。

2. 熟悉　尿液各项检查方法；便常规检验内容及临床意义；浆膜腔积液发生机制；痰液、精液、前列腺液的检查特点，影响男性生殖功能的主要指标；各类标本采集注意事项。

3. 了解　尿液自动化仪器检测中的干化学尿液分析仪、尿沉渣自动分析仪的检测原理及指标；支气管肺泡灌洗液检查的应用，脑脊液、浆膜腔积液检查的免疫学指标。

4. 学会根据临床资料合理选择实验检查项目，并正确分析和应用实验结果。

第一节　尿液检测 微课

尿液是机体代谢产生的终末产物，其组成和性状的改变可反映机体的代谢状况和疾病状态，尿液及其成分的变化不仅反映泌尿系统的疾病，而且对其他系统疾病的诊断、治疗及预后均有重要意义。

一、尿液标本的采集、运送和保存

尿液标本的收集是否符合标准，直接影响到检查结果，为此，尿液标本的收集一定要规范。不同检查项目，收集标本方法有不同要求。

1. 尿液一般检验　通常以清晨第一次尿标本最为理想，因为晨尿较浓缩和偏酸性，有形成分相对多而比较完整，无饮食因素干扰，不影响尿液化学测定。但门诊患者常只收集任意一次尿标本，故应用清洁容器随时留取新鲜尿液及时检查，否则某些化学成分或有形成分可能被破坏，如葡萄糖分解、管型破坏及红细胞溶解等，影响尿液检查结果。成年女性留尿液时，应避开月经期，防止阴道分泌物混入，影响结果判断。必要时可留取中段尿送检。

2. 细菌培养　应用 0.1% 苯扎溴铵浸泡过的棉球擦洗外阴部，再进行尿道口消毒，用无菌试管留取中段尿送检。

3. 其他　尿糖、尿蛋白、尿 17 - 酮皮质类固醇及 17 - 羟皮质类固醇等定量时，为准确测定其含量，应留 24 小时全部尿液，加入适宜的防腐剂，如甲醛（1~2ml/24h 尿，用于有形成分检查）、甲苯（1~2ml/24h 尿，用于化学成分检查）、盐酸（5ml/24h 尿，用于尿 17 - 酮皮质类固醇及 17 - 羟皮质类固醇检查）等。

二、尿液理学和化学检测

（一）理学检查

1. 颜色和透明度　正常新鲜尿液多为淡黄色、清亮透明，低温时放置后由于结晶析出而出现微浑浊。尿液颜色受尿色素浓度和尿液酸碱度的影响，也受尿胆素、尿胆原、卟啉、食物、药物和尿量的影响，如饮水过多或过少时颜色变浅或加深。病理情况下，尿液外观常有下述变化。

（1）血尿（hematuria） 由于出血量不同尿液可呈淡红色云雾状、洗肉水样或混有血凝块常伴浑浊。每升尿内含血量超过 1ml 即可出现淡红色，称肉眼血尿。如尿液外观变化不明显，而离心沉淀后镜检时红细胞大于 3 个/HP 的则称为镜下血尿。血尿常见于泌尿系统感染、结核、结石、肿瘤、外伤等，也可见于血友病、血小板减少性紫癜等血液系统疾病。

（2）血红蛋白尿（hemoglobinuria） 当血管内红细胞大量破坏时，血红蛋白超过结合珠蛋白所能结合的量，则血浆中游离血红蛋白大量存在，超过肾阈值（约 1.3g/L），因其分子量较小，可经肾小球滤过而形成血红蛋白尿。此时尿液呈浓茶色或酱油色，潜血试验呈阳性反应。见于蚕豆病、阵发性睡眠性血红蛋白尿及血型不合的输血反应等。

（3）胆红素尿（bilirubinuria） 是指尿内含有大量结合胆红素，外观呈深黄色，振荡后泡沫呈黄色。见于阻塞性黄疸及肝细胞性黄疸。

（4）乳糜尿（chyluria） 尿液外观呈乳白色浑浊，多因肠道吸收的乳糜液因病理原因未能经正常的淋巴管道引流入血而逆流进入尿液所致。如含有较多的血液则称为乳糜血尿。见于丝虫病，少数病例由于结核、肿瘤、胸腹部创伤或某些原因引起的肾周围淋巴循环受阻，或肾盂及输尿管炎症使淋巴管破裂乳糜液进入尿液所致。

（5）脓尿（pyuria）和菌尿（bacteriuria） 尿液中含有脓细胞或细菌导致新鲜尿液呈白色浑浊或云雾状，加热或加酸均不能使浑浊消失。见于泌尿系统感染如肾盂肾炎、膀胱炎等。

2. 气味 正常尿液的气味来自尿内挥发性酸。尿液长时间放置后，因尿素分解可出现氨臭味。如新鲜尿液排出时即有氨味，为慢性膀胱炎及尿潴留。在糖尿病酮症酸中毒时，尿液可呈苹果样气味。有机磷农药中毒，尿液可呈大蒜臭味。先天性苯丙酮酸尿症导游鼠臭味。此外，有些食物如蒜、葱、韭菜、酒精大量进食后亦可使尿液呈特殊刺激气味。

3. 尿量 正常成人 24 小时尿量为 1000~2000ml，尿量的多少与饮水量和其他途径所排出的液体量有关。

（1）多尿 成人 24 小时尿量超过 2500ml 时称为多尿。暂时性多尿见于饮水过多、应用利尿剂后、静脉输注生理盐水或葡萄糖液过多及某些药物如咖啡因、精神紧张等。病理性多尿见于：①内分泌功能障碍，如尿崩症，是由于下丘脑 – 垂体受损，抗利尿激素（antidiuretic hormone，ADH）分泌减少或缺乏，远端肾小管及集合管对水分的重吸收能力大为降低影响尿液浓缩，故尿液比重均很低（一般 < 1.010）。其他如原发性甲状旁腺功能亢进症及原发性醛固酮增多症等均可使尿量增多。②肾脏疾病，如慢性肾盂肾炎时肾间质受损，影响肾小管重吸收功能，慢性肾炎后期时，肾浓缩功能发生障碍。急性肾衰竭的多尿期，其他如高血压肾病、肾小管功能障碍、失钾性肾病及高血钙性肾病等均可出现多尿。③代谢性疾病，如糖尿病时，葡萄糖经尿排出较多，尿量增多，尿比重增高，属于葡萄糖尿引起的溶质性利尿。

（2）少尿或无尿 成人 24 小时尿量少于 400ml 或每小时少于 17ml 者称少尿；24 小时尿量少于 100ml 者称无尿或尿闭。见于：①肾前性，各种原因所致的休克、严重脱水或电解质紊乱、心力衰竭、肾动脉栓塞及肿瘤压迫等。②肾性，如急性肾小球肾炎、慢性肾炎急性发作、急性肾衰竭少尿期及慢性肾衰竭等。③肾后性，见于尿路梗阻。

4. 比重和渗透压 尿液比重（specific gravity，SG）和渗透压测定可用来评估肾脏的浓缩稀释功能。

（1）尿液比重 指在 4℃ 条件下尿液与同体积纯水的重量之比。正常成年人在普通膳食情况下，尿比重波动于 1.015~1.025 之间。婴幼儿的尿比重偏低。尿液的比重高低随尿液中水分、盐类及有机物含量而异，病理情况下略受蛋白、尿糖及细胞成分等影响。大量饮水尿比重可降低至1.003以下，机体缺水时尿量减少，比重可高达1.030以上。尿比重的高低在没有水代谢紊乱的情况下，取决于肾的浓缩功能，故测定比重可粗略地反映肾小管的浓缩稀释功能。

（2）尿渗透压　反映单位容积尿中溶质分子和离子的颗粒数。仅与溶质颗粒浓度相关，并不受溶质分子量影响，与尿比重相比能够更准确地反映肾脏浓缩和稀释功能。正常情况尿渗透压通常为600～1000mOsm/（kg·H₂O），高于血浆渗透压。

（3）临床意义　增高见于急性肾小球肾炎、心力衰竭、高热、脱水和周围循环衰竭时，尿量少而比重高。糖尿病因尿内含有大量葡萄糖，其尿量多而比重高，可高达1.040以上。减低见于慢性肾衰竭、尿崩症等。在肾实质破坏而丧失浓缩功能时，尿比重常固定在1.010±0.003，形成低而固定的等渗尿。

（二）尿液化学检查

1. 酸碱度（pH）　正常尿液多呈弱酸性，pH为5.5～6.5，随机尿可为4.5～8.0。尿液的酸碱度可因疾病、用药及饮食而发生改变，尿液久置，pH会发生变化。尿液的酸碱度测定也是控制用药量的一个重要指标；输血后溶血反应易出现肾小管阻塞导致肾衰竭，可使用碳酸氢钠以碱化尿液，使血红蛋白易于溶解和排泄。

（1）pH减低　酸中毒、发热、服用氯化铵等药物、糖尿病、痛风及低钾性碱中毒时，尿液呈酸性。

（2）pH增高　膀胱炎、碱中毒、服用碳酸氢钠及肾小管性酸中毒时，尿液可呈碱性。

2. 尿蛋白（protein，PRO）　正常肾小球滤液中含有一些小分子量的蛋白质，是通过肾小球滤膜的微小孔隙滤出，绝大部分又被近端肾小管重吸收，故终尿中的蛋白质含量很少，定性检查呈阴性反应。尿蛋白质含量持续超过150mg/d或100mg/L，蛋白质定性试验呈阳性称为蛋白尿。导致蛋白尿的原因主要如下。

（1）生理性蛋白尿　包括体位性蛋白尿和功能性蛋白尿，前者主要见于青少年在直立位时由于脊柱压迫一过性的发生蛋白尿，后者多因剧烈活动、发热、受寒和精神紧张等因素引起，尿蛋白定性一般不超过（+），定量不超过0.5g/d。

（2）病理性蛋白尿　①肾小球性蛋白尿（glomerular proteinuria）：由于免疫损伤、慢性炎症等使肾小球滤膜损伤，孔径增大，或由于肾小球毛细血管各层，特别是足突细胞层的唾液酸蛋白减少或消失，静电屏障作用减弱，血浆蛋白特别是白蛋白大量滤入Bowman囊，超过近端肾小管对蛋白的重吸收能力所形成的蛋白尿。以中分子量的清蛋白为主，损害严重时，大分子量的免疫球蛋白也可在尿液中出现。常见于肾小球肾炎、肾病综合征等原发性肾小球损害和糖尿病、系统性红斑狼疮等引起的继发性肾损害。②肾小管性蛋白尿（tubular proteinuria）：由于肾小管的炎症、中毒引起肾小管损害，肾小球滤过膜尚正常，肾小球滤过的小分子量蛋白质不能被近曲小管重吸收而产生的蛋白尿。以小分子量蛋白（分子量<4万）为主。常见于肾盂肾炎、其他病变引起的肾间质损害，如金属盐类（汞、铅、铀、铬和砷等）或有机溶剂（苯、四氯化碳）以及抗菌药物（磺胺、卡那霉素、庆大霉素及多粘菌素等）引起肾小管的上皮细胞肿胀、退行性变和坏死等改变，又称中毒性肾病。③混合性蛋白尿（mixed proteinuria）：肾脏病变同时累及肾小球和肾小管而产生的蛋白尿。其蛋白尿所含的蛋白成分具有上述两种蛋白尿的特点。常见于各种肾小球疾病后期，各种肾小管间质病（如间质性肾炎、中毒性肾损害等），全身性疾病（如系统性红斑狼疮性肾炎、糖尿病肾病等）。④溢出性蛋白尿（overflow proteinuria）：肾小球滤过及肾小管重吸收均正常，但由于血中有异常蛋白质如免疫球蛋白的轻链或急性溶血时游离血红蛋白增加，这些小分子蛋白质，可经肾小球滤出，溢出量过多，超过肾小管的重吸收能力而产生的蛋白尿。常见于多

发性骨髓瘤、巨球蛋白血症等出现的本－周蛋白（Bence－Jones 蛋白）尿，急性溶血性疾病引起的血红蛋白尿、肌肉损伤所指的肌红蛋白尿等。⑤组织性蛋白尿：在尿液形成过程中，肾小管代谢产生的蛋白质和肾组织破坏分解的蛋白质，以及由于炎症或药物刺激肾小管分泌的蛋白质，称组织性蛋白尿。肾脏疾病如炎症、中毒时排出量增多，易成为管型的基质和结石的核心。⑥假性蛋白尿（也称偶然性蛋白尿）：由于尿内混有大量血、脓、黏液等成分而导致蛋白定性试验阳性，一般并不伴有肾本身的损害，经治疗后很快恢复正常。肾以下尿道疾病如膀胱炎、尿道炎、出血及尿内掺入阴道分泌物时，尿蛋白定性试验可（＋），故女性尿检必须避开月经期，并留取中段尿送检。

3. 尿糖（glucose，GLU）　正常人尿内可有微量葡萄糖，亦有少量乳糖、半乳糖、果糖等，定性试验为阴性。当血糖浓度超过 8.88mmol/L（160mg/dl）或血糖正常而肾小管重吸收糖的功能降低，尿中糖量增高，定性测定为阳性时称为糖尿（glucosuria）。常见于以下几种情况。

（1）血糖增高性糖尿　当胰岛素分泌减少，生长激素、甲状腺素、肾上腺素、皮质醇、胰高血糖素分泌增多时血糖、尿糖均升高；如糖尿病、甲状腺功能亢进症、肢端肥大症、嗜铬细胞瘤、库欣综合征等。

（2）血糖正常性糖尿　由于肾小管对葡萄糖的重吸收功能减退，肾阈值降低所致的糖尿，又称肾性糖尿，如慢性肾炎或肾病综合征、间质性肾炎、家族性糖尿、新生儿糖尿、妊娠期糖尿病等。

（3）暂时性糖尿　见于超过"肾阈值"的生理性糖尿和应激性糖尿两种，前者为大量进食碳水化合物，或静脉注射大量葡萄糖后可发生一过性血糖上升，尿糖阳性，后者见于颅脑外伤、脑血管意外及急性心肌梗死时，肾上腺素或胰高血糖素分泌过多或延脑血糖中枢受到刺激，可出现暂时性高血糖和糖尿。

（4）其他糖尿　乳糖、半乳糖、果糖、甘露糖及一些戊糖，进食过多或体内代谢失调致使血中浓度升高时，可出现相应的糖尿。

（5）假性糖尿　尿中不少物质具有还原性，如维生素 C、尿酸、葡萄糖醛酸或随尿排出的药物如异烟肼、链霉素、水杨酸及阿司匹林等，可使尿糖测定的班氏试剂二价铜还原成一价铜，呈假阳性反应。

4. 酮体（ketone bodies，KET）　是体内脂肪代谢的中间产物，即 β－羟丁酸、乙酰乙酸和丙酮的总称。正常人血中酮体浓度较低，一般检查法为阴性，当大量脂肪分解而导致这些物质氧化不全时，可使血内浓度增高而由尿排出，称为酮尿。常见于以下几种情况。

（1）糖尿病性酮尿　糖尿病患者出现酮尿，即应考虑有酮症酸中毒的可能，为发生酮中毒性昏迷的前兆，如患者已服用苯乙双胍，其血糖已正常却仍有酮尿时，可能为血糖不高性酮症，可能因苯乙双胍抑制细胞呼吸使脂肪氧化不完全所致。

（2）非糖尿病性酮尿　在婴儿或儿童可因发热、严重呕吐、腹泻及未能进食等出现酮体；在妊娠女性可因严重的妊娠反应、剧烈呕吐、子痫及重症不能进食等导致尿酮体呈阳性。另外在剧烈运动、饥饿及应激状态时也可有尿酮体。

5. 胆红素（bilirubin，BIL）与尿胆原（urobilinogen，URO）　正常情况下胆红素经肝脏代谢进入肠道后由细菌作用分解成尿胆原，少量尿胆原可进入血液由尿排出，胆红素在血中以非结合胆红素为多，结合胆红素水平很低，因非结合胆红素不能由肾小球滤过膜透过，尿液中不含有胆红素。正常胆红素为阴性，尿胆原为阴性或弱阳性。当各种原因造成血中结合胆红素水平升高、尿胆原合成增加或肝细胞摄取转化尿胆原的能力下降时，尿中的胆红素、尿胆原也会增加。二者联合测定用于以下几种情况。

（1）黄疸的鉴别　尿胆红素与尿胆原两项定性指标常与血清胆红素定量及粪便颜色的改变结合，用于黄疸的鉴别（表15－1）。

表 15 - 1　黄疸鉴别指标变化

	血清未结合胆红素	血清结合胆红素	尿胆红素	尿胆原
阻塞性黄疸	不变或微增	增加	阳性	阴性
溶血性黄疸	增加	不变或微增	阴性	强阳性
肝细胞性黄疸	增加	增加	阳性	阳性

（2）其他　尿胆原增加可作为肝细胞损伤的敏感指标，早于黄疸症状出现之前；当长时间大剂量应用抗生素抑制肠道细菌时，可使尿胆原阴性；而长时间便秘则会引起尿胆原阳性程度增加。

三、尿液的有形成分检测

取新鲜混匀的尿液约 10ml 于离心管内，以 1500r/min（水平离心机，相对离心力 400g）离心沉淀 5 分钟，弃去上清液，约剩 0.2ml 沉渣，用吸管吸取标本后倾于玻片或细胞计数板上覆以盖片后镜检。浑浊尿液可直接取混匀一滴尿涂片镜检，观察有无细胞、管型及结晶体等有形成分。用高倍镜计数 10 个视野内所见的各类细胞，低倍镜观察 20 个视野计数管型。

1. 细胞成分

（1）红细胞　正常人尿沉渣镜检红细胞 0 ~ 3 个/HP，如超过 3 个/HP，尿液外观无血色者，称为镜下血尿。红细胞大小、形态及血红蛋白含量等变化，对鉴别肾小球源性或非肾小球源性血尿有一定价值。①肾小球源性血尿，由于红细胞通过肾小球基膜时，受到挤压损伤，并在各段肾小管中受到不同 pH 和渗透压变化的影响，使红细胞呈明显的不均一性，出现皱缩细胞、大型红细胞、胞浆有葫芦状外展、内有细颗粒或胞膜破裂及部分浆丢失等畸形，呈草莓状、芽孢状等多形性变化，肾小球源性血尿异形红细胞常 >70%；②非肾小球源性血尿，主要指肾小球以下部位和泌尿通路上的出血，因毛细血管破裂出血，不存在通过肾小球基膜裂孔，红细胞未受到上述过程的变化，因此形态正常，呈均一性。

（2）白细胞和脓细胞　正常成人离心尿沉渣镜检白细胞 <5 个/HP。新鲜尿液中，白细胞外形完整，无明显的退行性变，胞浆内颗粒清晰可见，胞核清楚，常分散存在。以中性粒细胞较多见，亦可见到少数淋巴细胞及单核细胞。脓细胞系指在炎症过程中破坏或死亡的中性粒细胞。外形多不规则，结构模糊，细胞常成堆簇集，细胞间界限不明显。白细胞和脓细胞增多见于：①急性肾小球肾炎时，尿内白细胞可轻度增多。②泌尿系统感染如肾盂肾炎、肾结核、膀胱炎或尿道炎等白细胞大量增多；急性间质性肾炎、急进性肾炎早期也可见白细胞尿。③成年妇女生殖系统有炎症时，常有阴道分泌物混入尿内，除有成团脓细胞外，并伴有多量扁平上皮细胞。④尿中嗜酸性粒细胞增多见于过敏性间质性肾炎。

（3）上皮细胞　尿中上皮细胞来源于肾、肾盂、输尿管、膀胱及尿道等，各部位脱落的上皮具有不同组织形态特点。①肾小管上皮细胞（又称小圆上皮细胞），来自肾小管立方上皮，比中性粒细胞大，有一个较大的圆形胞核，核膜厚，其胞浆中含有小空泡、颗粒或脂肪小滴，在正常尿中见不到，如在尿中出现，常表示肾小管有病变，如成堆出现，提示肾小管坏死性病变。在某些慢性肾炎时，常见肾小管上皮细胞发生脂肪变性，浆中充满脂肪颗粒，称为脂肪颗粒细胞或复粒细胞。肾移植后 1 周内，尿中可发现较多的肾小管上皮细胞，随后可逐渐减少而恢复正常。当发生排斥反应时，尿中可再度出现成堆的肾小管上皮细胞，并可见到上皮细胞管型。因此，观察尿中肾小管上皮细胞的变化，对肾移植后有无排斥反应亦有一定意义。②移行上皮细胞：由肾盂、输尿管、膀胱及尿道近膀胱段等处的移行上皮组织脱落而来。其大小和形态有很大的差别，与脱落部位不同和脱落时器官的充盈状态有关：表层移行上皮细胞胞体较大，为白细胞的 4 ~ 5 倍，多呈不规则形，核较小常居中央，称为大圆上皮细胞，主要来自于膀胱；中层移行上皮细胞体积大小不一，常呈梨形、纺锤形，故又称尾形上皮细胞，多来自肾盂，也称之为肾盂上皮细胞，有时亦可来自输尿管及膀胱颈部；底层移行上皮细胞体积较大，形态较圆，反光性强，核较小，核膜不清楚，为输尿管、膀胱及尿道上皮深层的细胞，正常尿液无或偶见移行上皮细胞，在输尿管、膀胱及尿道炎症时可大量出现。③扁平上皮细胞，来自尿道前段和阴道表层，细胞形态扁平而大，似鱼鳞样，不规则，核心呈圆或卵圆形，也称鳞状上皮细胞。成年女性尿中易见，少量出现无临床意义，尿道炎时可大量出现，常呈片状脱落且伴随较多的白细胞。

尿液中各种细胞形态见图 15 – 1。

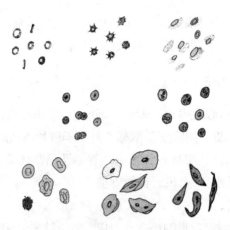

图 15 – 1　尿液中各种细胞形态

2. 管型　管型是蛋白质及细胞等碎片在肾小管、集合管中凝固而成的圆柱形蛋白聚集体。形成管型的必要条件是：①尿中的清蛋白和由肾小管上皮细胞产生的 Tamm – Horsfall 糖蛋白是构成管型的基质。②肾小管有使尿液浓缩和酸化的能力。③要有可供交替使用的肾单位。

常见的管型的种类和临床意义如下。

（1）透明管型（hyaline casts）　主要是由 Tamm – Horsfall 糖蛋白构成，但尚有少量白蛋白及氯化物参与。为无色透明内部结构均匀的圆柱状体，较细，两端钝圆，偶尔含有少量颗粒，称为透明管型。老年人清晨浓缩尿液中也可偶然见到，而在激烈运动、重体力劳动、麻醉后、发热时可增多。急性肾小球肾炎、急性肾盂肾炎、慢性肾炎、恶性高血压及心力衰竭时可明显增多。

（2）细胞管型（cellular casts）　以蛋白质为基质嵌入细胞，其所含细胞量超过基质的 1/3 时即称为细胞管型。按其所含细胞种类不同又分为以下几种类型。①上皮细胞管型：表示急性肾小管坏死、肾淀粉样变性、急性肾小球肾炎、间质性肾炎、肾病综合征、子痫、金属（如镉、汞、铋等）及其他化学物质中毒及慢性肾炎的晚期，肾移植手术后排异反应时也常见到此种管型。②红细胞管型：常见于急性肾炎、慢性肾炎急性发作、血型不合输血所致的溶血反应，肾移植术后急性排斥反应等，还可能是某些肾病的表现，如红斑狼疮性肾炎、肾梗死、肾静脉血栓形成等。③白细胞管型：常提示肾实质有细菌感染性病变，见于肾盂肾炎、间质性肾炎；也可见肾病综合征及急性肾小球肾炎等。

（3）颗粒管型（granular casts）　在蛋白基质中嵌入大小不等颗粒，管型内的颗粒量常超过 1/3 故称为颗粒管型，可分为粗颗粒及细颗粒两种，开始时多为粗大颗粒，由于在肾停滞时间较长，粗颗粒碎化为细颗粒。①粗颗粒管型，见于慢性肾炎或某些原因（药物中毒等）引起的肾小管损伤，肾移植排异反应等。②细颗粒管型，见于慢性肾炎或急性肾炎后期。

（4）蜡样管型（waxy casts）　是细胞管型在远端肾小管内长期滞留或由发生淀粉样变性的上皮细胞溶解后形成。蜡样管型常呈淡灰或蜡黄色，有折光性，质地较厚，外形宽大，易断裂，边缘清楚常见裂纹。提示局部肾单位有长期阻塞性少尿或无尿现象，说明肾小管病变严重，预后较差。见于慢性肾炎的晚期、肾衰竭及肾淀粉样变性，偶见于肾移植后急性和慢性排异反应时。

（5）肾衰竭管型（renal failure casts）　在管型基质上带有大量颗粒，外形宽大而长，不规则，易折断。它是损坏的肾小管上皮细胞碎裂后，在明显扩大的集合管内凝聚而成。急性肾衰竭患者，此管型可大量出现，随着肾功能的改善，肾衰竭管型可逐渐减少或消失。在慢性肾衰竭患者尿中出现提示预后不良。

（6）脂肪管型（fatty casts）　在管型基质中含有多数脂肪滴或含有脂肪滴的肾小管上皮细胞时称为脂肪管型。见于肾病综合征、慢性肾炎急性发作及中毒性肾病等。

（7）类管型和假管型　①类圆柱体：多见于肾血循环障碍，或肾受到刺激时，其临床意义同透明管型。②黏液丝：正常尿液中可出现，尤其在女性尿液中可多量存在，黏液丝大量存在时表示尿道受刺激或有炎症反应。③假管型：黏液性纤维状物与尿酸盐、磷酸盐等形成的圆柱形物体，形态不规则，若加温或加酸可立刻消失，无病理意义。尿液中各种管型形态见图 15 - 2。

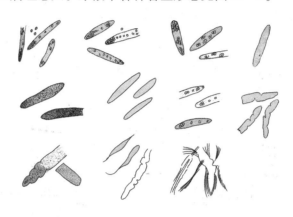

图 15 - 2　尿液中管型形态

3. 结晶　尿液中结晶主要来自食物和药物代谢，结晶在尿液中析出与物质的饱和度、温度及 pH 相关。常见的结晶有尿酸盐、草酸钙、磷酸盐类，一般无临床意义，若经常大量出现于新鲜尿中并伴有较多红细胞，应怀疑有结石的可能。酸性尿液中的结晶常见尿酸、尿酸盐和草酸钙等，碱性尿液中的结晶常见的有磷酸盐、尿酸铵、碳酸盐等。病理情况下可出现：①磺胺药物结晶：表明有肾损伤甚至尿闭可能，应及时停药予以积极处理，对临床用药有参考价值。②亮氨酸、酪氨酸和胆红素结晶：在急性肝坏死的尿液中可出现。③胆固醇结晶：见于肾淀粉样变、肾盂肾炎、膀胱炎、脓尿和乳糜尿内。

4. 病原体　用无菌方法采取的新鲜尿液，经过培养后，进行特殊染色鉴别，如果查到大肠埃希菌、肠球菌及葡萄球菌等，见于肾盂肾炎、膀胱炎；肾结核时能从尿液中找到结核杆菌；淋病时尿液中找到淋球菌。

5. 尿沉渣计数

（1）Addis 尿沉渣计数　指患者 12 小时尿沉渣中有形物的数量，是定量检查尿沉渣有形物的方法之一。

【参考区间】

红细胞＜50 万/12h，白细胞＜100 万/12h，管型＜5000/12h。

【临床意义】

（1）各类肾炎患者尿液中的细胞和管型数，可由轻度至显著增加。肾盂肾炎、尿路感染和前列腺炎时白细胞增高。

（2）1 小时细胞排泄率测定　准确留取 3 小时的全部尿液，计数后除以 3 而得出 1 小时细胞排泄率。

【参考区间】

男性：红细胞＜3万/h，白细胞＜7万/h；女性：红细胞＜4万/h，白细胞＜14万/h。

【临床意义】

肾盂肾炎白细胞排出增多，可达40万/h；急性肾炎红细胞排出增多，可达20万/h。

四、尿液的其他检测

（一）β₂微球蛋白

β_2微球蛋白（microglobulin，β_2 - MG）是一种分子量为11800的低分子量蛋白质，存在细胞膜上，主要由淋巴细胞产生。在人体内 β_2 - MG 的浓度相当恒定，容易通过肾小球滤膜，但99.9%由近曲小管以胞饮形式摄取，并在肾小管细胞中降解成氨基酸。

【参考区间】

尿液中为0.03 ~ 0.37mg/24h。

【临床意义】

①诊断肾小管病变：肾小管炎症，中毒引起肾小管病变时，肾小管重吸收功能不良，故尿液内β_2 - MG 增高，相反在肾小球病变为主时，由于肾小管重吸收功能良好，尿液内 β_2 - MG 正常或轻度增加。②估计某些药物对肾的损害：用庆大霉素、多黏菌素或卡那霉素等后尿液 β_2 - MG 明显增高时，应注意停药或改换其他药物。③上或下尿路感染的鉴别诊断：急、慢性肾盂肾炎时，因肾小管受损为主，尿液β_2 - MG 增高，而在单纯性膀胱炎时尿液 β_2 - MG 正常。④协助诊断恶性疾病：恶性肿瘤时血液及尿液中 β_2 - MG 含量常增高。

（二）尿免疫球蛋白及补体（C3）成分

正常情况下只有小分子量蛋白质才能通过肾小球滤过膜，免疫球蛋白及补体（C3）分子量均超过10万，因此尿液内均不出现。在肾小球疾病时，因毛细血管壁增厚、变形、断裂破坏，尿液中才可出现。根据尿内出现免疫球蛋白分子量的大小，判断肾小球损害的程度，以及与肾小管疾病进行鉴别。

【参考区间】

阴性。

【临床意义】

肾小球疾病微小病变型及肾小管疾病，尿液内 C3 及 IgM 均为阴性。尿液内 C3 阳性，则应考虑为肾小球疾病，IgM 出现示基底膜损害严重、预后差。

（三）尿淀粉酶

尿淀粉酶（amylase）主要来源于胰腺和腮腺，为一种水解酶，能水解淀粉、糊精和糖原。人血清淀粉酶分子量约为45000，易通过肾小球滤膜而出现于尿中。

【参考区间】

Somogyi 法：尿＜1000U。

【临床意义】

①胰腺炎，急性胰腺炎时，胰腺的淀粉酶可从胰管管壁及胰泡逸出，对胰腺本身组织及血管等发生消化作用，胰液漏入组织间隙，胰淀粉酶被吸收入血而随尿排出，因此血和尿内淀粉酶含量均增高。血清淀粉酶一般于发病后6 ~ 12小时即开始升高，持续3 ~ 5天后恢复正常。尿液淀粉酶活性一般于发病

12～24小时开始增高，持续3～10天后恢复正常；慢性胰腺炎时，血清和尿淀粉酶活性一般不增高，如急性发作时，可有中等程度的增高。②任何原因所致的胰腺管阻塞时，如胰腺癌、胰腺损伤、急性胆囊炎等，因胰液排出受阻而反溢入血，均可使血和尿淀粉酶活性增高。③巨淀粉酶血症（macroamylasemia）时，血清淀粉酶的活性可持续增高，但由于血中的淀粉酶与一些大分子物质如IgG、IgA或糖蛋白等结合成为大分子复合物，不易通过肾，故尿淀粉酶活性不高。

临床尿液检测多用自动化分析，包括尿液干化学分析仪和尿液有形成分分析仪。

尿液干化学分析仪是采用反射光度法原理对配套的尿液干化学试带进行检测，发生化学反应后产生颜色变化的试带被波长不同的二极管照射后，产生反射光，由光电管接受，光信号转变为电信号，再转化为数值进行报告。可检测的项目包括：酸碱度（pH）、蛋白质（PRO）、葡萄糖（GLU）、酮体（KET）、胆红素（BIL）、尿胆原（UBG/URO）、比密（SG）、隐血（BLD）、亚硝酸盐（NIT）、白细胞（LEU）、维生素C。不同厂家的化学试带检测的原理和分析的灵敏度不尽相同，并可受到诸多因素的干扰，分析结果时应结合临床综合考虑。

尿液有形成分分析仪（也称为尿沉渣分析仪），是采用流式细胞术和电阻抗的原理对尿液中的有形成分进行综合分析，可识别和定量报告红细胞（RBC）、白细胞（WBC）、上皮细胞（EC）、管型（CAST）、结晶（X-TAL）、细菌（BACT）、精子（SPERM）等有形成分，现已逐步成为尿液显微镜检查的首选筛检方法，但不能完全取代显微镜检查。

⊕ 知识链接

尿蛋白阳性就是肾病吗？

一例尿蛋白阳性者，曾因体检时发现尿蛋白（＋＋＋），体检医生建议去三甲医院进一步检查，说有可能是肾炎。遂去医院挂号，再次检查：尿蛋白（＋＋＋），另外几项尿液检查也有些不正常。医生诊断为肾炎，希望办住院手续做肾穿刺，并开具药物降尿蛋白。更换医院再次检查：24小时尿蛋白正常，晨尿蛋白/肌酐比值正常，认为肾脏没问题。那么尿蛋白（＋＋＋）到底怎么回事？最后在某知名医院，肾内科专家听了具体情况后，询问身高和体重（173cm/46kg），经肾静脉彩超的检查确诊为胡桃夹综合征。原因是：肾静脉周围没有脂肪组织保护，被肠系膜动脉压住，站立或坐位时肾静脉受压迫导致尿里出现蛋白，严重的还会尿血；躺下压迫现象缓解，尿蛋白消失。后经过增肥尿蛋白消失。

第二节 粪便检测

⇒ 案例引导

案例 患儿，男，12岁。晚餐曾吃海虾等食物，次日晨开始畏寒、发热，出现腹泻，初为水样便，继为黏液脓血便，已泻8～10次，且每次腹泻前均有腹痛。病程中呕吐2次，现体温39.4℃。

讨论 1. 该患儿可能的初步诊断是什么？

2. 应进一步做哪些检查进行确诊？

粪便检查可了解消化道及消化器官有无炎症、出血和寄生虫感染等病变，根据粪便性状、颜色间接

判断胃肠、胰腺及肝胆系统功能状态，协助诊断肠道传染病。

一、粪便标本采集

1. 标本要求新鲜不可混入尿液，容器应清洁干燥，做细菌检查时应采集于消毒容器内。

2. 标本有脓血时，应挑取脓血及黏液部分涂片检查，正常大便要多点，取样涂片检查。

3. 检查阿米巴滋养体等原虫时，应在收集标本后 30 分钟内送检并保温。

4. 潜血检查应素食 3 天，并避免服用铁剂和大量维生素 C。

5. 对某些寄生虫及虫卵的初步筛选检验，应全量送检，必要时采取三送三检，因为许多肠道原虫和某些蠕虫都有周期性排出现象。

6. 无粪便又必须检查时，可用直肠指诊或采便管获取的标本，灌肠后的粪便常因过稀及混有油滴等不适于做粪便检查标本。

7. 标本采集后在 1 小时内送检，寄生虫及虫卵检查不超过 24 小时。

二、粪便的一般检查

（一）粪便外观及性状检查

正常成人粪便因含有粪胆原和粪胆素而为黄褐色，成形柱状，有少量黏液，婴儿粪便为金黄色或黄绿色，病理情况下可见如下改变。

1. **稀糊或稀汁样便**　因肠蠕动亢进分泌增多所致。见于各种感染性或非感染性腹泻，尤其是急性肠炎时。大量黄绿色稀汁样便含有膜状物时应考虑假膜性肠炎。艾滋病患者伴肠道隐孢子虫感染时排出大量稀水样便。

2. **白陶土样便**　多见于各种原因引起的阻塞性黄疸或钡餐造影所致。

3. **鲜血便**　见于结肠癌、肛裂及痔疮出血等。

4. **米泔样便**　呈白色淘米水样，带有黏液，量大，见于霍乱、副霍乱患者。

5. **柏油样便**　其粪便呈暗红色或黑色，质软富有光泽如柏油，见于上消化道出血。

6. **脓血便或脓便**　见于肠道下段炎症，如痢疾、溃疡性肠炎、结肠癌或直肠癌等，应注意鉴别脓便和血便。阿米巴痢疾以血为主，呈暗红色果酱样并带有腥臭味；细菌性痢疾以脓和黏液为主。

7. **胨状便**　常见于过敏性肠炎、肠易激综合征及某些慢性菌痢患者。

8. **细条状或不规则**　见下直肠或肛门狭窄或有肿块突出，如痔疮、直肠癌。

9. **乳凝块**　哺乳儿粪便中有白色乳凝块出现提示消化不良。

（二）显微镜检查

1. **细胞**　主要包括红细胞、白细胞和上皮细胞的检查，正常粪便中无红细胞，白细胞不见或偶见。

（1）**白细胞**　主要指中性粒细胞，正常粪便中白细胞不见或偶见。细菌性痢疾时可见多量甚至满视野白细胞，有胞体膨大，吞有异物残渣成为小吞噬细胞；过敏性肠炎、肠道寄生虫病（尤其是钩虫病及阿米巴痢疾）时，粪便中可见较多嗜酸性粒细胞。

（2）**红细胞**　正常粪便中无红细胞。肠道下段炎症（如痢疾、溃疡性结肠炎及结肠癌等）或出血时可见，阿米巴痢疾粪便中红细胞远多于白细胞，成堆存在，并有残碎现象。细菌性痢疾红细胞少于白细胞，并可见巨噬细胞（吞噬细胞）。

（3）**肠黏膜上皮细胞**　正常粪便中见不到，炎症时常夹杂于白细胞之间，结肠炎、假膜性肠炎时多见。

（4）**肿瘤细胞**　乙状结肠癌、直肠癌患者的血性粪便及时涂片可找到成堆肿瘤细胞。

2. 食物残渣 正常粪便中可见无定形细小颗粒，偶见淀粉颗粒和脂肪小滴、肌肉纤维、结缔组织、植物细胞及植物纤维。当消化功能不良或胰腺外分泌功能不全、腹泻时，食物残渣增多、脂肪滴增多，甚至出现大量肌肉纤维或植物纤维、植物细胞。

3. 结晶 正常粪便中可见少量磷酸盐、草酸钙、碳酸钙结晶。病理情况下粪便中可出现 Charcot - Leyden 结晶，主要见于阿米巴痢疾、钩虫病及过敏性肠炎。如出现菱形血晶，见于胃肠道出血。

（三）病原学检查

1. 寄生虫卵 粪便中检查到寄生虫卵是诊断寄生虫感染的最常用手段。常见有蛔虫卵、钩虫卵、蛲虫卵及华支睾吸虫卵等。

2. 肠道原虫 ①溶组织阿米巴：病原体寄生于结肠内引起疾病，常称为阿米巴痢疾或阿米巴结肠炎，主要检查粪便中阿米巴滋养体及其包囊。②蓝氏贾第鞭毛虫：寄生于人体十二指肠、空肠及胆囊，引起贾第鞭毛虫病。③隐孢子虫：免疫功能低下患者、儿童及艾滋病患者中会出现本病流行。

3. 血吸虫 粪便涂片中或直肠黏膜中找到血吸虫卵或毛蚴孵化试验阳性，为血吸虫的诊断依据。免疫学方法对患者血清中血吸虫特异性抗体的检测可作为辅助诊断。

4. 细菌 正常粪便中以大肠埃希菌为主，球菌次之，杆菌∶球菌为10∶1，长期滥用抗生素会导致菌群失调。

（四）化学检查

1. 潜血试验 粪便潜血检查对消化道少量出血的诊断有重要价值。对 50 岁以上的中老年可作为消化道恶性肿瘤的早期筛选指标。消化道溃疡出血、药物致胃黏膜损伤、肠结核、溃疡性结肠炎、钩虫病及胃癌等粪便潜血阳性，动态监测便潜血试验可鉴别出血性质，良性病变为间断阳性，恶性病变为持续阳性。

2. 胆色素 婴幼儿因正常肠道菌群尚未建立或成人大量应用抗生素后，可查见粪胆红素。腹泻时其胆红素尚未被肠道菌群作用已排出，粪便呈深黄色，胆红素定性试验呈强阳性。胆道完全梗阻时粪便外观呈白陶土样，粪胆原试验呈阴性。粪胆原、粪胆素含量增多，对溶血性疾病诊断有重要参考价值。

第三节　痰液和肺泡灌洗液检测

一、痰液的一般检测

痰液是肺泡、支气管或气管所产生的分泌物。痰液检验的主要目的是：①辅助诊断呼吸系统疾病。②确诊某些呼吸系统疾病如肺结核、肺吸虫等。③观察疗效。

（一）标本采集

根据检查目的选择标本采集方式。①一般检查以清晨第一口痰为宜，采集前清水漱口，用力至气管深处咳出痰液盛于清洁容器内送检；细胞学检查收集上午 9～10 时的标本。②细菌培养应先用灭菌水漱口，咳痰后置无菌容器内及时送检。③浓集结核杆菌检查时，需留取 12～24 小时痰液。④PCR 检查，需用一次性标本管。注意痰液中有时易混入唾液和鼻腔分泌物。

（二）检查项目及临床意义

1. 痰量 正常人无痰或仅有少量黏液痰和泡沫样痰。当呼吸道病变时痰量可增加。大量增加提示肺内有慢性炎症或者支气管扩张、肺脓肿及肺水肿等。急性支气管炎、支气管哮喘早期痰量不多。病程中痰量逐渐减少提示病情好转。

2. 颜色 正常人为无色或白色黏液痰，病理情况下常有特殊改变。

（1）黄色 含有大量脓细胞所致，提示呼吸道化脓性感染，多为脓性痰。

（2）黄绿色 常见于进行性肺结核或慢性支气管炎。

（3）绿色 见于大叶性肺炎、黄疸、干酪性肺炎及肺部铜绿假单胞菌感染。

（4）橘黄色或铁锈色 见于大叶性肺炎、肺梗死、肺坏疽。

（5）红褐色或巧克力色 阿米巴肺脓肿患者。

（6）红色或棕红色 见于肺结核、肺脓肿、急性心力衰竭、支气管扩张症等。

（7）灰黑色 见于各种肺尘埃沉着症，如煤矿工人或大量吸烟者。

（8）果酱或烂桃样痰 见于肺组织坏死分解形成、肺吸虫患者。

3. 气味 正常痰液多无特殊气味，血性痰呈血腥味，肺脓肿并发组织坏死的晚期肺癌及结核空洞者痰液可呈恶臭味，膈下脓肿与肺沟通者痰液可有粪臭味。

4. 性状

（1）黏液性痰 痰液黏稠，外观灰白色，见于支气管哮喘、气管炎及早期肺炎。

（2）黏液脓性痰 常见于慢性支气管炎急性发作、肺结核及支气管扩张等。

（3）浆液性痰 痰液稀薄且有泡沫，是肺水肿特征。

（4）脓性痰 痰液浑浊，见于脓胸与肺沟通时、肺脓肿等。

（5）血性痰 痰中带血丝或血块，提示肺组织有破坏，见于肺结核、肺吸虫病、肺梗死、肺癌、支气管扩张及大动脉瘤破裂等，也可见于出血性疾病。

5. 异物

（1）支气管管型（bronchial cast） 为纤维蛋白、黏液和白细胞等在支气管内凝集而形成，见于慢性支气管炎。纤维蛋白性支气管炎、大叶性肺炎和累及支气管的白喉患者。

（2）干酪样小块（cheesy masses） 为肺组织坏死的崩解产物，似干酪或豆腐渣，多见于肺结核。

（3）硫磺样颗粒（sulful – like granule） 放线菌和菌丝团形成，似硫磺颗粒，见于肺放线菌病。

（4）肺结石（lung calculus） 由肺结核干酪样物质失水后钙化形成，亦可为异物进入肺内钙化形成。

（5）迪特里希（Dittrich）痰栓 见于支气管扩张、肺坏疽、慢性支气管炎等。

（6）晶状体痰栓 见于黏液脓性痰液中，其中可含有结核分枝杆菌及弹力纤维。检查有无结核分枝杆菌，对肺结核的诊断有重要意义。

6. 痰液显微镜检查 不染色涂片镜检，正常痰液可有少量白细胞及上皮细胞，染色涂片检查，Wright 染色检查白细胞及上皮细胞，Gram 染色检查细菌，抗酸染色检查抗酸杆菌。

（1）细胞 ①红细胞：见于支气管扩张、肺结核、肺癌。②白细胞：嗜酸性粒细胞增多见于支气管哮喘、肺吸虫、真菌感染等；淋巴细胞增多见于肺结核；中性粒细胞增多见于呼吸道化脓性炎症或有混合感染。③上皮细胞：鳞状上皮见于急性喉炎、咽炎和上呼吸道感染，柱状上皮增多见于气管炎及支气管哮喘等，出现多量圆形上皮见于肺部炎症及大量肺组织碎解。④肺泡巨噬细胞：肺炎、肺淤血、肺梗死、肺出血时可见到。⑤肿瘤细胞：见于肺癌。⑥色素细胞：见于炭末沉着症或吸入大量烟尘者。

（2）弹力纤维 见于肺组织破坏性病变，多见于肺结核。

（3）库施曼螺旋体 常伴嗜酸性粒细胞、Charcot – Leyden 结晶出现，见于肺吸虫病及过敏性支气管哮喘。

（4）结晶 主要结晶为 Charcot – Leyden 结晶，见于支气管哮喘及肺吸虫。胆固醇结晶、酪氨酸结晶、脂肪酸结晶等见于肺脓肿及支气管扩张的患者痰中。

（5）放线菌 见于放线菌病患者痰中。

（6）寄生虫虫卵 肺内寄生虫病有肺吸虫病、肺包囊虫病、阿米巴肺脓肿。

二、肺泡灌洗液检测

支气管肺泡灌洗液（bronchoalveolar lavage fluid，BLAF）是通过纤维支气管镜对支气管以下肺段或亚肺段水平反复以无菌生理盐水灌洗、回收、获取的样本。检测支气管肺泡灌洗液可用于评价间质性肺疾病的炎症反应程度、诊断肺部疾病、鉴别病原菌、确定感染的复发或持续的过程，还可起到治疗作用。

（一）标本采集及处理

由临床医师在常规纤维支气管镜检查气道后于活检或刷检前进行支气管肺泡灌洗获得。合格的BLAF标本要求如下。

（1）回收率>40%，若选择下叶或其他肺叶肺段灌洗回收率>30%。

（2）不可混有血液，红细胞<10%，上皮细胞<3%。

（二）显微镜检查

1. 细胞 健康人细胞总数（5~10）$\times 10^6$/L，肺泡巨噬细胞>90%、淋巴细胞1%~5%（其中T细胞占2/3，T淋巴细胞亚群$CD4^+$/$CD8^+$<1.7）、中性粒细胞≤2%、嗜酸性粒细胞<1%。吸烟者细胞总数、中性粒细胞和巨噬细胞明显高于非吸烟者，$CD8^+$增高。

2. 病原生物 细菌和寄生虫检查有很大价值。正常无细菌和寄生虫或虫卵。

（三）化学检查

可检查白蛋白、球蛋白（IgG、IgM、IgA、IgE、α_2巨球蛋白）、补体、癌胚抗原、纤维连接蛋白、Ⅲ型胶原、透明质酸、酶学（α-抗胰蛋白酶、胶原酶、弹性蛋白酶、血管紧张素转换酶）和细胞因子（IL-1、IL-6、TNF-α、NCF、TGF-β、FGFs）等辅助诊断肺部疾病。

（四）临床意义

1. 肺部感染的病原学诊断 检查BALF的原虫、细菌、病毒等对肺部感染者诊断价值较大。如卡氏肺孢子虫肺炎常见于免疫功能低下或缺陷者肺部发生的机会性感染疾病，可见于AIDS、血液系统恶性肿瘤、脏器移植术后，痰液检出率低，BALF检测可见囊虫或滋养体，诊断阳性率达88.9%。

2. 非感染性肺部疾病 主要用于间质性肺疾病的诊断、疗效评价和预后评估。细胞总数增高，但细胞分类和T细胞亚群变化不同。非感染性肺部疾病的支气管肺泡灌洗液特点见表15-2。

表15-2 非感染性肺部疾病的支气管肺泡灌洗液特点

疾病	检查结果
特发性肺纤维化	细胞总数增高，中性粒细胞增高，淋巴细胞改变不大，但$CD4^+$/$CD8^+$减低，如淋巴细胞减低提示预后不良
外源性过敏性肺炎	细胞总数增高，急性期中性粒细胞高，亚急性期和慢性期淋巴细胞高（>80%），$CD4^+$减低，$CD8^+$增高，$CD4^+$/$CD8^+$减低
结节病	细胞总数增高，中性粒细胞不高，淋巴细胞增高>18%，肺泡巨噬细胞增多，$CD4^+$增高，$CD8^+$减低，$CD4^+$/$CD8^+$增高
嗜酸性粒细胞性肺炎	细胞总数增高，嗜酸性粒细胞>60%，中性粒细胞稍有增高
特发性肺含铁血黄素沉着症	肺泡巨噬细胞中含有铁颗粒，称含铁血黄素细胞
石棉沉着病	可见石棉纤维，伴中性粒细胞和淋巴细胞增多

3. 恶性肿瘤筛查 通过细胞学、化学和免疫学检查可发现原发性恶性肿瘤或继发性恶性肿瘤。

第四节 浆膜腔积液和脑脊液检测

一、浆膜腔积液的检测

人体的胸腔、腹腔、心包腔统称为浆膜腔。生理情况下，腔内含有少量液体起润滑作用。在病理情况下，腔内体液增加而发生积聚称浆膜腔积液。根据积液产生的原因和性质分为漏出液和渗出液，漏出液多为非炎性原因，常见于血浆胶体渗透压减低（如肝硬化、营养不良、肾病综合征等）、毛细血管流体静压增高（如静脉栓塞）、淋巴回流受阻（如橡皮肿）、水钠潴留（如充血性心衰）；而渗出液多为炎性的，如结核或细菌感染、肿瘤以及外伤或化学物质刺激。积液的检查可用来鉴别漏出液和渗出液，也可鉴别良恶性积液，从而帮助对疾病的原因进行诊断和鉴别诊断，还可用于治疗。

（一）一般性状检查

1. 量 正常胸腔、腹腔和心包腔内均有少量的液体，胸腔液 < 30ml，心包液 < 50ml，腹膜液 < 100ml。在病理情况下，浆膜腔内液体的量增多，其增多的程度与病变部位和病情严重程度有关。

2. 颜色 正常浆膜腔内液体是清亮、淡黄色；病理情况下出现不同颜色变化，见表15 - 3。

表15 - 3 浆膜腔积液的变化及常见疾病

颜 色	常见疾病
红色	外伤、恶性肿瘤、结核、血栓性疾病
白色或乳白色	化脓性胸膜炎、丝虫病、腹膜肿瘤
黄色	各种原因的黄疸
绿色	铜绿假单胞菌感染
棕色	恶性肿瘤、内脏损伤、出血性疾病或阿米巴脓肿破溃进入胸腔或腹腔所致
黑色	曲霉菌感染、厌氧菌感染

3. 透明度 积液的透明度常与其所含细胞、细菌、蛋白质等有关。渗出液因含较多细胞、细菌而呈不同程度混浊，乳糜液因含大量脂肪也呈混浊，而漏出液所含细胞、蛋白质、细菌少而多为清晰透明。

4. 比重 漏出液比重低于1.015，渗出液因含有多量清蛋白及细胞，比重高于1.018。

5. 凝块 漏出液中因纤维蛋白原含量甚微，一般不易凝固或出现凝块；渗出液由于含较多的纤维蛋白原和细菌、细胞破坏后释放的凝血活酶，可形成凝块。

（二）化学检查

1. 总蛋白 漏出液多在25g/L以下，渗出液总蛋白大于30g/L。

2. 黏蛋白定性试验（Rivalta试验） 因浆膜上皮细胞受炎症刺激后产生的大量黏蛋白，在酸性溶液中产生白色沉淀。

3. 葡萄糖测定 渗出液中葡萄糖可被细菌分解而降低，漏出液中葡萄糖正常或轻微降低。积液/血葡萄糖 < 0.5，见于风湿性积液、恶性肿瘤、结核性积液、狼疮性积液或食管破裂。

4. 酶学检查

（1）乳酸脱氢酶（LDH） LDH在风湿性胸腔积液及肺炎、肺吸虫所致的胸膜腔积液中明显升高，其次为癌性积液。结核性胸膜腔积液中略高于正常。

（2）腺苷脱氨酶（ADA）　结核性积液显著增高，对结核性积液的诊断有重要意义。

（3）淀粉酶活性（AMY）　胰源性积液AMY显著增高，见于胰腺炎、胰腺癌、胰腺外伤等。食管破裂性积液AMY也增高。

（4）碱性磷酸酶（alkaline phosphatase，ALP）　ALP为非特异性水解酶，浆膜表面癌细胞可释放大量ALP，致使积液ALP水平明显增高，并且积液ALP/血清ALP>1.0，而其他肿瘤、非肿瘤性积液ALP/血清ALP均<1.0。小肠扭转穿孔时，腹腔积液中ALP增高。

（5）透明质酸酶（hyaluronidase，HA）　浆膜腔液中的HA主要由浆膜上皮细胞合成。当胸腔积液中HA水平增高时，常提示胸膜间皮瘤。因此，临床上将HA作为诊断间皮瘤的标志之一。

（6）溶菌酶（LZM）　感染性积液增高，结核性积液血清LZM>1.0，恶性积液血清LZM<1.0。

（三）特殊检查及临床意义

1. 纤维连接蛋白（fibronectin，FN）　FN为一种糖蛋白，存在于体液、结缔组织及细胞表面，主要由纤维母细胞和血管上皮细胞产生，恶性腹水FN显著增高。

2. 铁蛋白　癌性积液铁蛋白含量>600μg/L，积液铁蛋白/血清铁蛋白>1.0。

3. 绒毛膜促性腺激素（β-HCG）　此为滋养细胞所分泌，其含量升高可作为滋养细胞肿瘤性胸腔积液鉴别的辅助诊断。

（四）免疫学检查

1. C-反应蛋白（C-reactive protein，CRP）　CRP增高对炎症导致的积液形成有一定诊断价值。

2. 癌胚抗原（carcinoembryonic antigen，CEA）　积液中CEA>20μg/L，积液CEA/血清CEA>1.0时，应高度怀疑为恶性积液，且CEA对腺癌所致的积液诊断价值最高。

3. 甲胎蛋白（α-fetoprotein，AFP）　积液中AFP含量与血清浓度呈正相关，当腹腔积液AFP>25μg/L时，对诊断原发性肝癌所致的腹水也有重要价值。

4. 免疫球蛋白（IgG、IgA）　测定胸腹腔积液/血清中免疫球蛋白比值可用于鉴别渗出液和漏出液。胸腹腔积液IgG/血清IgG，胸腹腔积液IgA/血清IgA的比值均>0.5为渗出液（阳性），<0.5诊断为漏出液（阴性）。

（五）显微镜检查

1. 白细胞计数　80%漏出液中白细胞数<100×10^6/L，渗出液多>500×10^6/L。约90%自发性细菌性腹膜炎的患者白细胞计数>500×10^6/L，结核性与癌性积液中的白细胞通常>200×10^6/L，化脓性积液时往往>1000×10^6/L。

2. 有核细胞分类　细胞分类检查比细胞计数更有意义。漏出液中细胞较少，以淋巴及间皮细胞为主，渗出液则细胞较多。各种细胞增加的临床意义见表15-4。

3. 结晶检查　胆固醇结晶常见于有脂肪变性的陈旧性胸腔积液、胆固醇性胸膜炎所致的胸腔积液。浆膜腔出血可见含铁血黄素颗粒。积液中嗜酸性粒细胞增多时，常伴有Charcot-Leyden结晶。

4. 脱落细胞学检查　怀疑恶性肿瘤积液时，穿刺液沉淀物涂片染色镜检，也可结合免疫组织化学染色。胸腹水中肿瘤细胞的检查，对诊断胸、腹腔肿瘤十分必要，敏感度和特异性均达90%。肺癌、肝癌、胰腺癌、卵巢癌及原发性间皮细胞瘤、间皮细胞肉瘤等发生转移时，可在积液中找到有关肿瘤细胞。

5. 染色体检查　肿瘤细胞染色体变化十分明显，恶性积液中一般都存在肿瘤细胞的分裂象，运用染色体分析技术是诊断恶性肿瘤有效检查方法之一。

（六）浆膜腔积液性质的鉴别

1. 渗出液和漏出液的鉴别 见表15-4。

表15-4 渗出液与漏出液的鉴别

项 目	漏出液	渗出液
原因	非炎性	炎症、肿瘤、化学或物理刺激
外观	淡黄色，浆液性	黄色、血性、脓性
透明度	清晰透明或微混	混浊
比重	<1.015	>1.018
凝固性	不凝	常自凝
pH	>7.4	<6.8
黏蛋白定性	阴性	阳性
蛋白定量（g/L）	<25	>30
积液/血清蛋白	<0.5	>0.5
葡萄糖	与血糖相近	低于血糖
细胞总数（×10⁶/L）	<100	>500
有核细胞分类	淋巴为主，偶见间皮细胞	炎症以中性粒细胞为主，结核后期淋巴为主
细菌	无	可有
乳酸脱氢酶 LD（U/L）	<200	>200
积液/血清 LD	<0.6	>0.6

2. 良性与癌性胸腹腔积液鉴别 见表15-5。

表15-5 良性与恶性积液鉴别

比较项目	良性腹腔积液	恶性腹腔积液
外观	血性少见	多为血性
铁蛋白	<500μg/L	>500μg/L
FN	137μg/L±6.5μg/L	13.4μg/±6.8μg/L
LDH	<250U/L，以 LDH2 为主	>250U/L，以 LDH3、LDH5 为主
ADA	>40U/L	<40U/L
总胆固醇	<2.8mmol/L	>3mmol/L
CEA	<20μg/L	>20μg/L
CA19-9	正常	升高
细胞学检查	仅为炎性细胞	可见癌细胞
染色体分析	绝大多数为二倍体	超二倍体及多倍体多见，多为非整倍体

3. 结核性与恶性胸腔积液的鉴别 见表15-6。

表15-6 结核性与恶性胸腔积液的鉴别

项 目	结核性胸腔积液	恶性胸腔积液
年龄	青少年多见	老年多见
结核中毒症状	有	无
OT 试验	低浓度强阳性	阴性
淋巴结肿大	少见	可有
胸痛	有积液后减轻	持续、顽固

续表

项 目	结核性胸腔积液	恶性胸腔积液
外观	黄色、偶见血性	血性多见
pH	<7.40	>7.40
ADA（U/L）	>40	<25
积液/血清 ADA	>1.0	<1.0
溶菌酶（mg/L）	>27	<15
积液/血清溶菌酶	>1.0	<1.0
CEA（μg/L）	<5	>15
积液/血清 CEA	<1.0	>1.0
铁蛋白（μg/L）	<500	>1000
γ-INF	增高	减低
细菌	结核杆菌	无
细胞	淋巴细胞为主	可有肿瘤细胞
抗结核治疗	有效	无效

二、脑脊液的检测

脑脊液（cerebrospinal fluid，CSF）属细胞外液，为脑室中的脉络丛所分泌，经脑内静脉系统进入体循环。脑脊液的主要功能有：①保护脑和脊髓。②减少或消除外力损伤。③调节颅腔、脊髓腔的容积。④保持颅内压的恒定。⑤参与脑脊液营养代谢。⑥完成神经细胞与体液间代谢交换。生理状态下，血液和脑脊液之间的血-脑屏障对某些物质的通透性具有选择性，从而维持神经系统内环境的相对稳定。病理状态下（如炎症、损伤、梗阻、肿瘤、缺血、水肿及缺氧等），血-脑屏障破坏，通透性增加，可引起脑脊液的性状和成分等发生改变，因此，脑脊液检查对中枢神经系统疾病的诊断和治疗具有重要意义。

（一）适应证及标本的采集

1. 标本采集　由医师进行腰椎穿刺采集。穿刺后应先作压力测定，然后将脑脊液分别收集于三个无菌试管中，每管 1~2ml。第一管做化学或免疫学检查，第二管做细菌学检查，第三管做细胞学计数，如疑有肿瘤，可再留一管作脱落细胞检查。标本采集后立即送检。

2. 腰椎穿刺的适应证　①有脑膜刺激症状，怀疑任何形式的脑炎和脑膜炎时。②疑有蛛网膜下腔出血。③怀疑颅内占位性病变。④有剧烈头痛、昏迷、抽搐或瘫痪等症状及体征，疑为神经系统疾病者。⑤神经系统疾病需系统观察或需椎管内给药、造影等。

3. 腰椎穿刺的禁忌证　①脑肿瘤或颅内压显著增高。②穿刺部位有感染。③凝血酶原时间延长、血小板计数 $<50 \times 10^9$/L，使用肝素或任何原因导致出血倾向，应在凝血障碍纠正后行腰穿。④开放性颅脑损伤或有脑脊液漏。

（二）检查项目及临床意义

1. 一般性状检查

（1）颜色　正常脑脊液为无色透明，病理情况下可出现异常。①红色：根据出血量及时间的不同而呈红色、红褐色或淡红色等。红色脑脊液离心后上清液无色透明多为穿刺时损伤；离心后上清液呈淡红色或黄色为蛛网膜下腔出血或脑出血。②黄色：见于脑及蛛网膜下腔出血或粘连梗阻、脊髓肿瘤及严重黄疸等。③乳白色：常见于化脓性脑炎。④绿色或微绿色：见于铜绿假单胞菌、肺炎双球菌及甲型链球菌感染所致的脑膜炎。⑤褐色或黑色：常见于脑膜黑色素瘤。

（2）透明度　正常脑脊液清晰透明，如脑脊液中细胞总数超过 $300 \times 10^6/L$，蛋白质含量升高或含有大量细菌、真菌时可变得混浊。结核性脑膜炎时呈毛玻璃状，化脓性脑膜炎时呈明显混浊。

（3）凝固性　正常无凝块、无沉淀。化脓性脑膜炎脑脊液在 1~2 小时内形成凝块或沉淀。结核性脑膜炎脑脊液静置 12~24 小时后可在液面形成薄膜。神经梅毒可出现小絮状凝块。蛛网膜下腔阻塞时，远端脑脊液因蛋白质含量高常呈黄色胶胨状。

2. 化学检查

（1）蛋白质定性试验（Pandy 试验）与定量

【参考区间】

正常人多为"－"或"±"；定量：儿童：0.2~0.4g/L，成人：0.15~0.45g/L。

【临床意义】

脑脊液中蛋白质增加见于：①中枢神经系统炎症：如化脓性脑膜炎显著增加，结核性脑膜炎中度增加，病毒性脑膜炎可轻度增加。②出血：脑及蛛网膜下腔出血、脑部肿瘤及椎管梗阻。③神经根病变：蛋白质增高较明显，可出现蛋白与细胞分离现象。④退行性变：因有异化脑组织的存在，可使脑脊液蛋白增高。⑤血浆蛋白的改变：如肝硬化、胶原性疾病及淋巴肉芽肿时，血和脑脊液中 γ 球蛋白增高。

（2）葡萄糖测定

【参考区间】

成人：3.6~4.5mmol/L，儿童：2.8~4.5mmol/L，婴儿 3.9~5.0mmol/L。

【临床意义】

葡萄糖减少见于化脓性、结核性、隐球菌性脑膜炎、脑寄生虫病、脑膜肿瘤、低血糖及神经梅毒性脑膜炎等。病毒性脑膜炎、脑脓肿等疾病时多无显著变化。糖尿病患者糖含量可增高。

（3）氯化物测定

【参考区间】

成人：119~129mmol/L，儿童：117~127mmol/L。

【临床意义】

脑脊液中氯化物减低见于化脓性或结核性脑炎、隐球菌性脑膜炎、低氯血症及摄入氯化物过少。

（4）酶学检查　包括乳酸脱氢酶（LDH）、肌酸激酶（CK）、溶菌酶（LYS）、神经特异性烯醇化酶（NSE）、腺苷脱氢酶（ADA），对疾病的诊断和鉴别有重要的价值，见表 15-7。

表 15-7　脑脊液中的酶学检查及意义

酶	参考区间	临床意义
LDH	成人：10U/L~25U/L 儿童：2U/L~8.3U/L	细菌性脑膜炎、血管病、脑瘤及脱髓鞘病时 LDH 明显增高，同工酶以 LDH4、LDH5 增高为主。病毒性感染时酶活性多正常，同工酶 LDH1、LDH2 上升
CK	0~5U/L	化脓性脑膜炎增高最为明显，结核性脑膜炎次之，病毒性脑膜炎仅轻度增高
LYS	无或及微量	结核性脑膜炎显著升高，其次为细菌性脑膜炎，病毒性脑炎仅轻度增高
NSE	1.14U/L±0.39U/L	中枢神经系统受损、脑缺氧及脑缺血患者脑脊液中 NSE 活性增高
ADA	0~8U/L	结核性脑膜炎时脑脊液种 ADA 活性明显增高，可作为结核性脑膜炎与其他化脓性脑膜炎的鉴别指标之一

3. 显微镜检查

（1）细胞　细胞计数和白细胞分类检查，正常脑脊液应无红细胞，仅有少量白细胞。

【参考区间】

成人：$(0 \sim 8) \times 10^6/L$，儿童：$(0 \sim 10) \times 10^6/L$。

【临床意义】

脑脊液检查可用于诊断和鉴别中枢神经系统疾病，常见中枢神经系统疾病的脑脊液特点见表15-8。

（2）细菌学检查 离心沉淀涂片，革兰染色查细菌。疑结核作抗酸染色，疑隐球菌用墨汁染色。

表15-8 常见中枢神经系统疾病的脑脊液检查特点

疾病	压力	外观	凝固性	蛋白质	葡萄糖	氯化物	细胞	细菌
化脓性脑膜炎	↑↑↑	混浊	凝块	↑↑	↓↓↓	↓	↑↑N为主	化脓菌
结核性脑膜炎	↑↑	毛玻璃样	薄膜	↑	↓	↓↓	↑早N后L	结核菌
病毒性脑膜炎	↑	透明或微混	无	↑	正常	正常	↑L为主	无
隐球菌性脑膜炎	↑	透明或微混	可有	↑↑	↓	↓	↑L为主	隐球菌
流行性乙型脑炎	↑	透明或微混	无	↑	正常或↑	正常	↑早N后L	无
脑室及蛛网膜下腔出血	↑	血性	可有	↑↑	↑	正常	↑RBC为主	无
脑肿瘤	↑	透明	无	↑	正常	正常	正常或↑L为主	无
神经梅毒	↑	透明	无	正常	正常	↑	↑L为主	无

注：N表示中性粒细胞，L表示淋巴细胞。

第五节 生殖系统分泌物检测

一、阴道分泌物的检测

阴道分泌物（vaginal discharge）为女性生殖系统分泌的液体，俗称白带。正常健康妇女阴道分泌物呈酸性，pH为4~4.5之间，具有自净作用。当机体防御机制遭到破坏后，导致阴道炎等病变。常见有非特异性阴道炎、真菌性阴道炎及滴虫性阴道炎等。

（一）阴道分泌物外观、性状

正常阴道分泌物为白色、无味，量多少与雌激素水平及生殖器官充血程度相关。排卵期多，清晰透明、稀薄似蛋清；排卵后2天~3天，量减少，浑浊黏稠；行经前有增多，孕妇也较多。

1. 脓性白带 黄或黄绿色，有臭味，多为滴虫或化脓性细菌感染，见于宫颈炎、子宫内膜炎。

2. 血性及黄色水样白带 有特殊异味，警惕恶性肿瘤，如子宫内膜癌、宫颈癌等。

3. 豆腐渣或干酪状白带 为念珠菌性阴道炎所致，常伴外阴瘙痒。

4. 大量无色透明的黏性白带 见于应用雌激素药物后。

（二）阴道分泌物清洁度及临床意义

分泌物清洁度是根据阴道杆菌、上皮细胞和杂菌的多少判定，也是阴道炎症和生育期卵巢分泌功能判断的指标。阴道分泌物清洁度及临床意义见表15-9。健康女性清洁度一般为Ⅰ、Ⅱ级，Ⅲ级提示阴道炎、宫颈炎，Ⅳ级提示炎症加重，如滴虫性阴道炎、淋球菌性阴道炎、细菌性阴道炎等。

表 15 - 9　阴道分泌物清洁度分级

清洁度	杆菌	球菌	上皮细胞	白细胞/HP
I	多量	无	满视野	0 ~ 5
II	少量	少量	1/2 视野	5 ~ 15
III	极少	多量	少量	15 ~ 30
IV	无	大量	无	> 30

（三）微生物检查

1. 寄生虫　滴虫性阴道炎是由阴道毛滴虫所致，是妇科常见病，生理盐水涂片检查。偶见溶组织变形虫感染会阴、阴道、宫颈等处。可于溃疡面刮取标本检查变形虫。丝虫病流行区、淋巴管阻塞严重者可在阴道壁渗出液中查到微丝蚴。

2. 淋病奈瑟菌　淋病是目前世界上发病率较高的性传播疾病之一。实验室诊断以涂片、培养或进行血清学检查为主。

3. 真菌　常见的真菌感染多为白色念珠菌、阴道纤毛菌及放线菌等。

4. 阴道加德纳菌（Gardnerella vaginalis，GV）　阴道加德纳菌和某些厌氧菌共同引起的细菌性阴道炎亦属于性传播疾病之一，该菌还能以非性行为方式传播。除因其阴道病外，尚可引起早产、产褥热、新生儿败血症、绒毛膜羊膜炎、产后败血症和脓毒血症等。

5. 单纯疱疹病毒（HSV）　以侵犯宫颈鳞状上皮多见，主要采用荧光抗体或分子生物学方法确诊。

6. 人乳头状病毒（HPV）　引起女性生殖道感染的 HPV 有 40 多个型别，其中 16、18、31、33、35、39、45、51、52、56、58、59 为高危型，可用病毒培养、分泌物涂片及分子生物学方法诊断。HPV 对感染细胞的作用：①增殖感染：在宿主细胞内复制，感染子代致细胞死亡。②细胞转化，引发肿瘤：引起生殖道鳞状上皮肉瘤样变，如 16、18、31、33、35 和 29 型，宫颈癌以 16、18 型为多。

7. 人巨细胞病毒（HCMV）　HCMV 是先天感染的主要病原菌，是疱疹病毒的一种。可表现为巨细胞包涵体病，常用宫颈拭子采取分泌物送检。孕期胎儿中枢神经系统受侵犯后可致小头畸形、智力低下、视听障碍等用 ELISA 法检测孕妇血清 HCMV - IgM 抗体，PCR 法检测血液、分泌物病毒。

8. 衣原体　沙眼衣原体可致急性阴道炎和宫颈炎。感染时白带为脓性黏液，可用 DNA 探针检测。

二、精液检测

（一）精液的产生及组成

精液由精子和精浆组成，正常人精液中精囊液与前列腺液的比例为 2：1，pH 为 7.2 ~ 8.0。精液中大部分为精浆，精子只占少部分。精浆是运送精子的载体，也是营养精子、激发精子活力的主要物质，精浆中含有大量蛋白质、果糖、酶及无机盐等物质。

（二）精液检查的目的及标本采集

1. 精液标本检验的主要目的是　①检查男性不育症的原因，并为治疗观察提供依据。②观察输精管结扎术后的效果。③男性生殖系统疾病，如炎症、结核、肿瘤及睾丸发育不全症的辅助诊断。④为人工授精和精子库选择优质精子。⑤用于法医学鉴定。

2. 精液标本的采集、运送及注意事项　①采集标本前必须禁欲 5 ~ 7 天，采集前应排净尿液。②方法：采用手淫或体外排精法，留取全部精液。③注意事项：应于 30 分钟内及时检验，注意保温，注明采集时间，若需做细菌培养，应先消毒尿道口，用无菌容器收集；不能用避孕套或塑料制品采集精液标本。如果未收集到射出的全部精液或运送过程的时间过长（> 2 小时），此标本不能作精液分析。

（三）一般性状检查

1. 外观与气味　正常人的精液有强烈的刺激腥味，呈灰白或乳白色，液化后则为半透明乳白色。鲜红或暗红的血性精液见于生殖系统炎症、结核及肿瘤。黄、棕色的脓样精液见于精囊炎和前列腺炎。

2. 量　正常人一次排出 2～6ml，<1.5ml 或 >8.0ml 可视为异常。精液量数滴甚至排不出，称为无精症，见于生殖系统的特异性感染，如结核、淋病和非特异性炎症等。量过多可致密度降低，影响生育。

3. 黏稠度和液化　刚射出的精液呈稠厚的胶冻状，在 25～35℃ 环境放置 5～10 分钟后开始液化，20～40 分钟完全成为液化状态，正常不超过 1 小时，液化时间延长或不液化可影响男性生育。如果刚射出的精液不能凝固或黏稠度过低，亦属异常，多见于射精管缺陷或先天性精囊缺如。

4. 酸碱度　正常精液呈弱碱性，pH 7.2～8.0，精液 pH <7.0，多见于少精或无精症、输精管阻塞、先天性精囊缺如或附睾病变；精液 pH >8.0，常见于前列腺、精囊腺、尿道球腺和附睾的炎症。

（四）显微镜检查

1. 精子活动度　精子活动度分为精子活动力和精子活动率两个方面。精子活动力指精子前向运动的能力。WHO 把精子活动力分为三级，即前向运动、非前向运动、无运动级。精子活动率指精液中正常活动的精子占精子总数的百分率，正常人排精后 60 分钟内，精子活动率为 80%～90%，至少 >60%。总活动力（前向运动＋非前向运动）≥40%。精子活动率 <40%，活动力低下，可影响生育，常见于精索静脉曲张、生殖系统感染、应用抗代谢药、抗疟药、雌激素等药物或高温环境、放射线损害等。

2. 精子形态　正常精子似蝌蚪状分头、体、尾三部分构成，精子形态异常有大头、小头、双头或无定型头等；体部分支、双体或体部肿胀甚至消失；缺尾、双尾、卷曲尾及短尾等。正常形态应 ≥4%。异常形态增多常见于精索静脉曲张、生殖系统感染、有害金属或放射线损害、睾丸和附睾功能异常等。

3. 精子计数　正常人精子浓度为 $\geq 15 \times 10^9/L$，1 次射精总数 $\geq 39 \times 10^6$。计数减少常见于输精管结扎、睾丸病变、输精管阻塞、有害金属或放射线损害。

4. 精液中细胞检查　正常精液中可有极少量的红细胞（偶见）和白细胞（< 5/HP、上皮细胞。红细胞、白细胞增多见于生殖道炎症、结核、肿瘤时。

（五）其他检查

精液的化学成分和免疫学指标检测对男性不育症的诊断和治疗具有重要意义，见表 15–10。

表 15–10　精液的化学及免疫学检测指标及意义

检测指标	参考区间	临床意义
果糖	0.87～3.95g/L	先天性两侧输精管及精囊缺如，精囊炎和雄性激素分泌不足时减低
柠檬酸	3.49～6.71g/L	前列腺炎时减少，也可帮助判断雄性激素分泌状态
酸性磷酸酶	48.8～208.6U/ml	前列腺炎时含量减低
顶体酶	36.72±21.43mU/ml	男性不育症减低
抗精子抗体	阴性	阳性见于精管阻塞、睾丸损伤、炎症及附睾等副性腺感染
精浆锌	比色法：每次射精≥2.4μmol	严重减低可致不育症，青春期缺锌可影响第二性征和男性生殖器官发育

三、前列腺液检测

（一）标本采集

可用前列腺按摩法，嘱患者排尿后，按摩前列腺左右两叶 2～3 次，挤压会阴部尿道使白色前列腺液从尿道口流出，弃掉第 1 滴后将标本涂于载玻片上送检，细菌培养需用无菌瓶。

（二）一般性状

正常前列腺液呈淡乳白色、不透明的液体，弱酸性，pH 为 6.3 ~ 6.5。每日分泌量为 0.5 ~ 2ml。黄而稠厚的前列腺液，提示前列腺有严重感染。前列腺癌时常呈不同程度的血性液体。

（三）显微镜检查

1. 卵磷脂小体　正常可见多量或满视野卵磷脂小体。前列腺炎时，卵磷脂小体常减少并成堆。

2. 细胞　正常前列腺液，红细胞 <5 个/HP，白细胞 <10 个/HP，上皮细胞少量，均散在分布。前列腺炎时，白细胞增多，且可成堆出现。上皮细胞也增多。红细胞增多常见于精囊炎、前列腺化脓性炎症及前列腺癌等病变，如前列腺按摩时用力过重，也可导致出血而红细胞大量出现。

3. 前列腺颗粒细胞　为体积较大、颗粒较粗的细胞，正常 0 ~ 1 个/HP。前列腺颗粒细胞在前列腺炎时常伴大量脓细胞出现，部分老年人前列腺液中也较多见。

4. 淀粉样小体　老年人较多出现，淀粉样小体与胆固醇结合可形成前列腺结石。

5. 其他　如按摩时挤压精囊可见精子；滴虫性前列腺炎时可见滴虫；前列腺癌时，可见癌细胞。

（四）微生物检查

前列腺炎时，直接涂片革兰染色或抗酸染色，可找到细菌。以葡萄球菌最多见，链球菌次之，淋病双球菌也可发现。前列腺结核可找到结核分枝杆菌，但如已确诊为生殖道系统结核，则不宜进行按摩，以免引起扩散。涂片检查阳性率较低且不易确定种属，故需进一步作细菌培养和药敏试验以提高检出率。

答案解析

目标检测

选择题

1. 有关尿液检查描述正确的是（　　）

　　A. 镜下血尿为 >3 个红细胞/高倍视野　　　　B. 镜下脓尿为 >3 个白细胞/高倍视野

　　C. 不可含有细胞　　　　　　　　　　　　　D. 大量上皮细胞属于正常

　　E. 尿液中不含结晶

2. 振荡尿液后，尿液泡沫呈黄色多见于（　　）

　　A. 药物影响　　　　　　　　　　　　　　　B. 食用胡萝卜影响

　　C. 尿中有血红蛋白　　　　　　　　　　　　D. 尿中有胆红素

　　E. 溶血性黄疸

3. 24 小时尿可检查的项目除外（　　）

　　A. 尿蛋白定性　　　　　　　　　　　　　　B. 尿糖定性

　　C. 尿胆原检查　　　　　　　　　　　　　　D. 尿化学定量

　　E. 尿常规分析

4. 少尿的原因是（　　）

　　A. 糖尿病　　　　　　　　　　　　　　　　B. 尿路梗阻

　　C. 肾病综合征　　　　　　　　　　　　　　D. ADH 分泌减少

　　E. 输液过多

5. 柏油样便多见于（　　）

    A. 胰头癌   B. 胃癌

    C. 肠梗阻   D. 肝脏疾病

    E. 肠蠕动增快

6. 下列情况脑脊液外观浑浊，放置1～2小时就出现凝块的是（　　）

    A. 化脓性脑膜炎   B. 正常脑脊液

    C. 病毒性脑膜炎   D. 结核性脑膜炎

    E. 蛛网膜下腔出血

7. 渗出液的特征除外（　　）

    A. 多为炎性原因所致   B. 常呈血性和脓性

    C. 比重多低于1.015   D. 细胞含量较多

    E. 黏蛋白定性为阳性

8. 便潜血试验假阴性可见于（　　）

    A. 食入动物肉类   B. 动物血摄入

    C. 咳血患者吞咽   D. 维生素C服用

    E. 铁剂服用

9. 漏出液形成原因除外（　　）

    A. 淋巴回流受阻   B. 结核菌感染

    C. 营养不良   D. 血浆胶体渗透压减低

    E. 水钠潴留

10. 念珠菌性阴道炎可见到（　　）

    A. 脓性白带   B. 血性白带

    C. 豆腐渣样白带   D. 泡沫样白带

    E. 无色透明的黏性白带

（任吉莲）

书网融合……

本章小结   微课   题库

第十六章 肾功能检测

e 微课

PPT

📖 **学习目标**

1. **掌握** 肾小球滤过功能、肾小管功能检测、肾小球屏障功能、尿酸等常用实验室检测项目及各自的临床意义。

2. **熟悉** 肾小管性酸中毒常用的检测项目。

3. **了解** 肾小管性酸中毒的分类。

4. 学会肾小球滤过功能、肾小管功能检测、肾小球屏障功能、尿酸等常用实验室检测项目操作，具备肾功能实验室检测能力。

肾脏是重要的生命器官，其主要功能是生成尿液，以维持体内水、电解质、蛋白质和酸碱等代谢平衡；同时兼有内分泌功能，如产生肾素、红细胞生成素、活性维生素 D 等，调节血压、钙磷代谢和红细胞生成。肾病常用的实验室检测包括尿液常规检测和肾功能检测。

1. **尿液常规检测** 这是最古老，但至今仍是最常见的检验技术，用于早期筛选、长期随访；方法简便、价格低廉，也是判断肾病严重程度、预后的重要内容。

2. **肾功能检测** 反映肾脏最重要的功能，包括：①肾小球滤过功能。②肾小管重吸收、酸化等功能。肾血流量及内分泌功能目前临床应用较少。肾功能检测是判断肾脏疾病严重程度和预测预后、确定疗效、调整某些药物剂量的重要依据，但对于疾病的早期诊断敏感性不高。

第一节 肾小球滤过功能检查

➡️ **案例引导**

案例 患者，女，46 岁。低热、尿少，水肿 1 个月。入院前 1 个月出现咳嗽、咽部不适、发热，经治疗后体温稍有下降，但出现眼睑水肿。入院时出现较多泡沫尿，尿量明显减少至 200ml/d 左右，伴有低热、水肿、关节疼痛，血压 150/90mmHg，双下肢水肿。

实验室检查：尿常规检查，尿蛋白 3.5g/L，尿液红细胞 5~6 个/HP，尿比重 1.010，24 小时尿蛋白定量 4.57g/L。血清生化检查，血清白蛋白 15g/L，血肌酐 246μmol/L，血尿素 26.9mmol/L，血尿酸 912mmol/L，次日血肌酐 867μmol/L，血尿素 51.2mmol/L，内生肌酐清除率 47ml/min。B 超显示双侧肾脏偏大，左侧 141cm×60cm，右侧 129cm×56cm。

讨论 简述该患者的临床诊断及诊断依据。

肾小球的功能主要是滤过，评估滤过功能最重要的参数是肾小球滤过率（glomerular filtration rate, GFR）。正常成人每分钟流经肾脏的血液量为 1200~1400ml，其中血浆量为 600~800ml/min，有 20% 的血浆经肾小球滤过后，产生的滤过液（原尿）为 120~160ml/min，此即单位时间内（分钟）经肾小球滤出的血浆液体量，称为肾小球滤过率。为测定 GFR，临床上设计了各种物质的肾血浆清除率（clearance）试验。

清除率即单位时间（min）内，肾排出某物质的总量（尿中浓度×尿量）与同一时间该物质血浆浓度之比，结果以毫升/分钟（ml/min）或升/24小时（L/24h）表示，计算式为：

$$清除率 = \frac{某物质每分钟在尿中排出的总量}{某物质在血浆中的浓度}$$

$$即\ C = \frac{U \times V}{P}$$

其中，C 清除率（ml/min）；U 为尿中某物质的浓度；V 为每分钟尿量（ml/min）；P 为血浆中某物质的浓度。

利用清除率可分别测定 GFR、肾血流量、肾小管对各种物质的重吸收和分泌作用。各种物质经肾排出的方式大致分四种。①全部由肾小球滤出，肾小管既不重吸收也不分泌，如菊粉，可作为 GFR 测定的理想试剂，能完全反映 GFR。②全部由肾小球滤过，不被肾小管重吸收，很少被肾小管排泌，如肌酐等，可基本代表 GFR。③全部由肾小球滤过后又被肾小管全部重吸收，如葡萄糖，可作为肾小管最大吸收率测定。④除肾小球滤出外，大部分通过肾小管周围毛细血管向肾小管分泌后排出，如对氨马尿酸、碘锐特可作为肾血流量测定试剂。

一、血肌酐测定

血中的肌酐（creatinine，Cr），由外源性和内生性两类组成。血中肌酐主要由肾小球滤过排出体外，肾小管基本不重吸收且排泌量也较少，在外源性肌酐摄入量稳定的情况下，血中的浓度取决于肾小球滤过能力。当肾实质损害，GFR 降低到临界点后（GFR 下降至正常人的 1/3 时），血肌酐浓度就会明显上升，故测定血肌酐浓度可作为 GFR 受损的指标，敏感性较血尿素（urea）好，但并非早期诊断指标。

【参考区间】

全血肌酐为 88.4 ~ 176.8μmol/L。血清或血浆肌酐：男性 53 ~ 106μmol/L，女性 44 ~ 97μmol/L。

【临床意义】

1. 血肌酐增高 见于各种原因引起的肾小球滤过功能减退。

（1）急性肾衰竭 血肌酐明显的进行性的升高为器质性损害的指标，可伴少尿或非少尿。

（2）慢性肾衰竭 血肌酐升高程度与病变严重性一致：肾衰竭代偿期，血 Cr < 178μmol/L；肾衰竭失代偿期，血 Cr > 178μmol/L；肾衰竭期，血 Cr 明显升高，> 445μmol/L。

（3）鉴别肾前性和肾实质性少尿 器质性肾衰竭血 Cr 常超过 200μmol/L。肾前性少尿，如心力衰竭、脱水、肝肾综合征、肾病综合征等所致的有效血容量下降，使肾血流量减少，血肌酐浓度上升多不超过 200μmol/L。

2. 血尿素/肌酐（单位为 mg/dl）的意义

（1）器质性肾衰竭，血尿素/肌酐同时增高，此时血尿素/肌酐 ≤ 10：1。

（2）肾前性少尿，肾外因素所致的氮质血症，Urea 可较快上升，但血 Cr 不相应上升，此时血尿素/肌酐常 > 10：1。

3. 老年人、肌肉消瘦者肌酐可能偏低，因此一旦血肌酐上升，就要警惕肾功能减退，应进一步作内生肌酐清除率（Ccr）检测。

4. 当血肌酐明显升高时，肾小管肌酐排泌增加，致 Ccr 超过真正的 GFR。

二、内生肌酐清除率测定

肌酐是肌酸的代谢产物，人体血液中肌酐生成有内源性、外源性两种，如在严格控制饮食条件和肌肉活动相对稳定的情况，血肌酐的生成量和尿的排出量较恒定，其含量的变化主要受内源性肌酐的影响，而且肌酐分子量为113，大部分从肾小球滤过，不被肾小管重吸收，排泌量很少，故肾单位时间内把若干毫升血液中的内在肌酐全部清除出去，称为内生肌酐清除率（endogenous creatinine clearance rate，Ccr）。

1. 标准 24 小时留尿计算法

（1）患者连续 3 天进低蛋白饮食（<40g/d），并禁食肉类（无肌酐饮食），避免剧烈运动。

（2）于第 4 天晨 8 时将尿液排净，然后收集记录24 小时尿量（次日晨 8 点尿必须留下），并加入甲苯 4~5ml 防腐。取血 2~3ml（抗凝或不抗凝均可），与 24 小时尿同时送检。

（3）测定尿及血中肌酐浓度。

（4）应用下列公式计算 Ccr

$$Ccr(ml/min) = \frac{尿肌酐浓度(\mu mol/L) \times 每分钟尿量(ml/min)}{血浆肌酐浓度(\mu mol/L)}$$

由于肾脏大小的个体差异，个体之间每分钟排尿能力也有差异，为排除这种差异可进行体表面积的校正，因肾脏大小与体表面积成正比，以下公式可参考应用：

$$矫正清除率 = \frac{实际清除率 \times 标准体表面积(1.73\ m^2)}{受试者的体表面积}$$

2. 4 小时留尿改良法　在严格控制条件下，24 小时内血浆和尿液肌酐含量较恒定，为临床应用方便，故可用 4 小时尿及空腹一次性取血进行肌酐测定，先计算每分钟尿量（ml/min），再按相应公式计算清除率。

3. 血肌酐计算法　这也是一种简便的方法，计算公式为：

$$Ccr(ml/min) = \frac{(140 - 年龄) \times 体重(kg)}{(72 \times 血肌酐浓度)(mg/dL)}（男性）$$

$$Ccr(ml/min) = \frac{(140 - 年龄) \times 体重(kg)}{(85 \times 血肌酐浓度)(mg/dl)}（女性）$$

【参考区间】

成人 80~120ml/min，老年人随年龄增长，有自然下降趋势。西咪替丁、甲苯嘧啶、长期限制剧烈运动均可使 Ccr 下降。

【临床意义】

1. 判断肾小球损害的敏感指标　因肾有强大的储备能力，当 GFR 降低到正常值的 50%，Ccr 测定值可低至 50ml/min，但血肌酐、尿素氮测定仍可在正常范围，故 Ccr 是较早反映 GFR 的敏感指标。

2. 评估肾功能损害程度　临床常用 Ccr 代替 GFR，根据 Ccr 一般可将肾功能分为 4 期：第 1 期（肾衰竭代偿期）Ccr 为 51~80ml/min；第 2 期（肾衰竭失代偿期）Ccr 为 20~50ml/min；第 3 期（肾衰竭期）Ccr 为 10~19ml/min；第 4 期（尿毒症期或终末期肾衰竭）Ccr <10ml/min。另一种分类是：轻度损害 Ccr 在 51~70ml/min；中度损害 Ccr 在 31~50ml/min；Ccr <30ml/min 为重度损害。

3. 指导治疗　慢性肾衰竭 Ccr <30~40ml/min，应开始限制蛋白质摄入；Ccr <30ml/min，用氢氯噻嗪等利尿治疗常无效，不宜应用；Ccr < 10ml/min 应结合临床进行肾替代治疗，对袢利尿剂（如呋塞米、利尿酸钠）的反应也已极差。此外，肾衰竭时凡由肾代谢或经肾排出的药物也可根据 Ccr 降低的程度来调节用药剂量和决定用药的时间间隔。

三、血尿素测定

尿素（urea）也称为脲，是蛋白质代谢的终末产物。尿素分子量小且不与血浆蛋白结合，可自由滤过肾小球。肾实质受损时随着肾小球滤过率下降，血尿素浓度会升高，通过测定血尿素或血尿素氮浓度可以观察肾小球滤过功能。

【参考区间】

成人 $1.8 \sim 7.1$ mmol/L；婴儿、儿童 $1.8 \sim 6.5$ mmol/L。

【临床意义】

只有在蛋白质代谢较为恒定的状态下，血清中尿素浓度才与肾脏排除的速度有关，故尿素测定只能在一定程度上反映肾小球滤过功能。一般在肾功能不全的失代偿期或氮质血症时，尿素才会明显升高。

1. 生理性改变　增高见于高蛋白饮食后，生理性减低见于妊娠期。

2. 肾前因素导致尿素增高　见于急性失血（如胃肠道出血）、休克、脱水、烧伤等导致有效循环血量减少，肾小球滤过率减低，尿素排出减少，血清尿素增高。充血性心力衰竭、肾动脉狭窄等使肾灌注下降，尿素增高。应用糖皮质激素、四环素等也可使尿素增高。

3. 肾后因素导致尿素增高　见于尿路梗阻，如结石、肿瘤、前列腺肥大等。

4. 蛋白分解代谢亢进导致尿素增高　见于甲状腺功能亢进症、烧伤、消化道出血及挤压综合征等。

5. 鉴别肾前性与肾后性氮质血症　肾前性氮质血症主要表现为尿素增高，Cr 不升高；肾后性氮质血症表现为尿素和 Cr 同时升高，但尿素升高更明显。

四、血胱抑素 C 测定

半胱氨酸蛋白酶抑制蛋白 C，简称胱抑素 C（cystatin C，Cys C），Cys C 是一种低分子量非糖基化碱性蛋白，机体所有有核细胞均可表达，能自由透过肾小球。原尿中的 Cys C 在近曲小管几乎全部被上皮细胞摄取并分解，不回到血液中，尿中仅微量排出，而且 Cys C 水平不受饮食、身高、体重、年龄、恶性肿瘤等的影响，因此血清 Cys C 水平是反映肾小球滤过功能的一个敏感且特异的指标。

【参考区间】

成人血清 Cys C 浓度为 $0.51 \sim 1.09$ mg/L。

【临床意义】

血清 Cys C 水平升高提示肾小球滤过功能受损，临床可以用于抗生素导致肾小球滤过功能微小损伤、糖尿病肾病、高血压肾病以及其他肾小球早期损伤的诊断及预后判断。在肾移植成功时，血清 Cys C 下降的速度和幅度均大于肌酐清除率；而在发生移植排斥反应时，血清 Cys C 增高也明显早于肌酐清除率。

五、血、尿 β_2 - 微球蛋白测定

β_2 - 微球蛋白（β_2 - microglobulin，β_2 - MG）因电泳时出现于 β_2 区带而得名；是体内有核细胞包括淋巴细胞、血小板、多形核白细胞产生的一种小分子球蛋白。β_2 - MG 广泛存在于血浆、尿、脑脊液、唾液及初乳中，正常生理条件下，血液中含量甚微。由于分子量小，且不与血浆蛋白结合，故可自由滤过肾小球，但原尿中的 β_2 - MG 99.9% 在近端肾小管被重吸收并降解，仅有微量随尿液排出。因此，测定血清中的 β_2 - MG 对肾小球滤过功能及测定尿中 β_2 - MG 对肾小管重吸收功能，具有一定的临床价值。

【参考区间】

成人血清 β_2 - MG $1 \sim 2$ mg/L；成人尿 β_2 - MG < 0.3 mg/L。

【临床意义】

1. 血 β_2 – MG 可较好地评估肾小球滤过功能。肾小球滤过功能受阻时，β_2 – MG 升高比肌酐灵敏，当 Ccr 降低至 80ml/min 时 β_2 – MG 表现出升高；IgG 肾病、多种炎性疾病及肺癌、肝癌、鼻咽癌、白血病等恶性肿瘤时由于 β_2 – MG 合成增加，也可见到血 β_2 – MG 升高；如果生成过多，超过肾小管重吸收阈值，血 β_2 – MG 和尿 β_2 – MG 均升高。

2. 尿 β_2 – MG 测定是判断肾近曲小管受损敏感而特异的指标，升高可见于肾小管 – 间质性疾病、药物或毒物所致的早期肾小管损伤以及肾移植后早期急性排斥反应，可用于上述疾病的监测和预后判断。

3. 肾功能衰竭时由于肾小管损伤，尿 β_2 – MG 会升高；肾移植成功后尿 β_2 – MG 会很快下降，但发生排斥反应时，由于排斥引起的淋巴细胞增多、β_2 – MG 合成增多及肾功能下降，血 β_2 – MG 常升高，且往往比肌酐更敏感，应用抗 β_2 – MG 生成的免疫抑制剂后尿 β_2 – MG 仍升高提示排斥反应未能有效控制。因此 β_2 – MG 可应用于肾移植术后监测。

第二节　肾小管功能检测

一、近端肾小管功能检查

（一）β_2 – 微球蛋白测定

见上节所述。

（二）α_1 – 微球蛋白测定

α_1 – 微球蛋白（α_1 – microglobulin，α_1 – MG）为肝细胞和淋巴细胞产生的一种糖蛋白。血浆中 α_1 – MG 可游离存在，也可与血浆中 IgG、白蛋白结合以复合物形式存在。游离 α_1 – MG 可自由透过肾小球，但原尿中 α_1 – MG 约 99% 被近曲小管上皮细胞以胞饮方式重吸收并分解，故仅微量从尿中排泄。

【参考区间】

成人尿 α_1 – MG ＜15mg/24h 尿，或 ＜10mg/g 肌酐；血清游离 α_1 – MG 为 10～30mg/L。

【临床意义】

1. **近端肾小管功能损害**　尿 α_1 – MG 升高，是反映各种原因包括肾移植后排斥反应所致早期近端肾小管功能损伤的特异、敏感指标。

2. **评估肾小球滤过功能**　根据前述 α_1 – MG 排泄方式，血清 α_1 – MG 升高提示 GFR 降低所致的血潴留。其比血 Cr 和 β_2 – MG 检测更灵敏，在 Ccr ＜100ml/min 时，血清 α_1 – MG 即出现升高。血清和尿中 α_1 – MG 均升高，表明肾小球滤过功能和肾小管重吸收功能均受损。

3. **血清 α_1 – MG 降低**　见于严重肝实质性病变所致生成减少，如重症肝炎、肝坏死等。

在评估各种原因所致的肾小球和近端肾小管功能特别是早期损伤时，α_1 – MG 和 β_2 – MG 均是较理想的指标，尤以 α_1 – MG 为佳。

（三）视黄醇结合蛋白

【原理】

视黄醇结合蛋白（retinol – binding protein，RBP）是肝脏合成分泌至血液中的一种低分子量蛋白，分子量约为 22kD。游离 RBP 可被肾小球滤过，但在近曲小管几乎全部被重吸收分解，正常人尿中 RBP

排量极少。

【参考区间】

成人尿 RBP 为 0.04 ~ 0.18μg/L；RBP/Scr < 26.2 μg/mmol，男性高于女性，成人高于儿童。正常人血清 RBP 浓度约为 45mg/L。

【临床意义】

1. 尿 RBP 测定是反映肾近曲小管受损的敏感指标，升高可见于早期肾小管损伤、急性肾功能衰竭。

2. 血清 RBP 增高常见于肾小球滤过功能减退、肾功能衰竭。

3. 由于 RBP 由肝细胞合成，RBP 可特异地反映机体的营养状态，血清 RBP 水平是一项诊断早期营养不良的敏感指标。

（四）尿钠和尿滤过钠排泄分数

正常机体为了保持血浆 Na^+ 浓度的稳定，必须保持 Na^+ 摄入与排出平衡，机体 Na^+ 主要通过肾脏排出。血浆中的 Na^+ 可以自由滤过肾小球，但只有约 1% 的 Na^+ 从尿中排出，99% 的 Na^+ 都通过近端肾小管的 Na^+-K^+ 泵、Na^+-H^+ 泵重吸收；如果肾小管受损，Na^+-K^+ 泵、Na^+-H^+ 泵交换受阻，必然导致机体 Na^+ 浓度的紊乱。当外源性 Na^+ 摄入比较稳定时，可根据尿滤过钠排泄分数（fraction of urine natrium excretion，FeNa）评估近端肾小管的重吸收功能，其方法为测定尿 Na^+ 浓度（UNa）和血浆 Na^+ 浓度（PNa），再根据尿量（V）和清除率公式计算出尿 Na^+ 清除率（ $CNa = \dfrac{UNa \times V}{PNa}$ ），则 $FeNa = \dfrac{CNa}{CCr}$ 。

【参考区间】

成人 FeNa 为 1%，尿钠 < 20mmol/L。

【临床意义】

1. **FeNa 可作为估计肾小管坏死程度的指标**　在急性肾功能衰竭时，肾小管功能受损，不能很好地重吸收钠，故尿钠浓度 > 40mmol/L，FeNa > 2。

2. **鉴别急性肾功能衰竭和肾前性氮质血症**　肾前性氮质血症的肾小管没有损害，但血容量不足，钠滤过量减少，且肾小管最大限度地重吸收钠，以维持血容量，故尿钠浓度 < 20mmol/L，FeNa < 1。

3. **预后判断**　肾前性氮质血症是由于肾血流量灌注不足引起的肾功能损害，若缺血严重或持续时间延长（超过 2 小时），则可引起急性肾小管坏死，是急性肾功能衰竭的前奏曲。若尿钠在 20 ~ 40mmol/L 之间，则表明患者正在由肾前性氮质血症向急性肾功能衰竭发展。

二、近端肾小管细胞损伤检查

（一）N - 乙酰 - β - 氨基葡萄糖苷（N - acetyl - β - glucosaminidase，NAG）测定

【原理】

NAG 是一种广泛分布于哺乳动物身体各组织细胞中的溶酶体水解酶，与黏多糖类及糖蛋白代谢有关。在近曲小管上皮细胞中含量较高。NAG 分子量约为 140kD，不能通过肾小球屏障，故尿中 NAG 主要来自肾近曲小管上皮细胞。此酶在尿中稳定，是反映肾小管实质细胞损害的指标。

【参考区间】

成人尿 NAG 为 < 22IU/g Cr。

【临床意义】

1. **肾小管毒性损伤**　氨基糖苷类抗生素、顺铂等抗癌药物、重金属等引起的肾小管毒性损伤均可

使 NAG 升高，早于尿蛋白和管型出现。

2. 糖尿病肾病、高血压肾病　糖尿病、高血压患者出现肾病的早期即可有肾小管损伤，尿 NAG、α_1 – MG 等肾小管损伤标志物的变化甚至早于微量白蛋白尿的出现，三者联合检测易于早期发现糖尿病、原发性高血压的肾损害。

3. 泌尿系统感染　泌尿系统感染时尿 NAG 显著升高，上尿路感染高于下尿路感染，有助于感染的定位诊断。

4. 肾移植的监测　肾移植排斥反应前 1~3 天尿 NAG 可增高，有助于排斥反应的早期发现和诊断。

三、远端肾小管功能检测

（一）远端肾小管浓缩功能检查

1. 昼夜尿比密试验和 3 小时尿比密试验

【原理】

正常尿生成过程中，远端肾小管对原尿有稀释功能，而集合管则具有浓缩功能。检测尿比密可间接了解肾脏的稀释浓缩功能。生理情况下，夜间水摄入及生成减少，肾小球滤过量较白昼低，而稀释 – 浓缩功能仍同样进行，故夜尿较昼尿量少而比密高。

【参考区间】

成人尿量 1000 ~ 2000ml/24h，其中夜尿量 <750ml，昼尿量（晨 8 时至晚 8 时的 6 次尿量之和）和夜尿量比值一般为（3 ~ 4）∶1；夜尿或昼尿中至少 1 次尿比密 >1.018，昼尿中最高与最低尿比密差值 >0.009。3 小时尿比密至少 1 次尿比密 >1.020（多为夜尿），1 次低于 1.003。

【临床意义】

用于诊断各种疾病对远端肾小管稀释 – 浓缩功能的影响。

（1）夜尿 >750ml 或昼夜尿量比值降低，而尿比密值及变化率仍正常，为浓缩功能受损的早期改变，可见于间质性肾炎、慢性肾小球肾炎、高血压肾病和痛风性肾病早期主要损害肾小管时。若同时伴有夜尿增多及尿比密无 1 次 >1.018 或昼夜尿比密差值 <0.009，提示上述疾病致稀释浓缩功能严重受损；若每次尿比密均固定在 1.010 ~ 1.012 的低值，称为等渗尿（与血浆比），表明肾只有滤过功能，而稀释 – 浓缩功能完全丧失。

（2）尿量少而比密增高、固定在 1.018 左右（差值 <0.009），多见于急性肾小球肾炎及其他减少 GFR 的情况，因为此时原尿生成减少而稀释 – 浓缩功能相对正常所致。

（3）尿量明显增多（>4L/24h）而尿比密均低于 1.006，为尿崩症的典型表现。

2. 尿渗量（urine osmolarity，Uosm）和自由水清除率（free water clearance，CH_2O）测定

【原理】

Uosm 指的质量渗透量，即每千克水中所含各种溶质颗粒（包括分子和离子）的总摩尔数，单位为 $mOsm/kgH_2O$。尿比密指标也是表示尿中的溶质质量，但在测定肾浓缩稀释功能上，Uosm 比尿比密更理想，更能反映真实的情况。

方法：

（1）禁饮尿渗量检测　禁饮 8 小时后，取晨起第一次清洁尿送检，必要时同时抽取肝素抗凝的静脉血测定血浆渗量（plasma osmolarity，Posm）供参考。按计算清除率的方法，可根据 Uosm、Posm 及每分钟尿量（V）计算尿溶质清除率（Cosm），表示肾脏每分钟能将多少体积血浆中粒子完全清除；CH_2O 代表尿中无溶质水的量，由于正常肾脏对尿液有浓缩功能，CH_2O 应为负值，计算公式如下：

$$Cosm = \frac{Uosm \times V}{Posm} \ (ml/min)$$

$$CH_2O = V - Cosm \ (ml/min)$$

（2）少尿时的一次性尿渗量检测　若在少尿（＜400ml/24h）时，只需取临时一次尿样检测就有意义。

【参考区间】

成人 Uosm 为 600～1000mOsm/（kg·H_2O），Posm 为 275～305mOsm/（kg·H_2O），Uosm/Posm 的比值为（3～4.5）∶1；Cosm＞5ml/min，CH_2O 为 -1.7～-0.4ml/min。

【临床意义】

（1）判断肾浓缩功能　禁饮尿渗量在 300mOsm/（kg·H_2O）左右时，即与正常血浆渗量相等，称为等渗尿；若＜300mOsm/（kg·H_2O），称低渗尿；正常人禁水 8 小时后尿渗量＜600mOsm/（kg·H_2O），并且尿/血浆渗量比值≤1，均表明肾浓缩功能障碍。见于慢性肾盂肾炎、多囊肾、尿酸性肾病等慢性间质性病变，也可见于慢性肾炎后期，以及急、慢性肾衰竭累及肾小管和间质。

（2）一次性尿渗量检测用于鉴别肾前性、肾性少尿　肾前性少尿时，肾小管浓缩功能完好，故尿渗量较高，常＞450mOsm/（kg·H_2O）。肾小管坏死致肾性少尿时，尿渗量降低，常＜350mOsm/（kg·H_2O）。

3. 尿浓缩试验

【原理】

肾脏稀释和浓缩原尿主要在髓袢升支、远端肾小管和集合管中进行，而抗利尿激素（ADH）特异地作用于远端肾小管和集合管上的水通道蛋白（AQP），促进远端小管和集合管对原尿的重吸收，浓缩尿液，使尿量减少，尿比密和尿渗量升高，因此可以通过禁水或输入高渗盐水促进神经垂体释放 ADH，或直接静脉注射 ADH，分 3 次收集尿液测定尿比密。

【参考区间】

成人至少有一次尿比密大于 1.025（儿童大于 1.022）。

【临床意义】

（1）若三次试验的尿比密均小于 1.025（成人），提示肾浓缩功能受损，且病变发生在 ADH 作用的部位，即远端小管和集合管，尿比密越低损害越严重；如果尿比密固定在 1.010 左右，提示肾脏对原尿的浓缩功能完全丧失。

（2）鉴别肾性尿崩症和垂体性尿崩症　直接静脉注射 ADH 称为 ADH 试验，肾性尿崩症对 ADH 试验没有反应，而垂体性尿崩症患者在注射 ADH 1 小时内尿量明显减少，尿比密明显升高。因此，尿浓缩试验有助于鉴别肾性尿崩症和垂体性尿崩症。

（二）远端肾小管组织蛋白检测

1. 尿 T-H 糖蛋白（Tamm-Horsfall protein，THP）测定

【原理】

尿中 T-H 糖蛋白是肾小管髓袢升支后段和远曲小管细胞合成和分泌的一种大分子糖蛋白，正常成人 24 小时尿排出量稳定。THP 覆盖于肾小管腔面，阻止水的重吸收而参与原尿的稀释，同时 THP 也参与尿液管型和尿路结石的形成。远端肾小管损伤时上皮细胞受损，尿液中 THP 增高。随机尿 THP 应以尿肌酐校正以消除 GFR 的影响。

【参考区间】

成人 29.8 ~ 43.9mg/24h 尿；随机尿为 0.9 ~ 1.7μg/μmol 肌酐（8 ~ 15μg/g 肌酐）。

【临床意义】

尿 THP 检测可用于诊断、监测肾远曲小管损伤（如肾毒物、肾移植排斥反应）。

（1）尿 THP 升高　可见于肾盂肾炎、肾病综合征、蛋白尿、酸中毒、肾小管损伤、脱水少尿、尿路结石等。

（2）尿 THP 降低　可见于肝硬化、肾病、尿毒症、多囊肾、遗传性运铁蛋白缺乏症、肾功能减退等。

（3）THP 是形成管型的主要基质，尿管型引起肾小管阻塞与急性肾功能衰竭的发生有关。

第三节　肾小管性酸中毒诊断试验

肾小管性酸中毒（renal tubular acidosis，RTA）是由于肾小管分泌氢离子或重吸收碳酸氢根离子的功能减退，使尿酸化功能失常而产生的一种慢性酸中毒。临床将其分为四型：Ⅰ型是由于远端肾小管功能缺陷，不能在肾小管腔内液与管外周液之间建立起有效的 pH 梯度，因而排泌氢离子及生成铵减少，使氢离子滞留在体内引起酸中毒，故称为远端肾小管性酸中毒。Ⅱ型是由于近端肾小管重吸收碳酸氢盐的功能降低，致使由肾小球滤出的碳酸氢盐不能重吸收，导致近端肾小管排氢减少，大量碳酸氢钠排向远端肾小管，钠与氢不能充分交换，致使尿液不能酸化，而产生酸中毒，该型为近端肾小管性酸中毒。Ⅲ型是指近、远端肾小管均有功能障碍。Ⅳ型是既有代谢性酸中毒又有高血钾表现。前两型的鉴别诊断试验见表 16 - 1。

表 16 - 1　Ⅰ、Ⅱ型肾小管性酸中毒鉴别

指　标	Ⅰ型肾小球性酸中毒	Ⅱ型肾小球性酸中毒
血浆 pH	下降	下降
血浆 $CO_2 - CP$	下降	下降
尿 pH	大于 6.0，晨尿可大于 7.0	小于 6.0，晨尿可小于 5.5
尿糖及尿氨基酸定性	均为（-）	均为（+）
NH_4Cl 负荷试验	各份尿 pH > 5.5	尿 pH < 6.0
尿 HCO_3^- 部分排泄率	< 5%	> 15%

一、氯化铵负荷（酸负荷）试验

酸负荷试验可协助诊断远端肾小管性酸中毒。口服一定量的酸性药物氯化铵（NH_4Cl），人为地使机体产生酸血症，这增加了远端肾小管排泌 H^+ 的负荷，如果远端肾小管功能正常，则主动分泌 H^+，并多产氨（NH_3），后者与 H^+ 结合为 NH_4^+，继而与 Cl^- 形成 NH_4Cl，从而把过多的 H^+ 经尿液排出，使血液 pH 仍维持正常，尿液则明显酸化。但远端 RTA 患者则不能对额外的酸性负荷加以处理，因而血液 pH 下降，而尿液 pH 却不相应下降。口服 NH_4Cl 之后，在一定时间后分别测定血液及尿液的 pH，出现此种血液与尿液分离现象。

1. 短程法（单剂法）　受试者饮食不限，但禁服酸、碱药物。服 NH_4Cl 之前先嘱受试者排空尿液

并收集后，成人按 0.1g/kg 体重一次服完 NH$_4$Cl，于服药后第 3、4、5、6、7 及 8 小时各留尿于中性干燥洁净容器内，分别测服药前及服药后的各次尿 pH。

2. 长程法（Elkinson 法）　受试者停用碱性药物 2 天后，收集尿液，按 0.1g/（kg·d）剂量计算出每日 NH$_4$Cl 用量，分 3 次口服，连用 3 天，第 3 日末次服药后 3、4、5、6 小时各排尿留样共 4 次。分别测定服药前后 5 份尿样 pH。

【参考区间】

成人短或长程法的 5 次尿样中至少有 1 次 pH < 5.5。

【临床意义】

若 5 次尿样 pH 均大于 5.5，可诊断远端肾小管性酸中毒，一般其尿液 pH 都在 6 ~ 7 之间。酸负荷试验只适用于不典型或不完全的肾小管性酸中毒，即无全身性酸中毒表现的患者。

二、碳酸氢根离子重吸收排泄试验（碱负荷试验）

正常人经过肾小球滤出的碳酸氢根（HCO$_3^-$）大部分（85% ~ 90%）由近端肾小管重吸收入血，另外的 10% ~ 15% 由远端肾小管重吸收入血。正常 24 小时从肾小球滤过约 300g（即 1/1000），因此 HCO$_3^-$ 几乎已 100% 被重吸收。所以人体血液中有足够的 NaHCO$_3$（贮备碱）起缓冲作用，从而保证血浆 pH 恒定。Ⅱ型肾小管性酸中毒的患者，由于其近端肾小管对 HCO$_3^-$ 的重吸收功能减退，HCO$_3^-$ 肾阈值低，就必然有很多的 NaHCO$_3$ 自尿液排出。正常人 HCO$_3^-$ 的肾阈值约为 26mmol/L，而近端 RTA 患者其 HCO$_3^-$ 的肾阈值下降低于 20mmol/L，甚至 16mmol/L。由于经常有较多的 HCO$_3^-$ 自尿中排出，血液中 NaHCO$_3$ 不足而致酸中毒，而尿因排出较多 NaHCO$_3$ 等物质而偏碱性，也使血液 pH 与尿液 pH 呈分离现象。同时检测患者血液及尿液的 pH 可协助诊断。

口服 NaHCO$_3$ 法，一般按每日 1 ~ 2mmol/（kg·d）剂量开始口服，逐日增加，连服 3 天，用药期间监测血 NaHCO$_3$ 含量，当达到 26mmol/L 时，留取尿样，分别测定血和尿中 HCO$_3^-$ 和肌酐浓度，按下式计算出尿 HCO$_3^-$ 部分排泄率。

$$尿\ HCO_3^-\ 部分排泄率 = \frac{尿\ HCO_3^-(mmol/L) \times 血肌酐(mmol/L)}{血\ HCO_3^-(mmol/L) \times 尿肌酐(mmol/L)} \times 100\%$$

【参考区间】

成人尿 HCO$_3^-$ 部分排泄率 ≤ 1%，即原尿中的 HCO$_3^-$ 几乎 100% 被重吸收。

【临床意义】

尿 HCO$_3^-$ 部分排泄率 > 15%，是主要影响近端肾小管功能的 Ⅱ 型肾小管性酸中毒的确诊标准。Ⅰ 型肾小管性酸中毒者，碱负荷试验可正常或仅轻度增多（< 5%）；Ⅳ 型肾小管性酸中毒者多为 5% ~ 15%。

第四节　其他肾功能试验

一、肾小球屏障功能检查

由于肾小球滤过屏障损伤而产生的蛋白尿称为肾小球性蛋白尿，多为中、大分子量蛋白尿，如白蛋白、转铁蛋白（transferrin，Tf）、IgG、IgA、IgM、补体 C3、α_2 - 巨球蛋白等。它们的出现或增多对各类肾小球病变具有一定的鉴别诊断价值。

（一）尿总蛋白

尿总蛋白（urine total protein，UTP）测定包括尿总蛋白的定性和定量检查。常用指标有①尿蛋白定性：目前临床上主要用试带法（干化学法），根据阳性程度不同可大致估算蛋白质的含量；②24 小时尿蛋白定量；③随机尿蛋白/肌酐比值。

【参考区间】

尿蛋白定性：阴性；24 小时尿蛋白定量：＜0.15g/24h 或＜0.1g/L；随机尿蛋白/肌酐比值：＜0.045g/mmol Cr 或＜200mg/g Cr。

【临床意义】

1. 尿蛋白阳性或增高可见于病理性蛋白尿，如肾小球性蛋白尿、肾小管性蛋白尿、溢出性蛋白尿、组织性蛋白尿、混合性蛋白尿；也可见于生理性蛋白尿，如体位性蛋白尿、运动性蛋白尿、发热、情绪激动、过冷或过热的气候等。

2. 通过定量检测结果可将蛋白尿分为轻度蛋白尿（＜1g/d）、中度蛋白尿（1～3.5g/d）和重度蛋白尿（＞3.5g/d）。

（二）尿微量白蛋白

生理状况下，白蛋白几乎不能通过肾小球滤过屏障，即使少量滤入原尿，也可被肾小管重吸收。当肾小球受损，即使早期的轻微受损，白蛋白在尿中的漏出量也可增加，出现微量白蛋白尿（microalbumin，mAlb）。

【参考区间】

尿 mAlb 排出量＜30mg/L 或 300mg/24h；随机尿 mAlb＜300mg/g Cr。

【临床意义】

mAlb 检测有助于肾小球病变的早期诊断。在肾脏病早期，尿常规阴性时，尿 mAlb 含量可发生变化。微量白蛋白尿已确定为肾脏病预后及死亡的独立预测因子。

二、血尿酸检测

尿酸（uric acid）为核蛋白和核酸中嘌呤的代谢产物，既可来自体内，亦可来自食物中嘌呤的分解代谢。肝是尿酸的主要生成场所，除小部分尿酸可在肝脏进一步分解或随胆汁排泄外，剩余的均从肾排泄。尿酸可自由透过肾小球，亦可经肾小管排泌，但进入原尿的尿酸 90% 左右在肾小管重吸收回到血液中。因此血尿酸浓度受肾小球滤过功能和肾小管重吸收功能的影响。

【参考区间】

成人血清（浆）酶法：男性 150～416μmol/L，女性 89～357μmol/L。

【临床意义】

严格禁食含嘌呤丰富食物 3 天并排除外源性尿酸干扰情况时采集的血样检测血尿酸含量较有意义。

1. 血尿酸浓度升高

（1）肾小球滤过功能损伤　因尿酸的肾排泄特点，在反映早期肾小球滤过功能损伤方面，其检测比血肌酐和血尿素检测更为敏感。

（2）体内尿酸生成异常增多　常见为遗传性酶缺陷所致的原发性痛风，以及多种血液病、恶性肿瘤等因细胞大量破坏所致的继发性痛风。

（3）其他　长期使用利尿剂和抗结核药吡嗪酰胺、慢性铅中毒和长期禁食者。

2. 血尿酸浓度降低　各种原因所致肾小管重吸收尿酸功能损害，尿中大量丢失，以及肝功能严重损害尿酸生成减少。如范科尼综合征、急性肝坏死、肝豆状核变性等。此外，慢性镉中毒、使用磺胺及大剂量糖皮质激素、参与尿酸生成的黄嘌呤氧化酶、嘌呤核苷酸化酶先天性缺陷等，亦可致血尿酸降低。

⊕ **知识链接**

　　肾脏损伤是临床常见病症之一，指肾脏小动脉痉挛、退化或硬化等，使肾脏缺氧、缺血而出现蛋白尿，导致肾功能进行性减退。患者多表现为腹部肿块、血尿等，若无法得到及时有效的治疗，则会进展为终末期肾病，因此早诊断、早治疗是降低肾脏损伤患者病死率的关键。目前早期肾脏损伤的尿液检测指标包括尿转铁蛋白、微量白蛋白、微球蛋白和尿免疫球蛋白等。随着早期肾脏损伤的尿液指标检测研究的不断深入，人们逐渐认识到了更多的肾脏损伤标志物，如氨基肽酶、中性粒细胞明胶酶相关脂质运载蛋白、白细胞介素 - 18 等，但这些标志物多数处于研究阶段，并未应用于临床。

目标检测

答案解析

一、选择题

1. 正常情况下能被肾小管完全重吸收的物质是（　　）

　　A. 尿素　　　　　　　　　　B. 尿酸　　　　　　　　　　C. 肌酐

　　D. 葡萄糖　　　　　　　　　E. K^+

2. 肾小管的重吸收最重要的部位是（　　）

　　A. 近曲小管　　　　　　　　B. 远曲小管　　　　　　　　C. 髓袢细段

　　D. 髓袢粗段　　　　　　　　E. 集合管

3. 几乎不被肾小管重吸收的物质是（　　）

　　A. 尿素　　　　　　　　　　B. 氨基酸　　　　　　　　　C. 肌酐

　　D. 谷胱甘肽　　　　　　　　E. 肌酸

4. 表示肾小球滤过率的单位是（　　）

　　A. mEq/L　　　　　　　　　B. ml/min　　　　　　　　　C. %

　　D. mg/dl　　　　　　　　　E. mmol/L

5. 反映肾小球滤过功能最可靠的指标是（　　）

　　A. 血尿素　　　　　　　　　B. 血肌酐　　　　　　　　　C. 尿肌酐

　　D. 内生肌酐清除率　　　　　E. 血尿酸

二、简答题

1. 简述内生肌酐清除率试验的基本原理。

2. 简述血胱抑素 C 测定的临床意义。

3. 简述检测尿微量白蛋白的临床意义。

4. 简述检测 β_2 微球蛋白的临床意义。

5. 反映肾小球滤过功能的试验有哪些?

(王雅杰　韩　莹)

书网融合……

本章小结　　　　　微课　　　　　题库

第十七章　肝、胆、胰腺功能检测

PPT

学习目标

1. **掌握**　常见肝、胆、胰腺功能实验室检测项目及临床意义。
2. **熟悉**　常见肝、胆、胰腺疾病实验指标变化特点。
3. **了解**　肝、胆、胰腺疾病检测项目的合理选择。
4. 学会常见肝、胆、胰腺功能实验室检测项目操作，具备肝、胆、胰腺功能实验室检测能力。

第一节　肝胆疾病的实验室检查 🅔微课

案例引导

案例　患者，女，49岁。近日来食欲减退，厌油腻，并有感冒样的各种症状。近2天来发现尿液呈暗褐色。体格检查发现右上腹有触痛。实验室检查：血清胆红素63μmol/L，AST 936U/L，ALT 2700U/L，ALP 410U/L，γ-GT 312U/L，总蛋白68g/L，白蛋白42g/L。

讨论　该患者的临床诊断及诊断依据是什么？

一、肝胆疾病常用的实验室检测项目

（一）蛋白质代谢功能检测

1. 血清总蛋白（total protein，TP）、白蛋白（albumin，ALB）、球蛋白（globulin，GLB）及白蛋白/球蛋白比值（A/G）测定　大部分蛋白质，如白蛋白、糖蛋白、脂蛋白、凝血因子、抗凝因子、纤溶因子和某些转运蛋白等均在肝脏合成，白蛋白是正常人体血清中的主要蛋白质组分，白蛋白含量与有功能的肝细胞数量呈正比属于非急性时相蛋白，在维持血液胶体渗透压、体内代谢物质转运及营养等方面起着重要作用。球蛋白是多种蛋白质的混合物，包括含量较多的免疫球蛋白和补体、多种糖蛋白、金属结合蛋白、多种脂蛋白及酶类，球蛋白大部分在肝细胞外生成，由机体免疫器官产生的，与机体免疫功能与血浆黏度密切相关。因此血清总蛋白和白蛋白含量是反映肝脏合成功能的重要指标。

【参考区间】

血清总蛋白及白蛋白含量与性别无关，与年龄相关，新生儿、婴幼儿及60岁以上老人稍低。正常成人血清总蛋白60~80g/L，白蛋白40~55g/L，球蛋白20~30g/L，A/G为（1.5~2.5）∶1。

【临床意义】

血清总蛋白降低常与白蛋白降低平行发生，总蛋白升高常伴有球蛋白升高。由于肝脏具有很强的代

偿能力，且白蛋白半衰期较长，因此只有当肝脏病变达到一定程度和在一定病程后才能出现血清总蛋白的改变。急性或局灶性肝损伤时 TP、A、G 和 A/G 多正常。因此它常用于检测慢性肝损伤，并可反映肝实质细胞储备功能。

（1）血清总蛋白和白蛋白增高　　多见于全身总蛋白量并未增加，而由于血液中水分减少而导致的单位容积总蛋白浓度增加，如各种原因导致的血液浓缩（严重脱水、休克、饮水量不足）、肾上腺皮质功能减退等。

（2）血清总蛋白及白蛋白降低　　①肝细胞损害影响总蛋白与白蛋白合成：常见肝脏疾病有亚急性重症肝炎、慢性中度以上持续性肝炎、肝硬化、肝癌等，以及缺血性肝损伤、毒素诱导性肝损伤。因白蛋白含量与有功能的肝细胞数量呈正比，白蛋白持续下降，提示肝细胞坏死进行性加重，预后不良；治疗后白蛋白上升，提示肝细胞再生，治疗有效。白蛋白降低时常伴有 γ 球蛋白增加。血清总蛋白 <60g/L 或白蛋白 <25g/L 称为低蛋白血症，临床上常出现严重水肿及胸、腹水。②营养不良：如蛋白质摄入不足或消化吸收不良。③蛋白丢失过多：如肾病综合征（大量肾小球性蛋白尿）、蛋白丢失性肠病、严重烧伤、急性大失血等。④消耗增加：见于慢性消耗性疾病，如重症结核、甲状腺功能亢进症及恶性肿瘤等。⑤血清水分增加：如水钠潴留或静脉补充过多的晶体溶液。先天性低白蛋白血症较为少见。

（3）血清总蛋白及球蛋白增高　　血清总蛋白 >80g/L 或球蛋白 >35g/L，分别称为高蛋白血症（hyperproteinemia）或高球蛋白血症（hyperglobinemia）。总蛋白增高主要是因球蛋白增高，其中又以 γ 球蛋白增高为主。常见于：①慢性肝脏疾病：包括自身免疫性慢性肝炎、慢性活动性肝炎、肝硬化、慢性酒精性肝病、原发性胆汁性肝硬化等；球蛋白增高程度与肝脏病严重性相关。②M 球蛋白血症：如多发性骨髓瘤、淋巴瘤、原发性巨球蛋白血症等。③自身免疫性疾病：如系统性红斑狼疮、风湿热、类风湿关节炎等。④慢性炎症与慢性感染：如结核病、疟疾、黑热病、麻风病及慢性血吸虫病等。

（4）血清球蛋白浓度降低　　主要是因合成减少。常见于：①生理性减少：小于 3 岁的婴幼儿。②免疫功能抑制：如长期应用肾上腺皮质激素或免疫抑制剂。③先天性低 γ 球蛋白血症。

（5）A/G 倒置　　白蛋白降低和（或）球蛋白增高均可引起 A/G 倒置，见于严重肝功能损伤及 M 蛋白血症，如慢性中度以上持续性肝炎、肝硬化、原发性肝癌、多发性骨髓瘤、原发性巨球蛋白血症等。

2. 血清蛋白电泳　　在碱性环境中（pH 8.6）血清蛋白质均带负电，在电场中向正极泳动，因血清中各种蛋白质的颗粒大小、形状、等电点及所带电荷多少不同，泳动速度各不相同。血清蛋白电泳后一般形成五个区，从正极开始依次为白蛋白、$α_1$ 球蛋白、$α_2$ 球蛋白、β 球蛋白和 γ 球蛋白，结果常用光密度计扫描图表示。

【参考区间】

醋酸纤维素膜法：白蛋白 0.62 ~ 0.71（62% ~71%），$α_1$ 球蛋白 0.03 ~ 0.04（3% ~4%），$α_2$ 球蛋白 0.06 ~ 0.10（6% ~ 10%），β 球蛋白 0.07 ~ 0.11（7% ~ 11%），γ 球蛋白 0.09 ~ 0.18（9% ~18%）。

【临床意义】

常见疾病血清蛋白电泳扫描图变化见图 17 -1，常见疾病血清蛋白图谱表现描述和原因见表 17 -1。

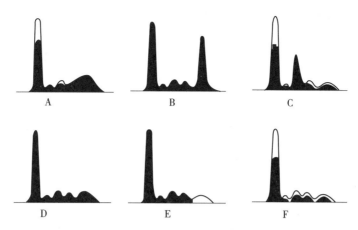

图 17-1　常见疾病血清蛋白电泳扫描图

A. 肝硬化；B. 多发性骨髓瘤；C. 肾病综合征；

D. 多克隆球蛋白病；E. g球蛋白血症；F. 蛋白丢失性肠病

表 17-1　常见疾病血清蛋白电泳图谱表现

类型	表现	常见疾病
肝病型	总蛋白减低，α_1、α_2、β 球蛋白减少倾向，球蛋白增高，肝硬化时可出现 β - γ 桥	慢性肝炎、肝硬化、肝细胞癌（常合并肝硬化）
M 蛋白血症型	白蛋白轻度减少，单克隆 γ 球蛋白（亦有 β 球蛋白）明显增高，在 γ、β 区带或两者之间出现致密浓集、峰形明显 M 区带	多发性骨髓瘤、原发性巨球蛋白血症
肾病型	白蛋白及 γ 球蛋白减低，α_2、β 球蛋白增高	肾病综合征、糖尿病肾病
炎症型	α_1、α_2、β 三种球蛋白均增高	急慢性炎症、应激反应
其他特殊类型	结缔组织病常伴 γ 球蛋白增高，先天性底（或无）γ 球蛋白血症时 γ 球蛋白减低（或消失）；蛋白丢失性肠病白蛋白及 γ 球蛋白减低，α_2 球蛋白增高	

3. 血清前白蛋白测定　前白蛋白（prealbumin，PAB）在电泳图谱上位于白蛋白前方，故命名为前白蛋白。前白蛋白由肝细胞合成，是一种载体蛋白，能与甲状腺素结合，并能运输维生素 A，其半衰期较其他血浆蛋白短（约 2 天），其血清浓度明显受营养状态及肝功能改变的影响，因此它比白蛋白更能早期反映肝细胞损害，是肝脏损害早期的灵敏指标。

【参考区间】

1 岁：100mg/L；1～3 岁：168～281mg/L；成人：280～360mg/L。

【临床意义】

（1）降低　①可见于营养不良、慢性感染、晚期恶性肿瘤。②可见于肝胆系统疾病：肝炎、肝硬化、肝癌及胆汁淤积性黄疸。对早期肝炎、急性重症肝炎有特殊诊断价值。

（2）增高　见于 Hodgkin 病等。

4. 血浆凝血因子测定　除组织因子、内皮细胞合成的 vWF 因子和 Ca^{2+} 外，其他凝血因子几乎都在肝脏中合成。目前临床直接检测凝血因子含量的检查较少，多通过凝血时间的测定间接反映凝血因子水平。在肝脏疾病时，通常进行的过筛试验有以下几种。

（1）凝血酶原时间（prothrombin time，PT）测定　在待检血浆中加入 Ca^{2+} 和组织因子（组织凝血活酶），检测血浆的凝固时间。它反映血浆因子 Ⅱ、Ⅴ、Ⅶ、Ⅹ 含量，其灵敏度稍差，但能判断肝病预后。PT 延长是肝硬化失代偿期的特征，也是诊断胆汁淤积、肝脏合成维生素 K 依赖因子是否减少的重要实验室检查。在暴发性肝炎时，如 PT 延长、纤维蛋白原及血小板都降低，则可诊断为 DIC。

（2）活化部分凝血活酶时间测定（activated partial thromboplastin time，APTT） 在待检血浆中加入接触因子激活剂、部分磷脂和 Ca^{2+} 后，检测血浆的凝固时间。手工法参考区间为 30～43 秒。严重肝病时，因子Ⅸ、Ⅹ、Ⅺ、Ⅻ合成减少，致使 APTT 延长；维生素 K 缺乏时，因子Ⅸ、Ⅹ不能激活，APTT 也可延长。

（3）凝血酶时间（thrombin time，TT）测定 在待检血浆中加入"标准化"凝血酶试剂，测定开始出现纤维蛋白丝所需时间。TT 延长主要反映血浆纤维蛋白原含量减少或结构异常和 FDP 的存在，因子Ⅶ、Ⅸ、Ⅹ也有影响。肝硬化或急性暴发性肝功能衰竭合并 DIC 时，TT 是一个常用的检测手段。

（4）肝促凝血酶原试验（HPT） HPT 能反映因子Ⅱ、Ⅶ、Ⅹ的综合活性，试验灵敏度高，但由于其灵敏度太高，故与预后相关性较差。

（5）抗凝血酶Ⅲ（AT-Ⅲ）测定 AT-Ⅲ主要在肝脏合成，70%～80% 凝血酶由其灭活，它与凝血酶形成 1∶1 共价复合物而抑制凝血酶。严重肝病时 AT-Ⅲ活性明显降低，合并 DIC 时降低更显著。

其他疾病出凝血检查的变化和临床意义见第十四章第四节。

5. 血氨测定 血液中氨的来源主要是肠道来源的氨，其次是体内各组织各种氨基酸分解代谢产生的氨。肠道中未被吸收的氨基酸及未被消化的蛋白质在大肠埃希菌作用下脱去氨基生成的氨，及血液中的尿素渗入肠道，经细菌尿素酶分解生成的氨经肠道吸收入血，经门静脉进入肝脏。氨对中枢神经系统有高度毒性，高血氨可诱发肝性脑病且血氨增高与神经精神症状严重程度平行。肝脏是唯一能解除氨毒性的器官，大部分氨在肝内通过鸟氨酸循环生成尿素，经肾脏排出体外，一部分氨在肝、肾、脑等器官中与谷氨酸合成谷氨酰胺，肾脏泌氨中和肾小管腔中 H^+，形成铵盐随尿排出体外。肝脏利用氨合成尿素，是保证血氨正常的关键，在肝硬化及暴发性肝衰竭等严重肝损伤时，氨在中枢神经系统积聚，可能引起肝性脑病。

【参考区间】

$18～72\mu mol/L$。

【临床意义】

（1）升高 ①生理性增高见于进食高蛋白饮食或运动后。②病理性增高见于严重肝损害（如肝硬化、肝癌、重症肝炎等）、上消化道出血、尿毒症及肝外门脉系统分流形成。

（2）降低 可见于低蛋白饮食、贫血。

（二）胆红素和胆汁酸代谢检测

1. 胆红素代谢功能检测 胆红素主要是血液循环中衰老红细胞在肝、脾及骨髓的单核-吞噬细胞系统中分解和破坏的产物。红细胞破坏释放出血红蛋白，然后代谢生成游离珠蛋白和血红素，血红素（亚铁原卟啉）经微粒体血红素氧化酶的作用，生成胆绿素，进一步被催化还原为胆红素。正常人由红细胞破坏产生的胆红素占总胆红素 80%～85%，其余 15%～20% 来自亚铁血红素的非血红蛋白物质（如肌红蛋白、过氧化氢酶及细胞色素酶）及骨髓中无效造血的血红蛋白，这种胆红素称为旁路胆红素。以上新形成的胆红素均为游离胆红素（free bilirubin），在血液中与白蛋白结合形成的复合体，称为非结合胆红素（unconjugated bilirubin，UCB）。非结合胆红素不能自由透过各种生物膜，故不能从肾小球滤过。以白蛋白为载体的非结合胆红素随血流进入肝脏，在葡萄糖醛酸转移酶的作用下，与胆红素尿苷二磷酸葡萄糖醛酸作用，形成单葡萄糖醛酸胆红素和双葡萄糖醛酸胆红素，即结合胆红素（conjugated bilirubin，CB）。结合胆红素被转到与小胆管相连的肝窦状隙的肝细胞膜表面，直接被排入小胆管，而非结合胆红素不能穿过肝细胞膜。一旦胆红素进入胆小管，便随胆汁排入肠道，在肠道细菌作用下进行水解、还原反应，脱去葡萄糖醛酸和加氢，生成尿胆素原（urobilinogen）和尿胆素（urobilin），大部分随粪便排出，约 20% 的尿胆原被肠道重吸收，经门脉入肝，重新转变为结合胆红素，再随胆汁排入肠腔，这就是胆红素的肠肝循环胆红素的代谢过程见图 17-2。

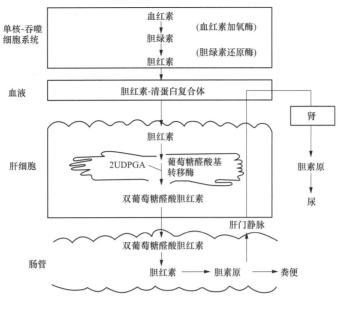

图 17 - 2　胆红素的代谢过程

（1）血清总胆红素（serum total bilirubin，STB）、结合胆红素、非结合胆红素测定　在肝、胆系统发生疾病时，胆红素代谢发生障碍，其各种成分在血清中可出现一系列变化，故胆红素相关检测是临床常用的肝功能检查项目之一。

【参考区间】

STB 新生儿　0 ~ 1 天　34 ~ 103μmol/L

　　　　　　 1 ~ 2 天　103 ~ 171μmol/L

　　　　　　 3 ~ 5 天　68 ~ 137μmol/L

成人　3. 4 ~ 17. 1μmol/L

　　　CB　0. 6 ~ 0. 8μmol/L

　　　UCB　1. 7 ~ 10. 2μmol/L

　　　CB/STB　0. 2 ~ 0. 4

【临床意义】

临床 STB、UCB、CB 测定主要用于黄疸的诊断和类型的鉴别。①判断有无黄疸、黄疸程度及演变过程：当 STB > 17. 1μmol/L，但 < 34. 2μmol/L 时为隐性黄疸或亚临床黄疸；STB > 34. 2μmol/L 为肉眼可见的显性黄疸，34. 2 ~ 171μmol/L 为轻度黄疸，171 ~ 342μmol/L 为中度黄疸，> 342μmol/L 为重度黄疸。②根据黄疸程度推断黄疸病因：溶血性黄疸通常 < 85. 5μmol/L，肝细胞黄疸为 17. 1 ~ 171μmol/L，不完全性梗阻性黄疸为 171 ~ 265μmol/L，完全性梗阻性黄疸通常 > 342μmol/L。③根据 CB 及 UCB 增高情况及 CB/STB 比值判断黄疸类型：溶血性黄疸以 UCB 增高明显，CB/STB < 0. 2；梗阻性黄疸时 CB 增高明显，CB/STB > 0. 5；肝细胞性黄疸时 CB 及 UCB 均增加，CB/STB > 0. 2，但 < 0. 5。

（2）尿内胆红素测定　非结合胆红素不能透过肾小球屏障，因此不能在尿中出现；而结合胆红素为水溶性，能够透过肾小球基底膜而在尿中出现。正常成年人尿中含有微量胆红素，大约为 3. 4μmol/L，通常的检验方法不能被发现。当血中结合胆红素浓度超过肾阈（34mmol/L）时，结合胆红素可自尿中排出。

【参考区间】阴性。

尿胆红素试验阳性提示血中结合胆红素增加，见于①胆汁排泄受阻：肝外胆管阻塞，如胆石症、胆管肿瘤、胰头癌等；肝内小胆管压力升高，如门脉周围炎症、纤维化，或因肝细胞肿胀等。②肝细胞损害：病毒性肝炎，药物或中毒性肝炎，急性酒精肝炎。③黄疸鉴别诊断：肝细胞性及梗阻性黄疸尿内胆红素阳性，而溶血性黄疸则为阴性。先天性黄疸中 Dubin – Johnson 和 Rotor 综合征尿内胆红素阳性，而 Gilbert 和 Crigler – Najjar 综合征则为阴性。④碱中毒：胆红素分泌增加，可出现尿胆红素试验阳性。

（3）尿中尿胆原测定　从肠道重吸收的尿胆原，大部分经肝脏转化为结合胆红素再排入肠腔，仅有微量尿胆原经血液排出。尿中或血中尿胆原增高是较尿胆红素检测更敏感地反映肝细胞损害的指标，是早期发现肝炎简单有效的方法。

【参考区间】

定性：阴性或弱阳性；定量：$0.84 \sim 4.2\mu mol/(L \cdot 24h)$。

【临床意义】

①尿胆原增多：各种类型的肝炎（如病毒性、药物性、中毒性等）造成的肝细胞损害及门脉性肝硬化；胆红素产生增加，如溶血性贫血或内出血使循环中红细胞破坏增加，巨幼细胞贫血使骨髓中红细胞前体破坏增加。②尿胆原减少或缺如：胆道结石、肿瘤，胰头癌，Vater 壶腹癌等造成的胆道梗阻，可同时伴有尿胆红素增多；其他见于肾功能不全，及胆红素产生减少（严重再生障碍性贫血）。

血清中胆红素及尿胆红素、尿胆原联合检测有助于黄疸的诊断及鉴别诊断（表 17 - 2）。

表 17 - 2　正常人及常见黄疸的胆色素代谢检查结果

标本	指标	正常人	溶血性黄疸	肝细胞性黄疸	梗阻性黄疸
血清	STB	N	↑	↑↑	↑↑↑
	UCB	N	↑↑	↑↑	↑
	CB	N	↑ 或 N	↑↑	↑↑↑
	CB/STB	0.2 ~ 0.4	<0.2	0.2 ~ 0.5	>0.5
尿液	尿胆红素	（－）	（－）	（＋）	（＋）
	尿胆原	（－）或（±）	（＋）	（＋）	（－）

2. 胆汁酸代谢检测　胆汁酸是在肝细胞内由胆固醇代谢产生，是清除胆固醇的主要方式。肝细胞以胆固醇为原料合成的胆汁酸称为初级胆汁酸，包括胆酸（cholic acid）和鹅脱氧胆酸（chenodeoxycholic acid）。初级胆汁酸随胆汁进入肠道后，经肠道菌群作用，胆酸转变为脱氧胆酸（deoxycholic acid），鹅脱氧胆酸转变为石胆酸（lithocolic acid），称为次级胆汁酸。初级、次级胆汁酸与牛磺酸或甘氨酸结合，称为结合胆汁酸。人胆汁中的胆汁酸以结合型为主。肠道中在细菌作用下结合胆汁酸被水解为游离胆汁酸，约95%被肠黏膜细胞重吸收，经门静脉入肝后重新合成为结合胆汁酸，与新合成的初级胆汁酸一同随胆汁进入小肠，此即胆汁酸的肠肝循环。

血清胆汁酸的水平与肝脏合成、分泌、摄取功能及胆道排泄功能密切相关，是反映肝胆系统疾病的重要指标。

【参考区间】

总胆汁酸（酶法）　　　　　　　　　　$0 \sim 10\mu mol/L$

胆酸（气 – 液相色谱法）　　　　　　 $0.08 \sim 0.91\mu mol/L$

鹅脱氧胆酸（气 – 液相色谱法）　　　 $0 \sim 1.61\mu mol/L$

甘氨胆酸（气 – 液相色谱法）　　　　 $0.05 \sim 1.0\mu mol/L$

脱氧胆酸（气 – 液相色谱法）　　　　 $0.23 \sim 0.89\mu mol/L$

【临床意义】

胆汁酸增高见于：①肝细胞损害，如急性肝炎、慢性活动性肝炎、肝硬化、肝癌、酒精性肝炎及中毒性肝病；②胆道梗阻，如肝内、肝外的胆管梗阻；③门脉分流，肠道中次级胆汁酸经分流的门脉系统直接进入体循环；④生理性胆汁酸增高可见于进食后的一过性升高。

（三）脂类代谢功能检测

血清脂类包括胆固醇、胆固醇酯、磷脂、甘油三酯及游离脂肪酸。肝脏除合成胆固醇、脂肪酸等脂类外，还能利用食物中脂类及由脂肪组织而来的游离脂肪酸，合成甘油三酯和磷脂等，并能合成极低密度脂蛋白、初生态高密度脂蛋白及酰基转移酶等；血液中的胆固醇和磷脂也主要来源于肝脏。当肝细胞损伤时，脂肪代谢发生异常，因此测定血浆脂蛋白及脂类成分，尤其是胆固醇和胆固醇酯的改变，是评价肝脏对脂类代谢功能的重要手段。

1. 血清胆固醇和胆固醇酯测定　胆固醇（cholesterol，CHO）是类固醇中的一种。血清胆固醇包括胆固醇酯（cholesterol ester，CE）和游离胆固醇（free cholesterol，FC）两种，前者约占70%，后者占30%。80%内源性胆固醇是由肝脏合成，血浆中卵磷脂－胆固醇脂肪酰基转移酶（Lecithin－cholesterol acyl transferase，LCAT）全部由肝脏合成。在LCAT作用下，卵磷脂的脂肪酰基转移到胆固醇羟基上，生成胆固醇酯。当肝细胞损伤时胆固醇及LCAT合成减少，由于LCAT减少或缺乏导致胆固醇酯的含量减少。

【参考区间】

总胆固醇2.9～6.0mmol/L；胆固醇酯2.34～3.38mmol/L；胆固醇酯：游离胆固醇＝3：1。

【临床意义】

（1）肝细胞受损时，LCAT合成减少，胆固醇酯化障碍，血中胆固醇酯减少；在肝细胞严重损害如肝硬化、暴发性肝功能衰竭时，血中总胆固醇也降低。

（2）胆汁淤积时，由于胆汁排出受阻而反流入血，血中出现阻塞性脂蛋白X，同时肝合成胆固醇能力增加，血中总胆固醇增加，其中以游离胆固醇增加为主。胆固醇酯与游离胆固醇比值降低。

（3）营养不良和甲状腺功能亢进症患者，血中总胆固醇减少。

2. 阻塞性脂蛋白X测定　阻塞性脂蛋白X是一种异常的低密度脂蛋白。

【参考区间】阴性。

【临床意义】

（1）胆汁淤积性黄疸的诊断　血清LP－X阳性有助于胆汁淤积性黄疸的诊断。

（2）肝内、外阻塞的鉴别诊断　血清中LP－X含量与胆汁淤积程度相关，肝外阻塞比肝内阻塞引起胆汁淤积程度严重，一般认为其含量＞2000mg/L时提示肝外胆道阻塞。

（四）摄取、排泄功能检测

外源性地给予人工色素（染料）或药物可用来检测肝脏摄取与排泄功能，临床上可运用静脉注射靛氰绿、利多卡因或磺溴酞钠等来了解肝脏的摄取与排泄功能。

1. 靛氰绿（indocyalnine green，ICG）滞留率试验　靛氰绿（ICG）是一种无毒的感光染料，注入血液后迅速与白蛋白和α_1－脂蛋白结合，随血液经过肝脏时90%以上被肝细胞摄取，再以原形从胆道排泄，毒副作用极低。ICG的清除率主要取决于肝血流量、正常肝细胞的数量以及胆道排泄的通畅程度。

【参考区间】

15 分钟血内 ICG 滞留率为 0 ~ 10%。

（1）ICG 滞留率增加　见于①肝功能损害，如慢性肝炎时 ICG 滞留率多在 15% ~ 20% 之间，慢性活动性肝炎则更高，肝硬化时平均滞留率为 35% 左右，肝炎恢复期 ICG 滞留率常较早恢复正常；②胆道阻塞。

（2）先天性黄疸的鉴别诊断　Dubin - Johnson 综合征 ICG 滞留率正常；Gilbert 综合征正常，有时可轻、中度升高；而 Rotor 综合征患者 ICG 滞留率多 > 50%。

2. 利多卡因试验

【原理】

肝脏对利多卡因摄取率较高，利多卡因经肝脏内细胞色素 P450 酶系作用，氧化脱乙基而代谢生成单乙基甘氨酰二甲苯（MEGX）。利多卡因肾脏清除率低，血清中 MEGX 浓度不受肾功能损害的影响。因此测定 MEGX 浓度可反映肝功能状态。

【参考区间】

$100 \mu g/L \pm 18 \mu g/L$。

【临床意义】

（1）肝功能损害时，如慢性肝炎、肝硬化、原发性肝癌等，由于肝脏对利多卡因摄取率降低，血中 MEGX 浓度降低。

（2）利多卡因试验还可作为肝移植时选择供肝的依据，并用于预测肝移植后移植肝存活状况。

（五）血清酶及同工酶检测

肝脏是人体含酶最丰富的器官，酶蛋白含量约占肝总蛋白含量的 2/3。肝脏的一些病理状态常导致酶的血清浓度发生变化，因此根据酶活性测定可对肝脏疾病进行诊断、鉴别诊断、病情观察、疗效判断和预后评价。

同工酶（isoenzymes）是指具有相同催化活性，但分子结构、理化性质和免疫学反应等都不相同的一组酶，因此又称同工异构酶。这些酶存在于人体不同组织，或在同一组织、同一细胞的不同亚细胞结构内。

1. 反映肝细胞损害为主的酶测定

（1）血清氨基转移酶及其同工酶测定　氨基转移酶（aminotransferases）简称转氨酶（transaminase），是一组催化氨基酸与 α - 酮酸之间的氨基转移反应的酶类，用于肝功能检查主要是丙氨酸氨基转移酶（alanine aminotransferase，ALT）和天门冬氨酸氨基转移酶（aspartate aminotransferase，AST）。ALT 主要分布在肝脏，其次是骨骼肌、肾脏、心肌等组织中；AST 主要分布在心肌，其次在肝脏、骨骼肌和肾脏组织中。在肝细胞中，ALT 主要存在于非线粒体中，而大约 80% 的 AST 存在于线粒体内。由上可知 ALT 与 AST 均为非特异性细胞内功能酶，正常时血清的含量很低，但当肝细胞受损时，肝细胞膜通透性增加，胞浆内的 ALT 与 AST 释放入血浆，致使血清 ALT 与 AST 的酶活性升高，在中等程度肝细胞损伤时，ALT 漏出率远大于 AST；此外 ALT 与 AST 的血浆半衰期分别为 47 小时和 17 小时，因此 ALT 测定反应肝细胞损伤的灵敏度较 AST 高。但在严重肝细胞损伤时，线粒体膜亦损伤，可导致线粒体内 AST 的释放，血清中 ALT/AST 比值降低。

AST 在肝细胞中有两种同工酶，存在于胞浆的上清液 AST（supernatant AST，ASTs）和存在于线粒体中的线粒体 AST（mitochondrial AST，ASTm）。正常血清中大部分为 ASTs，ASTm 仅占 10% 以下；当肝细胞受到轻度损害，线粒体未遭破坏，血清中 ASTs 漏出增加，而 ASTm 正常。如肝细胞严重损害，线粒体遭到破坏，此时血清中 ASTm 升高，因此 ASTm 升高表明肝细胞坏死严重。

【参考区间】

终点法（赖氏法）　速率法（37℃）

ALT　5~25 卡门单位　10~40U/L

AST　8~28 卡门单位　10~40U/L

ALT/AST≤1

【临床意义】

1）急性病毒性肝炎　ALT 与 AST 均显著升高，但 ALT 升高更明显。通常 ALT > 300U/L、AST > 200U/L，ALT/AST > 1，是诊断急性病毒性肝炎重要的参考。在肝炎病毒感染后 1~2 周，氨基转移酶达高峰，在第 3 周到第 5 周逐渐下降，ALT/AST 比值逐渐恢复正常。但转氨酶的升高程度与肝脏损伤的严重程度无关。在急性肝炎恢复期，如氨基转移酶活性不能降至正常或再上升，提示急性病毒性肝炎转为慢性。急性重症肝炎时，病程初期氨基转移酶升高，以 AST 升高显著，如在症状恶化时，黄疸进行性加深，酶活性反而降低，即出现"胆酶分离"现象，提示肝细胞严重坏死，预后不佳。

2）慢性病毒性肝炎　氨基转移酶轻度上升（100~200U/L）或正常，ALT/AST > 1。若 AST 升高较 ALT 显著，即 ALT/AST < 1，提示慢性肝炎可能进入活动期。

3）酒精性肝炎、药物性肝炎、脂肪肝、肝癌等非病毒性肝病，转氨酶轻度升高或正常，且 ALT/AST < 1。酒精性肝炎 AST 显著升高，ALT 接近正常，可能因为酒精具有线粒体毒性及酒精抑制吡哆醛活性有关。

4）肝硬化　氨基转移酶活性取决于肝细胞进行性坏死程度，终末期肝硬化氨基转移酶活性正常或降低。

5）肝内、外胆汁淤积，氨基转移酶活性通常正常或轻度上升。

6）急性心肌梗死后 6 小时~8 小时，AST 增高，18~24 小时达高峰，其值可达参考区间上限的 4~10 倍，与心肌坏死范围和程度有关，4~5 天后恢复，若再次增高提示梗死范围扩大或新的梗死发生。

7）其他疾病　如骨骼肌疾病（皮肌炎、进行性肌萎缩等）、肺梗死、肾梗死、胰梗死、休克及传染性单核细胞增多症，氨基转移酶轻度升高（50~200U/L）。

8）AST 同工酶　轻、中度急性肝炎，血清中 AST 轻度升高，其中以 ASTs 上升为主，ASTm 正常；重症肝炎、暴发性肝炎、酒精性肝病时血清中 ASTm 升高；氟烷性肝炎、Reye 综合征、妊娠脂肪肝、肝动脉栓塞术后及心肌梗死时 ASTm 也升高。

（2）乳酸脱氢酶及其同工酶测定　见第十八章第一节。

（3）谷氨酸脱氢酶测定　血清谷氨酸脱氢酶（glutamine dehydrogenase，GLDH 或 GDH）是仅存在于细胞线粒体内的酶，可使 L—谷氨酸和其他氨基酸脱氢。肝脏中含量最高，主要分布于肝小叶中央区肝细胞线粒体中，其活性测定是反映肝实质（线粒体）损害的敏感指标，反映肝小叶中央区的坏死。

【参考区间】

速率法（37℃）男性：0~8U/L；女性：0~7U/L。

【临床意义】

正常人血清 GDH 活力很低，肝细胞线粒体受损害时其活性显著升高，是肝细胞线粒体损伤的敏感指标，其活性升高程度与线粒体受损程度相关。

1）肝细胞坏死　如卤烷致肝细胞中毒坏死时 GDH 升高非常明显；酒精中毒伴肝细胞坏死时，GDH 增高，比其他指标敏感。

2）慢性肝炎、肝硬化　GDH 升高较明显。严重的慢性肝炎 GDH 升高可达参考区间上限 4~5 倍，肝硬化如果开始时轻度升高或正常，之后又出现 GDH 明显升高，说明肝硬化进展，提示发生肝癌。原发性胆汁性肝硬化时 GDH 明显升高。

3）急性肝炎　急性肝炎弥漫性炎症期无并发症时，GDH 向细胞外释放较少，其升高程度不如 ALT 升高明显。GDH 升高反映坏死主要分布于肝小叶中央区，而 ALT 升高反映坏死主要分布于肝小叶周边部。

4）肝癌、阻塞性黄疸时 GDH 活力正常。

2. 反映胆汁淤滞为主的酶测定

（1）碱性磷酸酶及其同工酶测定　碱性磷酸酶（alkaline phosphatase，ALP）在碱性环境中能水解磷酸酯产生磷酸。ALP 主要分布在肝脏、骨骼、肾、小肠及胎盘中。正常人血清中的 ALP 主要来自于肝脏和骨骼，生长期儿童血清内 ALP 主要来自于成骨母细胞和生长中的骨软骨细胞，少量来自肝。ALP 经肝胆系统排泄，当 ALP 产生过多或排泄受阻，均可使血中 ALP 发生变化。ALP 测定主要用于辅助诊断肝胆和骨骼系统疾病，是反映肝外胆道梗阻、肝内占位性病变和佝偻病的重要指标。

碱性磷酸酶同工酶根据琼脂凝胶电泳分析、热抑制反应（56℃，15 分钟）及其抗原性不同分为 6 种：ALP_1 至 ALP_6。根据其来源不同，ALP_2、ALP_3、ALP_4、ALP_5 分别称为肝型、骨型、胎盘型和小肠型，ALP_1 是细胞膜组分和 ALP_2 的复合物，ALP_6 是 IgG 和 ALP_2 复合物。

【参考区间】

碱性磷酸酶：磷酸对硝基苯酚速率法（37℃）

女性：1 岁~12 岁 <500U/L

15 岁以上：40~150U/L

男性：1 岁~12 岁 <500U/L

12 岁~15 岁 <700U/L

25 岁以上：40~150U/L

碱性磷酸酶同工酶：①正常人血清中以 ALP_2 为主，占总 ALP 的 90%，有少量 ALP_3。②发育中儿童 ALP_3 增多，占总 ALP 的 60% 以上。③妊娠晚期 ALP_4 增多，占总 ALP 的 40%~65%。④血型为 B 型和 O 型者可有微量 ALP_5。

【临床意义】

生理情况下，ALP 活性增高主要与骨骼生长、妊娠、脂肪餐后分泌有关。病理状态下，ALP 测定可以用来辅助肝胆和骨骼系统疾病的诊断，尤其是黄疸的鉴别。

1）肝胆系统疾病　各种肝内、外胆管阻塞性疾病，如胰头癌、胆道结石引起的胆管阻塞、原发性胆汁性肝硬化、肝内胆汁淤积等，ALP 明显升高，且与血清胆红素升高相平行；累及肝实质细胞的肝胆疾病（如肝炎、肝硬化），ALP 轻度升高。

2）黄疸的鉴别诊断　ALP 和血清胆红素、转氨酶同时测定有助于黄疸鉴别诊断。①胆汁淤积性黄疸：ALP 和血清胆红素明显升高，转氨酶仅轻度增高；②肝细胞性黄疸：血清胆红素中等度增加，转氨酶活性很高，ALP 正常或稍高；③肝内局限性胆道阻塞（如原发性肝癌、转移性肝癌、肝脓肿等）：ALP 明显增高，ALT 无明显增高，血清胆红素大多正常。

3）骨骼疾病　如纤维性骨炎、佝偻病、骨软化症、成骨细胞瘤及骨折愈合期，血清 ALP 升高。

4）其他　如营养不良、严重贫血、重金属中毒、胃十二指肠损伤、结肠溃疡等，ALP 不同程度升高。

5）碱性磷酸酶同工酶　①在胆汁淤积性黄疸，尤其是癌性梗阻时，100% 出现 ALP_1，且 ALP_1 >

ALP_2。②急性肝炎时，ALP_2 明显增加，ALP_1 轻度增加，且 $ALP_1 < ALP_2$。③80% 以上的肝硬化患者，ALP_5 明显增加，可达总 ALP 40% 以上。但不出现 ALP_1。

（2）γ-谷氨酰转移酶及同工酶测定　γ-谷氨酰转移酶（γ-glutamyl transferase，GGT）主要存在于细胞膜和微粒体上，组织分布按含量多少依次为肾、胰、肺、肝，但血清中 GGT 主要来自肝胆。GGT 在肝脏中广泛分布于肝细胞的毛细胆管一侧和整个胆管系统，因此当肝内合成亢进或胆汁排出受阻时，血清中 GGT 增高。

【参考区间】

γ-谷氨酰-3-羧基-对硝基苯胺法（37℃）：男性 11~50U/L，女性 7~32 U/L。

【临床意义】

1）胆道阻塞性疾病　原发性胆汁性肝硬化、硬化性胆管炎等胆汁淤积，肝癌时 GGT 明显升高。

2）急性和慢性病毒性肝炎、肝硬化　急性肝炎时，GGT 中等程度升高；慢性肝炎、肝硬化的非活动期，酶活性正常，若 GGT 持续升高，提示病变活动或病情恶化。

3）急性和慢性酒精性肝炎、药物性肝炎　GGT 可明显或中度以上升高（300~1000U/L），ALT 和 AST 仅轻度增高，甚至正常。酗酒者当其戒酒后 GGT 可随之下降。

4）其他　脂肪肝、胰腺炎、胰腺肿瘤、前列腺肿瘤等 GGT 亦可轻度增高。

（3）5′-核苷酸酶测定　5′-核苷酸酶（5′-nucleotidase，5′-NT）是一种专一水解核苷酸的酶，广泛分布于肝、胆、胰等组织细胞膜上，肝胆系统病变时血清 5′-NT 活性增高。

【参考区间】

0~11U/L（速率法，37℃）。

【临床意义】

与 ALP 类似。5′-NT 和 ALP 的测定结果在胆道梗阻、肝内占位性病变或浸润性病变时有很高的相关性。如 5′-NT 活性大于正常的 2~3 倍以上时，对鉴别肝细胞性黄疸、肝内外阻塞性黄疸有一定的参考价值。病理性 5′-NT 升高见于肝内胆汁淤滞、阻塞性黄疸、原发或继发性肝癌、急性肝炎等疾病，生理性升高可见于妊娠，可能与胎盘释放有关。在骨病时 ALP 升高，5′-NT 正常。

3. 反映肝脏纤维化为主的酶测定

（1）单胺氧化酶测定　单胺氧化酶（monoamine oxidase，MAO）为一种含铜的酶，分布在肝、肾、胰、心等器官，肝中 MAO 来源于线粒体。MAO 能促进结缔组织成熟，血清 MAO 活性与体内结缔组织增生呈正相关，临床上可用 MAO 活性测定来观察肝脏纤维化程度。

【参考区间】

0~3U/L（速率法，37℃）。

【临床意义】

1）重症肝硬化及肝硬化伴肝癌时，MAO 活性升高且与肝脏纤维化程度正相关。急性肝炎时，MAO 活性正常或轻度升高；急性重症肝炎时，血清中 MAO 活性升高。

2）肝外疾病　慢性充血性心力衰竭肝淤血、糖尿病、甲状腺功能亢进症、系统硬化症等疾病，也可见 MAO 活性升高。

（2）脯氨酰羟化酶测定　脯氨酰羟化酶（prolyl hydroxylase，PH）是胶原纤维合成酶。当肝纤维化时，肝脏胶原纤维合成亢进，肝脏及血清中 PH 活性增高，因此测定血中 PH 活性可作为肝纤维化的指标。

【参考区间】

39.5μg/L ± 11.87μg/L。

【临床意义】

1）肝脏纤维化的诊断　各种可以导致肝脏发生纤维化的病变，均可使 PH 活性增高，肝硬化及血吸虫性肝硬化，PH 增高；原发性肝癌因大多伴有肝硬化，PH 活性亦增高；当肝细胞坏死加重伴胶原纤维合成亢进时，PH 活性增加；慢性中、重度肝炎因伴有明显肝细胞坏死及假小叶形成，PH 活性增高。

2）肝脏病变随访及预后诊断　慢性肝炎、肝硬化患者，PH 活性进行性增高，提示肝细胞坏死及纤维化状态加重，若治疗后 PH 活性逐渐下降，提示治疗有效，疾病在康复过程中。

4. 协助诊断原发性肝细胞癌的酶测定

（1）α－L－岩藻糖苷酶测定　α－L－岩藻糖苷酶（α－L－fucosidase，AFU）为溶酶体酸性水解酶，存在于人体组织（肝、脑、肺、肾、胰、白细胞、纤维组织等）细胞溶酶体中，血清和尿液中含有一定量。其主要生理功能是参与含岩藻糖苷的糖蛋白、糖脂等生物活性大分子物质的分解代谢。该酶缺乏时，上述生物大分子中岩藻糖苷水解反应受阻，引起岩藻糖苷蓄积病。

【参考区间】

27.1U/L±12.8U/L。

【临床意义】

1）用于岩藻糖苷蓄积病的诊断　如遗传性岩藻糖苷酶缺乏症时 AFU 降低，出现岩藻糖蓄积，患儿多于 5～6 岁死亡。

2）用于肝细胞癌与其他肝占位性病变的鉴别诊断　肝癌时 AFU 显著增高，其他肝占位性病变时 AFU 增高阳性率远低于肝癌；肝细胞癌手术切除后 AFU 降低，复发时又升高。

（六）与肝脏疾病相关的其他检测

肝纤维化是肝内结缔组织增生的结果，结缔组织主要成分是胶原。肝纤维化的实验室检查除了前面所述的酶测定之外，还包括Ⅲ型前胶原 N 末端肽、Ⅳ型胶原及其分解片断、层黏连蛋白、纤维连接蛋白、波形蛋白及透明质酸等的测定。血清铁常以铁蛋白形式储存在肝、脾、骨髓的单核－吞噬细胞内，当肝细胞发生变性坏死时，肝内贮存铁释放入血，血清铁含量升高。肝脏又是人体组织中含铜量最大的器官，肝内铜随胆汁进入肠道，因此当肝内外胆汁淤积时，铜排泄受阻，血清铜和血浆铜蓝蛋白同时升高。

1. Ⅲ型前胶原氨基末端肽测定　慢性肝炎、肝硬化患者肝脏的结缔组织的生物合成增加，其主要成分是胶原。在胶原生成初期，首先生成前胶原，前胶原受到肽酶切割分离，成为Ⅲ型胶原和Ⅲ型前胶原氨基末端肽（amino terminal of procollagen type Ⅲ peptide，PⅢP），部分进入血中。

【参考区间】

均值为 100ng/L，＞150ng/L 为异常。

【临床意义】

PⅢP 反映纤维化的动态过程，是肝硬化早期标志物，也反映肝内炎症；其增高也可见于肝纤维化以外的肝病，但纤维化时升高幅度最大。

（1）肝炎　急性病毒性肝炎时，血清 PⅢP 增高，但在炎症消退后 PⅢP 恢复正常，若 PⅢP 持续升高提示转为慢性活动性肝炎。因此 PⅢP 检测还可用于鉴别慢性持续性肝炎与慢性活动性肝炎。在酒精性肝炎时，PⅢP 也明显增高，并与 PH 活性相关，此酶与胶原合成所必须的羟脯氨酸合成有关。

（2）肝硬化　血清 PⅢP 含量能较好地反映肝纤维化程度和活动性及肝脏的组织学改变，是辅助诊断肝纤维化和早期肝硬化的良好指标。伴有肝硬化的原发性肝癌，血清 PⅢP 明显增高。

（3）用药监护及预后判断　血清 PⅢP 检测可用于免疫抑制剂（如甲氨蝶呤）治疗慢性活动性肝炎

的疗效临测，并可作为慢性肝炎的预后指标。

2. Ⅳ型胶原及其分解片段（7S 片段和 NCl 片段）　Ⅳ型胶原（collegen Ⅳ，CⅣ）分布于肝窦内皮细胞下，是构成基膜的主要成分。在肝纤维化过度增生时，CⅣ的含量增加伴随着 CⅣ降解酶活性的增加，所以 CⅣ的合成和降解都处于较高水平。血清 CⅣ及其产物的增加是肝纤维化早期的表现。

【参考区间】

放射免疫法：血清 CⅣ NCl 片段为 $5.3\mu g/ml \pm 1.3\mu g/ml$。

【临床意义】

（1）肝硬化早期诊断　血清 CⅣ在轻型慢性肝炎、慢性活动性肝炎和肝硬化时增高，血清水平依次递增。

（2）用药疗效及预后判断　慢性丙型肝炎时，血清 CⅣ可以预测干扰素、抗丙型肝炎病毒抗体的疗效。血清 CⅣ $>250\mu g/ml$ 时，干扰素治疗无效。

3. 血清铜测定　铜（copper）主要分布在肝、肾、脑等组织，肝脏是含铜量最大的器官。95% 血清铜与 α_2 球蛋白结合为铜蓝蛋白，其余为游离铜或与白蛋白结合。

【参考区间】

成人 $11 \sim 22\mu mol/L$。

【临床意义】

（1）增高　见于：①肝胆系统疾病，如肝内、外胆汁淤积，转移性肝癌，肝硬化等。②风湿性疾病，如系统性红斑狼疮、类风湿关节炎、风湿热、强直性脊柱炎等。③其他，如贫血、甲状腺功能亢进症、各种感染、心肌梗死、妊娠妇女等。

（2）降低　见于肝豆状核变性（Wilson 病）、肾病综合征、烧伤、营养不良等。

此外，血清铁/铜比值有助于黄疸鉴别，铁/铜比值 >1 时多为病毒性肝炎、肝细胞性黄疸，而铁/铜比值 <1 时，多见于胆汁淤积性黄疸。

二、常见肝胆疾病检查项目的合理选择

在临床工作中，临床医生必须具有科学的临床思维，合理选择肝脏功能检查项目，并从检验结果中正确判断肝脏功能状况，必要时可选择肝脏影像学、血清肝炎病毒标志物及肝癌标志物等检测技术，并结合患者临床的症状和体征，从而对肝脏功能做出正确而全面的评价。肝胆疾病检查项目选择原则如下。

1. 健康体格检查时　可选择 ALT、AST、GGT、A/G 比值及肝炎病毒标志物。必要时可增加 ALP、STP 和血清蛋白电泳。

2. 怀疑为无黄疸性肝病时　对急性患者可查 ALT、胆汁酸、尿内尿胆原及肝炎病毒标志物。对慢性患者增加 AST、ALP、GGT、STP、ALB、A/G 比值和血清蛋白电泳。

3. 对黄疸患者的诊断与鉴别诊断时　应查 STB、CB、尿内尿胆原与胆红素、ALP、GGT、LP – X、胆汁酸。

4. 怀疑为原发性肝癌时　除查一般肝功能（如 ALT、AST、STB、CB）外，应增加 AFP、GGT 及其同工酶，ALP 及其同工酶。

5. 怀疑为肝脏纤维化或肝硬化时　ALT、AST、STB、A/G、蛋白电泳、ICG 滞留率试验为筛检检查，此外应查 MAO、PH 及 PⅢP 等。

6. 疗效判断及病情随访　急性肝炎可查 ALT、AST、PA、ICG 滞留率试验、STB、CB、尿内尿胆原

及胆红素。慢性肝病可观察 ALT、AST、STB、CB、PT、血清总蛋白、A/G 比值及蛋白电泳等，必要时查 MAO、PH、PⅢP。原发性肝癌应随访 AFP、GGT、ALP 及其同工酶等。

几种常见肝胆疾病的实验室检查指标改变见表 17-3。

表 17-3　几种常见肝胆疾病的实验室检查指标改变

疾病	AST	ALT	STB	ALP	γ-GT	ALB	Globin	BA	PⅢP
急性肝炎	↑↑↑	↑↑↑	N~↑↑	N~↑	↑	N	N	↑↑	↑
酒精性肝炎	↑	↑	N~↑	N~↑	↑↑↑	N	N	↑	↑
慢性肝炎	↑	↑	N~↑	N~↑	N~↑	↓	↑	↑	↑
肝硬化	N~↑	N~↑	N~↑	N~↑	N~↑	↓↓	↑↑	↑	↑↑
胆汁淤积	N~↑	N~↑	↑~↑	↑↑↑	↑↑	N	N	↑	N
肝癌	N~↑	N~↑	N~↑	↑↑	↑↑↑	N~↓	N~↑	↑	↑↑
暴发性肝衰竭	↑↑↑	↑↑	↑↑	↑↑	↑↑	↓	N~↑	↑	N

第二节　胰腺疾病的实验室检查

一、概述

胰腺是人体重要的消化器官，在食物的消化、吸收过程中发挥重要的作用。胰腺具有内分泌和外分泌两种功能。其内分泌功能主要与代谢调节有关。胰腺外分泌功能为通过腺泡细胞和小导管细胞产生和分泌具有消化作用的胰液。

（一）胰岛的内分泌

胰岛为散布在胰腺的腺泡组织之间的呈岛状的细胞群，可分泌多种肽类激素，在糖类、脂肪、蛋白质代谢调节及正常血糖水平维持中发挥重要作用。胰岛细胞可分为至少 5 种不同的细胞类型：A 细胞，占 20%，分泌胰高血糖素（glucogon）；B 细胞，数量最多，占 75%，分泌胰岛素（insulin）；D 细胞，约占 5%，分泌生长抑素；D1 细胞，可能分泌血管活性肠肽；PP 细胞，数量最少，分泌胰多肽（pancreatic polypeptide，PP）。各种激素的生理作用如下表 17-4 所示。

表 17-4　胰岛分泌主要激素的来源和作用

激素	分泌细胞	作用
胰岛素	胰岛 α 细胞（B）	促进组织摄取、利用和储存葡萄糖，抑制糖异生；促进脂肪合成，抑制其分解；促进核酸和蛋白质的合成和储存
胰高血糖素	胰岛 β 细胞（A）	促使肝糖原分解，糖异生；促进脂肪分解，酮体生成，抑制蛋白质合成
生长抑素	胰岛 δ 细胞（D）	抑制生长素及全部消化道激素的分泌；抑制消化腺外分泌；促进肠系膜血管收缩
血管活性肠肽	胰岛 D1 细胞	扩张血管，增强心肌收缩力；扩张支气管和肺血管，增加肺通气量；降低消化管肌张力，抑制胃酸分泌
胰多肽	PP 细胞	调节胃液和胰液的分泌

（二）胰腺的外分泌

胰液主要含水、电解质和各种消化酶。胰液的消化酶由腺泡细胞分泌，主要包括胰淀粉酶、蛋白水解酶、脂类消化酶。此外，胰液中还有胆固醇酯酶、核糖核酸酶和脱氧核糖核酸酶等多种酶，它们能使相应的物质水解为小分子易于吸收。

当胰腺发生病变时，如癌变、炎症等，均可影响到胰腺的内分泌或外分泌功能，影响激素或消化酶的产生和分泌。因此，可通过测定血液中各种激素和消化酶的含量来观察胰腺功能的变化。

二、常见胰腺疾病的实验室检测项目

（一）淀粉酶检测

淀粉酶（amylase，AMS）主要来自腮腺和胰腺，其淀粉酶同工酶主要有来自胰腺的 P 型和来自腮腺的 S 型。

【参考区间】

1. 血 AMS 总活性　Somogyi 法：800 ~ 1800U/L。

2. 尿 AMS 总活性　Somogyi 法：1000 ~ 12000U/L。

3. 同工酶　S – AMS 45% ~ 70%，P – AMS 39% ~ 55%。

【临床意义】

1. AMS 活性增高

（1）急性胰腺炎、流行性腮腺炎　血和尿中淀粉酶显著升高。一般认为，急性胰腺炎发病 6 ~ 12 小时血清淀粉酶开始升高，48 小时达高峰，而后逐渐下降，此时尿淀粉酶开始升高。临床表现为腹痛和血淀粉酶增加 3 倍可诊断急性胰腺炎。

（2）巨淀粉酶血症　因淀粉酶与免疫球蛋白或异常血白蛋白结合形成复合物，无法经过肾脏滤过产生。表现为血淀粉酶升高而尿淀粉酶正常。1% ~ 2% 的人群可出现巨淀粉酶血症。

（3）其他可致淀粉酶升高的情况　胰腺癌、胰腺外伤、胆石症、胆囊炎、胆总管阻塞等。淀粉酶均可升高合成淀粉酶的组织发生肿瘤（卵巢癌、支气管肺癌）也可使淀粉酶升高。

2. AMS 活性减低

（1）慢性胰腺炎　由于胰腺组织严重破坏，导致胰腺分泌功能障碍所致。

（2）胰腺癌　多由于肿瘤压迫时间过久，腺体组织纤维化，导致分泌功能降低所致。

（二）脂肪酶检测

脂肪酶（lipase，LPS）是一种能水解多种含长链脂肪酸三酰甘油的酶，主要来源于胰腺，胃和小肠也能产生少量的 LPS。

【参考区间】

比色法：<79U/L。

【临床意义】

1. LPS 活性增高

（1）胰腺疾病　胰腺是人体 LPS 的主要来源。血清 LPS 升高常见于急性胰腺炎及胰腺癌，偶见于慢性胰腺炎。急性胰腺炎时血清脂肪酶于起病后 24 小时升高，持续时间较长（7 ~ 10 天）。

（2）非胰腺疾病　胆总管结石、胆总管癌、胆管炎、肠梗阻等亦可见血清 LPS 升高。

2. LPS 活性减低　胰腺癌或胰腺结石所致的胰腺导管阻塞时，LPS 活性可减低。LPS 活性降低也可见于胰腺囊性纤维化。

（三）尿胰蛋白酶原Ⅱ测定

胰蛋白酶原是胰蛋白酶的非活性前体，由胰腺泡细胞分泌进入胰液。胰蛋白酶原主要有胰蛋白酶原Ⅰ和胰蛋白酶原Ⅱ两种，由于分子量较小，易于从肾小球滤过，但肾小管对胰蛋白酶原Ⅱ的回收低于对胰蛋白酶原Ⅰ的回收，因此，尿中前者浓度较高。

【参考区间】

免疫层析法：阴性；免疫荧光法：0.3~11.0μg/L。

【临床意义】

急性胰腺炎时，胰腺蛋白酶过早激活，胰蛋白酶原大量释放入血。经肾小球滤过后，尿中胰蛋白酶原Ⅱ浓度明显升高，可作为筛查急性胰腺炎的指标。

🌐 **知识链接**

> 急性胰腺炎是全球范围内三大消化道疾病之一，根据其严重程度可分为轻度急性胰腺炎、中度重症急性胰腺炎、重度急性胰腺炎。中、重度急性胰腺炎病情重、进展迅速、病死率高。通过对急性胰腺炎严重程度的预测，有助于早期识别可能发展为重症胰腺炎的患者，在此基础上及时转诊和干预，从而改善预后。预测急性胰腺炎临床常用标志物包括降钙素原、C-反应蛋白、BUN、血清肌酐、血细胞比容。其他标志物还包括胰蛋白2-α_1抗胰蛋白酶复合物、高密度脂蛋白胆固醇和载脂蛋白A1、髓系细胞触发受体-1、血清巨噬细胞游走抑制因子，但这些标志物多数处于研究阶段，未应用于临床。

目标检测

答案解析

一、选择题

1. 肝脏合成最多的血浆蛋白是（　）

    A. α 球蛋白   B. β 球蛋白   C. 清蛋白

    D. 纤维蛋白原   E. 凝血酶原

2. 以下血浆蛋白不在肝脏合成的是（　）

    A. 白蛋白   B. 凝血酶原   C. 免疫球蛋白

    D. 纤维蛋白原   E. 前白蛋白

3. 血清淀粉酶是急性胰腺炎重要诊断指标之一，其中错误的是（　）

    A. 发病后2~12小时达峰值   B. 6~12小时达峰值   C. 12~72小时达峰值

    D. 3~4天后恢复正常   E. 作为首选指标

4. 血清总胆红素和以间接血清总胆红素增多为主的是（　）

    A. 溶血性黄疸   B. 非溶血性黄疸   C. 肝细胞性黄疸

    D. 梗阻性黄疸   E. 混合性黄疸

5. 下列指标与肝硬化肝功能表现无关的是（　）

    A. 血清清蛋白降低，A/G 比值降低或倒置

B. 血 ALT 轻至中度升高

C. 肝细胞坏死严重时，AST 活力常低于 ALT

D. 凝血酶原时间延长

E. 单胺氧化酶活性往往升高

6. 溶血性黄疸，不存在的是（　　）

A. 血尿中游离胆红素增加　　　　B. 粪胆素原增加　　　　C. 粪便颜色加深

D. 尿粪胆素原增加　　　　E. 尿中出现胆红素

二、简答题

1. 血清总蛋白和白蛋白升高见于哪些情况？

2. 血氨升高有何临床意义？

3. 如何根据血清胆红素及尿胆红素、尿胆原联合检测判断黄疸类型？

4. 急性胰腺炎常用的实验室指标有哪些？

（王雅杰　韩　莹）

书网融合……

本章小结　　　　　微课　　　　　题库

第十八章 心脏疾病的实验室检测

PPT

学习目标

1. **掌握** 肌酸激酶及其同工酶、乳酸脱氢酶及其同工酶、肌钙蛋白、肌红蛋白的检测及临床意义。

2. **熟悉** 脑钠肽及 N 端前脑钠肽的检测及临床意义；心肌缺血和损伤性标志物出现的时间顺序；超敏肌钙蛋白的意义。

3. **了解** 天门冬氨酸转移酶及其同工酶、非对称二甲基精氨酸的检测及其临床意义。

4. 学会肌酸激酶及其同工酶、乳酸脱氢酶及其同工酶、肌钙蛋白、肌红蛋白的检测操作，具备心脏疾病相关试验检测能力。

第一节 心肌缺血及损伤标志物 ▣微课

案例引导

案例 患者，男，55 岁。胸骨后压榨性痛，伴恶心、呕吐 2 小时。患者于 2 小时前搬重物时突然感到胸骨后疼痛，压榨性，有濒死感，休息与口含硝酸甘油均不能缓解，伴大汗、恶心，呕吐过两次，为胃内容物，二便正常。既往无高血压和心绞痛病史，无药物过敏史，吸烟 20 余年，每天 1 包。

查体：T 36.8℃，P 100 次/分，R 20 次/分，BP 100/60mmHg，急性痛苦病容，平卧位，无皮疹和发绀，浅表淋巴结未触及，巩膜不黄，颈软，颈静脉无怒张，心界不大，心率 100 次/分，有期前收缩 5 ~ 6 次/分，心尖部有 S_4，肺清无啰音，腹平软，肝脾未触及，下肢不肿。

心电图示：$STV_{1~5}$ 升高，$QRSV_{1~5}$ 呈 Qr 型，T 波倒置和室性早搏。

讨论

1. 该患者应该进行哪些实验室检查？

2. 经检查之后，结果如下：cTnT 1.7ng/ml，CK 275IU/L。给出临床初步诊断及诊断依据。

一、肌酸激酶及其同工酶的检测

（一）肌酸激酶测定

肌酸激酶（creatine kinase，CK）也称为肌酸磷酸激酶（creatine phosphatase kinase，CPK）。CK 主要存在于胞质和线粒体中，以骨骼肌、心肌含量最多；其次是脑组织和平滑肌；肝脏、胰腺和红细胞中的 CK 含量极少。肌酸激酶检测的适应证如下。

【参考区间】

1. 酶偶联法（37℃） 男性 38 ~ 174U/L，女性 26 ~ 140U/L。

2. 酶偶联法（30℃）   男性 15～105U/L，女性 10～80U/L。

3. 肌酸显色法   男性 15～163U/L，女性 3～135U/L。

4. 连续监测法   男性 37～174U/L，女性 26～140U/L。

【临床意义】

CK 水平受性别、年龄、种族、生理状态的影响。男性肌肉容量大，CK 活性高于女性；新生儿出生时由于骨骼肌损伤和暂时性缺氧，可使 CK 升高；黑种人 CK 约为白种人的 1.5 倍；运动后可导致 CK 明显增高，且运动越剧烈、时间越长，CK 升高越明显。

1. CK 增高

（1）AMI   AMI 时 CK 水平在发病 3～8 小时即明显增高，其峰值在 10～36 小时，3～4 天恢复正常。如果在 AMI 病程中 CK 再次升高，提示心肌再次梗死。因此 CK 为早期诊断 AMI 的灵敏指标之一，但诊断时应注意 CK 的时效性。发病 8 小时内 CK 不增高，不可轻易排除 AMI，应继续动态观察；发病 24 小时的 CK 检测价值最大，此时的 CK 应达峰值，如果 CK 小于参考区间的上限，可排除 AMI，但应除外 CK 基础值极低的患者和心肌梗死范围小及心内膜下心肌梗死等，此时即使心肌梗死，CK 也可正常。

（2）心肌炎和肌肉疾病   心肌炎时 CK 明显升高。各种肌肉疾病，如多发性肌炎、横纹肌溶解症、进行性肌营养不良、重症肌无力时 CK 明显增高。

（3）溶栓治疗   AMI 溶栓治疗后出现再灌注，导致 CK 活性增高，使峰值时间提前。因此，CK 水平有助于判断溶栓后的再灌注情况，但由于 CK 检测具有中度灵敏度，所以不能早期判断再灌注。如果发病后 4 小时内 CK 即达峰值，提示冠状动脉的再通能力达 40%～60%。

（4）手术   心脏手术或非心脏手术后均可导致 CK 增高，其增高的程度与肌肉损伤的程度、手术范围、手术时间有密切关系。

2. CK 减低   可见于长期卧床、甲状腺功能亢进症、激素治疗等情况。

（二）肌酸激酶同工酶测定

CK 是由 M 和 B 两个亚单位组成的二聚体，形成 3 个不同的亚型。①CK-MM（CK₃），主要存在于骨骼肌和心肌中，CK-MM 可分为 MM₁、MM₂、MM₃亚型。MM₃是 CK-MM 在肌细胞中的主要存在形式。②CK-MB（CK₂），主要存在于心肌中。③CK-BB（CK₁），主要存在于脑、前列腺、肺、肠等组织中。正常人血清中以 CK-MM 为主，CK-MB 较少，CK-BB 含量极微。检测 CK 的不同亚型对鉴别 CK 增高的原因有重要价值。

【参考区间】

1. CK-MM   94%～96%；CK-MB：<5%；CK-BB：极少或无（琼脂糖凝胶电泳法）。

2. CK-MB 活性   10～24U/L，诊断限：>25U/L（免疫抑制-酶动力学法）。

男 1.35～4.94ng/ml；诊断限：>5ng/ml（免疫学法）。

女 0.97～2.88ng/ml；诊断限：>5ng/ml（免疫学法）。

【临床意义】

1. CK-MB 增高

（1）AMI   CK-MB 对 AMI 早期诊断的灵敏度明显高于总 CK，其阳性检出率达 100%，且具有高度的特异性。其灵敏度为 17%～62%，特异性为 92%～100%。CK-MB 一般在发病后 3～8 小时增高，9～30 小时达高峰，48～72 小时恢复正常水平。与 CK 比较，其高峰出现早，消失较快，对诊断发病较长时间的 AMI 有困难，但对心肌再梗死的诊断有重要价值。

（2）其他心肌损伤　心绞痛、心包炎、慢性心房颤动、安装起搏器等，CK－MB 也可增高。

（3）肌肉疾病及手术　骨骼肌疾病时 CK－MB 也增高，但 CK－MB/CK 常小于 6%，以此可与心肌损伤鉴别。

2. CK－MM 增高

（1）AMI　CK－MM 亚型对诊断早期 AMI 较为灵敏。$CK－MM_3/CK－MM_1$ 一般为 0.15~0.35，其比值大于 0.5，即可诊断为 AMI。

（2）其他　骨骼肌疾病、重症肌无力、肌萎缩、进行性肌营养不良、多发性肌炎等 CK－MM 均明显增高。手术、创伤、惊厥和癫痫发作等也可使 CK－MM 增高。

3. CK－BB 增高

（1）神经系统疾病　脑梗死、急性颅脑损伤、脑出血、脑膜炎时，血清 CK－BB 增高，CK－BB 增高程度与损伤严重程度、范围和预后成正比。

（2）肿瘤　恶性肿瘤患者血清 CK－BB 检出率为 25%~41%，CK－BB 由脑组织合成，若无脑组织损伤，应考虑为肿瘤，如肺、肠、胆囊、前列腺等部位的肿瘤。

（三）肌酸激酶异型测定

CK－MB 主要存在于心肌组织中，可分为 MB_1、MB_2 两种异型。MB_2 是 CK－MB 在心肌细胞中的主要存在形式，当心肌组织损伤时，MB_2 就会释放出来，导致短时间内血清 $CK－MB_2$ 水平增高。

【参考区间】

$CK－MB_1 < 0.71U/L$；$CK－MB_2 < 1.0U/L$；$MB_2/MB_1 < 1.4$。

【临床意义】

$CK－MB_1$、$CK－MB_2$ 对诊断 AMI 具有更高的灵敏度和特异性，明显高于 CK－MB。以 $CK－MB_1 < 0.71U/L$，$CK－MB_2 < 1.0U/L$，$MB_2/MB_1 > 1.5$ 为临界值，则 CK－MB 异型于发病后 2~4 小时诊断 AMI 灵敏度为 59%，4~6 小时为 92%，而 CK－MB 仅为 48%。另外，CK－MB 异型对诊断溶栓治疗后是否有冠状动脉再通也有一定价值，$MB_2/MB_1 > 3.8$ 提示冠状动脉再通，但与无再灌注的结果有重复现象。

二、乳酸脱氢酶及其同工酶测定

（一）乳酸脱氢酶测定

乳酸脱氢酶（lactate dehydrogenase，LD）是一种糖酵解酶，以心肌、骨骼肌和肾脏含量最丰富，其次为肝脏、脾脏、胰腺、肺脏和肿瘤组织，红细胞中 LD 含量也极为丰富。由于 LD 几乎存在于人体各组织中，所以 LD 对诊断心肌梗死具有较高的灵敏度，但特异性较差。LD 检测的适应证是：①怀疑心肌梗死以及心肌梗死的监测；②怀疑肺栓塞；③鉴别黄疸类型；④怀疑溶血性贫血；⑤诊断器官损伤；⑥恶性疾病的诊断与随访。

【参考区间】

连续检测法：104~245U/L。速率法：95~200U/L。

【临床意义】

乳酸脱氢酶测定的临床意义见表 18－1。

表 18-1　乳酸脱氢酶测定的临床意义

疾　病	临床意义
心脏疾病	AMI 时 LD 活性增高较 CK、CK-MB 增高晚（8~18 小时开始增高），24~72 小时达到峰值，持续 6~10 天，病程中 LD 持续增高或再次增高，提示梗死面积扩大或再次出现梗死
肝脏疾病	急性病毒性肝炎、肝硬化、阻塞性黄疸，以及心力衰竭和心包炎时的肝淤血、慢性活动性肝炎等 LD 显著增高
恶性肿瘤	恶性淋巴瘤、肺癌、结肠癌、乳腺癌、胃癌、宫颈癌等 LD 均明显增高
其他	贫血、肺梗死、骨骼肌损伤、进行性肌营养不良、休克、肾脏病等 LD 均明显增高

（二）乳酸脱氢酶同工酶测定

LD 是由 H 亚基（心型）和 M 亚基（肌型）组成的四聚体，根据亚基组合不同形成 5 种同工酶，即 LD_1（H_4）、LD_2（H_3M）、LD_3（H_2M_2）、LD_4（HM_3）和 LD_5（M_4）。其中 LD_1、LD_2 主要来自心肌，LD_3 主要来自肺、脾组织，LD_4 和 LD_5 主要来自肝脏，其次为骨骼肌。由于 LD 同工酶的组织分布特点，其检测具有病变组织定位作用，且其意义较 LD 更大。

【参考区间】

LD_1：32.70%±4.60%；LD_2：45.10%±3.53%；LD_3：18.50%±2.96%；LD_4：2.90%±0.89%；LD_5：0.85%±0.55%；$LD_1/LD_2 < 0.7$。

同工酶的比例应为：$LD_2 > LD_1 > LD_3 > LD_4 > LD_5$（小儿有时可出现 $LD_1 > LD_2$）；AMI 的诊断限为 $LD_1/LD_2 > 1.0$。

【临床意义】

1. AMI　AMI 发病后 12~24 小时有 50% 的患者，48 小时有 80% 的患者 LD_1、LD_2 明显增高，且 LD_1 增高更明显，$LD_1/LD_2 > 1.0$。当 AMI 患者 LD_1/LD_2 增高，且伴有 LD_5 增高时，其预后较仅有 LD_1/LD_2 增高差，且 LD_5 增高提示心力衰竭伴有肝脏淤血或肝衰竭。

2. 肝脏疾病　肝脏实质性损伤，如病毒性肝炎、肝硬化、原发性肝癌时，LD_5 升高，且 $LD_5 > LD_4$，而胆管梗阻但未累及肝细胞时，$LD_4 > LD_5$。恶性肿瘤肝转移时 LD_4、LD_5 均增高。

3. 肿瘤　由于恶性肿瘤细胞坏死引起 LD 增高，且肿瘤生长速度与 LD 增高程度有一定关系。大多数恶性肿瘤患者以 LD_5、LD_4、LD_3 增高为主，且其阳性率 $LD_5 > LD_4 > LD_3$。生殖细胞恶性肿瘤和肾脏肿瘤患者则以 LD_1、LD_2 增高为主。白血病患者以 LD_3、LD_4 增高为主。

4. 其他　骨骼肌疾病血清 $LD_5 > LD_4$；肌萎缩早期 LD_5 升高，晚期 LD_1、LD_2 也可增高；肺部疾病 LD_3 可增高；恶性贫血 LD 极度增高，且 $LD_1 > LD_2$。

三、肌钙蛋白的检测

（一）心肌肌钙蛋白 T 测定

肌钙蛋白（cardiac troponin，cTn）是肌肉收缩的调节蛋白。绝大多数 cTnT 以复合物的形式存在于细丝上，而 6%~8% 的 cTnT 以游离的形式存在于心肌细胞胞质中。当心肌细胞损伤时，cTnT 便释放到血清中。因此，cTnT 浓度变化对诊断心肌缺血损伤的严重程度有重要价值。

【参考区间】

0.02~0.13μg/L；>0.2μg/L 为临界值；>0.5μg/L 可以诊断 AMI。

【临床意义】

1. 诊断 AMI　cTnT 是诊断 AMI 的确定性标志物。AMI 发病后 3~6 小时的 cTnT 即升高，10~24 小

时达峰值，其峰值可为参考区间的 30～40 倍，恢复正常需要 10～15 天。其诊断 AMI 的灵敏度为50%～59%，特异性为 74%～96%，故其特异性明显优于 CK - MB 和 LD。对非 Q 波性、亚急性心肌梗死或 CK - MB 无法诊断的患者更有价值。

2. 判断微小心肌损伤 不稳定型心绞痛（unstable angina pectoris，UAP）患者常发生微小心肌损伤（minor myocardial damage，MMD），这种心肌损伤只有检测 cTnT 才能确诊。

3. 预测血液透析患者心血管事件 肾衰竭患者反复血液透析可引起血流动力学和血脂异常，因此所致的心肌缺血性损伤是导致患者死亡的主要原因之一，及时检测血清 cTnT 浓度变化，可预测其心血管事件发生。

4. 其他 cTnT 也可作为判断 AMI 后溶栓治疗是否出现冠状动脉再灌注，以及评价围手术期和经皮腔内冠状动脉成形术（percutaneous transluminal coronary angioplasty，PTCA）心肌受损程度的较好指标。钝性心肌外伤、心肌挫伤、甲状腺功能减退症患者的心肌损伤、药物损伤、严重脓毒血症所致的左心衰竭时 cTnT 也可升高。

（二）心肌肌钙蛋白 I 测定

心肌肌钙蛋白 I（cardiac troponin I，cTnI）可抑制肌动蛋白中的 ATP 酶活性，使肌肉松弛，防止肌纤维收缩。cTnI 以复合物和游离的形式存在于心肌细胞胞质中，当心肌损伤时，cTnI 即可释放入血液中，血清 cTnI 浓度变化可以反映心肌细胞损伤的程度。

【参考区间】

<0.2μg/L；>1.5μg/L 为临界值。

【临床意义】

1. 诊断 AMI cTnI 对诊断 AMI 与 cTnT 无显著性差异。与 cTnT 比较，cTnI 具有较低的初始灵敏度和较高的特异性。AMI 发病后 3～6 小时，cTnI 即升高，14～20 小时达到峰值，5～7 天恢复正常。其诊断 AMI 的灵敏度为 6%～44%，特异性为 93%～99%。

2. 判断微小心肌损伤（minor myocardial damage，MMD） 不稳定型心绞痛（unstable angina pectoris，UAP）患者血清 cTnI 也可升高，提示心肌有小范围梗死。

3. 其他 急性心肌炎患者 cTnI 水平增高，其阳性率达88%，但多为低水平增高。

四、肌红蛋白测定

肌红蛋白（myoglobin，Mb）是一种存在于骨骼肌和心肌中的含氧结合蛋白，正常人血清 Mb 含量极少。当心肌或骨骼肌损伤时，血液中的 Mb 水平升高，对诊断 AMI 和骨骼肌损害有一定价值。肌红蛋白检测的适应证是：①早期诊断 AMI 和心肌再梗死；②监测 AMI 后溶栓治疗的效果；③评估骨骼肌疾病的病程；④监测肌红蛋白清除率，以评估复合性创伤或横纹肌溶解并发肾衰竭的危险；⑤监测运动医学的运动训练量。

【参考区间】

定性：阴性；定量：ELISA 法 50～85μg/L，RIA 法 6～85μg/L，>75μg/L 为临界值。

【临床意义】

1. 诊断 AMI 由于 Mb 分子量小，心肌细胞损伤后即可从受损的心肌细胞中释放，故在 AMI 发病后30 分钟至 2 小时即可升高，5～12 小时达到高峰，18～30 小时恢复正常，所以 Mb 可作为早期诊断 AMI 的指标，明显优于 CK - MB 和 LD。Mb 诊断 AMI 的灵敏度为 50%～59%，特异性为 77%～95%。另外，也可用 Mb 与碳酸酐酶同工酶Ⅲ（CAⅢ）的比值诊断 AMI。Mb/CAⅢ 比值于 AMI 发病后 2 小时增高，其灵敏度和特异性高于 CK 或 CK - MB，也是早期心肌损伤的指标之一。

2. 判断 AMI 病情　Mb 主要由肾脏排泄，AMI 患者血清中增高的 Mb 很快从肾脏清除，发病后一般 18 ~ 30 小时血清 Mb 即可恢复正常。如果此时 Mb 持续增高或反复波动，提示心肌梗死持续存在，或再次发生梗死以及梗死范围扩展等。

3. 其他　①骨骼肌损伤：急性肌肉损伤、肌病。②休克。③急性或慢性肾衰竭。

五、心脏型脂肪酸结合蛋白测定

脂肪酸结合蛋白（fatty acid binding protein，FABP）存在于多种组织中，所结合的蛋白是白蛋白，以心肌和骨骼肌中的含量最丰富。FABP 是细胞内脂肪酸载体蛋白，其在细胞内利用脂肪酸起重要作用。

【参考区间】

<5μg/L。

【临床意义】

1. 诊断 AMI　AMI 发病后 30 分钟至 3 小时，血浆 FABP 开始增高，12 ~ 24 小时内恢复正常，故 FABP 为 AMI 早期诊断指标之一。其灵敏度为 78%，明显高于 Mb 和 CK – MB。因此，FABP 对早期诊断 AMI 较 Mb、CK – MB 更有价值。

2. 其他　骨骼肌损伤、肾衰竭患者血浆 FABP 也可增高。

第二节　心力衰竭的检测指标

一、脑钠肽测定

脑钠肽（brain natriuretic peptide，BNP），又称 B 型利钠肽，主要存在于心室肌细胞中。正常时 BNP 在心肌细胞以前体（pro – BNP）形式存在，当心室压力增高，容积增大时，pro – BNP 分子水解成两个片段（活性形式的 BNP 和非活性形式的 NT – pro – BNP），从心肌细胞大量释放入血。

【参考区间】

1. 5 ~ 9pmol/L。

【临床意义】

1. 用于心力衰竭的诊断　BNP 检测可作为无症状性或早期心衰诊断的筛选指标。

2. 用于呼吸困难的鉴别　心源性呼吸困难，BNP 水平升高，肺源性呼吸困难不升高。

3. 心肌梗死后心功能的监测和预后判断的指标　AMI 发病早期（6 ~ 24 小时）BNP 水平即显著升高，1 周后达高峰，但此时临床不一定有心衰表现；BNP 水平还可以反映梗死面积和严重程度。

4. 用于左室肥厚、肥厚梗阻型心肌病和扩张型心肌病的判断　高血压左心室肥厚者，血 BNP 水平明显高于血压正常者，且 BNP 的升高与心肌肥厚程度有关，与血压升高程度无关。

5. 心力衰竭治疗监测、病情观察的指标　BNP 监测可减少心力衰竭的心血管意外的发生率。因 BNP 是对容积敏感的激素，半衰期短（18 ~ 22 分钟），可用于指导利尿药及血管扩张药物的临床应用。

二、N 端前脑钠肽的检测

N 端前脑钠肽（NT – pro – BNP）则通过肾小球滤过清除。因此，循环中 NT – pro – BNP 水平受肾脏影响较大。BNP 半衰期为 22 分钟，NT – pro – BNP 为 120 分钟。血中 BNP 和 NT – pro – BNP 是诊断心力衰竭较好的实验室指标。BNP 和 NT – pro – BNP 特点比较见表 18 – 2。

表 18 - 2　BNP 和 NT - pro - BNP 特点比较

特点	BNP	NT - pro - BNP
分析检测物	BNP (77 ~ 108aa)	NT - pro - BNP (1 ~ 76aa)
活性激素	是	否，非活性肽
来源	pro - BNP 裂解产生	pro - BNP 裂解产生
半衰期	20 分钟	120 分钟
清除方式	利钠肽清除受体	肾小球滤过
随年龄增长	+	+ + + +
慢性心力衰竭诊断 cut - off 值	100pg/L	年龄 <75 岁：125pg/L；年龄 ≥75 岁：450pg/L

【参考区间】

年龄 <75 岁：125pg/L；年龄 ≥75 岁：450pg/L。

【临床意义】

1. 用于心力衰竭的诊断　结合临床相关情况，NT - pro - BNP 在 2000ng/L 以上基本可以确定心力衰竭；在 400ng/L 以下基本可排除心力衰竭；400 ~ 2000ng/L 之间不能排除心力衰竭，需综合其他检测结果鉴别诊断。

2. 作为心力衰竭治疗监测、病情观察的指标　抗心衰药物治疗有效时可降低 NT - pro - BNP 水平，如治疗后不降反升，且升高幅度较大，提示患者预后不良。

三、非对称二甲基精氨酸的检测

不对称二甲基精氨酸（asymmetric dimethylarginine，ADMA）是精氨酸甲基化衍生物，由甲基化蛋白生理降解而成。ADMA 被认为对心力衰竭患者和危重患者的病情进展及死亡率有预知能力。此外，输入 ADMA 会使冠状动脉松弛受损，诱发心肌重构，心功能下降，并导致心肌缺血。

【临床意义】

ADMA 升高可见于动脉粥样硬化性血管疾病、心力衰竭、心肌缺血等情况。

⊕ 知识链接

目前，心血管疾病已成为世界范围内致人死亡的头号病因，严重威胁人类的生命健康。常用的心肌损伤标志物有肌酸激酶及其同工酶、乳酸脱氢酶及其同工酶、肌钙蛋白、肌红蛋白等。除上述标志物外，有学者探索了心脏型脂肪酸结合蛋白（H - FABP）和肽素、半胱氨酸丰富血管生成诱导因子 16 等新型标志物。以上新型标志物大多联合肌钙蛋白和（或）脑钠肽在 AMI 和心衰的诊断和预后方面具有重要临床意义。

目标检测

答案解析

一、选择题

1. 下列为应用最广泛的心肌损伤指标的是 （　　）

A. CK、CK – MB	B. cTnT	C. cTnI
D. Mb	E. cTnT 、cTnI	

2. 可用于诊断不稳定性心绞痛的指标是（ ）

A. CK	B. CK – MB	C. AST
D. CTn	E. Mb	

3. AMI 发生时，cTn 在血中开始升高的时间是（ ）

A. 2～4h	B. 4～8h	C. 6～18h
D. 8～12h	E. 12～24h	

4. 发生 AMI 后，最早的可测标志物是（ ）

A. AST	B. CK	C. CK – MB
D. CTnT	E. Mb	

5. 正常成人心脏组织 LD 同工酶含量为（ ）

A. $LD_1 > LD_2 > LD_3 > LD_4 > LD_5$

B. $LD_2 > LD_1 > LD_3 > LD_4 > LD_5$

C. $LD_4 > LD_1 > LD_2 > LD_3 > LD_5$

D. $LD_5 > LD_2 > LD_1 > LD_3 > LD_4$

E. $LD_3 > LD_1 > LD_2 > LD_4 > LD_5$

二、简答题

1. 急性心肌损伤的主要标志物有哪些？

2. CK – MB 升高的临床意义是什么？

3. AMI 溶栓治疗效果判断实验室常用指标有哪些？

4. LD 同工酶的临床意义是什么？

5. 肌红蛋白、肌钙蛋白测定的临床意义是什么？

（王雅杰　韩　莹）

书网融合……

本章小结　　　　微课　　　　题库

第十九章 其他临床常用生物化学检测

PPT

📖 **学习目标**

1. **掌握** 血液葡萄糖、口服葡萄糖耐量试验、糖化血红蛋白的检测及临床意义；糖尿病诊断依据；胆固醇、甘油三酯、高密度脂蛋白胆固醇、低密度脂蛋白胆固醇测定的临床意义；钾、钠、氯检测的临床意义；血气分析主要指标 pH、PCO_2、PO_2 检测的临床意义；骨矿物质检测的临床意义。

2. **熟悉** 口服葡萄糖耐量试验的方法、步骤；胰岛素、C 肽测定的临床意义；实验室检测指标在糖尿病筛查、诊断、疗效评估及并发症的鉴别诊断中的应用；载脂蛋白 A I、载脂蛋白 B 和 LP（α）测定的临床意义；常用血气分析指标的参考范围；骨代谢调节激素，甲状旁腺素、降钙素及活性维生素 D_3 等检测的临床意义。

3. **了解** 血糖的来源及去路；胰岛素释放试验、C 肽释放试验、糖化清蛋白测定的临床意义；磷、铁代谢检测的临床意义；骨代谢标志物检测的临床意义；常见骨代谢紊乱的检测及临床意义。

4. 学会阅读和分析血糖及其代谢产物、脂质和脂蛋白、电解质与酸碱平衡、血清铁及其代谢物、骨代谢标志等指标的检验报告，具备诊断糖尿病、脂质代谢紊乱、电解质紊乱、酸碱平衡失调和骨代谢异常的能力。

第一节 糖尿病及糖代谢紊乱的检测 🎬微课

→ **案例引导**

案例 患者，女，27 岁。I 型糖尿病病史，半昏迷状态急诊入院。腹泻、呕吐 48 小时，因神志不清未能准确使用胰岛素，未进食。体格检查：意识不清，体温 36.9℃，心率 100 次/分，呼吸 30 次/分，血压 95/50mmHg，呼吸深且呈叹息样，带有酮臭味。皮肤无弹性、口唇干燥。肺上界有啰音，心脏及腹部未见明显异常。足底反射为阴性，无其他异常神经系统定位体征。

实验室检查：血常规：白细胞计数 11.2×10^9/L、血红蛋白 146g/L；尿常规：尿葡萄糖（++++）、尿酮体（++）、尿化学其他检查正常；生化检查：血清葡萄糖 32mmol/L、血清钠 120mmol/L、血清钾 5.9mmol/L、血清尿素 26mmol/L、血清肌酐 243μmol/L；血气分析：动脉血 pH 7.010、动脉血二氧化碳总量为 4.2mmol/L。

讨论 1. 结合临床表现，该患者应考虑为何种诊断？

2. 试述患者低钠血症的原因。

一、概述

临床上所称的血糖（blood glucose）一般是特指血液中的葡萄糖。在正常情况下，空腹血糖的浓度维持在 3.89~6.11mmol/L 范围内。血液中除葡萄糖外，还含有果糖、半乳糖、甘露糖、乳糖、蔗糖等。

体内各组织细胞活动所需的能量大部分来自葡萄糖，所以血糖必须保持一定的水平才能维持体内各器官和组织的需要。血糖浓度的稳定取决于血液中葡萄糖的来源与去路之间的平衡。若这种平衡被打破，将会导致血糖浓度的异常升高或降低，从而表现出高血糖症（hyperglycemia）或低血糖症（hypoglycemia）。

（一）血糖的来源及去路

血糖的来源主要受到机体是否进食的影响，而机体对血糖的利用情况则决定血糖的去路。

1. 血糖的来源　血糖主要来源有以下几种。

（1）食物中的糖类　食物中的糖类主要是淀粉和糖原等多糖，另外包括一些双糖及单糖。多糖及双糖都必须经过酶的催化水解成单糖才能被吸收。糖类物质经机体胃肠道消化，以单糖的形式被吸收，经门静脉入肝，约 60% 被肝细胞摄取，其余进入体循环。这是血糖的主要来源。

（2）肝贮存的糖原分解　机体在饥饿状态下，肝脏贮存的糖原经葡萄糖 -6 -磷酸酶分解成葡萄糖后入血。这是空腹时血糖的直接来源。

（3）糖异生作用　肝脏可将甘油、某些有机酸及生糖氨基酸为主的非糖物质，通过糖异生作用转变成葡萄糖，以补充血糖水平。

（4）单糖的转化　肝脏可将从饮食中摄取的其他己糖如半乳糖、果糖等转变为葡萄糖。

2. 血糖的去路　血糖的去路主要是组织细胞对葡萄糖的摄取和利用，包括以下途径。

（1）氧化供能　葡萄糖在各组织细胞中，通过有氧氧化和无氧酵解产生 ATP。这是血糖的主要去路。

（2）合成糖原　餐后肝脏、肌肉等组织可将葡萄糖合成糖原，糖原是糖的贮存形式。

（3）转化为非糖物质　当摄取超过需要时，血糖将转化成甘油、脂肪酸以合成脂肪，还可转化为非必需氨基酸以合成蛋白质。

（4）转化为其他糖及糖类衍生物　如核糖、脱氧核糖、氨基多糖、糖醛酸等。

（二）血糖浓度的调节

血糖浓度能维持在相对稳定水平是由于机体存在一套高效的调节机制，精细地控制着血糖的来源及去路，使之处于平衡状态。在动态平衡的调节中，神经、肝脏、内分泌因素及某些体液调节因子起着重要作用。激素和体液调节因子对血糖的调节作用是最直接、最精细的，也被认为是起决定性作用的。

1. 胰岛素　胰岛素（insulin）是调节血糖最重要的激素。它是由胰腺的胰岛 B 细胞分泌的多肽。在胰岛 B 细胞粗面内质网的核糖体上，合成由 105 个氨基酸残基构成的前胰岛素原。前胰岛素原经过蛋白水解作用除去其前肽，生成 86 个氨基酸组成的胰岛素原。胰岛素原随细胞浆中的微泡进入高尔基体，经蛋白水解酶的作用，断链生成 C 肽，同时生成等量的胰岛素，分泌到 B 细胞外，进入血液循环中。未经过蛋白酶水解的胰岛素原，一小部分随着胰岛素进入血液循环，而胰岛素原的生物活性仅有胰岛素的5%。胰岛 B 细胞中储备胰岛素约 200U，每天分泌约 40U。空腹时，血浆胰岛素浓度是 5~15μU/ml；进餐后血浆胰岛素水平可增加 5~10 倍。

胰岛素对降血糖有很强的调节作用。如果其调节作用下降，将导致胰岛素抵抗（insulin resistance，IR）。胰岛素抵抗是指单位浓度的胰岛素细胞效应减弱，即胰岛素作用的靶细胞（肝细胞、肌肉细胞和脂肪细胞等）对胰岛素敏感性下降的现象。在 IR 状态下，机体为维持血糖水平稳定，胰岛 β 细胞不得不代偿性分泌更多胰岛素，导致高胰岛素血症（hyperinsulinemia）。目前认为 IR 是 2 型糖尿病和肥胖等多种代谢性疾病发生的主要原因。

2. 胰高血糖素　胰高血糖素（glucagon）是胰岛 α 细胞分泌的一种多肽激素，主要通过肝脏增加糖原分解和糖异生作用升高血糖浓度。胰高血糖素是升高血糖最重要的激素。

3. 肾上腺素 肾上腺素（epinephrine）是由肾上腺髓质分泌的一种儿茶酚胺类激素，通过刺激肝糖原和肌糖原的分解而升高血糖。肾上腺素还可刺激胰高血糖素的分泌，抑制胰岛素的分泌。肾上腺素在胰高血糖素分泌受损时（如 1 型糖尿病患者）是上调血糖水平的关键激素。运动或应激可促进肾上腺素分泌，升高血糖为机体提供能量。肾上腺髓质肿瘤可分泌过量的肾上腺素。

4. 生长激素 生长激素（growth hormone）是由垂体分泌的一种多肽激素，能促进糖异生作用和脂肪分解，具有升高血糖作用，被认为是胰岛素的拮抗激素。

5. 皮质醇 皮质醇（cortisol）是在促肾上腺皮质激素刺激下由肾上腺皮质分泌的激素，可促进糖异生作用，促进蛋白质和脂肪分解。肾上腺皮质功能亢进患者因肾上腺皮质的增生或肿瘤，血浆皮质醇浓度升高，可致高血糖症。肾上腺皮质功能减退患者因肾上腺皮质的萎缩或破坏，皮质醇分泌减少，可致低血糖症。

6. 甲状腺素 甲状腺素（thyroxine）是由甲状腺分泌的激素。它主要通过促进糖原分解而升高血糖。它还能促进胃肠蠕动和增加糖在肠道内的吸收率。甲状腺功能亢进症患者葡萄糖耐量降低。

7. 生长抑素 生长抑素（somatostatin）又称生长激素抑制激素，是由胰岛 D 细胞、胃肠道和下丘脑分泌的多肽激素。它主要通过抑制生长激素的释放，调节胰高血糖素和胰岛素的分泌而对血糖起调节作用。

8. 葡萄糖转运因子 葡萄糖是极性分子，它不能直接通过细胞膜，必须通过葡萄糖转运因子（glucose transporters，GLUTs）的作用才能进入细胞内。葡萄糖转运因子是一类协助葡萄糖从高浓度区跨膜转运到低浓度区的蛋白因子，包括 GLUT-1、GLUT-2、GLUT-3、GLUT-4、GLUT-5 等，其中 GLUT-2 和 GLUT-4 尤其重要。GLUT-2 是胰岛 B 细胞膜上的转运蛋白，血糖浓度升高促进 GLUT-2 对葡萄糖的转运，进一步刺激胰岛素释放。GLUT-4 主要在脂肪细胞和肌细胞上表达，胰岛素刺激其在脂肪细胞和肌细胞上高表达，促进葡萄糖分子的转运过程。GLUT-2 和 GLUT-4 分子的研究对糖尿病的胰岛素释放障碍和胰岛素抵抗有重要意义。

9. 胰岛素样生长因子 胰岛素样生长因子（insulin-like growth factors，IGF）是一类结构和功能类似胰岛素的多肽激素，主要包括 IGF-1 和 IGF-2。IGF-1 又称生长调节素 C（somatomedin C），是细胞生长和分化的主要调节因子之一，在肝合成，其过程受生长激素的调控。IGF-1 有降低血糖的作用。

二、糖尿病及糖代谢紊乱的主要指标

（一）血糖测定

血糖临床上通常是指血液中的葡萄糖浓度。机体血糖浓度能维持在相对稳定的范围，受肝脏、神经及内分泌激素的调节，当调节过程中任何环节发生障碍，机体可能出现一系列相关的病理改变和临床症状，血糖将增高或降低。血液葡萄糖检测目前广泛使用酶法测定其含量，特异性强，可排除血液中其他物质的干扰，测定结果准确。临床上常用的酶法包括葡萄糖氧化酶法和己糖激酶法。

【标本采集】

空腹 8~12 小时，静脉采血 2ml，抗凝或不抗凝。空腹血糖即不摄入含热量食物后 8~12 小时检测的血液葡萄糖浓度。

【参考区间】

健康成年人空腹血浆（血清）葡萄糖（酶法）：3.9~6.1mmol/L。

【临床意义】

1. 增高 引起血糖升高的原因甚多，有病理性，也有生理性因素。

（1）生理性血糖升高 见于饱食后 1～2 小时及剧烈运动后或情绪紧张等。

（2）病理性血糖升高 常见于下列情况：①糖尿病：如 1 型糖尿病、2 型糖尿病及其他类型糖尿病。②内分泌疾病：如甲状腺功能亢进症、巨人症、肢端肥大症、肾上腺皮质功能亢进症、嗜铬细胞瘤、胰高血糖素瘤等。③应激性高血糖：如心肌梗死、颅内高压症、颅脑外伤或出血、中枢神经系统感染及缺氧窒息等。④肝源性血糖升高：如严重的肝脏病变，导致肝脏功能障碍，使葡萄糖不能转化为肝糖原贮存，进而出现餐后血糖升高；肝硬化患者常有血糖升高，也可能与生长激素及胰高血糖素升高有关。⑤胰腺病变：如胰腺炎、胰腺癌、胰外伤、胰大部切除等。⑥其他病理性升高：如妊娠呕吐、全身麻醉、脱水等。⑦医源性因素：如大量服用激素、使用噻嗪类利尿药、口服避孕药等。

2. 降低 血糖低于 3.9mmol/L 即为血糖降低。

（1）生理性低血糖 如饥饿、剧烈运动等。

（2）病理性低血糖 常见于下列情况：①胰岛素分泌过多：如胰岛 B 细胞增生或肿瘤、胰岛素瘤、口服降糖药等；②拮抗胰岛素的激素分泌不足：如肾上腺皮质或腺垂体功能减退症、甲状腺功能低下症等；③肝糖原贮存缺乏：如重型肝炎、肝硬化、肝癌等严重肝脏疾病；④其他：如长期营养不良、长时间不能进食、急性酒精中毒等。

（二）口服葡萄糖耐量试验

正常人口服一定量葡萄糖后，血糖浓度暂时升高，由于刺激胰岛素的分泌增多，促使大量葡萄糖合成肝糖原加以贮存，在短时间内血糖即可降至空腹水平，此现象称为耐糖现象。当内分泌失调等因素引起糖代谢紊乱时，口服一定量的葡萄糖后，血糖急剧升高（可明显升高或升高不明显），但在短时间内血糖不能降至原有水平，此现象称为糖耐量异常（impaired glucose tolerance，IGT）或糖耐量减低。糖耐量试验检测人体葡萄糖代谢状况，它比空腹血糖敏感，主要用于诊断症状不明显或空腹血糖升高不明显的可疑糖尿病。

口服葡萄糖耐量试验（oral glucose tolerance test，OGTT）是检查体内血糖调节机制的一种方法，临床上用于症状不明显的轻型糖尿病的诊断。OGTT 应严格按 WHO 推荐的方法进行。

【标本采集】

试验前 3 天，受试者每日食物中糖含量不低于 150g，且维持正常活动，影响试验的药物也应在 3 天前停用。对非妊娠成人，推荐葡萄糖负载量为 75g，妊娠妇女为 100g，对于儿童，按 1.75g/kg 体重计算，总量不超过 75g。一般将葡萄糖溶解于 300ml 水中。试验前空腹 10～16 小时，首先抽血、留尿测定空腹血糖、尿糖。将葡萄糖溶液于 5 分钟内口服完，喝第一口开始计时，之后分别在 30 分钟、1 小时、2 小时、3 小时抽取静脉血 2ml，在每次抽血后留取尿标本同时送检，检测血糖浓度和尿糖结果。以时间为横坐标，血糖浓度为纵坐标，可绘制 OGTT 曲线。如图 19 - 1 所示。

注意：空腹血糖明显高于正常者，不能作口服葡萄糖耐量试验，可改服高碳水化合物，如 100g 馒头代替葡萄糖。在作试验前 8 小时禁止吸烟、饮酒及咖啡，口渴时可以饮水，试验过程中注意休息，避免剧烈活动及精神紧张。

禁忌：空腹血糖达 21.0mmol/L 以上者，不可作口服葡萄糖耐量试验。

【参考区间】

健康成年人 OGTT：空腹 3.9～6.1mmol/L，2 小时血糖 <7.8mmol/L；服糖后 30 分钟～1 小时升高达峰值，一般在 7.8～9.0mmol/L，应 <11.1 mmol/L；服糖后 3 小时血糖恢复至空腹血糖水平。同时测定的各次尿糖均为阴性。

【临床意义】

1. 糖尿病诊断的依据 单纯采用血糖检测诊断糖尿病将漏诊约 30% 的患者，因此，负荷后的血糖

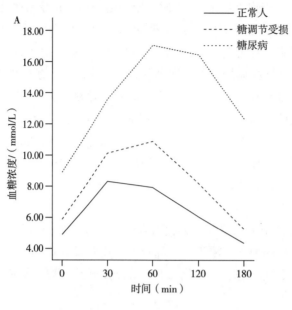

图 19 – 1　OGTT 曲线

检测也临床上糖尿病诊断的依据之一。临床上，有以下条件者之一者，可诊断糖尿病。①具有糖尿病症状，两次空腹血糖均≥7.0mmol/L；②OGTT 高峰值≥11.1mmol/L，或者 2 小时血糖≥11.1mmol/L；③具有糖尿病症状，随机血糖≥11.1mmol/L，且伴尿糖阳性时可确诊为糖尿病。

2. 糖代谢紊乱阶段的指示　糖代谢紊乱的发生是一个动态变化的过程，可分为不同阶段，通过 OGTT 可监测糖代谢是处于正常、糖尿病前期或是糖尿病。①正常糖耐量：2 小时血糖 <7.8mmol/L。②糖耐量异常：2 小时血糖≥7.8mmol/L，但 <11.1mmol/L。凡峰值过高或恢复正常水平迟缓均为糖耐量降低；无症状糖尿病患者空腹血糖正常或稍高，口服葡萄糖后血糖急剧升高，常超过 11.1mmol/L，且高峰提前，2 小时后不能降至正常水平，呈糖耐量减低现象。某些内分泌病，如甲状腺功能亢进症、腺垂体或肾上腺皮质功能亢进症及慢性胰腺炎患者，常显示糖耐量减低，尿糖阳性。③糖尿病：2 小时血糖≥11.1 mmol/L。④肝源性低血糖：严重肝损伤患者空腹血糖常低于正常，口服葡萄糖后血糖高峰提前出现且超过正常，2 小时后又低于空腹水平，服糖后尿糖亦为阳性。⑤胰岛 B 细胞瘤：患者空腹血糖降低，服糖后血糖上升不明显，2 小时后仍处于低水平，耐量曲线呈低平状态，显示糖耐量增高。⑥功能性低血糖：患者空腹血糖正常，服糖后血糖高峰亦在正常范围，但服糖后 2 ~ 3 小时可发生低血糖反应。

（三）胰岛素测定和胰岛素释放试验

胰岛素（insulin）是由胰岛 B 细胞合成并释放入血液，每日分泌总量 40 ~ 50U（1.6 ~ 2mg），是机体内唯一能降低血糖的激素。胰岛素测定可检查胰腺功能，并可作为糖尿病分型及低血糖原因分析的诊断指标。在进行 OGTT 的同时，分别于空腹和口服葡萄糖后 30 分钟、1 小时、2 小时、3 小时抽取静脉血 2ml，检测血清胰岛素浓度的变化，称为胰岛素释放试验。以此了解胰岛 B 细胞基础功能状态和储备功能，间接了解血糖控制情况。

【参考区间】

①空腹胰岛素 5 ~ 20mU/L。②释放试验：口服葡萄糖后胰岛素高峰在 30 分钟 ~ 1 小时，峰值是空腹胰岛素的 5 ~ 10 倍；2 小时胰岛素 <30mU/L；3 小时后达到空腹水平。

【临床意义】

1. 胰岛素　胰岛素水平升高常见于 2 型糖尿病早期或中期、胰岛 B 细胞瘤、腺垂体功能减退征、甲状腺功能减退征等；妊娠妇女、应激状态下患者胰岛素水平也可升高。

胰岛素水平下降常见于 1 型糖尿病、2 型糖尿病晚期、胰腺炎、胰腺外伤等患者，也可见于服用噻嗪类药物、β 受体阻滞剂的患者。

2. 胰岛素释放试验　用于糖尿病分型诊断及与低血糖症的鉴别：1 型糖尿病患者口服葡萄糖后胰岛素释放曲线低平；2 型糖尿病患者胰岛素呈延迟释放反应；胰岛 B 细胞瘤患者常出现胰岛素释放曲线呈高水平。

（四）血清 C 肽测定

胰岛首先分泌前胰岛素原，其无活性，在特殊酶作用下，很快将前胰岛素原酶切去信号肽，生成胰岛素原，贮存于高尔基体的分泌小泡内，最后被蛋白水解酶水解成有活性的胰岛素和无活性的 C 肽。因 C 肽测定不易受血中外源性胰岛素及抗胰岛素抗体的干扰，所以检测空腹 C 肽、C 肽释放试验更能准确地反映 B 细胞的分泌功能和贮备能力，并间接反映患者自身产生胰岛素的量。适用于已用胰岛素治疗过的患者作检测，有助于糖尿病的分型和不同类型糖尿病治疗方案的选择。

【参考区间】

①空腹 C 肽：0.3 ~ 1.3 nmol/L。②C 肽释放试验：口服葡萄糖后 30 分钟 ~ 1 小时出现高峰，峰值是空腹 C 肽的 5 ~ 6 倍，口服葡萄糖后 3 小时降至空腹水平。

【临床意义】

C 肽测定常作为糖尿病的分型诊断，其意义与胰岛素测定一样，由于 C 肽稳定，其测定可以更真实地反映胰岛素的实际水平，指导临床上胰岛素用量的调整。

1. C 肽水平增高　常见于胰岛 B 细胞瘤、肥胖、服用糖皮质激素、高胰岛素血症、胰岛素自身免疫性疾病、肾功能不全等。胰岛 B 细胞瘤空腹 C 肽升高，C 肽释放试验呈高水平曲线。C 肽主要经肝脏或肾脏灭活及排泄，当肝、肾功能衰竭或排泄受阻时，其浓度可升高。

2. C 肽水平减低　常见于糖尿病。①C 肽释放试验对糖尿病的分型诊断有重要价值，1 型糖尿病患者空腹 C 肽降低，口服葡萄糖后仍很低，呈低平曲线；2 型糖尿病患者空腹 C 肽水平可正常、稍低或稍高，口服葡萄糖后曲线呈延迟释放。②糖尿病前期及亚临床型患者 C 肽分泌降低或释放迟缓，有助于早期诊断。③外源性胰岛素所致的低血糖，C 肽水平不升高，而胰岛素增高，提示胰岛素使用过量等。

（五）糖化血红蛋白测定

成人血红蛋白（Hb）由 HbA（97%）、HbA$_2$（2.5%）、HbF（0.5%）组成。HbA 由两条 α 链和两条 β 链组成。1968 年，Samuel Rahbar 首先发现糖尿病患者的红细胞中存在异常的血红蛋白，在用层析法对 HbA 分析时，有几种微量血红蛋白成分，即 HbA$_1$a、HbA$_1$b、HbA$_1$c。HbA$_1$a 又包括 HbA$_1$a$_1$ 和 HbA$_1$a$_2$。HbA$_1$ 即通常所说的糖化血红蛋白（glycosylated hemoglobin，GHb），HbA$_1$a$_1$ 和 HbA$_1$a$_2$、HbA$_1$b、HbA$_1$c 分别是 1，6-二磷酸果糖和 6-磷酸葡萄糖、丙酮酸、葡萄糖糖化 HbA 的产物。其中仅 HbA$_1$c 是葡萄糖糖化血红蛋白的产物，约占 GHb 的 80%，且浓度相对稳定。HbA$_1$c 是血红蛋白合成后，其 β 链末端缬氨酸残基与葡萄糖进行缩合反应形成酮氨化合物，是最常检测的部分。为简便实用，临床上常以 HbA$_1$c 代表总的糖化血红蛋白水平。GHb 的测定常用离子交换层析法、免疫法和电泳法；HbA$_1$c 的测定常用高效液相色谱法和免疫学方法。

【参考区间】

健康成年人 HbA$_1$c，IFCC 计算方案：2.8% ~ 3.8%；DCCT/NGSP 计算方案：4.8% ~ 6.0%。

【临床意义】

1. 糖尿病患者血糖水平的监控指标　糖化血红蛋白是血中葡萄糖和红细胞的血红蛋白相结合的产

物，它和血中葡萄糖的水平成正比关系，它反映过去 6~8 周体内血糖的平均水平。HbA_1c 存在于糖尿病和其他高血糖患者的血液中，由于糖化血红蛋白的糖化过程缓慢且相对不可逆，故对高血糖患者，特别是血糖与尿糖波动较大患者的治疗监测有重要意义。对于胰岛素治疗的糖尿病患者，应将 HbA_1c 作为常规检测指标，至少每 3 个月检测 1 次。对经治疗后血糖控制稳定的糖尿病患者，至少每 6 个月检测 1 次 HbA_1c。

2. 对糖尿病诊断的意义 2010 年，美国糖尿病协会（ADA）在其修订的《糖尿病治疗指南》中首次将 HbA_1c 作为新的糖尿病诊断指标，诊断标准定为 ≥6.5%。但对于孕妇或有贫血等血红蛋白异常的患者，不主张用 HbA_1c 作为诊断指标。为达到理想的糖尿病控制，ADA 推荐大多数糖尿病患者的目标 HbA_1c 水平 ≤7.0%，以有效预防糖尿病相关严重并发症，如肾脏病变、神经病变、视网膜病变和牙龈病变。在有严格质量控制的实验室，采用标准化检测方法测定 HbA_1c 下，《中国 2 型糖尿病防治指南（2020 版）》也将 HbA_1c ≥6.5% 作为糖尿病的诊断指标之一。

3. 对于高血糖的鉴别诊断 HbA_1c 检测对于鉴别糖尿病性高血糖和应激性高血糖有价值，糖尿病性高血糖通常 HbA_1c 水平增高，而应激性高血糖则 HbA_1c 水平正常。

（六）果糖胺测定

在体内，葡萄糖除了与血红蛋白结合外，还可通过非酶促糖基化反应与其他蛋白（如血清蛋白、膜蛋白、晶状体）结合形成酮胺化合物。果糖胺（fructosamine）是血浆蛋白酮胺的统称。但由于白蛋白是血清蛋白中最丰富的成分，故认为测定果糖胺主要是测定糖化白蛋白（glycocylated serum protein, GSP）。果糖胺的测定方法有高效液相色谱法、亲和层析法和分光光度法。

【参考区间】

2.1~2.8mmol/L（分光光度法）。

【临床意义】

该项指标不受血糖近期波动的影响，可反映患者过去 2~3 周平均血糖水平，是糖尿病诊断和近期控制水平的监测指标。由于白蛋白的合成比血红蛋白快（白蛋白半寿期为 15~19 天），所以糖化白蛋白的浓度反映的是近 2~3 周的血糖情况。果糖胺应与糖化血红蛋白结合应用，不能互相替代使用。当患者有血红蛋白变异体 HbS 或 HbC 等时，红细胞寿命缩短，此时检测糖化血红蛋白的意义不大，而检测果糖胺更有价值。但白蛋白浓度和半寿期发生明显变化时会对糖化白蛋白产生很大的影响，因此肾病综合征、肝硬化、急性时相反应之后的患者，不宜采用果糖胺作为血糖的监测指标。

第二节 脂质代谢紊乱的检测

一、概述

脂类代谢紊乱及其相关的酶、受体和基因变异或突变所致的代谢障碍综合性疾病，涉及人体许多器官和组织，从而出现一系列临床症状，如血管的动脉粥样硬化、肝功能障碍、内分泌失调、神经功能紊乱等，其中尤以动脉粥样硬化性心脑血管疾病最为严重而又常见。血浆脂质简称血脂，包括甘油三酯（triglyceride, TG）、总胆固醇（total cholesterol, TC）、磷脂（phospholipid, PL）和游离脂肪酸（free fatty acid, FFA）等；TC 是游离胆固醇（free cholesterol, FC）和胆固醇酯（cholesterol ester, CE）的总和。血浆脂质以脂蛋白和乳糜微粒的形式存在于血液中。

二、脂蛋白和脂质代谢紊乱的主要指标

（一）血清总胆固醇测定

血清胆固醇（cholesterol，CHOL）来源于食物和肝脏自身合成。TC 是指血液中各脂蛋白所含胆固醇之总和。胆固醇在血清中有两种形式，一种是以酯化形式存在的，称胆固醇酯（CE），占 60% ~ 70%；另一种为游离胆固醇（FC），占 30% ~ 40%，二者合称总胆固醇，是血脂的主要组成部分，两种类型的比例在健康个体或个体之间是恒定的。FC 在卵磷脂胆固醇酯酰基转移酶（lecithin – cholesterol acyl transferase，LCAT）作用下形成胆固醇酯。血清中总胆固醇的浓度可作为脂类代谢的指标，而脂代谢又常与糖及激素的代谢密切相关，故其他物质代谢异常时亦可影响血清总胆固醇的浓度。

【参考区间】

合适范围：<5.18 mmol/L；边缘升高：5.18 ~ 6.19mmol/L；升高：>6.22mmol/L。

【临床意义】

生理性因素使正常人随年龄的增长，血中总胆固醇的含量也随之增高，但 70 岁以后的老人有下降趋势。青年女子低于青年男子，但女子在绝经期后超过同龄男子的水平。长期高蛋白、高胆固醇及高脂肪（含饱和脂肪酸）饮食，均可使血清胆固醇上升。不同国家与种族间也有差异。此外，脑力劳动、精神紧张均可影响，使之升高。

病理性升高多见于：①甲状腺功能减退、动脉硬化、冠状动脉粥样硬化性心脏病及高脂血症等；②糖尿病患者，特别是并发糖尿病昏迷时几乎都有总胆固醇升高；③慢性肾炎肾病期、肾病综合征及类脂性肾病等；④胆总管阻塞（如结石、肿瘤）时，总胆固醇增高且伴有黄疸，但胆固醇酯与总胆固醇的比值仍正常；⑤长期高脂饮食、精神紧张或妊娠期，总胆固醇也可升高。

病理性降低见于肝硬化、急性肝坏死、甲状腺功能亢进、贫血及营养不良等。

（二）血清甘油三酯测定

甘油三酯（triglyceride，TG）是血脂的主要组成部分，它构成的脂肪组织是机体能量的贮存形式。肝脏、脂肪组织及小肠是合成甘油三酯的主要场所，以肝脏合成能力最强。甘油三酯直接参与胆固醇酯的形成，能使血液凝固性增强，抑制纤维蛋白溶解。故甘油三酯增高与血栓形成、冠状动脉粥样硬化有密切关系，是促成冠心病、脑血管疾病的重要因素之一。

【参考区间】

合适范围：<1.70mmol/L；边缘升高：1.70 ~ 2.25mmol/L；升高：≥2.26mmol/L。

【临床意义】

生理性因素如生活条件和饮食方式、年龄、性别等影响较大。正常情况下，早晨空腹脂肪餐（脂肪 1g/kg 体重）后，在 2 ~ 4 小时内血清浑浊程度及甘油三酯含量达到高峰，8 小时后基本恢复至空腹水平。生理情况下，随年龄的增长而有上升趋势，体重超过标准者也往往偏高。

病理性升高见于家族性脂质代谢紊乱、肾病综合征、动脉粥样硬化、垂体或甲状腺功能低下、糖尿病及肥胖症。重度升高（≥5.63mmol/L）时，常可伴发急性胰腺炎。

病理性降低见于肝硬化、急性肝坏死、甲状腺功能亢进、吸收不良综合征、肿瘤晚期等。低 TG 血症指 TG <0.56mmol/L，见于原发性无 β – 脂蛋白血症和低 β – 脂蛋白血症，为遗传性疾病。

（三）血清脂蛋白测定

血清中 CHOL 和 TG 等大部分脂质必须与特殊蛋白质和磷脂等形成亲水性大分子才能在血液中运输，

这种亲水性的大分子被称为脂蛋白（lipoprotein，LP）。目前常用测定血清脂蛋白的方法有超速离心分离纯化法、电泳分离法、血浆静置实验和血清脂蛋白 CHOL 测定法。

因为脂蛋白中的 CHOL 含量较为稳定，目前临床上大都以测定 LP 中 CHOL 含量的方法作为 LP 的定量依据，将之分为高密度脂蛋白胆固醇（high density lipoprotein cholesterol，HDL－C）、低密度脂蛋白胆固醇（low density lipoprotein cholesterol，LDL－C）、极低密度脂蛋白胆固醇（very low density lipoprotein cholesterol，VLDL－C）。电泳法可将脂蛋白分为 α－脂蛋白、前 β－脂蛋白、β－脂蛋白、乳糜微粒。对于脂蛋白（a）[lipoprotein small a，LP（a）]，除了免疫法外，也可用电泳法测定血清 LP（a）中 CHOL [LP(a)－C]。

1. 高密度脂蛋白胆固醇测定　高密度脂蛋白是血清中颗粒最小，密度最大的一组 LP，被认为具有抗动脉粥样硬化的作用。大量的流行病资料表明，血清 HDL－C 水平与冠心病发病呈负相关，因而 HDL－C 被称为"好的 CHOL"。

【参考区间】

合适范围：>1.04mmol/L；升高：>2.07mmol/L；降低：≤0.91mmol/L。

【临床意义】

HDL－C 被认为是一种抗动脉粥样硬化的脂蛋白，是冠心病的保护因素。HDL－C 含量与动脉管腔狭窄程度呈显著的负相关。在估计心血管的危险因子中 HDL－C 的临床意义与总胆固醇和甘油三酯比较更有价值。

HDL－C 升高可见于慢性肝炎、原发性胆汁性肝硬化等。HDL－C 降低常见于动脉粥样硬化、急性感染、糖尿病、慢性肾炎或肾病综合征，以及应用雄激素等药物。

2. 低密度脂蛋白胆固醇测定　低密度脂蛋白是动脉粥样硬化的危险性因素之一。低密度脂蛋白经过化学修饰后，其中的 apoB－100 变性，通过清道夫受体被吞噬细胞摄取，形成泡沫细胞并停留在血管壁内，导致大量胆固醇沉积，促使动脉壁形成动脉粥样硬化斑块，故低密度脂蛋白为致动脉粥样硬化的因子。临床上以 LDL－C 的含量来反映低密度脂蛋白水平。

【参考区间】

合适范围：<3.37mmol/L；边缘升高：3.37～4.12mmol/L；升高：>4.14mmol/L。

美国国家胆固醇教育成人治疗组（NCEP ATPⅢ）明确要求，高脂血症患者 LDL－C 的治疗目标为 2.6mmol/L 以下。

【临床意义】

LDL－C 水平与缺血性心血管病发生相对危险及绝对危险上升趋势及程度与 TC 相似。

LDL－C 水平增高见于高脂血症。血脂水平高于正常值上限即为高脂血症。由于血脂在血中以脂蛋白的形式存在和运输，故高脂血症也是高脂蛋白血症（hyperlipoproteinemia）。高脂蛋白血症的病因可分为原发性和继发性两种。原发性是指原因不明的高脂蛋白血症，目前已证明多数为参与脂蛋白代谢的关键酶不足，并有脂蛋白受体的遗传性缺陷。继发性是指继发于其他疾病的高脂蛋白血症，常继发于糖尿病、慢性肾炎或肾病综合征、动脉粥样硬化、冠状动脉粥样硬化性心脏病、甲状腺功能减退、阻塞性黄疸及某些肝脏疾病（如慢性肝炎、脂肪肝）等。长期高脂饮食亦可使血清脂蛋白升高。

3. 脂蛋白（a）测定　LP（a）是密度介于 HDL 和 LDL 之间，并与两者重叠的一种特殊的 LP。目前尚无公认的血清 LP（a）测定的参考方法，临床上常用的方法是免疫透射比浊法。

【参考区间】

健康成人血清 LP（a）<300mg/L。

【临床意义】

生理性因素上，同一个体的 LP（a）水平相当恒定，不同个体间差异较大。LP（a）水平主要由遗传因素决定，基本不受性别、年龄、饮食和环境影响；也有报道女子在绝经期后有上升趋势。不同国家与种族间也有差异，黑种人水平明显高于白种人和黄种人。LP（a）在肝脏合成，是一种与纤溶酶原有显著同源性的富含胆固醇的脂蛋白，是心血管疾病的独立危险因素。它不仅促进 AS 形成，而且抑制纤溶导致血栓形成。

病理性升高多见于：①缺血性心、脑血管疾病；②糖尿病肾病；③肾病综合征和尿毒症；④心肌梗死、外科手术、急性炎症；⑤除肝癌以外的恶性肿瘤。

病理性降低见于：除慢性肝炎以外的肝脏疾病，因为 LP（a）在肝脏合成。

（四）载脂蛋白测定

脂蛋白中的蛋白部分称为载脂蛋白（apolipoprotein，apo）。apo 一般分为 apoA、apoB、apoC、apoE 和 apo（a）等类型，每类中又分有若干亚型。

1. 载脂蛋白 A I 测定　载脂蛋白 A（apoA）是 HDL 的主要结构蛋白，apoA I 和 apoA II 约占蛋白质中的 90%，apoA I 与 apoA II 之比为 3∶1。apoA I 可催化磷脂酰胆碱 - 胆固醇酰基转移酶（LCAT），将组织内多余的 CE 转运至肝脏处理。因此，apoA 具有清除组织脂质和抗动脉粥样硬化的作用。因 apoA I 在组织中的浓度最高，意义最明确，所以是临床上常用的检测指标。

【参考区间】

血清：1.0～1.6g/L。

【临床意义】

apoA I 可以直接反映 HDL 水平。它和 HDL 相似可以预测和评价冠心病的危险性，较 HDL 能更精确反映脂蛋白状态。apoA I 水平与冠心病发病率呈负相关。apoA I 减低见于：①家族性 apoA I 缺乏症、家族性 α 脂蛋白缺乏症、家族性 LCAT 缺乏症和家族性低 HDL 血症等。②急性心肌梗死、脑血管疾病、糖尿病、肾病综合征、慢性肝病等。

2. 载脂蛋白 B 测定　载脂蛋白 B（apoB）是 LDL 中含量最多的蛋白质，90% 以上的 apoB 存在于 LDL 中。apoB 具有调节肝脏内外细胞表面 LDL 受体与血浆 LDL 之间平衡的作用，对肝脏合成 VLDL 有调节作用。apoB 的作用成分是 apoB - 100，也是临床上常用的检测指标。

【参考区间】

血清：0.6～1.12g/L。

【临床意义】

apoB 可以直接反映 LDL 水平。它和 LDL 相似，其增高与动脉粥样硬化、冠心病发病率呈正相关，也是冠心病的危险因素。可以预测和评价冠心病的危险性，监测降脂治疗的效果等，且在预测冠心病的危险性方面优于 LDL 和 CHOL。apoB 升高见于冠心病、脑血管疾病、高 β - 载脂蛋白血症、糖尿病、肾病综合征、甲状腺功能减退症等。apoB 减低见于低 β - 脂蛋白血症、无 β - 脂蛋白血症、apoB 缺乏症、恶性肿瘤、甲状腺功能亢进、营养不良等。

3. 载脂蛋白 A I / B 比值测定　apoA I、apoB 分别为 HDL、LDL 主要成分，因此，可采用 apoA I / apoB 比值代替 HDL/LDL 比值作为判断动脉粥样硬化的指标。

【参考区间】

1～2。

【临床意义】

apoA Ⅰ/apoB 比值随着年龄增长而降低。动脉粥样硬化、冠心病、高脂血症、糖尿病、肥胖症等患者 apoA Ⅰ/apoB 比值减低。apoA Ⅰ/apoB <1 对诊断冠心病的危险性较血清 TC、TG、HDL－C、LDL－C 更有价值，其灵敏度为 87%，特异性为 80%。

⊕ 知识链接

中国成人血脂异常防治指南（2016 年修订版）

中国成人血脂异常防治指南修订联合委员会

中国 ASCVD 一级预防人群血脂合适水平和异常分层标准（mmol/L）

分层	TC	LDL－C	HDL－C	非－HDL－C	TG
理想水平		< 2.6		< 3.4	
合适水平	< 5.2	< 3.4	< 4.1		<1.7
边缘升高	≥ 5.2 且 <6.2	≥3.4 且 <4.1		>4.1 且 <4.9	≥1.7 且 <2.3
升高	≥ 6.2	≥ 4.1		≥ 4.9	≥ 2.3
降低			< 1.0		

注：ASCVD：动脉粥样硬化性心血管疾病；TC：总胆固醇；LDL－C：低密度脂蛋白胆固醇；HDL－C：高密度脂蛋白胆固醇；非－HDL－C：非高密度脂蛋白胆固醇；TG：甘油三酯。

指南强调生活方式是治疗的基础，血脂异常与人们饮食和生活方式有密切关系，饮食治疗和改善生活方式是血脂异常治疗的基本措施。无论是否选择药物调脂治疗，都必须坚持控制饮食和改善生活方式。

第三节　水、电解质与酸碱平衡失调的检测

水、电解质与酸碱平衡失调在临床多种疾病中很常见，可单独发生也可继发于其他疾病，严重时危及生命。这些失调可为单一，也可能多种紊乱并存，互相影响。电解质、渗透压测定与血液气体分析是临床实验室中最常规的检查项目之一，通过这些实验室检查可及时了解机体水、电解质与酸碱平衡失调状况，并结合不同的临床表现采取有效的治疗措施，对临床有重要意义。

一、水、电解质平衡的检测

组成人体的基本单位是细胞，细胞赖以生存的重要条件是内环境的稳定，水、电解质和酸碱平衡对此起重要作用。体液中呈溶解状态存在的带正、负电荷的离子称为电解质。血液中重要电解质有钾（K^+）、钠（Na^+）、氯（Cl^-）、碳酸氢盐（HCO_3^-）、镁（Mg^{2+}）和磷酸氢盐，它们是机体不可缺少的组成部分，参与维持体液渗透压和酸碱平衡，维持神经肌肉的正常兴奋性，其在血液中浓度的稳定有利于人体各种生化反应的进行。一些微量元素如锌（Zn^{2+}）、铁（Fe^{2+}）及铜（Cu^{2+}）等，虽含量很低，但多是激素或酶的组成成分或是酶的激动剂，在物质代谢中也起重要作用。

（一）血清钾测定

钾（potassium）是细胞内液的主要阳离子，正常成人体内含钾为 50～55mmol/kg，约 98% 的钾存在

于细胞内。组织细胞内钾平均浓度为 150mmol/L，红细胞内钾浓度约为 105mmol/L，而血清中仅有 3.5 ~ 5.5mmol/L。因此，溶血标本会使血清钾的测定假性偏高。人体中的钾 90% 从食物摄入，通过肠道吸收入血液，约 90% 随尿液排出，机体对钾的代谢存在如下特点："多吃多排，少吃少排，不吃也排"。钾在蛋白质和糖类的代谢、维持心肌和神经肌肉正常的应激性及维持酸碱平衡等方面起重要作用。临床上通常使用离子选择电极法（ISE）测定体液中钾离子浓度，WHO 推荐火焰分光光度法是参考方法。酶动力学法和离子选择电极法具有良好的分析性能，易于自动化，已作为钾测定的常规方法。要特别注意标本及时处理、及时检测，避免溶血，否则可因细胞内钾外溢使钾含量明显增高。

【参考区间】

3.5 ~ 5.5mmol/L。

【临床意义】

1. 血清钾减低　血清钾低于 3.5mmol/L 时称为低钾血症（hypokalemia）。其中血钾在 3.0 ~ 3.5mmol/L 者为轻度低钾血症；2.5 ~ 3.0mmol/L 为中度低钾血症；< 2.5mmol/L 为重度低钾血症。低钾血症的发生机制和原因如下。

（1）摄取不足　①饥饿、营养不良及吸收不良；②严重感染、败血症、消耗性疾病、心力衰竭及晚期肿瘤等；③手术后长期禁食等情况下，如治疗不当，未予及时补钾。

（2）丢失过度　①严重呕吐、腹泻及胃肠引流使钾随液体从胃肠道丢失；②肾脏疾病引起肾性失钾，使大量的钾随尿丢失；③肾上腺皮质功能亢进，醛固酮分泌增多，使肾脏排钾过多；④长期使用强利尿剂使钾大量排出；⑤大量出汗或大面积烧伤。

（3）细胞外钾向细胞内转移　碱中毒、胰岛素治疗、家族性低钾性周期性麻痹、肌无力症及甲亢等。

（4）血浆稀释。

（5）其他　如洋地黄中毒，肝硬化、羧苄西林和两性霉素应用等。

2. 血清钾升高　血清钾高于 5.5mmol/L 时称为高钾血症（hyperkalemia）。高钾血症的发生机制和原因如下。

（1）摄入过多　输入大量库存血液，补钾过多过快，含钾药物的过度使用，如注射大剂量的青霉素钾等。

（2）排泄障碍　①急性肾功能衰竭的少尿或无尿期或慢性肾功能衰竭，肾小管功能严重受损时，使钾的排出减少，血钾升高；②肾上腺皮质功能减退症和长期使用醛固酮拮抗剂，使肾小管排钾减少；③长期大量使用潴钾利尿剂；④长期低钠饮食，使钾不易排出。

（3）细胞内钾的移出　①重度溶血反应或组织损伤、大量输入陈旧库血后、挤压综合征、大面积烧伤等，都可使大量钾从细胞内释出到血浆；②呼吸障碍引起组织缺氧和酸中毒；③休克、中毒及化疗等；④注射高渗盐水或甘露醇使细胞内脱水，导致细胞内钾渗透出来。

（4）血浆 pH 的影响　血浆 pH 可迅速地改变血钾水平，血浆 pH 降低 0.1，血钾水平约升高 0.6 ~ 0.8mmol/L。

（二）血清钠测定

钠（sodium）是细胞外液的主要阳离子，人体钠约 44% 分布在细胞外液，9% 存在于细胞内液，其余分布在骨骼中。在细胞内液，钠的含量只有 10mmol/L，而在细胞外液钠的浓度约为 140mmol/L。正常成人每日摄入钠 100 ~ 200mmol/L，全部经胃肠道吸收。机体对钠的保留机制比较完整，尤其是肾脏的保钠作用。90% 钠由尿液排出，其余经粪便、汗液和乳汁排出。机体对钠的排泄特点是"多吃多排，少吃少排，不吃不排"。钠的主要功能是维持体液的正常渗透压及酸碱平衡，并具有维持肌肉、神经的应激性作用。体内钠的平衡主要通过肾脏调节。临床上通常用离子选择电极法（ISE）测定体液中钠离子的浓度，WHO 推荐火焰分光光度法为参考方法。酶动力学法和离子选择电极法具有良好的分析性能，易于自动化，是钠测定的常规方法。要注意标本及时处理、及时检测。

【参考区间】

$135 \sim 145$mmol/L。

【临床意义】

1. 血清钠降低　血清钠低于 135mmol/L 时称为低钠血症（hyponatremia）。低钠血症的发生机制和原因如下。

（1）摄取不足　长期低盐饮食、饥饿、营养不良、低盐疗法及不适当的输液。

（2）胃肠道失钠　是临床上最常见的缺钠性脱水的原因。幽门梗阻、呕吐、腹泻、胃肠造瘘等，都可丢失大量的消化液而缺钠。

（3）尿钠排出增多　①肾小管病变使钠重吸收障碍；②反复使用利尿剂，特别是对于长期限制钠盐的心衰或肾脏疾病患者；③肾上腺皮质功能减退，使钠重吸收减少；慢性肾炎并发尿毒症等；④糖尿病酮症酸中毒，因高渗葡萄糖和酮体在肾小管中渗透性利尿，抑制钠的重吸收。

（4）皮肤失钠　①大面积烧伤，血浆大量渗出；②大量出汗只补充水分而不补充钠。

（5）引流　大量浆膜腔积液引流，可引起体内缺钠。

（6）酸中毒　钠从细胞外液转移到细胞内液。

2. 血清钠升高　血清钠超过 145mmol/L 时，并伴有血液渗透压过高者，称为高钠血症（hypernatremia）。高钠血症的发生机制和原因如下。

（1）摄入过多　①进食过量钠盐或注射高渗盐水，且伴有肾功能失常时；②心脏复苏时输入过多碳酸氢钠，透析液比例失调等。

（2）体内水分摄入过少或丢失过多　如渗透性利尿或肾小管浓缩功能不全时，大量出汗或甲状腺功能亢进时，失水大于失钠，均可使血钠升高。

（3）肾上腺皮质功能亢进　如库欣综合征、原发性醛固酮增多症，肾小管重吸收钠增加，可使血清钠相应增高。

（4）其他　如脑外伤、脑血管意外及垂体肿瘤等可产生脑性高钠血症。

（三）血清氯测定

体内氯化物主要以氯化钠形式存在于血浆中，以氯化钾的形式存在于红细胞中。氯（chloride）离子是血浆、胃、小肠及大肠分泌液中最丰富的细胞外阴离子。氯的摄入与排出往往与钠伴随进行。机体通过膳食的方式摄入氯和钠，成人每日需要量 $5 \sim 9$g。通常摄入体内 NaCl 的量大于其需要量，所以一般情况下人体不会缺钠和氯。氯主要经肾随尿液排出体外，还有少部分以出汗形式丢失。人体氯离子在细胞内外均有分布，但细胞内的含量仅为细胞外的一半。氯的主要功能有：①调节机体的酸碱平衡、渗透压及水、电解质平衡；②参与胃液中胃酸的生成。体液中氯离子的测定有硝酸汞滴定法、硫氰酸汞比色法和离子选择电极法。电量分析（库仑滴定）法被推荐为氯测定的参考方法，离子选择电极法是目前测定氯离子的常规方法。

【参考区间】

$96 \sim 106$mmol/L。

【临床意义】

1. 血清氯降低 血清氯含量低于 96mmol/L 时称为低氯血症（hypochloremia），临床上低氯血症比较多见。低氯血症的发生机制和原因如下。

（1）摄入不足 饥饿、营养不良、出汗过多及低盐治疗后。

（2）丢失过多 ①严重的呕吐、腹泻、胃肠道引流引起胃液、胰液及胆汁的大量丢失，导致 Cl^- 的丢失大于 Na^+，HCO_3^- 代偿性增高，发生代谢性碱中毒；②反复使用利尿剂，抑制氯的重吸收；③肾上腺皮质功能减退，如艾迪生病，肾小管吸收 Cl^- 不足；④糖尿病酸中毒时，血浆中部分 Cl^- 被聚集的有机酸阴离子取代，多尿症丢失大量 Cl^-。

（3）转移过多 急性肾炎、肾小管疾病等，氯向组织内转移；酸中毒时，氯向细胞内转移，以降低 pH。

（4）水摄入过多 如尿崩症，导致稀释性低血氯。

（5）呼吸性酸中毒 肾脏为了增加 HCO_3^- 的重吸收，使氯的重吸收减少。

2. 血清氯升高 血清氯高于 106mmol/L 时称为高氯血症（hyperchloremia）。高氯血症的发生机制和原因如下。

（1）摄入过多 过量补充 NaCl 液、$CaCl_2$ 液及 NH_4Cl 液等。

（2）排泄减少 泌尿道阻塞，急性肾小球肾炎无尿者，尿液排出减少，肾血流量减少（如充血性心力衰竭）。

（3）脱水 腹泻、呕吐及出汗等导致血氯浓缩性升高。

（4）换气过度所致的呼吸性碱中毒、HCO_3^- 减少及血氯代偿性增高。

（5）肾上腺皮质功能亢进，肾小管对 NaCl 重吸收增加。

（四）血清钙测定

钙（calcium）是人体中含量最多的金属元素。食物中的钙只有 40%～50% 被吸收入血液。钙主要从粪便（70%～90%）和尿液（10%～30%）排出体外。人体中 99% 以上的钙以磷酸钙或碳酸钙的形式存在于骨骼及牙齿中，骨骼是最大的储钙库。血液中钙的含量不及总钙的 1%，主要存在于血浆中。血浆钙有扩散钙及非扩散钙两部分，非扩散钙（结合钙）与蛋白质结合，不能进入组织间隙，约占血浆总钙的 40%～50%。扩散钙主要为离子钙（Ca^{2+}）及小部分的钙盐（如柠檬酸钙、碳酸氢钙等），能通过毛细血管壁进入组织间液。血清总钙指离子钙和结合钙二者之和，在正常情况下二者处于动态平衡。钙离子的主要生理功能：①降低神经肌肉的兴奋性；②维持心肌传导系统的兴奋性和节律性；③参与肌肉收缩及神经传导；④激活酯酶及三磷酸腺苷；⑤凝血过程的必须物质。血清总钙测定方法有滴定法、比色法等。原子吸收分光光度法为参考方法，比色法为临床实验室常规测定方法，血清离子钙测定通常用离子选择电极法。

【参考区间】

血清总钙：2.25～2.75mmol/L；血清离子钙：1.15～1.42mmol/L。

【临床意义】

1. 血钙增高 血清总钙高于 2.75mmol/L 时称为高钙血症（hypercalcemia）。当血清总钙浓度超过 3.5mmol/L 时所出现的极度消耗、代谢性脑病和胃肠道症状，称为高钙血症危象，一旦血钙浓度下降，症状即缓解。高钙血症的发生机制和原因如下。

（1）摄入过多 静脉用钙过量、大量饮用牛奶及结节病等，由于肠道过量吸收钙引起血钙过高。

（2）溶骨作用增强 原发性甲状旁腺功能亢进、甲状腺功能亢进、变形性骨炎（Paget 病）、转移性骨癌及血液恶性肿瘤如急性白血病、多发性骨髓瘤和 Burkitt 淋巴瘤等分泌破骨细胞刺激因子等，使钙从破坏的骨组织中释放出来，血钙升高。原发性甲状旁腺功能亢进是门诊患者常见的高钙血症的原因，住院患者中高钙血症多见于恶性肿瘤。

（3）钙吸收增加　维生素 A 或维生素 D 摄入过多，使肠道、肾小管吸收钙增加。

（4）肾脏功能受损　肾上腺功能不全、急性肾衰竭少尿期时钙的排出减少，血钙升高。

（5）其他　婴儿原发性高钙血症、艾迪生病等。

2. 血钙降低　血清总钙低于 2.25mmol/L 时称为低钙血症（hypocalcemia）。

（1）摄入不足或吸收不良　在严重乳糜泻时，饮食中的钙与不吸收的脂肪酸生成钙皂而排出；阻塞性黄疸因脂肪消化不良，可使脂溶性的维生素 D 吸收障碍，导致钙的吸收不良。

（2）成骨作用增加　如甲状旁腺功能减退，甲亢患者手术后，恶性肿瘤骨转移等。

（3）钙吸收作用减少　在佝偻病和软骨病时，体内缺乏维生素 D，使钙吸收障碍，血清钙磷均偏低。

（4）肾脏疾病　如慢性肾衰竭、肾性佝偻病、肾病综合征、低蛋白血症及肾小管性酸中毒等。

（5）其他　如坏死性胰腺炎、妊娠及大量输血等。

（五）血清磷（无机磷）测定

磷（phosphorus）在体内主要以磷酸钙（calcium phosphate）的形式存在于骨骼中（70% ~ 80%），其余在软组织、细胞内，只有少部分存在于体液中。体内许多重要的物质如某些蛋白质、脂类化合物、核酸、辅酶等都含有磷。血液中的磷以有机磷（organophosphate）和无机磷（inorganic phosphate）两种形式存在，血磷通常指血浆中的无机磷。血磷和血钙之间有一定的浓度关系，正常人钙、磷浓度（mg/dl）的乘积在 36 ~ 40 之间。饮食中的磷在小肠内被吸收，以磷酸盐的形式经肾及肠排出，其中肾排出量约占 66%。磷具有重要的生理功能：①血液中的磷酸盐（HPO_4^{2-}／$H_2PO_4^-$）是调节酸碱平衡的重要缓冲体系之一；②细胞内的磷酸盐参与许多酶促反应；③构成核苷酸辅酶类（如 NAD^+、$NADP^-$、FMN 及 FAD 等）、含磷酸根的辅酶（如 TPP、磷酸吡哆醛等）及核苷酸（如 ATP、GTP、UTP、CTP、cAMP 及 cGMP 等）；④细胞膜磷脂在构成生物膜结构、维持膜的功能以及代谢调控上发挥重要作用；⑤它是骨盐的主要成分，参与骨骼及牙齿的组成。体液无机磷的测定方法有可见分光光度法或紫外分光光度法。WHO 推荐中等实验室以比色法作为常规方法，其中以钼蓝法应用最多。酶学方法测定是今后无机磷测定的发展方向。

【参考区间】

成人：0.97 ~ 1.45mmol/L；儿童：1.45 ~ 2.1mmol/L。

【临床意义】

1. 血清无机磷减低

（1）摄入不足或吸收不良　①吸收不良（佝偻病、脂肪泻）；②长期服用含铝的制酸剂；③饥饿或恶病质；④活性维生素 D 缺乏。

（2）磷的丢失　①呕吐和腹泻；②血液透析；③肾小管性酸中毒；④Fanconi 综合征；⑤急性痛风；⑥遗传性低氯血症；⑦肿瘤性磷酸盐尿。

（3）磷转入细胞内　①在静脉注射葡萄糖或胰岛素时，糖利用增加，由于糖代谢磷酸化过程中消耗大量无机磷酸盐，使血磷下降；②过度换气综合征、妊娠、急性心肌梗死和甲状腺功能减退。

（4）其他　①酒精中毒；②糖尿病酮症酸中毒；③甲状旁腺功能亢进；④维生素 D 抵抗性佝偻病。

2. 血清无机磷升高

（1）内分泌疾病 甲状旁腺功能减退症、假性甲状旁腺功能减退症、甲状腺功能减低。

（2）肾排泄受阻 肾功能不全或衰竭、尿毒症或慢性肾炎晚期等磷酸盐排泄障碍，使血磷滞留。

（3）维生素 D 过多时，维生素 D 促进肠道吸收钙、磷，血清钙、磷均可升高。

（4）其他 肢端肥大症、多发性骨髓瘤、继发性骨癌、骨折愈合期、艾迪生病、急性肝坏死及粒细胞白血病等。

（六）血清镁测定

镁（magnesium）是体内第 4 种最重要的阳离子，体内 50% 的镁存在于骨骼，45% 在细胞内液，细胞外液占 5%。肝、肾和肌肉含镁最多，细胞内液中镁的含量仅低于钾，其浓度约为细胞外液的 10 倍。在细胞外液，镁的含量仅次于钠、钾、钙而居第四位。血清镁有 3 种存在形式：①离子镁约占血清总镁量的 55%；②以重碳酸、磷酸及柠檬酸等形式的镁盐约占 15%；③蛋白结合镁约占 30%。离子镁具有生理活性，红细胞镁可作为细胞内镁的指标，其含量测定可用于了解镁在体内的动态变化，正常人每升红细胞中含镁 56mg。离子镁在体内许多生理过程中都占有重要地位，例如：①对神经肌肉的兴奋性有镇静作用；②是近 300 种酶的辅助因子；③通过与磷酸基的络合作用维持 DNA 双螺旋的稳定性；④参与维持 tRNA 和核糖体的构象；⑤参与氨基酸的活化、核糖体循环中转肽及核糖体移位等重要步骤。体液镁的测定有 EDTA 滴定法和分光光度法。

【参考区间】

0.7 ~ 1.1mmol/L。

【临床意义】

1. 血清镁降低

（1）摄入不足或消化道丢失 长期禁食致镁的摄入不足；脂肪泻时由于消化道内的镁与脂肪结合成不能被吸收的碱性复合物引起镁的吸收降低；慢性腹泻、小肠切除、溃疡性结肠炎、细菌性肠炎、手术后的肠道或胆道造瘘及严重呕吐者等均可引起镁的丢失过多。

（2）肾脏疾病 肾盂肾炎、肾积水及肾病综合征等可因肾小管对镁的重吸收能力降低引起低镁血症。急性肾功能不全多尿期可出现低镁血症，高度利尿时可造成尿镁排出增多。

（3）内分泌疾病 ①原发性醛固酮增多症、甲状腺功能亢进及甲状旁腺功能亢进时尿液排镁增加；②原发性甲状旁腺功能亢进时由于肠道对钙的吸收增加，造成对镁的吸收降低；③糖尿病酸中毒用胰岛素治疗时，镁向细胞内转移，造成低镁血症。

（4）其他 低蛋白血症、急性心肌梗死、急性胰腺炎、癫痫、帕金森病、肌营养不良及某些恶性肿瘤均可致血清镁降低。

2. 血清镁升高

（1）肾脏疾病 慢性肾炎少尿期、尿毒症及急性或慢性肾功能不全，由于肾的清除作用减低而使血清镁滞留而升高。

（2）内分泌紊乱 甲状腺功能减退、甲状旁腺功能减退及艾迪生病等。

（3）消化系统疾病 先天性巨结肠、急性病毒性肝炎。

（4）其他 多发性骨髓瘤、慢性淋巴细胞白血病、严重脱水、慢性感染及治疗措施不当等。

二、血气分析

（一）血气分析标本要求

血气分析的标本要求比较高，标本采集和（或）保存不当，均可造成结果的偏差。采血要求如下。

①合理的采血部位：一般不采静脉血，因为其成分只代表身体局部情况，不能反映人体真实的血气酸碱状况。而动脉血则不同，从主动脉到末梢循环的动脉血成分都是一样的，理论上可取任何部位的动脉血。但是要避开大静脉和神经，桡动脉是取动脉血的理想部位。②患者处于安静状态下。③肝素抗凝。④标本应严格隔绝空气，若暴露于空气中，会使 CO_2 含量和 PCO_2 下降，pH 升高；抽血后立即送检，在隔绝空气的情况下，血液中细胞代谢仍进行，消耗氧气，产生二氧化碳及有机酸，使血液 pH 下降及 PCO_2 升高。如血标本不能及时测定，最好将其保存于 4℃ 环境中，但也不得超过 2 小时。如病情许可，最好在停止给氧 30 分钟后再采血，否则应注明给氧流量。为保证患者安全，采血时要求严格无菌操作；行桡动脉采血前，作侧支循环试验（ALLEN′S 试验），确定患者的侧支循环良好后再采血。

（二）血气分析的实验室检测

血气是指物理溶解在血液中的氧和二氧化碳，是评价患者呼吸、氧化及酸碱平衡状态的必要指标，已普遍应用于临床，对急、重症患者的监护和抢救尤为重要。目前，利用血气分析仪可直接测出 pH、PO_2、PCO_2 三项指标，再由此计算出其他一系列酸碱平衡指标。

1. **酸碱度** 习惯上采用 H^+ 浓度的负对数来表示溶液的酸碱度，称为 pH 值，即 $pH = -\lg [H^+]$。由于细胞内和与细胞直接接触的内环境 pH 测定技术上有困难，故测定血液 pH 来间接反映。血液 pH 由血气分析仪采用电极法直接测定。

【参考区间】

动脉血 pH 7.35 ~ 7.45

【临床意义】

血液的酸碱度（pH）必须处在一定合适的范围内，才能维持细胞的正常代谢。HCO_3^-/H_2CO_3 的比值是决定血液 pH 值的主要因素，两者任何一方改变均能影响 pH，而且互相间可进行代偿性增高或减低。$pH = pK + \log (HCO_3^- / H_2CO_3)$。pH 应用有它的局限性。①pH 只能决定是否有酸血症或碱血症，pH 正常不能排除有无酸碱失衡，pH 介于 7.35 ~ 7.45 之间可有三种情况，即无酸碱失衡、代偿性酸碱失衡、复合型酸碱失衡；②单凭 pH 不能区别是代谢性还是呼吸性酸碱平衡失调。

2. **无呼吸影响的酸碱度** 无呼吸影响的酸碱度（non respiratory pH，pH_{NR}）指排除了呼吸因素干扰的 pH。即将血标本用 5.33kPa（40mmHg）的 CO_2 平衡后所测得的 pH。该项指标排除了呼吸因素的干扰，因此 pH_{NR} 是更能反映代谢性酸碱平衡的一个指标。

【参考区间】

正常人 pH_{NR} 与 pH 基本一致。

【临床意义】

pH 大于或小于 pH_{NR}，说明 pH 有呼吸因素介入，为呼吸性酸中毒或呼吸性碱中毒；当患者 PCO_2 恢复正常时，其 $pH_{NR} = pH$。

3. **氧分压** 氧分压（partial pressure of oxygen，PO_2）是指血浆中物理溶解氧的张力，氧在血液中溶解量的多少与氧分压成正比。

【参考区间】

动脉血 PO_2：9.98kPa ~ 13.3kPa（75 ~ 100mmHg）。与年龄增长有关，其年龄预计公式为 PO_2 = 13.3kPa - 年龄×0.04（100mmHg - 年龄×0.33）。

【临床意义】

PO_2 是缺氧的敏感指标。当动脉血 PO_2 < 2.67 kPa（20mmHg）时，组织就失去了从血液中摄取氧的

能力。PO_2下降见于肺部通气和换气功能障碍，PO_2低于7.31kPa（55mmHg）即有呼吸衰竭，PO_2低于4kPa（30mmHg）即有生命危险。PO_2升高主要见于输O_2治疗过度，上升幅度与所用O_2的浓度有关。

4. 氧饱和度及血氧含量

（1）氧饱和度（O_2 saturation，SO_2或O_2sat）为血红蛋白实际结合氧量与应当结合氧量之比，亦反应动脉血氧与血红蛋白的结合程度，即单位Hb含氧百分数，$O_2sat = HbO_2/(HbO_2 + Hb) \times 100\%$。

【参考区间】

动脉血：出生时低到40%，其后升高到90%～98%。

【临床意义】

O_2sat反映组织细胞供氧情况，与PO_2成正比关系，当PO_2降低时，O_2sat也随之降低；当PO_2升高时，O_2sat也随着升高。需要注意的是O_2sat是浓度之比，并不表示氧浓度本身，O_2sat下降时仍可有正常的氧含量，例如高血红蛋白血症时，虽然O_2sat下降，但是由于氧容量高，血氧含量仍可正常。

（2）血氧含量（total oxygen content，CtO_2）指机体每升动脉全血含氧的毫摩尔（mmol）数或每百毫升动脉血含氧的毫升数，即血液中血红蛋白实际结合的氧量，包括机体血液中与Hb结合的和物理溶解的氧量。血氧含量减少见于没有足够血红蛋白与氧结合（贫血），没有足够的氧与血红蛋白结合（O_2sat下降），或者兼有，其结果是使组织供氧减少。

【参考区间】

男：175～230ml/L，女：160～215ml/L。

5. P_{50}血氧饱和度 为50%时氧分压（P_{50}），指血红蛋白50%氧饱和度时的氧分压数。正常人在体温37℃、pH 7.4、PCO_2 5.32kPa（40mmHg）时，P_{50}等于3.54kPa（26.6mmHg）。

【参考区间】

新生儿：2.39～3.19kPa（18～24mmHg）；成人：3.19～3.86 kPa（24～29mmHg）。

【临床意义】

P_{50}可反映血液输氧能力以及氧与血红蛋白的亲和力。P_{50}增高提示氧解离曲线（ODC曲线）右移，氧与Hb亲和力降低，Hb易于释放氧。主要见于高温、酸血症、高浓度2，3 - 二磷酸甘油酸（2，3 - DPG）、血中有亲和力降低的异常血红蛋白。P_{50}降低提示ODC曲线左移，氧与Hb亲和力升高，Hb易于结合氧。主要见低温、急性碱血症、低浓度2，3 - DPG、血中有亲和力升高的异常血红蛋白。

6. 二氧化碳分压 二氧化碳分压（partial pressure of CO_2，PCO_2）指血浆中物理溶解CO_2所产生的压力。PCO_2在海平面，婴儿比成人低，坐位或站位比卧位高2～4mmHg。妊娠期间，比之前逐渐降低约28mmHg（3.72 kPa）。

【参考区间】

男性PCO_2：4.66～6.38kPa（35～48mmHg）；女性4.26～5.99kPa（32～45mmHg）。

【临床意义】

CO_2弥散能力较大，约为氧的25倍，血液PCO_2基本反映了肺泡PCO_2，能了解肺泡的通气情况。PCO_2代表酸碱平衡失调中的呼吸因素，它的改变可直接影响血液pH。

（1）判断肺泡通气状态 PCO_2升高提示肺通气不足，CO_2潴留；PCO_2降低提示肺通气过度，CO_2排出过多。

（2）判断呼吸性酸碱失衡的性质 PCO_2是反映呼吸性酸碱平衡紊乱的重要指标。$PCO_2 < 4.66$kPa（35mmHg）提示通气过度，有呼吸性碱中毒存在；$PCO_2 > 6.65$kPa（50mmHg），提示体内有呼吸性酸中毒或代谢性碱中毒代偿期。

（3）判断代谢性酸碱失衡的代偿情况　代谢性酸中毒时，若 PCO_2 下降，提示已通过呼吸进行代偿；代谢性碱中毒时，若 PCO_2 上升，亦提示有代偿。

（4）判断呼吸衰竭类型　如肺心病呼吸衰竭患者 $PCO_2 > 10.7kPa$（80mmHg）时，肺性脑病发生率明显上升。

7. 二氧化碳总量　二氧化碳总量（total CO_2，TCO_2）指存在于血浆中各种形式的 CO_2 的总和。其中大部分（95%）是 HCO_3^- 形式，少量为物理溶解，还有少量是以碳酸、蛋白质氨基甲酸酯及 CO_3^{2-} 等形式存在。其实际计算公式为：$TCO_2 = [HCO_3^-]$（mmol/L）$+ PCO_2$（mmHg）$\times 0.03$。

【参考区间】

动脉血 TCO_2：$23 \sim 28$mmol/L

【临床意义】

TCO_2 在体内受呼吸及代谢两方面因素的影响，但主要受代谢因素影响。

8. 二氧化碳结合力　二氧化碳结合力（carbon dioxide combing power，CO_2CP）是指在 PCO_2 为 5.33kPa（40mmHg），温度25℃时，血浆结合的总 CO_2 浓度，即血浆中 HCO_3^- 所含 CO_2 和溶解的 CO_2 总量，可间接反映 HCO_3^- 的浓度。

【参考区间】

动脉血 CO_2CP：$22 \sim 31$mmol/L。

【临床意义】

CO_2CP 表示呼吸和代谢两方面的综合结果。在代谢性酸碱平衡失调时，它能及时地反映体内碱储备的增减变化。在呼吸性酸碱平衡失衡时，必须在肾以 NH_4^+ 或 H^+ 形式增加或减少酸的排出，对重吸收 HCO_3^- 作出相应代偿反应时，方能表现出体内碱储备 HCO_3^- 的变化，因而 CO_2CP 不能及时反映血中 CO_2 的急剧变化。对伴随通气障碍而发生的酸碱失衡的判断，其实用价值受限制。

9. 实际碳酸氢盐和标准碳酸氢盐

（1）实际碳酸氢盐（actual bicarbonate，AB）　指人体血浆中实际的 HCO_3^- 含量。AB 的增减可直接影响血液 pH。AB 是体内代谢性酸碱失衡的重要指标，但其含量也受呼吸因素改变的影响，如 HCO_3^- 可因呼吸性酸碱紊乱的 PCO_2 变化而继发改变。

（2）标准碳酸氢盐（standard bicarbonate，SB）　指在体温37℃，PCO_2 在 5.32 kPa（40mmHg），血红蛋白在100%氧饱和度条件下测出的 HCO_3^- 含量。此结果是计算值，排除了呼吸因素的影响，因此称为标准碳酸氢盐。SB 是代谢变化的较好指标，但不能表明体内 HCO_3^- 的实际量，在酸碱失衡诊断上应把 AB 与 SB 两个指标结合起来分析，才更有参考价值。

【参考区间】

AB：$21 \sim 26$mmol/L；SB：$22 \sim 25$mmol/L。

【临床意义】

AB 与 SB 两者皆正常，为酸碱平衡正常；AB 与 SB 两者均低于正常，为代谢性酸中毒失代偿；AB 与 SB 两者均高于正常，为代谢性碱中毒失代偿；AB > SB 提示 CO_2 潴留，多见于通气功能不足所致的呼吸性酸中毒；AB < SB 提示 CO_2 排出过多，见于通气过度所致的呼吸性碱中毒。

10. 缓冲碱　缓冲碱（buffer base，BB）是1升全血或血浆中各种具有缓冲作用的碱（负离子）的总和，包括 HCO_3^-、Pr^-、Hb^- 和少量 HPO_4^{2-}。

【参考区间】

血浆 BBp：41 ~ 43mmol/L，全血 BBb：45 ~ 52mmol/L。

【临床意义】

BB 升高时，表示有代谢性碱中毒；反之则有代谢性酸中毒存在。由于 BB 指标不仅受血浆蛋白和血红蛋白的影响，而且还受呼吸因素及电解质的影响。因此，它不能确切反映代谢性酸碱平衡情况。但 BB 比 HCO_3^- 更能全面地反映体内中和酸的能力。

11. 碱剩余　碱剩余（base excess，BE）是指在标准条件下，即温度37℃、一个标准大气压、PCO_2 为 5.32 kPa（40mmHg）、血红蛋白完全氧合时，用酸或碱将 1 升血液的 pH 调整至 7.40，所需加入之酸碱量即为 BE。

【参考区间】

$-3 ~ +3$mmol/L。

【临床意义】

正常人 BE 值在 0 附近波动。BE 为正值增加时，说明缓冲碱增加，为代谢性碱中毒；BE 为负值增加时，说明缓冲碱减少，为代谢性酸中毒。呼吸性酸碱中毒时，由于肾脏的代偿，也可使 BE 发生相应改变。

12. 阴离子间隙　阴离子间隙（anion gap，AG）指血清中所测定的阳离子总数与阴离子总数之差。其计算公式为：AG（mmol/L）= Na^+ − $[Cl^- + HCO_3^-]$ 或 AG（mmol/L）= Na^+ + K^+ − $[Cl^- + HCO_3^-]$。AG 取决于未测定阴离子（UA）与未测定阳离子（UC）浓度之差：AG = UA − UC。

【参考区间】

用公式 AG（mmol/L）= Na^+ − $[Cl^- + HCO_3^-]$ 计算为 7 ~ 14mmol/L；用公式 AG（mmol/L）= Na^+ + K^+ − $[Cl^- + HCO_3^-]$ 计算为 10 ~ 18mmol/L。

【临床意义】

AG 是近年来评价体液酸碱状况的一项重要指标，它可鉴别不同类型的代谢性酸中毒，是早期发现代谢性酸中毒合并代谢性碱中毒，慢性呼吸性酸中毒合并代谢性碱中毒，呼吸性碱中毒合并代谢性酸中毒，混合性代谢性酸中毒及三重性酸碱失衡的有用指标。其意义在于：①AG 增加：$[H^+]$ 增加引起的代谢性酸中毒，如糖尿病酮症酸中毒、乳酸中毒和肾功能不全等，有机酸增高，HCO_3^- 被消耗，pH 降低。②AG 正常型：HCO_3^- 浓度降低而血氯增高，如腹泻失去 HCO_3^-，而 Cl^- 增加。肾小管酸中毒对 HCO_3^- 重吸收障碍及 H^+ 排泄障碍，也可出现 HCO_3^- 浓度降低而 Cl^- 增加的现象，AG 保持正常。③AG 减少较少见。

三、酸碱平衡检查

（一）血液 pH 与酸碱平衡

血液酸碱度的相对恒定是机体进行正常生理活动的基本条件之一。机体在代谢过程中，会产生一定量的酸性或碱性物质并不断地进入血液，但正常人血液酸碱度仍保持在 pH 7.35 ~ 7.45 之间。维持血液 pH 的恒定，主要依赖体内调节酸碱平衡的机制，其中起首要作用的是血液的缓冲体系。血液缓冲体系很多，以血浆中 $[HCO_3^-]$ / $[H_2CO_3]$ 体系最为重要，$[HCO_3^-]/[H_2CO_3]$ 维持一定的比例，可维持血液的酸碱度，而维持该比例的恒定，又有赖于肺和肾的调节作用。肺通过对 PCO_2 的调节而调节 H_2CO_3 的浓度，换气

增加使 CO_2 排出增多而降低 PCO_2；反之，换气减少则使 CO_2 排出减少而升高 PCO_2。因此，通过肺泡换气加强了 HCO_3^- 的缓冲能力。肾脏对酸碱平衡的调节主要通过对 H^+ 的排泄和对 HCO_3^- 的重吸收与合成机制完成。

（二）酸碱平衡紊乱及其判断

酸碱平衡紊乱（acid – base disturbance）是临床常见的症状，原发性酸碱平衡紊乱有多种类型。动脉血 pH < 7.35，称为酸血症（acidemia）；pH > 7.45，称为碱血症（alkalemia）。酸血症和碱血症是各种酸碱平衡紊乱所致的血液 pH 变化的最终结果。在单纯性酸碱平衡紊乱时，酸中毒导致酸血症，碱中毒导致碱血症。但在混合性酸碱平衡紊乱时，动脉血 pH 取决于各种酸碱平衡紊乱相互平衡后的结果。

酸中毒（acidosis）指体内存在着 pH 下降的病理生理过程。根据病因，分为代谢性酸中毒（metabolic acidosis）和呼吸性酸中毒（respiratory acidosis）。碱中毒（alkalosis）指体内存在着 pH 升高的病理生理过程，分为代谢性碱中毒（metabolic alkalosis）和呼吸性碱中毒（respiratory alkalosis）。机体在发生酸碱平衡紊乱后，体内的调节机制势必加强，以恢复 $[HCO_3^-]/[H_2CO_3]$ 达到正常水平，此为代偿过程。代偿后，如果 $[HCO_3^-]/[H_2CO_3]$ 比值恢复到 20/1，血浆 pH 仍可维持在正常范围，称为代偿性酸碱平衡紊乱。如果经过代偿仍不能恢复到正常比值，血浆 pH 将发生明显改变，并超出正常值范围，称为失代偿型酸碱平衡紊乱。

1. 代谢性酸中毒（原发性碳酸氢根缺乏） 指各种原因引起原发性固定酸增加或碱丢失，大量摄入酸性物质等，使 HCO_3^- 浓度下降而引起的一系列病理生理过程。目前临床上根据 AG 可分为高 AG 型和正常 AG 型，计算 AG 有助于代谢性酸中毒的鉴别诊断。高 AG 型代谢性酸中毒见于乳酸酸中毒、尿毒症、酮症酸中毒。正常 AG 型代谢性酸中毒也称高氯型代谢性酸中毒，可由 HCO_3^- 减少、酸排泄衰竭或过多使用含氯的酸引起。

代谢性酸中毒常见原因有：①酸性代谢产物堆积，如糖尿病、饥饿、禁食过久等，致乳酸或酮症酸中毒；②酸性物质排泄减少，主要包括尿毒症性酸中毒和肾小管性酸中毒；③碱丢失过多，如重度腹泻、肠、胆及胰瘘等可丢失 HCO_3^-；④酸摄入过多，如由于补液中氯离子过多，引起高氯性酸中毒。

2. 呼吸性酸中毒 凡因呼吸功能障碍致使肺泡换气减少、PCO_2 增高、H^+ 浓度增加和 pH 下降的病理生理过程为呼吸性酸中毒，常见的原因是通气不足，可分为限制性和阻塞性两种类型。限制性通气功能不全主要是由于呼吸中枢麻痹或受抑制引起呼吸骤停或换气不足；阻塞性通气功能不全是一些弥漫性肺部病变引起气道阻塞而导致通气不足。

3. 代谢性碱中毒 指原发性变化为血浆 HCO_3^- 水平升高而引起的一系列病理生理过程。机体内由于各种原因引起体液 H^+ 和 Cl^- 丧失或 HCO_3^- 含量增加，均可引起代谢性碱中毒。

常见原因有：①呕吐或长期胃肠减压损失大量胃液中的 H^+ 和 Cl^-；②缺钾性代谢性碱中毒；③碱性食物摄入过多。

4. 呼吸性碱中毒 指由于各种原因导致过度换气，使 PCO_2 下降的病理生理过程。此时血浆 $[HCO_3^-]/[H_2CO_3] > 20/1$，pH 升高。

常见原因有：①凡使呼吸增快的疾病，如高热、癔症；②药物中毒如水杨酸盐；③机械通气过度。

5. 混合性酸碱平衡紊乱 两种或两种以上的酸碱平衡紊乱同时存在，称为混合性酸碱平衡紊乱。临床上呼吸性酸碱平衡紊乱可与代谢性酸碱平衡紊乱同时存在；代谢性酸中毒可与呼吸性碱中毒同时存在。在混合性酸碱平衡紊乱时，所测得的各项酸碱平衡指标反映各种紊乱的综合结果。因此，不能仅根据血液 pH 变化来判定混合性酸碱平衡紊乱的类型和严重程度。pH 介于 7.35 ~ 7.45 之间可有三种情况即无酸碱失衡、代偿性酸碱失衡及复合型酸碱失衡。

第四节　血清铁及其代谢物的检测

一、概述

早在 18 世纪人们就已开始认识到铁对人体健康的作用。现代医学的深入研究得出结论：铁缺乏全面影响人体健康，缺铁性贫血是被世界卫生组织确认的四大营养缺乏症之一。铁（Fe）是体内含量最丰富的微量金属元素，它是合成血红蛋白的必需元素，也是人体生命能量转化的关键酶——血红素酶复合体中起电子传递作用的金属元素。此外，它在人体中分布很广，几乎所有的组织都含有铁。

人体内的铁，按其功能可分为功能铁与非功能性贮存铁两部分。功能铁约占体内铁总量的 70%，主要以血红素形式，存在于血红蛋白、肌红蛋白、血红素酶类、辅助因子等。非功能性贮存铁，则主要以铁蛋白和含铁血黄素的形式存在于肝、脾和骨髓中。一个成年人，全身含铁为 3~5g，主要以血红素形式存在，含量最多的为血红蛋白形式，存在于血液红细胞与骨髓中；其次为肌红蛋白，是肌肉组成成分；另外还有存在于脑部的脑红蛋白。分布最为广泛的是血红素酶，存在于大多数的体细胞中，它是细胞生物能量转化的关键酶。功能铁参与能量代谢，主要是参与含铁酶的组成，促进过氧化氢酶，过氧化物酶、单胺氧化酶等铁依赖酶的活性，从而影响人体细胞能量代谢。功能铁缺乏，人体细胞能量代谢将没法正常进行。

人体红细胞的寿命约为 120 天，衰老的红细胞在肝脏、脾脏和骨髓的单核 - 吞噬系统中分解和破坏。每天分解和破坏的红细胞数，约为红细胞总数的 1/120；同时红骨髓又有相当数量的新生红细胞产生。正常情况下，人体内的红细胞数，保持相对稳定。破坏（或死亡）的红细胞，降解出来的铁，可进入骨髓中，再次用来生成新的红细胞，肌肉及其他细胞中的铁也是如此。因此，铁与蛋白质、脂肪等其他营养物质不同，除出血造成铁的损失和生长发育的需求外，铁在人体内并无太多消耗，而是可循环利用的。

二、铁代谢的相关指标

（一）血清铁测定

血清铁（serum iron）即与转铁蛋白（transferrin，Tf）结合的铁，其含量不仅取决于血清中铁的含量，还受 Tf 含量的影响。

【参考区间】

男性：11~30μmol/L；女性：9~27μmol/L；儿童：9~22μmol/L。

【临床意义】

（1）增高　见于①铁利用障碍：如再生障碍性贫血、铁粒幼细胞性贫血、铅中毒等。②铁释放增多：如溶血性贫血、急性肝炎、慢性活动性肝炎等。③铁蛋白增多：如反复输血、白血病、含铁血黄素沉着症。④摄入过多：如铁剂治疗过量。

（2）减低　见于①铁缺乏：如缺铁性贫血。②慢性失血：如月经过多、消化性溃疡、慢性炎症、恶性肿瘤等。③铁需求增加：如生长发育期的婴幼儿、青少年，生育期、妊娠期及哺乳期的妇女等，机体需铁量增多而摄入不足。

（二）血清总铁结合力测定

转铁蛋白（Tf）是血清中铁（iron）的转运蛋白。正常情况下，血清铁仅能与 1/3 的 Tf 结合，2/3

的 Tf 未能与铁结合，未与铁结合的 Tf 称为未饱和铁结合力。总铁结合力（total iron binding capacity，TIBC）是指每升血清中的转铁蛋白所能结合的最大铁量，即为血清铁与未饱和铁结合力之和。实际上反映转铁蛋白的水平。

【参考区间】

亚铁嗪显色法：男性 $50 \sim 77 \mu mol/L$；女性 $54 \sim 77 \mu mol/L$。

【临床意义】

（1）增高　见于：①转铁蛋白合成增加，如缺铁性贫血和妊娠后期；②转铁蛋白释放增加，如急性肝炎和肝细胞坏死。

（2）降低　见于：①转铁蛋白合成减少，如肝硬化、慢性肝损伤等；②转铁蛋白丢失，如肾病综合征、肿瘤及非缺铁性贫血等；③铁缺乏：肝脏疾病、慢性炎症、消化性溃疡等。

（三）血清转铁蛋白测定

转铁蛋白又名运铁蛋白（transferrin，Tf）是血浆中一种能与 Fe^{3+} 结合的球蛋白，主要起转运铁的作用。每分子 Tf 可与 2 个 Fe^{3+} 结合，并负责运载由消化道吸收的铁和由红细胞降解释放的铁进入骨髓和其他需要铁的组织。Tf 主要在肝脏中合成，所以 Tf 也可作为判断肝脏合成功能的指标。另外，Tf 也是一种急性时相反应蛋白。

【参考区间】

$28.6 \sim 51.9 \mu mol/L$（$2.5 \sim 4.3 g/L$）。

【临床意义】

（1）升高　缺铁时增高（缺铁性贫血）、铁蛋白释放增加（急性病毒性肝炎、肝细胞坏死）。

（2）降低　感染性疾病、风湿性关节炎、原发性肝癌、肾病、尿毒症、遗传性运铁蛋白缺乏症、流行性出血热、血色病、再生障碍性贫血、铁粒幼细胞贫血、营养不良等。

（四）血清转铁蛋白饱和度测定

血清转铁蛋白饱和度（transferrin saturation，Tfs）简称铁饱和度，可以反映达到饱和铁结合力的转铁蛋白（Tf）所结合的铁量，以血清铁占总铁结合力（TIBC）的百分率表示。

【参考区间】

$33\% \sim 55\%$。

【临床意义】

（1）增高　见于：①铁利用障碍，如再生障碍性贫血、铁粒幼细胞性贫血；②血色病（hemochromatosis），Tfs >70% 为诊断血色病的可靠指标。

（2）减低　见于：①缺铁或缺铁性贫血，Tfs <15% 并结合病史即可诊断缺铁或缺铁性贫血，其准确性仅次于铁蛋白，但较血清铁和 TIBC 灵敏；②慢性感染性贫血。

（五）血清铁蛋白测定

铁蛋白（serum ferritin，SF）是铁的贮存形式，其含量变化可作为判断是否缺铁或铁负荷过量的指标。

【参考区间】

男性：$15 \sim 200 \mu g/L$，女性：$12 \sim 150 \mu g/L$。

【临床意义】

（1）增高 见于①体内贮存铁释放增加：如急性肝细胞损害、坏死性肝炎等。②铁蛋白合成增加：如炎症、肿瘤、甲状腺功能亢进。③贫血：如溶血性贫血、再生障碍性贫血、恶性贫血。④铁的吸收率增加：如血色沉着症、含铁血黄素沉着症、反复输血或肌内注射铁剂引起急性中毒症等。

（2）减低 见于①体内贮存铁减少：如缺铁性贫血、大量失血、长期腹泻、营养不良。②铁蛋白合成减少：如维生素 C 缺乏等。

（六）可溶性转铁蛋白受体测定

铁在转运时需通过转铁蛋白和细胞表面的特异性转铁蛋白受体结合释放到细胞内。可溶性转铁蛋白受体（soluble transferring receptor，sTfR）是存在于血清或血浆中组织受体的游离形式，转铁蛋白受体的数目反映了机体对铁的需求。

【参考区间】

3.0 ~ 8.5mg/L。

【临床意义】

（1）升高 常见于缺铁性贫血早期和红系造血增生时，可用于缺铁性贫血的诊断和鉴别诊断。SF 反映铁的贮存部分，而 sTfR 反映功能性铁部分，这两个指标可以和 sTfR/SF 比率结合起来，用于评估整个机体铁贮存情况。

（2）降低 再生障碍性贫血、慢性病贫血、肾衰竭等。铁供应减少可迅速导致转铁蛋白受体合成的调整，而感染或炎症性疾病不会引起血清中转铁蛋白受体浓度的显著性变化，因此 sTfR 测定的临床意义比铁蛋白测定更简便、可靠，是提示缺铁性红细胞生成期的首选指标。

第五节 骨代谢紊乱的检测

一、概述

骨在其生长、发育和衰老的过程中，不断地进行着新陈代谢。骨代谢主要包括成骨细胞骨形成和破骨细胞骨吸收两个过程。骨代谢在骨矿物质（如钙、磷、镁等）、甲状旁腺素（PTH）、活性维生素 D_3、降钙素和 PTH 相关蛋白等调控下，维持着动态平衡。

骨是特殊的结缔组织，是由骨组织细胞和骨基质组成。骨组织细胞包括骨原细胞、成骨细胞、骨细胞和破骨细胞，其中成骨细胞和破骨细胞在骨代谢中具有关键作用。骨细胞由成骨细胞转化而来，成骨细胞的主要功能是生成骨组织的纤维和有机基质，破骨细胞的功能则是破坏并吸收分解的骨组织，两种细胞协调作用，共同维护骨的正常代谢。骨纤维由胶原纤维组成，其 90% 以上是 I 型胶原，是组成骨纤维的主要成分。骨基质的干重约 50% 是无机物，即骨矿物质，钙与磷含量最多，约 99% 以上的钙和 87% 以上的磷，以羟基磷灰石结晶的形式构成骨盐，和胶原纤维结合在一起使骨组织具有特殊的硬度和韧性。所以骨组织是体内钙的贮存库，与体内钙、磷代谢有密切的关系。甲状旁腺素、降钙素、活性维生素 D_3、骨钙素、骨型碱性磷酸酶以及肝、肾、甲状腺等器官的功能活动，共同配合协调成骨细胞与破骨细胞功能，同时血钙、磷的浓度变化又反馈性调节相应激素的分泌，进而影响骨的形成和溶解。与骨代谢有关的骨矿物质、激素、酶、胶原标志物等的检测，可以从不同侧面反映与骨代谢有关的疾病以及各脏器的功能，为临床诊断、治疗提供可靠的依据。

二、常见骨代谢紊乱的检测

骨骼是坚硬和富有生命的器官。骨组织的代谢是一个旧骨不断被吸收，新骨不断形成，周而复始的循环过程，此称为骨的再建。骨再建的速率称为骨更新率或转换率。测定血、尿的矿物质及其他相关指标有助于判断骨代谢状态及骨更新率的快慢，对骨代谢性疾病的诊断和鉴别诊断有重要意义。

（一）骨矿物质的检测

钙、磷、镁是骨无机物的主要成分，具有广泛的生理功能。血清中钙、磷、镁的浓度依赖于肠道吸收、骨质沉积和吸收、肾排泄分泌的调节。研究它们的代谢有助于了解骨代谢以及相关疾病的病理机制。

（二）骨代谢调节激素检测

甲状旁腺素、降钙素及活性维生素 D_3 等是钙磷代谢的主要调节激素，共同维持着血清钙、磷水平的相对恒定。钙磷代谢紊乱可引起骨代谢异常相关疾病的发生，临床上较多见。因此，对甲状旁腺素、降钙素及活性维生素 D_3 等测定有助于骨代谢异常相关疾病的诊断。

1. 甲状旁腺素测定　甲状旁腺素（parathyroid hormone，PTH）是甲状旁腺主细胞分泌的单链 84 肽，分子量 9.5kD，在血清中的半衰期约为 18 分钟。它是调节体内钙磷代谢的主要激素之一，作用的靶器官主要是骨、肾和小肠，总的生理效应为升高血钙、降低血磷和酸化血液。PTH 的合成和分泌受细胞外 Ca^{2+} 浓度的负反馈调节。

目前常用测定方法，有电化学发光法和免疫化学发光法，具有快速、灵敏、无同位素污染的优点，由于血清 PTH 片段组成不均一，采用哪种方法，需要根据不同疾病状态以及 PTH 片段的性质、分布和水平而定。血清 PTH 可测定完整 PTH、PTH－C 端、PTH－中段（PTH－M）和 PTH－N 端。目前应用最广的是测定 C 端、中段和完整 PTH，因为 C 端的半衰期长（20 多分钟），具有免疫活性，不具有生物活性；而 N 端的半衰期短（几分钟），不易测出，但具有生物活性。

【参考区间】

电化学发光法：0.5 ~ 1.9pmol/L；免疫化学发光法：1.0 ~ 10.0pmol/L。

【临床意义】

（1）增高　见于原发性和继发性甲状旁腺功能亢进、甲状旁腺瘤、佝偻病、骨软化症、骨质疏松症等。原发性甲状旁腺功能亢进时，PTH 多数超过 5.9pmol/L，同时有高钙血症和低磷血症，多见于腺瘤。肾功能衰竭、钙和维生素 D 缺乏等患者中出现的继发性甲状旁腺功能亢进，增高的 PTH 可在注入钙剂后因分泌被抑制而明显降低。

（2）降低　见于甲状旁腺机能减退、先天性甲状旁腺、胸腺发育不全、甲状腺或甲状旁腺切除术后等。

2. 降钙素测定　降钙素（calcitonin，CT）是由甲状腺 C 细胞合成和分泌的一种多肽，其分泌受血清 Ca^{2+} 调节，血清 Ca^{2+} 浓度升高可促进其分泌。循环免疫反应性降钙素来自一个较大的前体分子，它的单体形式是唯一具有生物活性的分子。降钙素单体是一种由 32 个氨基酸组成，分子量为 3500Da 的多肽。其作用的靶器官是骨骼、肾脏和胃肠道。其在血中的含量甚微，到目前为止，降钙素测定方法主要有免疫化学发光法和放射免疫测定法（RIA）等。

【参考区间】

免疫化学发光法：男性 0.56 ~ 13.4pmol/L；女：0.56 ~ 2.8pmol/L。

【临床意义】

（1）降钙素分泌增多　见于甲状腺髓样癌（TMC）。TMC 是甲状腺 C 细胞恶性病变，瘤组织中 CT 含量为正常人的 650 ~ 16 000 倍。此外，由神经嵴分化而来的一些恶性肿瘤，高胃泌素血症和肾功能衰竭等亦会出现高降钙素血症。

（2）降钙素分泌减少　见于甲状腺切除术后或重度甲状腺功能亢进等。

3. 维生素 D 测定　维生素 D（vitamin D）是类固醇衍生物，主要包括维生素 D_2 和维生素 D_3。食物中的维生素 D 在小肠被吸收后，与维生素 D 结合蛋白特异结合并运输到肝脏，再经 25 - 羟化形成 25 - 羟化维生素 D，然后在肾脏进一步羟化，形成维生素 D 的生物活性形式 1,25 - 羟化维生素 D_3。1,25 - 羟化维生素 D_3 的靶细胞是小肠黏膜、肾脏和骨组织，能促进钙磷的吸收、动员骨钙和促进钙在骨中的沉积，有利于骨的生成和钙化。目前 25(OH)D_3 或 1, 25 - (OH)$_2D_3$ 的测定还没有合适的参考方法，主要有放射竞争性蛋白结合法（CPB）、高效液相色谱法（HPLC）、RIA、放射受体法（RRA）、免疫化学发光法。目前以免疫化学发光法和 RIA 法最为普遍。

【参考区间】

HPLC 法：血清 25(OH)D_3 35pmol/L ~ 150pmol/L；血清 1,25 - (OH)$_2D_3$ 40pmol/L ~ 160pmol/L。

【临床意义】

（1）25 - (OH)D_3 升高　见于维生素 D 中毒症（ > 100ng/ml）。

（2）25 - (OH)D_3 降低　见于维生素 D 缺乏性佝偻病、骨软化症、手足搐搦症、肾脏疾病、乳儿肝炎、骨肿瘤患者等。血清 25 - (OH)D_3 有随季节变化的特点，夏秋季高于冬春季；有随年龄增高而后下降的趋势。

（3）1,25 - (OH)$_2D_3$ 升高　见于妊娠期，原发性甲状旁腺功能亢进及高钙血症性类肉瘤。

（4）1,25 - (OH)$_2D_3$ 降低　见于尿毒症、骨质疏松症、甲状旁腺功能减退、维生素 D 缺乏性佝偻病等。测定 1,25 - (OH)$_2D_3$ 的重要价值在于鉴别诊断，机体内环境稳定的机制失调时导致 1,25 - (OH)$_2D_3$ 生成过量或生成不足，会引起高钙血症或低钙血症。甲状旁腺功能减退和假性甲状旁腺功能减退、甲状旁腺功能损害或衰竭都与 1,25 - (OH)$_2D_3$ 减少及低钙血症有关。而原发性甲状旁腺功能亢进时，甲状旁腺素分泌过剩使 1,25 - (OH)$_2D_3$ 的生成增加并引起高钙血症。

（三）骨代谢标志物检测

与骨转换（bone conversion/turnover）有关的检测，可以反映骨形成和骨吸收的动态信息，能显示骨代谢的快速改变，其变化显著早于骨密度的改变，因而对骨质疏松和其他代谢性骨病的诊断具有重要意义。如原发性绝经后骨质疏松症（Ⅰ型）多数表现为骨形成和骨吸收过程增高，称高转换型。而老年性骨质疏松症（Ⅱ型）多数表现为骨形成和骨吸收的生化指标正常或降低，称低转换型。反映骨代谢的常用指标有骨形成标志物和骨吸收标志物两类。

1. 骨形成标志物测定　反映骨形成的标志物有总碱性磷酸酶、骨源性碱性磷酸酶、骨钙素和Ⅰ型前胶原羧基/氨基端前肽（PICP/PINP）等。

（1）血清总碱性磷酸酶和骨碱性磷酸酶　血清总碱性磷酸酶（total alkaline phospharase，TALP）和骨碱性磷酸酶（bone alkline phospharase，BALP）是最常用的评价骨形成和骨转换的指标。血清中碱性磷酸酶 50% 来源于骨，即 BALP，由成骨细胞分泌，半衰期为 1 ~ 2 天，另一半主要来源于肝脏，其它组织来源仅占很少部分，ALP 基因定位于 1 号染色体上。BALP 是骨形成的特异性标志物，骨质疏松患者的碱性磷酸酶减少极少见，绝大多数是血清碱性磷酸酶活性增高。为了鉴别肝胆疾病和成骨细胞活性增高的骨病，需作碱性磷酸酶同工酶测定。测定同工酶的意义在于鉴别碱性磷酸酶的细胞来源，不仅在骨病早期诊断中有价值，而且对疗效的评价和预后的判断均具有重要价值。当然肝功能正常时，血清碱性磷酸酶也能反映成骨细胞的功能。目前是用放射免疫法、免疫化学法、高效液相色谱法等测定 BALP。BALP 是反映骨代谢较敏感和特异的指标，破骨或成骨占优势时均升高。

【参考区间】

免疫化学法：成年男性 15～41.5U/L；成年女性 11.6～30.6U/L。

【临床意义】

血清碱性磷酸酶和骨碱性磷酸酶增高见于：甲状腺功能亢进、甲状旁腺功能亢进、骨转移癌、佝偻病、软骨病、骨折、畸形性骨炎、氟骨症、高骨转换型的骨质疏松患者如绝经后的骨质疏松症（而老年骨质疏松症形成缓慢，ALP 变化不显著）。肝胆疾病时，血清总碱性磷酸酶升高，骨碱性磷酸酶正常。绝经期后碱性磷酸酶增高，但不超过正常值的一倍。骨碱性磷酸酶也可用于骨转移癌患者的病程和治疗效果的监测。碱性磷酸酶活性降低极少见。

（2）骨钙素　骨钙素（bone glutamyl protein，BGP 或 osteocalcin，OC）是骨中含量十分丰富的非胶原蛋白，其总量占骨组织中非胶原蛋白的 15%～20%，由成骨细胞合成和分泌的一种活性多肽，受 1，25 - $(OH)_2D_3$ 调节，与羟基磷灰石有较强的亲和力，约 50% 沉积于骨基质，其余 50% 进入血循环，半衰期约 5 分钟。骨钙素的主要生理功能是维持骨的正常矿化速率，抑制异常的羟基磷灰石结晶的形成，抑制软骨矿化速率。血中骨钙素是反映骨代谢状态的一个特异和灵敏的生化指标，监测血中骨钙素的浓度，不仅可以直接反映成骨细胞活性和骨形成情况，而且对观察药物治疗前后的动态变化有一定的参考价值，还可了解成骨细胞的状态，是骨更新的敏感指标。骨钙素经胰蛋白酶水解成 C 端和 N 端 - 中段，有学者认为完整的 BGP 反映骨形成，其片段反映骨吸收，这一观点有待进一步研究证实。有研究表明当骨形成与骨吸收偶联时，BGP 是反映骨转换的指标，当骨形成与骨吸收解偶联时，BGP 是反映骨形成的指标。

测定方法主要为免疫标记法，如放射免疫法、酶联免疫法、亲和素 - 生物素酶免疫测定法（BAE-IA）、化学发光免疫分析法（CLIA）等。目前应用最多的是 RIA 法和 CLIA 法。RIA 法的灵敏度高，最低可测到 2pg/ml 水平。由于是抗原和特异性抗体的免疫反应，因而测定的准确率高，而且能较快地分析大量的样品。

【参考区间】

化学发光免疫法：男性 0.31nmol/L～5.91nmol/L；女性 0.56nmol/L～3.64nmol/L。

【临床意义】

骨钙素升高见于儿童生长期、肾性骨营养不良、畸形性骨炎、甲状旁腺功能亢进、甲状腺功能亢进、骨折、骨转移癌、低磷血症、肾功能不全等。老年性骨质疏松症可有轻度升高。高转换率的骨质疏松患者，绝经后骨质疏松 BGP 升高明显，雌激素治疗 2～8 周后 BGP 下降 50% 以上。骨钙素降低见于甲状旁腺功能减退、甲状腺功能减退、肝病、长期应用肾上腺皮质激素治疗等。

（3）I 型前胶原羧基/氨基端前肽　I 型前胶原羧基端前肽（C - terminal propeptide of type 1 procollagen，PICP）和 I 型前胶原氨基端前肽（N - terminal propeptide of type 1 procollagen，PINP）是成骨细胞合成分泌出的 I 型前胶原在特异的蛋白酶的作用下转变成有活性的 I 型胶原过程中，从胶原分子两端切下的两个肽段，PICP 和 PINP 以等摩尔浓度释入血中。两者仅在形成 I 型胶原时才分泌，故血清中 PICP/PINP 的水平是反映成骨细胞活动、骨形成以及 I 型胶原合成速率的特异指标，对多种骨疾病的诊断有重要价值。PICP 和 PINP 水平在清晨时达到峰值，不受饮食影响；它们分别通过肝上皮细胞甘露糖受体和清除剂受体结合而被清除，所以易受肝功能的影响。目前 PINP 和 PICP 测定方法主要采用 RIA 法和 CLIA 法。

2. 骨吸收标志物测定 反映骨吸收的标志物主要有血清抗酒石酸酸性磷酸酶、尿羟脯氨酸、尿羟赖氨酸糖苷、尿中胶原吡啶交联，Ⅰ型胶原交联羧基/氨基末端肽等。

（1）血清抗酒石酸酸性磷酸酶 抗酒石酸酸性磷酸酶（tartrate resistant acid phosphatase，TRACP）是反映破骨细胞活性和骨吸收状态的敏感指标。酸性磷酸酶（acid phosphatase，ACP）主要存在于骨、前列腺、溶酶体、红细胞、血小板和脾脏中。血浆抗酒石酸酸性磷酸酶主要来源于破骨细胞，而成骨细胞和骨细胞中含量甚少。当骨吸收时，TRACP由破骨细胞释放入血循环，所以血浆中TRACP水平被认为是骨吸收的一项生化指标。TRACP测定方法有酶动力学法、电泳法、放射免疫法和酶联免疫法等。血浆抗酒石酸酸性磷酸酶的名称来源于该酶具有抗酒石酸的抑制作用，如测定时以L-酒石酸钠作为抑制剂，以4-硝基苯磷酸盐为底物测定酶活性。

【参考区间】

酶动力学法：成人3.1~5.4U/L。ELISA法：男性61~301μg/L；女性（绝经前）41~288μg/L，女性（绝经后）129~348μg/L；儿童（7~15岁）401~712μg/L。

【临床意义】

血清抗酒石酸酸性磷酸酶增高见于：原发性甲状旁腺机能亢进、慢性肾功能不全、畸形性骨炎、骨转移癌、卵巢切除术后、高转换率的骨质疏松患者。血清抗酒石酸酸性磷酸酶降低见于：骨吸收降低的疾病，如甲状旁腺功能降低、老年性骨质疏松症患者。

（2）尿羟脯氨酸（hydroxyproline，HOP） 骨基质中的95%是由胶原组成，HOP是胶原所特有的非必需氨基酸。胶原降解时可释放出HOP及其寡肽，从尿中排出的HOP是体内胶原代谢的终末产物之一，尿中HOP 50%来自骨源，也有来自皮肤、补体和饮食中的胶原等。游离的HOP大部分经肾小管重吸收，在肝脏中分解为尿素，通常只有5%~10%随尿排除。尿中HOP排出的量可以反映骨吸收和骨转换程度，是反映骨更新的指标，但不特异，受饮食影响较大，收集24小时尿之前，应进素食2~3天。检测空腹晨尿、清晨第二次空腹尿HOP与肌酐（Cr）的比值，24小时尿HOP等。前两种方法受饮食影响小，取样方便。

【参考区间】

清晨第二次空腹尿：3.4~29.8mg/g（HOP/Cr）；24小时尿：15~43mg（114~300μmol）/24h。

【临床意义】

尿中HOP增加见于各种骨代谢性疾病，如Paget病、骨软化症，骨肿瘤等。严重骨折患者尿中也可增加。儿童生长期、甲状旁腺功能亢进、甲状腺功能亢进、骨转移癌、慢性肾功能不全、畸形性骨炎、高转换的骨质疏松症患者、佝偻病和软骨病，绝经后骨质疏松症尿HOP升高。甲状腺机能低下、侏儒症尿HOP显著降低。老年性骨质疏松症HOP变化不显著。注意食物中胶原蛋白的摄入量影响尿中羟脯氨酸的排泄量，如动物的皮肤，肌腱和软骨等含胶原蛋白最多。

（3）尿羟赖氨酸糖苷 羟赖氨酸糖苷（Hydroxylysine-Glycosides）是Ⅰ型胶原的组成成分，有葡萄糖半乳糖苷羟赖氨酸（glycosyl-galactosyl-hydroxylysine，Glc-Gal-Hyl）和半乳糖苷羟赖氨酸（galactosyl-hydroxylysine，Gal-Hyl）两种形式，由于Glc-Gal-Hyl也存在于皮肤和补体C1q中，所以Gal-Hyl更具特异性。两者在胶原降解时均释放至循环系统中，由于其糖基化形式不会产生代谢变化，亦不会被食物成分所影响，故其作为反映骨吸收的指标优于HOP。近年来，可应用反相HPLC分离和鉴定血清Gal-Hyl。

（4）尿中Ⅰ型胶原交联降解类产物 Ⅰ型胶原降解产物是一类吡啶交联类化合物，如胶原吡啶交联，脱氧胶原吡啶交联、Ⅰ型胶原交联N末端肽，Ⅰ型胶原交联C末端肽，它们均为骨胶原的分解产物，是反映骨吸收和骨转换的良好指标，较 HOP 更为特异和灵敏。

答案解析

目标检测

一、选择题

1. 疑似有隐匿型糖尿病者，为明确诊断常需做的检查项目是（ ）
  A. 口服葡萄糖耐量试验   B. 尿糖测定   C. 空腹血糖测定
  D. 血清胰岛素测定   E. 血清 C 肽测定
2. 血清总胆固醇降低可见于（ ）
  A. 肾病综合征   B. 动脉粥样硬化   C. 糖尿病
  D. 急性肝坏死   E. 高脂血症
3. 患者，男，67 岁。缘于 4 个月前无明显诱因双下肢水肿，呈对称性凹陷性，肉眼血尿，遂就诊。入院后，确诊为原发性肾病综合征、膜性肾病 II 期，使用氢氯噻嗪片利尿消肿后，请问电解质检查结果，最可能出现（ ）
  A. 血钾降低、血镁升高   B. 血钾降低、血氯降低   C. 血钾降低、血氯升高
  D. 血钾升高、血氯升高   E. 血钾升高、血氯降低

二、简答题

1. 简述糖尿病的诊断及糖化血红蛋白检测的临床意义。
2. 简述 C 肽检测的临床意义。
3. 脂质代谢紊乱的主要实验室检测指标有哪些？
4. 简述常见引起高钾血症的原因。
5. 简述常见引起低钠血症的原因。
6. 简述氧分压的定义及其临床意义。
7. 反映骨形成的生化指标及反映骨吸收的生化指标有哪些？

（王梅华）

书网融合……

本章小结　　微课　　题库

第二十章　内分泌功能检测

PPT

📖 学习目标

　　1. 掌握　生长激素、促甲状腺激素、甲状旁腺激素、促肾上腺皮质激素、黄体生成素检测的临床意义，甲状腺激素、皮质醇、醛固酮、雌二醇、睾酮、人附睾蛋白4、抗缪勒管激素检测的临床意义。

　　2. 熟悉　卵泡刺激素、泌乳素、甲状腺素结合球蛋白、肾素检测的临床意义；

　　3. 了解　抗利尿激素、甲状腺球蛋白抗体测定、甲状腺过氧化物酶抗体测定的临床意义。

　　4. 学会阅读和分析甲状腺内分泌功能检测、性腺内分泌功能检测等指标的检验报告，具备诊断甲状腺功能紊乱、自身免疫性甲状腺疾病、性腺内分泌紊乱的能力。

第一节　下丘脑－垂体内分泌功能检测

一、概述

　　下丘脑与垂体在结构与功能上密切联系，形成下丘脑－垂体功能单位，包括下丘脑－腺垂体内分泌和下丘脑－神经垂体内分泌两部分。①下丘脑－腺垂体系统：下丘脑与腺垂体之间没有直接的神经结构联系，但存在独特的血管网络，即垂体门脉系统（hypophyseal portal system）。下丘脑促垂体区的肽能神经元通过所分泌的肽类神经激素（释放激素和释放抑制激素）和（或）单胺类神经激素，经垂体门脉系统转运到腺垂体，调节相应的腺垂体激素的分泌。腺垂体激素主要包括生长激素（growth hormone，GH）、促肾上腺皮质激素（adrenocorticotropic hormone，ACTH）、促甲状腺激素（thyroid stimulating，TSH）、卵泡刺激素（follicle stimulating hormone，FSH）、黄体生成素（luteinizing hormone，LH）、催乳素（prolactin，PRL）。②下丘脑－神经垂体系统：下丘脑与神经垂体有直接神经联系，神经垂体为下丘脑的延伸结构，不含腺细胞。下丘脑视上核和室旁核等大细胞神经元轴突延伸投射终止于神经垂体，形成下丘脑－垂体束。下丘脑视上核和室旁核的神经内分泌细胞所分泌的肽类神经激素通过轴浆流动方式经轴突直接到达神经垂体末梢并贮存于此，机体需要时由此释放入血。神经垂体激素主要包括抗利尿激素（antidiuretic hormone，ADH）、缩宫素（oxytocin，OT）。健康个体血液中激素含量很低，用一般化学方法难以准确检测，因此临床实验室主要采用各种免疫学技术进行测定。放射免疫测定（radioimmuno-assay，RIA）和酶联免疫吸附试验（enzyme linked immunosorbent assay，ELISA）曾经是激素测定的主要技术，目前临床检测激素的主要技术为化学发光免疫测定（chemiluminescent immunoassay，CLIA）和电化学发光免疫测定（electrochemiluminescent immunoassay，ECLIA）。

二、下丘脑－垂体激素的检测

（一）生长激素及其相关检测

　　生长激素（growth hormone，GH）是由腺垂体嗜酸性细胞合成的单链多肽，是腺垂体中含量最丰富的一种激素，其化学结构与人催乳素（prolactin，PRL）相似，且二者作用有一定的交叉。GH 主要生理功能是：刺激软骨及软组织增生，使骨骼面积增加，伴随内脏增大，肌肉、皮肤、结缔组织和淋巴器官增生；促进蛋白质合成；提升血糖浓度；同其他几种"促激素"（如 ACTH、TSH、FSH 和 LH）分别结合使用时，产生协同效应；对其他激素有"允许作用"，能产生为其他激素或因子充分发挥作用的生理环境等。GH 释放受下丘脑的生长激素释放激素（growth hormone releasing hormone，GHRH）和生长激素释放抑制激素（growth hormone releasing inhibitory hormone，GHIH；又称为生长抑素，somatostatin，SS）的双重调节。由于 GH 呈脉冲式分泌并有明显的昼夜节律，每 1~4 小时出现 1 次脉冲峰，睡眠后 GH 分泌增高，约在熟睡 1 小时后达高峰。因而宜在午夜或清晨起床前采血测定 GH，且单项测定意义有限，应同时进行动态检测。

【参考区间】

化学发光免疫测定（CLIA）法参考区间（引自商品化试剂说明书）如下：

成年男性：0.003~0.971μg/L；成年女性：0.010~3.607μg/L。

电化学发光免疫测定（ECLIA）法参考区间（引自商品化试剂说明书）如下：

男孩（0 岁~10 岁）：0.094~6.29μg/L；女孩（0 岁~10 岁）：0.12~7.79μg/L。

男孩（11 岁~17 岁）：0.077~10.8μg/L；女孩（11 岁~17 岁）：0.123~8.05μg/L。

男性（成年）：0.03~2.47μg/L；女性（成年）：0.126~9.88μg/L

【临床意义】

1. GH 的分泌具有脉冲节律，单一 GH 基础值或随机 GH 浓度几乎无诊断价值，可采用 12 小时内每隔 20~30 分钟抽血一次，以动态检测生长激素的自发性分泌状况。

2. GH 增高最常见于垂体肿瘤所致的巨人症或肢端肥大症，也可见于异源 GHRH 或 GH 综合征。另外，外科手术、灼伤、低糖血症、糖尿病、肾衰竭等生长激素也增高。

3. GH 减低主要见于垂体性侏儒症、垂体功能减退症、遗传性生长激素缺乏症、继发性 GH 缺乏症等。另外，高血糖、皮质醇增多症、应用糖皮质激素也可使 GH 减低。

血清（浆）IGF-1 及 IGFBP-3 测定：GH 的部分效应可通过诱导肝细胞等外周靶细胞产生胰岛素样生长因子（insulin-like growth factor，IGF）实现，IGF 是具有促生长作用的肽类物质，因其化学结构及其作用与胰岛素相似而得名。其中 IGF-1 是最重要的 IGF，可介导 GH 的部分促生长作用，同时可缓冲血清 GH 波动，大约 75% 以上的循环 IGF-1 与胰岛素样生长因子结合蛋白-3（IGFBP-3）结合。IGF-1 在血中浓度相对稳定，少日夜波动，与 GH 水平相对一致，与年龄相关，并受甲状腺素、泌乳素、皮质激素，尤其是营养摄入情况影响。IGFBP-3 和 IGF-1 和合成均依赖于 GH，但不受年龄、肥胖等因素影响。

【参考区间】

化学发光免疫测定（CLIA）法参考区间（引自商品化试剂说明书）如下：

IGF-1：1~2 岁为 31~160μg/L，以后随年龄增长缓慢升高，至青春期（11~16 岁）迅速达到 180~800μg/L 峰水平，成人随年龄增长逐渐下降；

IGFBP-3：新生儿 0.4~1.4mg/L，随年龄增长逐渐升高，青春期迅速达到 2~5mg/L 成人水平。

【临床意义】

IGF-1 和 IGFBP-3 两者的浓度可代表一段时间内平均的 GH 水平，已被推荐作为 GH 紊乱诊断的首选实验室检查项目。IGF-1 或 IGFBP-3 显著降低，应考虑 GH 缺乏症，异常升高则应考虑巨人症或肢端肥大症。

（二）促肾上腺皮质激素检测

促肾上腺皮质激素（adrenocorticotropic hormone，ACTH）是腺垂体分泌的含有 39 个氨基酸的多肽激素，其生理作用是刺激肾上腺皮质增生、合成与分泌肾上腺皮质激素，对醛固酮（aldosterone，ALD）和性腺激素的分泌也有促进作用。促肾上腺皮质激素的分泌受促肾上腺皮质激素释放激素（corticotropic hormone releasing hormone，CRH）的调节，并受血清肾上腺皮质激素浓度的反馈调节。另外，促肾上腺皮质激素分泌具有昼夜节律性变化，上午时为分泌高峰，午夜时为分泌低谷。ACTH 测定的适应证是：①鉴别诊断皮质醇增多症。②鉴别诊断肾上腺皮质功能减退。③疑有异位促肾上腺皮质激素分泌。

【参考区间】

ACTH 的测定主要采用电化学发光免疫测定（ECLIA）法，其参考区间（引自商品化试剂说明书）如下：成人 ACTH 7.2 ~ 63.3ng/L（上午 7：00 ~ 10：00 时收集血浆标本）。

【临床意义】

1. 血浆 ACTH 升高或降低、昼夜节律消失，提示存在肾上腺皮质功能紊乱。

2. 血浆 ACTH 测定一般不作为筛查首选项目，而是作为配合皮质醇测定用于诊断肾上腺功能紊乱的种类及病变部位。

3. ACTH 增高常见于原发性肾上腺皮质功能减退症、先天性肾上腺皮质增生、异源 ACTH 综合征、异源 CRH 肿瘤等。另外，测定 ACTH 还可作为异源 ACTH 综合征的疗效观察、预后判断及转归的指标。

4. ACTH 减低常见于腺垂体功能减退症、原发性肾上腺皮质功能亢进症、医源性皮质醇增多症等。

（三）促甲状腺激素测定

促甲状腺激素（thyroid stimulating hormone，TSH）是腺垂体分泌的重要激素，是一种糖蛋白，包括 α 和 β 两个亚基，其中 β 亚基是功能亚基。TSH 与甲状腺滤泡上皮细胞膜的 TSH 受体结合，刺激甲状腺生长及血管化；刺激甲状腺滤泡细胞生长；促进甲状腺激素的合成和释放。TSH 的分泌受促甲状腺素释放激素（thyrotropin releasing hormone，TRH）的兴奋性和生长抑素（somatostatin，SS）的抑制性的影响，并受甲状腺素的负反馈调节，具有生物节律性。TSH 检测的适应证是：①原发性甲亢或甲减的一线检测。②对怀疑甲状腺激素耐受者，与 FT_4、FT_3 联合测定。③对继发性甲状腺功能障碍，与 FT_4 联合测定。④对先天性甲状腺功能减退的筛查。⑤在甲状腺替代或抑制疗法中，用 T_4 治疗的监测。⑥对高催乳素血症的评估。⑦对高胆固醇血症的评估。

【参考区间】

化学发光免疫测定（CLIA）法参考区间（引自商品化试剂说明书）如下：

成人 TSH：0.34 ~ 5.60mIU/L。

电化学发光免疫测定（ECLIA）法参考区间（引自商品化试剂说明书）如下：

成人 TSH：0.270 ~ 4.20mIU/L。

【临床意义】

TSH 是诊断原发性和继发性甲状腺功能减退症最重要的指标。目前认为，TSH 和 FT_3、FT_4 是评价甲状腺功能的首选指标。

1. TSH 增高常见于原发性甲减、异源 TSH 分泌综合征、垂体 TSH 不恰当分泌综合征（syndrome of inappropriate TSH secration）、单纯性甲状腺肿、腺垂体功能亢进、甲状腺炎等，应用多巴胺拮抗剂、含碘药物等也可使 TSH 增高。另外，检测 TSH 水平可以作为甲减患者应用甲状腺素替代治疗的疗效观察指标。

2. TSH 减低常见于甲亢、继发性甲减（TRH 分泌不足）、腺垂体功能减退、皮质醇增多症、肢端肥大症等。过量应用糖皮质激素和抗甲状腺药物，也可使 TSH 减低。

（四）促性腺激素测定

促性腺激素（gonadotropins，Gn）是调节脊椎动物性腺发育，促进性激素生成和分泌的糖蛋白激素。垂体前叶主要分泌黄体生成素（luteinizing hormone，LH）和卵泡刺激素（follicle stimulating hormone，FSH）两种激素。

黄体生成素（LH）由腺垂体嗜碱粒细胞分泌。对于女性，LH 协同 FSH 共同作用促使卵泡成熟和雌激素的合成，维持卵巢的月经周期，导致排卵与黄体形成；对于男性，则能促使睾丸间质细胞增殖并合成雄激素、促进间质细胞分泌睾酮促进精子成熟。在月经周期 LH 的释放高峰与卵巢排卵有着密切关系，LH 高峰一经出现，预示 24～36 小时卵巢排卵，因此可以在月经周期中监测血清 LH 峰值，以确定最佳受孕时间。

【参考区间】

化学发光免疫测定（CLIA）法参考区间（引自商品化试剂说明书）如下：

女性：卵泡期：2.12～10.89IU/L；排卵期：19.18～103.03IU/L；黄体期：1.20～12.86IU/L；绝经后：10.87～58.64IU/L。男性：成人：1.24～8.62IU/L。

电化学发光免疫测定（ECLIA）法参考区间（引自商品化试剂说明书）如下：

女性：卵泡期：2.4～12.6IU/L；排卵期：14.0～95.6IU/L；黄体期：1.0～11.4IU/L；绝经后：7.7～58.5IU/L。男性：成人：1.7～8.6IU/L。

【临床意义】

1. LH 与 FSH 的联合测定是判断下丘脑 - 垂体 - 性腺轴功能的常规检查方法。

2. "LH 峰" 月经中期 LH 快速升高刺激排卵，此时快速增高的 LH 被称为 "LH 峰"。绝大多数女性排卵发生在此后的 14～28 小时后，这个时间段的妇女最易受孕。因此可以通过测定 "LH 峰" 以明确排卵功能是否正常以提高受孕率。

3. LH 异常增高多见于多囊卵巢综合征（持续无排卵及雄性激素过多等）、特纳综合征（Turner）、原发性性腺功能低下、卵巢功能早衰、卵巢切除术后、更年期综合征或绝经期妇女。

4. LH 异常降低多见于下丘脑 - 垂体促性腺功能不足，如下丘脑性闭经、长期服用避孕药；卵泡刺激素（FSH）也是垂体前叶嗜碱性细胞分泌的一种激素，成分为糖蛋白。主要作用为促进卵泡细胞生长发育、成熟，使卵泡膜细胞生成的雄激素转化为雌激素，并诱发卵泡 LH 受体的生成，增加卵泡甾体激素合成的能力，为排卵做准备。

【参考区间】

化学发光免疫测定（CLIA）法参考区间（引自商品化试剂说明书）如下：

女性：卵泡期：3.85～8.78IU/L；排卵期：4.54～22.51IU/L；黄体期：1.79～5.12IU/L；绝经后：16.74～113.59IU/L；男性：成人：1.27～19.26IU/L。

电化学发光免疫测定（ECLIA）法参考区间（引自商品化试剂说明书）如下：

女性：卵泡期：3.5～12.5IU/L；排卵期：4.7～21.5IU/L；黄体期：1.7～7.7IU/L；绝经后：25.8～134.8IU/L；男性：成人：1.5～12.4IU/L。

【临床意义】

1. FSH 浓度的测定可以用来说明下丘脑 - 垂体 - 卵巢系统的功能障碍。

2. 通过注射促性腺激素释放激素（gonadotropin-releasing hormone，GnRH）观察 LH 和 FSH 的浓度变化，能动态地测定垂体促性腺激素的储备功能。

3. FSH 升高见于睾丸精原细胞瘤、克兰费尔特（Klinefelter）综合征、特纳（Turner）综合征、原发性闭经、先天性卵巢发育不全、使用肾上腺皮质激素治疗后、原发性生殖功能减退症、卵巢性肥胖、早期腺垂体功能亢进症、巨细胞退行性肺癌等。

4. FSH 降低见于雌激素和孕酮治疗、继发性性功能减退症、垂体功能减退症、席汉（Sheehan）综合征、多囊卵巢综合征、晚期腺垂体功能减退症等。

5. 男性患无精症 FSH 水平会很低。

（五）血清泌乳素测定

泌乳素（prolactin，PRL）也叫催乳素，是一种多肽激素，是腺垂体所分泌激素中的一种，是乳房正常发育和妇女哺乳期的必需条件，外周血中 PRL 有单体、二聚体、三聚体三种存在形式，后两者活性极低。PRL 生理功能有调节乳腺活动，调节性腺功能，参与应激反应，调节免疫功能。PRL 的分泌受下丘脑催乳素释放激素（prolactin release hormone，PRF）促进与催乳素释放抑制激素（prolactin release inhibiting hormone，PIF）抑制的双重调节，但以 PIF 抑制为主。成年人血清中催乳素浓度低，妇女在怀孕后期及哺乳期，泌乳素分泌旺盛浓度升高，可促进乳腺发育与泌乳。泌乳素的分泌具有昼夜节律和分泌脉冲，一天之中有很大的变化。睡眠 1 小时内泌乳素分泌的脉冲幅度迅速提高，之后在睡眠中的分泌量维持在较高的水平，醒后则开始下降。清晨 3、4 点钟时血清的泌乳素分泌浓度是中午的一倍。

【参考区间】

化学发光免疫测定（CLIA）法参考区间（引自商品化试剂说明书）如下：

女性：绝经前（<50 岁）：3.34~26.72μg/L

绝经后（>50 岁）：2.74~19.64μg/L

男性：成人：2.64~13.13μg/L

电化学发光免疫测定（ECLIA）法参考区间（引自商品化试剂说明书）如下：

女性（未怀孕）：4.79~23.3μg/L

男性：4.04~15.2μg/L

【临床意义】

1. PRL 升高 ①生理性：妊娠、哺乳。②病理性：垂体肿瘤、肉芽肿、头颅咽管瘤、组织细胞增生症 X、肢端肥大症、垂体腺瘤向蝶鞍上部转移、低血糖、应激状态、原发性甲状腺功能减退症、前胸部损伤（创伤、手术、带状疱疹）、精神疾病、药物（降压剂、安定剂、避孕药、镇惊药）的服用、多囊性卵巢、肾功能不全等。

2. PRL 降低 Sheehan 综合征（席汉综合征）、垂体前叶功能减退症、催乳素单一缺乏症、部分垂体肿瘤。

3. 正常个体出现泌乳素缺乏的现象很罕见。

（六）神经垂体激素测定

抗利尿激素（antidiuretic hormone，ADH），或称为血管升压素（vasopressin，VP），是下丘脑的视上核和室旁核神经元产生的一种含有 9 个氨基酸的多肽激素，是尿液浓缩和稀释的关键性调节激素。其主要生理作用是促进肾远曲小管和集合管对水的重吸收，即具有抗利尿作用，从而调节有效血容量、渗透压及血压。ADH 的分泌主要受血浆晶体渗透压、循环血量和血压变化的调节。

【参考区间】

化学发光免疫测定（CLIA）法参考区间（引自商品化试剂说明书）如下：

健康成人：0.32~11.80pmol/L。

【临床意义】

对于多尿患者，应在首先排除糖尿的情况下，再检测血、尿渗透压及血浆ADH，以进行鉴别诊断，必要时还应进行过夜禁水试验。

1. ADH增高常见于腺垂体功能减退症、肾性尿崩症、脱水等。也可见于产生异源ADH的肺癌或其他肿瘤等。

2. ADH减低常见于中枢性尿崩症、肾病综合征、输入大量等渗溶液、体液容量增加等。也可见于妊娠期尿崩症。

缩宫素（oxytocin，OT）是由下丘脑大细胞性神经元分泌并储存于神经垂体，具有促进子宫收缩及射乳的作用。由于OT的化学结构与ADH相似，生理作用也有一定交叉重叠。OT释放的主要刺激因素是分娩时胎儿对子宫颈的机械性扩张和吮吸乳头。目前尚未发现缩宫素浓度变化与人类生殖疾病相关，且缺乏简便的免疫测定方法，很少用于临床。

第二节　甲状腺内分泌功能检测

一、概述

甲状腺是人体最大的内分泌腺体，由甲状腺滤泡、滤泡旁细胞及间质组成。甲状腺滤泡是甲状腺的功能单位，负责合成、储存和释放甲状腺激素，主要包括甲状腺素和少量的三碘甲状腺原氨酸，在机体的代谢、生长及发育过程中起重要作用，只有游离和非蛋白结合的甲状腺激素才具生理活性。滤泡旁细胞分泌的降钙素，主要参与血钙-磷与骨代谢间平衡的调节。甲状腺的分泌受下丘脑、垂体和甲状腺激素水平的调节，以维持血循环中的动态平衡。

二、甲状腺激素及相关指标的检测

（一）甲状腺素检测

甲状腺素（thyroxin，或称四碘甲状腺原氨酸，3，5，3′，5′-tetraiodothyronine，T_4）是由滤泡上皮细胞合成分泌的主要甲状腺激素，血清中含量最高的碘化氨基酸，占血清中蛋白结合碘的90%以上，一般作为前体物质或激素原。血循环中的T_4主要结合于甲状腺结合蛋白、甲状腺结合前白蛋白和白蛋白，只有0.03%以游离状态存在，发挥生物学作用。其生理功能包括体内的氧化生热作用，促进机体生长发育作用，促进糖、脂代谢以及蛋白质合成的作用等。测定血液中总T_4水平可以评价甲状腺合成分泌甲状腺激素的状况，反映甲状腺的功能，为相关疾病的诊断和治疗提供帮助。血循环中总T_4测定通常采用时间分辨荧光免疫测定（TrFIA）、化学发光免疫测定（chemiluminescent immunoassay，CLIA）和电化学发光免疫测定（electrochemiluminescent immunoassay，ECLIA）。

【参考区间】

CLIA法：4.87~11.72μg/dl（成人）。

ECLIA 法：66 ~ 181nmol/L（成人）。

TrFIA 法：69 ~ 141nmol/L（成人）。

此参考区间引自商品化试剂说明书。

【临床意义】

1. T_4 是判断甲状腺功能最基本的指标，但由于 T_4 主要以非活性的甲状腺素为主，对于甲状腺功能紊乱的诊断，T_4 单独检测不能提供充足的信息。

2. T_4 增加主要见于甲状腺功能亢进症（T_3 型甲亢可正常）、甲状腺素结合球蛋白（thyroxine binding globulin，TBG）增加、慢性甲状腺炎急性恶化期、部分急性甲状腺炎、妊娠、大量服用甲状腺素等。

3. T_4 减低主要见于原发性或继发性甲状腺功能减退、肾病综合征、慢性肝炎、TBG 减少、甲状腺炎、服用抗甲状腺药物、苯妥英钠、柳酸制剂等药物。

（二）三碘甲状腺原氨酸的检测

三碘甲状腺原氨酸（3，5，3′ - triiodothyronine，T_3）大部分由 T_4 在外周组织中脱碘而成，仅少部分由甲状腺滤泡上皮细胞分泌，其含量是 T_4 的 1/10，但生物活性是其 3 ~ 5 倍，在甲状腺总的代谢贡献中占 65% 左右。血循环中的 T_3 主要与血清转运结合蛋白质（甲状腺结合球蛋白、前白蛋白、白蛋白等）结合，只有 0.3% 以游离状态存在，游离状态的 T_3 才具有生物学活性。由于血清中运输蛋白质的浓度易受外源性和内源性作用的影响，因此分析血清 T_3 浓度值时需考虑结合蛋白的影响。其生理功能包括体内的氧化生热作用、促进机体生长发育的作用、促进蛋白质合成的作用等。血液中总 T_3 的测定是反映甲状腺合成分泌甲状腺激素的良好指标，可用于评价机体的甲状腺功能，并为相关疾病的诊断和治疗提供帮助。T_3 的检测主要有 TrFIA 法、CLIA 法与 ECLIA 法。

【参考区间】

CLIA 法：0.58 ~ 1.59μg/L（成人）。

ECLIA 法：1.3 ~ 3.1nmol/L（成人）。

TrFIA 法：1.3 ~ 2.5nmol/L（成人）。

此参考区间引自商品化试剂说明书。

【临床意义】

1. **T_3 测定的主要临床意义** 在于对甲状腺功能紊乱的鉴别诊断。

2. **T_3 增加** T_3 是诊断甲亢最灵敏的指标，弥漫性毒性甲状腺肿、毒性结节性甲状腺肿时，T_3 水平显著升高，且早于 T_4。此外，血中 T_3 明显升高还可见于亚急性甲状腺炎、过量使用甲状腺制剂治疗、甲状腺结合球蛋白结合力增高症等。

3. **T_3 减低** T_3 不是诊断甲状腺功能减退的灵敏指标，甲减时由于甲状腺仍具有产生 T_3 的能力，所以 T_3 降低不如 T_4 明显。

（三）游离甲状腺素的检测

游离甲状腺素（free thyroxine，FT_4）为 T_4 的生理活性部分，其代谢水平不受其结合蛋白质的影响，因此是反映甲状腺激素活性更好的指标。直接测定 FT_4 对了解甲状腺功能状态较 T_4 更有意义。临床实验室常用 TrFIA 法、CLIA 法与 ECLIA 法进行检测。

【参考区间】

CLIA 法：0.70 ~ 1.48ng/dl（成人）；

ECLIA 法：12～22pmol/L（成人）；

TrFIA 法：8.7～17.3pmol/L（成人）；

此参考区间引自商品化试剂说明书。

【临床意义】

1. T_4 不能进入外周组织细胞，只有转变为 FT_4 后才能进入组织细胞发挥生理作用，因此检测 FT_4 更能反映甲状腺功能。

2. FT_4 升高　主要见于甲状腺功能亢进，多结节性甲状腺肿，初期桥本甲状腺炎，弥漫性毒性甲状腺肿，部分无痛性甲状腺炎，服用肝素、胺碘酮等药物，重症感染发热等非甲状腺疾病等。

3. FT_4 减低　甲状腺功能减退、黏液性水肿、晚期桥本甲状腺炎等患者中 FT_4 的降低较 FT_3 更为明显（FT_4 检测对甲状腺功能减退的诊断价值高于 FT_3）。另外，部分肾病综合征等患者以及服用糖皮质激素等药物，FT_4 也会降低。

（四）游离三碘甲状腺原氨酸的检测

血循环中，游离三碘甲状腺原氨酸（free triiodothyronine，FT_3）主要与甲状腺结合球蛋白结合，仅小部分（约 0.3%）为游离状态，其血清浓度与甲状腺的功能状态密切相关。FT_3 的测定不受血循环中结合蛋白浓度和结合特性变化的影响，较 T_3 的测定更为可靠。临床实验室常用 TrFIA 法、CLIA 法与 ECLIA 法进行检测。

【参考区间】

CLIA 法：1.71～3.71ng/L（成人）；

ECLIA 法：3.1～6.8pmol/L（成人）；

3.0～8.1pmol/L（4 天～30 天儿童）；

2.4～9.8pmol/L（2 个月～12 个月儿童）；

3.0～9.1pmol/L（2 岁～6 岁儿童）；

4.1～7.9pmol/L（7 岁～11 岁）；

3.5～7.7pmol/L（12 岁～19 岁）；

TrFIA 法：4.6～7.8pmol/L（成人）；

此参考区间引自商品化试剂说明书。

【临床意义】

1. 对伴有 TBG 变化以及疑似甲亢患者，FT_3 有重要的早期诊断价值。另外，血清 FT_3 的测定是诊断 T_3 型甲亢的一项重要指标。

2. FT_3 升高　主要见于甲状腺功能亢进、弥漫性毒性甲状腺肿（Graves 病）、桥本甲状腺炎、甲状腺危象、甲状腺激素不敏感综合征等。

3. FT_3 降低　主要见于甲状腺功能减退、低 T_3 综合征、黏液性水肿、晚期桥本甲状腺炎等患者。另外，应用糖皮质激素、苯妥英钠、多巴胺等药物治疗时也可出现降低。

（五）反三碘甲状腺原氨酸的检测

反三碘甲状腺原氨酸（reverse triiodothyronine，rT_3）由 T_4 在外周组织中脱碘而成，生理情况下含量极少，几乎没有生理活性，在饥饿和许多非甲状腺疾病时产生，是鉴别甲状腺功能减退与非甲状腺疾病时甲状腺功能异常的重要指标之一。

【参考区间】

0.2~0.8nmol/L。

【临床意义】

1. rT$_3$增高 可见于甲状腺功能亢进，肝硬化、尿毒症、糖尿病、心衰等非甲状腺疾病，服用地塞米松、普萘洛尔等药物，当甲减应用甲状腺激素替代治疗时，rT$_3$、T$_3$正常说明用药量合适，若 rT$_3$、T$_3$增高而 T$_4$正常或偏高，提示用药量过大。另外，老年人、TBG 增高者 rT$_3$也可增高。

2. rT$_3$减低 可见于甲状腺功能减退（对轻型或亚临床型甲减诊断的准确性优于 T$_3$、T$_4$），抗甲状腺药物治疗（rT$_3$减低较 T$_3$缓慢，当 rT$_3$、T$_4$低于参考值时，提示用药过量）等。

（六）甲状腺球蛋白的检测

绝大多数的甲状腺球蛋白（thyroglobulin，TG）是由甲状腺细胞合成并释放进入甲状腺滤泡的滤泡残腔中的一种大分子糖蛋白，是甲状腺激素分子的前体，在 T$_3$、T$_4$的合成中起重要作用。正常人血液中有少量甲状腺球蛋白，甲状腺全切术后血液中不再有可测出的甲状腺球蛋白。因此，甲状腺球蛋白也被认为是判断甲状腺形态完整的特殊标志物。

【参考区间】

成人：1.15~130.77μg/L（CLIA 法），1.4~78μg/L（ECLIA 法）。

此参考区间引自商品化试剂说明书。

【临床意义】

1. 血循环中甲状腺球蛋白的水平能反映分化型甲状腺组织的大小、甲状腺体的物理伤害或炎症以及促甲状腺激素（thyrotropin，TSH）刺激的程度，在甲状腺相关疾病的诊断、治疗及预后评估中具有重要意义。

2. 甲状腺球蛋白检测有利于鉴别诊断外源性甲状腺激素（医源性或人为）和内源性因素引起的甲状腺功能亢进症。所有类型的甲亢，如毒性结节性甲状腺肿、亚急性甲状腺炎、淋巴细胞甲状腺炎、Graves 病等患者，TG 水平升高。

3. 甲状腺结节和甲状腺癌患者体内 TG 水平明显升高，但甲状腺切除和残留甲状腺组织放射碘切除手术成功后，其水平会降至很低或无法检测。

4. 甲状腺球蛋白检测有助于鉴别甲状腺缺失、甲状腺发育不全等病理状况，以及鉴别亚急性甲状腺炎和假性甲状腺毒症。某些应用甲状腺激素治疗以及假性甲状腺毒症等患者，TG 水平可降低。

（七）甲状腺素结合球蛋白的检测

甲状腺素结合球蛋白（thyroxine binding globulin，TBG）是一种由肝脏合成的酸性糖蛋白，是人血浆中甲状腺激素的主要转运蛋白。TBG 测定适用于与 TSH 水平或临床症状不符的 T$_4$、T$_3$浓度的评估，T$_4$与 FT$_4$之间不能解释的差异，T$_4$显著升高或降低，怀疑先天性 TBG 缺乏等情况。

【参考区间】

13~30mg/L（不同检测方法其参考范围有所不同）。

【临床意义】

1. 血浆 TBG 升高可导致 T$_3$、T$_4$的假性升高，此时 TSH 可正常，通过计算 T$_4$/TBG 的比值可消除因 TBG 升高所导致的 T$_4$假性升高。先天性 TBG 紊乱，TBG 可缺乏或升高。

2. TBG 增高 甲减时 TBG 增高，但随着病情好转，逐渐恢复正常；肝硬化、病毒性肝炎等肝脏疾病时 TBG 增高，可能与肝脏间质细胞合成分泌 TBG 增多有关；Graves 病、风湿病、应用雌激素等也可使 TBG 增高。

3. TBG 降低 可见于甲亢、恶性肿瘤、严重感染、肢端肥大症、肾病综合征以及大量糖皮质激素和雄激素的应用等。

（八）甲状腺素摄取试验

T_4 浓度的检测对于甲状腺功能正常、甲状腺功能亢进和甲状腺功能减退的鉴别尤为关键。只有当血液循环中 T_4 的蛋白结合能力正常时，其检测结果才可靠。甲状腺结合球蛋白浓度的变化会影响蛋白结合激素的水平，但游离激素水平可保持不变。甲状腺素摄取试验（thyroid uptake）可测量 T_4 的蛋白结合能力，与总 T_4 联合测定还可计算游离甲状腺素指数，间接地反映出样本中游离 T_4 的相对量，反映甲状腺的功能状况。甲状腺素摄取试验的测定主要用 CLIA 和 ECLIA 法。

【参考区间】

CLIA 法：0.32 ~ 0.48；

ECLIA 法：0.8 ~ 1.3；

此参考区间引自商品化试剂说明书。

【临床意义】

1. 甲状腺素摄取试验必须同其他甲状腺功能测试结合才能做出对甲状腺功能的判断。

2. 甲状腺素摄取值增加可见于甲状腺功能亢进、TBG 合成减少、低蛋白血症、肢端肥大症及遗传性 TBG 缺乏等。

3. 甲状腺素摄取值减小可见于甲状腺功能减退、TBG 合成增加、高蛋白血症、肝脏疾病及遗传性 TBG 增高等。

（九）甲状腺球蛋白抗体的测定

甲状腺球蛋白抗体（thyroglobulin autoantibody，TGAb）是一类针对甲状腺滤泡中甲状腺球蛋白的自身抗体。主要存在于自身免疫性甲状腺病患者和非甲状腺自身免疫性疾病患者体内，在少数健康个体尤其是老年人中也可检测到。动态监测甲状腺球蛋白抗体可了解自身免疫性甲状腺的病变进程，并辅助诊断自身免疫性甲状腺炎。TGAb 的测定主要用 CLIA 法和 ECLIA 法。

【参考区间】

CLIA 法：<4IU/ml（成人）；

ECLIA 法：<115IU/ml（妊娠妇女、儿童、青春期者不适用）；

此参考区间引自商品化试剂说明书。

【临床意义】

TGAb 浓度升高常见于甲状腺功能紊乱的患者，如桥本甲状腺炎、黏液性水肿等，在某些甲状腺瘤或甲状腺癌中也可升高。还可见于非甲状腺自身免疫性疾病。在部分健康个体中也可观察到升高。

（十）甲状腺过氧化物酶抗体的测定

甲状腺过氧化物酶（thyroid peroxidase，TPO）是一类大分子膜结合糖蛋白，仅在甲状腺细胞中表达，在甲状腺激素的合成中具有重要作用。甲状腺过氧化物酶抗体（thyroid peroxidase autoantibody，TPOAb）是机体针对甲状腺过氧化物酶产生的自身抗体。主要存在于自身免疫性甲状腺病患者和非甲状腺自身免疫性疾病患者体内，但是也可在部分健康人尤其是老年人体内检测到。并且在老年女性中的阳性率明显高于老年男性。TPOAb 的测定主要用 CLIA 法和 ECLIA 法。

【参考区间】

CLIA 法： <9IU/ml（成人）；

ECLIA 法： <34IU/ml（妊娠妇女、儿童、青春期者不适用）；

此参考区间引自商品化试剂说明书。

【临床意义】

1. 患者体内 TPOAb 水平升高是诊断慢性自身免疫性甲状腺疾病的"金标准"，与其他甲状腺抗体联合检测可增加敏感性，但阴性结果不能排除自身免疫性疾病的可能。

2. 在 Graves 病、桥本甲状腺炎、先天性黏液腺瘤、分化型甲状腺癌等患者以及部分健康个体中可检测到 TPOAb 水平的升高。

3. 患者体内 TPOAb 水平的测定可排除甲状腺肿大或非自身免疫导致的甲状腺功能减退症。

（十一）促甲状腺素受体抗体的测定

促甲状腺素受体抗体（thyrotropin receptor autoantibody，TRAb）是针对甲状腺细胞 TSH 受体的特异性自身抗体，包括两种类型，即 TSH 受体刺激性抗体和 TSH 受体刺激阻抗性抗体。多数 Graves 患者中出现高效价的 TRAb 抗体，可刺激 TSH 受体并与 Graves 病导致的甲状腺功能亢进有关。TSH 受体刺激阻抗性抗体可拮抗 TSH 受体并抑制 TSH 的作用。

【参考区间】

1.22 ~ 1.58IU/L（成人）；

此参考区间引自商品化试剂说明书。

【临床意义】

1. 促甲状腺素受体抗体的测定可用于自身免疫性甲亢与功能自主性甲状腺多发结节的鉴别诊断。

2. 监测 Graves 病的治疗和复发等。Graves 病患者抗甲状腺药物治疗后 TRAb 浓度降低或消失可能提示疾病缓解，可考虑终止治疗。

3. TRAb 是 IgG 类抗体，可通过胎盘并引起新生儿甲状腺疾病，因此有甲状腺疾病史的患者在妊娠期间测定 TRAb 对于评估新生儿甲状腺疾病危险程度非常重要。

（十二）甲状旁腺激素的测定

甲状旁腺激素（PTH）是由甲状腺的主要细胞合成并储存在密神经内分泌型颗粒中的。完整型 PTH 是一个含有大约 9.43 千道尔顿分子量的 84 个氨基酸的多肽。分泌出 PTH 之后经过快速的蛋白质水解而生成多种循环的 C – 末端片段。其中一部分重新进入血流，PTH 清除过程的一个重要途径，即通过肾小球滤过作用来清除。完整型及其生物活性的肽在循环中的半衰期小于 5 分钟。

PTH 对于保持钙质内环境稳定具有关键性的作用，其测量对于钙相关紊乱的诊断具有重要的辅助作用。对于一个健康的个体，PTH 分泌反映血浆离子钙浓度每秒钟的微小变化。不正常的低离子钙浓度也引起 PTH 分泌，升高水平的胞内外钙通过一个负反馈机制而减少 PTH 分泌。

PTH 可通过以下三个主要器官的协同作用来调节钙的水平，即骨、肠黏膜、肾。肠内钙中的 PTH 效用是间接的，并由肾生成的肠内活化维生素 D 的代谢物，1，25 – 羟基维生素 D 产生。在肾脏中，PTH 刺激肾小管产生钙的再吸收以及抑制磷酸盐的再吸收。最终，PTH 引起蚀骨细胞再吸收，使钙及磷酸盐从骨中释放。

【参考区间】

12 ~ 88pg/ml（19 ~ 67 岁，平均 40 岁）；

此参考区间引自商品化试剂说明书。

【临床意义】

1. 对钙代谢紊乱的患者进行血循环 PTH 的定量测定可有助于高钙血症和低钙血症的鉴别诊断。在由原发性甲状旁腺功能亢进或异位 PTH 分泌（假性甲状旁腺功能亢进）产生的高血钙中，大多数患者的 PTH 水平升高。相比之下，由恶性病或其他原因产生的高钙血症中，血循环中 PTH 的浓度通常较低，低于或者趋向外表健康个体的参考范围的低端值。

2. 继发性甲状旁腺功能亢进是由低血钙或抗 PTH 的周边阻力所产生的一种补充性甲状旁腺功能亢进。它通常由肾衰竭引起并导致 PTH 水平升高。肾衰竭引起的长期 PTH 过度产生可导致许多种骨疾病，这也被称为肾性骨病。美国肾脏基金会（NKF）已发布了临床诊疗指引，以说明对慢性肾脏疾病处理的骨代谢。它建议对所有患有慢性肾脏疾病的患者进行周期性的血清、钙、磷和 PTH 水平的测量。由于疾病发生的条件是复杂而多变的，PTH 结果的解释应根据临床医师所掌握的所有信息而得出。

3. 甲状旁腺功能减退是一种少见的先天或后天性情况，这种情况下 PTH 分泌不足或者缺失。大多数情况下，甲状旁腺功能减退伴随着甲状旁腺切除或甲状腺切除。假性甲状旁腺功能减退是一种罕见的功能紊乱，它说明引起末端器官组织抗 PTH 阻力的遗传性条件。

第三节　肾上腺内分泌功能检测

一、概述

肾上腺分为皮质和髓质两部分，尽管皮质和髓质在起源发生、形态结构及功能上均不相同，但由于髓质的血液供应来源于皮质，故两者在功能上有一定联系。肾上腺皮质由球状带、束状带和网状带构成，球状带分泌以醛固酮为代表的盐皮质激素，束状带分泌糖皮质激素，网状带分泌性激素，这三类激素均属于类固醇激素，对维持机体的基本生命活动和生理功能非常重要。肾上腺髓质主要合成和分泌肾上腺素、去甲肾上腺素和多巴胺，这三种具有生物学活性的物质在化学结构和生理功能上有许多共同点，属于儿茶酚胺类激素，在机体的应激反应中起重要作用。肾上腺激素的分泌受下丘脑－垂体的调控，又可对其进行反馈调节，从而维持各种肾上腺相关激素水平的稳态。

二、肾上腺相关激素的检测

（一）肾上腺皮质激素及其代谢产物测定

肾上腺皮质激素是维持生命所必需的。研究发现，切除双侧肾上腺的动物很快死亡，若及时补充肾上腺皮质激素则能维持生命。

1. 皮质醇测定　皮质醇（cortisol）是肾上腺皮质分泌的主要激素之一，也是最主要的糖皮质激素。皮质醇分泌入血后，绝大部分与皮质醇转运球蛋白结合，少量与白蛋白结合，其余为具有生物活性的游离皮质醇，部分游离皮质醇从尿中排出进行代谢。皮质醇在体内影响糖、脂和蛋白质的代谢，具有抗炎、抗毒和抗过敏的作用，还对维持血管紧张度和反应性、增强中枢神经系统的兴奋作用具有重要意义。皮质醇分泌具有昼夜节律变化，一般在早晨最高，随后逐渐下降，午夜时分泌最少，所以临床一般检测上午 8 时和午夜 2 时的血清皮质醇浓度，以反映其峰浓度和谷浓度。24h 尿液游离皮质醇检测则不受昼夜节律的影响，更能反映肾上腺皮质分泌功能。目前临床常以血清皮质醇和 24h 尿液游离皮质醇作为筛检肾上腺皮质功能异常的首选指标。皮质醇测定的适应证是：①诊断皮质醇增多症或皮质醇缺乏；②作为许多功能试验的一部分，鉴别皮质醇增多或皮质醇不足。皮质醇的测定一般用化学发光免疫测定

（chemilumineseent immunoassay，CLIA）和电化学发光免疫测定（electrochemiluminescent immunoassay，ECLIA）。

【参考区间】

CLIA法：

血液样本：上午：6.7～22.6μg/dl；下午：<10μg/dl（>6岁儿童及成人）；

尿液样本：经提取：21～111μg/24h；未经提取：58～403μg/24h（>6岁儿童及成人）；

ECLIA法：

血液样本：上午：6.2～19.4μg/dl；下午：2.3～11.9μg/dl；

尿液样本：36～137μg/24h；

唾液样本：上午：<0.69μg/dl；下午：<0.43μg/dl；

此参考区间引自商品化试剂说明书。

【临床意义】

（1）检测皮质醇的含量　可用于诊断肾上腺、垂体和下丘脑的功能是否正常，如库欣综合征患者皮质醇含量明显增高，而艾迪生病患者皮质醇浓度明显降低。反复出现血浆皮质醇基础水平降低提示肾上腺皮质功能减退。

（2）血清皮质醇和24h尿皮质醇增高　常见于肾上腺皮质功能亢进症、双侧肾上腺皮质增生或肿瘤、异源促肾上腺皮质激素（adrenocorticotrophic hormone，ACTH）综合征等，且血清浓度增高失去了昼夜变化规律。如果24h尿皮质醇处于边缘增高水平，应进行低剂量地塞米松抑制试验，当24h尿皮质醇<276nmol时，可排除肾上腺皮质功能亢进症。另外，非肾上腺疾病，如慢性肝病、单纯性肥胖、应激状态、妊娠及雌激素治疗等，也可使其增高。

（3）血清皮质醇和24h尿皮质醇减低　肾上腺皮质功能减退症、腺垂体功能减退等可使血清皮质醇和24h尿皮质醇减低，但其存在节律性变化。另外，应用苯妥英钠、水杨酸等也可使其减低。

2. 醛固酮测定　醛固酮（aldosterone，ALD）是肾上腺皮质球状带分泌的一种盐皮质激素，受肾素–血管紧张素–醛固酮系统的调节。醛固酮浓度有昼夜节律变化，受体位、饮食及肾素水平的影响较大。当机体受到应激或血钾、血钠浓度改变时也可影响醛固酮的分泌。醛固酮作用于肾脏远曲小管和集合管上皮细胞，具有保钠排钾、调节水和电解质平衡的作用。醛固酮测定的适应证是：①醛固酮增多症的诊断。②联合肾素与功能试验对醛固酮增多症进行诊断与鉴别诊断。③检测肾上腺皮质激素缺乏。

【参考区间】

血浆：

普通饮食：238.6pmol/L±104.0pmol/L（卧位）；418.9pmol/L±245.0pmol/L（立位）；

低钠饮食：646.6pmol/L±333.4pmol/L（卧位）；945.6pmol/L±491.0pmol/L（立位）。

尿液：

普通饮食：9.4～35.2nmol/24h。

【临床意义】

（1）醛固酮检测　主要用于醛固酮增多症的实验诊断。

（2）醛固酮增高　可见于肾上腺皮质肿瘤或增生所至的原发性醛固酮增多症，肾血流量减少所至的继发性醛固酮增多症，以及长期口服避孕药等。

（3）醛固酮减低　可见于肾上腺皮质功能减退所致的原发性醛固酮减少症、垂体功能减退、高盐饮食、妊娠期高血压综合征，以及服用利血平、甘草等药物。

3. 尿液 17 - 酮类固醇测定   17 - 酮类固醇（17 - ketone steroids，17 - KS）是肾上腺皮质激素和雄激素代谢产物的总称。17 - 酮类固醇在尿液中排泄，提示肾上腺和性腺皮质类固醇合成的速率。成年男性约 2/3 的 17 - 酮类固醇来自于肾上腺，1/3 来自睾丸，而成年女性和儿童的 17 - 酮类固醇则全部来自肾上腺。因此，女性和儿童尿液 17 - 酮类固醇含量反映了肾上腺皮质的内分泌功能，而男性尿液 17 - 酮类固醇含量则反映了肾上腺和睾丸的功能状态。

【参考区间】

成年男性：28.5 ~ 61.8μmol/24h（8.2 ~ 17.8mg/24h）；

成年女性：20.8 ~ 52.1μmol/24h（6.0 ~ 15.0mg/24h）。

【临床意义】

（1）17 - 酮类固醇增高   多见于肾上腺皮质功能亢进症、睾丸肿瘤、肾上腺增生、肾上腺癌、库欣综合征、多毛症等。若 17 - 酮类固醇明显增高，多提示肾上腺皮质肿瘤及异源性 ACTH 综合征等。

（2）17 - 酮类固醇降低   多见于肾上腺皮质功能减退、腺垂体功能减退、睾丸功能低下以及结核、肝硬化、糖尿病等慢性消耗性疾病。口服避孕药也可导致其降低。

4. 尿液 17 - 羟皮质类固醇测定   尿液 17 - 羟皮质类固醇（17 - hydroxy corticosteroids，17 - OHCS）是肾上腺糖皮质激素和盐皮质激素的代谢产物，因盐皮质激素分泌量少，故尿液 17 - 羟皮质类固醇主要反映糖皮质激素的分泌功能。由于糖皮质激素的分泌有昼夜节律性变化，因而用测定 24h 尿中 17 - 羟皮质类固醇的水平以显示肾上腺糖皮质激素的变化。测定尿液中 17 - 羟皮质类固醇的量可以间接反映皮质醇的分泌情况，提示从肾上腺皮质释放至血液中皮质醇的量。

【参考区间】

成年男性：21.28 ~ 34.48μmol/24h（7.7 ~ 12.50mg/24h）；

成年女性：19.27 ~ 28.21μmol/24h（6.98 ~ 10.22mg/24h）。

【临床意义】

（1）17 - 羟皮质类固醇升高   主要见于肾上腺皮质功能亢进症，如库欣综合征、肾上腺皮质瘤及双侧肾上腺增生疾病等，其中肾上腺皮质肿瘤增生时升高最为显著。另外，肥胖症和甲状腺功能亢进患者中亦可见升高。

（2）17 - 羟皮质类固醇减低   主要见于肾上腺皮质功能不全，如艾迪生病。某些慢性病，如肝病、结核病等也见减低。

（二）肾上腺髓质激素及其代谢产物测定

1. 儿茶酚胺类测定   儿茶酚胺（catecholamine，CA）主要包括肾上腺素（epinephrine，E）、去甲肾上腺素（norepinephrine，NE）和多巴胺（dopamine），大部分在脑、肾上腺髓质、腺外嗜铬组织及交感神经末梢合成。儿茶酚胺及其代谢产物的检测对于交感肾上腺系统肿瘤的诊断和监测至关重要。

【参考区间】

成人临界上限（HPLC - ECD 法），见表 20 - 1。

表 20 - 1   成人儿茶酚胺类测定（HPLC - ECD 法）

	血浆 ng/L（nmol/L）	尿液 μg/24h（μmol/24h）
肾上腺素	420（2.49）	97（0.57）
去甲肾上腺素	84（0.46）	27（0.15）
多巴胺		500（3.24）

【临床意义】

（1）儿茶酚胺及其代谢产物的检测　对于交感肾上腺肿瘤的诊断至关重要。

（2）儿茶酚胺增高　可见于嗜铬细胞瘤，但其发作间期多正常，反复多次检测可明确诊断。另外，甲状腺功能亢进、原发性高血压、交感神经母细胞瘤以及焦虑紧张时尿儿茶酚胺也可增高。

（3）儿茶酚胺减低　可见于 Addison's 病等。

2. 甲氧基肾上腺素和甲氧基去甲肾上腺素测定　甲氧基肾上腺素（metanephrine，MN）和甲氧基去甲肾上腺素（normetanephrine，NMN）是内源性儿茶酚胺去甲肾上腺素和肾上腺素的甲氧基衍生物。正常情况下是在儿茶酚胺代谢过程中产生，但是嗜铬细胞瘤的嗜铬细胞会大量分泌该物质。故测定血液中甲氧基肾上腺素和甲氧基去甲肾上腺素浓度可用于嗜铬细胞瘤诊断。

【参考区间】

甲氧基肾上腺素：≤96.6pg/ml；

甲氧基去甲肾上腺素：≤163.0pg/ml；

此参考区间引用自复旦大学附属中山医院检验科建立的参考范围。

【临床意义】

（1）甲氧基肾上腺素和甲氧基去甲肾上腺素升高可见于肾上腺嗜铬细胞瘤患者。

（2）副神经节瘤患者甲氧基去甲肾上腺素水平明显升高。

（3）监测甲氧基肾上腺素和甲氧基去甲肾上腺素对术后评估手术效果以及早期发现转移或复发可能有较好的预测价值。

3. 尿液中香草扁桃酸测定　香草扁桃酸（vanillyl mandelic acid，VMA）是儿茶酚胺的主要代谢产物，占体内肾上腺素和去甲肾上腺素代谢产物的60%。测定尿液中香草扁桃酸含量能够反映体内肾上腺髓质激素的水平，可用于嗜铬细胞瘤的临床诊断。香草扁桃酸的产生有昼夜节律性变化，应收集24 h混合尿液测定。

【参考区间】

分光光度法：

0 天 ~ 10 天：<1.0mg/d（<5.0μmol/d）；

10 天 ~ 24 个月：<2.0mg/d（<10μmol/d）；

24 个月 ~ 18 岁：<5.0mg/d（<25μmol/d）；

成人：2.0mg/d ~ 7.0mg/d（10 ~ 35μmol/d）；

重氮化对硝基苯胺显色法：

17.7 ~ 65.6μmol/d（3.5 ~ 13mg/d）（成人）。

【临床意义】

（1）尿液香草扁桃酸水平升高　主要见于嗜铬细胞瘤患者。另外，神经母细胞瘤、交感神经节细胞瘤、呼吸功能不全、休克或恶性肿瘤患者也会导致尿液香草扁桃酸水平升高。患者使用某些药物时，如 L - 多巴胺也会使尿液水平升高。

（2）尿液香草扁桃酸水平降低　主要见于家族性自主神经功能障碍，这种障碍被认为是儿茶酚胺代谢异常所致。

4. 肾素测定　肾素（renin）为肾小球旁细胞分泌的一种蛋白水解酶，可催化血管紧张素原水解生成无活性的血管紧张素Ⅰ，进一步转化为有活性的血管紧张素Ⅱ，从而促进肾上腺皮质释放醛固酮，即肾素 - 血管紧张素 - 醛固酮系统。肾素检测多与醛固酮检测同时进行。

【参考区间】

站位：7～40ng/L；卧位：7～19ng/L；

此参考区间引自商品化试剂说明书。

【临床意义】

（1）对于原发性和继发性醛固酮增多症或减少症的诊断和鉴别具有重要的指导意义。血浆肾素降低而醛固酮升高是诊断原发性醛固酮增多症极有价值的指标，若血浆肾素和醛固酮均升高可见于肾性高血压、水肿、心力衰竭、肾小球旁细胞肿瘤等，血浆肾素和醛固酮均降低可见于严重肾脏病变。

（2）指导肾动脉狭窄及其导致的高血压或肾血管性高血压病的诊断和治疗。

（3）通过损伤部位肾静脉中肾素水平的升高对肾素分泌肿瘤进行诊断和定位。

（4）评估盐皮质激素的替代治疗。

第四节　性腺内分泌功能检测

⇒ 案例引导

> **案例**　患者，女，37 岁。以心悸、乏力、眼内异物感求诊。体检：消瘦，眼睑肿胀，结膜充血水肿，心率 120 次/分，甲状腺肿大。实验室检查结果：TSH 0.07mIU/L（0.34～5.60mIU/L），T_3 3.2μg/L（0.58～1.59μg/L），T_4 14.5μg/L（4.87～11.72μg/L），游离 T_3 4.92ng/L（1.71～3.71ng/L），游离 T_4 2.5ng/dl（0.70～1.48ng/dl）。
>
> **讨论**　1. 结合临床表现该患者应考虑为何种诊断？
>
> 　　　　2. 其诊断依据有哪些？

一、概述

性腺内分泌激素主要包括雄激素（androgen）、雌激素（estrogen）和孕激素。雄激素主要包括睾酮（testosterone，T）及少量的脱氢表雄酮（dehydroepiandrosterone，DHEA）、雄烯二酮（androstenedione）和雄酮（androsterone）等。雌激素则主要包括雌二醇（estradiol，E_2）及少量雌三醇（estriol，E_3）和雌酮（estrone）。孕激素主要包括孕酮（progesterone）和 17α - 羟孕酮。

性激素除少量由肾上腺皮质产生以外，男性主要在睾丸生成，女性在非妊娠期主要由卵巢产生，妊娠期则主要由胎盘合成和分泌。性腺的分泌活动主要受到下丘脑 - 垂体的调控，而性激素又可对下丘脑 - 垂体进行反馈调节。

性腺激素的主要生理作用包括影响胚胎发育、刺激性器官和生殖器官的生长，维持性欲，促进性特征的出现并维持在正常状态，并影响蛋白质合成代谢、脂肪代谢、骨骼代谢、水盐代谢及红细胞生成等。

二、性腺相关激素检测

目前，性腺相关激素多采用免疫化学法测定。在女性不同发育阶段及女性月经周期的不同时期，血液中性腺相关激素水平差异较大。性激素分泌虽无明显的昼夜节律，但一天内不同时间点仍有一定波动，通常清晨高于下午，青春期此波动更为明显。为方便比较，一般在清晨采血。

（一）睾酮检测

睾酮是男性最重要的雄激素，几乎全部在睾丸间质细胞线粒体内合成，主要功能是诱导胎儿性分化，促进并维持男性第二性征发育，维持男性性功能，促进蛋白质合成和骨骼生长等。女性的卵巢可分泌少量睾酮，其大部分来源于肾上腺皮质，对于维持女性青春期正常生长发育及某些代谢的调节有重要作用。血中的睾酮98%与血浆蛋白（其中部分是性激素结合球蛋白，sex hormone - binding globulin，SH-BG）结合，仅2%以游离形式存在。游离的睾酮具有生物活性。睾酮主要在肝脏灭活，经尿液排出。青年和中年男性血中睾酮水平最高，50岁以后随年龄的增高而逐步减少。成年男性血中睾酮水平呈现日节律和脉冲式分泌现象，上午8时为分泌高峰，因此，测定上午8时的睾酮浓度对评价男性睾丸分泌功能具有重要价值。短暂的剧烈运动可使血清睾酮增高，持续的疲劳可使血清睾酮降低。

【参考区间】

化学发光免疫测定（CLIA）法参考区间（引自商品化试剂说明书）如下：

血清标本　男性：1.75 ~ 7.81μg/L

　　　　　女性：<0.1 ~ 0.75μg/L

血浆样本　男性：1.68 ~ 7.58μg/L

　　　　　女性：<0.1 ~ 0.9μg/L

电化学发光免疫测定（ECLIA）法参考区间（引自商品化试剂说明书）如下：

男性　20岁 ~ 49岁：2.49 ~ 8.36μg/L

　　　≥50岁：1.93 ~ 7.40μg/L

女性　20岁 ~ 49岁：0.084 ~ 0.481μg/L

　　　≥50岁：0.029 ~ 0.408μg/L

【临床意义】

1. 睾酮增高　可能原因有先天性肾上腺增生、肾上腺皮质功能亢进症、睾丸间质细胞瘤、男性性早熟，以及下丘脑 - 垂体 - 睾丸轴异常等。

2. 睾酮减低　可能原因有生殖功能障碍、垂体功能减退、泌乳素过高症、肝硬化、慢性肾功能不全，以及Klinefelter综合征（原发性小睾丸症）、睾丸不发育症、Kallmann综合征（嗅神经 - 性发育不全综合征）、男性Turner综合征等；也可由于睾丸炎症、肿瘤、严重疾病（肝、肾、心血管疾病）、麻醉、外伤、放射性损伤以及某些药物影响等。

3. 女性体内睾酮水平上升　可引起男性化，检测女性体内睾酮含量有助于诊断雄激素综合征、多囊卵巢综合征、间质泡膜增殖症、先天性肾上腺增生症、卵巢肿瘤、肾上腺肿瘤、肾上腺发育不全、卵巢功能障碍或下丘脑 - 垂体 - 卵巢轴紊乱等。

（二）雌二醇检测

雌二醇（estradiol，E$_2$），是以睾酮为前体而合成的，是生物活性最强的雌激素。卵泡期主要由颗粒细胞和内膜细胞分泌，黄体期由黄体细胞分泌，睾丸和肾上腺皮质也可产生少量的雌激素。妇女妊娠期，雌激素主要由胎盘产生。血液循环中98%结合于白蛋白和SHBG，只有少量以游离状态存在。生理作用主要为：促进女性生殖器官的发育和副性征的出现，并维持其重要功能，是卵巢、子宫、输卵管和子宫发育的重要调节激素；促进乳腺等发育，维持女性的第二性征；促进青春期骨的成熟和骨骺愈合、参与脂质代谢、调节血管平滑肌细胞和内皮细胞等；参与调节垂体、下丘脑等。雌二醇缺乏可导致闭经、生殖器萎缩及骨质疏松及心血管疾病等，可影响女性青春期发育前第二性征的发育。

【参考区间】

化学发光免疫测定（CLIA）法参考区间（引自商品化试剂说明书）如下：

男性：<20~47μg/L

绝经后女性（未经激素治疗）：<20~40μg/L

未孕女性：卵泡中期：27~122μg/L（人体 LH 峰值的 -6 天~8 天）

黄体中期：49~291μg/L（人体 LH 峰值的 +6 天~ +8 天）

排卵周期：95~433μg/L（人体 LH 峰值的 -1 天）

电化学发光免疫测定（ECLIA）法参考区间（引自商品化试剂说明书）如下：

男性：<7.63~42.6ng/L

未孕女性：卵泡期：12.5~166ng/L

黄体期：43.8~211ng/L

排卵期：85.8~498ng/L

妊娠女性：前三个月 215~4300ng/L

绝经后女性：<5~54.7ng/L

儿童：男孩：<5~20ng/L

女孩：6~27ng/L

【临床意义】

1. 雌二醇检测　是反映下丘脑 - 垂体 - 性腺轴功能的指标，主要用于青春期前内分泌疾病的鉴别诊断、闭经或月经异常时对卵巢功能的评价。雌二醇水平可反映卵巢成熟度，雌二醇测定有助于监测排卵的状况，也可用于不孕症激素治疗的监测。

2. 雌二醇增高　可能原因有肾上腺皮质增生或肿瘤、女性性早熟、男性女性化、无排卵功能性子宫出血、卵巢肿瘤以及性腺母细胞瘤、垂体瘤等，也可见于肝硬化、妊娠期等。

3. 雌二醇减低　可能原因有各种原因引起的原发性和继发性性腺功能减退、腺垂体功能减退、卵巢功能不足、皮质醇增多症、重症妊娠期高血压、葡萄胎、无脑儿；卵巢切除、青春期延迟、原发性或继发性闭经、绝经、口服避孕药等也可使雌二醇减低。

（三）游离雌三醇检测

雌三醇（estriol，E_3），是雌二醇的代谢产物，具有较弱的雌激素活性。在非妊娠妇女和男性中可产生的雌三醇量非常少，中晚期的妊娠妇女中，雌三醇主要来自胎盘和胎儿。血液中雌三醇主要和白蛋白和 SHBG 结合，少量以游离形式存在，只有游离型雌三醇会进入母体循环系统，因此，检测母体血液中的游离型雌三醇浓度对于监测胎盘功能和胎儿的健康状况以及异位妊娠具有重要意义。

【参考区间】

成人（女）<7nmol/L。

【临床意义】

1. 胎盘及胎儿发育监测　胎盘功能不良、胎盘硫酸脂酶缺乏症、胎儿宫内生长发育不良以及妊娠高血压疾病影响子宫胎盘血液循环者，均可出现较低的游离雌三醇水平。胎儿先天性肾上腺发育不全或因无脑儿等畸形影响肾上腺功能者，游离雌三醇下降至仅为正常值的 10% 左右。

2. 高危妊娠监护　若游离雌三醇明显降低，提示胎儿宫内窘迫，临床应进行严密监测。

（四）孕酮测定

孕酮属于类固醇激素，是一种重要的妊娠调节激素，由黄体细胞和胎盘的合体滋养层细胞分泌，主要在肝脏代谢失活。孕酮中约50%与血浆白蛋白结合，48%与皮质类固醇结合球蛋白或皮质醇结合球蛋白（corticosteroid binding globulin，CBC）结合，其余2%为游离型。孕酮的浓度与黄体的发育和萎缩密切相关。在月经周期的卵泡前期可以降低，排卵的前一天孕酮浓度开始升高。排卵后，黄体细胞大量分泌孕酮，使血液中的孕酮水平显著升高，孕酮在排卵后5~10天达到顶峰，随后逐渐降低。在月经周期中，孕酮的主要作用是促进子宫内膜增厚，血管、腺体增生，引起分泌以便使受精卵着床。妊娠时孕酮主要由胎盘合成，妊娠第6周，胎盘开始分泌，12周后孕酮含量迅速增加，至妊娠末期达到顶峰。妊娠中作用为维持妊娠，抑制子宫基层收缩。孕酮还能作用于乳腺，促进乳腺腺泡与导管的发育。孕酮还可以对垂体分泌的某些激素起调节作用，可以影响生殖器官的生长发育和功能活动，促进乳腺的生长发育。孕酮检测可判断是否与所处月经周期阶段时相相符，以及判断黄体、胎盘功能等。

【参考区间】

不同检测方法和所使用的商品化试剂参考区间不同。

化学发光免疫测定（CLIA）法参考区间（引自商品化试剂说明书）如下：

男性：0.14~2.06μg/L

未孕女性：排卵中期：0.31~1.52μg/L

黄体中期：5.16~18.56μg/L

绝经期（未使用激素治疗）：<0.08~0.78μg/L

妊娠女性：前3个月：4.73~50.74μg/L

中3个月：19.41~45.3μg/L

电化学发光免疫测定（ECLIA）法参考区间（引自商品化试剂说明书）如下：

男性：0.2~1.4μg/L

未孕女性：卵泡期：0.2~1.5μg/L

排卵期：0.8~3.0μg/L

黄体期：1.7~27μg/L

绝经后：0.1~0.8μg/L

【临床意义】

1. 孕酮水平 与黄体的发育与萎缩有关。检测孕酮可用于监测排卵以及黄体期的评估，可用于体外受精-胚胎移植的预后评估，还可用于异位妊娠的鉴别诊断。异位妊娠时血孕酮水平偏低。孕酮检测还可判断是否与所处月经周期阶段时相相符。

2. 孕酮增高 可能原因有生理期增高表明女性排卵；病理性增高见于葡萄胎、妊娠期高血压综合征、糖尿病孕妇、先天性17-α羟化酶缺乏症、多胎妊娠、先天性肾上腺皮质增生、黄体化肿瘤、卵巢囊肿、卵巢肿瘤、分泌孕酮等类固醇激素的肿瘤等疾病。

3. 孕酮减低 可能原因有垂体功能衰竭、黄体生成障碍和功能不良、多囊卵巢综合征、胎儿发育迟缓、死胎、原发性或继发性闭经、无排卵型子宫功能性出血等疾病。

（五）人绒毛膜促性腺激素

人绒毛膜促性腺激素（human chorionic gonadotropin，hCG）是一种主要由胎盘绒毛组织的合体滋养层细胞合成分泌的糖蛋白激素，某些低分化的肿瘤细胞也可分泌。hCG由α和β两个亚基组成，α亚基与FSH、LH、TSH的序列与结构几乎相同，可产生交叉反应；β亚基与黄体生成素很大部分几乎相同，主要参与hCG与受体的相互作用并产生生物学效应。妊娠早期绒毛组织形成以后，合体滋养层细胞就开始大量合成分泌hCG，妊娠8~10周时达到高峰，孕12周开始呈特征性下降，到妊娠20周降到较低水平。产后血清 hCG 以半衰期 24 ~ 36 小时的速度下降，2 周后完全检测不出。hCG 的主要功能是促进卵巢黄体转变为妊娠黄体，调节类固醇类激素水平，保护受精卵着床胎胚。

【参考区间】

临床检测主要检测 β – hCG，化学发光免疫测定（CLIA）法参考区间（引自商品化试剂说明书）如下：

男性：< 0. 5 ~ 2.67IU/L

未孕女性：< 0. 5 ~ 2.9IU/L

化学发光免疫测定（CLIA）法参考区间（引自商品化试剂说明书）如下：

男性：0 ~ 2.6IU/L

未孕女性：绝经前：0 ~ 5.3IU/L

　　　　　绝经后：0 ~ 8.3IU/L

【临床意义】

1. 妊娠的诊断　受孕后，血液和尿液中 hCG 开始升高，hCG 检测是妊娠确定的重要依据。

2. 异常妊娠的监测　异位妊娠妇女 hCG 对于相同孕龄妇女水平偏低，只有 50% 的异位妊娠妇女尿妊娠试验阳性。妊娠女性 hCG 降低提示流产、宫外孕、妊娠毒血症或宫内死亡等妊娠异常。在妊娠前三个月 hCG 异常升高提示绒毛膜癌、葡萄胎、多胎妊娠等。葡萄胎、绒毛膜上皮癌患者 hCG 浓度较高，术后逐渐下降，若清除不全，hCG 下降后又上升。因此，动态检测 hCG 水平变化可用于评价治疗效果。

3. 相关肿瘤诊断　hCG 升高可见于生殖细胞、卵巢、膀胱、胰腺、胃、肺和肝脏等肿瘤的患者。

4. 唐氏综合征（21 – 三体综合征）风险预测评估　在唐氏综合征的妊娠中，母亲的血清 hCG 浓度是正常人群中位数的 2 倍。

（六）人附睾蛋白 4

人附睾蛋白 4（HE$_4$，也称 WFDC$_2$）属于疑似胰蛋白酶抑制剂属性的乳清酸性蛋白（WFDC）蛋白质家族。当处于成熟的糖基化形式时，这种蛋白质的分子量为 20 ~ 25kD，其包含的一个单肽链中含有两个 WFDC 结构域最初认为 HE$_4$ 表达是附睾所特有。最近发现显示 HE$_4$ 在呼吸道和生殖组织（包括卵巢）的上皮中呈低表达，但在卵巢癌组织中呈高表达。卵巢癌患者的血清中也可出现高分泌水平。

卵巢瘤在全世界女性癌症相关死亡病因中占第 7 位，卵巢癌是最致命的一种妇科癌症，若早期诊断并由熟悉卵巢癌治疗的医生加以诊治是可能治愈的。然而，卵巢癌的症状常常模糊而不明确。因此，大部分卵巢癌都是在晚期才获检出，Ⅰ 期患者的 5 年存活率为 90% ，Ⅳ 期降低到 20% 以下。作为一种单一肿瘤标志物，HE$_4$ 对卵巢癌检测的灵敏度最高，尤其在早期无症状的 Ⅰ 期疾病中。

【参考区间】

电化学发光免疫测定（ECL）法参考区间（引自相关临床研究）如下（表 20 – 2）。

德国一家临床中心采用血清 HE4 测定，对 358 位明显健康的妇女进行了研究，得到的结果如下（HE4，pmol/L）。

表 20 – 2　HE$_4$ 电化学发光免疫测定（ECL 法）

年龄（岁）	中位数	95 百分位数
小于 40	42	60. 5
40 ~ 49	44. 3	76. 2
50 ~ 59	47. 9	74. 3
60 ~ 69	55	82. 9
大于 70	62. 1	104

【临床意义】

1. 结合 CA_{125}，HE_4 可帮助判定绝经前和绝经后妇女的盆腔肿块属于良性还是恶性。此外，HE_4 水平与临床治疗或被 CT 成像确诊为卵巢癌的女性患者的复发状态有关联，因而 HE_4 可作为重要的疾病复发早期指标。

2. 用于基于 HE_4 的评估上皮性卵巢癌风险的计算方法（ROMA = 卵巢恶性肿瘤风险算法）。可用于低风险和高风险人群分层：

绝经前妇女：ROMA 值≥11.4% = 发现上皮性卵巢癌高风险，ROMA 值<11.4% = 发现上皮性卵巢癌低风险；

绝经后妇女：ROMA 值≥29.9% = 发现上皮性卵巢癌高风险，ROMA 值<29.9% = 发现上皮性卵巢癌低风险。

（七）抗缪勒管激素

AMH 是转化生长因子 β（TGF-β）家族的一员，是由两个相同 70kDa 亚基通过二硫键连接形成的二聚体糖蛋白。AMH 的每个亚基都含有一个 N-末端前区和一个 C-末端成熟域。其中 N-末端可以增强 C-末端域的活性，从而实现 AMH 完整的生物活性。

在男性体内中，AMH 由睾丸的支持细胞分泌的。在男性胚胎发育中，AMH 的分泌可以促进缪勒管的衰退和男性生殖系统的正常发育。从胎儿期到青春期早期，男性体内 AMH 保持高的分泌水平，随后缓慢降低。

在女性体内中，AMH 是由窦状卵泡和小窦卵泡的颗粒细胞分泌的，并在卵泡发育中发挥重要作用。AMH 能够抑制初始卵泡的募集，阻止其进入生长卵泡池和卵泡池过快耗竭。AMH 能降低生长卵泡对 FSH 的敏感性，防止卵泡对 FSH 依赖性的增长。AMH 的血清水平在女性出生时较低，在青春期达到最高水平。之后随着年龄增长，AMH 血清水平逐步下降，至停经后无法检测出。

【参考区间】

化学发光免疫测定法参考区间（引自相关临床研究）如下（表 20-3）。

健康成人（150 名男性，776 名女性）和 126 名多囊性卵巢综合征女性患者进行 AMH 测定，其结果如下（表 20-3）。

表 20-3　抗缪勒管激素化学发光免疫测定

N	第5百分位数（ng/ml）	中位数（ng/ml）	第95百分位数（ng/ml）
健康男性			
成年	150	1.32	5.47
健康女性（年龄）			
20~24	136	1.58	4.90
25~29	126	1.25	3.67
30~34	130	0.65	3.20
35~39	132	0.53	2.25
40~44	124	0.09	1.06
45~50	128	0.01	0.30
PCOS 女性	126	2.3	6.9

【临床意义】

1. AMH 检测在临床上主要应用于评估在体外受精（IVF）中女性对促排卵药物的反应以及体外受精后胎儿的存活率。

2. 由于 AMH 与卵泡数目（AFC）有非常好的相关性，因此 AMH 可以取代 AFC 用于评估卵巢储备、预测更年期以及诊断多囊性卵巢综合征（PCOS）。

3. AMH 也可以应用于儿童的性发育疾病（DSD）的诊断、颗粒细胞瘤的监控，以及治疗对卵巢功能的损伤的评价。

目标检测

答案解析

一、选择题

1. 内分泌是指内分泌腺或组织所分泌的激素，其（　　）

　　A. 通过血液传递　　　　　　B. 通过细胞外液局部传递　　　C. 通过细胞外液临近传递

　　D. 直接作用于自身细胞　　　E. 细胞内直接作用

2. 由下丘脑视上核与室旁核分泌的激素是（　　）

　　A. 醛固酮　　　　　　　　　B. 降钙素　　　　　　　　　　C. 抗利尿激素

　　D. 催乳素　　　　　　　　　E. 生长抑素

3. 黄体生成素的主要生理作用是（　　）

　　A. 抑制卵泡发育　　　　　　B. 促进黄体生成和分泌　　　　C. 抑制排卵

　　D. 引起月经　　　　　　　　E. 刺激乳腺发育

4. 甲状腺的功能单位是（　　）

　　A. T_3　　　　　　　　　　B. 甲状腺滤泡　　　　　　　　C. 甲状腺滤泡旁细胞

　　D. 甲状腺间质　　　　　　　E. T_4

5. 分泌存在明显的昼夜节律的激素有（　　）

　　A. GH　　　　　　　　　　　B. TSH　　　　　　　　　　　C. 儿茶酚胺类激素

　　D. ACTH　　　　　　　　　　E. 雌性激素

6. 下列激素对于监测胎盘功能和胎儿的健康状况最有价值的是（　　）

　　A. 雌二醇　　　　　　　　　B. 雌三醇　　　　　　　　　　C. 黄体生成素

　　D. 人绒毛膜促性腺激素　　　E. 雌酮

7. 人绒毛膜促性腺激素 β 亚基与下列激素的结构相似度最高的是（　　）

　　A. 促肾上腺皮质激素　　　　B. 促甲状腺激素　　　　　　　C. 黄体生成素

　　D. 催乳素　　　　　　　　　E. 卵泡刺激素

8. 孕激素的作用是（　　）

　　A. 进一步促进子宫内膜及其血管、腺体增生并引起腺体分泌

　　B. 使输卵管、子宫平滑肌的活动减弱

　　C. 刺激乳腺腺泡发育

　　D. 使宫颈黏液分泌增多

　　E. 提高子宫平滑肌对催产素的敏感性

9. 雌激素的作用是 （ ）

    A. 促进乳腺等发育，维持女性的第二性征

    B. 参与调节垂体、下丘脑

    C. 抑制肾脏对水、Na^+ 的重吸收，使细胞外液量减少

    D. 促进女性生殖器官的发育和副性征的出现

    E. 促进青春期骨的成熟和骨骺愈合、参与脂质代谢、调节血管平滑肌细胞和内皮细胞

二、简答题

简述下丘脑－垂体内分泌系统。

（廖 璞）

书网融合……

本章小结   微课   题库

第二十一章　治疗药物监测及其临床应用

PPT

学习目标

1. 掌握　药物代谢动力学的基本原理、模型和公式；需要进行药物浓度监测的治疗药物一般具有的特点；根据监测的药物代谢动力学特点确定药物监测的取样时间，并对治疗性药物监测结果进行分析及有关剂量调整的方法。

2. 熟悉　药物体内过程与药物代谢动力学的关系；常见的治疗性药物强心苷、抗心律失常药、抗癫痫药、β受体阻断剂、平喘药、抗抑郁药、抗躁狂症药、解热镇痛药、抗生素、抗恶性肿瘤药、免疫抑制剂、利尿药等的监测方法及其临床应用。

3. 了解　不同检测方法得到的血药浓度存在差异，解释结果时必须严格使用所用方法的参考值。目前，常用药物基因组学测定及其临床应用。

4. 学会药物代谢动力学的基本原理、模型和公式；需要进行药物浓度监测的治疗药物种类及其确定药物监测的取样时间。具备通过测定血液药物浓度和观察药物临床效果，根据药代动力学原理调整给药方案，使治疗达到理想水平。

第一节　概　述 📱微课

药物是治疗疾病的主要手段之一。任何药物都不会在体内创造新的生理、生化过程，而是通过调整疾病过程中失调的内源性活性物质量或生理生化过程，杀灭或抑制病原体等，达到治疗作用。显然，药物作用靶位浓度不足或过量，势必导致药物治疗的无效或产生新的不良作用，甚至导致药源性疾病的产生，乃至危及生命。因此，如何根据每个患者的具体情况，制定有效而安全的个体化药物治疗方案，长期以来一直是困扰临床医生的一个难题。虽然试图通过按体重、体表面积、不同年龄等方法，计算调整用药剂量，但由于影响药物体内过程的因素众多，具体患者情况千差万别，因此仍未能很好地解决这一问题。20世纪60年代末，随着药物代谢动力学的发展成熟，使人们得以用简练的数学公式表达药物在体内随时间的量变规律。而20世纪60年代末和70年代初，相继报告了普鲁卡因胺和地高辛药物效应与血药浓度的关系，形成了以血药浓度为客观依据，调整剂量指导临床用药的设想。随着科学技术的发展，各种高灵敏度、特异性的检测方法的引入，使仅微量存在的药物检测得以进行。另一方面，越来越多药物的有效血药浓度范围及中毒浓度也相继确定。以血药浓度为客观依据，运用药物代谢动力学理论指导制定合理用药方案的优越性，日益为广大临床医生接受和采用，从而促进了治疗药物监测的发展。

一、治疗性药物监测的概念

治疗性药物监测（therapeutic drug monitoring，TDM）是在临床药理学、药代动力学和临床化学基础上，结合现代分析检测技术，形成和发展的一门应用性边缘学科。其主要任务是通过灵敏可靠的方法，检测患者血液或其他体液中的药物浓度，获取有关药动学参数，应用药代动力学理论，指导临床合理用药方案的制定和调整以及药物中毒的诊断和治疗，以保证药物治疗的有效性和安全性。

目前，TDM 在欧美等发达国家，已成为临床实验室的主要常规工作之一。国内一些有条件的医院也从 80 年代起，逐步开展了这一工作。近年来，世界卫生组织（WHO）及我国国家卫生健康委员会药物不良反应监测中心的统计资料均显示，因用药不当而致死者远远高于同期死于各种传染病的人数。而用药不当死亡者中，大多是剂量不当所致。可以说随着医疗技术整体水平的提高，在 TDM 的指导下制定和调整个体化的合理用药方案，是药物治疗学发展的必然趋势。

（一）药物在体内的基本过程

1. 生物膜对药物的转运　药物的体内过程包括吸收（血管内给药除外）、分布、生物转化和排泄四过程。在这些过程中都涉及细胞膜、细胞内器膜等生物膜对药物的转运。从基本结构上讲，生物膜均是由镶嵌有蛋白质的双层流动态类脂质分子构成，其间有直径约 0.6nm 的小孔。生物膜对药物的转运方式根据是否耗能，分做主动转运和被动转运两类。

（1）主动转运　生物膜可通过其间镶嵌的某些特异性载体蛋白，消耗能量转运某些药物。主动转运的最大特点是可逆浓度差进行，并在经同一载体转运的药物间存在竞争性抑制。在药物转运上，主动转运仅限于极少数本身即为内源性活性物质，或与内源性物质有极相近结构的药物。

（2）被动转运　包括所有不消耗能量，仅能顺浓度差进行的跨膜转运。被动转运包括扩散、滤过和易化扩散三种。由于不能耗能，被动转运均不能逆浓度差进行。除易化扩散外，亦不存在竞争性抑制。①扩散：指穿过生物膜的双层类脂质分子进行的药物跨膜被动转运。影响药物扩散速度的因素除膜两侧的浓度差外，主要为药物脂溶性高低。虽然药物本身的化学结构已决定了其脂溶性，但由于多数药物均为弱酸或弱碱性物质，在一定 pH 溶液中会发生不同程度的解离。根据 Handerson – Hasselbalch 公式可推得：

$$弱酸性药:[解离态]/[分子态] = 10^{pH-pK_a}$$
$$弱碱性药:[解离态]/[分子态] = 10^{pK_a-pH}$$

式中 pKa 为弱酸性药或弱碱性药共轭酸的解离平衡常数。由于对同一物质而言，其解离态脂溶性总是低于分子态。因此，生理情况下膜两侧存在 pH 差异时（如细胞内、外液间），必然在膜两侧产生以 10 的指数方次变化的解离程度差异。从理论上讲，只有分子态的药物脂溶性高，才能以扩散方式被动扩散，因此膜两侧有无浓度差仅是指分子态药物而言。当膜两侧存在 pH 差异时，分子态被动扩散平衡，膜两侧包括解离态的总药物浓度却可有较大不同。②滤过：指通过小孔进行的被动转运。由于生物膜上的小孔直径过小，只有少数分子量小于 100 的药物如尿素、乙醇等，可以此方式进行。但毛细血管内皮细胞间呈疏松连结，存在 8nm 左右的间隙，除少数大分子蛋白药物外，允许绝大多数药物自由通过。因此，药物通过毛细血管的吸收、分布，以及通过肾小球排泄时，滤过为主要的转运方式。③易化扩散：借助膜上特异的载体但不耗能的被动转运方式，此种方式在药物转运中极少见。

2. 吸收　吸收（absorption）是指药物从给药部位进入体循环的过程。血管内给药不存在吸收。血管外注射给药时，药物主要通过毛细血管内皮细胞间隙，以滤过方式迅速进入血液。其吸收速度主要受注射部位血管丰富程度和药物分子大小影响。口服药物的吸收大多通过胃、肠道黏膜以被动扩散方式进行。虽然弱酸性药物在酸性胃液中解离少，可有部分被吸收，但由于吸收面积、血液供应及停留时间等的巨大差异，包括弱酸性药物在内，口服药物的主要吸收部位在小肠。影响口服药物吸收的因素众多，主要为药物本身的脂溶性、分子大小等理化性质、药物制剂的崩解速度及溶解度、胃排空速度、肠蠕动等胃肠道功能状态以及胃肠血流动力学状况等。某些药物口服后吸收过程中，在通过胃肠道黏膜及第一次随肝门静脉血流经肝脏时，可有部分被胃肠黏膜，更主要是被肝细胞中酶代谢失活，从而使进入体循环的量减少。这一现象称"首过消除"（first pass elimination）或"第一关长效应"。首过消除强的药物，由于不同个体对同一药物代谢能力存在较大差异，可对口服药物吸收度（生物利用度）产生明显影响。

3. 分布 分布（distribution）是药物随血液循环输送至各器官、组织，并通过转运进入细胞间液、细胞及细胞器内的过程。必须指出，药物在体内的分布可达到动态平衡，但往往并不是均匀的。只有分布到靶器官、组织或细胞的药物，才能产生药理效应。而以被动转运方式分布的药物，其靶位浓度与血药浓度往往是成比例的。药物在体内的分布主要受下列因素影响：

（1）药物的理化性质 包括药物的分子大小、pKa、脂溶性等理化性质。

（2）药物与血浆蛋白的结合 绝大多数药物都可不同程度地和血浆蛋白以弱的 VanderWaals 引力、氢键、离子键等迅速形成可逆的结合，并按质量作用定律处于动态平衡。通常弱酸性药主要和白蛋白结合，弱碱性药和 α_1 - 酸性糖蛋白或脂蛋白结合。由于蛋白质的大分子性及两性电解质性，与血浆蛋白结合的药物既不以滤过方式，也不能以被动扩散的方式进行跨血管转运。只有游离的药物才能进行被动转运分布，发挥作用。药物和血浆蛋白的可逆性结合，可视做药物在体内的一种重要的暂时贮存形式及调节方式。药物与血浆蛋白结合可达饱和，此时再加大剂量将会导致游离药物浓度不成比例的升高，甚至中毒。与血浆蛋白同一位点结合的药物间存在竞争性抑制，使游离药物浓度发生改变，这点在高血浆蛋白结合率药物中尤应引起重视。如抗凝血药双香豆素的血浆蛋白结合率高达 99%，若同时服用竞争同一蛋白结合位点的消炎药保泰松，即使仅使双香豆素血浆蛋白结合率降为 98%，但可发挥作用的游离药物浓度却增加了一倍，势必造成自发性出血等毒性反应。此外血浆蛋白浓度的变化，亦将影响药物的血浆蛋白结合率。基于上述种种原因，理想的 TDM 应直接测定血中游离部分的药物浓度。

（3）特殊的膜屏障 血 - 脑屏障和血眼屏障都是由该处毛细血管内皮细胞间联接紧密、孔隙小，并在其外包裹有一层神经胶质细胞膜形成的脂质膜屏障。只有高度脂溶性的药物才能以被动扩散的方式进入脑脊液、脑组织和房水。而通常所说的胎盘屏障和一般生物膜没有明显的区别，因此，在药物分布上几乎不存在。这也是孕妇用药必须考虑对胎儿影响的原因。

（4）生理性体液 pH 差异 生理情况下细胞外液 pH 约为 7.4，细胞内液为 7.0，乳汁更低，约为 6.7。由于前述 pH 对药物解离的影响，弱酸性药将主要分布在血液等细胞外液中，而弱碱性药则在细胞内液和乳汁中分布高。

（5）主动转运或特殊亲和力 少数药物可被某些组织细胞主动摄取而形成浓集，如甲状腺滤泡上皮细胞对碘的主动摄取，使甲状腺中 I^- 浓度比血浆高数十倍。另有少数药物对某些组织、细胞成分具特殊亲和力或形成难解离的共价结合，亦可产生药物在这些部位的高分布。

4. 生物转化 机体对药物进行的化学转化、代谢称生物转化（biotransformation）。不能简单地将生物转化视为药理活性的灭活。事实上，有些药物必须经生物转化才生成具药理活性的代谢物。如可待因需在肝脏脱甲基代谢为吗啡，才能发挥镇咳止痛作用。但生物转化总的结果是使药物极性升高，有利排泄。药物的生物转化主要在肝细胞微粒体混合功能氧化酶（肝药酶）的催化下进行，主要反应类型、该酶系的组成及催化过程，都与肝细胞对内源性物质的生物转化相同。

现已明确，至少有 200 余种常用药为肝微粒体混合功能氧化酶的诱导剂或抑制剂。这些药物较长期使用时，对自身及与其同时使用的其他药物生物转化能力的影响，是 TDM 工作中必须注意的。如使用双香豆素抗凝治疗的患者，服用诱导剂镇静催眠抗癫痫药苯巴比妥 30 天，可使降血糖的稳态血药浓度由 $28\mu g/ml$ 下降至 $14\mu g/ml$ 左右；而抑制剂氯霉素使用 2 天，可使降血糖药甲磺丁脲稳态血药浓度上升近 1 倍。肝微粒体混合功能氧化酶存在饱和性，当体内药量（血药浓度）超过其最大代谢能力后，将会出现药物消除动力学方式的转化。

5. 排泄 排泄（excretion）是药物及其代谢物排出体外的过程。药物的生物转化和排泄统称为消除（elimination）。药物排泄的主要途径为经肾脏随尿排出。游离的原型药物和代谢物均可通过肾小球毛细血管壁小孔隙滤入原尿中，也有少数弱酸、弱碱药可在近曲小管上皮细胞，以主动转运方式分泌入原尿中。原尿液中的原型药物仍可以被动扩散等方式被肾小管重吸收，此时尿液 pH 通过对药物解离度的影响，明显改变原尿液中药物被重吸收的量。此亦是弱酸或弱碱性药物中毒时，可通过碱化或酸化尿液，促进药物排泄的原因。而代谢物因极性高，一般不会被重吸收。随原尿逐渐浓缩，其中的药物及代谢浓度均上升，最终可远远超出血中浓度。这种浓集现象是许多药物产生肾毒性的原因，另一方面对用以治疗泌尿道疾病的药物，则有其利于发挥治疗作用的意义。

除经肾脏排泄外，部分药物及其经肝细胞生物转化而成的代谢物，可随胆汁经胆道系统排入十二指肠。进入肠腔的药物及其代谢物可随粪便排出体外，亦有一些药物及其葡糖醛酸或硫酸酯代谢物经肠道细菌水解后，可重新被肠道吸收，形成肝肠循环。某些药物肝肠循环较显著，如强心药洋地黄毒苷在体内可有约20%处于肝肠循环中。此外，挥发性气体药可由肺排泄，而汗液中也可排出少量药物。某些药物特别是弱碱性药，可有相当部分自偏酸性的乳汁中排泄，这点在给哺乳期妇女用药时必须考虑到。

（二）药物体内过程与药代动力学

事实上，药物从进入人体内起，即同时在吸收、分布、生物转化和排泄的综合影响下，随着时间而动态变化。

显然，孤立地研究上述体内过程中的某环节的变化，笼统地描述某一过程的快慢、强弱，均不能客观、全面地反映体内药物随时间的量变及其规律。同样，当取样测定某一体液中的药物浓度，其结果除代表取样瞬间该体液中的药物浓度外，既不能了解在此之前，亦不能预测在此之后的变化情况，实无多大价值。药代动力学则是以必要的数学模型、参数和公式，定量表达某种体液中药物或代谢物在前述体内过程的综合作用下，随着时间的量变规律。此外，应用药代动力学理论，还可了解药物的吸收、分布、消除的规律。如图 21-1 所示，由于血液中的药物在药物体内过程中起着中心枢纽作用，可将其视作药物体内过程的一面镜子，因此，血液中的药代动力学是最常采用的。在药代动力学理论的指导下，就能够根据血药浓度测定的结果，客观地推测药物的体内过程，判断剂量是否得当，并制定出调整方案。因此，可以说药代动力学是 TDM 工作的必备重要基础理论。

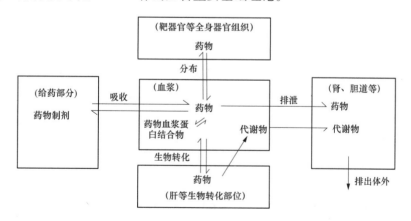

图 21-1　药物体内过程及其与血浆中药物的关系示意图

（三）药物代谢动力学模型

药代动力学（pharmacokinetics）简称药动学，广义上，泛指研究药物在体内的过程，即机体对药物的吸收、分布、生物转化和排泄过程及其量变规律。狭义的药动学则是指以数学模型和公式，研究体内药物随时间的量变规律。在 TDM 工作中，药动学主要用于：①建立监测个体的体内药量或药物浓度随时间变化的数学表达式，并求算出有关药动学参数；②应用动力学模型、表达式和药动学参数，制定和调整个体化的用药方案，保证药物治疗的有效性和安全性。

药动学模型是为了定量研究药物体内过程的速度规律而建立的模拟数学模型。常用的有房室模型和消除动力学模型。

1. 房室模型 房室（compartment）是由具有相近的药物转运速率的器官、组织组合而成，同一房室内各部分的药物处于动态平衡。房室仅是按药物转运动力学特征划分的抽象模型，并不代表解剖或生理上的固定结构或成分。同一房室可由不同的器官、组织组成，而同一器官的不同结构或组织，可能分属不同的房室。此外，不同的药物，其房室模型及组成均可不同。运用房室模型，可将机体视做由一或多个房室组成的系统，从而将复杂的分布过程模型化。

若某药在体内各部位间均有较高及相近的转运速率，可在体内迅速达到分布平衡，则该药属单房室模型。属于单房室模型的药物，在体内达分布平衡后，其血药浓度将只受吸收和消除的影响。而某药在体内不同部位间转运速率存在较大差异的话，则将血液及其他血液供应丰富并具有较高转运速率的部分，称做中央室，而把其余部分划归周边室，并可依次再分做第一周边室、第二周边室等，此即多室模型。根据划分的房室数，相应称为二室模型、三室模型等。属于多室模型的药物，其首先在中央室范围内达分布平衡，然后再和周边室间达到分布平衡，因此其血药浓度除受吸收和消除的影响外，在室间未达分布平衡前，还受分布的影响。

2. 消除动力学模型 消除动力学（elimination kinetics）研究体内药物浓度变化速率的规律，可用下列微分方程表示：$dC/dt = -kC^n$

式中 C 为药物浓度，t 为时间，k 为消除速率常数，n 代表消除动力学级数。当 n = 1 时即为一级消除动力学模型，n = 0 时则为零级消除动力学模型。药物消除动力学模型即指这两种。

（1）一级消除动力学 一级消除动力学（first order elimination kinetics）的表达式为：

$$dC/dt = -kC，积分得 C = C_0 e^{-kt}。$$

由上述指数方程可知，一级消除动力学的最主要特点是药物浓度随时间按恒定的比值减少，即恒比消除。

（2）零级消除动力学 零级消除动力学（zero order elimination kinetics）时，由于 n = 0，因此其微分表达式为：$dC/dt = -k$，积分得 $C = C_0 - kt$。

由此可知，零级消除动力学的最基本特点为药物浓度随时间按恒量衰减，即恒量消除。

必须指出，并不是某药固定按一级或零级动力学消除。任何药物当其在体内量较少，未达到机体最大消除能力时（主要是未超出催化生物转化的酶的饱和限时），都将按一级动力学方式消除；而当其量超过机体最大消除能力时，将只能按最大消除能力这一恒量进行消除，变为零级消除动力学方式，即出现消除动力学模型转换，不能用一种统一的线性过程描述，故称非线性动力学消除（nonlinear elimination kinetics）。苯妥英钠、阿司匹林、氨茶碱等常用药，在治疗血药浓度范围内就存在这种消除动力学模型转移，在 TDM 工作中尤应注意。

二、治疗性药物监测的目的和需要监测的药物

（一）治疗性药物监测的目的

TDM 最直接、主要的目的是指导临床制定药物剂量方案及调整剂量，实现个体化用药。此外，也可用于监测药物中毒、判断药物治疗效果、获取监测个体的药动学参数等。

1. 指导制定药物剂量方案及调整剂量

（1）指导制定药物剂量方案 需进行 TDM 的药物，其药物效应（包括治疗作用及多数毒性作用）与血药浓度间存在着密切的相关性，药物的群体治疗浓度范围及中毒水平，一般以文献报道或临床治疗指南来确定。在制定用药方案时，可参照有关资料，确定欲达到的稳态浓度水平（静脉滴注）或范围

（多剂间隔用药）。应用测定计算得的该个体有关药动学模型及参数，可按有关公式计算出静脉滴注时的用药速度；而静脉注射或血管外用药等间隔给药时，还需在用药间隔时间 τ 和用药可调控剂量 X 两个参数间，预设定一个，多数情况都是设定 τ，再根据有关公式计算出另一参数。对于非线性动力学消除的药物，在确定个体的 V_m 和 K_m 值后，按有关公式可计算出每日用药量 R。

如果不能获得监测患者的具体药动学模型及参数时，可采用有关药物的群体模型及参数均值，作为制定用药方案的依据，但最好能选用同一人种及同一病种的群体资料，以求尽量与接受用药方案的个体接近。此外，对二室及多室模型药物，在制定静脉滴注或多剂用药方案时，一般均按一室模型处理。须强调指出，无论用什么方法制定的用药方案，在实施过程中，仍需通过 TDM 监测效果，并作出必要的调整。

（2）调整剂量　通过上述方法制定的用药方案，仅是一理论上的理想方案，实际工作中由于患者具体情况千差万别，在用药过程中任一影响药物体内过程的因素发生改变，均可使血药浓度不是恰在预期水平。即便正好达到预期水平者，也可能在继续用药过程中因上述因素改变，或病情的好转、恶化，使血药浓度改变。因此，通过 TDM 测定血药浓度，监测用药方案实施效果，指导进行必要的剂量调整，是个体化治疗的必需环节，也是 TDM 的常规工作。常用的方法有以下两种。①比例法：凡属一级消除动力学的药物，假设其剂量调整期间接受治疗的个体体内过程无较大变动，则药动学参数可视做不变，在其达稳态浓度时，血药浓度与剂量间存在正比例关系。因此，根据使用 X_1 剂量或滴注速度达稳态后（5~6 个半衰期以上），某次用药后取样测定的稳态血药浓度 C_{ss1} 及在该时刻所需的 C_{ss}，可计算出调整剂量 $X = C_{ss} \cdot X_1/C_{ss1}$。按调整剂量 X 用药后，经过 5~6 个半衰期以上又可达到新的稳态浓度。可如此多次重复定期监测、调整，以达维持在有效而安全的血药浓度范围水平的目的。②Bayes 法：该法根据预先按群体药动学资料编制的电脑程序，根据群体药动学参数，结合患者的体质及病理情况，先估算出该个体的药动学参数及用药方案。在按该方案实施过程中，分别在不论是否达稳态的不同时间取血 2~4 次测定血药浓度，将相应血药浓度和时间输入电脑，用渐近法原理修正出该个体所需的调整方案，经几次反复即可逼近最适方案。该法优点是将前述确定个体药动学参数、制定用药方案及调整剂量多步整合在一起完成，并且可同时考虑心、肝、肾功能的影响。但使用本法时，不同药物需不同程序软件，目前仅有地高辛、苯妥英钠、利多卡因等少数药物采用。

2. 肝、肾功能损伤时剂量调整　经肝脏生物转化和经肾及肝胆系统的排泄，是绝大多数药物消除的主要方式。肝、肾功能的改变将显著影响药物的消除动力学，这是 TDM 工作中必须考虑的。对于肝、肾功能不良的患者，能测定其个体药动学参数或用 Bayes 法制定用药方案是最理想的。若仅能借用群体资料时，则应通过 TDM 进行必要的调整。下面介绍应用范围较广的"重复一点法"。

此时，可假设该类个体药动学参数中，仅有消除速率常数 k 因肝、肾功能损伤而发生改变，而 V、F、ka 等参数均不受影响。若在按群体资料制定的用药方案实施中，第一次和第二次给药后，相同的 t 时间（选在消除相中）分别取血，测定得血药浓度 C_1 和 C_2，则此二点间的时间恰等于给药间隔 τ。根据患者 k 值及群体资料的其他药动学参数，可按下式计算出按此试验剂量和间隔时间用药，所能达的最小稳态浓度。

$$(C_{ss})\min = C_1 \cdot e^{-k\tau}/e^{-kt}(1 - e^{-k\tau}) \quad \text{式中 t 为 } C_1 \text{ 的取样时间}$$

若此最小稳态浓度与欲达到的值不相符，则可按上述调整剂量的比例法，求出达到期望的最小稳态浓度所需的剂量。

3. 临床应用中治疗药物浓度监测的注意事项　必须强调指出，通过 TDM 指导临床用药时依据的有效治疗血药浓度范围及中毒水平，仅是根据群体资料获得的，并未考虑靶器官、组织或靶细胞对药物反应的高敏性和耐受性的个体差异，以及同时使用的其他药物在药效学上的相互作用（协同或拮抗）。因此，判断患者药物治疗是否有效或发生毒性反应，绝不能仅拘泥于 TDM 结果，而应结合患者临床表面及其他有关检查，综合分析才能作出正确结论。

（二）需要监测的药物

TDM 是通过测定血液药物浓度和观察药物临床效果，根据药代动力学原理调整给药方案，从而使治疗达到理想水平的一种方法。一般具有下列特点的治疗药物均需要 TDM：①治疗浓度范围窄，治疗指数低，毒副反应大且不易辨别的药物，如茶碱、地高辛等。②首过消除强及生物利用度差异大的药物，个体间血药浓度变化较大，如三环类药物等。③具有非线性动力学特征的药物，如苯妥英钠。④肝肾功能不良的患者使用主要经肝肾代谢、排泄的药物，如氨基糖苷类抗生素、利多卡因等。⑤长期使用可能积蓄的药物。⑥合并用药产生相互作用而影响疗效的药物。⑦常规剂量下易出现毒性反应的药物或诊断、处理药物中毒。一些药物毒性反应和其治疗的病症相似，如苯妥英钠治疗癫痫，过量中毒时也可致抽搐。查找药物治疗无效原因，对于明确诊断，用药恰当，但患者未获预期疗效时，进行 TDM 可排除是否患者未按医嘱用药或因药品质量、患者个体差异等导致未达治疗浓度，区别处理，改变传统的一律换药的做法。目前，临床上需要进行 TDM 的主要药物分类见表 21 - 1。

表 21 - 1　需进行 TDM 的主要药物分类

分类	药品
强心苷	地高辛、洋地黄毒苷
抗心律失常药	利多卡因、普鲁卡因胺、奎尼丁、乙胺碘呋酮、异丙吡胺等
抗癫痫药	苯妥英钠、苯巴比妥、乙琥胺、卡马西平、丙戊酸钠
β 受体阻断剂	普萘洛尔、美托洛尔、阿替洛尔
平喘药	氨茶碱
抗抑郁药	丙咪嗪、阿米替林、去甲替林等
抗躁狂症药	碳酸锂
解热镇痛药	阿司匹林、对乙酰氨基酚
抗生素	庆大霉素、链霉素、卡那霉素、丁胺卡那霉素、氯霉素等
抗恶性肿瘤药	甲氨蝶呤等
免疫抑制剂	环孢素
利尿药	呋塞米

三、治疗性药物监测的结果分析

无论是药物的治疗作用还是不良反应，从本质上说，都是通过药物和靶位上的受体等大分子物质间的相互作用而产生的，药物效应是否出现及其强弱，取决于靶位的药物浓度。理想的 TDM 应直接检测靶器官或组织的药物浓度，但大多数药物都是作用于心、肝、肾、胃肠道、中枢及周围神经系统等，从这些部位以损伤性手段取样，在现阶段很困难，且不为患者所接受的。

循环系统中的血液是药物在体内过程的中心枢纽，除直接在靶位局部用药外，到达机体各脏器的药物均是从血液分布而至。药物在体内达分布平衡时，虽然血液和靶位的药物浓度往往并不相等，但对绝大多数药物，特别是以被动转运方式分布的药物，其血药浓度与靶位药物浓度的比值则是恒定的。换言之，即药物效应与血药浓度间存在着相关性。这一设想自 60 年代以来，已为众多研究报告所肯定。根据血药浓度与治疗作用和毒性反应间的关系，不少药物治疗血药浓度范围及中毒水平都已确定。这些工作为 TDM 的开展，尤其是血液浓度测定结果的解释判断，提供了参考依据。当然，若其他易于获取的体液药物与血液或靶位药物浓度间，也同样存在恒定比值关系，亦可通过检测这些体液中的药物浓度进行 TDM。必须指出，上面提到的治疗血药浓度范围和中毒水平，仅是来自群体资料的参考值，由于个体间靶器官、组织或细胞对药物反应性存在差异等原因，因此在解释判断 TDM 结果时，不能仅拘泥于上述标准，必须结合患者的具体临床表现及治疗效果，作出结论。

不同检测方法得到的血药浓度存在差异，因此，解释结果时必须严格使用所用方法的参考区间。如分别用 HPLC 法和免疫法检测环孢素浓度，免疫法可是 HPLC 法的 2 倍。现在临床 TDM 使用的检测方法中，无须样本预处理的免疫学方法，以及沉淀离心去蛋白预处理样本后用其他方法进行检测，测定的都是包括游离和与血浆蛋白结合两部分药物总浓度。对于高血浆蛋白结合率药物，若存在药物结合蛋白（主要是白蛋白）浓度改变，或可产生血浆蛋白结合竞争的药物合并使用时，可出现药物总浓度正常，而真正发挥作用的游离药物浓度升高或降低。因此，对于血浆蛋白结合率 > 90% 的药物 TDM 结果解释时，必须考虑是否存在上述影响药物血浆蛋白结合率的因素，做出正确判断。在 TDM 结果出现异常升高时，若排除了过量用药、分析前和分析中的误差后，应考虑是否存在非线性动力学消除或遗传性代谢缺陷的特殊个例。

第二节　常见的治疗性药物监测方法及其临床应用

> **⇒ 案例引导**
>
> **案例**　患者，女，50 岁。患"急性单核细胞白血病" 7 个月余，复发 20 天，为主诉入院。3 年前诊断为高血压病，未治疗。查体：神志清楚，贫血面容。体温 36.6℃，心率 82 次/分，呼吸 20 次/分，血压 105/65mmHg。皮肤色泽正常，浅表淋巴结未触及。肺部未闻及干湿啰音，心脏及腹部未见明显异常。四肢肌力正常，脑膜刺激征阴性。
>
> 实验室检查：血常规：白细胞计数 1.31×10^9/L，血红蛋白 70g/L，血小板计数 50×10^9/L，外周血幼稚细胞 44%；尿常规：尿葡萄糖（+ + + +），尿红细胞（+），尿化学其他检查正常；生化：血清葡萄糖 9.7mmol/L，血清钠 140mmol/L，血清钾 3.9mmol/L，血清尿素 2.6mmol/L，血清肌酐 76μmol/L，总蛋白 62 g/L，白蛋白 36 g/L，ALT 23 U/L。行外周血造血干细胞移植术后，常规使用环孢素 A 抗排斥治疗。
>
> 讨论　1. 该患者环孢素 A 谷浓度的合适范围是多少？
>
> 　　　2. 当患者环孢素 A 谷浓度达 0.6μg/ml 时，有何临床表现？

一、血液药物浓度测定及其临床应用

（一）强心苷类

强心苷是一类由植物中提取的苷类强心物质。目前供临床使用的主要有毒毛花苷 K、去乙酰毛花苷（西地兰）、地高辛和洋地黄毒苷。其中毒毛花苷 K 和西地兰起效快、消除也较快，药效维持时间短，仅有注射剂型供急症短期用药，一般不需进行 TDM。洋地黄毒苷起效慢，消除也慢，临床少用。而地高辛起效及消除均居中，在需长期使用强心苷时，一般均选用地高辛。下面主要介绍地高辛 TDM 的有关知识。

1. 药效学及血药浓度参考区间　治疗剂量的强心苷可选择性轻度抑制心肌细胞膜上 Na^+，K^+ - ATP 酶，使心肌内的 Na^+ 更多地依靠 Na^+ - Ca^{2+} 交换排出，使细胞内 Ca^{2+} 浓度升高，Ca^{2+} 触发的心肌细胞兴奋 - 收缩耦联增强，从而产生心肌收缩力增强、心输出量增加、窦性节律降低、房室传导减慢等药理作用。临床上可用于慢性充血性心力衰竭、心房纤颤及心房扑动等的治疗。其主要毒性反应为多种心律失常，并可因此致死，还有中枢神经系统及消化道症状等，均与血药浓度密切相关。

地高辛治疗慢性充血性心力衰竭时，成人血清治疗浓度参考区间为 0.8～2.0ng/ml（1.0～2.6nmol/L）。其安全范围极狭窄，当血清浓度超过 1.5ng/ml 后，便有部分患者出现毒性反应；当血清浓度超过 2.0ng/ml 后，80% 以上患者都出现心律紊乱等毒性反应，毒性反应发生率呈指数式急剧增加。但治疗心房纤颤和心房扑动时，多数患者可耐受 2.0ng/ml 甚至更高的血清浓度，此时是利用地高辛轻度中毒时产生的房 - 室传导阻滞等作用，减慢心室率，发挥治疗作用。此外，儿童对毒性作用有较高耐受性，在血药浓度≤3.5ng/ml 时，较少发生毒性反应。

2. 药动学　不同强心苷类药物体内过程互异，用药途径也不同，这是造成起效有快有慢、维持时间长短不一的原因。地高辛以片剂和酊剂供口服，多用前者。口服后地高辛在胃肠道以被动扩散方式吸收。片剂的生物利用度 60%～80%，酊剂较高，可达 80%～100%。影响片剂生物利用度的主要原因是制剂的崩解、溶出药物速度。因此，在长期使用地高辛时，最好能坚持用同一厂家同批号产品。血液中的地高辛 20%～25% 与血浆蛋白结合，其分布属二室模型，8～12 小时转入消除相。只有在消除相，心肌与血药浓度的比值才较恒定。因此 TDM 取样时间应选在消除相内（至少服药后 12 小时）。地高辛的表观分布容积为 5～10L/kg。地高辛在体内消除主要是以原型药经肾小球滤过，或肾小管分泌排泄，仅 10% 左右在肝通过水解、还原及结合反应代谢，另有 7% 左右处于肝肠循环。但在肾功能减退时，经代谢转化及处于肝肠循环的概率可明显升高。治疗剂量下，地高辛在体内的消除属一级动力学。消除半衰期成人约 36 小时（30～51 小时），儿童约 30 小时（11～50 小时）。

3. 其他影响血药浓度的因素　除肝、肾、心脏及消化系统功能可影响地高辛体内代谢过程外，同时使用奎尼丁、螺内酯、呋塞米、多种钙通道阻滞剂及口服广谱抗生素，都可使地高辛血药浓度增加，特别是奎尼丁，可通过抑制地高辛的肾小管分泌排泄，使其清除率下降。有报道称治疗量的奎尼丁可使地高辛血药浓度升高达 2.5 倍，这是极其危险的。此外，甲状腺功能减退症患者血清地高辛浓度升高，心肌敏感性上升，也易出现中毒；低钾血症、低镁血症和高钙血症均可使心肌对强心苷敏感性提高，有效血药浓度范围内即可出现心脏毒性。

4. 检测技术　地高辛的 TDM 目前主张使用血清标本，采血时间如前所述，一般应在达稳态后（10 天以上），并在服药后 16 小时左右采集。但如果患者达稳态前即出现中毒表现，则应立即取血测定。由于地高辛的血清浓度过低，目前 TDM 常用的分析方法中，只有免疫化学法的灵敏度能满足其要求。当前商品化试剂盒有放射免疫和酶免疫两种，国内仅有前者生产。放射免疫法的灵敏度可达 0.3ng/ml，酶免疫法为 0.5ng/ml。两种方法间存在极好的相关性（r > 0.9），在治疗浓度范围内大多可控制在 10% 以下。但无论用何种免疫法主要问题都是特异性易受干扰。现已知地高辛的某些尚有部分活性的不全水解代谢物以及无活性的代谢物二氢地高辛、洋地黄毒苷、西地兰等其他强心苷药，螺内酯的某些极性代谢物，内源性皮质激素等，与地高辛抗体有程度不一的交叉免疫性。

（二）抗癫痫药

抗癫痫药是一类可通过不同作用机制，控制癫痫发作的药物。现在临床常用的主要有苯妥英钠、苯巴比妥、酰胺咪嗪、乙琥胺、氯硝西泮、丙戊酸钠等，大多需进行 TDM。下面以本类药中最常使用，也是最迫切需要进行 TDM 的苯妥英钠为例，介绍有关知识。

1. 药效学及血药浓度参考区间　苯妥英钠可通过对大脑神经元胞膜的稳定作用，以及增强中枢抑制性递质 γ - 氨基丁酸作用，阻止大脑异常放电的扩散，用作治疗癫痫大发作的首选药物。对局限性或精神运动性癫痫亦有效，还可用于治疗室性心律失常，特别是强心苷中毒所致，也用于多种外周神经痛的治疗。治疗癫痫时，需长达数年用药，临床只能根据癫痫是否发作判断疗效。现已确定，苯妥英钠的治疗作用及不良反应中常见的小脑－迷路症状、精神异常、多种抽搐等毒性反应，以及牙龈增生等，都与血药浓度相关。

苯妥英钠治疗癫痫和抗心率失常，血清浓度参考区间为 $10\sim20\mu g/ml$，最小中毒浓度约 $20\mu g/ml$。当血药浓度 $>20\mu g/ml$ 后，治疗作用无明显升高，却出现眼球震颤、焦虑等中枢神经系统症状；血药浓度 $>35\mu g/ml$ 时，可诱发癫痫发作、抽搐、昏迷等。

2. 药动学　苯妥英钠口服后，以被动扩散方式经小肠吸收，吸收缓慢，平均约 8 小时（6～12 小时）达峰浓度。其生物利用度受制剂质量影响大，但一般均可达 90% 左右。血液中的苯妥英钠约 90% 与白蛋白结合。苯妥英钠可迅速分布至全身，属一室分布模型，其表观分布容积为 $0.5\sim0.7L/kg$。苯妥英钠在体内的消除仅 2% 以原型从肾排泄，绝大部分经肝细胞生物转化为无活性的代谢物后再排出。苯妥英钠为肝药酶诱导剂，长期使用可因此加速自身的代谢转化。在治疗浓度范围内，苯妥英钠存在消除动力学方式的转换，当血药浓度在 $10\mu g/ml$ 以下时，一般按一级动力学方式消除；但超过此浓度时，大多数个体转换为零级消除动力学，故其消除半衰期不恒定，随血药浓度而变。成人大多波动在 15～30 小时，儿童为 12～22 小时。文献报告我国癫痫患者 V_m 均值约为 $400mg/d$，K_m 均值 $5.6mg/L$ 左右。

3. 其他影响血药浓度因素　苯妥英钠与血浆白蛋白结合率高。老年人、妊娠晚期、肝硬化、尿毒症等时，血浆白蛋白减少，同时服用可与苯妥英钠竞争白蛋白结合位点的药物如丙戊酸钠、保泰松、水杨酸类、磺胺类等以及较高浓度的尿素、胆红素等内源性物质，均可使苯妥英钠蛋白结合率下降，游离药物浓度升高而总浓度无变化。若对测定苯妥英钠的总浓度结果进行分析解释时，必须考虑上述影响。此外，服用苯妥英钠期间若同时使用了苯巴比妥、酰胺咪嗪、利福平等肝药酶诱导剂，异烟肼、氯霉素等肝药酶抑制剂，可使苯妥英钠血药浓度降低或升高。肝功能损害者，因对苯妥英钠生物转化受损，亦可致血药浓度升高，半衰期延长。

4. 检测技术　苯妥英钠 TDM 通常以血清为标本。由于苯妥英钠在治疗血药浓度范围内存在消除动力学方式转换，几乎无稳态可言。但一般采血仍参照一级消除动力学原则，用药或改变剂量后 10 天以上服药前取样。测定苯妥英钠可用光谱法、HPLC 及免疫化学法。

（1）**分光光度法**　有多种方法报告，其中较成熟的是衍生化后紫外检测法。其原理是将标本调节至 pH6.8 后，以二氯甲烷提取及沉淀蛋白，再转溶于 NaOH 溶液，加 $KMnO_4$ 再加热，使苯妥英钠氧化为吸光值大的二苯酮衍生物，再以环已烷提取，247nm 紫外光分光比色定量。本法灵敏度、线性范围、重复性均可满足 TDM 要求，虽然反复多次提取，仍无法完全排除代谢物干扰。

（2）**HPLC 法**　用 HPLC 检测苯妥英钠，除具有灵敏度、特异性、重复性均佳的优点外，由于抗癫痫药常合并用药，本法则可对多种抗癫痫药同时检测。文献报告方法很多，国内有实验室建立可同时检测苯妥英钠、苯巴比妥、酰胺咪嗪、乙琥胺和去氧苯比妥 5 种抗癫痫药的 HPLC－UV 内标法。该法以 5－乙基－5－甲基－苯巴比妥酸为内标物，ODS 柱为固定相，流动相由乙腈：甲醇：水（9:37:54）组成，254nm 紫外光检测。当流速在 2ml/min 时，可在 8min 分钟内完成对上述 5 种抗癫痫药及内标物的色谱分离、检测。5 种药物的线性范围均可覆盖治疗及中毒血清浓度水平，灵敏度都在 $2\mu g/ml$ 以下，变异系数在 5% 左右，可满足 TDM 的要求。

（3）**免疫化学法**　供检测苯妥英钠及其他常用抗癫痫药的放射免疫法、酶免疫法、荧光免疫法检测试剂盒均有市售（以酶免疫法为多），均与 HPLC 法有极好的相关性，结果可比性也高。此外，应用酶辅基标记免疫分析技术，已制成供苯妥英钠检测用试带，试带法虽操作方便，但定量较粗糙，精确度差些。

由于苯妥英钠在治疗浓度范围内存在消除动力学方式转换,在制定或调整用药方案时,应按非线性动力学的有关参数(V_m、K_m)及公式处理。此外,对苯妥英钠等非线性动力学消除的药物,还可用以下两种方法处理。①给患者分别试用两种不同给药速度 R_1 和 R_2(剂量/日):各自在连续用药2周以后的某次用药前,或用药后相同间隔时间取血,测得的血药浓度 C_1 和 C_2 可视做各自给药速度所达到的稳态浓度,用相关公式求得较准确的 V_m、K_m,再计算出欲达所需稳态浓度应该使用的给药速度。②先试用一给药速度 R_1,2周后某次用药前取血,测得浓度 C_1,利用群体 K_m 均值及相关公式求得 V_m,再计算出欲达所需稳态浓度的较合理用药速度 R_2。达稳态后再进行监测,如果仍不满意,则根据已获得的 R_1、R_2 及相应的 C_1、C_2,按前面的方法处理。

需要强调的是,无论用何种可靠的方法测定苯妥英钠浓度,也不论用什么方法调整剂量已达到理想的稳态浓度,由于影响苯妥英钠血药浓度因素多,又需长达数年连续用药,因此应该坚持定期监测血药浓度,及时发现变化,作出调整。

(三)治疗情感性精神障碍药

1. 三环类抗抑郁药 三环类抗抑郁药是目前治疗抑郁症的主要药物,包括丙咪嗪、去甲丙咪嗪、去甲替林、阿米替林、多虑平等。

(1)药效学 目前倾向于认为,该类药物可通过抑制脑内突触前神经细胞膜对去甲肾上腺素和5-羟色胺的再摄取,增加突触间隙内单胺递质的浓度而发挥抗抑郁症作用。常见不良反应包括 M 胆碱受体阻断作用所致的阿托品样副作用,以及直立性低血压、严重的心律失常、心力衰竭、抽搐、昏迷等毒性反应。其治疗作用和毒性反应均与血药浓度密切相关。

(2)药动学及血药浓度参考区间 该类药物脂溶性高,口服后吸收快而完全,但因首过消除强且差异大,故生物利用度不一。血液中的三环类抗抑郁药90%左右与血浆白蛋白、脂蛋白、α_1-酸性糖蛋白结合,游离药物能迅速分布至各组织。该类药物绝大部分需在肝脏经过去甲基化、羟化及结合反应代谢后,由肾脏排泄。其中丙咪嗪、阿米替林、多塞平的去甲基化代谢物,都有和原药同样的药理活性,并且去甲丙咪嗪、去甲替林本身也是三环类抗抑郁药。在常用剂量下,该类药物消除均属一级动力学。但对代谢物仍有药理活性者,判断药效持续时间不能仅凭原型药的消除半衰期。同样评价生物利用度时,也应考虑这点。常用三环类抗抑郁药的药动学参数及血药浓度参考区间,参见表21-2。特别要指出,本类药中多数血药浓度存在特殊的"治疗窗"(therapeutic window)现象,即低于"治疗窗"范围无效,而高出此范围不但毒副作用增强,并且治疗作用反而下降。

表21-2 常用三环类抗抑郁药药动学参数及参考血药浓度范围

项目	丙咪嗪	去甲丙咪嗪	阿米替林	去甲替林	多塞平
生物利用度(%)	26～68	33～68	56～70	46～56	17～37
血浆蛋白结合率(%)	89～94	90～93	82～96	93～96	>90
表观分布容积(L/kg)	9～21	26～42	6～10	14～22	12～28
原型药半衰期(h)	10～16	13～23	10～20	18～44	11～23
治疗血清浓度(μg/L)	150～300*	150～300	150～250*	50～200	30～150*
中毒血清浓度(μg/L)	>500*	>500	>500*	>500	>500*

注:* 原型药和有活性的去甲基代谢物总浓度。

(3)检测技术 一般均以血清为检测标本。取样时间应在达稳态后任一次用药前,以测定其稳态谷浓度 $(C_{ss})_{min}$。抗凝剂、某些塑料试管及橡胶塞中的增塑剂,可改变该类药物在红细胞和血浆中的分配比,应避免使用。玻璃器皿可对该类药物产生吸附,采用同一批号玻璃器皿并置于己烷:正丙烷

（99∶1）的溶液中超声预处理，可减少吸附及吸附差异产生的干扰误差。聚丙烯材料制作的器皿吸附最小，可考虑选用。

由于三环类抗抑郁药中不少需同时测定其活性代谢物浓度，故检测方法以 HPLC 及 GC 最为适合，以前者多用。共同测定步骤为碱化血清后，以含有一定浓度内标物的适宜有机溶剂提取，并沉淀蛋白质。移取有机相挥发干，以流动相重溶残留物，取样上柱进行色谱分析。色谱系统大多采用反相，但也有使用正相离子对吸附色谱的。一般都用紫外检测器。由于丙咪嗪及去甲丙咪嗪本身即有较强的荧光活性，单独测定这两种药可使用荧光检测器，提高灵敏度及特异性。三环类抗抑郁药化学结构相似，建立的检测方法大多可通用于该类药物的各种药品分别或同时分析。

现也有供本类药物免疫化学法检测的试剂盒，操作简便，灵敏度高，并与 HPLC 法有较好的相关性。主要不足之处是与同时服用的三环类抗抑郁药以及 N－去甲基化等代谢物与原型药间，存在交叉免疫反应，干扰测定。对要求同时测定有活性的去甲基化代谢物的阿米替林、丙咪嗪及多塞平单独使用时，使用免疫化学法测定较适合。

2. 碳酸锂

（1）药效学及血药浓度参考区间　Li⁺可抑制脑内去甲肾上腺素的释放，促进其被再摄取，从而降低突触间隙的去甲肾上腺素浓度；Li⁺还可抑制 α_1－肾上腺受体激动后胞内信使物质的产生，发挥抗躁狂症作用。碳酸锂过量中毒时可出现意识障碍、肌颤、共济失调、抽搐及低血钾所致的多种心律失常，严重者可致死亡。Li⁺的治疗作用及毒性反应与血清浓度关系密切，安全范围狭窄。为便于比较评价血清 Li⁺浓度，在 TDM 中规定在距前晚服药后 12 小时的次晨取血，测得的血清 Li⁺浓度称 12 小时标准血清 Li⁺浓度（12h standard serum Li⁺ concentration，12h－stS Li⁺）。12h－stS Li⁺治疗参考区间为 0.8～1.3mmol/L，最小中毒 12h－stS Li⁺参考值 1.3mmol/L，12h－stS Li⁺ ＞ 1.5mmol/L 几乎均出现毒性反应。

（2）药动学　锂盐口服后在胃肠道吸收迅速、完全，不存在首过清除，其生物利用度几乎接近100%。血 Li⁺与血浆蛋白无结合，呈二室分布模型，首先为半衰期约 24 小时的快消除相，继而是因分布至胞内的 Li⁺转运至胞外，出现半衰期 48～72 小时的慢消除相。中央室表观分布容积为 0.2～0.25L/kg，总表观分布容积均值为 0.79L/kg。Li⁺不被代谢，其消除几乎全部通过肾脏排泄，受肾功能影响大。

（3）其他影响血药浓度因素　Na⁺摄入不足可降低 Li⁺排泄，升高血 Li⁺浓度。高 Na⁺摄入则产生相反影响。肾功能减退及肾血流量减少的病症，如充血性心力衰竭、高血压亦可减少 Li⁺的肾排泄，升高血 Li⁺浓度。同时使用茶碱、咖啡因、螺内酯、乙酰唑胺、碳酸氢钠等药物，可促进 Li⁺肾排泄，降低浓度；而噻嗪类、呋塞米等利尿药则有相反作用。

（4）检测技术　锂盐的 TDM 多以血清为标本。如前所述，通常在达稳态后距前晚末次用药 12 小时的次晨取血，测定 12h－stS Li⁺。Li⁺以主动转运方式进入唾液，唾液中 Li⁺浓度为血清的 2～3 倍，对同一个体则该比值相对恒定。因此，在确定具体患者二者比值后，可考虑用唾液为标本进行 TDM。但唾液 Li⁺浓度影响因素多，测定唾液 Li⁺浓度供 TDM 是否可靠，尚有分歧。

Li⁺为简单的金属离子，使用的检测方法有离子选择电极法、火焰发射光谱法和原子吸收光谱法。后者需昂贵的原子吸收分光仪，前者操作简便，多用离子选择电极法。

（四）茶碱

茶碱通常制成氨茶碱等水溶性较高的盐类供药用，但在体内均解离出茶碱发挥作用，故不论何种制剂，TDM 检测对象均为茶碱。下面以氨茶碱为代表。

1. 药效学及血药浓度参考区间　茶碱可抑制细胞内磷酸二酯酶，使 β 肾上腺素受体激动产生的胞内信使物质 cAMP 分解代谢受阻而堆积，出现类似 β 肾上腺素受体激动样作用。临床上主要用于预防和治疗支气管哮喘，治疗早产儿呼吸暂停等。此时，其他 β 肾上腺素受体激动样作用便成为不良反应，严重者可出现躁动、抽搐等中枢神经兴奋症状，以及多种心律失常及严重呕吐等毒性反应。茶碱的治疗作用、毒性反应与血药浓度关系密切。

茶碱血清治疗浓度参考区间：儿童及成人10～20μg/ml，新生儿5～10μg/ml；最小中毒浓度参考值：儿童及成人20μg/ml，新生儿15μg/ml。当血清浓度＞35μg/ml时，可出现严重的心律失常、抽搐乃至死亡，其安全范围甚窄。

2. 药动学　氨茶碱口服后，茶碱可迅速而完全经胃肠道吸收，约2.5小时达峰浓度。成人生物利用度接近100%。茶碱血浆蛋白结合率约56%，可迅速在体内达分布平衡，但部分个体呈二室分布模型。成人表观分布容积约0.5L/kg，新生儿及早产儿增大。茶碱约90%由肝脏代谢，仅8%左右以原型从肾脏排泄。消除半衰期成人均值约6小时（3～13小时），儿童较短，为3.5～6小时，新生儿却长达15～37小时。但有15%左右患者，茶碱在治疗血药浓度范围上限可发生转化为零级消除动力学。

3. 其他影响血药浓度因素　吸烟、高蛋白低糖饮食及同时使用苯巴比妥、利福平等肝药酶诱导剂，可促进茶碱消除。充血性心力衰竭、肺心病、肝硬化，以及合并使用异烟肼、红霉素、西咪替丁等肝药酶抑制剂，可使茶碱消除减慢，血药浓度升高。

4. 检测技术　茶碱TDM通常用血清为标本。唾液与血清茶碱浓度有极佳的相关性（r = 0.99），唾液浓度约为血清浓度的50%，接近于游离血药浓度，需要时也可选用。取样多在达稳态后（通常5天以上）给药前进行，测定稳态谷浓度。茶碱目前常用免疫化学法、HPLC及紫外光度法检测。其中免疫化学法多为均相酶免疫法、荧光偏振免疫法或放射免疫法试剂盒，均可实现自动化检测。与苯妥英钠一样，也有以同样原理制成的试条供茶碱TDM。在茶碱TDM中，当发现血药浓度明显高于预估值时，应警惕转换为零级消除动力学，即呈非线性动力学消除的可能。

（五）抗心律失常药

抗心律失常药可通过不同作用机制，改变心肌细胞的自律性、传导性、动作电位时程、有效不应期等电生理特性，用于治疗各种心律失常。显然，药物所致上述心肌电生理特性过度改变，将导致新的心律失常，因此这类药大多安全范围狭窄。由于心肌血液供应丰富，该类药血清浓度较能反映靶位浓度，并大多与治疗作用和毒性反应，特别是心脏毒性相关。用本类药物治疗的疾病，往往存在循环、肝、肾功能改变，将对该类药的体内过程产生影响。而本类药中普鲁卡因胺、利多卡因等的代谢物仍有药理活性，此外本类药物中某些药物代谢上存在强、弱代谢型的遗传多态性（polymorphism）。基于上述原因，本类药物大多需进行TDM。由于篇幅限制，仅将该类药中目前公认应进行TDM的药物药动学参数、检测方法总结于表21-3，供参考。还应指出，某些情况下心电图对这类药物也是一种有效的监测手段，但不能替代TDM；反之，TDM的结果也应结合心电图改变及其他临床表现，作出解释和判断。

表21-3　需进行TDM的抗心律失常药药动学参数、血清浓度及检测方法

项　目	普鲁卡因胺	利多卡因	异丙吡胺	奎尼丁
口服生物利用度（%）	75～95	/	72～94	70～90
血浆蛋白结合率（%）	11～21	43～59	20～65	60～82
总表观分布容积（L/kg）	1.6～2.4	0.7～1.5	0.5～1.7	1.5～3.0
消除半衰期（h）	2.7（强乙酰化型）	1.8	7.8	6.2
	5.2（弱乙酰化型）			
治疗血清浓度（μg/ml）	10～30	2～5	2～5	2～5
最小中毒浓度（μg/ml）	30*	9	7	6
常用检测方法	HPLC	HPLC	HPLC	HPLC、免疫法
	免疫法**	免疫法	免疫法	荧光光度法

注：*普鲁卡因胺＋活性代谢物N-乙酰普鲁卡因胺总浓度，**有分别供检测普鲁卡因胺和N-乙酰普鲁卡因胺试剂盒。

（六）氨基糖苷类抗生素

氨基糖苷类抗生素包括链霉素、庆大霉素、卡那霉素、丁胺卡那霉素、妥布霉素、乙基西梭霉素等。该类药物化学结构相似，体内过程相近，作用原理及抗菌谱相同，检测方法可通用。除用于抗结核治疗外，目前以庆大霉素最常用，下面以庆大霉素为例介绍该类药 TDM。

1. 药效学及血药浓度参考区间 庆大霉素等氨基糖苷类抗生素对敏感病原体蛋白质合成的各个阶段均产生干扰，有较强的杀菌作用，广泛用于多种需氧革兰阴性杆菌、某些革兰阳性球菌感染的治疗，亦是主要的抗结核药。但可产生第Ⅷ对脑神经损害、肾损害、神经-肌肉接点阻断等毒性反应和过敏反应。其治疗作用及毒性反应与血清浓度关系密切，并且安全范围狭窄。

庆大霉素血清治疗浓度参考区间为 $0.5 \sim 10 \mu g/ml$，最小中毒浓度参考值为 $12 \mu g/ml$。

2. 药动学 氨基糖苷类抗生素为强极性碱性药，主要为肌内或静脉注射用药。肌内注射后吸收迅速完全，可在 1 小时内达峰浓度。由于极性大，该类药与血浆蛋白结合率低（除链霉素外，大多 < 10%），并主要分布在细胞外液中。庆大霉素的表观分布容积成人约 $0.25L/kg$，儿童可增至 $0.5L/kg$ 或更高。该类药物几乎全部以原型药从肾小球滤过排泄，故其消除属一级动力学，并受肾功能影响大。肾功能正常者庆大霉素消除半衰期为 $1.5 \sim 2.7$ 小时。

3. 其他影响血药浓度因素 心脏功能衰竭、肾脏疾病患者影响该类药自肾小球滤过排泄，是影响血药浓度的主要因素，肾功能较正常下降 10% 即导致该类药半衰期延长。由于该类药主要分布于细胞外液，因此儿童特别是新生儿、烧伤后利尿期前，均可使表观分布容积明显增大，半衰期延长，而失水则产生相反影响。接受血液透析者，可加速该类药消除。

4. 检测方法 氨基糖苷类抗生素 TDM 一般均用血清。若用血浆，由于该类药可和肝素形成复合物，不能使用肝素抗凝。该类药物检测方法包括微生物法、HPLC 法及免疫化学法。HPLC 法测定氨基糖苷类抗生素，大多需复杂的衍生化反应引入荧光基团，以荧光检测使能达到所需灵敏度，也少用。本类药物体内几乎无代谢，故不存在代谢物干扰，适合使用免疫法检测。目前已有放射免疫、荧光免疫、酶免疫试剂盒供庆大霉素等氨基糖苷类药 TDM 用，特别是荧光免疫和酶免疫法，操作简便，并可实现自动检测。但某些免疫法检测在氨基糖苷类药物间存在交叉免疫反应性，虽然临床上两种氨基糖苷类药物合并使用可能性不大，但在解释结果时仍应考虑排除这种可能。

（七）环孢素 A

以环孢素为代表的低毒性新免疫抑制剂问世，已广泛用于器官移植后长期抗排斥的治疗。免疫抑制剂的 TDM，已列为器官移植术后的常规检查项目。

1. 药效学及血药浓度参考区间 环孢素 A 为高脂溶性肽类大分子药物，可通过对免疫应答过程多环节的作用，选择性抑制辅助性 T 淋巴细胞（T_H）的增殖及功能，产生免疫调节作用，用于器官移植后的抗排斥反应及多种自身免疫性疾病的治疗。该药虽较其他免疫抑制剂毒性作用少，但仍存在肝肾损害、震颤、高血压等毒性反应。环孢素 A 的治疗作用、毒性反应与血药浓度关系密切，安全范围窄。本药又大多供长期预防性用药，而肾、肝毒性在肾、肝移植时，难以和排斥反应区别。鉴于上述原因，环孢素 A 需进行 TDM。

免疫法测得环孢素 A 的全血治疗浓度参考区间为 $0.1 \sim 0.4 \mu g/ml$，最小中毒浓度参考值 $0.6 \mu g/ml$。

2. 药动学 环孢素 A 的体内过程，随移植器官种类而变，肌内注射吸收不规则，口服吸收慢而不完全，约 4 小时达峰浓度。生物利用度随移植物不同而有差异，大多为 30% 左右。该药在血液中几乎全部与蛋白结合，与血细胞（主要为红细胞）结合部分约为与血浆蛋白结合的 2 倍。环孢素 A 的分布呈多室模型,并易分布至细胞内。表观分布容积个体差异大,平均约 4L/kg。其几乎全部经肝脏代谢为 10 余种代谢物,再由肾或胆道排泄。消除半衰期随病理状态而变,肝功能正常者约 4 小时左右,也有长达数十小时者。

3. 检测技术 由于上述血细胞结合特点,本药的 TDM 多主张用肝素抗凝,作全血浓度测定。取样时间通常在达稳态后用药前,以测定稳态谷浓度。供该药测定的方法为 HPLC 法和免疫法。两种方法灵敏度、线性范围、重复性均可满足要求。免疫法早年多用放射免疫法,现已有荧光免疫试剂盒,但免疫法主要问题仍是代谢物也可与抗体发生交叉结合反应造成干扰,故其结果高于 HPLC 法,甚至可高出数倍。用乙醚提取预处理可减少这类干扰。HPLC 法特异性高、重复性好,但对设备条件要求高,耗时,较难普及推广。

二、药物基因组学测定及其临床应用

长期以来,传统用药从某种意义上讲是统计学意义上的使用药物治疗疾病,因为药物的开发和认证是从统计数据来证明某种药物对某种疾病具有一定的疗效。当医生给患者开具处方药物时,都是根据开发这一药物的国家,以当地种族人群为试验对象得出的给药剂量用药,从临床试验来判断个体的用药及剂量,结果可能因为用药剂量或个体差异,导致用药量并不适合其他国或其他地区的人群,从而引起疗效不佳,甚至出现严重不良反应。基因为导向的个体化用药模式,从临床药理学、药物基因组学和分子生物学角度,分析药物遗传多态性表现,分为药物代谢酶、药物转运蛋白以及药物作用靶位的多态性。这些多态性的存在可能导致许多药物治疗中药效和不良反应的个体差异。因此,以基因为导向的个体化用药,将为临床提供更安全、有效和更经济的合理使用药物途径。

(一) 药物代谢酶的基因多态性

随着人类基因组研究的快速发展,使越来越多的临床医生和临床药师认识到患者个体遗传因素影响药物的代谢、吸收、排泄。迄今为止,已在人群中鉴定出数 10 多种代谢酶的活性因人而异,这可能引起患者对药物有利、有害、甚至是致命的反应。药物代谢酶多态性研究,主要集中在细胞色素氧化酶 P450 (CYP450) 家族的基因多态性研究上,人体内 40% ~ 50% 的药物由 CYP 代谢,并且 CYP 遗传基因显示出多态性。人体内有 6 种 CYP 亚型基因参与药物代谢:*CYP1A2*、*CYP2C9*、*CYP2C19*、*CYP2D6*、*CYP2E1* 和 *CYP3A4* 负责清理体内药物,其中 *CYP2C9*、*CYP2C19* 和 *CYP2D6* 的基因多态性与个体间差异有很大关联性。他们在人群中通常可分为弱代谢型 (PM)、中间代谢型 (IM)、强代谢型 (EM) 和极快代谢型 (UEM) 4 种代谢表型。EM 是正常人群的代谢表型,是纯合子正常等位基因产生的正常酶表达。

1. *CYP2D6* 基因 荷兰学者研究了抗抑郁症药物米塔扎平,得出该药物分 R 和 S 对映体两种构象,且都经 *CYP2D6* 代谢。美国的 TAYLOR 等研究了 Traxoprodil (一种 N – 甲基 – D – 天冬氨酸受体抑制药) 在健康、男性志愿者的药动学行为,受试者依据 *CYP2D6* 的表型分为 EM 和 PM 两组。结果发现:EM 组受试者药物的口服生物利用度与给药剂量呈非线性关系,且表现为剂量依赖性;而 PM 组是线性关系,且无剂量依赖关系。瑞典学者对健康志愿者和抑郁症患者建立去甲替林药物在 *CYP2D6* 代谢酶作用下定量清除模型,并评估了个体间 *CYP2D6* 基因差异引起的稳态血药浓度和代谢清除的差异,其生物利用度差异在 0.17 ~ 0.71,最终得出基因分量对药物的代谢动力学有很明显的影响。*CYP2D6* 基因代谢表型多态性还具有显著种族差异,2006 年美国 FDA 建议使用他莫昔芬进行抗乳腺癌治疗时应对 *CYP2D6* 基因型进行检测,为化疗药物的个体化应用积累经验。

2. *CYP2C9* 基因 日本的 TAKAHASHI 等研究了抗凝血药华法林,得出其在体内经 *CYP2C9* 基因代谢，并发现携带有 *CYP2C9 * 3* 基因或 *CYP2C9 * 1/ * 3* 基因的日本人，该药的血浆清除率相比 *CYP2C9* * 1 基因纯合子的人分别减少了 90% 和 60%。德国学者对 CYP 基因分型的健康志愿者服用那格列奈后的药物动力学和胰岛素，葡萄糖和胰高血糖素血中含量进行分析，发现携带 *CYP2C9 * 3* 基因的德国人相比其他基因型的人，血浆清除率明显减少。中国张一凡等对氯诺昔康进行了药动学的研究，通过对18 名健康志愿者服药后研究，发现了一种新的 CYP 变异体，携带该变异体的人具有极低的血浆清除率，后来他们证明了该种变异体，并命名为 *CYP2C9 * 13*。

3. *CYP2C19* 基因 *CYP2C19* 基因多态性对酸相关性疾病及幽门螺杆菌感染的治疗疗效、慢性肝病及肝移植患者的药物选择、抗癫痫药物及抗抑郁药物剂量的调整以及肿瘤高危性的判断、免疫抑制剂不良反应的大小等均有影响。质子泵抑制药（PPIs）体内主要经 *CYP2C19* 代谢，其次是 *CYP3A4* 代谢。*CYP2C19* 基因型与奥美拉唑临床疗效研究发现，奥美拉唑合用阿莫西林等抗生素治疗幽门螺杆菌感染的消化道溃疡患者，PM 和 EM 杂合子愈合率明显高于 EM 纯合子。*CYP2C19* 基因分型检测是临床治疗酸相关性疾病中的一个重要工具。

4. *CYP3A5* 基因 法国学者研究了免疫抑制剂西罗莫司，在接受肾移植后的患者药动学行为，发现 *CYP3A5 * 1/ * 3* 的多态性对西罗莫司的口服清除率有明显的影响。SCHUETZ 等研究了泼尼松和 *CYP3A5* 基因多态性对儿童急性淋巴细胞白血病患者依托泊苷分布的影响。

（二）药物转运蛋白的基因多态性

药物进入体内的方式除被动扩散外，细胞的主动转运发挥着非常重要的作用。药物进入细胞必须经过膜载体的转运，这种作用在肠道吸收过程中有着重要的意义。而药物重新分泌至肠道、胆汁或尿液，进入脑内和睾丸，分布到靶组织如心血管系统组织细胞、肿瘤细胞及感染微生物的细胞中，也与主动转运关系密切。多药耐药基因 *MDR*1 编码的 P - 糖蛋白（P - gp）在药物的吸收和消除中具有重要的功能，是目前药物基因多态性研究的新方向。*MDR*1 基因也具有遗传多态性，它与人体的 P - gp 表达具有相关性；十二指肠是药物吸收的重要场所。

（三）药物直接作用靶位的基因多态性

多数药物与特殊靶蛋白结合而发挥药理作用，这些靶蛋白包括受体、酶或与信号转导、细胞周期控制等有关的蛋白质。分子生物学研究揭示，许多编码的这些药物作用靶位的基因表现为基因多态性，这些基因多态性会影响药物治疗的敏感性。如肾上腺素受体 β_2 的基因多态性与哮喘患者对 β_2 受体激动剂的不同敏感性有关；血管紧张肽转换酶基因的多态性与高血压患者应用依那普利后的血压及蛋白尿的变化有关；载脂蛋白 E 的多态性与慢性肾病的代谢综合征有关；糖皮质激素受体基因 G679S 多态性与激素抵抗型哮喘相关。

由于目前基因检测费用较高，在临床上应用受到一定的限制。随着检测手段的改进和费用的降低，筛选影响药物疗效的特异性基因，鉴别患者属于何种反应人群，使医生能够为患者确定最佳的药物剂量，从而取得满意的疗效。同时，根据基因多态性对人群或患者进行疾病易感性和药物反应性分类，针对易感人群进行疾病防治，针对不同药物反应的患者进行个性化治疗，从而增加治疗效果和用药的安全性。真正做到了因人而异，彻底改变传统的用药模式，实现由"对症下药"到"对人下药"，充分体现了个体化给药的优越性，以达到最大程度地减少药物对人体的不良反应。

⊕ 知识链接

基因导向性用药模式

　　不同国家和地区的研究者都对其各自地区的人群进行药物代谢酶、药物转运蛋白和药物作用靶位等多态性的研究，发现当地人群酶基因多态性的表达频率，对该国家和种族的临床用药产生了重大的意义，这也将有助于明确药物的特性及相关的使用方法，同时也提出了一种新的用药模式：即根据患者的基因结构，特别是发生变异的基因结构，有针对性地选择药物和给予适合患者的剂量，这种用药模式称为"基因导向性用药模式"。

　　该模式对人类的疾病防治和治疗提供了诱人的前景，能改进医疗管理和降低全社会医疗费用，还能降低新药开发的经费和时间。

目标检测

答案解析

一、选择题

1. 以下不需要进行治疗药物监测的药物是（　　）
   - A. 洋地黄毒苷
   - B. 维生素 B_2
   - C. 苯妥英钠
   - D. 碳酸锂
   - E. 甲氨蝶呤

2. 影响治疗药物监测的药物代谢因素不包括（　　）
   - A. 药物的吸收
   - B. 药物的代谢
   - C. 药物的清除
   - D. 药物的利用
   - E. 用药的次数

二、简答题

1. 简述药物在体内的基本过程。
2. 简述治疗性药物浓度监测的目的。
3. 需要 TDM 的治疗药物一般具有哪些特点？
4. 临床常用药物中，需进行 TDM 的主要药物有哪几类？
5. 目前，常用的药物基因组学检测及临床应用有哪些类型？

（王梅华）

书网融合……

本章小结　　　　　　微课　　　　　　题库

第二十二章 临床免疫学检测

第一节 体液免疫检测

一、免疫球蛋白检测

（一）概述

免疫球蛋白（immunoglobulin，Ig）是由浆细胞合成分泌的一组具有抗体活性和（或）抗体样结构的一类球蛋白，主要存在于机体的血液、体液、外分泌液和部分细胞的膜上。免疫球蛋白因其重链恒定区所含抗原表位不同，将重链分为 γ、α、μ、δ、ε 链五种，据此把 Ig 分为 IgG、IgA、IgM、IgD 和 IgE 五大类。

免疫球蛋白 G（immunoglobulin G，IgG）以单体形式存在于血清和其他体液中，在正常人血清中含量最高，占血清 Ig 总量的 75%，是体液中最重要的抵抗病原微生物的抗体。IgG 是再次免疫应答的主要抗体，也是唯一能通过胎盘的抗体，婴儿出生后 3 个月开始合成，通过自然被动免疫使新生儿获得免疫抗体。

免疫球蛋白 A（immunoglobulin A，IgA）分为血清型 IgA 和分泌型 IgA（SIgA）两种类型。血清型 IgA 主要以单体形式存在，血清含量占总数的 15%~25%，SIgA 是参与黏膜局部免疫的主要抗体，主要存在于胃肠道和支气管分泌液、初乳、唾液和泪液中。SIgA 浓度变化与这些部位的局部感染、炎症或肿瘤等病变密切相关。

免疫球蛋白 M（immunoglobulin M，IgM）为五聚体的抗体分子，是 Ig 中分子量最大者，是个体发育过程中最早合成和分泌的抗体，也是抗原刺激诱导的体液免疫应答中最先产生的抗体。在感染过程中血清 IgM 水平升高，说明有近期感染，该指标有助于感染的早期诊断。

免疫球蛋白 D（immunoglobulin D，IgD）在正常人血清中浓度很低（约 30μg/ml），仅占血清免疫球蛋白总量的 0.3%，IgD 分为两型：血清型 IgD 的生物学功能尚不清楚，膜结合型 IgD（mIgD）是 B 细胞分化发育成熟的标志。未成熟 B 细胞仅表达 mIgM，成熟 B 细胞可同时表达 mIgD 和 mIgM，称为初始

B 细胞，B 细胞活化后期表面的 mIgD 逐渐消失。

免疫球蛋白 E（immunoglobulin E，IgE）是血清中含量最少的 Ig，是一种亲细胞性抗体，其 Fc 段能与肥大细胞和嗜碱性粒细胞上的高亲和力 IgE Fc 受体结合，介导 I 型超敏反应。在特应性过敏症和寄生虫感染者血清中 IgE 水平可升高。人免疫球蛋白的主要生物学功能见表 22 – 1。

表 22 – 1　人免疫球蛋白的主要生物学功能

性质	IgM	IgD	IgG	IgA	IgE
主要存在形式	五聚体	单体	单体	单体/二聚体	单体
占总血清 Ig 的比例	5% ~10%	0.3%	75% ~85%	10% ~15%	0.02%
半衰期（天）	10	3	23	6	2.5
抗原结合价	5	2	2	2, 4	2
溶细菌作用	+	?	+	+	?
胎盘转运	–	–	+	–	–
结合吞噬细胞	–	–	+	+	–
结合肥大细胞、嗜碱性粒细胞	–	–	–	–	+
结合 SPA	–	–	+	–	–
介导 ADCC	–	–	+	±	–
经典途径补体激活	+	–	+	–	–
旁路途经补体激活	–	?	IgG4 +	IgA1 +	–
其他作用	初次应答、早期防御	B 细胞标志	再次应答、抗感染	黏膜免疫	I 型超敏反应、抗寄生虫

免疫球蛋白的 V 区和 C 区的作用，构成了免疫球蛋白的生物学功能。V 区是执行识别并特异性结合抗原的主要功能结构。免疫球蛋白有单体、二聚体和五聚体，因此结合抗原表位的数目也不相同。V 区在体内可结合病原微生物及其产物，具有中和毒素、阻断病原入侵等免疫防御功能，但免疫球蛋白本身并不能清除病原微生物。B 细胞表面的 IgM 和 IgD 等 Ig 构成 B 细胞的抗原识别受体（B cell receptor，BCR），能特异性识别抗原分子。在体内外可发生各种抗原抗体结合反应，有利于抗原或抗体的检测和功能判断。C 区主要参与激活补体、结合 Fc 受体（产生不同的生物学作用，如调理作用或抗体依赖的细胞介导的细胞毒作用、I 型超敏反应）、穿过胎盘和黏膜等。

Ig 的检测都是利用特异性的抗原抗体反应进行的，可采用单向免疫扩散、免疫比浊法、ELISA、放射免疫（RIA）、荧光偏振技术和化学发光法等进行测定。临床上，血清中含量较高的 IgG、IgA、IgM 多采用免疫散射比浊法定量检测。IgD 和 IgE 在血清中含量很低，通常采用敏感度较高的放射免疫法和酶免疫法等进行定量测定。

M 蛋白是一种单克隆 B 淋巴细胞或浆细胞异常增殖所产生的、具有相同结构和电泳迁移率的异常的免疫球蛋白，包括免疫球蛋白分子或其分子片段（如轻链、重链等），一般不具有抗体活性。M 蛋白的实验室鉴定要综合血、尿免疫球蛋白和轻链片段定量、血清蛋白电泳和免疫固定电泳的结果进行分析判断。

（二）IgG、IgA 和 IgM 检测

【测定方法】

IgG、IgA 和 IgM 在血清中含量较高，常采用免疫散射比浊法定量检测。

【参考区间】

免疫比浊法：IgG 8 ~15g/L；IgA 0.9 ~3g/L；IgM 0.5 ~2.5g/L。

【临床意义】

1. 年龄　血液中的 Ig 因年龄不同其含量有一定的变化。新生儿可通过胎盘获得由母体转移来的 IgG，故血液中含量较高，接近成人水平。婴幼儿体液免疫功能还不成熟，Ig 含量低于成人。

2. 高免疫球蛋白血症

（1）IgG 增高　见于慢性活动性肝炎、传染性单核细胞增多症、麻疹、结核病、麻风病、全身念珠菌感染、血吸虫病、黑热病、系统性红斑狼疮、类风湿关节炎、亚急性甲状腺炎、多发性肌炎及原发性肾上腺皮质功能减退症等各种感染性疾病和自身免疫性疾病。在某些恶性肿瘤中亦可见 IgG 增高。

（2）IgA 增高　主要为黏膜炎症和皮肤病变，包括溃疡性结肠炎、酒精性肝炎、类风湿性脊柱炎、曲霉病、组织胞浆菌病、过敏性紫癜、前列腺癌、皮肌炎及其他皮肤疾病，且皮肤病变范围愈大，IgA 愈高。

（3）IgM 增高　多见于毒血症和感染性疾病早期，如原发性胆汁性肝硬化和急性肝炎的发病初期、传染性单核细胞增多症、婴儿肺囊虫肺炎、锥虫病、曲霉病、旋毛虫病、类风湿关节炎、湿疹、肾小球肾炎、肾病综合征等。

3. 低免疫球蛋白血症

（1）先天性低 Ig 血症　主要见于体液免疫缺陷病和联合免疫缺陷病。一种情况是免疫球蛋白全缺，如 Bruton 型无免疫球蛋白血症。另一种是三类免疫球蛋白中缺一种或缺两种，如 IgA 缺乏患者，易发生反复呼吸道感染；IgG 缺乏患者，易发生脓性感染；IgM 缺乏患者，易发生革兰阴性细菌败血症。

（2）获得性低 Ig 血症　患者血清中 IgG 常小于 5g/L，可能与下列疾病有关：严重胃肠道疾病、肾病综合征、恶性肿瘤骨转移、重症传染病（如先天性梅毒感染等）以及一些原发性肿瘤（如白血病以及淋巴肉瘤等）。若患者长期使用免疫抑制剂也可造成获得性低 Ig 血症。

4. 尿 Ig 升高　正常人尿液中 Ig 含量极微。当机体的免疫功能出现异常或由炎症反应引起肾脏疾病时，由于肾脏肾小球滤过膜分子屏障破坏或电荷屏障受损，使球蛋白及其他大分子蛋白质漏出增多，尿液开始出现 IgG 等大分子蛋白。尿 Ig 主要用于肾脏功能恶化和预后判断的指标。

（三）IgD 的检测

【测定方法】

IgD 的测定方法有放射免疫分析法、乳胶颗粒免疫比浊分析法、酶联免疫吸附试验。临床测定 IgD 常用酶联免疫吸附试验。

【参考区间】

ELISA：0.001～0.004g/L。

【临床意义】

血清中 IgD 升高主要见于妊娠末期、IgD 型骨髓瘤、甲状腺炎和大量吸烟者。原发性无丙种球蛋白血症、肺硅沉着病（矽肺）和细胞毒药物治疗后 IgD 则降低。

（四）IgE 的检测

【测定方法】

1. 总 IgE 的测定方法有化学发光免疫分析法、放射免疫分析法、乳胶颗粒免疫比浊法及酶联免疫吸附试验等，其中化学发光免疫分析法和酶联免疫吸附试验为临床常用方法。

2. 特异性 IgE 的检测方法主要有免疫斑点法和酶联免疫吸附试验。

【参考区间】

成人血清 IgE：0.1~0.9mg/L（ELISA 法）。

【临床意义】

（1）过敏性支气管哮喘、特应性皮炎、过敏性鼻炎等Ⅰ型变态反应性疾病发生时，IgE 常升高。

（2）非变态反应性疾病，如 IgE 型骨肉瘤、寄生虫感染等 IgE 也可升高。

（3）急性或慢性肝炎、SLE、类风湿关节炎等疾病 IgE 可升高。

（4）原发性无丙种球蛋白症、共济失调性毛细血管扩张症、肿瘤及化疗药物应用后 IgE 可下降。

（5）非病理性因素：年龄　新生儿 IgE 水平非常低，随着年龄的增长，IgE 的水平随之增高，学龄前儿童 IgE 可接近成人水平，青春期水平最高，30 岁后逐渐下降，老年人 IgE 水平处于较低水平，这可能与老年人辅助性 T 细胞功能低下以及抑制性 T 细胞功能有关。

（五）M 蛋白的检测

【测定方法】

蛋白电泳法、免疫比浊法或免疫电泳法。

【参考区间】

正常人为阴性。

【临床意义】

血清中检测到 M 蛋白，提示单克隆免疫球蛋白增殖病。临床上主要见于以下疾病。①多发性骨髓瘤：以 IgG 型最常见，其次为 IgA 型，IgD、IgE 和 IgM 型罕见。②巨球蛋白血症：该病血液中存在大量单克隆 IgM。③重链病：Ig 重链（γ、α 和 μ 重链）合成异常增多。④意义不明的单克隆丙种球蛋白血症：患者血清或尿液中出现单克隆免疫球蛋白或轻链。⑤良性 M 蛋白血症：常指血清或尿中不明原因长期或一过性的出现单一免疫球蛋白，长期观察又未发生骨髓瘤或巨球蛋白血症等恶性 M 蛋白血症的患者。⑥恶性淋巴瘤：血液中可出现 M 蛋白。⑦半分子病：系由一条重链和一条轻链组成的单克隆 Ig 片段。

（六）尿液免疫球蛋白测定

【测定方法】

测定方法有单向免疫扩散试验、ELISA、免疫散射比浊试验等，但单向免疫扩散试验因灵敏度低、检测时间长等缺陷临床已不应用；ELISA 因抗原特异性较差，检测时间长，临床应用较少；免疫散射比浊试验因检测速度快、灵敏度高、准确性好、自动化程度高等优点，在临床广泛应用。

【参考区间】

临床上常采用同时测定尿液和血液中的转铁蛋白（transferrin，TF）及 IgG 的含量，计算选择性蛋白尿指数（selective proteinuria index，SPI），以此来判断尿液 Ig 测定的临床意义。

【临床意义】

正常人尿液中的免疫球蛋白含量极微。当机体的免疫功能出现异常或由炎症反应引起的肾脏疾病时，可导致肾脏肾小球滤过膜分子屏障破坏或电荷屏障破坏，从而引起球蛋白及其他大分子蛋白质漏出增多。在肾小球滤过膜损伤较轻微时，尿液中以中分子量的 TF 等滤出增多为主，随着肾小球滤过膜损伤的加重，尿液中开始出现 IgG，当肾小球滤过膜损伤较严重时，尿液中除 IgG 被滤出外，分子量较大的 IgM 也可被滤出。故临床上常采用 SPI 来评估肾小球滤过膜破坏程度及观察治疗效果和预后。

当 SPI≤0.1 时，表明肾脏高选择性排泌分子量较小的蛋白质；当 SPI≥0.2 时，表明肾脏是非选择性排泌分子量较大的蛋白质。微小病变型肾病的 SPI 大多≤0.1，而膜性肾病、膜增殖性肾炎与肾病综合征其 SPI 通常≥0.2。

尿中 IgG 在原发性肾小球肾炎和慢性肾炎时含量较高，IgA 在原发性肾小球肾病和慢性肾炎肾病时含量最高，尿中 IgM 仅出现在慢性肾炎。

二、补体检测

（一）概述

补体（complement，C）是存在于人和动物血清及组织液中一组不耐热、经活化后具有酶活性、可介导免疫和炎症反应的蛋白质，包括 30 多种可溶性蛋白和膜结合蛋白，共同组成一个复杂的系统，称为补体系统。根据各成分的功能不同，可将补体系统分为补体固有成分、补体调节蛋白和补体受体三种。

补体成分均为糖蛋白，大多是 β 球蛋白，少数为 α 或 γ 球蛋白，分子量在 25～550kD 之间。补体成分的性质不稳定，易受各种理化因素的影响，如 56℃温育 30 分钟即被灭活；在 20℃也会很快失活；故补体应保存在 -20℃以下或冷冻干燥保存。

补体系统的激活是指补体系统受到某些激活因子的刺激，补体各固有成分按一定顺序，以连锁反应的方式依次活化而产生生物效应的过程。补体可通过经典途径、旁路途径和甘露聚糖结合凝集素（mannan - binding lectin，MBL）途径三条途径被激活。三条激活途径主要参与成分和作用比较见表 22 - 2。

表 22 - 2　补体三条激活途径的比较

	经典激活途径	MBL 途径	旁路激活途径
激活物质	抗原抗体复合物	MBL 相关的丝氨酸蛋白酶	肽聚糖、酵母多糖、脂多糖
起始分子	C1q	MBL、C2、C4	C3
参与补体成分	C1、C4、C2、C3	C4、C2、C3、MASP	C3、B 因子、D 因子
共同末端	C5 - 9	C5 - 9	C5 - 9
所需离子	Ca^{2+}、Mg^{2+}	Ca^{2+}	Mg^{2+}
C3 转化酶	C4b2a	C4b2a	C3bBb
C5 转化酶	C4b2a3b	C4b2a3b	C3bBb
生物学作用	参与特异性免疫的效应阶段，感染后期发挥作用	参与非特异性免疫的效应阶段，感染早期发挥作用	参与非特异性免疫的效应阶段，感染早期发挥作用

三条激活途径激活的补体具有相同的终末效应，即在细胞膜表面形成膜攻击复合物（membrance attrack complex，MAC），引起细胞溶解。同时，补体活化过程中产生的多种活性片段，可通过与细胞膜表面相应受体结合而介导补体系统的多种生物学功能：①溶解细胞、细菌和病毒；②调理作用；③清除免疫复合物；④炎症介质作用；⑤免疫调节作用。

补体的检测包括血清总补体活性的检测和单个补体成分测定。血清总补体活性的测定，是补体被激活后最终效应的检测，所反映的主要是补体 9 种成分的综合水平。临床上以红细胞的溶解为指示，以50%溶血（50% complement hemolysis，CH50）为判断终点来测定血清总补体活性。根据世界卫生组织（WHO）和国际免疫学会报告，C3、C4、C1q、B 因子和 C1 酯酶抑制物等 5 种成分被作为单个补体成分测定的检测指标。测定方法包括用来检测单个补体成分活性的免疫溶血法和测定其含量的免疫化学法。

（二）总补体活性的检测

目前已建立的血清总补体活性的测定方法，通常以红细胞溶解为指示，以50%溶血（CH50）为判断终点。常用的测定方法有用于经典途径的CH50（称为CP－CH50）以及用于旁路途经的CH50（称为AP－CH50）。

【测定方法】

CP－CH50是检测血清中补体经典激活途经的溶血活性，与补体C1～C9各组分的量及活性均有关系。其原理是绵羊红细胞与相应抗体（溶血素）结合后，形成的免疫复合物可激活血清中的补体，导致绵羊红细胞表面形成跨膜小孔，使细胞外水分渗入，引起红细胞肿胀而发生溶血。在特定的反应系统中，溶血的程度与被测血清中补体的活性呈正相关，但并非直线关系，而是形成一条特殊的S形曲线。S形曲线在30%～70%之间斜度最陡，几乎成一直线，补体量的细微变化也会引起溶血程度的明显改变，故取50%溶血作为判定终点，这一方法称为补体50%溶血实验（50% complement hemolysis），即CH50。

AP－CH50的试验原理是利用家兔红细胞未经致敏可直接激活人血清中的B因子，引起旁路途经活化，导致红细胞溶解。在红细胞量一定时，在规定反应时间内，溶血程度与血清中参与旁路激活途经的补体量及活性呈正相关。

【参考区间】

试管法：50～100kU/L。

【临床意义】

1. CH50活性增高　常见于各种急性期反应，如急性炎症（风湿热急性期、结节性动脉炎、皮肌炎、伤寒、天花、麻疹、黄热病、肺炎、急性心肌梗死、甲状腺炎、阻塞性黄疸等）、组织损伤、妊娠、恶性肿瘤如肝癌等。

2. CH50活性减低　CH50活性减低的原因包括先天性和后天性因素。先天性补体缺乏症比较少见，主要由补体基因缺陷或基因突变引起，导致补体成分或调节成分缺陷。后天性因素主要见于急性肾小球肾炎、SLE、大面积烧伤、冷球蛋白血症、严重感染、肝炎、肝硬化、组织损伤缺血等疾病引起的补体消耗增多和合成减少。

（三）单个补体成分测定

【测定方法】

免疫溶血法检测单个补体成分的活性，免疫化学法测定其含量。用于单个补体成分定量的免疫化学法包括单向免疫扩散、火箭免疫电泳和免疫比浊法，目前常用的是免疫比浊法测定。

【参考区间】

成人血清C3：0.8～1.5g/L；C4：0.20～0.60g/L；C1q：0.18～0.19g/L（ELISA法）；0.025～0.05g/L（免疫比浊法）；B因子：0.10～0.40g/L（单向免疫扩散法）。

【临床意义】

1. 补体C3作为急性时相反应蛋白，在某些急性炎症或传染病早期，如风湿热急性期、心肌炎、心肌梗死、关节炎等可见其增高。补体C3降低主要见于：①补体合成能力下降，如慢性活动性肝炎、肝硬化、肝坏死等；②补体消耗或丢失过多，如活动性红斑狼疮、急性肾小球肾炎早期及晚期、基底膜增生型肾小球肾炎、冷球蛋白血症、严重类风湿关节炎大面积烧伤等；③补体合成原料不足，如营养不良（多见于儿童）④先天性补体缺乏，如遗传性C3缺乏症。

2. C4 含量升高常见于风湿热急性期、结节性动脉周围炎、皮肌炎、心肌梗死、Reiter 综合征和各种类型的多关节炎等。在自身免疫性慢性活动性肝炎、系统性红斑狼疮、多发性硬化症、类风湿关节炎、IgA 肾病、亚急性硬化性全脑炎等疾病发生时可见 C4 含量降低，特别是在系统性红斑狼疮的诊断和治疗过程中 C4 含量降低具有重要意义。在系统性红斑狼疮 C4 的降低常早于补体其他成分，且缓解时较其他成分回升慢。狼疮性肾炎较非狼疮性肾炎 C4 含量明显低下。

3. C1q 含量增高见于骨髓炎、类风湿关节炎、血管炎、硬皮病、痛风、活动性过敏性紫癜；减低见于活动性混合性结缔组织病、肾病综合征、重症联合免疫缺陷。

4. B 因子含量在各种肿瘤患者血清中显著增高。血清 B 因子含量减低的疾病包括系统性红斑狼疮、肾病综合征、急或慢性肾炎、混合结缔组织病、急或慢性肝炎、肝硬化、荨麻疹、风湿性心脏病等，通过激活补体旁路途径，使 B 因子消耗。

第二节　细胞免疫检测

一、T 细胞亚群检测

（一）概述

T 细胞是参与机体细胞免疫反应和在免疫反应中起主导调节作用的一组免疫细胞。根据所处的活化阶段，T 细胞可分为初始 T 细胞、效应 T 细胞以及记忆 T 细胞；根据 TCR 类型分类，T 细胞可分为 $\alpha\beta$T 细胞（即通常所称的 T 细胞，占脾脏、淋巴结和循环 T 细胞的 95% 以上）和 $\gamma\delta$T 细胞（主要分布于皮肤和黏膜组织，抗原受体缺乏多样性，识别抗原无 MHC 限制）。外周血中 T 淋巴细胞属于 $TCR_{\alpha\beta}^{+}$ T 细胞，一般认为 CD3 分子是所有的 T 细胞均有的共同标志物抗原，同时，不同功能的 T 细胞亚群也有各自的标志性抗原。根据 T 细胞的表面标志性抗原及其免疫效应功能可以将 T 细胞分为 $CD3^{+}CD4^{+}CD8^{-}$ 辅助性 T 细胞 （help T cell，Th），$CD3^{+}CD4^{-}CD8^{+}$ 细胞毒性 T 细胞 （cytotoxic T cell，CTL 或 Tc） 和 $CD4^{+}CD25^{+}Foxp3^{+}$ 调节性 T 细胞 （regulatory T cell，Tr 或 Treg） 等几个亚群。$CD3^{+}CD4^{+}CD8^{-}$ Th 细胞约占 T 细胞总数的 60% ~65%，$CD3^{+}CD4^{-}CD8^{+}$ Tc 细胞占 T 细胞总数的 30% ~35%，T 淋巴细胞表面主要 CD 抗原及其特异性如下表（表 22 - 3）。

表 22 - 3　T 淋巴细胞表面主要 CD 抗原及其特异性

CD	抗原特异性
CD2	E 受体、全部 T 淋巴细胞和部分 NK 细胞
CD3	成熟 T 淋巴细胞
CD4	T（辅助/诱导）淋巴细胞
CD8	T（杀伤/抑制）淋巴细胞
CD25	活化的 T 淋巴细胞、IL - 2 受体
CD28	活化 T 细胞

（二）T 淋巴细胞表面标志物的检测

T 淋巴细胞可通过细胞表面多种标记分子加以分类。T 淋巴细胞表面标志检测的方法包括 E 玫瑰花结形成试验、免疫荧光法（IFA）、免疫细胞化学法、流式细胞术等，其中 E 玫瑰花结形成试验为经典方法，但操作繁琐，现在基本只用于科研。目前，检测 T 淋巴细胞最简便的方法是流式细胞术检测其表面标志物。

1. E 玫瑰花结形成试验

【测定原理】

T 淋巴细胞表面具有特异性绵羊红细胞（SRBC）受体（CD2），在一定条件下可与 SRBC 结合形成玫瑰花样的花环，称为 E 玫瑰花结形成试验（erythrocyte rosette formation test，E – RFT）。显微镜下计数花结形成细胞占淋巴细胞的比例，以每个淋巴细胞黏附 3 个或 3 个以上绵羊红细胞者为花结形成细胞。本试验所得 E 玫瑰花环的百分率，基本上可以代表被检标本中全部 T 淋巴细胞的百分率（Et）。此方法是最经典的方法，但是由于操作繁琐，影响因素多，结果判断需要经验丰富的技术人员，主观判断性强，故现在临床实验室基本不用。

【参考区间】

Et：64.4% ±6.7% 。

【临床意义】

（1）CD3$^+$T 淋巴细胞升高　常见于甲状腺功能亢进症、淋巴细胞性甲状腺炎、重症肌无力以及器官移植后排斥反应等；CD3$^+$T 淋巴细胞降低主要见于免疫缺陷病，如获得性免疫缺陷综合征（AIDS）、先天性胸腺发育不全综合征以及联合免疫缺陷病等。恶性肿瘤、系统性红斑狼疮（SLE）、某些病毒感染（如麻疹、流感等）亦可见。此外，采用放疗、化疗、肾上腺皮质激素及其他免疫抑制剂的患者也可见 CD3$^+$T 淋巴细胞减低。

（2）CD4$^+$T 淋巴细胞升高　见于类风湿关节炎活动期。某些病毒感染性疾病，如 AIDS、巨细胞病毒感染、严重创伤、全身麻醉、大手术、应用免疫抑制剂（如环孢素 A）等则可见到 CD4$^+$T 淋巴细胞。

（3）CD8$^+$T 淋巴细胞下降　常见疾病有类风湿关节炎、重症肌无力、胰岛素依赖型糖尿病以及膜性肾小球肾炎等；CD8$^+$T 淋巴细胞升高见于部分病毒感染性疾病如传染性单核细胞增多症急性期、巨细胞病毒感染以及慢性乙型肝炎。

（4）CD4$^+$/CD8$^+$细胞比值下降　见于 AIDS、恶性肿瘤进行期和复发时、瘤型麻风病，也见于传染性单核细胞增多症、巨细胞病毒感染、血吸虫病等感染性疾病；比值升高见于自身免疫性疾病如类风湿性关节炎活动期、多发性硬化症、系统性红斑狼疮、重症肌无力、膜性肾小球肾炎等；器官移植后排斥反应也可见到 CD4$^+$/CD8$^+$细胞比值升高。

2. 免疫荧光法

【测定原理】

首先通过密度梯度离心法获取外周血单个核细胞，再加入荧光素标记的抗 CD 单克隆抗体与分离得到的外周血单个核细胞（PBMC）结合，孵育 30 分钟后，用荧光显微镜观察并计数。一般计数 200 个淋巴细胞，求出荧光阳性细胞与计数细胞总数之比，即为相应 CD 抗原阳性 T 细胞的百分含量。

【参考区间】

CD3$^+$T 细胞：（69.40% ±4.86%）。

CD4$^+$T 细胞：（41.17% ±5.28%）。

CD8$^+$T 细胞：（24.58% ±4.02%）。

【临床意义】

同 E 玫瑰花结形成试验。

3. 免疫细胞化学法

【测定原理】

首先通过密度梯度离心法获取外周血单个核细胞，再以酶作为抗体标记物，采用细胞酶免疫化学技术完成，并结合生物素 – 链霉亲和素放大系统提高灵敏度。用普通显微镜观察，凡着色的细胞即为相应 CD 抗原阳性的细胞。

【参考区间】

CD3$^+$T 细胞：（69.40% ±4.86%）。

CD4$^+$T 细胞：（41.17% ±5.28%）。

CD8$^+$T 细胞：（24.58% ±4.02%）。

【临床意义】

同 E 玫瑰花结形成试验

4. 流式细胞术

【测定原理】

采用多参数标记的单克隆荧光抗体标记单个核细胞悬液，根据 T 细胞的表面标志，用适当的荧光素标记特异性单克隆抗体与淋巴细胞反应，通过流式细胞仪测定，首先在淋巴细胞中识别出 CD3$^+$T 细胞，然后在 CD3$^+$T 细胞中再区分 CD4$^+$T 细胞和 CD8$^+$T 细胞，可分别得到 CD4$^+$T 细胞和 CD8$^+$T 细胞占淋巴细胞的百分比和荧光强度。

【参考区间】

CD3$^+$T 细胞：（69.40% ±4.86%）。

CD4$^+$T 细胞：（41.17% ±5.28%）。

CD8$^+$T 细胞：（24.58% ±4.02%）。

【临床意义】

同 E 玫瑰花结形成试验。

（三）T 淋巴细胞功能的检测

1. 淋巴细胞转化试验 T 淋巴细胞与植物血凝素（PHA）等非特异性有丝分裂原或特异性抗原（致敏 T 淋巴细胞的抗原）在体外共同培养时，细胞内核酸和蛋白质合成增加，同时细胞形态转化为母细胞，依据细胞的转化程度测定 T 细胞的免疫功能，这个试验称为淋巴细胞转化试验，是检测细胞免疫功能的经典试验。淋巴细胞刺激物的种类和作用细胞见表22 – 4。

目前，用于检测细胞增殖的方法主要有形态法、同位素法、MTT 比色法等。

表 22 – 4　淋巴细胞刺激物的种类和作用细胞

	刺激物	作用细胞群（主要指人淋巴细胞）
非特异刺激物	植物血凝素（PHA）	T
	刀豆蛋白 A（ConA）	T
	美洲商陆丝裂原（PWM）	T、B
	细菌脂多糖（LPS）	B（小鼠）
特异性	肿瘤抗原	T
	结核性纯化蛋白衍生物（PPD）	T、B
	同种异体细胞	T

（1）形态法

【测定原理】

分离外周血 PBMC，与适量的 PHA（或其他丝裂原物质）混合，置于 37℃培养 72 小时。取培养细胞做涂片染色，依据淋巴母细胞转化的形态特征（细胞的大小、核质比、胞质染色性、有无核仁等），借助光学显微镜，计数 200 个淋巴细胞，按下式算出转化率。

$$淋巴细胞转化率\% = \frac{转化的淋巴细胞数}{淋巴细胞总数(200)} \times 100\%$$

该方法简便易行，普通光学显微镜便能观察结果。缺点是依靠肉眼观察形态学变化，判断结果易受主观因素影响，重复性和准确性较差。

【参考区间】

T 淋巴细胞转化率：$60.1\% \pm 7.6\%$。

【临床意义】

①判断机体免疫功能状态：淋巴细胞转化率升高见于唐氏综合征。恶性肿瘤、重症结核、重症真菌感染、瘤型麻风、运动失调性毛细血管扩张症、霍奇金病、淋巴肉芽肿、慢性肝炎、肝硬化等细胞免疫缺陷或功能低下者淋巴细胞转化率降低。此外，接受放射治疗和使用免疫抑制剂治疗的患者淋巴细胞转化率也减低。②评价疾病的疗效与预后预测：淋巴细胞转化率若在恶性肿瘤治疗后升高至正常，提示治疗有效；反之预后不良。

（2）同位素法

【测定原理】

将 PBMC 与 PHA 共同培养，淋巴细胞受刺激发生增殖，新合成的 DNA 明显增加，需要摄取核苷酸原料。此时，若将 ^{3}H 标记的胸腺嘧啶核苷（^{3}H－TdR）加入到培养液中，新合成的 DNA 中就会掺入已标记的核苷酸。培养结束后，用液体闪烁仪测定放射性核素量，记录每分钟脉冲数（cpm），计算刺激指数（stimulating index，SI），判断淋巴细胞的转化程度。计算公式为：

$$SI(刺激指数) = \frac{PHA\,刺激管\,cpm\,均值}{对照管\,cpm\,均值}$$

该方法敏感性高，客观性强，重复性好，目前仍是 T 细胞增殖试验的标准方法。但需一定设备条件，同时还存在放射性核素污染问题，使其使用功能受到限制。

【参考区间】

SI＞2 为有意义，SI＜2 为淋巴细胞转化率降低。

【临床意义】

同形态法。

（3）MTT 比色法

【测定原理】

MTT 是一种噻唑盐，化学名为 3－（4，5－二甲基－2－噻唑）－2，5－二苯基溴化四唑。将 PBMC 与 PHA 共同培养，在细胞培养终止前数小时加入 MTT，继续混合培养，由于活细胞内的线粒体中存在琥珀酸脱氢酶，琥珀酸脱氢酶可作用于 MTT，生成蓝黑色的甲臜颗粒并沉积于细胞内或细胞周围，且其生成量与活细胞数成正比。故通过比色分析即可判断出淋巴细胞的增殖程度。计算公式为：

$$SI(刺激指数) = \frac{PHA\,刺激组吸光度(A)\,均值}{对照组吸光度(A)\,均值}$$

该方法的敏感性虽不及 ^3H – TdR 掺入法，但操作简便，无放射性污染。目前，采用水溶性四唑盐（WST）代替 MTT 效果较好，WST 产生的甲䐶是水溶性的，可以省去后续的溶解步骤。另外，WST 受血清等细胞培养物质干扰小，使有关检测细胞增殖的试验效果有所改善。

【参考区间】

SI > 2 为有意义。

【临床意义】

同形态法。

2. 混合淋巴细胞反应　将两个无关个体的淋巴细胞进行混合培养，因不同个体 MHC 等位基因差异，双方淋巴细胞就会以彼此作为抗原发生反应，T 淋巴细胞发生转化，此为双向混合淋巴细胞反应（mixed lymphocyte reaction，MLR），又称双向混合淋巴细胞培养。观察淋巴细胞反应的方法包括形态学法和 ^3H – TdR 掺入法两种。

【测定原理】

同淋巴细胞转化试验。

【参考区间】

（1）形态学法：淋巴细胞转化率 < 5% 为阴性，> 10% 为阳性。

（2）^3H – TdR 掺入法：实验组 cpm 值 > 对照组 cpm 值的 10% 为阳性。

【临床意义】

（1）反映机体整体的细胞免疫功能状态。

（2）用于 HLA 分型，预测细胞介导的移植排斥反应。

二、B 细胞亚群检测

（一）概述

成熟的 B 细胞受抗原刺激后分化增殖为浆细胞，合成和分泌抗体，主要执行体液免疫功能。B 细胞的表面标志包括 B 细胞表面的膜免疫球蛋白（mIg）、Fc 受体、补体受体、EB 病毒受体和小鼠红细胞受体等，其中以 mIg 为 B 细胞所特有，是测定 B 细胞可靠的指标。B 细胞表面较特异的 CD 分子有 CD19、CD20、CD21、CD22 和 CD23 等，其中有些为全体 B 细胞所共有，而有些仅为活化 B 细胞所特有，以 CD5 为标志可将外周成熟 B 细胞分为 B1（CD19$^+$CD5$^+$）和 B2（CD19$^+$CD5$^-$）两个亚群。据此可用单克隆抗体，通过间接免疫荧光法、酶免疫组化法或流式细胞技术对外周血 B 细胞进行检测。B 细胞的主要功能是产生 Ig 参与机体体液免疫应答。因此，检测血清中的各类抗体的水平实际是对 B 细胞的功能进行判定。B 细胞功能试验方法有受试者血清 Ig 含量检测和体外 B 细胞增殖和产生抗体能力检测等方法。

（二）B 淋巴细胞表面标志的检测

1. B 淋巴细胞膜表面免疫球蛋白（SmIg）的检测　SmIg 为 B 细胞所特有的表面标志，是测定 B 细胞可靠的指标。通过间接免疫荧光法或酶免疫组化法可对其进行检测。

【测定原理】

间接免疫荧光法：采用荧光标记的抗不同类型的单克隆抗体，与 B 细胞作用后，在荧光显微镜下计数荧光细胞的百分率。

【参考区间】

免疫荧光法：SmIg$^+$细胞总数为 16% ~ 28% 。

【临床意义】

①SmIg$^+$细胞增高常与 B 淋巴细胞恶性肿瘤增殖有关，如慢性淋巴细胞白血病、毛细胞白血病。巨球蛋白血症也可见其增高，且巨球蛋白血症以 SmIgM$^+$细胞增高明显。②SmIg$^+$细胞减低常见于 Bruton 低丙种球蛋白血症、严重联合免疫缺陷病等。SmIg$^+$细胞减低主要与体液免疫缺陷有关。

2. B 淋巴细胞分化抗原的检测　　B 细胞表面有多种分化抗原，如 CD19、CD20、CD21、CD22 等。用各分化抗原相应的单克隆抗体，通过免疫荧光或流式细胞术进行检测，可获得各自阳性细胞的百分率。

【测定原理】

流式细胞术：采用多参数单克隆抗体标记的单克隆荧光抗体标记单个核细胞悬液，根据 B 细胞的表面标志，在计数后的外周血单个核细胞悬液中加入经 FITC 标记的 CD19 与 PE 标记的 CD5 单克隆抗体，然后在流式细胞仪上进行计数检测，可准确获得外周血中 B 淋巴细胞总数及 B 细胞亚群的表达。

【参考区间】

CD19$^+$细胞百分比：11.74% ±3.73% （流式细胞术）。

【临床意义】

①CD19 阳性细胞增多见于 B 细胞恶性增殖性疾病，如急性淋巴细胞白血病、慢性淋巴细胞白血病、多发性骨髓瘤等。②CD19 阳性细胞减低多见于体液免疫缺陷病，以及化疗和使用免疫抑制剂后。

（三）B 淋巴细胞功能的检测

B 细胞的主要功能是产生各类抗体。因此，受试者血清 Ig 含量检测和体外 B 细胞增殖和产生抗体能力检测等是 B 细胞功能试验的主要方法。其中受试者 Ig 含量检测参见本章第一节。

1. 溶血空斑试验

【测定原理】

用致敏红细胞免疫小鼠脾脏或家兔淋巴结，然后将其制成单个细胞悬液并与致敏红细胞在琼脂糖凝胶内混合，倾注于小平皿或玻片上。脾细胞中的抗体生成细胞释放抗致敏红细胞抗体，使其周围的致敏红细胞致敏，在补体参与下，致敏红细胞被溶解形成肉眼可见的溶血空斑。每一个空斑中央含一个抗体形成细胞；空斑数目即可代表抗体形成细胞数。空斑大小表示抗体形成细胞产生量的多少。

【临床意义】

溶血空斑试验可用于测定药物和手术等因素对体液免疫功能的影响。溶血空斑试验还能用于评价免疫治疗或免疫重建后机体产生抗体的能力。

2. 酶联免疫斑点试验

【测定原理】

先用抗原包被固相载体，再加入待检测的抗体形成细胞（B 细胞），并诱导相应的抗体分泌。诱导分泌的抗体与载体上包被的抗原结合，在抗体分泌细胞周围形成抗原抗体复合物，这样细胞就被吸附于载体上；再加入酶标记的第二抗体与细胞上的抗体结合，通过底物显色反应，测定生成的抗体量，并可在显微镜下计数着色的斑点形成细胞。

【临床意义】

酶联免疫斑点试验不仅可以检测抗体分泌量，又可检测抗体分泌细胞如组织切片中分泌抗体的单个细胞。酶联免疫斑点试验还能同时检测不同抗原诱导的不同抗体分泌，且可定量。

三、自然杀伤细胞检测

（一）概述

自然杀伤细胞（natural killer cell，NK）是参与机体免疫应答反应特别是肿瘤免疫反应的重要免疫细胞。NK 细胞介导天然免疫应答，不依赖于抗体和补体即能直接杀伤靶细胞；此外，在某些情况下 NK 细胞尚有免疫调节功能，参与移植排斥反应和某些自身免疫疾病的发生发展。

（二）自然杀伤细胞表面标志的检测

NK 细胞表面存在多种抗原，如 CD2、CD16、CD56、CD69、CD94、CD96、CD158a、CD159a、CD161 和 CD244 等，但均非 NK 细胞所特有，目前临床检测多以 $CD3^-CD16^+CD56^+$ 作为 NK 细胞的典型标志。

近年来，随着流式细胞术和单克隆抗体技术的发展，以及对 NK 细胞的生物学特性认识得更加深入，目前临床检测多采用三色荧光标记单克隆抗体标记 NK 细胞，在流式细胞仪上进行计数分析。

1. 流式细胞术

【测定原理】

采用多参数荧光标记的单克隆抗体标记 NK 细胞，在流式细胞仪上进行计数分析。采用多参数标记的单克隆荧光抗体标记单个核细胞悬液，根据 NK 细胞的表面标志，将外周血单个核细胞悬液经计数后，加入经 FITC 标记的 CD3 与 PE 标记的 CD56 和 CD16 单克隆抗体，然后在流式细胞仪上进行计数检测，可准确获得外周血中 NK 细胞占淋巴细胞的百分比。

【参考区间】

健康成年人外周血 NK 细胞占淋巴细胞总数的 9% ~ 25%。

【临床意义】

①NK 细胞活性升高见于宿主抗抑制物反应者、病毒感染的早期、唐氏综合征。此外，使用干扰素及干扰素诱导物等免疫增强剂治疗的患者也可见升高。②NK 细胞活性降低见于血液系统肿瘤、实体瘤、妊娠、酒精性肝硬化、慢性肝炎、免疫缺陷病、AIDS 和免疫抑制剂使用者等。

（三）自然杀伤细胞活性的检测

测定 NK 细胞活性的方法主要有放射性核素法、乳酸脱氢酶释放法和流式细胞术。

【测定原理】

乳酸脱氢酶释放法：乳酸脱氢酶（LDH）是活细胞胞质内含酶之一，通常不会透过细胞膜。只有在靶细胞受到效应细胞的攻击而损伤时，由于靶细胞的细胞膜通透性发生改变，LDH 才会从胞质中释出。测定时将 NK 细胞与其敏感靶细胞（K562 细胞株）混合培养，通过 NK 细胞杀伤靶细胞，使 LDH 从受损细胞胞质内释出，然后用比色法测定培养液中 LDH 的活性，间接地反映 NK 细胞的活性。

【参考区间】

细胞毒指数：27.5% ~ 52.5%。

【临床意义】

NK 细胞活性升高见于宿主抗抑制物反应者、病毒感染的早期、唐氏综合征。此外，使用干扰素及干扰素诱导物等免疫增强剂治疗的患者也可见升高。②NK 细胞活性降低见于血液系统肿瘤、实体瘤、妊娠、酒精性肝硬化、慢性肝炎、免疫缺陷病、AIDS 和免疫抑制剂使用者等。

四、细胞因子检测

(一) 概述

1. 细胞因子的定义　细胞因子（cytokine，CK）指由免疫细胞（如单核 – 吞噬细胞、T 细胞、B 细胞、NK 细胞等）和某些非免疫细胞（如内皮细胞、表皮细胞、纤维母细胞等）经刺激而合成、分泌的，在细胞间发挥相互调控作用的一类具有广泛生物学活性的小分子蛋白质或多肽，通过结合细胞膜表面的相应受体与调节免疫应答、免疫细胞分化发育、组织修复、介导炎症反应、刺激造血功能等发挥生物学功能。

2. 细胞因子的分类　细胞因子按其主要功能可以分为：①白细胞介素（interleukin，IL）；②干扰素（interferon，IFN）；③肿瘤坏死因子（tumor necrosis factor，TNF）；④集落刺激因子（colony stimulating factor，CSF）；⑤生长因子（growth factor，GF）；⑥趋化因子（chemokine）。

3. 细胞因子的生物学特征　主要特征如下：①细胞因子通常以自分泌或旁分泌的形式作用于自身及附近细胞，在局部以高浓度短暂地发挥作用。在一定条件下，某些细胞因子也可以内分泌的形式作用于远端靶细胞，介导全身性反应。②细胞因子必须与靶细胞表面相应的特异性受体结合才能发挥其生物学效应。③细胞因子以网络形式发挥相互作用。一种细胞因子可以诱导或抑制另外一种细胞因子的产生和功能发挥；不同的细胞因子可以显示相同的活性，调节同一细胞因子受体的表达；不同的细胞因子发挥作用可以相互协同，对同一目标产生相同的效应；也可以相互拮抗，对同一目标产生相反的效应。④细胞因子具有多效性和重叠性。一种 CK 可作用于多种不同类型靶细胞，产生多种生物学效应。几种不同的 CK 可作用于同一种靶细胞，产生相同或相似的生物学效应。

4. 细胞因子的检测方法　目前细胞因子的检测主要有生物学测定法和免疫学测定法两种检测方法。其中生物学测定法包括分子生物学测定法和生物活性测定法，用于检测细胞因子的生物学功能，其结果以活性单位表示；免疫学测定法为目前临床常用的测定方法，用于检测细胞因子的蛋白含量。

(二) 常见细胞因子的检测

IL–2、IL–4、IL–6、IL–8、肿瘤坏死因子、干扰素、集落刺激因子、红细胞生成素等是目前比较常见的细胞因子。

1. IL–2 的测定　IL–2 主要由活化的 $CD4^+$ T 淋巴细胞产生，主要促进淋巴细胞生长、增殖、分化，是机体免疫网络中最重要的调节因子。IL–2 的活性检测已成为评价机体免疫功能的重要指标。

【测定方法】

常以生物细胞法和酶联免疫法检测。

【参考区间】

^3H–TdR 掺入法为 5 ~ 15kU/L。

【临床意义】

①IL–2 增高：在自身免疫性疾病（SLE、类风湿关节炎等）、再生障碍性贫血、多发性骨髓瘤、排斥反应等疾病可见增高。②IL–2 降低：生理状态下与年龄有关。随年龄的增长，有降低趋势；病理状态下见于免疫缺陷病（AIDS、联合免疫缺陷等）、恶性肿瘤、1 型糖尿病、某些病毒感染等。

2. 肿瘤坏死因子的测定　肿瘤坏死因子（tumor necrosis factor，TNF）包括 TNF–α 和 TNF–β 两种亚型。TNF–α 来源于单核细胞、吞噬细胞，TNF–β 则来源于 T 淋巴细胞。两者虽然结构不同，但生物活性类似，均可引起肿瘤组织出血、坏死和杀伤作用，都能引起抗感染的炎症反应效应，以及具有调节、诱生免疫细胞的作用。

【测定方法】

酶联免疫吸附试验（ELISA）。

【参考区间】

4.3μg/L±2.8μg/L。

【临床意义】

①TNF有炎症介质作用，能阻止内毒素休克、DIC的发生；②TNF具有抑制病毒复制和杀伤病毒感染细胞的抗感染效应；③TNF有抗肿瘤作用，可杀伤和破坏肿瘤细胞。

3. 干扰素的测定　干扰素（interfeiron，IFN）是宿主细胞在病毒感染或病毒诱导剂的作用下，产生的一种具有抗病毒、抗肿瘤、免疫调节、控制细胞增殖作用的非特异性防御因子。主要分为α、β、γ三种。

【测定方法】

酶联免疫吸附试验（ELISA）。

【参考区间】

1~4kU/L。

【临床意义】

①增高：干扰素水平升高见于SLE、急性病毒感染、恶性肿瘤早期、非活动性类风湿关节炎、再生障碍性贫血等疾病。②减低：乙型肝炎及其携带者、哮喘、活动性类风湿关节炎等可见干扰素水平降低。

第三节　肿瘤标志物检测

⇒ 案例引导

　　案例　患者，男，68岁。5年来时有尿频及排尿困难。查体：肛诊查前列腺Ⅲ度大。B超：双肾正常，前列腺4cm×7cm，残余尿200ml。BP160/100mmHg；无心肺疾病。

　　讨论

　　1. 若要明确诊断，常用的实验室指标是什么？

　　2. 若患者血清PSA浓度为6.2μg/L，f－PSA/t－PSA比值为0.12，提示极有可能什么疾病？

一、概述

（一）肿瘤标志物的定义

所谓肿瘤标志物（tumor marker，TM），是指在肿瘤发生和增殖过程中，由肿瘤细胞生物合成、释放或机体对肿瘤细胞反应而产生的一类能反应肿瘤的存在和生长的物质。这些物质可存在于血液、细胞、组织或体液中，故可对其进行定性和定量检测。理想的肿瘤标志物应满足下列条件。①敏感性高：有利于早期发现和诊断肿瘤；②特异性强：仅肿瘤患者表现为阳性，能够100%准确地鉴别肿瘤和非肿瘤；③肿瘤标志物浓度和病情严重程度、肿瘤大小和分期有关，能协助肿瘤分期；④肿瘤标志物浓度的变化与治疗效果密切相关，能够监测肿瘤治疗效果；⑤与肿瘤的预后相关：对肿瘤预后的预测比较可靠；⑥监测肿瘤的复发：肿瘤标志物浓度于有效治疗后很快下降；⑦易于监测：以存在于血液中为佳。但至今还没有一种肿瘤标志物能完全满足上述要求。

（二）肿瘤标志物的分类和应用

根据体液肿瘤标志物本身的生物化学特性分为：胚胎抗原类、糖蛋白抗原类、激素类、酶和同工酶类、特殊蛋白质类、癌基因蛋白类及其他肿瘤标志物（表 22 - 5）。

目前，肿瘤标志物主要应用于以下方面：①高危人群中恶性肿瘤的筛查和早期检测；②初步诊断中的应用；③预后判断；④疗效监测；⑤肿瘤复发的监测。

表 22 - 5 肿瘤标志物的分类和主要应用范围

分类	名称	性质	相关脏器及肿瘤
胚胎抗原	甲胎蛋白	糖蛋白 70kD	肝细胞、胚细胞（非精原细胞瘤）
	癌胚抗原	糖蛋白 22kD	结肠、直肠、胰腺、肺、乳腺
糖类抗原	CA125	糖蛋白 >200kD	卵巢、子宫内膜
	CA15 - 3	糖蛋白 400kD	乳腺、卵巢
	CA549	高分子量糖蛋白	乳腺、卵巢
	BR27.29	高分子量糖蛋白	乳腺
	CA19 - 9	唾液酸化 Lexa	胰腺、胃肠、肝
	CA72 - 4	唾液酸化 Tu	卵巢、乳腺、胃肠、结肠
酶类	前列腺特异性抗原	34kD	前列腺癌
	神经元特异性烯醇化酶	73kD	肺、神经母细胞癌等
	碱性磷酸酶	95kD	骨、肝、白血病等
	淀粉酶	45kD	胰腺
	乳酸脱氢酶	135kD	肝、淋巴瘤、白血病
激素类	β - hCG	45kD	胚胎绒毛膜、睾丸（非精原细胞瘤）
	促肾上腺皮质激素	4.5kD	库欣综合征、肺（小细胞）癌
蛋白类	β$_2$ - 微球蛋白	12kD	多发性骨髓瘤、B 细胞淋巴瘤、慢性淋巴细胞白血病、巨球蛋白血症
	本周蛋白	22.5 ~ 45kD	游离轻链病、多发性骨髓瘤
	铁蛋白	450kD	肝、肺、乳腺、白血病
基因类	*C - myc*	细胞株，原发肿瘤	乳腺癌、胃腺癌、肺癌（巨细胞）、急性粒细胞白血病、结肠腺癌
	K - ras	细胞株，原发肿瘤	结肠癌、骨肉瘤、膀胱癌、胰腺癌、卵巢癌
	C - erb - 2	原发肿瘤	胃腺癌、肾腺癌、乳腺癌
	p53	染色体 17p21 - 1q	肺癌、结肠癌、胃癌

二、肿瘤标志物的检测

（一）常见胚胎抗原类肿瘤标志物的检测

1. 甲胎蛋白 甲胎蛋白（alpha - fetoprotein，AFP）是在胎儿发育早期在肝脏和卵黄囊内合成的一种血清糖蛋白，含糖量 4%，至少有三种异质体（AFP - L1、AFP - L2、AFP - L3）。分子量 70kD，孕期 4 周即可在胎儿血清中检测到，出生后，AFP 的含量降至 50ng/ml，周岁末 AFP 浓度接近成人水平。

【测定方法】

化学发光免疫测定（CLIA）、酶联免疫吸附试验（ELISA）。

【参考区间】

血清 <25μg/L。

【临床意义】

①原发性肝细胞癌患者血清 AFP 水平显著增高，阳性率为 67.8% ~ 74.4%。其中约 50% 的患者 AFP >300μg/L，但必须注意的是，约有 18% 的原发性肝癌患者 AFP 不升高。②病毒性肝炎、肝硬化时 AFP 也有不同程度的升高，但升高水平较原发性肝细胞癌低，通常 <300μg/L。③血中 AFP 含量在睾丸癌、卵巢癌、畸胎瘤等生殖腺胚胎肿瘤中也可升高。④生理状态下，孕妇妊娠 3 ~ 4 个月，AFP 开始升高，7 ~ 8 个月达高峰，但多低于 400μg/L，分娩后 3 周恢复正常。若孕妇血液和羊水中 AFP 异常升高，应考虑胎儿神经管畸形、双胎、先兆流产等的可能性。

【应用】

①对有病毒性肝炎和肝硬化等病史的高危人群进行肝细胞癌的筛查。乙型肝炎性或丙型肝炎性肝硬化患者，须每 6 个月随访 AFP 水平和腹部超声；AFP 大于 20μg/L 且持续增加者，即使腹部超声检查阴性，也须进一步检查。②AFP 持续多次测定有助于肝细胞癌的诊断。③用于肝细胞癌的预后评价，AFP 浓度升高提示预后不良。

2. 癌胚抗原 癌胚抗原（carcinoembryonic antigen，CEA）是一种由胎儿的胃肠道及某些组织所合成的富含多糖的蛋白复合物，分子量约 180kD。CEA 在妊娠 6 个月以后含量逐渐降低，出生后含量极低。

【测定方法】

化学发光免疫测定（CLIA）、酶联免疫吸附试验（ELISA）。

【参考区间】

血清 <5μg/L。

【临床意义】

①CEA 升高主要见于胰腺癌、结肠癌、直肠癌、乳腺癌、胃癌、肺癌等患者。CEA 的阳性率与大肠癌的分级直接相关，Dukes A <20%；Dukes B 为 40% ~ 60%；Dukes C 为 60% ~ 80%；Dukes D 为 80% ~ 85%。②结肠炎、胰腺炎、肝脏疾病、肺气肿及支气管哮喘等良性疾病也常见 CEA 轻度升高。③血清 CEA 浓度与吸烟习惯有关。与非吸烟者相比，吸烟者血清 CEA 浓度较高。

【应用】

在结直肠癌的早期无症状人群中 CEA 的检出率较低，其敏感性和特异性较差，因此不被用于结直肠癌的筛查，但在结直肠癌患者的疗效监测有重要临床价值。一般病情好转时，CEA 浓度下降，病情恶化时升高。若治疗后 CEA 又升高往往意味着肿瘤复发或出现远处转移。在排除氟尿嘧啶治疗等因素引起的假阳性升高后，CEA 浓度增高 >30%，常提示肿瘤进展，若连续 3 次增高 15% ~ 20%，需进行临床干预。

（二）常见酶类肿瘤标志物的检测

1. 前列腺特异性抗原 前列腺特异抗原（prostate specific antigen，PSA）是一种由前列腺上皮细胞分泌的单链糖蛋白，分子量为 34kD。主要存在于精液中，正常人血清中含量极微。血清总 PSA（t-PSA）以两种形式存在，其中有 80% 以结合形式存在，称复合 PSA（c-PSA）；20% 以游离形式存在，称游离 PSA（f-PSA）。

【测定方法】

化学发光免疫测定（CLIA）、酶联免疫吸附试验（ELISA）。

【参考区间】

RIA、CLIA、ELISA：血清 t-PSA<4.0μg/L，f-PSA<0.8μg/L，f-PSA/t-PSA 比值>0.25。

【临床意义】

①前列腺癌患者血清 t-PSA 升高；当行外科切除术后，90% 患者血清 t-PSA 水平明显降低。若前列腺癌切除术后 t-PSA 浓度无明显降低或再次升高，提示肿瘤转移或复发。②前列腺增生、前列腺炎等良性疾患，血清 PSA 轻度升高（一般 4.0~10.0μg/L），此时应注意鉴别。前列腺癌和良性前列腺增生可用 f-PSA/t-PSA 比值测定来进行鉴别诊断，若 f-PSA/t-PSA 比值小于 0.15 时，则提示可能为前列腺癌。③肛门指诊、前列腺按摩、膀胱镜等检查及前列腺手术会引起血清 PSA 浓度一过性升高，建议在上述检查前或检查后一段时间进行 PSA 检查。

【应用】

前列腺癌是男性生殖系统最常见的恶性肿瘤。NACB 最新指南建议 PSA 不再作为前列腺癌筛查标志，而是作为疾病复发和治疗监测标志。直肠指诊异常者或者血清 PSA 水平≥4ng/ml 者应进行前列腺穿刺活检。当 t-PSA、f-PSA 同时升高，且 f-PSA/t-PSA 比值降低<10% 时，则要考虑前列腺癌的可能，须进行前列腺穿刺活检来明确诊断；约 25% 的前列腺癌患者 PSA 水平正常，而约 50% 的良性前列腺疾病患者 PSA 水平增高，现已提出可使用 PSA 年龄特异性参考范围、PSA 密度、PSA 速率等提高 PSA 对前列腺癌检测的敏感性和特异性；PSA 对检测复发的作用是当前列腺癌术后，PSA 浓度出现下降后再次升高，应考虑肿瘤转移或复发，但需连续多次复查。

2. 神经元特异性烯醇化酶 烯醇化酶是在糖酵解途径中催化甘油分解的酶，它由 α、β、γ 3 个亚基组成，并形成 αα、ββ、γγ、αγ 和 βγ 5 种同工酶。其中 γ 亚基的同工酶属于神经元和神经内分泌组织所特有，故称为神经元特异性烯醇化酶（neuron specific enolase，NSE），它与神经内分泌起源的肿瘤有关。目前认为神经元特异性烯醇化酶是小细胞肺癌（SCLC）和神经母细胞瘤的肿瘤标志物。

【测定方法】

酶联免疫吸附试验（ELISA）。

【参考区间】

血清<15μg/L。

【临床意义】

小细胞肺癌患者的 NSE 水平明显高于肺鳞癌、腺癌、大细胞癌等的 NSE 水平，故 NSE 可用于不同类型肺癌的鉴别诊断。同时，还可监测小细胞肺癌的放疗、化疗的效果。NSE 是神经母细胞瘤的标志物，其灵敏度高达 90% 以上。神经母细胞瘤患者，NSE 水平异常升高，有效治疗后降低，复发后又升高。但 Willis 瘤升高较少，因此，测定 NSE 的水平可用作 Willis 瘤的鉴别诊断。神经内分泌细胞肿瘤如嗜铬细胞瘤等患者血清中的 NSE 水平也可增高；正常红细胞中存在 NSE，标本溶血可导致假阳性。

【应用】

目前普遍认为 NSE 是小细胞肺癌特异性和灵敏性较好的肿瘤标志物，适用于 SCLC 的鉴别诊断和患者的疗效监测。

3. α-L-岩藻糖苷酶 α-L-岩藻糖苷酶（α-L-fucosidase，AFU）是一种溶酶体酸性水解酶，在人体组织细胞的溶酶体以及血液和体液中参与体内糖蛋白、糖脂和寡糖的代谢，是原发性肝癌的新血清标志物。

【测定方法】

比色法。

【参考区间】

血清 3~11U/L。

【临床意义】

原发性肝癌患者血清 AFU 水平显著增高，AFP 阴性的肝细胞癌患者中亦可见 AFU 升高，故和 AFP 检测能较好地相互补充。血清中 AFU 在其他恶性肿瘤如肺癌、乳腺癌、卵巢癌、子宫癌也可增高。非肿瘤性疾病如肝硬化、慢性肝炎、消化道出血等也有轻度增高。生理状态下如妊娠期间，AFU 升高，分娩后迅速下降。

【应用】

AFU 与 AFP 联合应用可大大提高对原发性肝癌诊断阳性率。

（三）常见糖蛋白类肿瘤标志物的检测

1. 糖链抗原 15-3　糖链抗原 15-3（carbohydrate antigen 15-3，CA15-3）是一种乳腺癌相关抗原，相对分子量为 300~500kD。

【测定方法】

化学发光免疫测定（CLIA）、酶联免疫吸附试验（ELISA）。

【参考区间】

血清 <25000U/L。

【临床意义】

乳腺癌时，CA15-3 显著升高。虽早期乳腺癌时敏感性较低，不能用于筛查和早期诊断，但因其含量的变化与治疗效果密切相关常用于乳腺癌患者的治疗检测和预后判断。子宫肿瘤、转移性卵巢癌、肝癌、胰腺癌、结肠癌、肺癌、支气管肺癌等其他恶性肿瘤亦可见血清 CA15-3 浓度升高。血清 CA15-3 水平在乳腺、肝脏、肺等良性疾病发生时，也可见不同程度的增高，但阳性率较低。

【应用】

CA15-3 在乳腺癌早期阳性率较低，不宜作为早期筛查指标。但 CA15-3 对转移性乳腺癌诊断的敏感性和特异性均优于 CEA，且比临床（扪及包块、影像学诊断）发现转移和复发癌灶早 48 个月，故被认为是转移性乳腺癌的首选指标。常用于发生转移的乳腺癌患者的治疗监测和预后判断。

2. 糖链抗原 125　糖链抗原 125（carbohydrate antigen 125，CA125）为一种卵巢癌相关抗原，分子量 >200kD，存在于上皮性卵巢癌组织及患者的血清中。

【测定方法】

化学发光免疫测定（CLIA）、酶联免疫吸附试验（ELISA）。

【参考区间】

血清 <35000U/L。

【临床意义】

卵巢癌患者的 CA125 浓度可明显升高，但早期阳性率较低，不宜用于筛查。手术和化疗有效者 CA125 水平很快下降，且在肿瘤发生复发时可先于临床症状出现。故动态观察 CA125 水平对监测卵巢癌治疗效果和判断复发有较大临床价值。CA125 可用于鉴别盆腔肿瘤如卵巢包块，特别适用于绝经后妇女，阳性率高。CA125 在其他恶性肿瘤如宫颈癌、乳腺癌、胰腺癌、胆道癌、肝癌、胃癌、结肠癌、肺癌等也可见升高。子宫内膜异位症、盆腔炎、卵巢囊肿等妇科良性疾病和胰腺炎、肝炎、肝硬化等消化系统疾病 CA125 也有不同程度的升高。生理状态下，如早期妊娠的头 3 个月 CA125 可升高。

【应用】

CA125 是重要的卵巢癌相关抗原，虽不宜用于筛查，但联合阴道盆腔超声或其他标志物可以提高早期筛查特异性。CA125 主要用于协助诊断、估计疗效和监测病程，与疾病的进展有很好的相关性。

3. 糖链抗原 19 - 9　糖链抗原 19 - 9（carbohydrate antigen 19 - 9，CA19 - 9）是一种与胰腺癌、胆囊癌、结肠癌和胃癌相关的肿瘤标志物，又称胃肠癌相关抗原。在正常人的分泌物如唾液、精液、乳汁、消化液中也微量存在。

【测定方法】

放射免疫法（RIA）、化学发光免疫测定（CLIA）、酶联免疫吸附试验（ELISA）。

【参考区间】

血清 <37000U/L。

【临床意义】

目前认为，CA19 - 9 是胰腺癌的首选肿瘤标志物，若与 CEA 同时测定，敏感性还可进一步提高。CA19 - 9 在胃癌、大肠癌和肝癌中同样可见，其中胃癌阳性率约为 50%，大肠癌阳性率约为 59%，肝癌阳性率约为 51%。急性胰腺炎、胆汁淤积型胆管炎、胆石症、急性肝炎、肝硬化等非肿瘤性疾病，血清 CA19 - 9 也可出现不同程度的升高，诊断恶性肿瘤时须注意鉴别。

【应用】

CA19 - 9 主要用于胰腺、肝胆、胃癌患者的诊断、治疗监测和预后判断，连续检测对病情进展、手术疗效、预后估计及复发诊断有重要价值。此外，大肠癌和卵巢癌的诊断和病情监测 CA19 - 9 亦可用，但非首选指标。

4. 糖链抗原 72 - 4　糖链抗原 72 - 4（carbohydrate antigen 72 - 4，CA72 - 4）是胃肠道和卵巢肿瘤的标志物，分子量为 400kD。CA72 - 4 含有两种抗体，B72.3 是抗乳腺癌肝转移细胞株单抗，CC49 的抗原来自直肠癌株。

【测定方法】

放射免疫法（RIA）、化学发光免疫测定（CLIA）、酶联免疫吸附试验（ELISA）。

【参考区间】

血清 <4000U/L。

【临床意义】

CA72 - 4 增高见于 67% 的卵巢癌、47% 的大肠癌、45% 的胃癌、40% 的乳腺癌、42% 的胰腺癌。

【应用】

CA72 - 4 的敏感性不高，但联合 CEA 可提高胃癌诊断的敏感性和特异性。此外，CA72 - 4 被认为是疾病分期和判断胃肠癌患者是否有残存肿瘤的良好指标，如果癌瘤完全切除，CA72 - 4 在 23.3 天内降至正常。CA72 - 4 还可与 CA125 联合检测，提高卵巢癌的检出率。

（四）特殊蛋白质类肿瘤标志物的检测

1. 鳞状上皮细胞癌抗原　鳞状上皮细胞癌抗原（SCC）是从子宫颈鳞状细胞分离的抗原 TA - 4 的

亚组分，分子量为 42~48kD，存在于鳞状上皮癌细胞的胞质内，是一种鳞癌肿瘤标志物。

【测定方法】

放射免疫法（RIA）、化学发光免疫测定（CLIA）、酶联免疫吸附试验（ELISA）。

【参考区间】

血清 <1.5μg/L。

【临床意义】

血清中 SCC 水平升高，对子宫颈癌有较高的诊断价值。83% 的宫颈癌可见。SCC 还可作为肺鳞癌和食管癌的辅助诊断指标。25%~75% 的肺鳞状细胞癌、30% Ⅰ 期食道癌、89% Ⅲ 期食管癌可见血清中 SCC 水平升高。SCC 浓度在牛皮癣、天疱疮、特应性皮炎等皮肤疾病以及肾功能不全、良性肝病、乳腺良性疾病、上呼吸道感染性疾病等部分良性疾病中也可见到一定程度的升高。

【应用】

美国国家临床生化学会（National Academy of Clinical Biochemistry，NACB）推荐 SCC 用于宫颈鳞癌患者的预后评估、监测疗效和肿瘤复发。此外，在临床上还可用于肺鳞状细胞癌、食道癌等治疗效果、复发、转移的监测或评价预后。

2. 细胞角蛋白 19 片段　细胞角蛋白 19 片段（cytokeratin fragment 19，CYFRA21-1）是由抗角蛋白 19 片段单克隆抗体 BM19-21 及 Ks19-1 识别的糖类抗原片段，是辅助诊断非小细胞肺癌的首选肿瘤标志物。

【测定方法】

化学发光免疫测定（CLIA）、酶联免疫吸附试验（ELISA）。

【参考区间】

血清 <2.0μg/L。

【临床意义】

CYFRA21-1 在非良、恶性病变的鉴别上有一定价值。肺鳞癌、大细胞肺癌和腺癌血清 CYFRA21-1 的阳性率分别为 55%、35% 和 28%，肺良性病变的阳性率仅 4.4%。CYFRA21-1 是判断疗效和监测复发的有效指标。CYFRA21-1 水平下降提示疗效较好，病情稳定，若含量升高则提示病情恶化。CYFRA21-1 升高亦见于良性疾病，如肺部疾病、胃肠道疾病、妇科疾病、泌尿系统疾病和肾功能不全等。

【应用】

CYFRA21-1 是非小细胞肺癌的首选标志物，虽然敏感性不高，不能作为筛选及阳性诊断的工具，但其与临床及放射诊断结合，可较准确地推测肿瘤的进展情况，作为制定治疗策略、疗效判断和复发监测的参考。

⊕ **知识链接**

中华医学会肿瘤学分会肺癌临床诊疗指南（2021 版）

——肺癌的血清学实验室检查

目前推荐常用的原发性肺癌标志物有 CEA、NSE、CYFRA211、ProGRP、SCCA 等。溶血会显著影响 NSE 检测结果，应在 60 分钟内与红细胞分离检测，防止假性升高。ProGRP 作为单个标志物对 SCLC 诊断的特异度优于其他标志物，且与 SCLC 分期呈正相关，有助于鉴别 SCLC 和良性肺部疾病。ProGRP 浓度升高也会出现在肾功能不全的患者中，其水平与血清肌酐有关，因此，当 ProGRP 水平升高而与患者临床症状不相符时，应首先评估患者的血清肌酐水平。

肺癌的诊断通常需要结合影像学和病理学检查。虽然肺癌血清肿瘤标志物的灵敏度和特异度不高，但其升高有时可早于临床症状的出现。因此，检测肺癌相关的肿瘤标志物，有助于辅助诊断和早期鉴别诊断并预测肺癌病理类型。肿瘤标志物水平与肿瘤负荷和分期有一定关联，推荐在首次诊断及开始治疗前行肿瘤标志物检测了解其基线水平，监测治疗后的标志物水平动态变化可在肿瘤的疗效监测和预后判断中发挥一定作用。在对肿瘤患者长期监测过程中，改变肿瘤标志物检测方法可导致结果差异，因此，不同检测方法的肿瘤标志物结果不宜直接比较。注意排除饮食、药物、合并疾病等其他因素对检测结果的影响。对于影像学检查无明确新发或进展病灶而仅仅肿瘤标志物持续升高的患者，建议寻找原因，警惕有疾病复发或进展的可能，需密切随访。

（三）常见激素类肿瘤标志物的检测

1. 人绒毛膜促性腺激素　人绒毛膜促性腺激素（human chorionic gonadotrpopin，hCG）是由胎盘滋养层细胞产生的一种糖蛋白类激素，包括 α 和 β 两个亚单位，其中 β 亚基决定了激素的免疫学特性，因此多数测定均检测 β - hCG。

【测定方法】

化学发光免疫测定（CLIA）、酶联免疫吸附试验（ELISA）。

【参考区间】

男性 5.0U/L；女性 7.0U/L（绝经前），10.0U/L（绝经后）。

【临床意义】

hCG 在胎盘滋养细胞和生殖细胞肿瘤如葡萄胎、绒毛膜上皮细胞癌、精原细胞睾丸癌等明显升高。乳腺癌、肝毛细胆管癌、卵巢癌、胰腺癌等其他肿瘤也可见 hCG 升高。其他非肿瘤性疾病如子宫内膜异位症、卵巢囊肿、肝硬化、胃十二指肠疾病等也可见 hCG 升高。

【应用】

hCG 作为胚胎细胞肿瘤诊断或辅助诊断的标志物、主要用于随访和疗效监测。

2. 降钙素　降钙素（calcitonin，CT）是由甲状腺滤泡旁细胞（C 细胞）分泌的一种多肽激素。降钙素的主要生理作用是抑制破骨细胞活性，减少溶骨作用，从而降低血钙、磷的浓度，影响骨代谢。

【测定方法】

化学发光免疫测定（CLIA）、酶联免疫吸附试验（ELISA）。

【参考区间】

血清 <100ng/L。

【临床意义】

血清降钙素水平在甲状腺髓样癌患者中可见明显升高，特别是在诊断家族性甲状腺髓样癌极有价值。乳腺癌、肺癌、胃肠道癌及嗜铬细胞瘤，CT 可见升高。甲状旁腺功能亢进症、高胃泌素血症、胰腺炎等非肿瘤性疾病也可见 CT 增高。血清中 CT 水平还与年龄、性别有关。新生儿、儿童和孕妇因骨骼更新快，血清中 CT 水平也可升高。成年妇女一般较男性低，且随年龄增长而下降，绝经期妇女降低更明显，CT 下降可能与妇女骨质疏松有关。

【应用】

降钙素是用于诊断和监测甲状腺髓样癌的特异而敏感的肿瘤标志物。

三、肿瘤标志物的选用原则

（一）肿瘤标志物临床使用的注意事项

先用的肿瘤标志物敏感性和特异性均有限，对肿瘤早期阶段的阳性率低，并且有些肿瘤细胞可产生多种标志物，单一的肿瘤标志物难以准确反映肿瘤的复杂性。科学、合理运用现有肿瘤标志物有助于对肿瘤进行有效的诊断、鉴别诊断、疗效观察、复发监测和预后评价。

1. 肿瘤标志物的正确定位　首先，应该确定肿瘤标志物与肿瘤的关系，认识肿瘤标志物的诊断价值和应用范围。如肺癌的肿瘤标志物主要有 NSE、CYFRA-21 和 SCC。其中 NSE 多用于 SCLC 鉴别诊断，虽然其早期诊断的价值有限，但却是很好的治疗监测指标。NSE 水平与肿瘤大小有很好的相关性，术后复发者 NSE 升高的时间在临床症状出现前。CYFRA-21 是诊断 NSCLC 的首选肿瘤标志物，尤其对鳞状细胞癌患者的早期诊断和治疗监测有重要意义。SCC 则主要用于肺鳞癌的辅助诊断和治疗监测。SCC 水平与肺鳞癌的进展程度相关，术后复发者，SCC 的升高早于临床表现。

2. 注意肿瘤标志物测定的相关影响因素　影响肿瘤标志物的因素包括：①年龄、性别、生理周期等造成的个体间差异。如 CEA、AFP、PSA 等随年龄增长而升高；激素类肿瘤标志物因性别而异；女性在月经期和妊娠期 CA125 升高，妊娠期 AFP 明显升高。②患者的状态对肿瘤标志物浓度的影响。如肛门指诊、前列腺按摩、膀胱镜等检查及前列腺手术会引起前列腺组织释放 PSA 而引起血清浓度升高；化疗会使一些肿瘤标志物一过性升高；吸烟会导致 CEA 轻度升高。

3. 注意肿瘤标志物复查间隔时间　动态测定血清肿瘤标志物是监测病情的重要指标。经手术或放、化疗后，血清肿瘤标志物降至正常水平一段时间后再度升高，常表示出现转移复发，而居高不降者常提示有残存肿瘤或者早期复发。复查间隔时间太长，临床可能无法区分是肿瘤复发还是初次治疗效果不佳；复查间隔时间太短，肿瘤标志物浓度尚未下降，可能误解为肿瘤未完全切除。肿瘤标志物的复查间隔时间应以其生物半衰期为依据。一般建议，治疗后第 6 周进行第一次测定，前 3 年内每 3 个月测定一次，3～5 年每 6 个月测定一次，5～7 年每年一次。如发现肿瘤标志物升高（高于首次值 25%），应在 2～4 周后，再测定一次，连续 2 次升高者，提示转移或复发。

4. 肿瘤复发监测方案的正确制定　在恶性肿瘤的治疗和病程的监测过程中，建议检测两种或多种肿瘤标志物（表 22-6）。

表 22-6　目前 NACB 关于肿瘤标志物在恶性肿瘤中的应用建议

	筛查/早期诊断	辅助诊断	分期/预后	复发检测	疗效监测
肝癌	AFP（高危人群）	AFP	AFP	AFP	AFP
前列腺癌	PSA、cPSA、fPSA（结合直肠指检，适用 >50 岁人群）	PSA、cPSA、fPSA（结合直肠指检）	PSA、cPSA（结合直肠指和活检 Gleason 分级）	PSA、cPSA	PSA、cPSA
结、直肠癌	FOBa（适合 >50 岁人群：有家族史者）	无推荐 TM	CEA	CEA	CEA
胰腺癌	无推荐 TM	CA19-9（根据临床需要联合 CT 检查）	CA19-9	无推荐 TM	CA19-9
卵巢癌	CA125（仅用于联合 B 超，早期检测有遗传史的高危人群）	CA125（仅用于绝经后妇女）	CA125	CA125	CA125
乳腺癌	无推荐 TM	无推荐 TM	ER、PR、HER-2、uPA、PAI-1	无推荐 TM	CA15-3、CEA

续表

	筛查/早期诊断	辅助诊断	分期/预后	复发检测	疗效监测
宫颈癌	无推荐 TM	SCCA（限于鳞状细胞癌）	SCCA（限于鳞状细胞癌）	SCCA（限于鳞状细胞癌）	SCCA（限于鳞状细胞癌）
肺癌	无推荐 TM	必要时选择针对小细胞肺癌或非小细胞肺癌的 TM	必要时选择针对小细胞肺癌或非小细胞肺癌的 TM	必要时选择针对小细胞肺癌或非小细胞肺癌的 TM	必要时选择针对小细胞肺癌或非小细胞肺癌的 TM
胃癌	无推荐 TM	无推荐 TM	无推荐 TM	无推荐 TM	无推荐 TM
膀胱癌	无推荐 TM	无推荐 TM	无推荐 TM	无推荐 TM	无推荐 TM

（二）肿瘤标志物的联合应用

一种肿瘤或不同类型的肿瘤可有一种或几种肿瘤标志物异常，同一种肿瘤标志物可出现在不同的肿瘤中。目前，在临床上为提高肿瘤诊断的阳性率和特异性，多采用肿瘤标志物的联合检测。但联合检测所选择的指标必须经科学分析和严格筛选，合理选择几项敏感性和特异性能够互补的肿瘤标志物进行联合检测。常用的联合检测方案如表 22 - 7 所示。

表 22 - 7　肿瘤标志物联合检测推荐方案

肿瘤类型	肿瘤标志物（按检测顺序排列，如已确诊，不测括号内的项目）
肝癌	AFP + CEA +（AFU）
结、直肠癌	CEA + CA19 - 9 +（CA50）
胰腺癌	CEA + CA19 - 9 + CA242 +（CA50）
胃癌	CEA + CA19 - 9 + CA72 - 4 + PG I + PG II + PG I /PG II
食管癌	CEA + SCC（CYFRA21 - 1）
肺癌	NSE + CYFRA21 - 1 + CEA + CA125 +（CA50 + CA19 - 9/SCC）
乳腺癌	CA15 - 3 + CEA + CA125
卵巢癌	CA125 + β - HCG + CEA +（AFP + CA724）
宫颈癌	CEA + CA72 - 4 + SCC +（CA125）
子宫癌	CEA + β - HCG + SCC +（SF）
肾癌	CEA + β_2 - MG
前列腺癌	f - PSA/t - PSA + PAP
甲状腺癌	CEA + TGA + TPOA（TMA）+ T3, T4, FT3, FT4, TSH +（CA19 - 9）
鼻咽癌	CEA + SCC + EBV

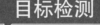

目标检测

答案解析

一、选择题

1. 评价人 T 淋巴细胞功能的试验是（　　）

    A. 血清免疫球蛋白的测定　　　B. 溶血空斑试验　　　C. 淋巴细胞转化试验

    D. 膜表面免疫球蛋白试验　　　E. 花环试验

2. 能刺激淋巴细胞增殖的物质不包括（　　）

 A. 肿瘤抗原　　　　　　　B. 噬菌体　　　　　　　C. PHA

 D. ConA　　　　　　　　E. PWN

3. B 细胞表面最重要的标志为（　　）

 A. SmIg　　　　　　　　B. FcγR　　　　　　　　C. CD40

 D. CD15　　　　　　　　E. CD80

4. 能辅助诊断卵巢癌的标志物是（　　）

 A. CA199　　　　　　　　B. CA125　　　　　　　C. CA50

 D. CA15 – 3　　　　　　　E. CA72 – 4

5. 以下为小细胞肺癌标志物的是（　　）

 A. CA199　　　　　　　　B. CA125　　　　　　　C. CA50

 D. CA15 – 3　　　　　　　E. CA72 – 4

二、简答题

1. 什么是免疫球蛋白？简述几种免疫球蛋白的特点。

2. T、B 淋巴细胞表面标志的有哪些？

3. 什么是肿瘤标志物？简述几种肿瘤标志物的主要临床应用。

4. 简述肿瘤标志物联合检测的意义。

（曹颖平）

书网融合……

本章小结

第二十三章 临床常见病原体检测 微课

PPT

第一节 标本的采集运送、实验室评价和检查方法

一、标本的采集运送

1. 血液及骨髓标本 正常人血液及骨髓是无菌的，一旦患者有病菌入血或骨髓，或有相关临床症状，应该抽取血液或骨髓进行培养，以早期诊断。标本采集的最佳时机应在患者接受抗生素使用前，寒战时或发热初期。对已使用过抗生素的患者应在下次用药之前采集。血液标本通常采集外周静脉血，不建议采用动脉血。怀疑导管相关性血流感染时可以分别采集导管和外周血等量标本同时送检。对血培养多次阴性，感染症状仍明显但不能明确感染来源时，可考虑采集骨髓标本。采集时应严格无菌操作，成人每次10~20ml，婴儿和儿童1~5ml，床边接种至专用无菌瓶中送检。推荐采集需氧瓶和厌氧瓶同时送检，以提高阳性率；若24小时内采血标本3次，并在不同部位采集，可提高血培养阳性检出率。

2. 脑脊液标本 脑脊液为无菌环境体液，如从脑脊液中检出病原菌，提示中枢神经系统感染。采用腰椎穿刺术严格无菌操作采集，收集第2管送细菌学检查，如只有一管应先送细菌学检查。引起脑膜炎的病原体脑膜炎奈瑟菌、肺炎链球菌、流感嗜血杆菌等抵抗力弱，不耐冷、容易死亡，故采集的脑脊液应立即保温送检或床边接种。

3. 尿液标本 尿液感染通常是常居菌上行感染所致，为内源性感染。外尿道寄居有正常菌群，采集前应用肥皂水或碘伏清洁外阴及尿道口周围，取早晨中段尿用于淋病奈瑟菌、衣原体和解脲脲原体的检查，收集中段尿于无菌广口容器或尿液运送杯中送检，尿标本不少于1ml。培养衣原体和解脲脲原体的标本最好置含牛血清和抗菌药物等的转送培养基中。排尿困难者可导尿，一般插入导尿管后将尿液弃去前面15ml后再留取培养标本，但应避免多次导尿所致尿路感染。对于厌氧菌的培养，采用膀胱穿刺法收集、无菌厌氧小瓶运送。标本采集后应2小时内送检，用于培养的标本应于室温尽快送检。尿道分泌物标本的采集至少应在患者排尿一小时后进行，用无菌拭子清除尿道口分泌物，然后用另一无菌拭子采集尿道分泌物。分泌物过少时，男性患者可直接按摩尿道后用无菌拭子取尿道分泌物，亦可行前列腺

按摩取分泌物，也可将尿道拭子插入尿道约 2cm，轻轻转动后取出。

4. 呼吸道标本 上呼吸道标本通常用拭子获取，鼻窦及脓肿经穿刺或抽吸获得，上呼吸道标本存在正常菌群，在病原学诊断时需加以注意。下呼吸道是无菌的，但下呼吸道分泌物经上呼吸道排出时易受上呼吸道正常菌群污染，故痰标本应在医护人员的指导下留取，符合要求的痰标本应在低倍镜视野中 ≤10 个鳞状上皮细胞，以及 ≥25 个白细胞。痰标本采集量应大于 1ml，标本应于 2 小时内送检。

5. 粪便标本 正常人肠道内栖居大量的微生物，组成对人类健康极为重要的体内微生物生态环境。在留取标本时，应挑取含脓、血或黏液的粪便置于清洁广口容器中送检，以提高致病菌的检出率。排便困难者或婴儿可用直肠拭子插入肛门 2~3cm 采集，标本拭子置于有保存液的试管内送检。未置保存液标本应 1 小时内送到实验室。一次粪便培养阴性不能就此完全排除胃肠道病原菌的存在，对于传染性腹泻患者需 3 次送检粪便进行细菌培养。在病原体明确诊断后，为避免该患者成为带菌者，应在不同时间间隔期间至少有 3 次连续培养阴性才能出院。淋病奈瑟菌感染如能同时采取直肠标本则会增加阳性检出率，其采集方法为将拭子插入肛管 2.5cm 左右，穿过肛门括约肌后转动拭子，停留 10~30 秒以充分吸附微生物，取出的拭子标本不能有粪便污染。

6. 无菌体液标本 无菌体液包括除血液、骨髓和脑脊液以外的胸水、腹水、关节液、心包液等健康个体无菌部位的体液。标本应采用无菌穿刺术采集，并床边接种于血培养瓶内，或经溶解、离心处理或过滤浓缩后再接种培养，可同时接种于需氧瓶和厌氧瓶。对感染患者腹膜透析液标本，因其含菌量非常低，至少需采集 50ml。

7. 生殖道标本 生殖道标本可以为内源性，也可以通过性接触传播外源性病原体。根据不同疾病的特征及检验项目选择采集方式及标本类型，如性传播性疾病常取尿道口分泌物、外阴糜烂面病灶边缘分泌物、阴道宫颈口分泌物和前列腺液等。对生殖道疱疹常穿刺抽取疱疹液，盆腔脓肿患者则于直肠子宫凹陷处穿刺取脓液。除淋病奈瑟菌需保温送检外，所有标本收集后于 4℃ 保存直至培养，如超过 24 小时，标本应冻存于 −70℃。

8. 眼、耳部标本 眼、耳部标本应由临床专业医护人员采集，通常用拭子采样，亦可在局部麻醉后取角膜刮片屑。玻璃体、前房穿刺液与晶状体标本，标本量较少，最好直接床边接种到培养平板上。外耳道炎患者应取耳道深部拭子送检，鼓膜穿刺亦可用于新生儿和老年人。

9. 创伤、组织和脓肿标本 开放创口应用无菌盐水或 70% 乙醇擦去表面渗出物，用拭子采集深部伤口或溃疡基底部分泌物，或剪取深部病损边缘组织送检，对损伤范围较大的创伤，应从不同部位采集多份标本。对于封闭性脓肿，则以无菌干燥注射器穿刺抽取脓液，疑为厌氧菌感染者，取脓液后立即排净注射器内空气，针头插入无菌橡皮塞送检，否则标本接触空气导致厌氧菌死亡而降低临床分离率。组织标本可以手术活检获得。

10. 导管标本 如怀疑导管相关性血流感染，可采用无菌操作留取插入患者体内远端导管尖 5cm 于无菌管内送检，建议同时送检外周血培养。导管培养适用于血导管，其余导管如脑室引流管、腹腔引流管等不推荐进行培养，尿导管不适合做细菌培养。

二、标本的实验室质量评估标准

在微生物检验中，不合格或者标记错误标本会导致错误的抗菌药物治疗，甚至导致严重感染，加重患者病情。因此在分析前对标本进行质量控制，如评价为不合格应拒收并通知临床重新送检。

1. 标本应尽量在抗菌药物使用前进行采集，采集时应严格无菌操作，采样后应立即送检，标本应用无菌容器运送，但不得使用消毒剂，送检标本应注明患者信息（至少包括姓名、年龄、性别、临床诊断等）、采集日期、标本来源和检验目的。如信息不完整或化验单标本类型与送检目的不符等应拒收。

2. 应检查标本容器,如有破损或渗漏等情况则不予接收。告知并要求重新送检。

3. 对于标本未按要求储存或运送的标本,应该拒收。特别应注意进行厌氧培养标本及某些对环境温度敏感的病原体的送检方式,不应接收。如果不符合相关的送检要求,实验室工作人员应及时与标本送检者联系并要求按实验室要求重新送检。

4. 标本采集明显不符合要求、标本量明显不足的标本或干燥拭子不予接收。标本量不够会导致假阴性结果。如标本不易取得,量少的标本要在采集后的 15～30 分钟内送检。

5. 同一天申请做同一实验的重复送检标本(血培养除外),不予接收。与送检者联系并说明标本重复送检,不予处理。

6. 明显被污染的标本包括被唾液或食物残渣污染的痰标本不予接收。

7. 不适合做细菌培养的标本如尿导管;或申请项目不适合,如血培养同时要求涂片、肛门拭子查淋球菌,应与临床沟通后退回申请,或丢弃标本。

8. 对于烈性传染病,标本的采集和运送应严格执行相关规定,要有完善的防护措施,按规定包裹及冷藏,附有详细的采样及送检纪录,由专人护送。此外,也有例外的情况。即使标本质量不符合要求也必须要做检测。例如取材特别困难、储存运送条件简陋等,应该在报告单上注明标本取材或者运送不符合相关送检要求,检验结果可能受到影响,仅供参考。

三、检查方法

病原体试验检查方法主要有以下几类。

(一)直接显微镜检查

病原体的直接显微镜检测包括不染色标本检查法和染色标本检查法。

不染色标本直接镜检法,常采用的方法有压滴法、悬滴法或湿式涂片法,在不染色状态下借助暗视野显微镜或相差显微镜观察病原菌的生长、运动方式、螺旋体的形态和运动,及原虫的包囊和滋养体。

染色法标本检查法是将标本直接涂片、干燥、固定后染色,或经离心、浓缩集菌后,涂片染色,置光学显微镜下观察细菌的形态、染色性、排列及特殊结构等,以及检测多核巨细胞核内或胞质内包涵体诊断病毒或衣原体感染。

(二)病原体的分离培养和鉴定

病原体分离培养是病原学诊断的关键步骤,分离出病原菌后,才能进行鉴定和药敏实验。

1. 细菌感染性疾病病原体的分离培养　根据检测部位、标本类型常见致病菌,结合镜下检查特征作出病原学初步诊断,选择适当的培养基、接种前的标本处理和孵育条件(包括温度、湿度、CO_2 浓度等),培养出可见菌落后,根据菌落性状(大小、色泽、气味、边缘、光滑度、色素、溶血情况等)和细菌的形态、染色性,检测细菌生化反应结果和血清学试验、动物接种试验(白喉杆菌),对分离菌作出鉴定,也可借助于微量鉴定系统快速简便鉴定分离菌。在鉴定细菌的同时,需做抗生素药物敏感试验。

2. 不能人工培养的病原体感染性疾病　将标本接种易感动物、鸡胚或细胞进行培养。根据动物感染范围、动物发病情况及潜伏期,初步推测为某种病原体。接种于鸡胚的病毒,根据不同接种途径的敏感性及所形成的特殊病灶,有助于初步鉴定。细胞培养的病毒,可依据细胞病变的特点或红细胞吸附、干扰现象、血凝性质等缩小病毒的鉴定范围,最后用血清学方法作最后鉴定。

(三)病原体核酸检查

临床常用的核酸检测技术主要有聚合酶链反应(polymerase chain reaction,PCR)、核酸探针杂交技术、实时荧光定量 PCR 技术及基因芯片技术等。

PCR 技术是一种体外基因扩增技术，是利用 DNA 聚合酶介导一系列循环反应，使目的基因量呈指数增长，然后将扩增的 DNA 片段进行特异性鉴定，从而检出目的基因。

核酸探针杂交技术可检测临床标本中的许多细菌和病毒，但其敏感性尚不够满意，但与 PCR 技术联合可使特异性和敏感性明显提高。

实时荧光定量 PCR 技术（real-time PCR）是基于 PCR 的一种技术，但可通过检测荧光强度变化对基因扩增进行实时监测，具有全封闭单管扩增、灵敏度高、特异性强、线性关系好、操作简单、无扩增后处理步骤等优点，目前已经应用于临床多种病原体的快速检测。

基因芯片技术（gene chip 或 DNA microarray）是近年来发展快速的前沿技术，其原理是将大量核酸片段（寡核苷酸、RNA、cDNA、基因组 DNA）以预先设计的方式固定在载玻片、尼龙膜和纤维素膜等载体上组成密集分子阵列，与荧光素或其他方式标记的样品进行杂交，通过检测杂交信号的强弱进而判断样品中靶分子的有无和数量。

（四）病原体特异性抗原检查

用已知抗体检测患者血清及其他体液中的待测抗原，借助免疫荧光技术、酶联免疫技术、化学发光技术、胶乳凝集试验、对流免疫电泳等技术检测标本中未知的病原体抗原。

（五）血清学实验

用已知病原体的抗原检测患者血清中相应抗体以诊断感染性疾病。目前常用的方法有凝集试验、间接免疫荧光技术、放射免疫测定、酶联免疫吸附试验、中和试验、补体结合试验、血凝试验、免疫荧光试验、免疫印迹试验、胶体金标记等免疫技术。

第二节　抗感染药物的敏感性检测

一、概述

1940 年青霉素的发现开创了抗生素的新纪元，而后人们不断发现和制备许多不同种类的抗生素或抗菌药物用于病原微生物感染的治疗，使人类有效地控制了致病菌的感染，极大地降低了病原菌感染的致死率，也提高了感染性疾病的存活率及生存质量。但是随着抗菌药物的使用，其耐药问题也日渐突出，细菌对抗菌药物敏感性不断降低，超级细菌也接连出现，为人类滥用抗菌药物敲响了警钟。因此，在使用抗菌药物进行治疗前，必须对其耐药性和敏感性进行检测，以便合理、正确地选用抗菌药物。

抗菌药物敏感性检测，即体外测定抗菌药物抑制或杀灭细菌的能力。其主要目的包括：①测定致病菌的敏感性，指导临床合理用药；②了解该地区致病菌耐药现状，为临床经验用药提供依据；③对研究的新药进行评价；④分析医院感染流行株的药敏谱，为是否为单株流行提供参考依据。

二、常见的药物敏感性实验及其临床应用

常见的药物敏感性实验主要包括稀释法、纸片扩散法和 E 试验法。某些时候除常规药敏感试验外，为确认耐药表型或出于流行病学调查、感控目的，需进一步做耐药表型检测或耐药基因型检测。

（一）药物敏感试验

1. 稀释法　稀释法所测得的某些抗菌药物抑制检测菌肉眼可见生长的最低浓度称为最小抑菌浓度（minimal inhibitory concentration，MIC），为定量试验。通常选用肉汤和琼脂作为培养基将抗菌药物作倍

比稀释，再接种待检菌，35℃孵育24小时后，以不出现肉眼可见细菌生长的最低药物浓度为该菌的MIC。MIC值以 μg/ml 为单位，参照临床实验室标准化委员会（CLSI）相应 MIC 值解释标准判读结果，以敏感、剂量依赖性敏感、中介、耐药报告。

"敏感"是指菌株能被使用推荐剂量治疗感染部位可达到的抗菌药物浓度所抑制。"中介"是指抗菌药物 MIC 接近血液和组织中通常可达到的浓度，疗效低于敏感菌株；还表示药物在生理浓集的部位具有临床效力（如尿液中的喹诺酮类和 β - 内酰胺类）或者可用高于正常剂量的药物进行治疗（如 β - 内酰胺类）；另外，中介还作为缓冲区，以防止微小的、未受控制的技术因素导致较大的错误结果，特别是对那些药物毒性范围窄的药物。"耐药"是指菌株不能被常规剂量抗菌药物达到的浓度所抑制，在治疗研究中表现抗菌药物对菌株的临床疗效不可靠。2014 年，临床实验室标准化委员会（CLSI）还推出了剂量依赖性敏感（SDD）的解释标准，表明菌株对该种抗菌药物的敏感性取决于临床上的给药浓度和给药频率，目前该解释标准仅用于肠杆菌科细菌对头孢吡肟的敏感性解释。

2. 纸片扩散法　纸片扩散法由 Kirby 和 Bauer 建立的，故又称 K - B 法，为定性试验。将待检菌悬液均匀涂于相应琼脂平板上（如肠杆菌科细菌—MH 平板，流感嗜血杆菌—HTM 平板等），然后贴上药敏纸片，合适的培养环境35℃孵育16 ~ 18 小时。测量取抑菌圈直径，参照 CLSI 相应抑菌圈直径解释标准判读，以敏感、剂量依赖性敏感、中介、耐药报告。

3. E 试验　浓度梯度纸片扩散法药敏试验，又称 E 试验（E - test）。该方法结合了纸片法的操作简便和稀释法可定量的优点，但成本较贵，限制了临床常规开展。将待测菌均匀涂布于平板上，贴上含一定浓度梯度的药敏试剂条，孵育后观察抑菌圈和试剂条相交处刻度即为 MIC 值。结果参照 CLSI 标准判读。

4. 抗菌药物联合药敏试验　抗菌药物联合应用可表现为协同、相加、拮抗和无关。为了解两种药物联合使用效果，需进一步做抗菌药物联合药敏试验，以避免联用时出现拮抗或无关的情况，以及可筛选表现协同或相加效果的抗菌药物联合使用以增加临床疗效。

（二）耐药菌监测试验

1. β - 内酰胺酶检测　β - 内酰胺酶能裂解青霉素族类和头孢菌素族类抗生素的基本结构 β - 内酰胺环而使其失去活性。目前常采用产色的头孢硝噻吩制成纸片，挑取菌落涂上纸片上，若待检菌产 β - 内酰胺酶，则会水解头孢硝噻吩，纸片由黄色变为红色，即产 β - 内酰胺酶检测阳性。此法检测速度快，且阳性可预测细菌对青霉素酶不稳定的青霉素，包括青霉素、氨苄西林、阿洛西林，哌拉西林和替卡西林耐药。

2. 超广谱 β - 内酰胺酶（ESBLs）检测　ESBLs 由革兰阴性杆菌产生，可水解第一、二代及三代头孢菌素类（如头孢噻肟、头孢他啶、头孢曲松等）、青霉素类以及氨曲南等抗生素，其活性可被 β - 内酰胺酶抑制剂所抑制。临床检测包括筛查试验和确证试验。筛查试验选取头孢泊肟、头孢他啶、头孢噻肟、头孢曲松和氨曲南中的至少两种作 K - B 试验或肉汤微量稀释试验，如抑菌圈直径小于或 MIC 值大于判读折点，即为可疑阳性。确证试验采用两组纸片：头孢他啶和头孢他啶/克拉维酸、头孢噻肟和头孢噻肟/克拉维酸，同时 K - B 试验或肉汤微量稀释试验，当符合判定折点时即为确证该菌产 ESBLs。

3. 头孢菌素酶检测　头孢菌素酶由革兰阴性杆菌产生且不被克拉维酸抑制，可水解青霉素类、头孢菌素类、头霉素类和单氨单环 β - 内酰胺类，而不能水解四代头孢和碳青霉烯类。首先将敏感大肠埃希菌（如 ATCC25922）涂于 MH 平板上，然后贴上头孢西丁纸片，最后将待检菌沿头孢西丁纸片的射线方向接种于平板上，35℃孵育16 ~ 18 小时后观察结果，如待检菌接种线近纸片端出现抑菌圈减小，则提示头孢菌素酶阳性。

4. KPC 酶检测　KPC 酶能水解除头霉素外的所有 β - 内酰胺类抗生素。KPC 酶检测 CLSI 推荐采用

Hodge test 法，将美罗培南或厄他培南纸片贴于涂有 ATCC25922 的 MH 平板上，将待检菌沿纸片射线方向接种在平板上，如接种线近纸片端出现抑菌圈减小，则提示 KPC 酶检测阳性。

5. 耐甲氧西林葡萄球菌（MRS）的筛选测定　包括耐甲氧西林金黄色葡萄球菌（MRSA）和耐甲氧西林的凝固酶阴性葡萄球菌（MRSCoN），由 mecA 基因介导，基因产物为低亲力 PBP2a。该类菌对所有 β-内酰胺类抗生素包括青霉素类、头孢类、碳青霉烯类以及 β-内酰胺/β-内酰胺酶抑制剂复合物等耐药。该类耐药表型可用葡萄球菌对头孢西丁的药物敏感性预测，即对头孢西丁耐药即为 MRSA 或 MRSCoN。

6. 高水平的氨基糖苷类筛选试验　肠球菌对氨基糖苷类天然耐药，但对于某些肠球菌引起的严重感染，如心内膜炎，需要氨苄西林、青霉素或万古霉素（敏感株）加一种氨基糖苷类药物进行联合治疗，对肠球菌可起到协同杀菌效果。而这种联合用药是否有协同效应可用高水平的氨基糖苷类（庆大霉素和链霉素）筛选试验预测，其他的氨基糖苷类不需进行测试，因为它们对肠球菌的活性并不优于庆大霉素和链霉素。检测可用纸片扩散法和肉汤稀释法，结果判读参照 CLSI 解释标准，如果纸片扩散法结果不确定，需琼脂稀释或肉汤微量稀释法进行确证。

第三节　临床感染常见病原体免疫检测

⇒ 案例引导

　　案例　患者，男，25 岁，因皮疹到皮肤科就诊。

　　查体：皮肤上分布斑疹、丘疹为主的多形态表现（无痛无痒），追问病史，两月前有不洁性生活史。

　　实验室检查结果：梅毒特异性抗体阳性，甲苯胺红不加热试验（TRUST）阳性。

　　讨论　1. 结合临床表现该患者应考虑为何种诊断及其分期？
　　　　　　2. 试述其诊断依据。

一、概述

感染性疾病（infectious disease）指各种生物性病原体（病毒、细菌、真菌、衣原体、支原体、立克次体、寄生虫等）侵入人体所引起的传染性感染疾病（communicable infectious disease）和非传染性感染疾病（non-communicable infectious disease）的统称。对于机体来说，这些病原体均属外源性，侵入机体后，病原体本身或游离的病原体抗原可存在于血液、分泌物或其他体液中。同时，这些抗原又可刺激机体的免疫应答，产生特异性抗体。临床上，可通过相应标本中特异性抗原或抗体的检测，来确定患者是否存在某种特定的病原体感染。

二、常见的细菌感染免疫检测

细菌感染性疾病的诊断，除个别因有特殊临床症状不需细菌学诊断外（如破伤风引起的典型肌痉挛等）一般均需进行细菌学诊断以明确病因。然而从标本中分离到细菌并不一定意味该菌为疾病的致病菌，因此应根据病人的临床情况、采集标本的部位、获得的细菌种类进行综合分析。细菌感染性疾病的检查主要包括三个方面。①检测细菌或其抗原：主要包括直接涂片显微镜检查、细菌培养、抗原检测与分析；②检测抗体；③细菌核酸检测：主要包括基因探针技术和 PCR 技术。根据细菌形态、菌落特点、生化反应、血清学鉴定、动物接种等可综合鉴定病原菌。

（一）抗链球菌溶血素"O"免疫检测

抗链球菌溶血素"O"是 A 群溶血性链球菌产生的具有溶血活性的代谢产物，有抗原性，能刺激机体产生相应的抗体，即抗链球菌溶血素"O"抗体（anti – Streptolysin O，ASO），其升高说明可能有溶血性链球菌感染。ASO 是风湿热的检查指标，在其引起的风湿性关节炎的确诊中，具有重要的参考价值。

【参考区间】

正常未感染人群：0 ~ 116.0IU/ml。

【临床意义】

1. ASO 升高　可见于：①近期内有 A 群溶血性链球菌感染，如活动性风湿热、风湿性关节炎、风湿性心脏病、急性肾小球肾炎、急性上呼吸道感染、皮肤和软组织的感染等；②少数非溶血性链球菌感染，如病毒性肝炎、肾病综合征、结核病、结缔组织病、亚急性感染性心内膜炎、多发性骨髓瘤等；③寒冷地区、寒冷季节；④某些与溶血性链球菌无明显关系的疾病，如少数肝炎、肾病综合征、结核病、结缔组织疾病、亚急性感染性心内膜炎以及有些过敏性紫癜等患者，鉴别诊断时应结合临床资料综合分析；⑤高胆固醇血症、巨球蛋白血症、多发性骨髓瘤患者等。

2. ASO 降低　可见于服用水杨酸盐类、肾上腺皮质激素、抗生素等药物。

（二）伤寒沙门菌和副伤寒沙门菌免疫测定

伤寒（typhoid fever）和副伤寒（paratyphoid fever）是由伤寒沙门菌、副伤寒甲、乙、丙沙门菌引起的急性肠道传染病。目前，国内外仍有该疾病的流行和散在发生。病原菌的分离是诊断疾病的金标准，血清学检测简便、快速，能辅助诊断疾病。沙门菌抗原结构主要包括菌体"O"抗原、鞭毛"H"抗原及表面抗原"Vi"抗原等。O 抗原刺激机体产生的抗体以 IgM 为主，H 抗原刺激机体产生的抗体以 IgG 为主。根据已知沙门菌的 O、H 抗原，可检测血清中有无相应的抗体。

【参考区间】

未感染伤寒沙门菌和副伤寒沙门菌者，血清特异抗体为阴性。

【临床意义】

1. 伤寒和副伤寒沙门菌可溶性抗原测定对确诊伤寒沙门菌感染有重要意义。

2. 伤寒（副伤寒）通常在发病后 1 周左右出现抗体，第 3 ~ 4 周的阳性率可达 70% 以上，效价较高，可维持数月。有少数患者较迟才出现抗体阳性，或者抗体效价水平较低。有 10% ~ 30% 的患者肥达反应始终为阴性。解释肥达反应结果时应注意单份血清抗体效价 O > 1∶80 及 H > 1∶160 者有诊断意义；若动态观察，持续超过参考值或较原效价升高 4 倍以上更有价值。肥达反应若出现：①O、H 均升高，提示伤寒可能性大，多数患者在病程第 2 周出现阳性；②O 不高、H 升高，可能是预防接种或非特异性回忆反应；③O 升高、H 不高，则可能是感染早期或与伤寒沙门菌抗原有交叉反应的其他沙门菌感染。

3. IgM 抗体于发病后 1 周即出现升高，有早期诊断价值。仅 IgM 阳性表示伤寒（副伤寒）急性期；IgM、IgG 同时阳性表示疾病急性中期；仅 IgG 阳性表示既往感染或接受过疫苗。

（三）脑膜炎奈瑟菌免疫学测定

流行性脑脊髓膜炎是由脑膜炎奈瑟菌（meningococcus）感染所致。通过对患者脑脊液、急性期血清和尿中脑膜炎双球菌群特异抗原和抗体的测定，以辅助流行性脑脊髓膜炎的临床诊断。临床常见检测方法有 ELISA 法、间接血凝试验、对流免疫电泳、乳胶凝集试验和 RIA 等。

【参考区间】

健康人抗原抗体测定阴性。

【临床意义】

脑膜炎奈瑟菌抗原的测定可用于流行性脑脊髓膜炎的确诊。感染 1 周后，抗体逐渐增高，2 个月后逐渐下降，接受疫苗接种者高抗体效价可持续 1 年以上。

（四）结核分枝杆菌免疫检测

结核分枝杆菌（Mycobacterium tuberculosis，MTB）为结核病的病原体，主要通过呼吸道、消化道和损伤的皮肤等多种途径感染机体，引起多种脏器组织的结核病，如肺结核、肾结核、肠结核、脊柱结核、结核性脑膜炎等，其中肺结核较多见。结核分枝杆菌是一种细胞内寄生菌，进入机体后可以诱导机体产生抗感染的细胞免疫和体液免疫。一般认为细胞免疫与体液免疫反应在结核分枝杆菌感染时可发生分离现象，即活动型细胞免疫功能低下时，抗体效价升高；在疾病恢复期或稳定期，细胞免疫功能增强，而抗体效价下降。各类结核病患者的免疫反应规律为病变重，受损范围大者，细胞免疫功能弱，而抗体产生多。

【参考区间】

未感染过及未接种结核分枝杆菌疫苗者，血清抗结核分枝杆菌抗体阴性。

【临床意义】

抗结核分枝杆菌抗体检测的特异性取决于所包被抗原的特异性。除血清标本外，脑脊液、胸腹水、尿液、支气管肺泡灌洗液等体液均可用于检测结核分枝杆菌抗体。需注意的是非典型分枝杆菌和麻风分枝杆菌感染也可呈阳性反应。

（五）幽门螺杆菌免疫检测

幽门螺杆菌（Helicobacter pylori，HP）是从慢性胃炎和消化性溃疡患者胃黏膜中分离出来的一种弯曲样杆菌，是慢性胃炎和消化性溃疡的主要原因，超过 80% 的携带者并不会出现症状。幽门螺杆菌产毒株致病性更强，与胃溃疡、胃癌的发病密切相关。根除幽门螺杆菌可以防止溃疡复发，世界卫生组织已将幽门螺杆菌定为胃癌的 I 类致癌因子。幽门螺杆菌感染的免疫检测主要是通过检测患者血清中的抗体。

【参考区间】

未感染幽门螺杆菌者，血清中抗幽门螺杆菌抗体阴性。

【临床意义】

感染幽门螺杆菌之后，血清中可出现 IgM、IgA 和 IgG 类抗幽门螺杆菌抗体。感染后数周内 IgM 类抗体即会消失，相当长的一段时间内可检出 IgA 类抗体，而 IgG 类抗体常于 IgM 类抗体滴度下降后才升高，且可持续多年。IgA 类抗体阳性与胃炎活动性相关，IgG 类抗体滴度升高提示为慢性感染，在治疗 6 个月后 IgG 类抗体滴度降低表明治疗有效。

（六）布鲁菌免疫检测

布鲁菌病（brucellosis），简称布病，又称地中海热、波状热，由布鲁菌属引起，是世界上最常见的人畜共患传染病之一。目前布鲁菌属分为 6 个种，使人致病的有牛种、羊种、猪种和犬种；而疫畜是布鲁菌病的主要传染源，在我国流行占绝对优势的为羊布鲁菌，其次为牛和猪布鲁菌。

【参考区间】

未感染布鲁菌者，血清布鲁菌抗体一般阴性，布鲁菌疫苗接种者可呈阳性。

【临床意义】

布鲁菌病诊断应结合患者的流行病学接触史、临床表现和实验室检查结果综合判断。凝集反应试验对急性期感染的诊断相对较好，双份血清检测后次效价超过前次 4 倍以上有诊断价值，但慢性期、复发或局灶性感染可出现假阴性；同时正常人可有低滴度的凝集素，接种布鲁菌活菌苗者凝集效价也增高；不完全抗体可阻断完全抗体与抗原的凝集反应，使凝集试验呈假阴性，但抗人免疫球蛋白试验可阳性。血清学试验诊断布鲁菌病存在一些局限性，如某些患者血清中布鲁菌抗体始终保持较高的滴度。

三、常见的病毒感染免疫检测

病毒是只能在易感细胞内以复制方式进行增殖的非细胞型微生物，因此，其检验程序不同于细菌。病毒感染的实验室检查包括病毒分离与鉴定、病毒核酸与抗原的直接检出以及特异性抗体的检测。

病毒的最初鉴定可根据临床症状、流行病学特点、标本来源、易感动物范围、细胞病变特征确定何种病毒。在此基础上，对已分离的病毒和已知参考血清作中和试验、补体结合试验、血凝抑制试验等作最后鉴定。病毒分离鉴定和血清学诊断一般需要较长时间，近年来发展起来的利用核酸杂交技术和 PCR 技术检测标本中病毒核酸，或用免疫荧光标记技术、化学发光技术检测组织细胞内的病毒抗原和胞外游离病毒抗原是一种快速的早期诊断手段，并明显优于显微镜诊断。

（一）TORCH 试验

TORCH 包括弓形虫、风疹病毒、巨细胞病毒、单纯疱疹病毒 Ⅰ 型和 Ⅱ 型的病原体检测。TORCH 所致的胎儿及新生儿的先天性感染可发生在妊娠的各个时期，宫内感染这些病原体有可能引起胎儿的早产、流产、宫内发育迟滞、畸形、死胎和新生儿死亡等，为产前常规检查项目。

1. 弓形虫免疫检测　弓形虫（Toxoplasma gondii, Toxo）属原虫，先天性弓形虫感染可引起神经系统，特别是出生后远期智力障碍，因此临床极为重视。如果孕妇发生弓形虫感染，可通过胎盘传播给胎儿，造成自然流产、早产或死胎等。人体感染弓形虫后，一般可产生保护性免疫。抗原检测可用血、骨髓、脑脊液或尿等离心后直接涂片，瑞-吉染色后可见虫体，证明其存在。还可检测特异性 IgM 及 IgG 型抗体，IgM 型抗体阳性提示现症感染，IgG 型抗体阳性一般提示既往感染。

2. 风疹病毒免疫检测　风疹病毒（rubella virus, RV）经呼吸道传播，是引起风疹的病原体。妊娠 4 个月内的妇女若被感染，病毒可通过胎盘感染胎儿，引起先天性风疹综合征，导致胎儿器官缺损或畸形，如新生儿先天性白内障、先天性心脏病、先天性耳聋等。人体感染风疹病毒后能产生特异性抗体，获终生免疫力。一般风疹病毒感染后首先出现 IgM 抗体，第 3 周时达高峰，持续 1~2 个月，感染后 3 周可测出 IgG 型抗体，并可持续终生。

对风疹病毒 IgM 和 IgG 抗体的准确检测将会为诊断和随访风疹病毒急性感染，评估育龄妇女的免疫状态以及为可疑育龄妇女选择适当的预防措施提供基本手段。IgM 抗体常用于风疹急性期或新近感染的诊断，IgG 抗体用于调查既往感染。

3. 巨细胞病毒免疫检测　巨细胞病毒（cytomegalovirus, CMV）属疱疹类病毒，是人类病毒性疾病的常见病原体之一。人类对 CMV 普遍易感，初次感染多在 2 岁以下，常呈隐性感染，但可长期带毒成为潜伏感染。其先天感染的致畸性仅次于风疹病毒，妊娠妇女可通过胎盘感染胎儿，造成神经系统及智力的障碍。

应用免疫学技术检测抗原或抗体，不仅有助于区别先天性或获得性感染，而且有助于区别急性或既往感染。免疫荧光或酶免疫方法检测 CMV 特异性抗原，敏感、特异、快速，常用于 CMV 感染的早期诊断。人感染 CMV 后先出现 IgM 类特异性抗体，然后是 IgG 和 IgA 类抗体。血清中抗 CMV - IgM 类抗体阳性有助于对急性或活动性 CMV 感染的诊断，脐带血查出抗 CMV - IgM 类抗体说明胎儿宫内感染，若同时检测抗 CMV – IgA 类抗体可提高诊断的准确性。抗 CMV – IgG 抗体阳性对诊断既往感染和流行病学调查有意义。

4. 单纯疱疹病毒免疫检测　单纯疱疹病毒（herpesvirus，HSV）分为Ⅰ型和Ⅱ型。HSV 在人群中感染较普遍，常为隐性感染。HSV – Ⅰ型主要引起生殖器以外的皮肤、黏膜和器官感染，也可引起原发性生殖器疱疹；HSV – Ⅱ型则主要引起生殖器疱疹，与宫颈癌的发生也有关。HSV 常存在于感染者唾液中，主要通过分泌物、直接密切接触以及性接触传播，同时可通过胎盘感染胎儿，导致胎儿畸形、流产等。人感染 HSV 后，1 周后即可检测到 IgM 抗体，感染后 3 周抗体效价最高。原发性感染患者 2 ~ 3 周后，体内一般会出现特异性 IgG 抗体，但几个月后其滴度会下降，而复发感染的患者滴度不会增高。一般 IgM 抗体的存在表示近期感染或复发感染，IgG 抗体的检测可评估患者的免疫状态并且提供 HSV 既往感染的血清学证据。

约 35% 的儿童到 5 岁时具有Ⅰ型病毒的抗体，约 80% 的成人到 25 岁时具有特异性抗Ⅱ型病毒的抗体，尽管体内有抗病毒抗体，这两种类型的病毒也会经常复发。快速准确地诊断 HSV 感染有助于及早采用抗病毒治疗，减少感染传播。

【参考区间】

一般而言，未感染这些病原体或感染窗口期者，IgM、IgG 抗体均为阴性；既往感染或接种过疫苗获得免疫力者，IgM 阴性、IgG 阳性；近期感染者，IgM 阳性或 IgM 、IgG 均阳性。

【临床意义】

如果被检者两种抗体均无，应视为易感者，可注射疫苗保护。有 IgM 抗体出现均应做妇产科咨询后决定是否治疗性流产或继续妊娠。仅有 IgG 抗体应注意观察其滴度变化，如果滴度低且无变化为既往感染，若测定患者急性期和恢复期双份血清，抗体滴度明显升高 4 倍或以上，则具有诊断近期感染的意义。

（二）柯萨奇病毒免疫检测

柯萨奇病毒（Coxsackie virus，Cox）为小 RNA 病毒，是人体中一类常见的经呼吸道和消化道感染的肠病毒，感染后会出现发热、喷嚏、咳嗽等感冒症状。妊娠期感染可引起非麻痹性脊髓灰质炎性病变，并导致胎儿宫内感染和畸形。

【参考区间】

未感染柯萨奇病毒者，血清抗柯萨奇病毒抗体阴性，不同检测系统其参考区间有所不同。

【临床意义】

急性柯萨奇病毒感染可以通过特异性 IgM 抗体和（或）IgA 抗体检测及 IgG 抗体滴度上升证实。除 6 个月以下的婴儿外，各年龄组都可以进行 IgM 抗体检测，其中血清检出率最高的是 1 ~ 10 岁年龄段。如果是心肌炎或心包炎，3 ~ 6 个月可以找到 IgM 抗体，如果是流行性胸肌痛，可长达 1 ~ 2 个月。柯萨奇病毒感染引起的往复发作的心包炎患者 IgM 抗体可能维持约 5 年。在急性感染的情况下特异 IgA 抗体检测是对 IgM 抗体检测的重要补充。IgM 抗体阳性提示近期感染或现症感染。

（三）轮状病毒免疫检测

轮状病毒（Rotavirus，RV）在每年的夏秋冬季流行，经粪 – 口途径传播，是引起婴幼儿腹泻的主要病原体，可导致婴幼儿死亡，主要感染小肠上皮细胞，从而造成细胞损伤，引起腹泻，临床表现为急性胃肠炎，严重者可出现脱水症状。普通轮状病毒主要侵犯婴幼儿，成人腹泻轮状病毒则可引起青壮年胃肠炎的暴发流行。

【参考区间】

未感染轮状病毒者粪便轮状病毒抗原阴性。

【临床意义】

婴幼儿腹泻约有50%是由轮状病毒所致。轮状病毒抗原检测是诊断轮状病毒性肠炎较敏感的方法,对临床诊断该病可提供有效依据,有助于及时诊断和正确治疗轮状病毒性肠炎,并能动态掌握该病的流行情况,对指导预防该病的发生有重要意义。轮状病毒 IgM 抗体阳性提示近期感染或现症感染,IgG 阳性提示既往感染。

(四)呼吸道病毒免疫检测

呼吸道病毒是指一大类能侵犯呼吸道引起呼吸道局部病变,或仅以呼吸道为侵入门户,主要引起呼吸道外组织器官病变的病毒。呼吸道病毒包括流感病毒、副流感病毒、呼吸道合胞病毒、麻疹病毒、腮腺炎病毒以及其他病毒科中的一些病毒,如腺病毒、风疹病毒、鼻病毒、冠状病毒和呼肠病毒等。

1. 流感病毒免疫检测 流行性感冒病毒(influenza virus),简称流感病毒,是引起呼吸道感染的单股负链 RNA 病毒。与人类感染有关的流感病毒根据其核蛋白和基质蛋白抗原性的差异分为三种,即甲型流感病毒(A)、乙型流感病毒(B)、丙型流感病毒(C),其中甲型流感病毒的感染范围最广。流感病毒的免疫学检测方法主要有 ELISA、胶体金免疫层析试验(GICA)、免疫荧光法、血凝抑制试验和中和试验等。

【参考区间】

未感染流感病毒者,鼻咽分泌物或支气管灌洗液中流感病毒抗原为阴性,血清流感病毒抗体为阴性,流感病毒中和抗体为阴性。

【临床意义】

在发病初期1~3天,患者鼻咽部分泌物中含有大量病毒,此时传染性最强,最适合于病毒抗原的检测。由于同一亚型不同年代流感病毒变异株间存在不同程度的抗原性交叉,因此患者血清中是否存在流感病毒抗体或抗体滴度的高低,不能作为流感病毒感染的确诊证据,应采集患者急性期和恢复期的血清,在同一条件下进行测定,凡恢复期血清中抗体效价比急性期高4倍或以上者,才有诊断价值。此外,由于流感病毒抗原变异较为复杂,不同地区甚至同一地区不同时间所流行毒株的抗原性不完全相同。

2. 副流感病毒和腮腺炎病毒免疫检测 副流感病毒(parainfluenza virus,PIV)和腮腺炎病毒(mumps virus)均是单股负链 RNA 病毒。副流感病毒是引起轻型流感样症状的呼吸道病毒,根据血清学可分为4型,Ⅰ和Ⅱ型是主要的致病因子,常引起哮喘;Ⅲ型常引起下呼吸道感染,发病率仅次于呼吸道合胞病毒;Ⅳ型只引起轻型上呼吸道感染。此外,Ⅰ和Ⅲ型亦是医院感染的重要病原体。腮腺炎病毒是引起流行性腮腺炎的病原体,还可引起脑膜炎、睾丸炎、卵巢炎和膜腺炎等。副流感病毒和腮腺炎病毒的免疫学检测方法主要有中和试验和免疫荧光法等,通过检测病毒的抗原或血清中的特异性抗体,同时结合临床症状进行鉴别和诊断。

【参考区间】

健康非感染人群血清中副流感病毒或腮腺炎病毒抗原为阴性,中和抗体为阴性。

【临床意义】

由于副流感病毒共有4种亚型,彼此之间存在不同程度的抗原性交叉,因此检测其血清抗体时,应采集患者急性期和恢复期的血清,在同一条件下进行测定,凡恢复期血清中和抗体效价比急性期高4倍或以上者才有诊断价值。流行性腮腺炎是儿童常见病之一，好发于冬春季节，学龄儿童（5~15岁）为易感者，5岁以下儿童感染腮腺炎病毒常表现为上呼吸道感染而无腮腺炎症状。人是腮腺炎病毒的唯一宿主，且该病毒仅有一个血清型，腮腺炎病后可获得牢固的免疫力。

3. 呼吸道合胞病毒免疫检测　呼吸道合胞病毒（respiratiory syncytial virus，RSV）是一种单股负链RNA病毒，主要通过飞沫传播或直接接触手、污染物而感染。人群普遍易感，是引起世界范围内婴幼儿下呼吸道感染最常见的病毒。流行期在我国北方为冬春季，南方为秋冬季。RSV感染的潜伏期一般为4~5天，感染后先在鼻咽上皮细胞内增殖，然后扩散至下呼吸道，其致病可能通过Ⅰ型超敏反应引起的免疫损伤所致，很少引起病毒血症。婴幼儿特别是2~6个月的婴幼儿对RSV尤其敏感，常引起较为严重的呼吸道疾病，如病毒性肺炎、毛细支气管炎等，患儿常出现呼吸困难甚至暂停，气管或细支气管坏死物与黏液、纤维蛋白等集结在一起，极易阻塞患儿的呼吸道，严重者导致死亡。RSV的免疫学检测方法主要有免疫荧光法和中和试验等。通过检测病毒的抗原或血清中的特异性抗体，同时结合临床症状进行鉴别和诊断。

【参考区间】

未感染人群，血清中呼吸道合胞病毒中和抗体为阴性，呼吸道合胞病毒抗原为阴性。

【临床意义】

通过免疫荧光法检测RSV病毒抗原，有助于呼吸道合胞病毒感染性疾病的诊断。由于机体对病毒存在记忆性免疫反应，因此检测其血清抗体时应采集患者急性期和恢复期的血清，在同一条件下进行测定，凡恢复期血清中和抗体效价比急性期高4倍或以上者，对呼吸道合胞病毒的感染才有诊断价值。

4. 腺病毒免疫检测　腺病毒（adenovirus，AV）是一种无包膜的双链DNA病毒。腺病毒主要通过呼吸道、消化道和眼结膜等途径传播而引起疾病，病毒在咽、结膜等部位特别是在小肠上皮细胞内增殖可持续数月，常呈隐性感染。病毒主要感染儿童，大多无症状，成人高热少见。腺病毒的检测方法主要有中和试验和免疫荧光法等，通过检测腺病毒的抗原或血清中的特异性腺病毒抗体，同时结合临床症状进行鉴别和诊断。

【参考区间】

未感染人群，鼻咽分泌物或支气管灌洗液中腺病毒抗原为阴性，血清中腺病毒中和抗体为阴性。

【临床意义】

腺病毒具有多种血清型，不同血清型可引起同一种疾病，同一血清型也可引起不同的疾病。该疾病一般具有自限性，感染后机体可获得长期持续的特异性免疫能力，且由于机体对病毒存在记忆性免疫反应，因此检测其血清抗体时，应采集患者急性期和恢复期的血清，在同一条件下进行测定，凡恢复期血清中和抗体效价比急性期高4倍或以上者，对腺病毒的感染才有诊断价值。通过免疫荧光法检测腺病毒抗原，有助于腺病毒感染疾病的诊断。

5. 麻疹病毒免疫检测　麻疹病毒（measles virus，MV）是引起麻疹的病原体，为单链RNA病毒。麻疹病毒主要通过咳嗽、喷嚏等飞沫经呼吸道侵入人体。麻疹是小儿常见的传染病之一，传染性强，发病率高，病程分为四期，即潜伏期、前驱期、出疹期和恢复期。少数患儿会出现中枢神经系统的并发症，导致亚急性硬化性全脑炎，引起大脑功能渐进性衰退，表现为反应迟钝、精神障碍、运动障碍，最后因昏迷、瘫痪等导致死亡。麻疹病毒的免疫学检测方法主要有ELISA法和免疫荧光法等。

【参考区间】

未感染人群，血清抗麻疹病毒IgM抗体为阴性。健康未感染或未接种过疫苗人群血清中，麻疹病毒IgG抗体为阴性。健康未感染人群鼻咽分泌物或尿液中麻疹病毒抗原为阴性。

【临床意义】

人是麻疹病毒的唯一自然宿主。麻疹好发于冬春季，人群普遍易感，我国 6 个月 ~ 5 岁的儿童发病率最高。典型症状的患者可根据临床表现结合流行病学状况做出诊断，而症状不典型的患者需根据血清麻疹抗体的检测或麻疹病毒的分离做出诊断。通过免疫荧光法检测麻疹病毒抗原，有助于麻疹病毒感染疾病的诊断，麻疹病毒产生的 IgG 抗体能够对机体产生牢固的免疫力。感染初期 ELISA 法检出的麻疹病毒抗体以 IgM 为主，而后以 IgG 为主。

6. 冠状病毒免疫检测　冠状病毒（coronavirus）通过飞沫传播，一般仅侵袭上呼吸道，引起 10% ~ 30% 的普通感冒，各年龄组均可发病，以婴幼儿为主，冬季为流行高峰。

急性呼吸综合征冠状病毒（severe acute respiratory syndrome - related coronavirus，SARS - CoV）是一种新型冠状病毒，可引起急性呼吸综合征（severe acute respiratory syndrome，SARS）。SARS 是 2002 年年底至 2003 年上半年在世界范围内流行的一种急性呼吸道传染病，曾被称为传染性非典型肺炎，主要经过密切接触传播，以近距离飞沫传播为主，也可通过接触呼吸道分泌物经口、鼻、眼传播，还存在粪 - 口传播的可能，其临床表现为持续高热（高于 38℃），头痛和全身酸痛、乏力、干咳、少痰，部分患者有气促等呼吸困难症状，少数进展为呼吸窘迫综合征，肺部影像学显示肺炎改变，抗菌药治疗无效。SARS 病毒能侵犯多种脏器，并引起免疫系统对脏器的过度攻击，导致严重的脏器损伤。SARS 病毒抗体一般采用 ELISA 方法和间接免疫荧光法检测。

【参考区间】

人抗 SARS 病毒（N 蛋白）抗体为阴性（间接免疫荧光法，正常人血清 1∶20 稀释抗 SARS 病毒抗体为阴性）。

【临床意义】

SARS 病毒感染后，最早的 IgM 抗体出现要在 7 天左右，10 天时达到高峰，15 天左右下降，IgG 抗体 10 天后产生，20 天左右达到高峰，检测血清中的 SARS 病毒抗体有助于 SARS 病毒感染的确定。抗体阳性表明曾感染过 SARS - CoV，由阴性到阳性的血清转化，或者急性期到恢复期抗体效价增高 4 倍以上，表明有近期感染。

四、常见的其他感染免疫检测

（一）降钙素原检测

降钙素原（procalcitonin，PCT）是无激素活性的降钙素前肽物质，健康人血浆 PCT 含量极低，当严重细菌、真菌、寄生虫感染以及脓毒症和多脏器功能衰竭时它在血浆中的水平升高，增高的程度与感染的严重程度及预后密切相关，因此在全身性细菌感染和脓毒症的辅助鉴别诊断、预后判断和疗效观察等方面有较高的临床应用价值。在病毒性感染及局部细菌感染而无全身表现的患者 PCT 仅轻度升高。

PCT 已被用作全身严重感染或败血症时的一个重要的观察指标，其半衰期为 25 ~ 30 小时，在体外稳定性很好。目前 PCT 可通过胶体金等半定量方法和放射免疫分析法、免疫荧光法、双抗夹心免疫化学发光法和酶免法等定量方法检测。

【参考区间】

ECLIA（电化学发光）法：健康正常人，< 0.046ng/ml。

ELISA 法：健康正常人，< 500ng/L。

胶体金免疫层析法：健康正常人，阴性。

不同检测方法和所使用的商品化试剂参考区间不同。

【临床意义】

PCT 与感染和脓毒症的相关性很好，已被推荐用于细菌感染性脓毒症的诊断、分层、治疗监测和预后评估。PCT 可作为脓毒血症的预后指标，也是急性重症胰腺炎及其主要并发症的可靠指标。同时，PCT 也能在早期反映急性胰腺炎病情程度，还可以早期判断是否合并感染，有助于早期合理选择抗生素与预防感染。

PCT 升高见于细菌性脓毒血症，尤其是重症脓毒血症和感染性休克。对于社区获得性呼吸道感染和空调诱导性肺炎患者，PCT 可作为抗生素选择以及疗效判断的指标。PCT 对寄生虫感染症疾的辅助诊断具有一定价值。大手术和严重创伤患者细菌感染并发症监测术后或外伤后并发细菌感染，血浆 PCT 则一直保持高水平或持续升高，若感染和脓毒症得到根除和控制，则很快下降至正常水平。多数良性或恶性肿瘤患者血浆 PCT 浓度处于正常范围内或轻微升高，并发感染时则出现异常升高。继发性细菌感染患者，在抗菌治疗后血浆 PCT 可快速降低。

PCT 对上尿路感染诊断的敏感性和特异性较高，对尿路感染的定位有重要临床意义。

（二）C 反应蛋白检测

C 反应蛋白（Creactive protein，CRP）是指在机体受到感染或组织损伤时血浆中一些浓度快速、急剧上升的蛋白质（急性相反应蛋白）。CRP 主要由肝脏产生，可通过激活补体和加强吞噬细胞的吞噬而起调理作用，从而清除入侵机体的病原微生物和损伤、坏死、凋亡的组织细胞，在机体的天然免疫过程中发挥重要的保护作用，其含量的变化对炎症、组织损伤、恶性肿瘤等疾病的诊断及疗效观察等都具有重要意义。CRP 还是心血管炎症病变的生物标志物，在其诊断和评估中具有重要作用，个体的 CRP 基础水平和未来心血管病的发病关系密切。高敏 C 反应蛋白（high sensitive C reaction protein，hs－CRP）是采用超敏感检测技术检测 CRP，能准确的反应低浓度时 CRP 的水平。常用的免疫检测方法有免疫比浊法和单项免疫扩散电泳等。

【参考区间】

新生儿 <0.6mg/L；婴儿 <1.6mg/L；成人 <8.2mg/L。

心血管疾病危险性评估中 hs－CRP <1.0mg/L 为低危险性，1.0mg/L～3.0mg/L 为中度危险性，hs－CRP >3.0mg/L 为高度危险性，如果 hs－CRP >10mg/L，表明可能存在其他炎症，应在其他炎症控制以后重新采集标本检测。

【临床意义】

1. 可作为细菌性感染和病毒性感染的鉴别诊断指标：各种细菌性感染 CRP 明显增高，而病毒性感染 CRP 不增高或增高不明显。

2. 组织损伤时，CRP 常于发病数小时后明显增高，病变好转后迅速下降。若手术恢复后 CRP 又升高，提示继发感染或深静脉血栓形成。

3. 风湿热活动期，CRP 明显增高，病变好转后逐渐降至正常。

4. 恶性肿瘤、妊娠等也可见 CRP 增高。

5. hs－CRP 在心血管疾病危险性评估中有重要价值。

第四节　病毒性肝炎检测

病毒性肝炎目前已经确定的有甲型、乙型、丙型、丁型、戊型五种肝炎病毒引起，有待阐明的有庚型肝炎病毒、输血传播病毒（TTV）、SEN 病毒（SEN－V）等，除肝炎病毒外，其他病毒如巨细胞病毒、EB 病毒、单纯疱疹病毒、艾柯病毒、风疹病毒等均可引起肝脏损害，但这类病毒所致肝炎为全身感染的一部分，不属于病毒性肝炎。

病毒性肝炎的确诊依赖于病原体的检出，从病毒分离、培养到血清免疫学检测、抗原检测，直到近年来发展起来的分子生物学检测，为肝炎病毒感染的确诊以及治疗监测提供了更翔实的实验室依据。下面主要介绍常见甲、乙、丙、丁、戊型肝炎病毒标志物的检测。

一、甲型肝炎病毒标志物测定

甲型病毒性肝炎，简称甲型肝炎、甲肝，是由甲型肝炎病毒（Hepatitis A virus，HAV）引起的，以肝脏炎症病变为主的传染病；HAV 属小 RNA 病毒科中的肝 RNA 病毒属，是一种无包膜的球形颗粒。主要通过粪 - 口途径传播，任何年龄均可患本病，但主要为儿童和青少年。本病病程呈自限性，无慢性化，引起急性重型肝炎者极为少见，临床上常以疲乏、食欲减退、肝大、肝功能异常为主要表现，部分病例出现黄疸。成人甲型肝炎的临床症状一般较儿童为重。冬春季节常是甲型肝炎发病的高峰期。

甲型肝炎的实验室检测主要包括 HAV Ag、抗 - HAV IgM、抗 - HAV IgG、抗 - HAV IgA 等抗体和核酸的检测。

1. 抗原的检测 抗原的检测有酶免疫技术、胶体金免疫层析法、免疫定量分析法等。

【参考区间】

未感染 HAV 的正常健康人群，抗原应为阴性。

【临床意义】

HAV Ag 存在于患者感染后 10 ~ 20 天的粪便中，一般在发病前 1 ~ 15 天从粪便中排出，临床上不易捕捉到。发病 1 周时阳性率 42.9%，1 ~ 2 周时为 18.3%，半个月后消失。因此，临床上较少用。如果 HAV Ag 阳性，表示患者正在感染甲肝，为急性期早期。

2. 抗体的检测 抗体的检测有酶免疫技术、胶体金免疫层析法、免疫定量分析法等。

【参考区间】

未感染 HAV 的正常健康人群，抗体应为阴性。已接种甲肝疫苗的正常健康人群或 HAV 感染恢复期，仅抗 - HAV IgG 抗体为阳性。

【临床意义】

（1）抗 - HAV IgM 是早期诊断甲型肝炎的特异性较高的指标，一旦感染 HAV，其总抗体即为阳性，首先出现的是 IgM 抗体，发病后 1 周左右即可在血清中测出。其出现与临床症状及化验指标异常的时间一致，第 2 周达高峰。一般持续 8 周，部分患者可达 6 个月以上。但也有少部分患者起病初期为阴性，2 ~ 3 周后方可检出阳性。所以临床疑诊甲型肝炎，而抗 - HAV IgM 阴性，应重复 1 ~ 2 次，以免漏诊。

（2）抗 - HAV IgG 是既往感染的指标，因其是保护性抗体，可保护人体再次感染，故可作为流行病学调查，了解易感人群。当其阳性表示既往或现症感染 HAV，若 2 ~ 4 周后测定滴度增高 4 倍以上为急性期感染 HAV。若已接种甲肝疫苗的正常健康人群或 HAV 感染恢复期，仅抗 - HAV IgG 抗体为阳性；通常在接种 2 周后可以检测到抗 - HAV IgG 抗体，在成功免疫的个体中，抗体的保护作用可以持续多年，且一般认为抗体浓度达到 10 ~ 20mIU/ml 才能使机体免于感染。

（3）抗 - HAV IgA IgA 型抗体又称分泌型抗体，主要存在于泪眼、唾液、尿液、胃液、乳汁、鼻腔分泌物中，胃液中的 IgA 可排入粪便中，在甲型肝炎患者粪便提取液中可测得抗 - HAV IgA。可作为甲型肝炎的辅助诊断。

3. 核酸检测　PCR 技术、核酸杂交等。

【参考区间】

未感染 HAV 的正常健康人群，核酸应为阴性或低于检测限。

【临床意义】

核酸检测可用于 HAV 的早期诊断，使患者可以得到及时治疗，防止病情恶化与蔓延等。

二、乙型肝炎病毒标志物测定

乙型病毒性肝炎，简称乙型肝炎、乙肝，是由乙型肝炎病毒（Hepatitis B virus，HBV）引起的，以肝脏炎性病变为主，多器官损害的一种传染性疾病。乙型肝炎病毒是一种嗜肝 DNA 病毒。HBV 感染者血液中有三种形态的颗粒，即完整的病毒颗粒（Dane 颗粒）、球形颗粒及管形颗粒。乙肝广泛流行于世界各国，主要侵犯儿童及青壮年，少数患者可转化为肝硬化或肝癌。因此，它已成为严重威胁人类健康的世界公共卫生问题，也是我国当前流行最为广泛、危害最为严重的一种疾病。

HBV 的实验室检测主要包括 HBV 相关抗原抗体（HBsAg、HBsAb、HBeAg、HBeAb、HBcAb 和 HBcAb IgM、Pre－S$_1$ 抗原、Pre－S$_2$ 抗原）、HBV DNA、HBV 基因型及耐药检测等。

1. HBV 抗原、抗体的检测　酶免疫技术和免疫定量分析法等。

【参考区间】

未感染 HBV 且未接种乙肝疫苗的正常健康人群，抗原抗体应为阴性；已接种乙肝疫苗的正常健康人群，仅表面抗体为阳性。

【临床意义】

见表 23－1。

表 23－1　常规乙肝两对半定性检测临床分析

HBsAg	HBsAb	HBeAg	HBeAb	HBcAb	临床意义
-	-	-	-	-	未感染 HBV
-	-	-	-	+	曾感染 HBV，急性感染恢复期
-	-	-	+	+	HBV 低度复制，HBsAb 出现前阶段
-	+	-	-	-	预防注射疫苗或感染后已清除
-	+	-	+	+	既往感染；急性 HBV 感染恢复期
-	+	-	-	+	既往感染；急性 HBV 感染已恢复
+	-	-	-	+	急性 HBV 感染；慢性 HBsAg 携带者
+	-	-	+	+	急性 HBV 感染趋向恢复；慢性 HBsAg 携带者，传染性弱；易癌变
+	-	+	-	+	急性或慢性乙肝，传染性极强
+	-	-	-	-	急性 HBV 感染早期，HBsAg 携带者
+	-	+	-	-	急性 HBV 感染早期，传染性强
-	-	+	+	+	急性感染中期
+	-	+	+	+	急性感染趋向恢复；慢性携带者
+	-	-	+	-	急性感染趋向恢复
-	-	-	+	-	急性感染趋向恢复
-	+	-	+	-	HBV 感染已恢复

（1）HBsAg　HBsAg 阳性表示 HBV 感染；可作为乙型肝炎早期诊断的指标；而 HBsAg 阴性也不能

完全排除 HBV 感染。HBsAg 的定量与 HBV cccDNA 的含量密切相关，可作为治疗、监测和疗效评估的指标。无论哪种基因型，若经过 24 周治疗 HBsAg 定量仍 >20000IU/ml，建议停止聚乙二醇 – α 干扰素（PEG – IFNα）治疗，改用核苷（酸）类似物（NAs）治疗（即 HBsAg 的定量检测可预测疾病的进展、抗病毒疗效和预后）。

（2）HBsAb   HBsAb 为保护性抗体，其阳性表示对 HBV 有免疫力，见于乙型肝炎康复及接种乙型肝炎疫苗者；WHO 推荐 hBsAb ≥10mIU/ml 表明具有免疫力，位于 8 ~ 10mIU/ml 时复检，若检测值 < 10mIU/ml 则为既往感染或疫苗免疫失败；一般认为若检测值 >100mIU/ml 表明机体对于 HBV 感染具有较强的免疫力，特别是对不同基因型的感染具有一定免疫力。

（3）HBeAg   HBeAg 是病毒活跃复制的标志，也是 HBV 急性感染的早期标志，其水平与 HBV DNA 呈正相关；当其持续阳性 3 个月以上则表明有转为慢性感染的倾向，提示预后较差。乙型肝炎急性期时若 HBeAg 阴性则表明预后良好。对 HBeAg 阳性患者，发现 ALT 水平升高后，建议观察 3 ~ 6 个月，如未发生自发性 HBeAg 血清学转换，才建议考虑抗病毒治疗。

（4）HBeAb   为 HBeAg 的特异性抗体，是 HBV 感染的标志，在 HBeAg 即将消失时出现。其阳性可见于慢性感染或感染后恢复期，以及病毒复制水平较低或是不复制时。乙型肝炎急性期 HBeAb 阳性者，可进展为慢性肝炎、慢性活动性肝炎、肝硬化。一般认为 HBeAg 阴性、HBeAb 阳性时，病情很容易缓解且预后较好。

（5）HBcAb 和 HBcAb IgM   HBcAb 不是保护性抗体，而是 HBV 感染的血清标志物，出现早，持续时间长，滴度高且可以终身携带。高滴度表示 HBV 复制，低滴度表示既往感染。HBcAb 总抗体主要是 HBcAb IgG，只要感染过 HBV，无论病毒是否被清除，此抗体多为阳性。HBcAb IgM 是 HBV 感染早期出现的抗体，是急性 HBV 感染的重要血清标志物。HBcAb IgM 阳性多见于急性乙型肝炎及慢性乙型肝炎急性发作。当其阴转提示急性乙型肝炎逐渐恢复。在 HBeAg 阳性的慢性乙型肝炎患者中，基线 HBcAb 抗体的定量对聚乙二醇干扰素（Peg – IFN）和核苷（酸）类似物（NAs）治疗的疗效有一定的预测价值。

（6）Pre – S_1 抗原   是十分重要的病毒复制指标，可随 HBeAg 的消失而消失，与转阴时间呈正相关，因此可以作为病毒清除和病毒转阴的参考指标。

（7）Pre – S_2 抗原   在急性乙型肝炎中，Pre – S_2 抗原和 HBeAg 可作为 HBV 复制的标志。而在慢性乙型肝炎中，Pre – S_2 抗原的出现提示慢性肝炎进入活动期。

2. HBV DNA 检测   支链 DNA 技术、荧光定量 PCR、PCR 酶联化学发光等。

【参考区间】

未感染 HBV 正常健康人群，核酸应为阴性或低于检测限。

【临床意义】

HBV DNA 的监测是检测治疗失败的关键。为了避免乙型肝炎复发，HBV DNA 需控制在实时荧光定量 PCR 检测不到的水平（<10 ~ 15U/ml）。HBeAg 阳性患者，HBV DNA ≥20000U/ml（相当于 10^5 拷贝/ml）或 HBeAg 阴性患者，HBV DNA ≥2000U/ml（相当于 10^4 拷贝/ml）推荐接受抗病毒治疗。若 12 周 PEG – IFNα 治疗未发生 HBsAg 定量的下降，且 HBV DNA 较基线下降 <2log，建议停止治疗。

3. HBV 基因型检测   基因型特异性引物 PCR 和基因序列测定法等。

【参考区间】

未感染 HBV 的正常健康人群，应为阴性或低于检测限。

【临床意义】

不同基因型，治疗原则差异较大，如：无论哪种基因型，若经过 24 周治疗 HBsAg 定量仍大于

20000U/ml，则建议停止治疗。基因型 A 和 D 若经过 12 周 PEG – IFNα 治疗未发生 HBsAg 定量的下降，则建议停止治疗，其阴性预测可达 97% ~ 100%。

4. HBV 耐药检测　PCR – RFLP 法、核酸序列法、基因芯片技术等。

【参考区间】

未产生耐药者，耐药位点突变应为阴性（YMDD 位点序列为酪氨酸 – 蛋氨酸 – 天门冬氨酸 – 天门冬氨酸）。

【临床意义】

耐药是 NAs 长期治疗慢性乙型肝炎所面临的主要问题之一。耐药可引发病毒学突破、生化学突破、病毒学反弹及肝炎发作，少数患者可出现肝脏失代偿、急性肝衰竭，甚至死亡。若检测到 rtL180M 或 rtM204I/V 的突变则可能产生拉米夫定耐药；若检测到 rtA181V/T 或 rtN236T 的突变则可能产生阿德福韦耐药；若检测到 A1762T 或 G1764A 的突变则可能和肿瘤的发生有关。

三、丙型肝炎病毒标志物测定

丙型病毒性肝炎，简称丙型肝炎、丙肝，是由丙型肝炎病毒（Hepatitis C virus，HCV）引起的，以肝脏炎性病变为主，多器官损害的一种传染性疾病。HCV 为线状单股正链 RNA 病毒，1974 年 Golafield 首先报告输血后非甲非乙型肝炎。1989 年美国科学家迈克尔·侯顿（Michael Houghton）及其同事们利用一种新的分子生物学方法，终于找到了病毒的基因序列，克隆出丙型肝炎病毒，并命名本病及其病毒为丙型肝炎（Hepatitis C）和丙型肝炎病毒（HCV）。由于 HCV 基因组在结构和表型特征上与人黄病毒和瘟病毒相类似，将其归为黄病毒科 HCV。丙型肝炎呈全球性流行，不同性别、年龄、种族、民族人群均对 HCV 易感。

HCV 的实验室检测主要包括 HCV 相关抗原抗体、HCV – RNA、HCV 基因型及耐药检测等。

1. HCV 抗原、抗体（HCV IgG、HCV Core、NS3、NS4 和 NS5）的检测　有酶免疫技术（ELISA）、胶体金免疫层析法、免疫定量分析法（CLIA）等。

【参考区间】

未感染 HCV 的正常健康人群，抗原、抗体应为阴性。

【临床意义】

在缺乏 HCV – RNA 检测条件时，可考虑进行 HCV 核心抗原的检测。HCV 核心抗原可缩短 HCV 检测"窗口期"，早期发现 HCV 感染，而采取早期治疗措施；可用于血液透析人群、吸毒人群、HIV 感染患者等高危人群的筛查；用于 HCV 现症感染的诊断，与 HCV – RNA 良好相关；可鉴别自发病毒清除与慢性 HCV 感染患者；可用于检测患者病情及疗效。HCV Core 阳性说明机体初发感染 HCV，一般出现较早。NS3 抗原的免疫原性很强，是 HCV 感染后最早出现的抗体。NS4 针对的抗体出现较迟，当其持续阳性可能与疾病的慢性化有关。在某些 NS3 和 NS4 为阴性的 HCV 感染者中可能会出现 NS5 的抗体，对疾病的鉴别诊断具有一定的价值。

2. HCV – RNA 检测　HCV – RNA 检测有 PCR 技术、基因芯片技术、转录介导的扩增系统等。

【参考区间】

未感染 HCV 的正常健康人群，核酸应为阴性或低于检测限。

【临床意义】

HCV RNA 的监测是检测治疗失败的关键。可以大大提高 HCV 感染的检测准确性，有利于疾病的早期诊断。对"窗口期"感染的筛选和提高输血安全也有重要意义。在抗病毒药物治疗中，HCV RNA 是疗效评价的指标之一，同时可为用药和预后提供参考。在应用聚乙二醇干扰素联合利巴韦林治疗方案时，高灵敏度的 HCV RNA 检测试剂有助于更准确鉴定快速病毒学应答，从而为确定抗病毒治疗疗程提供更可靠的依据。在应用直接抗病毒药物的治疗方案中，绝大多数患者在短期治疗后，HCV RNA 迅速降低甚至低于检测水平。

3. HCV 基因型检测 HCV 基因型检测有基因型特异性引物扩增法、基因分型检测芯片、基因序列测定法、实时荧光 PCR、型特异性核酸探针杂交法等。

【参考区间】

未感染 HCV 的正常健康人群，核酸应为阴性或低于检测限。

【临床意义】

HCV 基因分型应当在抗病毒治疗前进行。在聚乙二醇 – 干扰素 α 联合利巴韦林治疗基因 1 型、2 型（3 型）患者中，不同基因型患者利巴韦林的用量不同，应答指导治疗（RGT）的调整策略也不一样；在直接抗病毒药物（DAA）的治疗方案中，HCV 基因型及亚型的检测是现有 DAA 方案的基础，同样具有重要意义，但随着泛基因型 DAA 及 DAAs 组合的应用，基因型对治疗应答的影响需要更多的证据。

4. HCV 耐药检测 HCV 耐药检测有 PCR – RFLP 法、PCR – 反向点杂交法、荧光定量 PCR 法等。

【参考区间】

未产生耐药者，耐药位点突变应为阴性。

【临床意义】

DAA 的单药治疗容易导致耐药的发生，1a 型 HCV 感染患者如果在基线时存在 Q80K 耐药突变株，则对西米普韦联合干扰素和利巴韦林治疗应答不佳。因此，对于 1a 型 HCV 感染者采用上述联合治疗时建议在治疗前检测耐药突变的存在，但对于非采用上述治疗 1a 型 HCV 感染者及其他基因型感染者目前认为没有必要在抗病毒治疗前进行病毒的耐药检测，因为即使有预存耐药株的存在也不会影响治疗疗效。

5. 宿主 IL28B 基因分型检测 DNA 直接测序、TaqMan SNP 探针法等。

【参考区间】

不同地区、不同人种存在一定的个体差异性。

【临床意义】

在干扰素治疗方案中宿主 IL28B 基因的多态性与持续病毒学应答（SVR）相关，特别是在感染了基因 1 型或 4 型病毒的患者中更加明显，但在基因 2 型和 3 型病毒感染者中的作用还存有争议。IL28B 的 rs12979860 的 CC 基因型、rs8099917 的 TT 基因型以及 rs12980275 的 AA 基因型与 HCV 感染的自发清除和干扰素治疗应答良好具有相关性。在 DAA 治疗方案中，宿主 IL28B 基因的多态性对治疗应答反应没有预测价值。

四、丁型肝炎病毒标志物测定

丁型病毒性肝炎，简称丁型肝炎、丁肝，是由丁型肝炎病毒（Hepatitis D virus，HDV）引起的，以肝脏炎性病变为主，多器官损害的一种传染性疾病。1977 年意大利学者 Rizzetto 用免疫荧光法在慢性乙型肝炎患者的肝细胞核内发现一种新的病毒抗原，并称为 δ 因子。HDV 是目前已知的动物病毒中唯一具有负单链共价闭环 RNA 基因组病毒缺陷病毒，必须在 HBV 或其他嗜肝 DNA 病毒的辅助下才能复制增殖，现已正式命名为丁型肝炎病毒。其主要通过输血和血制品传播，与乙型肝炎的传播方式相似。HDV 与 HBV 重叠感染后，可促使肝损害加重，并易发展为慢性活动性肝炎、肝硬化和重型肝炎。

丁肝的实验室检测主要包括 HDV Ag、抗 – HDV IgG、抗 – HDV IgM 等抗体和核酸的检测。

1. 抗原、抗体的检测　有酶免疫技术（ELISA）、免疫定量分析法（CLIA）等。

【参考区间】

未感染 HDV 的正常健康人群，抗原、抗体应为阴性。

【临床意义】

（1）HDV Ag　主要存在受感染的肝细胞核和胞质内，在血清中出现较早，但持续时间仅 1~2 周，如检测不及时，往往呈阴性；因此，可将其作为丁型肝炎急性感染的证据（21 天后呈阴性）。在慢性 HDV 感染中，HDV 抗原可呈波动性反复阳性。因此，HDV 抗原阳性可诊断为 HDV 急性或慢性感染。HDV Ag 与 HBsAg 同时阳性，表示丁型和乙型肝炎病毒同时感染，患者可迅速发展为慢性或急性重症肝炎。急、慢性丁型病毒性肝炎患者血清 HBsAg 通常为阳性。

（2）抗 – HDV IgM　是诊断丁型肝炎的特异性较高的指标，且有简便、快速的优点。抗 – HDV IgM 出现较早，一般持续 2~20 周，可用于丁型肝炎早期诊断。高滴度抗 – HDV IgM 是诊断急性丁型病毒性肝炎的标志，尤其是联合感染时，抗 HDV IgM 往往是唯一可检出的标志物。HDV 和 HBV 联合感染时，抗 – HDV IgM 一过性升高；重叠感染时，抗 – HDV IgM 持续升高。

（3）抗 – HDV IgG　抗 – HDV IgG 阳性一般只能在 HBsAg 阳性的血清中测得，是诊断丁型肝炎的可靠指标，即使 HDV 感染终止后仍可保持多年。高滴度时提示感染持续存在；低滴度时提示感染静止或终止。

2. 核酸检测　有 PCR 技术、核酸杂交等。

【参考区间】

未感染 HDV 的正常健康人群，核酸应为阴性或低于检测限。

【临床意义】

HDV RNA 的检出可早期诊断患者的 HDV 感染，同时也是诊断 HDV 感染最直接的证据。使患者可以得到及时治疗，防止病情恶化与蔓延等。

五、戊型肝炎病毒抗体测定

戊型病毒性肝炎，简称戊型肝炎、戊肝，是由戊型肝炎病毒（Hepatitis E virus，HEV）引起的，以肝脏炎性病变为主，多器官损害的一种传染性疾病。HEV 为单股正链 RNA 病毒，主要通过粪 – 口途径进行传播，一般无慢性过程。自 1955 年印度由水源污染发生了第一次戊型肝炎大暴发以来，先后在印度、尼泊尔、苏丹、苏联吉尔吉斯及我国新疆等地都有流行。1989 年 9 月东京国际 HNANB 及血液传染病会议正式命名为戊型肝炎，其病原体戊型肝炎病毒在分类学上为属于戊型肝炎病毒科戊型肝炎病毒属。

戊肝的实验室检测主要包括抗 – HEV IgM、抗 – HEV IgG 等抗体和核酸的检测。

1. 抗体（抗 – HEV IgM 和 IgG）的检测　酶免疫技术（ELISA）、胶体金免疫层析法、免疫定量分析法（CLIA）等。

【参考区间】

未感染 HEV 的正常健康人群，抗体应为阴性。

【临床意义】

（1）抗 – HEV IgM　抗 – HEV IgM 阳性提示现症或近期感染，在发病 3 个月内的阳性率较高，95%的急性期患者呈阳性反应，黄疸后 26 天阳性率为 73%，1~4 个月为 50%，6~7 个月为 6%，8 个月后全部消失。抗 – HEV IgM 的持续时间较短，可作为急性感染的诊断指标。

（2）抗 – HEV IgG　抗 – HEV IgG 出现较晚，但持续时间可很长，阳性表明 HEV 感染，但无法确定感染的时间。凡戊型肝炎恢复期抗 – HEV IgG 效价超过或等于急性期 4 倍者，提示 HEV 新近感染，有临床诊断意义。

抗 – HEV IgM 和抗 – HEV IgG 检查结果应相互结合，其临床意义为①抗 – HEV IgG 阴性、抗 – HEV IgM 阳性，HEV 感染早期、急性期；②抗 – HEV IgG 阳性、抗 – HEV IgM 阳性，HEV 现症感染期或恢复期早期；③抗 – HEV IgG 阳性、抗 – HEV IgM 阴性，HEV 既往感染或恢复后期。同时抗 – HEV 抗体虽为戊型病毒性肝炎重要的诊断依据，但确诊时仍需要结合流行病学和临床表现，并排除甲型病毒性肝炎等。

2. 核酸检测　核酸检测有 PCR 技术、核酸杂交等。

【参考区间】

未感染 HEV 的正常健康人群，核酸应为阴性或低于检测限。

【临床意义】

HEV RNA 的检出可早期诊断患者的 HEV 感染，同时也是诊断 HEV 感染最直接的证据。使患者可以得到及时治疗，防止病情恶化与蔓延等。

第五节　性传播疾病病原体检测

性传播疾病（sexually transmitted disease，STD）简称性病，是通过性行为直接或间接接触而传播的一组传染性疾病。性传播疾病不仅传染性器官，而且侵犯性器官附近的淋巴结、皮肤黏膜甚至经血液循环侵犯全身组织、器官。性传播疾病有 20 余种，国家卫生部制定并于 2013 年开始实施的《性病防治管理办法》（卫生部令第 89 号）中所指的性病为 8 种，即艾滋病、淋病、梅毒、软下疳、性病性淋巴肉芽肿、非淋菌性尿道炎、尖锐湿疣、生殖器疱疹。而《中华人民共和国传染病防治法》中规定：艾滋病、淋病、梅毒属乙类传染病。

一、获得性免疫综合征的病原体检测

获得性免疫缺陷综合征（acquired immunodeficiency syndrome，AIDS）是由人类免疫缺陷病毒（human immunodeficiency virus，HIV）感染引起的一种综合征，简称艾滋病。HIV 属于反转录病毒科慢病毒属，主要通过性接触传播、血液传播（包括应用血液制品、输血、共用被 HIV 污染的注射器具、手术器械等）和母婴传播。

HIV 感染后，感染者血液循环中最早出现的是 HIV 核酸，然后是 p24 抗原，接着出现针对 HIV 相应蛋白如 p24、gp120 和 gp41 等的特异抗体，同样存在 IgM 到 IgG 的转换，IgG 抗体产生后，通常会长时间高浓度存在。不同于 HCV 感染的是，HIV 特异 IgG 抗体与病毒核酸基本上是同时存在的。HIV 感染的血清学检测指标通常包括抗 – HIV、p24 抗原等。与抗病毒药物治疗效果相关的检测包括病毒载量和 CD4$^+$ 淋巴细胞计数等。血清学检测方法包括筛查试验和确认试验两类。筛查试验方法主要有酶联免疫吸附法、化学发光免疫分析法、免疫渗滤层析试验等，确认试验方法有免疫印迹（western blot，WB）

或重组免疫印迹等。

AIDS 的实验室检测主要包括 HIV 抗体、HIV 抗原、HIV 核酸、CD4$^+$T 淋巴细胞、HIV 基因型耐药检测等。检测 HIV 感染者体液中病毒抗原和抗体的方法，操作方便，易于普及应用，对人类健康造成极大威胁。但 HIV p24 抗原和病毒基因的测定，在 HIV 感染检测中的地位和重要性也日益受到重视。HIV－1（或 HIV－2）抗体检测是 HIV 感染诊断的金标准；HIV 核酸定量（病毒载量）检测和 CD4$^+$T 淋巴细胞计数是判断疾病进展、临床用药、疗效和预后的两项重要指标；HIV 基因型耐药检测可为高效抗反转录病毒治疗（HAART）方案的选择和更换提供科学指导。

1. HIV 抗体检测

（1）筛选试验　酶联免疫吸附法、化学发光或免疫荧光检测法、明胶颗粒凝集试验。

（2）确证试验　免疫印迹检测法、放射免疫沉淀法。

【参考区间】

未感染 HIV－1 或 HIV－2 的正常健康人群，抗体应为阴性。

【临床意义】

用于 HIV 感染的早期诊断。一般在感染后 3~8 周后才能检测出来。分为筛查试验和确证试验，HIV 抗体筛查呈阳性反应的样本存在假阳性的可能，必须经确证试验检测后才能给出最后结论。HIV 抗体筛查试验阴性见于未被 HIV 感染的个体，但须注意，处于窗口期的新近感染者筛查试验也可呈阴性反应，所以对于有高危行为的患者，可建议检测 HIV 病毒载量或 4 周后随访。

2. HIV－1 抗原检测

（1）筛选试验　抗体夹心 ELISA 方法。

（2）确证试验　p24 抗原中和试验。

【参考区间】

未感染 HIV－1 的正常健康人群，抗原应为阴性。

【临床意义】

HIV 感染机体后，p24 抗原在急性感染期就可以出现，比抗－HIV 出现更早。故 HIV－1 p24 检测可用于"窗口期"及 HIV－1 抗体阳性母亲所生婴儿早期的辅助鉴别诊断。此外，还可用于 HIV－1 抗体检测结果不确定或第四代 HIV－1 抗原抗体联合检测呈阳性，但 HIV－1 抗体确认阴性者的辅助诊断。同时可以用来监测病程进展以及评估抗病毒治疗效果等。

3. HIV 抗原抗体联合检测　酶联免疫吸附法（ELISA）等。

【参考区间】

未感染 HIV 的正常健康人群，抗原、抗体应为阴性。

【临床意义】

HIV 抗原抗体联合检测可有效缩短检测的窗口期。但应注意的是，如果为早期感染，有可能为抗原阳性，抗体较弱甚至没有出现，此时选用 WB 或重组免疫印迹法进行确认不合适，而应采用核酸检测进一步确认检测结果。

4. HIV 核酸检测　定性检测：扩增两轮的套式 PCR 方法（RT－PCR）、原位杂交、基因芯片技术、集合定性检测等。定量检测：靶核酸扩增 RT－PCR 和信号放大扩增两种方法（NASBA、bDNA）。

【参考区间】

未感染 HIV－1（或 HIV－2）的正常健康人群，核酸应为阴性或低于检测限。

【临床意义】

（1）早期诊断　若 HIV 感染母亲所生婴儿，在 18 个月龄以内的不同时间，进行两次 HIV 核酸检测均为阳性即可作出诊断。18 个月龄以上儿童诊断与成人相同：有急性 HIV 感染综合征或流行病学史，且不同时间的两次 HIV 核酸检测结果均为阳性，即可诊断。也可使用多样品集合的方法，对采供血机构的原料血浆以及 HIV 抗体阴性的高危人群样品进行集合核酸检测，及时发现窗口期感染，降低"残余危险度"，减少二代传播。

（2）辅助诊断（疑难样本）　在一般情况下，HIV 抗体检测足以对 HIV 感染与否做出正确诊断，但在特殊情况下，单纯 HIV 抗体检测结果不能进行明确的诊断，如在感染早期或疾病终末期出现抗体不确定反应时，RNA 的测定结果可帮助提供 HIV 感染早期或终末期的证据。

（3）变异监测　可用于 HIV 分子流行病学监测，包括 HIV-1 和 HIV-2 感染的鉴别诊断、HIV 感染传播链的分析、HIV 基因亚型和重组病毒的鉴定和分析以及人群 HIV 遗传变异趋势的监测。

（4）耐药监测　可用于 HIV 耐药检测和监测，指导公共卫生医生了解耐药性病毒株流行的态势和指导临床医生判断抗病毒治疗效果和修改抗病毒治疗方案。

（5）病程监控及预测　HIV 感染发生后病毒载量变化具有一定规律，这种变化与疾病的进程有着密切的相关性。因此，定期进行 HIV 病毒载量的检测有助于确定疾病发展的阶段，以确定相应的治疗方案。

（6）指导治疗及疗效判定　通常在病毒载量达到一定水平后，抗病毒治疗才显示良好的治疗效果。治疗后，通过病毒水平的检测能够确定治疗是否有效。通常在治疗 6 个月后病毒水平降低 0.5log 以上才被认为临床有效。

5. HIV-1 耐药检测　基因型耐药：逆转录 PCR（RT-PCR）和测序方法（Sanger）。表型耐药：检测抑制病毒生长所需的药物浓度（IC50 或 IC90）。

【参考区间】

未产生耐药者，耐药位点突变应为阴性。

【临床意义】

用于 HIV-1 感染人群和抗病毒治疗人群的耐药性监测和检测。用于新近感染人群的耐药性监测，了解耐药毒株流行的情况，并采取防控措施，用于治疗前人群的监测，指导制定一线抗病毒治疗方案；用于抗病毒治疗人群的耐药性监测，进行 HIV-1 耐药发生、发展趋势以及影响因素的分析，指导和完善大规模公共卫生模式抗病毒治疗的程序，以及制定二线治疗方案。也可指导临床医生制定抗病毒治疗方案，保证抗病毒治疗的效果；在抗病毒治疗过程中进行耐药检测，可指导临床医生分析治疗失败的原因，并制定补救治疗方案。

6. CD4⁺ 和 CD8⁺ T 淋巴细胞检测　流式细胞仪测定法：多（双）平台法、单平台法。非流式细胞仪测定法：Cyto-Spheres 方法、Dynabeads 方法。

【参考区间】

未感染 HIV 的正常健康人群应为 1.25~2.1。

【临床意义】

（1）HIV 感染临床分期　CD4⁺T 淋巴细胞数量可评价 HIV 感染者免疫状况，辅助临床进行疾病分期。我国《艾滋病和艾滋病病毒感染诊断标准》（中华人民共和国卫生行业标准，WS293-2008）将 CD4⁺T 淋巴细胞值作为成人及 15 岁（含 15 岁）以上青少年 AIDS 临床分期标准的主要依据之一。

（2）HIV 感染儿童免疫抑制分级和治疗辅助指标　CD4⁺T 淋巴细胞百分数可以作为儿童免疫抑制

分级指标，还可以作为儿童临床治疗分期和辅助条件。

（3）疾病进展监测 《国家免费艾滋病抗病毒药物治疗手册（第二版）》推荐对无症状 HIV 感染者及 CD4$^+$T 淋巴细胞计数高的感染者每 6 个月进行一次 CD4$^+$T 淋巴细胞计数检测，以评估疾病进展，判断预后状况。

（4）机会性感染的风险评估 机会性感染是艾滋病患者死亡的主要原因，CD4$^+$T 淋巴细胞可评估 HIV 感染者机会性感染的风险，辅助判断是否进行预防性治疗（如当 CD4$^+$T 淋巴细胞 < 200/μl 时，应给予抗肺孢子菌肺炎的预防性治疗。

（5）抗病毒治疗适应证选择及疗效评价 《国家免费艾滋病抗病毒药物治疗手册（第二版）》将 CD4$^+$T 淋巴细胞数量作为是否开始抗病毒治疗的重要实验室指标之一，并规定治疗后定期检测 CD4$^+$T 淋巴细胞数量，判断免疫系统恢复情况。

（6）其他 CD8$^+$T 淋巴细胞为抑制性/细胞毒性 T 细胞，HIV 感染者 CD8$^+$T 细胞数量增加，导致 CD4/CD8 比值下降。

对于筛查实验呈阳性反应的样本应按照《全国艾滋病检测技术规范（2009 年修订版）》进行相应的复检及确证步骤进行确证。HIV 确证阳性表明受检者感染了 HIV，并可作为传染源将 HIV 传播他人。抗 – HIV 要在感染后 3 ~ 8 周才能检测出来，因此早期感染应采用核酸检测的方法进行确认。WB 不确定的样本也可采用核酸检测方法确认，以免遗漏部分早期或终末期患者。

二、梅毒的病原体检测

梅毒是由苍白螺旋体［又称梅毒螺旋体（*Treponema pallidum*，TP）］引起的慢性、系统性性传播疾病。其病原体由德国的埃里克·霍夫曼（Erich Hoffmann）和弗里兹·萧丁（Fritz Schaudinn）在 1905 年首先发现。主要通过性途径传播，临床上可表现为一期梅毒、二期梅毒、三期梅毒、隐性梅毒和先天梅毒（胎传梅毒）等。人体感染梅毒螺旋体后，可产生多种特异抗体，其中 IgG 抗体可终生存在，但其抗体滴度一般较低，不能预防再感染；非特异性梅毒螺旋体抗体又称反应素，是由螺旋体破坏的组织细胞所释放的类脂样物质以及螺旋体自身的类脂和脂蛋白刺激机体产生的 IgM 和 IgG 类抗体。这种抗体也可在非梅毒螺旋体感染的多种急、慢性疾病患者的血中检出。

梅毒的实验室检测主要包括梅毒特异性抗体、梅毒非特异性抗体（磷脂类抗体）、TP 核酸、TP 基因型耐药检测等。

1. 抗体检测

（1）梅毒非特异性抗体筛查试验（非螺旋体抗体试验，NtrAT） 性病研究实验室试验（VDRL）、快速血浆反应素试验（RPR）、甲苯胺红不加热血清试验（TRUST）、不加热血清反应素试验（USR）。

（2）梅毒特异性抗体确诊试验（密螺旋体抗体试验，TrAT） 梅毒螺旋体血凝试验（TPHA）、梅毒螺旋体明胶凝集试验（TPPA）、酶联免疫法（TP – ELISA）、荧光密螺旋体抗体吸收试验（FTA – ABS）、免疫印迹试验（WB）、金标记免疫层析法

【参考区间】

未感染 TP 的正常健康人群，抗体应为阴性。

【临床意义】

见表 23 – 2。

表 23 – 2　梅毒相关抗体检测的临床意义

实验结果	意义
NTrAT＋，TrAT－	NtrAT 假阳性
NTrAT＋，TrAT＋	现症梅毒；已治愈的晚期梅毒
NtrAT－，TrAT＋	极早期梅毒；治愈后的梅毒
NtrAT－，TrAT－	排除梅毒感染；极早期梅毒；AIDS 合并梅毒

梅毒早期感染出现的 IgM 抗体和稍后出现的 IgG 抗体都是相同抗原刺激产生的，虽然在治疗后和疾病后期 IgM 反应减弱，但 IgG 抗体在治愈后仍会存在，甚至终生阳性。因此，梅毒特异性抗体检测为阳性反应只能说明正在感染或既往感染，不能作为梅毒疾病活动与否的判定，也不能作为治疗监测手段。

梅毒非特异性抗体（TRUST 和 RPR）检测有一定的假阳性，见于结缔组织病、传染性单核细胞增多症、疟疾、发热性疾病、麻风、感染性心内膜炎等，假阳性反应的滴度通常较低且常为一过性，可通过梅毒特异性抗体试验进行鉴别。阳性反应的滴度对评价梅毒的疗效有一定意义，可用于有临床症状的梅毒患者的辅助诊断筛查检测和治疗效果的监测。

2. TP 核酸检测　PCR 技术、核酸杂交等。

【参考区间】

未感染 TP 的正常健康人群，核酸应为阴性或低于检测限。

【临床意义】

可早期诊断患者的梅毒感染，及时治疗，防止病情恶化与蔓延等。

3. TP 耐药检测　PCR – RFLP 法等。

【参考区间】

未产生耐药者，耐药位点突变应为阴性。

【临床意义】

TP 耐药菌株 23SrRNA 基因的扩增后测序发现，出现 A2058G 的突变；用于新近感染人群的耐药性监测，了解耐药毒株流行的情况，并采取防控措施；在抗病毒治疗过程中进行耐药检测，可指导临床医生分析治疗失败的原因，并制定补救治疗措施。

三、其他性病的病原体检测

1. 淋病的病原体检测　淋病（Gonorrhea）是由淋病奈瑟菌（简称淋球菌，neisseria gonorrhoeae）引起的以泌尿生殖系统化脓性感染为主要表现的性传播疾病。淋球菌为革兰阴性双球菌，离开人体不易生存，一般消毒剂容易将其杀灭。淋病多发生于性活跃的青年男女。其发病率居我国性传播疾病第二位。

淋球菌实验室检查包括涂片，培养检查淋球菌、抗原检测，药敏试验及 PPNG 测定，男性急性淋菌性尿道炎涂片检查有诊断意义，但对于女性应进行淋球菌培养。有条件的地方可采用基因诊断（聚合酶链反应）方法确诊。

（1）涂片检查　取患者尿道分泌物或宫颈分泌物，作革兰染色，在多形核白细胞内找到革兰阴性双球菌。

【参考区间】

未感染淋球菌的正常健康人群，应检测不出淋球菌。

【临床意义】

涂片对有大量脓性分泌物的单纯淋菌性前尿道炎患者，此法阳性率在 90％ 左右，可以初步诊断。

女性宫颈分泌物中杂菌多，敏感性和特异性较差，阳性率仅为50%～60%，且有假阳性，因此世界卫生组织推荐用培养法检查女患者。

（2）培养检查　淋球菌培养是诊断的重要佐证，目前国外推荐选择培养基有改良的Thayer－Martin（TM）培养基和New York City（NYC）培养基。国内采用巧克力琼脂或血琼脂培养基，均含有抗生素，可选择地抑制许多其他细菌生长。

【参考区间】

未感染淋球菌的正常健康人群，应培养不出淋球菌。

【临床意义】

淋球菌培养是诊断的重要佐证，培养法对症状很轻或无症状的男性、女性病人都是较敏感的方法，只要培养阳性就可确诊，在基因诊断问世以前，培养是世界卫生组织推荐的筛选淋病的唯一方法。培养阳性率男性80%～95%，女性80%～90%。

（3）抗原检测　固相酶免疫试验（EIA）、直接免疫荧光试验

【参考区间】

未感染淋球菌的正常健康人群，应为阴性。

【临床意义】

可用来检测临床标本中的淋球菌抗原，在流行率很高的地区而又不能作培养或标本需长时间远送时使用，可以在妇女人群中用来诊断淋球菌感染。

（4）核酸检测　基因探针诊断（质粒DNA探针、染色体基因探针和rRNA基因探针）、基因扩增（PCR）。

【参考区间】

未感染淋球菌的正常健康人群，应为阴性或低于检测限。

【临床意义】

PCR技术和连接酶链反应的出现进一步提高了检测淋球菌的灵敏性，其具有快速、灵敏、特异、简便的优点，可以直接检测临床标本中极微量的病原体。

（5）PPNG检测　β－内酰胺酶，用纸片酸度定量法，使用Whatman I号滤纸 PP－NG菌株能使其颜色由蓝变黄，阳性为PPNG，阴性为N－PPNG。

【参考区间】

未感染淋球菌的正常健康人群，应为阴性N－PPNG。

【临床意义】

辅助诊断淋球菌的感染。

2. 生殖道沙眼衣原体的检测　生殖道沙眼衣原体（Chlamydia trachomatis）是指由沙眼衣原体引起的以泌尿生殖道部位炎症为主要表现的性传播疾病。原先的性病"非淋菌性尿道炎"为多种病原体（包括沙眼衣原体、支原体等）引起的性病。现在将沙眼衣原体感染单独命名，原先的"非淋菌性尿道炎"则指非衣原体、非淋球菌引起的泌尿生殖道炎症性疾病。沙眼衣原体引起的疾病范围广泛，可累及眼、生殖道和其他脏器，也可导致母婴传播。因而，沙眼衣原体感染的防治具有十分重要的公共卫生意义。

生殖道沙眼衣原体实验室检查包括细胞培养检查沙眼衣原体、抗原检测及核酸检测等。

（1）细胞培养检查　需要一定的实验设备进行生殖道沙眼衣原体细胞培养检查；目前临床没有普

遍开展。

【参考区间】

未感染生殖道沙眼衣原体的正常健康人群，应培养不出沙眼衣原体。

【临床意义】

此法是检测沙眼衣原体感染最为特异的方法，此法可用作证实试验和治疗后的判愈试验。

（2）抗原检测　直接免疫荧光法、酶联免疫吸附试验、快速免疫层析试验等。

【参考区间】

未感染生殖道沙眼衣原体的正常健康人群，应为阴性。

【临床意义】

该方法比较实用，但也存在敏感性不够的缺点，可能会漏检。

（3）核酸检测　基因扩增（PCR 法）等。

【参考区间】

未感染生殖道沙眼衣原体的正常健康人群，应为阴性或低于检测限。

【临床意义】

此法对于诊断泌尿生殖道沙眼衣原体感染敏感性和特异性都非常高。特别是早期确证。

3. 尖锐湿疣的病原体检测　尖锐湿疣（pointed condyloma）是由人乳头瘤病毒（HPV）感染所致的以肛门生殖器部位增生性损害为主要表现的性传播疾病。大多发生于 18~50 岁的中青年人。经过 2 周至 8 个月，平均为 3 个月的潜伏期后发病。此病较为常见，主要通过性接触传播。

尖锐湿疣实验室检查包括醋酸白实验、抗原检测，核酸检测及基因分型。

（1）醋酸白实验　用 3%~5% 醋酸液局部外涂或湿敷 5~10 分钟可在 HPV 感染区域发白，即所谓"醋酸白现象"。

【参考区间】

未感染 HPV 的正常健康人群，应为阴性。

【临床意义】

HPV 感染区域发白，但特异性不高，有些慢性炎症，如念珠菌性外阴阴道炎、生殖器部位外伤和非特异性炎症均可出现假阳性。

（2）抗原检测　酶联免疫吸附试验（ELISA）等。

【参考区间】

未感染 HPV 的正常健康人群，应为阴性。

【临床意义】

可快速诊断但该方法敏感度不高，检出率只有 50% 左右。

（3）核酸检测　斑点印迹法（dot blot hybridization）、组织原位杂交法、核酸印迹法（Southern blot hybridization）等。

【参考区间】

未感染 HPV 的正常健康人群，应为阴性或低于检测限。

【临床意义】

这些方法的特异度和敏感度均较高，是诊断 HPV 感染的敏感而可靠的方法。但技术操作繁琐，临床上没有普遍开展。

（4）基因分型检测　基因型特异性引物扩增法、基因分型检测芯片、实时荧光 PCR 等。

【参考区间】

未感染 HPV 的正常健康人群，应为阴性或低于检测限。

【临床意义】

基因分型检测是目前检出 HPV 感染的最敏感的方法，又可做特异度分析，具有敏感度高、方法简便迅速的特点。已在临床上广泛使用。如 HPV－16、HPV－18 等高危型的检出。

4. 软下疳的病原体检测　软下疳（chancroid）又称第 3 性病，是经典性病之一，由杜克雷嗜血杆菌（Hemop hilus ducreyi）引起，主要通过性接触传播。本病以 1 个或多个生殖器疼痛性溃疡为特征，常伴有腹股沟淋巴结化脓性病变。

软下疳实验室检查包括直接镜检、抗体检测及核酸检测等。

（1）直接镜检　从软下疳开放性溃疡取材涂片标本染色，然后直接进行镜下观察。

【参考区间】

未感染杜克雷嗜血杆菌的正常健康人群，应为阴性。

【临床意义】

杜克雷嗜血菌易检出，未破溃病灶从脓肿等中穿刺，取其穿刺液涂片标本染色也易检出，更为典型，可用于软下疳的明确诊断。

（2）抗体检测　补体结合试验、凝集反应及酶联免疫吸附试验（ELISA）等。

【参考区间】

未感染杜克雷嗜血杆菌的正常健康人群，应为阴性。

【临床意义】

感染杜克雷嗜血杆菌能产生抗体，目前认为 IgM 抗体敏感性为 74%，IgG 抗体敏感性为 94%，可用于软下疳的辅助诊断。

（3）核酸检测　实时荧光定量 PCR 法等。

【参考区间】

未感染杜克雷嗜血杆菌的正常健康人群，应为阴性或低于检测限。

【临床意义】

此方法可检测出杜克雷嗜血杆菌 DNA，可用于软下疳的明确诊断。

第六节　医院感染常见病原体检查

医院感染（hospital infection，HI），也称为医院内感染（nosocomical infection，NI），目前使用最多的是医疗机构相关性感染（healthcare－associated infection，HCAI）一词。狭义上是指住院患者在医院内获得的感染，故它包括在住院期间发生的感染和在医院内获得，出院后发生的感染，但不包括入院前已开始或者入院时已处于潜伏期的感染。广义上讲，医院感染的对象包括住院患者、医务工作者、门急诊患者、探视者和患者家属等，这些人在医院区域内获得感染性疾病均可以称为医疗机构相关性感染。但由于门急诊患者、探视者和患者家属在医院的时间短暂，获得感染的因素多而复杂，常难以确定感染是否来自医院，故实际上医院感染的对象主要是住院患者和医务工作者。

严格意义上讲，所有的病原体都可以发生院内感染。在抗生素应用于临床之前，医院感染的常见病原谱以革兰阳性球菌为主，但随着医疗技术的不断完善和发展，尤其是近年来广谱抗生素在临床上的滥用，导致医院感染的常见病原谱发生着深刻的变化。目前，相关文献报道，引起医院感染的病原体以革兰阴性杆菌为主，尤其是耐甲氧西林金黄色葡萄球菌、多重耐药的铜绿假单胞菌、鲍曼不动杆菌、碳青霉烯耐药的肠杆菌等。另外，真菌和病毒在医院感染中也伴有重要的角色。近年来，念珠菌引起的菌血症临床常见，由于氟康唑等抗真菌药物的大量使用，导致非白色念珠菌的临床流行。其他导致院内感染的真菌也包括曲霉菌，新生隐球菌等。病毒也是导致院内感染的重要病原体之一，常见的包括流感病毒、巨细胞病毒、轮状病毒、肝炎病毒（尤其是乙型肝炎病毒）、人类免疫缺陷病毒等。除此之外，近年来，艰难梭菌也是导致院内感染的病原体之一，应该引起医务工作者的重视。

根据世界卫生组织（WHO）估计，每年全球有上亿人发生医疗机构相关性感染，发展中国家医院感染的发生率为 10%，发达国家医院感染的发生率为 7%。直接的后果是导致患者的住院时间延长，抗生素耐药性飙升，国家、地区乃至全球的公共卫生医疗资源造成不必要的浪费。由此可见，院内感染病原体检测具有重要的意义。

一、常见的医院感染检测

1. 医院感染的来源

（1）内源性感染　内源性感染也称为自身感染，发生感染的病原体是来自病人自身的身体部位，比如病原体是来自患者的口咽部、肺部、胃肠道、生殖道、泌尿道、皮肤等暂居菌或者长居菌，病原体通常为寄居在患者体内的正常菌群，通常不致病，在特殊的情况下，个体的免疫功能受损、健康状况不佳或抵抗力下降时，这些致病细菌发生位置转移或者数量改变，从而导致患者受到感染。

（2）外源性感染　又称交叉感染，是指各种原因引起的患者在医院内遭受非自身固有的病原体侵袭而发生的感染。往往通过患者与患者之间，患者与看望、陪护人以及医务人员之间发生的交叉感染。包括从个体到个体的直接传播和通过物品、环境而引起的间接感染。

2. 常见的医院感染类型

（1）呼吸道感染　院内获得性感染中呼吸道感染是最常见的类型，近年来，住院患者下呼吸道感染率一直成上升趋势，且导致病原体耐药性也逐年增加，主要以革兰阴性菌为主。病原体可能来自患者自身的定植菌群，也可由患者间交叉感染或通过医院工作人员传播而获得。例如，医护人员的手、医院的空气、物体表面皆可成为病原体传播的媒介，对于需要进行气管插管的患者，气管切开的患者，由于丧失了咽部防御功能，导致患者院内感染的机会大大增加。另外，某些治疗器具可为革兰阴性杆菌的生长创造有利条件。值得一提的是，老年人院内感染性肺炎的发生率呈现逐年增高的趋势，多数老年人院内感染性肺炎发生于入院 48 小时后。病原体以革兰阴性菌最为常见，占 60% ~ 80%，尤以克雷伯菌属等肠杆菌科细菌和鲍曼不动杆菌和铜绿假单胞为代表的非发酵菌为常见，亦可为流感嗜血杆菌、金黄色葡萄球菌、肺炎链球菌、嗜肺军团菌等，体液免疫功能低下时易引起有荚膜细菌（流感嗜血杆菌、肺炎链球菌）所致肺炎，细胞免疫功能低下患者易引起曲霉菌、念珠菌属、卡氏肺孢子菌、巨细胞病毒、带状疱疹病毒、分枝杆菌属、嗜肺军团菌等肺部感染。

（2）泌尿生殖道感染　泌尿生殖道感染是细菌侵入泌尿生殖道所引起的炎症。在医院感染中，泌尿生殖道感染是最常见的感染之一，仅次于呼吸道感染。在我国医院感染中，泌尿道感染占 20.8% ~ 31.7%。泌尿道插管是导致泌尿道医院感染的主要原因之一，最常见的病原体是肠杆菌科细菌，其中以大肠埃希菌最为多见，占引起院内获得性尿路感染的 70% 以上，其他依次是变形杆菌、肺炎克雷伯菌等。阳性球菌主要包含金黄色葡萄球菌、粪肠球菌和屎肠球菌。

（3）手术切口感染　金黄色葡萄球菌为院内手术切口感染的重要病原菌，感染一般于术后3~8天发生，手术期间的接触感染比空气传播感染更为多见，术后病房内患者间的交叉感染或来自医务人员的接触传播也是引起手术切口院内感染的主要途径。也有某些金黄色葡萄球菌伤口感染可能来自患者本身的定殖菌，凝固酶阴性葡萄球菌，链球菌和肠球菌属也为手术切口院内感染的常见病原体。革兰阴性杆菌引起的手术切口院内感染很少来自手术室，多发生于病房内，革兰阴性杆菌所致的伤口感染约占全部伤口感染的60%，包括肺炎克雷伯菌、大肠埃希菌、铜绿假单胞菌等；有文献报道，心脏手术后院内感染发生率为5%~21%，由此可见，心脏手术后院内感染较其他手术比较而言风险较大。另外，不同级别的手术发生院内手术切口感染的概率不同，手术级别越高，发生院内感染的概率越小，猜测与手术过程中手术室的环境和医务人员在不同级别手术过程中对院内感染预防和控制的重视程度不同有关。

（4）血流感染　医院内败血症的发病率为0.3%~2.8%，原发性败血症约占败血症的半数，继发败血症则来源于尿路外科伤口、下呼吸道和皮肤软组织等感染。另外，新生儿院内血流感染不能忽视，早产和低出生体重儿是院内感染的高危人群，由于新生儿没有建立完全的免疫防御体系，皮肤和黏膜娇嫩，易被擦伤，对病原菌高度易感，其容易导致院内败血症感染。新生儿院内感染败血症病原菌以革兰阴性杆菌为主，但近年来随着多种侵袭性操作技术的开展及广谱抗生素的应用，使高危患儿获得性深部真菌感染的机会增加。据文献报道，肺炎克雷伯菌和白色念珠菌是医院新生儿败血症的主要病原菌。

（5）皮肤软组织感染　皮肤科院内感染发生的主要部位为皮肤软组织，院内皮肤感染占全部医院内感染的5%左右，包括金黄色葡萄球菌所致的疖、痈、脓、肿等等，金黄色葡萄球菌所致的皮肤感染发病率较高，常造成流行，多数婴儿在婴儿室住院超过4天时，即有金黄色葡萄球菌在脐、鼻和皮肤寄殖，某些婴儿室婴儿细菌寄殖率可达25%，30%的婴儿室工作人员也可有金黄色葡萄球菌在鼻部定殖，金黄色葡萄球菌也可定殖于患者床上用具、衣服、地板、桌椅等地方，金黄色葡萄球菌在婴儿室主要通过接触传播，医务人员的手对交叉感染起着重要作用。另外，溶血性链球菌也是引起医院内皮肤软组织感染的常见病原体。

3. 医院感染暴发流行的识别和处理方法　医院感染暴发是指在医疗机构或其科室的患者中，短时间内发生3例或者3例以上同种同源病原体感染的现象。在确认暴发的情况下，立即报告医院领导和上级有关部门；隔离患者，加强消毒；同时查找感染源及查找引起感染的因素和理清病原体的传播途径；制定切实可行的控制措施；分析调查资料；写出调查报告，总结经验。一旦医院感染暴发，感染控制委员会则必须尽快确定暴发的涉及范围、病原的传播模式，提出适当的控制措施，临床微生物实验室则必须按应急预案立即开展工作，包括快速对病原体进行鉴定和药物敏感性分析，菌株分型及其同源性分析等等。

4. 常见医院感染病原体的检查方法

（1）医院感染标本的采集　当医院感染暴发或者疑似暴发后，医院感染控制委员会一般会立即启动应急预案，包括积极查找病原体，这就需要进行标本的采集，在暴发的初期，并不知道医院感染的传染源及其导致发的病原体是什么，这就需要对相关暴发科室或者场所的患者及其医务人员的手、物体表面及其空气进行标本的采集。

卫生手采样方法：在采样时被检人五指并拢，将浸有无菌生理盐水或者磷酸盐缓冲液的棉拭子在双手曲面从指根到指端来回涂擦各两遍（一只手涂擦面积约30cm²），并随之转动采样棉拭子，剪去手接触部位，将棉拭子投入10ml含有相应中和剂的无菌洗脱液试管内，立即送检。

物体表面采样方法：当被采样物体的表面积<100cm²，取全部表面；被采物体的表面积≥100cm²，取100cm²。采样时用5cm×5cm的标准灭菌规格板，放在被检物体表面，用浸有灭菌生理盐水的棉拭子，在规格板内横竖往返各涂抹5次，并随之转动棉拭子，连续采样1~4个规格板面积，剪去手接触部分，将棉拭子装入10ml采样液的试管内送检。门把手等小型物体则采用棉拭子直接涂抹物体表面的

方法采样。

　　医院空气采样方法：采样方法包括平板暴露法（自然沉降法）和空气采样器法，使用空气采样器进行采集时与地面垂直高度为 0.8～1.5m，此方法需要特殊的设备，国内较少数医院采用。相反，平板暴露法操作简单，不需要特殊设备，被大多数国内医院所青睐。平板暴露法的布点方法是：当室内面积 ≤30m²，设一条对角线上取三点，即中心一点、两端各距墙 1m 处取一点；当室内面积 >30m²，设 4 个角及其中央共 5 个点，4 个角的布点部位应距离墙壁 1m 处。将普通营养琼脂平板（90mm 直径）放置在各个采样点，采样高度应为距离地面 0.8～1.5m，采样时将平皿盖子打开，扣放于平皿旁边，暴露规定的时间后盖上盖子将平皿，放置于 35～37℃恒温培养箱中培养 48 小时后计数菌落数。必要时分离致病性微生物。

　　医院感染暴发后，感染患者的标本采集方法和要求同常规微生物培养标本采集一致。

　　（2）医院感染病原体的鉴定和药敏试验　医院感染病原体的正确鉴定和药敏试验对于控制医院感染的暴发流行具有重要的意义。因此，对于引起医院感染的病原体要求鉴定到种的水平。如果某个实验室对于该病原体鉴定到种有困难，那就必须将病原体送到参考实验室进行到种水平的鉴定。只有准确地将病原体鉴定到种才能对病原体的传播链条进行准确的判断，从而为控制医院感染的暴发打下坚实的基础。药敏试验除了能提供可控制医院感染的药物选择外，还可以通过药敏谱来推测不同的病原体是否有相同的传染源，是否来自于同一传染链条等等，其重要性是不言而喻的，值得我们重视。另外，在进行药敏试验过程中还可以检测病原体是否还有耐药的基因和酶类，例如 mecA 基因，超光谱 β 内酰胺酶（ESBL）等，这些工作也能为紧接着的医院感染控制打下牢固的基础。

　　（3）医院感染病原体同源性分析　控制医院感染暴发的关键是早防范，早发现。医院感染暴发一旦发生，首先必须查明感染源，分离病原体，找到可能的传播途径并立即切断。这就需要一种快速、准确、可靠、分辨率高、重复性好的分型方法确立诊断，以便感染控制人员能及时切断传播途径，控制感染的流行。目前，采用的主要方法是对病原体进行同源性分型。常见的有表型分型法和基因分型法。表型分型法包括药物敏感性分型、血清分型、噬菌体分型等，其中药物敏感性分型操作简便，费用低，与临床结合紧密，对于暴发的初步判断有一定价值，被广泛应用于微生物实验室。随着分子生物学理论和技术的迅猛发展，新的分型方法即分子生物学分型已应用于临床。基因分型方法主要包括质粒酶谱分型法、聚合酶链式反应协同限制性片段长度多态性分析（PCR－RFLP）、脉冲场凝胶电泳（PFGE）、多位点序列分析（MLST）等。其中脉冲场凝胶电泳、多位点序列分析临床常用。

　　（4）医院感染资料和菌株的保存　医疗机构医院感染暴发后资料的整理和保存非常重要，在处理和控制感染过程中所采取的措施，分离到的病原体，药敏试验结果以及基因分型结果等实验原始数据需妥善保存，以供将来查阅。医院感染所分离到的重要菌株，例如耐甲氧西林金黄色葡萄球菌（MRSA），耐万古霉素的肠球菌（VRE）以及耐碳青霉烯的肠杆菌科细菌（CRE），多重耐药的鲍曼不动杆菌（MDRAB）以及铜绿假单胞菌等都应该在 -80℃条件下长期保存。

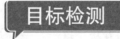

答案解析

一、选择题

1. 下列关于脓液、穿刺液标本采集的说法，不正确的是（　　）

　　A. 标本采集前局部无菌采取脓汁（取脓壁边缘而不是脓腔中央）或病灶分泌物或组织

　　B. 眼、耳、鼻标本的采集采用无菌的干拭子采集

　　C. 胸腔积液、腹腔积液、心包液、关节液、鞘膜液等穿刺液培养标本。一般在用抗生素等抗菌

　　药物治疗之前，或在停止使用抗菌药物之后 2～3 天采集标本

　　D. 取好的血培养、脑脊液、骨髓应立即送检，严禁冰箱保存

2. 下列关于痰液标本的采集的说法，下列不正确的是（　　）

　　A. 晨痰为佳

　　B. 留痰前用温开水漱口，清洁口腔、舌面和牙齿再用力咳出呼吸道深部的痰

　　C. 痰抗酸染色：痰液 1～5ml 为佳，至少 3 次，1 次/日

　　D. 小儿取痰法用雾化吸入 NaCl 溶液使痰容易咳出

3. 下列关于血液培养标本采集的说法，下列不正确的是（　　）

　　A. 寒战或高热高峰前后采集

　　B. 抗生素治疗后采集，以便确认是否有疗效

　　C. 不同部位，多点采集 2～3 套（每套为一个厌氧瓶、一个需氧瓶或两个需氧瓶），每个穿刺点只能采一套

　　D. 心内膜炎患者间隔 30～60 分钟连续采集 3 套

4. WHO 推荐的定性药敏试验方法是（　　）

　　A. 纸片扩散法　　　　　　　　　B. 常量肉汤稀释法

　　C. 微量肉汤稀释法　　　　　　　D. 琼脂稀释法

5. ESBLs 试验说法正确的是（　　）

　　A. ESBLs 试验临床检测包括筛查试验和确证试验

　　B. 头孢泊肟、头孢他啶、头孢噻肟、头孢曲松和氨曲南中至少两种抑菌圈直径小于或 MIC 值大于判读折点，即可疑阳性

　　C. 头孢泊肟、头孢他啶、头孢噻肟、头孢曲松和氨曲南中至少两种抑菌圈直径小于或 MIC 值大于判读折点，即确证阳性

　　D. 头孢他啶和头孢他啶/克拉维酸、头孢噻肟和头孢噻肟/克拉维酸，同时 K－B 试验或肉汤微量稀释试验，当符合判定折点时即为确证该菌产 ESBLs

6. 流感病毒属中感染范围最广的是（　　）

　　A. 柯萨奇病毒　　　　　　　　　B. 轮状病毒

　　C. 流感病毒　　　　　　　　　　D. 呼吸道合胞病毒

　　E. 麻疹病毒

7. 下列与乙肝慢性化有关的是（　　）

　　A. DNA 病毒　　　　　　　　　　B. 病毒产生前 S 蛋白

　　C. 母婴传播或幼儿期感染，导致免疫耐受　　D. 病毒反复感染

　　E. 血清中存在 anti－HBe

8. 对于 HIV/AIDS 的诊断，最重要的根据是（　　）

　　A. 临床表现　　　　　　　　　　B. 经确认 HIV 抗体阳性

　　C. 具有高危行为　　　　　　　　D. 持续性或间歇性慢性腹泻

9. 以下多重耐药菌与简写不正确的是（　　）

　　A. 耐甲氧西林金黄色葡萄球菌（MRSA）

　　B. 耐万古霉素肠球菌（VRE）

　　C. 产超广谱 β－内酰胺酶（ESBLs）

　　D. 多重耐药菌（MIC）

　　E. 多重耐药鲍曼不动杆菌（MDRAB）

二、简答题

什么叫做医疗机构相关性感染?

（廖　璞）

书网融合……

本章小结　　　　微课　　　　题库

第二十四章 其他实验室检测

📖 学习目标

1. **掌握** 聚合酶链式反应的基本原理，床旁检验的定义及常见项目。

2. **熟悉** 核酸分子杂交技术和 DNA 测序的原理，常见分子生物学技术的主要临床应用；流式细胞术的原理及临床应用；染色体分析常用技术的原理及临床应用；床旁检验的特点及临床应用。

3. **了解** 质谱技术的原理及临床应用；个体化治疗的特点与发展前景。

4. 学会分子生物学技术、流式细胞术、染色体分析等技术的临床应用，具备理解实验诊断学新技术、新动向的能力。

第一节 分子生物学技术

一、主要的分子生物学技术

（一）核酸分子杂交技术

核酸分子杂交（molecular hybridization）技术是生物化学和分子生物学研究领域应用最广泛的技术之一，是定性或定量检测特异 RNA 或 DNA 序列片段十分重要的实验技术。核酸分子杂交的最基本原理是碱基互补原则。在碱性环境中加热或加入变性剂等条件下，双链 DNA 之间的氢键被破坏（变性），双链揭开成两条单链。这时加入异源的 DNA 或 RNA 片段并在一定离子强度和温度下保温（复性），若异源 DNA 或 RNA 之间的某些区域有互补的碱基序列，则在复性时可形成杂交的核酸分子。作为检测工具所使用的已知序列信息的 RNA 或 DNA 片段称为杂交探针（probe）。

根据反应环境不同，核酸的分子杂交分为液相杂交和固相杂交两大类。液相杂交是将待检测的核酸样品和放射性核素标记的杂交探针同时溶于杂交液中进行反应，之后再分离杂交双链和未参加反应的探针，分析杂交结果。固相杂交是把待检测的核酸样品先结合到某种固相支持物上，再与溶解于溶液中的杂交探针进行反应，杂交结果通过放射自显影图谱分析杂交结果。目前使用最多的是固相支持物硝酸纤维素膜，它对单链 DNA 有较强的吸附作用。RNA 经过一些特殊处理后，也能较容易地结合到硝酸纤维素膜（NC 膜）上。下面简要介绍分子杂交反应中的几种常用技术。

1. Southern 印迹 Southern 印迹（southern blotting）是将电泳分离的 DNA 片段转移到一定的固相支持物上的分子杂交过程，由 Southern E 等人于 1975 年建立，故命名为 Southern 印迹法。DNA 分子通过限制性内切酶酶切后，经电泳将所得的 DNA 片段按分子量大小分离，将分离定位在凝胶上的不同分子质量的 DNA 用碱变性处理，使双链 DNA 解为单链并被转移到 NC 膜上，并且各 DNA 片段的相对位置保持不变。印迹 DNA 后的 NC 膜与核酸探针杂交，进一步采用显影或显色的方法观察结果。Southern 印迹在临床上可用于杂交反应、限制酶切图谱和基因突变分析等。

2. Northern 印迹 1977 年，Stark GR 建立了 Northern 印迹（northern blotting）转移，Northern 印迹

转移可对 mRNA 进行定性和定量分析。Northern 印迹转移除了在样品的制备、凝胶电泳分离及凝胶的处理步骤与 Southern 印迹转移不同外，其他步骤与 Southern 印迹转移基本一致。RNA 需先经乙二醛等变性剂处理后，再在合适的条件下进行电泳，这样便能使充分变性的 RNA 直接转移到 NC 膜上。此外，由于有时需要分离的核酸样品分子量很小，用琼脂糖凝胶电泳不能达到要求的分辨率。这种情况下往往需要聚丙烯酰胺凝胶电泳（PAGE）进行分离，而由于这种胶的孔径较小，用前述的吸印转移法转移速度缓慢，易造成转移不完全。为了解决这一问题，发展了电泳转移法，即以电泳的方法使分离后的待测核酸样品从凝胶转移到 NC 膜等固相支持物上，再进行杂交。

3. 原位杂交　原位杂交（in situ hybridization，ISH）指用特定标记的已知碱基序列核酸作为探针与组织、细胞中待检测核酸按碱基互补配对的原则在原位进行特异性结合，形成杂交体，然后用与标记物相应的检测系统，通过免疫组织化学等显色方法在被检测核酸原位进行细胞内核酸定位。原位杂交可根据检测物而分为细胞内和组织切片原位杂交；根据其用探针及检测核酸的不同可分为 DNA－DNA、RNA－DNA、RNA－RNA 杂交；根据标记方法不同可分为放射性探针和非放射性探针。

（二）基因扩增检验技术

1. 聚合酶链式反应技术的原理　聚合酶链式反应或多聚酶链反应（polymerase chain reaction，PCR），是一种对特定的 DNA 片段在体外进行快速扩增的方法。该方法不通过活细胞，操作简便，在数小时内可使几个拷贝的模板序列甚至一个 DNA 分子扩增 $10^7 \sim 10^8$ 倍，大大提高了 DNA 的得率。PCR 技术最早由美国 Cetus 公司人类遗传研究室 Kary Mullis 及同事于 1985 年发现并研制成功，现已广泛应用到分子生物学研究的各个领域。

PCR 通过体外酶促合成特异 DNA 片段。PCR 主要由高温变性、低温退火和适温延伸三个步骤经过反复的热循环构成：在高温（95℃）下，待扩增的 DNA 双链受热变性成为两条单链 DNA 模板；而后在低温（37～55℃）下，两条人工合成的寡核苷酸引物与互补的单链 DNA 模板结合，形成部分双链；在 Taq 酶的最适温度（72℃）下，以引物 3′端为合成的起点，以单个核苷酸为原料，沿模板以 5′→3′方向延伸，合成 DNA 新链。这样，每一双链的 DNA 模板，经过一次解链、退火、延伸三个步骤的热循环后就成了两条双链 DNA 分子，如此反复进行。每一次循环所产生的 DNA 均能成为下一次循环的模板，每一次循环都使两条人工合成的引物间的 DNA 特异区拷贝数扩增一倍，PCR 产物得以 2n 的指数形式迅速扩增。经过 25～30 个循环后，理论上可使基因扩增 10^9 倍以上，实际上一般可达原先的 $10^6 \sim 10^7$ 倍。

假设扩增效率为"X"，循环数为"n"，则二者与扩增倍数"y"的关系式可表示为：$y = (1 + X)^n$。扩增 30 个循环即 n = 30 时，若 X = 100%，则 $y = 2^{30} = 1073741824$（$> 10^9$）；而若 X = 80% 时，则 $y = 1.8^{30} = 45517159.6$（$> 10^7$）。由此可见，其扩增的倍数是巨大的，将扩增产物进行电泳，经溴化乙锭染色，在紫外灯照射下（254nm）一般都可见到扩增产物电泳条带。

2. PCR 反应特点

（1）**强特异性**　PCR 反应的特异性决定因素有：①引物与模板 DNA 特异性的结合；②碱基配对原则；③Taq DNA 聚合酶合成反应的忠实性；④靶基因的特异性与保守性。其中对 PCR 特异性影响最大的是引物与模板的正确结合，引物与模板的结合及引物链的延伸遵循碱基配对原则。聚合酶合成反应的忠实性及 Taq DNA 聚合酶耐高温性，使反应中模板与引物的结合（复性）可以在较高的温度下进行，结合的特异性大大增加，被扩增的靶基因片段也就能保持很高的正确度。通过选择特异性和保守性相对较高的靶基因区，PCR 特异性将更高。

（2）**高灵敏度**　PCR 具有极高的反应灵敏度。PCR 产物的生成量是以指数方式增加的，能将皮克（1pg = 10^{-12}g）量级的待测模板扩增到微克（1μg = 10^{-6}g）水平。能从 100 万个细胞中检出一个靶细胞。在病毒的检测中，PCR 的灵敏度最高可达 3 个 PFU（空斑形成单位）。在细菌的检测中，最小可以检出 3 个细菌。

（3）快速简便 PCR 反应所用的是耐高温的 Taq DNA 聚合酶，将反应液加好后，在 PCR 仪上进行变性 - 退火 - 延伸反应，反应一般在 2 ~ 4 小时完成。扩增产物常用电泳进行分析，操作简单易推广。如采用特殊 PCR 仪（荧光实时定量 PCR 仪），则可全程监测 PCR 反应的结果，耗时将更短。

（4）低纯度模板 不需要将病毒或细菌及培养细胞进行分离，DNA 粗制品及总 DNA 均可作为扩增模板。PCR 可直接用临床标本如血液、体腔液、洗漱液、毛发、细胞、活组织等粗制的 DNA 进行扩增检测。

（三）DNA 测序技术

核酸序列分析（sequencing），简称测序，即核酸一级结构的测定，是分子生物学重要的基本技术。核酸的碱基序列决定着基因的特性，在分子生物学研究中，DNA 测序是进一步研究和改造目的基因的基础。无论从基因库中筛选的癌基因或经 PCR 法扩增的基因，最终均需进行核酸序列分析，以了解基因的精细结构，获取其限制性内切酶图谱，分析基因的突变及对功能的影响，并帮助人工合成基因、设计引物以及研究肿瘤的分子发病机制等。

1. 第一代 DNA 测序技术 DNA 双螺旋结构被发现之后，在 1954 年，Whitfeld 等利用磷酸单酯酶的脱磷酸作用、高碘酸盐的氧化作用，将含脱氧核糖的寡核苷酸从链末端逐一分离，并测定其种类，即为测量多聚核糖核苷酸的化学降解法。然而，这种方法的操作极其复杂，无法被广泛应用，直到 1977 年，英国生物化学家 Sanger 等提出的双脱氧核苷酸末端终止测序法，以及 Maxam 等提出的类似的化学降解法，标志着 DNA 测序技术的正式诞生。

2. 第二代 DNA 测序技术 尽管第一代 DNA 测序技术以其可达 1000bp 的测序读长、99.999% 的高准确性帮助人们完成了大量的测序工作，但其测试速度慢、成本高、通量低等方面的不足，也致使其不能得到大众化的应用。随着科学技术的进步以及科研人员对测序技术的努力开发，2005 年 Roche 公司发布的 454 测序系统标志着测序技术跨入高通量并行测序的时代。第二代 DNA 测序技术又称次世代测序技术（next generation sequencing，NGS）、并行测序技术（massive parallel sequencing，MPS）、高通量测序技术（high - throughput sequencing，HTS），以低成本、99% 以上的准确度，1 次可对几百、几千个样本的几十万至几百万条 DNA 分子同时进行快速测序分析。这一时期的代表技术有 Roche 公司的 454、Illumina 公司的 Solexa、ABI 公司的 SOLID。

3. 第三代 DNA 测序技术 近年来，为了更加精确与高效地挖掘 DNA 序列信息，科研人员研究、开发出第三代测序技术，即单分子测序（single molecule sequencing）技术。这项技术与前两代技术不同的是测序时不需要进行 PCR 扩增，而是基于单分子水平的边合成边测序思想，实现了对每一条 DNA 分子的单独测序。目前其测序技术原理主要分为两大类。①单分子荧光测序：以 Helisope Bioscience 公司的 SMS 技术、Pacfic Bioscience 公司的 SMRT 技术为代表，用荧光标记脱氧核苷酸进行探测，用显微镜观测、记录荧光强度的实时变化；②纳米孔测序：以英国牛津纳米孔公司为代表，利用直径非常细小的纳米孔，根据不同碱基产生的电信号的差异进行测序。

第三代 DNA 测序技术相较于前两代测序技术，具有超长读长、运行快、无需模板扩增、直接检测表观修饰位点等特点，主要用于基因组测序、甲基化研究、突变鉴定（SNP 检测）等方面。第三代测序技术的优点是巨大而不可比拟的，但该代技术尚处于发展阶段，还未成熟和多元化，测序精度还低于前两代技术，用于商业化的测序仪相对较少。

二、分子生物学技术在实验诊断中的应用

（一）肿瘤疾病的分子诊断与预测

肿瘤疾病的分子诊断与预测，是分子医学的重要组成部分，也是分子诊断学重点发展领域，已成为肿瘤研究的热点。随着更多和全方位的诊断性、预测性、预后性分子检测进入肿瘤医学领域，将会使肿瘤患者从个体化医疗中最大程度地获益。

肿瘤标志物是指肿瘤细胞区分于正常细胞的生物学和分子特征，在肿瘤发生、发展过程中，由肿瘤细胞合成、释放，或是宿主对肿瘤的反应性释放的一类物质。肿瘤标志物可能是仅存在于肿瘤细胞的独特基因或其产物，也可能是一些在正常细胞存在，但在肿瘤细胞的特殊部位异常表达的基因或其产物，表现为量的异常，或对细胞应激、环境信号反应的功能异常。肿瘤标志物可能位于细胞内或细胞表面，或分泌至细胞外间隙，甚至可以进入血循环。根据标志物来源及其特异性，肿瘤标志物可分为肿瘤特异性标志物和肿瘤辅助性标志物两大类。根据物质分类，常见的肿瘤标志物可分为肿瘤胚胎性抗原标志物、肿瘤相关抗原、酶类标志物、激素类标志物、血浆蛋白等。下面将介绍几类常见恶性肿瘤的分子标志物。

1. 肺癌分子标志物　肺癌分子水平的生物标志物可以分为诊断标志物、早期检测标志物、预后标志物及指导治疗标志物。

（1）肺癌诊断标志物　包括：①甲状腺转录因子 – 1（TTF – 1）是肺腺癌最常用的免疫标志物之一，主要用于肺腺癌和鳞癌的鉴别。②神经细胞黏附分子（N – CAM/CD56），是诊断小细胞癌的特异性标志物。③间皮细胞标志物包括 calretinin、WT – 1、cytokeratin5/6 和 thrombo – modulin 作为阳性标志物；Ber EP4、CEA、TTF – 1 和 Leu – M – 1（CD15）作为阴性标志物。一般情况下 2 个抗体阴性即可诊断恶性间皮瘤。

（2）早期检测标志物　有人用单克隆抗体的免疫组化染色方法检测肺癌高危个体痰标本，可以比临床出现症状平均提前 2 年发现肺癌。敏感性达 91%，特异性 88%。其中一个抗体就是异质性胞核核糖糖蛋白（hnRNP）A2/B1。其他早期检测标志物还有 p16 启动子甲基化、FIHT 基因等等，以及其他血中的标志物，如角蛋白片段，包括组织多肽抗原（TPA）、组织多肽特异性抗原（TPS）和角蛋白 19 片段（Cyfra21 – 1）后者使用 ELISA 方法检测，也有较高的特异性。

（3）预后标志物　ras 癌基因、表皮细胞生长因子受体家族（HER/c – erbB）及其配体。

（4）指导治疗标志物　指从临床和分子学角度预示辅助治疗（如化疗）效果的标志物。表皮生长因子受体（EGFR）基因家族与癌瘤的发生和发展有关。

2. 乳腺癌分子标志物　乳腺癌的发病率呈上升趋势，亟待研究开发针对乳腺癌的新的快速、简单、准确的检测手段。近年发现具有临床应用前景的血液乳腺癌细胞相关标志物主要有：①乳腺珠蛋白（mammaglobin，MG）；②BRCA1 和 BRCA2 被认为是与乳腺癌关系最密切的抑癌基因；③细胞角蛋白（cytokeratins）；④MUC1 黏蛋白；⑤maspin 基因；⑥CerbB – 2（原名为 HER – 2/neu）；⑦CD24 与 CD44。但是由于肿瘤细胞本身的异质性，单纯依靠某一种乳腺癌标志物对乳腺癌细胞进行检测难以保证其阳性检出率，通过对各种标志物的组合以实现血液中乳腺癌标志物的联合检测是将来的发展方向。

3. 鼻咽癌分子标志物　鼻咽癌系恶性程度较高的肿瘤之一，其发病率为耳鼻咽喉科恶性肿瘤之首。随着分子生物学技术的发展，近年来发现了多种与鼻咽癌相关的分子标志物，在鼻咽癌的早期诊断、评价疗效及预后等方面均有重要意义。与鼻咽癌有关的分子标志物主要有：①特异性肿瘤生长因子（tumor specific growfactor，TSGF）；②白细胞介素 – 2（IL – 2）和肿瘤坏死因子（TNF2α）；③血管内皮生长因子（VEGF）；④血浆 EB 病毒游离 DNA。但要目前这些分子标志物的准确临床价值还未研究清

楚，仍需要进一步开展大规模的前瞻性研究。

（二）感染性疾病的分子检测

在发展中国家，感染性疾病一直是死亡原因的首位。随着新发感染性疾病的涌现，以及曾被控制的感染性疾病卷土重来，加之抗生素多重耐药细菌的快速发展，感染性疾病的治疗变得愈发艰难。这些都要求并促进了病原微生物的检测技术向更快速、敏感、特异、简便的方向发展，以便为临床提供有关于病原体更多、更完整的信息，并且可以指导临床医师合理使用抗生素，从而达到最佳治疗效果。分子生物学技术是对病原体核酸检测十分有效的手段，是对病原体培养、血清学监控方法的必要补充，并且具有更高的灵敏度。分子生物学技术不仅能够确诊病原体感染，还能检出带菌（毒）者和潜在性感染，对病原体活动进行有效监控，而且能对感染性病原体进行分型和耐药性监测，在感染性疾病的诊断中不可或缺。下面将以乙型肝炎病毒为例，介绍常见病毒感染性疾病的分子生物学检测技术的应用。

乙型肝炎病毒（hepatitis B virus，HBV）是导致人类急性和慢性乙型肝炎的病原体，能引起肝脏细胞的严重损害，并且持久稳固的 HBV 感染与肝硬化及肝癌的发生发展密切相关，对人类健康危害极大。HBV 属于嗜肝 DNA 病毒，基因组为长约 3.2Kb 的部分双链 DNA。它的双链是不对称的，其负链（长链）作为转录模板，包含有所有 HBV 的蛋白编码，正链小于全长。HBV 基因组有 4 个开放阅读框架，分别为 S、C、P 和 X 基因区。HBV 的基因序列具有多变性，其基因序列的突变会对 HBV 感染与相应的机体免疫产生重大的影响，与重症肝炎、慢性肝炎及肝癌的发生密切相关。

乙型肝炎病毒表面抗原（hepatitis B virus surface antigen，HBsAg）的血清学检测在 HBV 感染的诊断中起着重要作用。目前临床实验室检测常采用免疫学方法检测 HBV 血清学标志物以进行急、慢性感染的诊断、疗效观察和预后判断。但由于 HBV 的血清学诊断是间接的诊断，不能直接反映病原体的存在，用这些血清学标志物监测疾病的发展有一定的限制。HBV 亚型和变异株的存在以及病毒的免疫逃逸，即使在 HBV 携带者的血液中，检测不到 HBsAg 且 HBsAg 抗体阳性，仍然不能确定该携带者体内的 HBV 已完全清除，也不能排除其将来发生与 HBV 感染相关的严重肝脏疾病并发症的可能。分子生物学技术最直接和真实地反映了患者体内病毒复制水平，在判断患者病情、疗效和预后方面提供了可能。目前常用于定性及定量检测 HBV DNA 的分子生物学方法有斑点杂交法、液相核酸分子杂交及聚合酶链式反应（PCR）等。

三、分子生物学技术在个体化治疗中的应用

（一）个体化治疗概述

近年来，生物－心理－社会医学模式已经逐渐成为主流的医学模式，临床医学将向"公众医学"和"个体医学"两个层面平行推进。有学者认为，在现在医学发展史上大致经历了三次革命，第一次医学革命主要是发现和描述疾病，并试图用现代科学来解释、查明疾病的病因；第二次医学革命是探明疾病发生的分子机制即采用生物化学、生物物理等一系列新兴学科知识，从分子水平上揭示疾病的起因，并由此开发出针对某一类疾患的特效药；第三次医学革命是九十年代中期出现的医学个体化诊疗的新趋向，其背景是分子生物学，特别是随着人类基因组研究的不断深化，使人们认识到疾病的发生、发展往往与患者特定的遗传背景有关。为此，在今后的疾病诊断和治疗中，医生将更多考虑患者的遗传背景。

虽然早就有人认识到"生化学个体性"，但是最早提出个体化医学（individualized medicine）只是为了规范医生的行为，以确保治疗要做到以患者为中心（patient-centered care）。随着分子生物学的迅速发展，个体化医学有了现代含义：根据患者基因谱及其表达变化进行治疗，把过去对患者千篇一律的治疗变成对个别患者量体裁衣的治疗，做到"恰当的药物用于恰当的患者"。也有人称其为个性化医学

（personalized medicine）或个性化医疗（personalized medication）。基因组医学（genomic medicine）的内容与个体化医学基本相同，都以患者基因谱或分子谱为基础。2001 年，JAMA 发表文章认为，下一个十年基因组医学将在预测某人患病危险性及其对药物反应性方面成为医学主流，它将是实现诊断治疗革命的最后希望。也有不少学者明确指出基因组医学的局限性和不确定性，从基因到医学的道路远非坦途。可见个体化医学的产生和发展，既要有思想观念的转变，又要以分子生物学理论和分子诊断学技术的发展为基础。

具体来说，个体化医学是以药理遗传学和药物基因组学为基础，选择对患者个体最为适宜的治疗方法、手段的医学。人类对个体化医学的认识和发展，得益于在分子水平对疾病发病、演进及治疗反应的深入研究。一旦解读了这些分子差异，患病个体就可以利用这些信息获得更为特异、有效的治疗。高通量技术的迅速发展正在为人类提供越来越丰富的信息，这些信息是个体化医学实施的基础。分子诊断在个体化医学的发展中发挥重要作用，个体化医学本身包含分子诊断与爬向治疗的有机整合。个体化医学将对药物研发途径及临床医疗实践产生重大影响，通过具有分子特征的筛查、诊断、预后及监测标志物的应用，患者将完全从传统意义上的治疗中被解放出来，进入一个崭新的医疗环境。

（二）药物遗传多态性与个体化用药

1. 药物反应　药物反应是药物产生的治疗效应、不良反应和机体转运代谢药物所产生的效应的总和。药物反应不仅与机体的生理状态、病理状态有关，还与机体的遗传特征即基因组多态性有关。遗传变异与药物反应的关系十分复杂。有些遗传变异可能不影响药物的反应，有些遗传变异若发生在药物作用靶点、药物代谢酶或药物转运载体，则可能对药物反应产生显著的影响。有些遗传变异可能使药物效应增强，有些可能使药物效应减弱，有些遗传变异可能使不良反应增多或加重，有些可能使不良反应减少或减轻，有些遗传变异通过影响药物的转运或代谢来改变药物的疗效或不良反应。总之，机体表现出来的是所有遗传变异复合作用的结果。基因组多态性在全基因组水平上考察个体的遗传特征，就是用基因组学的整体观和生物信息学强大的信息处理能力来预测或解释个体可能产生的药物反应。因此，产生了新的药物基因组学。

影响药物效应的因素来自两方面，即药物方面的因素（包括药物剂量、药物剂型、给药途径、给药时间、长期用药、药物相互作用等）和机体方面的因素（包括年龄因素、性别因素、心理因素、病理因素、遗传因素、种族差异等）。WHO 指出在地球上每年死亡的人群中有 740 万人不是由于自然衰老或疾病的原因死亡，而是死于药物不良反应（adverse drug reactions，ADR）和临床上的不合理用药，在医院每年有约 1/3 的患者死于治疗上的不合理用药。据统计，我国每年约有 30 万儿童因滥用抗生素引起药物中毒性耳聋，甚至有的丧失性命。在我国住院患者中每年约有 19.2 万人死于药品不良反应，美国的这一数字也超过了 10 万。从上面的数据可以看到，滥用药物及药物的不良反应已经严重影响到人类的健康。

ADR 指正常剂量的药物用于预防、诊断、治疗疾病或调节生理功能时出现的有害的和与用药目的无关的反应。ADR 不包括无意或故意超剂量用药引起的反应以及用药不当引起的反应。ADR 可导致毒副作用、变态反应（即过敏反应）、后遗作用（停药后继续存在或新出现的对患者的不利反应）、特异性反应（由于遗传因素使机体的生化机制异常而产生此类不良反应）、致癌作用（潜伏期较长，往往出现在数年或数十年以后）、致畸作用（引起胚胎或胎儿发育异常、致突变作用）。

2. 药物遗传多态性　患者对同一种药物可能会产生不同的反应，这种差异取决于遗传因素与非遗传因素（患者性别、年龄、内脏功能和疾病性质等）。其中遗传因素起主要作用，据估计在药物代谢与药效变异中有 20% ~95% 是由遗传因素决定的。编码药物代谢酶、转运蛋白或药物靶蛋白（受体）的基因存在遗传多态性，对药物代谢和处置等都会有明显的影响，所以药物总的药理作用是由多基因控制的。

（1）药物代谢酶的遗传多态性　在人类存在30多个药物代谢酶家族，几乎都存在遗传变异性，其中许多变异型基因产物（酶）功能发生变化，影响药代动力学，引起异常药物反应，由于药物代谢酶多态性的存在，同一种药物对具有不同遗传型的个体可能产生不同的效应。有的人可能比较敏感，药效增强，甚至易发生毒副作用。也有的人可能不敏感，耐药性较强，而药效不佳。药物代谢酶的遗传多态性在不同民族可能存在巨大的差异。例如，一种药物代谢反应障碍——琥珀酰胆碱敏感性。琥珀酰胆碱是肌肉松弛剂，静脉滴注后在体内很快被丁酰胆碱酶水解而失效，但在1/3500的白种人中具有非典型丁酰胆碱酶，它的活性低，不能及时降解琥珀酰胆碱，药物长时间作用引起肌肉麻痹和窒息。又如，有一种药物代谢N－乙酰化反应异常引起抗结核药——异烟肼等灭活缓慢，影响治疗效果。这些例子都是由于遗传基因变异引起蛋白质（酶）异常，导致药物代谢（生物转化）改变所致。

（2）药物转运蛋白的遗传多态性　转运蛋白在调控许多药物吸收、分布和排泄中起重要作用。例如，人类ABCB1基因编码P－糖蛋白，P－糖蛋白在许多组织中表达，它能将生物异源物质和代谢物（包括胆红素、一些抗癌化疗药物、强心苷、免疫抑制剂、糖皮质激素、HIV I型蛋白抑制剂等）排至尿中、胆汁和小肠腔中。它能使肿瘤细胞对抗癌药物产生多耐药现象，所以也称为多药耐药基因MDRI，已发现人类MDRI基因有多重突变，其中两个单核苷酸多态性改变了药物的分布，从而影响药物作用。其纯合突变型（TT）个体P－糖蛋白在十二指肠内表达比纯合野生型（CC）约低一半，转运底物的能力明显降低，药物在血液中的浓度显著增高，药效增强。口服P－糖蛋白的作用底物地高辛以后，药物在纯合突变个体血浆中保持较高浓度，药效增强。P－糖蛋白作用底物的药物很多，包括各种抗癌药、HIV蛋白酶抑制剂、免疫抑制剂、强心药－肾上腺素突变体拮抗剂等。P－糖蛋白的多态影响对这些药物的吸收、分布和清除，从而影响药物的生物学效应。

（3）药物靶蛋白的遗传多态性　大多数药物作用于药物靶蛋白，使其产生药理学效应，如受体、酶或涉及信号转导、细胞周期调控或其他细胞功能的蛋白质。许多编码药物靶蛋白的基因是有遗传多态性的，药物靶蛋白的遗传多态性对于药物作用可有明显的影响。已发现25种以上药物靶蛋白的遗传变异能影响药物效应。例如，人β_2肾上腺受体由ADRB 2基因编码，ADRB 2基因存在13个SNP，其中3个SNP多态性影响β_2受体功能，可能是影响心血管疾病的发病程度、药物疗效与预后的重要遗传因素之一。

（4）遗传多态性对某些药物反应的影响　编码蛋白质的基因多态性除可直接影响药物代谢蛋白、分布和排出外，在某些情况下也可间接影响药物反应发生变化。例如，携带凝血酶原基因突变型的妇女，在口服避孕药时可能增加发生深静脉或脑静脉血栓形成的风险。胆固醇脂转运蛋白基因多态性与普伐他汀治疗时发生动脉硬化有关。载脂蛋白E（Apo E）基因遗传多态性对阿尔茨海默病的发病和治疗及降血脂药物的作用有明显的影响。随着"人类基因组计划"的研究进展，可以逐渐掌握人们自己的遗传背景信息，可能根据患者的药物遗传学特点，实施"个体化"治疗。有关药物代谢的酶蛋白、转运蛋白、药物靶蛋白等广泛存在遗传多态性，药物基因组学研究可通过分子诊断方法，检测患者的基因型，确定其对某些药物反应的遗传学特点，选择适应的药物和适当的用量，以提高药效、减少毒副作用。同时药物基因组学研究为新药的开发和研制也提供了科学依据，还可以根据不同人群及不同民族的遗传学特点开发设计和研制新的药物。

（三）分子诊断与肿瘤的个体化治疗

不同个体间肿瘤异质性十分明显，这就要求我们尽可能详细了解个体肿瘤的特点，如能在分子水平为肿瘤的发生发展提供预测、判断指标，以便在小范围但却是明确划分的人群中发展新的更为有效的个体化治疗手段。以分子特征为基础选择个体肿瘤接受更为特异的治疗，无疑会带来更大的收益。

　　利用分子生物学技术进行肿瘤分子诊断的主要目标包括：以肿瘤相关的独特分子改变（分子指纹）为基础明确肿瘤诊断；采用敏感的分子技术早期检出肿瘤细胞的存在，以期及早治疗干预；通过评估分子预测标志物，提供临床相关的预后信息；为个体化治疗提供支持，减少不必要的药物毒性。以分子标志物为基础的患者档案，有助于正确治疗方案的选择并且能够有效提高肿瘤患者的生存质量。

　　1. 分子诊断有助于肿瘤诊断的确立及病情判断　　分子诊断技术有助于疑难病例的明确诊断与鉴别，例如：有人采用质谱分析的方法，检测血清中蛋白质谱模式，成功地将卵巢癌与非卵巢癌患者区分，该蛋白质谱具有高度的卵巢癌预测价值（敏感度100%，特异度95%）。此发现可用于临床高风险人群的筛查和疗效预测，分子标志还用于肿瘤患者的生存分析。联合应用组织病理学、免疫组化以及分子生物学技术有助于检测肿瘤的微转移，这些均有助于选择哪些患者可能从辅助治疗中获益，避免那些无效患者承受药物相关的不良反应。

　　2. 分子诊断可进行分子分类和预后判断、指导治疗　　近年来肿瘤治疗的主要问题在于如何保证每个患者以最小的毒性代价，获得最大效益。个体化治疗在肿瘤治疗中的地位日益突出。分子诊断可以最大限度地满足个体化治疗的要求，指导个体化治疗方案的制定。分子诊断可以对同一疾病进行分子亚型分类、指导治疗，达到最佳治疗效果的目的。例如：血清中 PSA 水平一直以来用于前列腺癌的早期诊断。近年来的研究表明，治疗后的 PSA 水平及 PSA 动力学改变可用于多种治疗手段的疗效预测，包括根治性前列腺切除术、放射治疗、去势治疗及激素耐受性前列腺癌的治疗等。通过 PSA 检测，可以根据预后不同将局限性前列腺癌患者进行划分，这无疑有助于根治性治疗方案的制定。

　　3. 分子诊断有助于肿瘤疗效的评价和预测　　对治疗反应的评价和预测是肿瘤个体化治疗的必备条件。化疗期间，不同患者之间肿瘤反应性及药物毒性有所不同，关键代谢酶复合体、药物靶分子和药物传输分子的基因组异常是重要因素，识别这些与治疗反应和预后有关的遗传标志有助于癌症患者治疗的进一步个体化。例如：有人根据七种胃癌分子预后标志物的 mRNA 表达水平，推荐使用相应的化疗方案，评价进展期或复发性胃癌施行个体化化疗的可行性，结果发现，根据基因表达分析而采用相应的化疗，有42.3%的患者对化疗反应良好；相反，对照组中则无一例反应良好；通过基因表达分析，可以对75.9%的患者的治疗反应（包括耐药在内）做出准确预测；个体化治疗组生存率显著高于对照组。所以，以分子档案为基础的个体化化疗可能对胃癌的化疗产生积极影响，同时进行更大规模的临床随机对照试验也是必不可少的。

　　4. 分子靶向治疗：肿瘤个体化医疗的具体体现　　肿瘤的治疗日新月异，各种靶向性治疗层出不穷，一些肿瘤相关分子已成为个体化治疗的靶分子。程序性死亡蛋白 - 1（programmed death - 1，PD - 1）和程序性死亡蛋白配体 - 1（programed death ligand - 1，PD - L1）是一对免疫抑制性分子，PD - 1/PD - L1通路的激活可导致免疫抑制性肿瘤微环境形成，使肿瘤细胞逃避免疫监视和杀伤。PD - 1 是免疫球蛋白B7 - CD28 家族成员之一，主要在免疫细胞（活化的 $CD4^+T$ 细胞、$CD8^+T$ 细胞、B 细胞、自然杀伤 T细胞、单核细胞和树突状细胞）中表达。PD - L1 是 PD - 1 的主要配体，在很多恶性肿瘤细胞中过表达。PD - 1 和 PD - L1 结合后可抑制 $CD4^+T$ 细胞、$CD8^+T$ 细胞的增殖和活力，这在正常人表现为减少免疫反应对周围组织的损伤，避免发生自身免疫性疾病，而在肿瘤患者体内则可使肿瘤局部微环境中的T 细胞免疫杀伤作用降低，从而导致肿瘤免疫逃逸，促进肿瘤生长。因此，阻断 PD - 1 和 PD - L1 结合在理论上可以恢复肿瘤微环境内 T 细胞的免疫杀伤作用，从而达到抑制肿瘤的目的。目前，靶向 PD - 1/PD - L1 的药物已在肝癌、肾癌、三阴性乳腺癌和晚期非小细胞肺癌等多种恶性肿瘤中被批准应用。

四、分子生物学技术在新型冠状病毒肺炎检测中的应用

（一）新型冠状病毒概述

　　新型冠状病毒（SARS - CoV - 2，以下简称新冠病毒）的迅速传播，导致了新型冠状病毒肺炎（以

下简称新冠肺炎，COVID‑19）的全球大流行，给世界各国的经济发展和人类健康生活带来了巨大影响。新冠病毒属于β冠状病毒，有包膜，颗粒呈圆形或椭圆形，直径60~140nm，其基因组是一个单股正链核糖核酸（single strand plus ribonucleic acid，ss＋RNA），包含6个开放阅读框架（open reading frame，ORF），由29903个核苷酸组成。该病毒基因组编码多聚蛋白、结构蛋白和非结构蛋白等多种蛋白质，维持病毒的转录和复制，以及侵染宿主细胞等生命活动。其中，结构蛋白主要包括暴露在磷脂膜上的刺突蛋白（spike，S），以及包膜蛋白（envelope，E）、膜蛋白（membrane，M）和核衣壳蛋白（nucleocapsid，N）。新冠病毒的检测是监测发病率和管理流行病学过程的重要举措，其中，核酸检测已成为快速鉴定RNA病毒的可靠工具。因此，发展便捷、快速、准确的新冠病毒核酸检测方法对疫情防控尤其重要。

（二）新冠病毒核酸检测技术

1. 实时荧光RT‑PCR法　目前，逆转录‑聚合酶链式反应（reverse transcription‑polymerase chain reaction，RT‑PCR）是检测新冠病毒的标准方法。在鼻咽拭子、痰和其他下呼吸道分泌物、血液、粪便等标本中检测新冠病毒核酸阳性，可作为临床疑似病例的确诊标准。新冠病毒核酸检测针对的位点主要包含在病毒基因组中的3段保守基因序列，即ORF1ab、N和E基因作为检测靶标。

⊕ **知识链接**

　　根据国家卫健委发布的《新冠病毒标本采集和检测技术指南》，确认一个病例为阳性，实验室确认阳性病例需满足以下两个条件中的一个：

　　条件一：同一份标本中新冠病毒2个靶标（ORF1ab、N）实时荧光RT‑PCR检测结果均为阳性。如果出现单个靶标阳性的检测结果，则需要重新检测或重新采样复核。

　　条件二：两种标本实时荧光RT‑PCR同时出现单靶标阳性，或同种类型标本两次采样检测中均出现单个靶标阳性的检测结果，可判定为阳性。

　　实时荧光RT‑PCR法检测在感染早期和确诊新冠病毒感染方面具有重要作用，但仍需结合抗体检查和其他指标综合分析，以减少漏检误检的发生。综合各方面分析，特异性强、准确度高等优点使得RT‑PCR成为最适合大诊断新冠肺炎的核酸检测技术。

2. 逆转录环介导的等温扩增　逆转录环介导的等温扩增（reverse transcription‑loop‑mediated isothermal amplification，RT‑LAMP）可用于检测RNA病毒。该技术结合了传统的LAMP和逆转录酶，可同时进行逆转录和扩增，允许所有引物和酶一步恒温扩增。该方法可在咽喉和鼻拭子中检测病毒，在63 ℃恒温条件下，通过靶向新冠病毒的ORF1ab、N、E基因，样本的检出限为5~10份RNA拷贝，最终使用荧光测量仪器进行实时检测，15~40分钟可实现10^9~10^{10}倍的核酸扩增，与RT‑PCR结果一致性达99%~100%。这些结果表明，RT‑LAMP方法因其操作相对简单，对操作人员的技术要求较低等优点，在新冠病毒诊断中具有较广泛的应用市场。同时RT‑LAMP也有不足，需要多条引物，而引物的设计较复杂，因此很难设计新的检测方法。同样，等温检测技术可能会出现假阳性结果，因此可能比RT‑PCR方法需要更严格的控制。

3. 病毒全基因组测序　病毒全基因组测序可以监测病毒基因组突变，为新冠病毒核酸检测试剂、疫苗研发策略的改变提供实验数据，同时也为流调溯源工作提供支持。目前，新冠病毒的测序方法包括转录组测序、基于捕获法的测序、扩增子测序和纳米孔靶向测序。这四种测序方法都适用于生物安全二级实验室、基因检测中心、研究实验室。扩增子测序和捕获测序灵敏度高，但准确性低，且由于引物和探针的原因，不能应用于具有高度多样性或重组的序列病毒。纳米孔靶向测序法灵敏度高，时间短，设备小巧，同时适用于从临床样本中识别新冠病毒的突变监测。新冠病毒突变株具有更高的传播性，导致更严重的疾病进展，高死亡率，逃脱抗体中和和逃避检测。病毒的全基因组测序平台可以发现未知的病原体及突变体，准确度高，不仅能有效监控新冠病毒的突变情况，还能对病毒进行溯源分析，对于切断传播途径及追踪传播情况意义重大。测序平台的缺点是其需要较高的成本、复杂的仪器设备、熟练操作人员和能进行序列分析的高素质人才，不适合快速和大批量的筛查和诊断，因此较难推广普及。

第二节　流式细胞技术

一、概述

流式细胞术（flow cytometry，FCM）是一种对处在液流中的细胞或其他生物微粒，以及人工合成微球逐个进行多种生物物理、生理、生化、免疫、遗传、分子生物学性状及功能状态等特征快速定性或定量分析，并可以进行分类收集和分选的多参数检测细胞分析技术，所使用的仪器叫流式细胞仪。FCM是当代最先进的细胞定量分析技术，是集计算机技术、激光技术、电子技术、流体力学、细胞化学、细胞免疫学等多门高新技术与方法为一体的现代细胞分析技术。自20世纪70年代以来，随着流式细胞技术水平的不断提高，其应用范围也日益广泛，流式细胞技术在生物学、临床医学、遗传学、免疫学、药物学等众多研究领域得到广泛应用，已成为现代实验诊断中最新、最重要的手段之一。

流式细胞仪主要由细胞流动室、激光聚焦区、检测系统、数据处理系统等4部分组成。其工作原理是将待测标本制成单细胞悬液，经染色后进入流动室，流动室充满流动的鞘液，鞘液压力与样品压力是不同的，当两者的压力差异达到一定程度时，鞘液裹挟着的样品流中细胞排成单列逐个经过激光聚焦区。当细胞或生物微粒经过激光聚焦点时，细胞自身的物理特征如细胞大小和内容物会产生前向散射光和侧向散射光。若将细胞中感兴趣的部分特异性地标上荧光染料，那么这些染料将在细胞通过激光检测区时受激光产生特定波长的荧光。通过一系列信号转换、放大、数字化处理，就可以在计算机上直观地统计染上各种荧光染料的细胞各自的百分率。选择不同的单克隆抗体及荧光染料，可以利用流式细胞仪同时测定一个细胞上的多个不同的特征。如果对具有某种特征的细胞有兴趣，还可以利用流式的分选功能将其分选出来，将含有细胞的液滴充以不同的电荷，在高压电场的作用下发生偏转，落入收集容器中，达到细胞分离的目的，以便进一步培养、研究。

二、流式细胞术在实验诊断中的应用

（一）流式细胞术在肿瘤学中的应用

肿瘤学是FCM在临床医学中应用最早的一个领域，利用FCM可以进行细胞周期分析，DNA倍体分析，定量分析检测细胞增殖标志物、细胞表面标志、癌基因蛋白产物、耐药蛋白、细胞凋亡等，从而获得组织形态学方法难以得到的信息，可为肿瘤的临床诊断、治疗、预防和预后提供帮助。

1. 在发现癌前病变、协助肿瘤早期诊断方面的应用　人体正常的体细胞均具有比较稳定的DNA二倍体含量，当人体发生癌变或具有恶性潜能的癌前病变时，在其发生、发展过程中可伴随细胞DNA含量的异常改变，FCM可精确定量DNA含量的改变，作为诊断癌前病变发展至癌变中的一个有价值的标志，能对癌前病变的性质及发展趋势做出估价，有助于癌变的早期诊断。

2. 在肿瘤的诊断、预后判断和治疗中的作用　FCM在肿瘤诊断中有着重要的作用，DNA非整倍体细胞峰的存在可为肿瘤诊断提供有力的依据。FCM分析病理细胞具有速度快、信息量大，敏感度高等优点，已被应用于常规工作中。肿瘤细胞DNA倍体分析对患者预后的判断也有重要作用。FCM不仅可对恶性肿瘤 DNA 含量进行分析，还可以根据化疗过程中肿瘤 DNA 分布直方图的变化评估疗效，了解细胞动力学变化，对肿瘤化疗具有十分重要的意义。

3. 在细胞凋亡和多药耐药基因应用　细胞凋亡是机体生长发育、细胞分化和病理状态中细胞死亡的过程。细胞在凋亡早期，一些与膜通透性改变及凋亡有关的蛋白在细胞膜表面有特定表达，通过 FCM 结合单克隆抗体可以检测表达这些蛋白的细胞，从而确定细胞的凋亡情况。多重耐药是肿瘤患者化疗失败的主要原因，FCM 对多药耐药基因（P170 等）、凋亡抑制基因及凋亡活化基因表达的测定，可为临床治疗效果分析提供有力依据。

（二）流式细胞术在血液学中的应用

1. 在血液病诊断和治疗中的应用　FCM 采用各种抗血细胞表面分化抗原的单克隆抗体，借助于各种荧光染料测定一个细胞的多种参数，可以提高白血病分类诊断的符合率。其诊断的准确性可达到 90% 左右，较形态学检查准确性提高 10%~20%。根据白血病细胞所表达相关细胞的种系抗原，可将它分为 B 细胞系（CD10、CD19、CD20、CD22）、T 细胞系（CD2、CD3、CD4、CD5、CD7、CD8）、髓细胞系（CD13、CD14、CD15、CD33）、红细胞系和巨植细胞系（CD41、CD42、CD61）。另外常用的白血病系列非特异性标志为 CD34 和 HLA-DR，可对白血病进行分类和分期，并可探明慢性粒细胞白血病急变时的细胞来源。与其他肿瘤的治疗一样，测定 DNA 倍体和进行细胞分析对指导白血病化疗有一定作用，定期了解细胞增殖情况，采取相应药物可以提高疗效，微小残留病变是白血病复发的主要根源。FCM 以其特有的高分辨力与敏感性可在患者缓解期检测是否有残留病变细胞，可及早发现，采取措施避免复发。阵发性睡眠性血红蛋白尿（PNH）是一种造血干细胞克隆病，细胞 CD55、CD59 抗原表达减低是该病的一个特点。FCM 采取荧光标记的单克隆抗体对血细胞 CD59 的表达作定量分析，可协助临床做出诊断并判断疾病的严重程度。网织红细胞计数是反映红细胞造血功能的重要指标，FCM 通过某些荧光染料（吖啶橙、噻唑橙）与红细胞中 RNA 结合，定量测定网织红细胞中的 RNA，得到网织红细胞占成熟红细胞的百分比。此外，FCM 还可以测量出网织红细胞的成熟度，对红细胞增殖能力的判断很有意义，为干细胞移植术后恢复的判断、贫血的治疗监测、肿瘤患者放化疗对骨髓的抑制状况等提供了依据。

2. 在血小板疾病诊断中的应用　由于血小板的活化程度可由血小板膜糖蛋白的表达水平的高低来判断，FCM 测定血小板膜糖蛋白的表达情况可以诊断血小板膜糖蛋白异常所致疾病，这类疾病很少见但病因明确，主要是 GpⅡb/Ⅲa 或 GpIb/Ⅸ/Ⅴ 缺陷所致。患者血小板膜 GpⅡb/Ⅲa 的缺乏，导致血小板聚集功能明显低下，这就是常染色体隐性遗传病 – 血小板无力症。而巨血小板综合征是由于 GpIb/Ⅸ/Ⅴ 复合物数量或质量的缺陷导致的遗传性出血性疾病。FCM 还可以通过单抗免疫荧光标记血小板膜糖蛋白监测血小板功能及活化情况，评价活化血小板程度在血栓性疾病和血栓前状态发生发展中的作用，有利于血栓栓塞性疾病的诊断和治疗。此外，血小板活化时细胞内的钙离子浓度是活化血小板监测的一项非免疫性指标，免疫性血小板减少性紫癜患者血浆中可产生血小板自身抗体，结合在血小板表面，称为血小板相关抗体。检测血小板表面或血清中的相关抗体，可用于该病的诊断及治疗监测。

（三）在临床细胞免疫中的应用

FCM 与单克隆抗体的结合应用，在细胞表面和细胞内抗原、癌基因蛋白及膜内受体的定量检测方面取得很大进展，并广泛应用于临床医学，弥补了普通的免疫学方法难以准确定量方面的不足。

1. 淋巴细胞亚群分析　利用单克隆抗体与淋巴表面抗原结合，配合多色荧光染料把各种不同淋巴亚群分开，并计算出它们相互间的比例。通过对患者淋巴细胞各亚群数量的测定了解淋巴细胞的分化功能，鉴别新的淋巴细胞亚群。通过研究大多数疾病的特异性淋巴细胞亚群或某些细胞表面标志的存在、缺乏、过度表达等，对一些疾病，如感染性疾病、免疫性疾病、肿瘤等的诊断、治疗、免疫功能重建和器官移植监测等方面有重要的临床意义。

2. 其他免疫功能性疾病分析　HLA-B27 检测可以辅助诊断强直性脊柱炎。肺泡灌洗液中 T 细胞亚群的检测可以辅助诊断和鉴别诊断结节病和特发性肺间质纤维化。患者的淋巴细胞变化可反映该病的活动情况和器官侵犯程度。伴有严重肾脏损害的系统性红斑狼疮患者可能出现低 $CD4^+$、高 $CD8^+$ 的现象。

（四）流式细胞术在器官移植中的应用

FCM 在器官移植中占有重要地位，可被用来判断供者与受者之间是否合适，用来鉴别和定型同种异体反应抗体。通过对人类白细胞抗原（HLA）配型的测定可以为异体干细胞移植患者选出最合适的供体。通过检测免疫系统的细胞成分及亚群的改变，有助于排斥、感染或药物中毒的鉴别诊断。FCM 可用于检测移植后血液或移植内免疫成分的变化，以预防移植后免疫排斥应。细胞免疫抑制治疗效果和移植存活情况，可敏感地预测排斥反应的发生，为临床治疗提供有效依据。

第三节　染色体及相关遗传检测技术

一、概述

染色体是遗传物质的载体，其数目或结构的改变均可引起相应的临床疾病。染色体病在临床上不仅常见，而且危害严重，因此对染色体病的检查、诊断也已成为临床实验室检查的重要内容之一。随着实验室诊断技术的发展，临床上用于染色体检查的方法已有很多种，如染色体核型分析技术、荧光原位杂交技术、比较基因组杂交技术等。其中染色体核型分析技术是染色体病检查以及细胞遗传学研究的基本方法，也是识别人类染色体异常的金标准。通过染色体核型分析不仅可以识别和区分出每一条染色体，而且能够根据每条染色体各自的带型特点发现染色体的重复、缺失、倒位、易位、插入等各种结构畸变或数目异常。比较基因组杂交技术、光谱核型分析技术是在染色体核型分析技术及荧光原位杂交技术基础上发展起来的一种染色体检查技术，对于小片段的染色体缺失、重复、易位等畸变有着较高的灵敏度。而无创 DNA 产前检测技术则是将母体外周血游离 DNA 用高通量测序的方法对胎儿染色体非整倍体进行的无创检测。

二、染色体及相关遗传检测技术及其临床应用

（一）染色体核型分析

1. 染色体核型分析技术的基本原理　离体培养的人体细胞有丝分裂周期分为四个时期：即①DNA 合成前期（G1 期），为 RNA 和细胞质的合成；②DNA 合成期（S 期），在 G1 期的基础上，完成 DNA 的合成；③DNA 合成后期（G2 期），为后期 RNA 和细胞质的合成，活跃的 RNA 和微管蛋白等合成；④细胞分裂期（M 期），又分为分裂前期、分裂中期、分裂后期和分裂末期。因此，根据有丝分裂原理，经过一定时间的培养后，利用秋水仙碱使细胞停留在分裂中期，经过低渗和固定等处理，就可以获得大量的中期有丝分裂相，最后再经过滴片与显带处理，便可在光学显微镜下进行分析。

2. 染色体显带方式　用于染色体显带的方式主要有 Q 显带、G 显带、R 显带、C 显带和 N 显带。

（1）Q 显带　主要是应用荧光染料氮芥喹吖因（QM）处理染色体，在荧光显微镜下，可使每条染色体出现亮暗相间、宽细不等的带型。此技术的优点是方法稳定、显带效果好；缺点是显带后荧光很快衰退，不易保存。

（2）G 显带　出现在 Q 显带后，先将中期染色体制成标本，再用胰酶处理，最后用 Giemsa 染色，

即可显示出带纹。G 显带方法简单，带纹清晰，标本可以长期保存，在普通显微镜下即可进行检查。是目前普遍采用的常规方法。

（3）R 显带　R 显带显示的带型正好与 G 带相反，即在 G 显带上为深带的部位在 R 显带上变为浅带，反之亦然，故又称反带。由于 G 显带的染色体两臂末端均为浅带，如果两臂末端发生缺失等异常时，一般难以检出，而 R 显带可以弥补这一不足。

（4）C 显带　主要显示着丝粒结构和次缢痕的异染色质部分，将其染成深色。

（5）N 显带　又称 Ag – As 染色法，用硝酸银预处理染色体标本后再用 Giemsa 染色。可使人类的近端着丝粒染色体短臂副缢痕处的核仁组织者区（NOR）特异性染成黑色。

3. 染色体核型分析技术的临床应用　染色体核型分析技术作为细胞遗传学检查的常规技术方法，其检测所采用的标本包括外周血、脐血、羊水、骨髓、皮肤以及各种实体肿瘤组织等，而应用范围也十分广泛。如产前诊断、染色体病、第二性征异常、生殖功能障碍、两性畸形等各种遗传性疾病，同时还广泛应用于检查各种血液病的骨髓染色体的变化，以及各种实体肿瘤遗传物质的改变等。应用染色体核型分析技术可直观地检测到这些疾病遗传物质结构和（或）数目的异常。但其检测范围一般在 5Mb 以上，而对于小于 5Mb 范围的异常，以及单基因改变的遗传性疾病，如血友病、地中海贫血、各种微缺失等，尚不适合利用该方法进行检测。

（二）分子细胞遗传学技术

荧光原位杂交（fluorescent in situ hybridization，FISH）始于 20 世纪 80 年代末，根据细胞遗传学和分子生物学的原理，是以荧光标记取代放射性核素标记而形成的一种新的原位杂交方法。该方法具有敏感、快捷、稳定、能同时显示多种颜色等优点，不仅可用于分裂中期细胞染色体数量或结构变化的研究，而且还可用于间期细胞的染色体数量及基因改变的研究。目前 FISH 技术已广泛应用于各种遗传性疾病、肿瘤染色体结构及数目异常等的检测。

1. FISH 的技术原理　荧光原位杂交技术是一种重要的非放射性原位杂交技术。其基本原理是碱基互补配对原则，根据两条互补的单链核苷酸，在一定的条件下，可以形成 DNA – DNA，DNA – RNA 或RNA – RNA 分子，以荧光素直接标记或先以非放射物质标记的单链核苷酸等作为探针，在适宜的条件下与组织细胞内待测核酸（RNA 或 DNA）片段进行特异性结合，形成杂交的核苷酸双链，洗涤后通过连有不同荧光物质的荧光素亲和素或抗地高辛抗体作为配体进行检测，最后在荧光显微镜下观察杂交信号，已达到对标本中待测核酸进行定位、定性或定量分析的目的。

2. FISH 的临床应用　近年来随着 FISH 的不断发展，所应用的探针种类的不断增多，使 FISH 技术不仅在细胞遗传学方面，还广泛应用于血液病、肿瘤学研究等方面。

（1）应用于遗传病的检查　羊水细胞可不培养直接作 FISH 检查，可发现 21 – 三体综合征（唐氏综合征）、18 – 三体综合征（Edward 综合征）、13 – 体综合征（Patau 综合征）等遗传性疾病。对于某些遗传病，常伴有染色体的微小缺失。这些微小缺失即使在高分辨率的染色体上也难以观察到，如：Prider – willi 和 Angel 综合征、Miller – Dieker 综合征及 DiGorge 综合征等，通过应用 FISH 方法分析，可以直接、明了地识别此类异常。

（2）应用于白血病与实体瘤方面的检查　FISH 技术建立了一系列急慢性白血病的染色体诊断及预后估计模式。为染色体异常检测，骨髓移植，一些实体瘤的诊断以及肿瘤敏感性检测等提供了关键性信息。FISH 在白血病方面和应用较为广泛的有慢性粒细胞白血病 bcr/abl 易位 DNA 探针、早幼粒细胞白血病 PML/RARa 易位 DNA 探针等。例如：采用 Digoxigenin 标记于第 22 号染色体上的 bcr 基因，用 Biotin 标记位于第 9 号染色体上的 abl 基因，然后用红绿两种不同颜色的荧光素检测，慢性粒细胞白血病常带有染色体易位 t（9；22）（q34；q11.2）而引起 bcr 和 abl 基因的融合。这种方法不需要检测分裂中期细胞，在间期细胞中就可以见到两种颜色信号的混合，从而可以确定是否为 Ph 阳性细胞。这类检查适合化疗后缓解的 CML，以发现残存的白血病细胞。

（3）其他应用　FISH 还可应用于基因扩增的检测、基因图谱绘制等诸多领域。

第四节　质谱技术

→ 案例引导

案例　患者，女，50 岁。缘于 7 年前开始出现反复一过性血压升高，排尿时明显，当即血压高至测不出，休息后测血压 180~190/105~110mmHg，伴剧烈头痛、面色苍白、胸闷、胸痛、多汗，胸痛可放射至双上肢，持续 10 分钟后自行缓解。无腰痛、肉眼血尿、尿少、水肿等不适。行膀胱 MR 平扫＋增强："膀胱右上前壁异常信号灶，子宫内膜异位症？MT？"。

实验室检查：液相色谱串联质谱检测血儿茶酚胺及其代谢物，去甲肾上腺素（NE）为 6.07nmol/L（参考区间：0.00~5.17nmol/L），甲氧基去甲肾上腺素（NMN）为 3.89nmol/L（参考区间：0.00~0.71nmol/L）。

讨论　1. 综上所述，患者最有可能的诊断是什么？
　　　　2. 如何才能获得最终诊断？

一、概述

质谱（massspectrometry，MS）技术通过将待测样本转换成高速运动的离子，根据不同的离子拥有不同的质荷比（m/z）进行分离和检测目标离子或片段，然后依据保留时间和其丰度值进行定性和定量分析。质谱技术最先应用于计量和分析化学领域，在临床检验中，质谱仍属于一种年轻的检测方法。但自从其在临床检验应用以来，便以其高灵敏度、低检测限、样本用量少、高通量、检测速度快、样本前处理简单的优势显示出巨大的应用前景，尤其和气相色谱仪、高效液相色谱仪的联用极大地扩展了质谱技术在临床检验中的检测分析范围。

（一）质谱仪的组成

质谱仪主要由 5 个部分组成，即进样系统、离子源、质量分析器、检测器和数据处理系统，其核心部件是离子源和质量分析器。离子源的功能是将由进样系统引入的样本分子转化成离子，质量分析器主要是将电离产生的离子根据其不同的质荷比来分离目标离子。此外，仪器还需要在高真空环境中进行离子分离，因此真空系统也是质谱仪必备的组成部分。

（二）质谱仪的工作原理

质谱仪的基本工作原理是：待测样本由进样系统进入离子源内，电离成离子进入质量分析器，质量分析器根据形成离子的质荷比进行分离，然后进入检测器检测，数据系统将离子信号转换成谱图进行质谱解析或定量分析。目前生命科学领域中的质谱仪大都由几种质量检测器串联组成，这样可以提高离子分离效率，使检测具有更好的特异性和更高的准确度。

二、质谱技术的临床应用

（一）在微生物检验方面的应用

传统的致病微生物检测大多采用微生物培养、生物化学和分子生物学的方法检测。这些检测方法分析周期长而且没有明确的种群分型标准，往往造成分析结果的滞后和种类分型的误判。近年来，质谱技术在微生物检验方面的应用逐渐增多，与传统的检测方法相比主要有以下几点优势：①可用于多种微生物样本，如痰液、血液、尿液、脑脊液和浆膜腔积液等；②可用于几乎所有类型病原体的鉴定和分类检测，如细菌、真菌及其孢子、病毒、寄生虫等；③可对病原的成分进行分析，包括蛋白质、脂质、脂多糖、脂寡糖、DNA、多肽及其他可被离子化的分子；④检测速度快；⑤样本用量少；⑥样本前处理简单；⑦特异性和准确性高；⑧高敏感性。微生物胞膜蛋白质、脂多糖、核酸等的指纹数据库的建立，使其检测更加准确和快速。

（二）在临床生物化学检验中的应用

1. 在体内激素检测方面的应用　质谱技术在临床生物化学中一项重要的应用是用于体内激素的检测，如类固醇激素（甾体激素）及其代谢产物的检测，具有极重要的临床诊断价值。这一技术几乎可以诊断所有的类固醇相关障碍性疾病，如睾酮（T）、双氢睾酮（DHT）、血浆雌酮硫酸盐、雌酮、雌二醇和雌三醇等的定量检测，可辅助多种激素相关疾病及激素替代治疗疾病如儿科遗传性激素相关疾病、先天性肾上腺增生症、家族性高醛甾酮过多症、多囊卵巢综合征、成人生殖系统和第二性征的维持、前列腺增生和前列腺癌、原发性醛固酮增多症、肾上腺机能减退、雌激素缺乏及抗雌激素药治疗、肾上腺功能异常（如Cushing's综合征）的诊断、监测、治疗和研究等。

2. 在血药浓度监测和药物代谢研究中的应用　临床中某些药物效用范围比较窄，很容易引起毒性反应，造成不良后果。随着质谱技术的发展，其高灵敏度、高特异性和检测速度快的优势使其已成为药物浓度检测的重要工具。应用质谱技术检测药物浓度在免疫抑制药物、抗肿瘤药物、抗逆转录病毒（HIV）药物、抗精神病药物、一些激素类药物、中药及其天然产物分析、药物滥用、麻醉药、中毒药物的急救中得到广泛应用，更重要的是质谱技术被公认为生物样本中药物及其代谢产物检测的标准化方法。

3. 在遗传性疾病检测中的应用　质谱技术在遗传性疾病的诊断和筛查中应用十分广泛，最为大家熟知的就是质谱技术在新生儿筛查检测中的应用。通过检测氨基酸、脂肪酸、有机酸及其代谢产物可以灵敏、准确地检测出20多种遗传代谢疾病，从而早期诊断、早期治疗，挽救了很多患儿的生命和人生。还有报道质谱技术用于快速筛查嘌呤和嘧啶代谢紊乱高危患者的研究，快速且特异，弥补了该种遗传病表型表现多样性和非特异性给诊断带来的困难。

（三）在参考方法建立和研制标准物质方面

在临床检验中基于准确性的标准化检测是目前亟需的。1997年国际物质量咨询委员会（CCQM）将同位素稀释质谱原理定为一级（基准）测量原理之一，其同时具有质谱分析的高度特异性和同位素稀释的高度精密性，且测量的动态范围宽，样本制备不需严格定量操作，测量值能够直接溯源到国际单位制的物质量基本单位"摩尔"。因此基于同位素稀释质谱原理的方法在生物和临床化学溯源研究中受到越来越多的重视，为临床检验中标准物质的研制提供了技术保障，是临床检验参考方法的最佳选择。

第五节　床旁检验

一、概述

床旁检验（point of care testing，POCT）是指一类由非专门技术人员操作、能快速进行检测并能快速获取结果的仪器和技术，或称即时检验。类似的名称还有家庭检验（home use – testing）、实验室外检验（extra - laboratory testing）和医学诊所检验（physicians office test）等。

（一）床旁检验的特点

床旁检验的特点主要有以下几点：①在几分钟内能获得检测结果；②利用便携式检测仪器；③检测操作规程简便；④直接使用全血标本；⑤检测项目固定；⑥检测者不需要专门实验技术培训；⑦试剂可在常温下保存；⑧检测准确性和精密度可与专门中心实验室相比；⑨仪器内设校准和质量控制部件；⑩结果收藏在计算机里，方便储存和传送；⑪仪器消耗成本较低，可通过更换部件进行维修等。以上特点，可归纳为：快速、即时、方便、易行，大多数人都能执行操作，结果可用、可靠。把过去在大机器、高技术操作下的实验检验大众化、普及化，这些鲜明的特点促使了床旁检验的快速发展。

（二）床旁检验的分类

1. 便携式床旁检验分析仪　现今，手持式血糖分析仪已遍布全世界，也是大多数医院监护病房中的常用仪器之一。检测标本是全血，操作简单，非专业人员可以执行，并且结果仍在允许变异的范围内。

2. 台式便携式床旁检验分析仪　近年来在计算机基础上结合了一系列新技术，研发了台式便携式床旁检验分析仪，仍保留了床旁检验快速、操作简单的特点，但可测项目增加，可测范围扩大。例如，目前临床上常用的 I - STAT 便携式分析仪，可检测电解质（Na^+、K^+、Cl^-、Ca^{2+}）、血细胞比容（Hct）、血气（pH、PCO_2、PO_2）、尿素和血糖等，并可计算出多个参数的结果。

（三）床旁检验的发展

1. 随急救医学的发展而发展　随着急救医学的不断提高和发展，特别是 ICU、手术室、急诊室、急救现场及环保监测都需要床旁检验提供更新、更快、更准确和更方便的实验检测。

2. 随健康理念的转变而发展　随着社会经济的发展，科学知识的普及，健康保健观念的转变，床旁检验成为社区医院、私家诊所、家庭服务、自我监测的常用器械。在我国，对广大的农村和边远山区的乡村卫生所推广普及床旁检验更有特殊的意义。

3. 随检验技术的进步而发展　基础医学的深入研究，高科技引入检验医学，特别是生物化学、酶学分析、血气分析、电解质分析、免疫标记、电极、色谱、光谱、光电分析等技术在床旁检验中的应用，促进床旁检验快速发展，满足临床和社会的需要，并在临床和社区医疗中发挥重要的作用。

二、床旁检验的临床运用和质量管理

（一）床旁检验的临床运用

1. 血糖的床旁检验　在糖尿病的诊治过程中，若能有效地控制血糖水平，就能有效地减低糖尿病的发生率。血糖的自我监测即利用床旁检验血糖检测仪很快就获得较为准确的血糖结果，在医师的指导下，患者自身就可以调整口服降糖药物和胰岛素的用量。

用床旁检验检测血糖浓度经历了 3 个阶段：第一阶段是用半定量试纸条（葡萄糖氧化酶法）筛查尿糖的浓度，本法不能提供尿糖浓度确切的定量信息；继而开发出以血液代替尿液的试纸条检测，但同样只能得到半定量的血液葡萄糖水平。第二阶段是采用分光光度计技术，检测标本放入光学阅读器中获得结果。这种方法可以得到血糖的定量信息，但仪器比较昂贵。第三阶段只需加 1 滴血到试纸条上，应用现代计算机技术便可以迅速得出准确的结果。

2. 血栓与止血的床旁检验

（1）凝血的床旁检验　目前应用的血栓与止血床旁检验的检测仪器大多数都属于轻便的检测系统，只需要少量血液/血浆标本。这些仪器有的采用光学检测技术，有的采用机械传动技术，有的采用免疫反应技术，还有的采用干化学技术，甚至于采用血栓弹力图（TEG）等仪器检测。

可以利用上述技术和仪器，对凝血系统和纤溶系统进行评估。包括：①出血时间（BT）、血小板计数（PLT）：是一期止血（血管壁-血小板型）缺陷的筛查试验；②凝血酶原时间（PT）、活化部分凝血活酶时间（APTT）：是二期止血（凝血-抗凝血）缺陷的筛查试验。除了用于筛查先天性和获得性凝血缺陷外，还用PT-INR监测口服抗凝药（华法林）的出血危险性，通常使INR维持在2.0~3.0为宜；也用APTT监测肝素治疗的指标，一般使APTT维持在正常对照值的1.5~2.5倍为宜。在体外循环和血液透析中，常规肝素应用剂量较大，不能用APTT，需用活化凝血时间（ACT）监测，使其维持在300~350秒为宜（参考区间80~120秒）。

（2）纤溶的床旁检验　D-二聚体（D-dimer，D-D）检测主要利用免疫学方法进行。其中Nyco-Card D-二聚体测定是一种免疫渗滤分析系统，主要成分是一块含有多孔膜的试验卡，膜上载有抗D-二聚体的单克隆抗体，膜下有一层吸收垫，血浆标本由试验卡上的加样孔迅速加入，膜中的抗体捕获标本中含D-二聚体结构的分子，然后加入结合有4nm大小的胶体金标记的第二抗体，与被捕获的D-二聚体分子另外的抗原结合位点相结合而呈红色，其程度与标本中的D-二聚体含量成正比，与标准卡比较或用专门检测计测定，即可得到标本D-二聚体的含量范围。免疫渗滤法与传统的ELISA方法比较，相关系数为0.81，存在一定程度的差异。存在差异的原因可能是纤维蛋白降解碎片中包含D-二聚体结构的家族遗传异质性，与不同的特异性抗体发生了各种反应。胆红素、血红蛋白、纤维蛋白原、可溶性纤维蛋白、FDP和冻融均不影响试验结果，但类风湿因子、肝素、细胞或大脂肪颗粒的存在可以干扰测定的结果。NycoCard法D-D测定虽然没有ELISA测定法精确性、敏感性高，但其克服了ELISA操作繁琐、费时的缺点，能满足急诊的要求。

3. 尿液的床旁检验

（1）试剂带法尿液分析　尿液试剂带检测是急诊科最常用的检查方法，具有标本收集方便、成本低、操作简单等特点，因而在临床上得到了广泛应用。在20世纪80年代早期，快速白细胞酯酶（leukocyte-esterase）试验广泛应用，尿液试剂便发展了生物工程技术。多数厂家生产的尿液试条，为一塑料长条，上面有多个含有试剂的长方形试剂垫。把试剂带插入尿液中一定时间后，各个试剂垫会产生颜色变化，变化的程度与标本中存在或缺乏某种待测物质及其浓度有关，将反应的试剂带与容器上的标准卡比较来判断结果。正确的操作方法、判读结果的时间对于准确解释结果非常重要。除此之外，试剂带必须密闭贮存，注意其失效日期。整个试验在几分钟内即可完成，目前临床多数使用仪器判读试剂带的颜色变化即尿液分析仪。

（2）胶体金法尿液分析　胶体金是由氯化金和枸橼酸合成的胶体物质。胶体金具有胶体化学性质，颗粒均匀呈现在液体状态中，颗粒大小取决于两种物质的比例，直径可从5~150nm。胶体金呈紫红色，颜色的变化与颗粒的大小密切关系。20世纪80年代末和90年代初，随着单克隆抗体技术的发展，开始把胶体金与单克隆抗体结合应用于临床监测。胶体金性质比较稳定并且能呈现颜色变化，单克隆抗体特异性强，二者结合后形成一种稳定的物质，用于多种物质的定性和半定量诊断。胶体金法操作简便，判断结果准确、迅速，颇受检验和临床医生们的重视。

免疫胶体金方法的检测，敏感度高、特异性强、检测迅速，在几分钟内就可完成全部试验。试剂性质相对稳定，在常温可保存18~24个月，携带，使用方便，是一种较为理想的诊断试剂。

4. 妇产科的床旁检验

（1）妊娠试验的床旁检验　人绒毛膜促性腺激素（human chorionic gonadotropin，hCG）是胎盘绒毛膜滋养层细胞产生的一种具有促性腺发育的蛋白类激素。hCG的定性检测，主要用于产科的妊娠诊断，是一项可靠的床旁检验方法。

酶联单克隆抗体试验方法的敏感性很高，可以在临床征兆出现之前准确地检测到妊娠反应。ELISA方法的检测限是 25 ~ 50U/L，当妊娠月龄（从末次月经第一天算起）略大于 1 个月时，相当于胎儿着床后 3 ~ 4 天，hCG 即可达到此水平。孕后 35 ~ 40 天 hCG 水平在 2500U/L 以上，60 ~ 70 天出现高峰，可达 8.032 万 U/L，个别人甚至高达 100 万以上。酶联单克隆抗体试验方法检测特异性高，与含有 hCG 相同 α 亚单位的激素（如 IM、TSH、FSH）之间的交叉反应不到 1%，如果试验阳性，表明最近或目前正有一个胎儿在发育，并且很少有例外现象。在异位妊娠，如宫外孕时，尿液 hCG 一般可有 60% 的阳性率（子宫流血 3 天后仍可见血中 hCG 增高），这有助于与其他急腹症的鉴别。如疑似者的 hCG 在 312 ~ 625U/L，则应考虑宫外孕的可能。不完全流产者子宫内尚有胎盘组织存活，妊娠试验仍可呈阳性。完全流产或死胎，hCG 可由阳性转为阴性。

（2）滋养细胞肿瘤的床旁检验　患葡萄胎、恶性葡萄胎、绒毛膜癌及睾丸畸胎瘤等的患者，尿中 hCG 显著增高，每升可达 10 万至数百万 U。上述肿瘤患者手术或药物治疗后需连续进行尿液 hCG 测定，以判断疗效，观察病情变化。滋养细胞肿瘤患者术后 3 周，尿中 hCG 应 < 50U/L，8 ~ 12 周应呈阴性。如仍呈阳性，则提示可能有残存瘤组织，有潜在的复发趋向。葡萄胎应半年后复查 1 次，绒毛膜癌术后 1 ~ 3 个月复查 1 次，以后每半年复查 1 次，以便及时发现肿瘤复发。

（3）促黄体生成素（LH）的床旁检验　准确预测排卵日，可以帮助妇女选择最佳受孕和有效避孕时间，增加不孕症患者的受孕机会。预测和检测排卵有多种方法，对不孕症妇女进行各种预测方法研究，包括阴道 B 超检测排卵，基础体温测定，雌二醇、LH 及黄体中期孕酮测定，免疫胶体金标法检测尿 LH 等。研究表明，尿 LH 一步法检测尿 LH 峰预测排卵，其准确性明显优于其他方法。测定血 LH 峰值一直被认为是预测排卵的金标准，一般排卵发生于 LH 峰出现后 24 ~ 38 小时内。

目前各种尿 LH 检测方法已被应用，检测方法也逐渐趋于简单、快速。免疫胶体金法尿液 LH 测定试纸被认为是最简单的方法之一，结果与其他方法相似或准确性更高，排卵预测准确性高，检测简单、快速，患者还可自己在家中应用，是一种理想的预测排卵日方法。

5. 心脏疾病标志物的床旁检验

（1）急性心肌损伤和急性心肌梗死的床旁检验　急性心肌损伤和急性心肌梗死的床旁检验有：①心肌肌钙蛋白（cTnT 或 cTnI）取代 CK – MB 成为检测心肌损伤的首选标准。由于每克心肌中含有 10.8g 肌钙蛋白，远高于 CK 含量（1.4mg/g），所以肌钙蛋白较 CK 敏感，能测出 CK 所不能测到的小损伤。一般如果 cTnT ≥ 0.5μg/L，可以确诊急性心肌梗死；cTnT ≥ 0.06μg/L（第 99 百分位）为急性冠状动脉微损伤。临床检测中只需开展一项心肌肌钙蛋白测定（cTnT 或 cTnI）即可。②保留 CK 和 CK – MB 测定，以诊断急性冠脉综合征（ACS）患者，但建议使用 CK – MB 质量测定法推荐用 CK – MB/CK 比值提高诊断心肌损伤特异性。如总 CK > 100U/L 和 CK – MB 在 4% ~ 25%，急性心肌梗死诊断可成立。CK、CK – MB 的检测对 ACS 诊断价值有限，30% ~ 50% 的不稳定型心绞痛患者的 cTnT、cTnI 增高，但 CK 或 CK – MB 没有增高。如果只有肌钙蛋白的增高，称之为"心肌微损伤"。③肌红蛋白（hemoglobin）列为常规早期心脏标志物。由于其诊断特异性不高，主要用于早期除外 AMI 诊断。对那些发病 6 小时后的就诊患者，不再检测早期标志物如肌红蛋白。此时只需测定确定标志物如心肌肌钙蛋白。

（2）心力衰竭的床旁检验　心肌损伤及心肌梗死的后果是心功能受损导致心力衰竭（heart failure，HF），因为心排血量减少，影响全身循环血流，常带来严重的后果。心力衰竭诊断较好的指标是 B 型钠尿肽（brain natriuretic peptide，BNP）或 N 端 B 型钠尿肽（NT – proBNP）。二者相似，仅测一个即可。单纯 BNP 诊断 HF 的正确率为 83.4%，如结合其他实验检测，诊断正确率可达 90% 以上。BNP 有极高的阴性预测价值（96%），根据 BNP 可排除 96% 的非心力衰竭患者。最近有人提出在充血性心力衰竭（CHF）时联合测定 cTnT 和 BNP，可判断 CHF 的危险程度。有呼吸困难的患者，BNP 是一个 CHF 的预测指标。BNP > 230pg/L，发生 CHF 的危险性达 7.0。BNP 在 480pg/L 时，54% 的患者在 6 个月内发生 CHF。BNP 用荧光免疫分析法检测，定性试验仅需 15 分钟。

6. 动脉血气分析和乳酸的床旁检验

（1）动脉血气分析的床旁检验　在重症监护病房（intensive care unit，ICU），动脉血气分析是非常重要的，常常作为紧急试验。作为血气分析的床旁检验，包括氧分压、二氧化碳分压和酸碱度的测定：PaO_2、$PaCO_2$ 和 pH，并计算碳酸氢盐的含量。

微型光纤传感器技术使实时连续监测血气成为可能。体内床旁检验监测器是把传感器置于动脉血管内，经多段动脉导管与仪器相连，不需要从患者身上抽取血液，可连续不断地监测体内 PO_2、PCO_2 和 pH 等的变化情况，与标准实验室血气分析仪的检测结果有可比性。但是多种体内床旁检验仪器应用的结果表明，由于动脉内环境的变化，当传感器在动脉内位置变化时，检测的 PO_2 结果可以突然发生不可预测的变化，不能代表体内真正的血气情况。所以动脉内血气监测作为一种判断血气变化趋势的方法，并不能代替常规的血气分析仪。

动脉体外血气分析（CDI2000 血气监测系统）能够克服动脉内环境变化的影响。传感器固定在腕部，与动脉导管连接。当测量 pH、PO_2 和 PCO_2 时，关闭系统的压力阀，血液进入传感器部位，接触到传感器后就开始分析，2 分钟后采集数据完毕；而经过压力的变化，血液又会回到患者体内。试验结果表明，这种血气床旁检验的准确性和精密度可与传统的血气分析仪比较。

（2）乳酸分析的床旁检验　乳酸是无氧代谢的终产物，临床上检测乳酸主要用于衡量组织是否得到足够的氧供应。目前乳酸分析可用全血标本进行，大大缩短了检测时间，提高了乳酸的应用价值。休克时，血乳酸浓度是观察病情轻重和预后的良好指标，血液灌注不足组织缺氧，导致糖代谢中无氧酵解增加，生成大量乳酸。由于肝、肾功能下降，乳酸的利用和清除效率随之下降，血乳酸浓度上升（ > 2mmol/L），是组织灌注状态不足的阈值。

7. 病毒性呼吸道感染和细菌及耐药性的床旁检验

（1）病毒性呼吸道感染的床旁检验　呼吸道感染疾病是致病微生物侵入呼吸道进行繁殖，并引起相应症状的一类疾病，病毒是急性呼吸道疾病中最常检测到的病原体。常见的流感病毒、呼吸道合胞病毒、副流感病毒、人间质肺病毒和冠状病毒均会引起急性阻塞性肺疾病（COPD）、哮喘急性加重以及其他急性呼吸道疾病。而在呼吸道病毒的诊治过程中，仅有少部分患者能被正确、快速诊断为某种病毒感染。

新冠肺炎全球疫情的扩散，需要通过对无症状或中度症状患者进行大规模筛查和诊断以此来中断病毒传播链，快速筛查感染者是病毒诊断的一大挑战。疫情的蔓延凸显了快速病毒检测工具进行 POCT 的重要性，迫切需要开发具有高特异性、高敏感性、经济的核酸检测技术，特别是在远离临床实验室的地区，以实现快速 POCT 诊断筛查。

快速及准确地检出病原体，对患者个性化治疗及预后有着重要作用。虽然 RT - qPCR 具有较高的灵敏度和特异性，被认为是准确检测病毒感染的"金标准"。然而，由于需要昂贵、复杂的设备，受过训练的人员和专门的试剂，限制了 RT - qPCR 在偏远地区作为 POCT 使用。RAA 和 LAMP 等恒温扩增方法由于简单、分析时间短、成本低和不需要昂贵的设备，已成为 PCR 的替代品。然而，低温可能导致非特异性扩增和假阳性结果，POCT 检测仍面临着临床病原体检测可靠性的挑战。

（2）细菌及耐药性的床旁检验　结核分枝杆菌作为全球重点关注的传染性疾病之一，其感染的检测仍极大程度地依赖于传统微生物实验室的显微镜检或培养方法；然而前者敏感性不佳、后者耗时过长。POCT 的结核分枝杆菌分子诊断方法可在 2 小时内直接从患者新鲜痰液或冻存痰液中检测是否含有结核分枝杆菌及对利福平的耐药性，整个过程都在一密闭环境中进行，手动时间短，对操作者和周围环境安全。与将样本送至实验室进行分子检测相比，使用结核分枝杆菌分子诊断方法进行 POCT 检测，患者开始正确抗结核治疗的时间中位数可由 7 天缩短到 1 天，且效果显著。

（二）床旁检验的质量管理

1. 床旁检验的优越性

（1）缩短诊断时间，得以及时治疗　治疗执行时间包括治疗运行时间和检测运行时间。所谓治疗运行时间（therapeutic turn – around time，TAT）是指从医师作出检测决定到治疗处理开始的间隔时间。从检测开始到获得检测结果的间隔时间即检测运行时间（test turn – around time）。一般临床实验室开展的检测项目常在 1 小时内完成检测分析，但标本的获取、转送、离心、检测、检测结果的提交等过程，都需消耗一定的时间，使得临床医师获得检测结果的时间被迫延长，从而延长了对疾病的诊断和治疗运行的时间。床旁检验所用的方法大多在数分钟内完成测定，而且在患者身边进行，节省了运送标本、样品前处理、结果输入等步骤所需时间，最大限度地缩短了检测运行时间和治疗运行时间，特别适用于危重症的抢救，提高抢救效率，这是床旁检验最大的优点。卫生部在 2009 年公布的《急诊科建设与管理指南》就规定急诊科必须配备即时检验设备，而且把是否熟练使用即时检验设备看成急诊室医护人员应掌握的基本技能。有统计调查表明检测结果的传递往往是一个延误治疗运行时间的重要因素，有时能达到总的治疗运行时间的 40%，而床旁检验这一时间几乎为零。另外，床旁检验这种高效直观的检测分析也能产生一种间接效应，即提高患方对医方的这种高效服务的满意程度，易于在医患双方建立互信机制，有利于治疗配合和协作。

（2）缩短住院时间，节省住院费用　床旁检验的仪器价格远低于复杂的常规仪器。床旁检验可以最迅速地获取检测结果，让医师最快地了解患者的状况，从而采取处置相应的措施。一方面赢得了宝贵的治疗时间，另一方面也使医师能够对不适当的治疗措施采取迅速地纠正，避免不必要医疗资源浪费。如对急性胸痛患者，即时检测 CK – MB 或肌钙蛋白 T/I，可以对 AMI 做出快速诊断和治疗，能取得最佳的疗效，最大限度地节省治疗成本。对非心肌梗死胸痛患者，也可以节省因不必要或不适当治疗而产生的浪费。对某些药物开展监测性即时检测，可以迅速确定最合适的用药剂量，避免过量用药所造成的浪费和因此而产生的不良反应。

（3）节省检测用血，减少患者痛苦　床旁检验所采用的分析技术、方法和检测仪器所需的检测标本多为微量的全血标本，用血量较少。这种优点在新生儿和婴幼儿患者检测中尤为突出。新生儿和婴幼儿血标本主要为头皮静脉血或股静脉，利用小型血气分析仪和电解质分析仪开展床旁检验，可以减少抽血次数和检测的用血量。另外，在某些场合下床旁检验还能减少不必要的输血，如在对贫血患者的治疗性输血中，床旁检验能及时指导输血用量而节约用血。在儿科 ICU 开展血糖和血气分析等床旁检验项目能显著减少新生儿和婴儿的输血次数和用量。由于减少分析前环节，大部分在患者身边进行，因而大大减少了差错的发生。

2. 床旁检验存在的主要问题和质量管理　目前，床旁检验在检验方法学和测试性能上日趋完善，但床旁检验的准确性和实效性尚需不断提高。床旁检验主要应用特点是快（快速）、边（患者身边）、便（便利、便捷），大部分床旁检验项目在传统的实验室外，由非检验专业人员进行检测，缺乏质量管理体系，如何保证质量成为社会关注焦点。

鉴于床旁检验应用广泛、普及，所以备受国内外管理部门关注，出台了一系列政策、规定，用以规范其使用。检验主管部门曾就床旁检验出台相应的管理办法，如实验室管理办法第二十九条，要求床旁检验项目和常规检验方法进行比对。同时强调：制订质量保证规程包括制订检测标准操作程序和检测结果的发布程序，制订分析质量控制规程（可以按检测项目的复杂程度进行分级），制订各种物品、资料的管理制度。开展有特色的质量控制选用质控物或定值物（血清）对小型仪器进行定期校准测定，随机抽查检测用试纸条小包装中的单品等。建立操作人员定期培训与资格论证制度建立有检验专业人员和临床医师参加的床旁检验委员会，加强管理。对非专业实验室人员必须经过专业培训并通过相应的考核后才能获得操作资格，培训应包括仪器的使用和维护，标本的采集，药物对测定结果的影响，物品的保存和管理等有关内容。检测结果及相关资料管理由于开展床旁检验的环境多变，操作采用手工法较多，易造成信息遗漏，因此，开展时应有规范的检测结果报告单，即时登记填写检测的时间与结果，并将检测结果及时加入中心实验室信息网络或医院信息网络。

答案解析

目标检测

一、选择题

1. PCR 反应特点不包括（　　）

   A. 强特异性　　　　　　　B. 高灵敏度　　　　　　　C. 快速简便

   D. 高纯度模板　　　　　　E. 低纯度模板

2. 流式细胞仪的主要组成部分不包括（　　）

   A. 细胞流动室　　　　　　B. 激光聚焦区　　　　　　C. 加样系统

   D. 检测系统　　　　　　　E. 数据处理系统

3. 用于染色体显带的方式不包括（　　）

   A. S 显带　　　　　　　　B. G 显带　　　　　　　　C. R 显带

   D. C 显带　　　　　　　　E. N 显带

4. 急性心肌损伤和急性心肌梗死的床旁检验中，检测心肌损伤的首选标准是（　　）

   A. CK　　　　　　　　　　B. 肌钙蛋白（cTnT 或 cTnI）　　C. CK – MB

   D. 肌红蛋白　　　　　　　E. 降钙素原

二、简答题

1. 简述 PCR 技术的基本原理及其主要特点。

2. PCR 技术的主要临床应用有哪些？

3. 简述流式细胞术的概念和临床应用。

4. 常用的染色体及遗传检测技术有哪些？

5. 简述质谱技术的临床应用。

6. 简述 POCT 技术的特点。

（曹颖平　林　真）

书网融合……

本章小结

第四篇　器械检查

第二十五章　心电图

PPT

📖 学习目标

1. 掌握　心脏的特殊传导系统及心电图各波段的组成和命名；常规心电图导联；正常心电图波形特点和正常值；常见异常心电图的特征（房室肥大、心肌缺血与心肌梗死、期前收缩、室上性心动过速、室性心动过速、扭转型室性心动过速，心房扑动与心房颤动、房室传导阻滞、预激综合征、高血钾与低血钾）。

2. 熟悉　心电图的分析方法及临床应用；心律失常分类；窦性心律失常的几种表现；窦房传导阻滞的心电图表现；左、右束支传导阻滞及其分支阻滞的心电图表现；逸搏与逸搏心律。

3. 了解　心电图产生的基本原理；干扰与脱节现象。

第一节　临床心电图的基本知识

一、心电图产生的基本原理

心脏的收缩由心脏的电活动所引发，通过心脏周围的导电组织和体液传到体表。将测量电极放置在体表的一定部位，记录到心脏电活动的变化曲线即心电图（electrocardiogram，ECG）。

静息状态的心肌细胞保持于极化状态（polarization），膜外排列一定数量的阳离子带正电荷，膜内排列相同数量的阴离子带负电荷，两侧保持动态平衡，不产生电位变化。当极化的细胞膜某一部分受到一定程度的机械、电流或化学性刺激时，该处相应的离子通道开放，引起膜内外阴、阳离子流动（主要是 Na^+ 内流），使细胞膜内外正、负离子的分布发生逆转，即膜外侧具负电荷而膜内侧具正电荷，此过程称之为除极（depolarization）过程。细胞膜外已除极的部分，电位较低称作电穴；尚未除极的部分，电位较高称作电源。电源和电穴构成一对电偶（dipole），其电穴在后，电源在前。电流由电源流向电穴，并且沿着细胞膜向前推进，产生动作电流，直至整个细胞完成除极。利用电流计可以记录到除极的电流曲线，称为除极波。如将探查电极放在电源一侧，可记录到一个正向波；探查电极放在电穴一侧，可记录到一个负向波；探查电极放在细胞的中央，则可记录到一个先正后负的双向波型。除极完毕后细胞处于除极化状态，此时细胞膜外均变成负电位，无电位变化，电流曲线回到等电位线上。除极进行速度快，除极波陡直而窄。

除极结束后，心肌细胞耗能将大量阳离子转移至细胞外（主要是 K^+ 外流），膜外侧具正电荷而膜内侧具负电荷，开始了复极（repola rization）过程。对于单个细胞而言，复极自先除极端开始。由此而产生的电偶，其电穴在前，电源在后。如将探查电极放在电穴一侧，可记录到一个负向波；探查电极放在电源一侧，可记录到一个正向波；探查电极放在细胞的中央，则可记录到一个先负后正的双向波型。复极完毕后细胞恢复到极化状态，此时细胞膜外均变成正电位，无电位变化，电流曲线回到等电位线上。复极进行速度慢，波圆钝而宽（图25-1）。

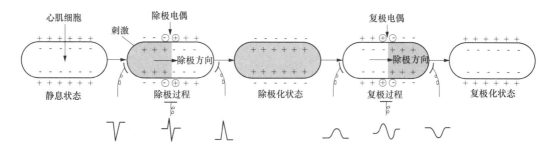

图25-1 单个心肌细胞的除极和复极过程以及检测电极与除极、复极波形方向的关系

心脏是由很多细胞构成的复杂器官，正常人心室的除极从心内膜向心外膜方向进行，而复极则从心外膜面向心内膜面进行。因此，体表所记录的心电图的复极波方向常与除极波方向一致，与单个心肌细胞不同。其产生机制尚不十分清楚，可能与心外膜面温度高、所受压力小、血供好等有关。

每一个心肌细胞产生的电有其强度大小，又具有方向性称为心电"向量"（vector），通常用箭头表示其方向，而长度表示其电位强度。箭头所指前方代表正电位，箭尾后方代表负电位。由于心脏在同一时间有许多心肌细胞产生电活动，形成不同的心电向量，其总和称为"心电综合向量"（resultant vector）。如两个心电向量的方向相同，则幅度相加；方向相反则相减。如构成一定角度者，则将两者按其角度及幅度

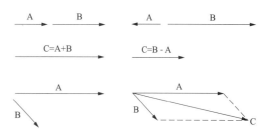

图25-2 心电综合向量的形成原则

构成一个平行四边形，而取其对角线为综合向量（图25-2）。心脏在每一个瞬间都产生一个心电综合向量，将整个激动过程中产生的每一个瞬间综合向量的顶端连接起来形成环形轨迹，称为空间心电向量环（图25-3）。将它在空间的某一个平面上进行投影形成心电向量图，在实际工作中常投影在横面、侧面、额面，形成三个面的心电向量图（图25-4）。再将其在每个面的相应的导联轴上投影，便形成了心电图（图25-5）。因此，心电图的形成可以概括为有关平面的心电向量图在相应的导联轴上的投影（"二次投影"学说）。

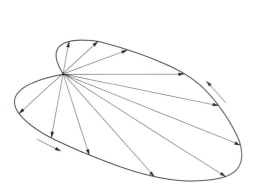

图25-3 空间心电向量环模式图

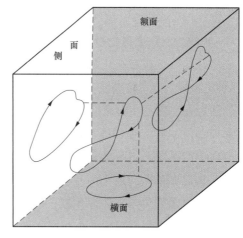

图25-4 空间心电向量环在额面、横面、侧面投影模式图

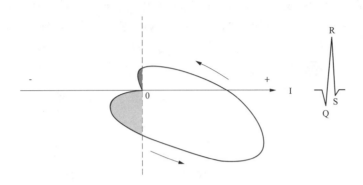

图 25 - 5 QRS 向量环在 I 导联轴上投影后形成 I 导联心电图模式图

二、心电图各波段的形成

正常的心脏电激动先由窦房结启动，经由心脏的特殊传导系统按固定顺序进行：窦房结→结间束（前、中、后）→心房（先右后左）→房室交界区→房室束（希氏束）→左、右束支→浦肯野纤维→心室肌（图 25 - 6）。

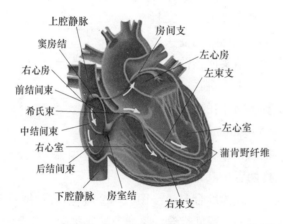

图 25 - 6 心脏特殊传导系统

心电图是由一系列"波、段"构成的，这些波段出现的顺序与心脏各部分的激动顺序一一对应。按照心动周期顺序，心电图各波段依次被命名为 P 波、P - R 段、QRS 波群、ST 段、T 波及 U 波等（图 25 - 7）。

1. P 波　心房除极波，反映左、右两心房肌除极过程。

2. P - R 段　反映心房复极过程及房室结、希氏束、束支的电活动；P 波与 PR 段合计为 PR 间期，反映自心房开始除极至心室开始除极的时间。

3. QRS 波群　心室除极波，反映心室除极的全过程。正常心室除极始于室间隔中部，自左向右方向除极；随后左、右心室游离壁从心内膜朝心外膜方向除极；左心室基底部与右心室肺动脉圆锥部是心室最后除极部位。典型的 QRS 波群包括三个紧密相连的波，也可出现 4 个、5 个紧密相连的波。QRS 波群因检测电极的位置不同而呈多种形态，已统一命名如下：首先出现的位于参考水平线以上的正向波称为 R 波；R 波之前的负向波称为 Q 波；R 波之后第一个负向波称为 S 波。S 波之后如有正向波称为 R′波；R′波之后再出现负向波称为 S′波；如果 QRS 波只有负向波，则称为 QS 波。至于采用 Q 或 q、R 或 r、S 或 s 表示，应根据其幅度大小而定（图 25 - 8）。

4. ST 段与 T 波　ST 段反映心室的缓慢复极过程，T 波反映心室的快速复极过程。从心室开始除极至心室复极完毕全过程的时间称为 QT 间期。

5. U 波 是在 T 波后出现的一个低而宽的波形，至今其确切的形成机制尚不清楚，临床意义也有待进一步确定。

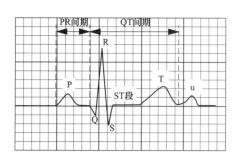

图 25 - 7 心电图各波、段的组成

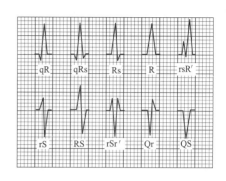

图 25 - 8 QRS 波群命名示意图

三、心电图导联系统

在人体不同部位放置电极，并通过导联线与心电图机电流计的正负极相连，这种引导心脏电流至心电图机的联接路程称为导联。为便于不同受检者或同一受检者不同时期的心电图比较，国际上形成了一个由 Einthoven 创设而目前广泛采纳的通用导联系统（lead system），称为常规 12 导联系统。

（一）常规心电图导联

1. 标准肢体导联（Ⅰ、Ⅱ、Ⅲ） 标准肢体导联是由荷兰生理学家——心电图之父 Willem Einthoven 于 1905 年首创，并沿用至今。它测量的是两个电极所在部位之间的电位差。它假定左、右上肢及左下肢为等距离的三点，这三点与心脏的距离亦相等，连接这三点，构成等边三角形，后人称之为艾氏三角（图 25 -9）。分别将这三个肢体连接于心电图机正、负两极，这就组成了三个标准肢体导联Ⅰ、Ⅱ、Ⅲ。其连接方法如下。

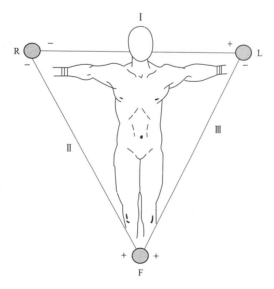

图 25 - 9 艾氏三角及标准导联的导联轴

（1）**Ⅰ导联** 左上肢（L）→心电图机的正极，右上肢（R）→心电图机的负极。Ⅰ导联反映左、右上肢两点间电位差，当左上肢电位高于右上肢时，记录出正向波；反之，记录出负向波。

（2）Ⅱ导联 左下肢（F）→心电图机的正极，右上肢（R）→心电图机的负极。Ⅱ导联反映左下肢与右上肢两点间电位差，当左下肢电位高于右上肢时，记录出正向波；反之，记录出负向波。

（3）Ⅲ导联 左下肢（F）→心电图机的正极，左上肢（L）→心电图机的负极。Ⅲ导联反映左下肢与左上肢两点间电位差，当左下肢电位高于左上肢时，记录出正向波；反之，记录出负向波（图25-10）。

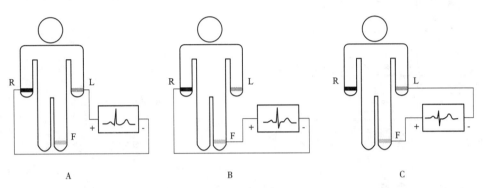

图25-10 标准导联的电极位置及其正负极连接方式

A. Ⅰ导联；B. Ⅱ导联；C. Ⅲ导联

2. 加压肢体导联（aVR、aVL、aVF） 将左、右上肢及左下肢的三个电极各通过5kΩ的电阻连接在一点，称为中心电端，其电位几乎为零，作为无关电极，接心电图机的负极；探查电极分别放在左、右上肢及左下肢，接心电图机的正极，构成了右上肢导联（VR），左上肢导联（VL），左下肢导联（VF）。但此种导联描记的波幅小，不易观察。在此基础上，进一步改进，即在描记某一肢体导联时，将该肢体与中心电端的连线切断，所得波形较原波形电压增加50%，此即加压右上肢导联（aVR）、加压左上肢导联（aVL）、加压左下肢导联（aVF），见图25-11。

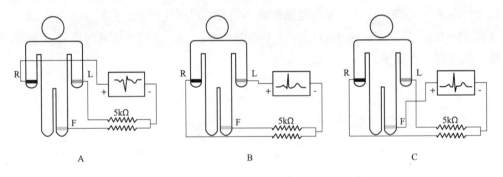

图25-11 加压肢体导联的电极位置及其正负极连接方式

A. aVR导联；B. aVL导联；C. aVF导联

3. 胸导联（V₁~V₆） 将探查电极放在胸壁的规定位置，并与心电图机的正极相连，无关电极（中心点端）与心电图机的负极相连形成胸导联（图25-12）。电极安放位置见下表25-1，具体连接见图25-13。

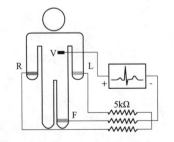

图25-12 胸导联电极连接方式

（V表示胸导联检测电极）

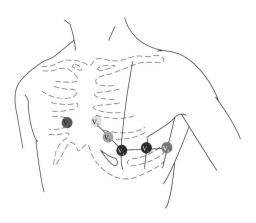

图 25 - 13 胸导联检测电极的位置

表 25 - 1 常规胸导联电极安放位置及意义

常规胸导联	电极安放位置	意义
V_1	胸骨右缘第 4 肋间	反映右室壁的电位变化
V_2	胸骨左缘第 4 肋间	
V_3	胸骨左缘 V_2 与 V_4 连线的中点	反映左、右心室过渡区电位变化
V_4	左锁骨中线第 5 肋间	
V_5	左腋前线与 V_4 同一水平处	反映左室壁电位变化
V_6	左腋中线与 V_4 同一水平处	

临床上为便于诊断,有时需要加做以下导联(表 25 - 2)。

表 25 - 2 选做胸导联电极安放位置及意义

选做胸导联	电极安放位置	意义
V_7	左腋后线 V_4 水平处	诊断后壁心肌梗死
V_8	左肩胛骨线 V_4 水平处	
V_9	左脊旁线 V_4 水平处	
V_{3R}	右胸部与 V_3 对称处	诊断右心室心肌梗死
V_{4R}	右胸部与 V_4 对称处	
V_{5R}	右胸部与 V_5 对称处	

(二)导联轴

某导联正、负两极间的假想连线称为该导联的导联轴。根据 Einthoven 提出的等边三角形学说,标准肢体 I、II、III 导联的导联轴形成一个等边三角形(图 25 - 9),将其平行移动,使之与 aVR、aVL、aVF 的导联轴一并通过坐标图的轴中心点,便构成额面六轴系统(hexaxial system)(图 25 - 14)。此坐标系统采用 ±180°的角度标志,以左侧为 0°,顺钟向的角度为正,逆钟向者为负。每个导联轴从中心点被分为正负两半,每个相邻导联间的夹角为 30°。

第二节 心电图的测量和正常数据

一、心电图的测量

心电图多描记在特殊的记录纸上(图 25 - 15)。心电图记录纸由间隔为 1mm 的纵线、横线交织的

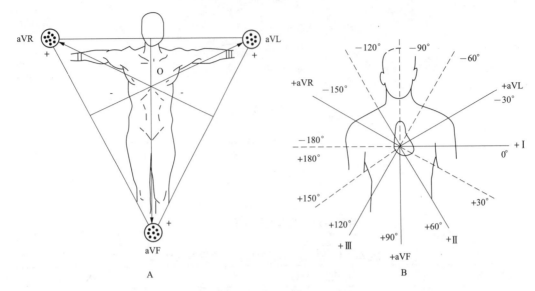

图 25 – 14 肢体导联的导联轴

A. 加压肢体导联的导联轴；B. 肢体导联额面六轴系统

小方格组成。当走纸速度为 25mm/s 时，每两条纵线间表示 0.04 秒，当标准电压 1mV = 10mm 时，两条横线间表示 0.1mV。特殊情况下，可调整走纸速度或标准电压。

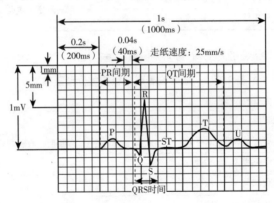

图 25 – 15 心电图各波段的测量

（一）心率的测量

测量一个 PP 或 RR 间隔的时间（秒），它代表一个心动周期的时间，然后被 60 除即可求出心率。在明显心律不齐时（如心房颤动），为避免各周期的误差，可测量数个心动周期，取其平均数来计算平均心率。还可采用查表法或使用专门的心率尺直接读出相应的心率数。

（二）各波段振幅的测量

国际规定 P 波振幅以 P 波起始部为参考水平，QRS 波群、J 点、ST 段、T 波和 U 波振幅统一采用 QRS 起始部作为参考水平。如果 QRS 起始部为一斜段（例如受心房复极波影响，预激综合征等情况），应以 QRS 波起点作为测量参考点。测量正向波形的高度时，应以参考水平线上缘垂直地测量到波的顶端；测量负向波形的深度时，应以参考水平线下缘垂直地测量到波的底端。

（三）各波段时间的测量

1. 单导联心电图仪 ① P 波及 QRS 波时间应选择 12 个导联中最宽的 P 波及 QRS 波进行测量。② PR 间期应选择 12 个导联中 P 波宽大且有 Q 波的导联进行测量。③ QT 间期测量应取 12 个导联中最长的 QT 间期。

2. 12 导联同步心电图仪 ① P 波时间为 12 导联中最早的 P 波起点到最晚的 P 波终点。② PR 间期为 12 导联中最早的 P 波起点到最早 QRS 波群起点。③ QRS 波群为 12 导联中最早的 QRS 起点到最晚的 QRS 终点。④ QT 间期为 12 导联中最早的 QRS 起点到最晚的 T 波终点。

一般规定，测量各波时间应自波形起点的内缘测至波形终点的内缘。

（四）心电轴的测量

心电轴（electrical axis）是指参与心脏电学活动的全部瞬间向量的综合（平均向量）。由于心脏是一个立体结构，所以在额面、横面、侧面，其平均向量均不同。心房除极平均向量称为 P 电轴，心室除极平均向量称为 QRS 电轴。临床一般所称的心电轴，是指心室除极活动在额面的平均向量，故称为平均 QRS 电轴，以说明心室在除极过程这一总时间内的平均电势方向和强度。心电轴与 I 导联正侧端夹角的度数表示该心电轴偏移方向。

1. 测定方法

（1）目测法　根据 I、Ⅲ 导联 QRS 波主波方向，粗略判定心电轴有无偏移。若 I 和 Ⅲ 导联的 QRS 主波均向上，则电轴不偏；若 I 导联主波向下，为较深的负向波，Ⅲ 导联主波向上，则电轴右偏；若 I 导联主波向上，Ⅲ 导联主波向下，为较深的负向波，则电轴左偏（图 25－16）。

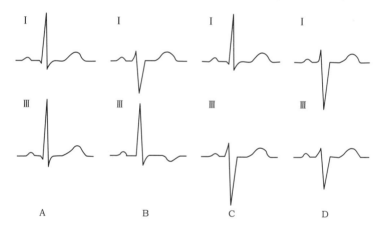

图 25－16　平均 QRS 心电轴简单目测法

A. 电轴正常；B. 电轴右偏；C. 电轴左偏；D. 不确定电轴（无人区电轴）

（2）振幅法　分别测算 I 和 Ⅲ 导联的 QRS 波群振幅的代数和，然后将这两个数值分别在 I、Ⅲ 导联上画出垂直线，求得两垂直线的交叉点。电偶中心 0 点与该交叉点相连即为心电轴。该轴与 I 导联轴正侧的夹角即为心电轴的角度（图 25－17）。也可将 I 和 Ⅲ 导联的 QRS 波群振幅的代数和通过查专用的心电轴表，直接查得相应的额面心电轴。

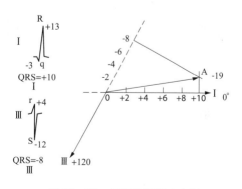

图 25－17　振幅法测量心电轴

2. 心电轴偏移及其临床意义 正常心电轴为 -30° ~ +90°之间；若 -30° ~ -90°为电轴左偏，+90° ~ +180°为电轴右偏，-90° ~ -180°为极度右偏，后者主张定义为"不确定电轴"，也有学者称为"无人区电轴"（图25-18）。心电轴偏移可见于正常人，亦可由不同的生理或病理状况所引起。如电轴左偏可见于肥胖体型、左前分支阻滞、左室肥大等。电轴右偏可见于瘦长体型、左后分支阻滞、右室肥大等。不确定电轴见于某些病理情况，如肺心病、冠心病、高血压等。

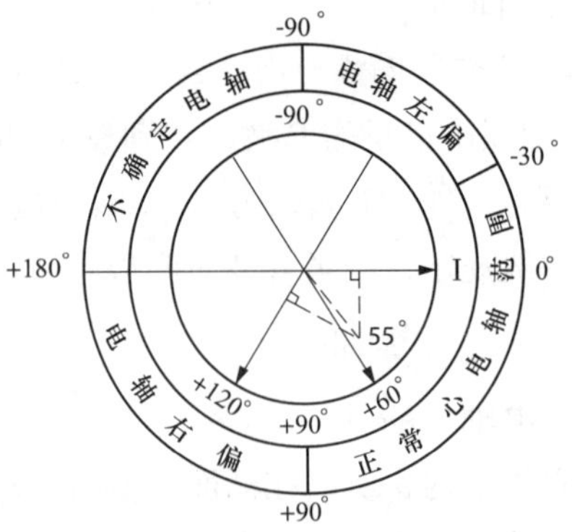

图 25-18 正常心电轴及其偏移

（五）心电图图形循长轴转位

自心尖向心底部观察，设想心脏依长轴转动，有顺钟向转位及逆钟向转位，表现为 V_1 ~ V_6 导联 QRS 波形态的改变（图25-19）。正常时 V_3 导联 QRS 波呈 RS 型，振幅 R≈S；若 V_3 导联呈 rS 型，即表现的波形与 V_1 导联相似，则为顺钟向转位（clockwise rotation, CW），若 V_3 导联呈 Rs 型，即表现的波形与 V_5 导联相似，则为逆钟向转位（counter clockwise rotation, CCW）。正常人可有轻度顺钟向或逆钟向转位。明显的顺钟向转位见于右室肥大，逆钟向转位见于横位心或左室肥大。

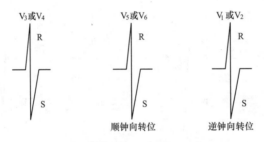

图 25-19 心电图图形转位判断方法示意图

二、正常心电图波形特点和正常值

正常十二导联心电图波形特点见图25-20。

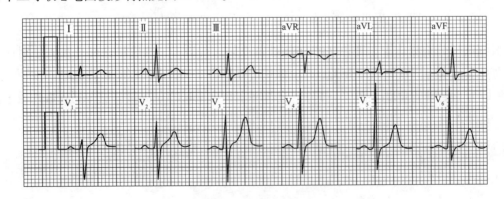

图 25-20 正常心电图

1. P 波 代表心房肌除极的电位变化，其前半部代表右心房激动，后半部代表左心房激动，中间部分代表间隔及其两侧部分心房的激动。大部分导联上 P 波呈钝圆形，有时可出现小的切迹或粗钝。正常 P 波方向在 I、II、aVF、V_4 ~ V_6 导联向上，aVR 导联向下，其余导联呈双向、倒置或低平均可。正常 P 波时间 0.08 ~ 0.11 秒；振幅在肢体导联 <0.25mV，胸导联 <0.20mV。

2. PR 间期 代表心房开始除极至心室开始除极的时间。其成人正常值为 0.12 ~ 0.20 秒，且随心率快慢及年龄可有轻度变化。在婴幼儿及心动过速时可略缩短，在老年人及心动过缓时，可略延长，但一般不超过 0.22 秒。

3. QRS 波群 代表心室肌除极的电位变化。正常人 QRS 波群的时间为 0.06 ~ 0.10s。

肢体导联上 QRS 波群的形态，取决于 QRS 额面平均向量在该导联上的投影。Ⅰ 导联：成人总是以 R 波为主；Ⅱ 导联：R 波总是大于 S 波；Ⅲ 导联：主波方向多变；aVR：总是以负向波为主，可呈 QS、rS、rSr′或 Qr 型；aVL：一般直立，但如 QRS 电轴角度超过 90°，则可以负向波为主；aVF：常为直立。正常人 $R_{aVR} < 0.5mV$，$R_I < 1.5mV$，$R_{aVL} < 1.2mV$，$R_{aVF} < 2.0mV$。

胸导联上 QRS 波群的形态与 QRS 向量在胸前导联的投影有关。V_1、V_2 导联为右胸导联，以负向波为主，呈 rS 型；V_5、V_6 为左胸导联，以 R 波为主，可呈 qR、qRs、Rs 或 R 型；$V_3 ~ V_4$ 为左、右心室过渡区导联，形态介于二者之间，R/S ≈ 1。正常人 $R_{V1} < 1.0mV$，$R_{V5} < 2.5mV$。

QRS 波群振幅（正向波 + 负向波的绝对值）至少一个肢体导联 ≥ 0.5mV 或至少一个胸导联 ≥ 0.8mV，否则为肢体导联或胸导联低电压，可见于肺气肿、心包积液等，偶见于正常人。

正常人的 Q 波时限 ≤ 0.03 秒（Ⅲ 和 aVR 导联除外）。Ⅲ 导联 Q 波的时限可达 0.04 秒。aVR 导联出现较宽的 Q 波或呈 QS 波均属正常。正常情况下，Q 波 ≤ 同导联 R 波的 1/4。正常人 V_1、V_2 导联可呈 QS 波，但不应出现 Q 波。

4. J 点 QRS 波群终末部分与 ST 段起始之交接点，称为 J 点。大多在等电位线上，通常随 ST 段的偏移而发生移位。有时可因除极尚未完全结束，部分心肌已开始复极致使 J 点上移。还可由于心动过速等原因，使心室除极与心房复极并存，从而发生 J 点下移。

5. ST 段 代表心室缓慢复极过程。大多数正常成人 ST 段呈一等电位线，有时亦可有轻微的偏移。但在任一导联上，ST 段压低应 ≤ 0.05mV。肢体导联和 $V_4 ~ V_6$ 导联 ST 段抬高一般 ≤ 0.1mV，$V_1 ~ V_3$ 导联 ST 段抬高最高可达 0.3mV，且上抬的幅度男性明显高于女性。年轻人 ST 段上移幅度较大，可能与迷走张力增加有关。部分正常个体，尤其是年轻人，可因局部心外膜区心肌纤维提前复极化，导致 ST 段明显上移，通常称为早期复极综合征。

6. T 波 代表心室快速复极时的电位变化。正常 T 波呈平滑的半圆形，两肢不对称，其前半部平缓，后半部陡峭。正常 T 波方向与 QRS 波主波方向一致，在 Ⅰ、Ⅱ、$V_4 ~ V_6$ 导联向上，aVR 导联向下，Ⅲ、aVL、aVF、$V_1 ~ V_3$ 导联可以向上、双向或向下。若 V_1 的 T 波方向向上，则 $V_2 ~ V_6$ 导联就不应再向下。

T 波振幅除 Ⅲ、aVL、aVF、$V_1 ~ V_3$ 导联外，一般不应低于同导联 R 波的 1/10，否则为 T 波低平。在胸导联 T 波可明显增高，甚至超过 R 波，一般无临床意义。

7. QT 间期 自 QRS 波开始至 T 波结束的时间，代表心室除极复极总时间，与心室收缩时间大致相当。QT 间期的长短与心率有一定关系，所以常用校正的 QT 间期（QTc）。一般计算 QTc 是根据 Bazett 公式：$QTc = QT/\sqrt{RR}$。临床实践中，常根据心率查表，以求得正常 QT 间期。正常值上限为 0.44 秒。

8. u 波 在 T 波后 0.02 ~ 0.04 秒出现的一个低而宽的波形，代表心室后电位，其产生机制目前尚不清楚。可见于胸导联，以 V_3 导联较多见，其方向与 T 波一致。u 波振幅的大小与心率快慢有关，心率增快时 u 波振幅降低或消失，心率减慢时 u 波振幅增高。低钾血症时 u 波常明显增高。

三、小儿心电图特点

小儿心电图变化较大。自婴儿至 10 岁以后，最重要的变化是由右室占优势型转变为左室占优势型。具体有如下特点。

（1）心率快，PR 间期短，QTc 间期略长。

（2）P 波电压稍高，时限稍短。

（3）QRS 波形态为右室占优势型，在 V_1、V_2 导联主波向上，V_5、V_6 导联常有深 S 波。

（4）T 波变异较大，其肢体导联及右胸导联 T 波常低平或倒置（图 25 – 21）。

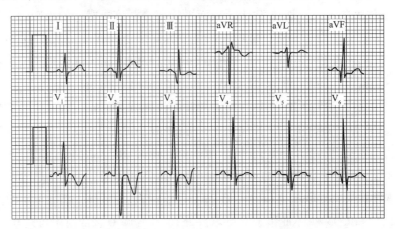

图 25 – 21　小儿心电图（11 个月婴儿）

第三节　心房肥大、心室肥厚

一、心房肥大

心房壁较薄，当心房长期负荷过重时，出现心房扩大，但很少出现心房壁增厚。心房扩大引起除极向量改变，表现为 P 波电压增高及除极时间延长（图 25 – 22）。

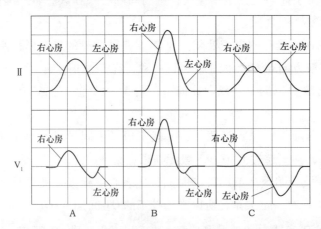

图 25 – 22　心房肥大时 P 波形态变化示意图

A. 正常；B. 右心房肥大；C. 左心房肥大

（一）左房肥大（left atrial enlargement）

正常情况下右心房先除极，左心房后除极。当左房扩大时，心房除极时间延长，心电图表现如图 25 – 23 所示。

（1）P 波增宽，时间≥0.12 秒，常呈双峰，峰间距≥0.04 秒，第二波峰大于第一波峰，以 Ⅰ、Ⅱ、aVL、$V_4 \sim V_6$ 导联明显。该型 P 波常见于二尖瓣狭窄患者，故又称"二尖瓣型 P 波"。

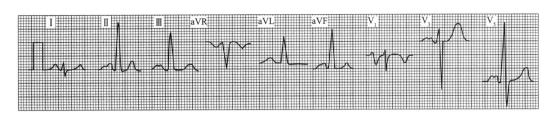

图 25 – 23 左房肥大（二尖瓣型 P 波）

（2）V_1 导联出现以负向波为主的正负双向型 P 波，将 V_1 负向 P 波的时间乘以负向 P 波振幅，称为 P 波终末电势（P – wave terminal force，Ptf）。Ptf_{V_1} 绝对值≥0.04mm·s。

（3）P/PR 段比值（Macruz 指数）>1.6。

（4）常合并快速房性心律失常，如房性心动过速、心房扑动、心房颤动。

（二）右房肥大（right atrial enlargement）

右房除极延长，使其与左房共同除极时间增多，但总的心房除极时间并未延长。故心电图主要表现为 P 波电压增高（图 25 – 24）。

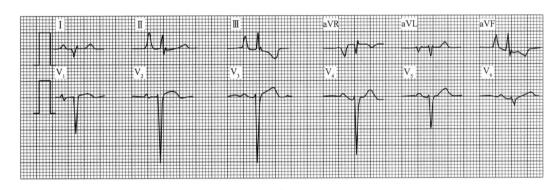

图 25 – 24 右房肥大（肺型 P 波）

（1）P 波形态高尖，电压≥0.25mV，以 Ⅱ、Ⅲ、aVF 导联最明显。该型 P 波常见于肺心病患者，故又称为"肺型 P 波"。

（2）V_1 导联 P 波直立时，电压≥0.15mV，如 P 波呈双向时，其振幅的算术和≥0.20mV。

（3）P 电轴右偏达 75°～ +90°。

（三）双房肥大（biatrial enlargement）

具有左、右心房肥大的特点

（1）P 波振幅≥0.25mV，P 波时间≥0.12 秒。

（2）V_1 导联 P 波呈双向，起始部分高而尖，≥0.15mV，终末部分宽而深，Ptf_{V_1} 绝对值≥0.04mm·s。

需要指出的是，上述所谓"肺型 P 波"及"二尖瓣型 P 波"，并非慢性肺源性心脏病及二尖瓣疾病所特有，故不能称为具有特异性的病因学诊断意义的心电图改变。

二、心室肥厚

原发性心肌损害和心脏前后负荷过重使室壁应力增加，导致心室肌纤维增粗、增长，形成心室肌肥厚和心室腔扩张，进而影响心室肌的除极和复极过程。

（一）左心室肥厚

正常左心室位于心脏左后方，且左室壁明显厚于右室，故正常心室除极总的向量指向左后；当左室肥大（left ventricular hypertrophy）时，心室除极总的向量更偏向左后，投影在左室导联的 R 波电压增高，相对应的右胸导联 S 波加深；由于心肌肥厚，当激动传导尚未到达心外膜时，心内膜已开始复极，产生了继发 ST – T 改变。心电图有以下表现（图 25 – 25）。

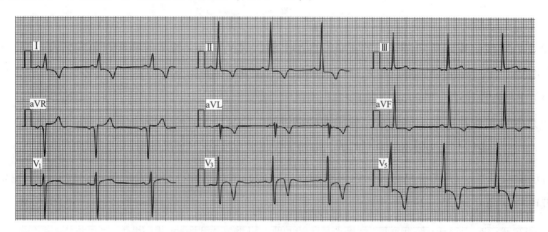

图 25 – 25　左心室肥厚伴劳损

1. QRS 波群电压改变

（1）肢体导联　当 QRS 向量偏向左上时，$R_I > 1.5mV$，$R_{aVL} > 1.2mV$，$R_I + S_{III} > 2.5mV$；当 QRS 向量偏向左下时，$R_{aVF} > 2.0mV$，$R_{II} > 2.5mV$，$R_{III} > 1.5mV$。

（2）胸前导联　$R_{V5(V6)} > 2.5mV$；$R_{V5} + S_{V1} > 4.0mV$（男性）或 $> 3.5mV$（女性）。

2. QRS 时间轻度延长到 0.10 ~ 0.11 秒。

3. QRS 电轴轻度左偏。

4. 继发 ST – T 改变　在 QRS 波主波向上导联中，ST 段可压低 > 0.05mV，T 波低平、双向或倒置；在 QRS 波主波向下导联中，ST 段可抬高，T 波直立。

上述心电图表现中，QRS 波电压增高为主要条件（即必备条件），余为次要条件（参考条件），其符合条件越多，则诊断可靠性愈大；若仅具备主要条件之一时，可诊断为"左室高电压"；若兼具备 ST – T 改变者，则诊断为"左室肥大伴劳损"。

左室肥大常见于高血压性心脏病、冠心病、主动脉瓣病变及二尖瓣关闭不全等。

（二）右心室肥厚

正常右心室壁厚度仅是左室壁厚度的 1/3，其除极产生的向右前的 QRS 向量基本上被左室除极产生的向左后的 QRS 向量所抵消。当右心室肥厚（right ventricular hypertrophy）到一定程度时，其产生的向量才会影响 QRS 综合心电向量的方向和大小，心电图才会表现右心室肥厚的特征。因此，心电图诊断右心室肥厚敏感性比左心室肥厚低，但特异性高于左心室肥厚。心电图表现如图 25 – 26。

1. QRS 波群电压改变

（1）胸前导联　R_{V1}、R_{V2} 导联 R 波增高，$R/S \geq 1$，$R_{V1} > 1.0mV$；V_5 导联 $R/S \leq 1$ 或 S 波比正常加深；$R_{V1} + S_{V5} > 1.05mV$（重症 > 1.2mV）。

（2）肢体导联　aVR 导联以 R 波为主，$R/S \geq 1$，$R_{aVR} > 0.5mV$；I、aVL 导联多呈 rS 型或 QS 型。

2. 电轴右偏 $\geq +90°$（重症可 $\geq +110°$）。

3. 继发 ST – T 改变　V_1、V_2 导联 ST 压低，T 波低平、倒置。

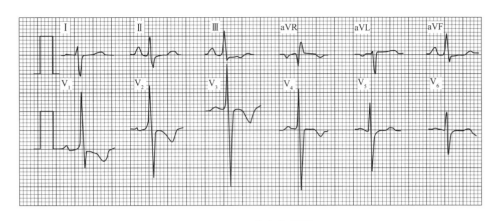

图 25 - 26 右心室肥厚

上述心电图表现中，QRS 波电压改变及电轴右偏为主要条件，余为参考条件。电压超过正常值越多，具备条件越多，则诊断可靠性愈大。若具备 QRS 波电压改变，电轴右偏，同时伴有 ST - T 改变者，诊断为右心室肥大伴劳损。

右心室肥大常见于二尖瓣狭窄、肺心病，以及某些先天性心脏病如房、室间隔缺损、肺动脉瓣狭窄及原发肺动脉高压等。

（三）双心室肥厚

双心室肥厚（biventricular hypertrophy）时，心电图可有以下 3 种表现。

1. 同时具有左、右心室肥厚的心电图特征。

2. 如果一侧心室产生的向量占优势时，则表现为该侧心室肥厚的图形，通常以左心室肥厚多见。

3. 双侧心室产生的向量相等，相互抵消，心电图表现为正常，此时心电图不能作出双心室肥厚的诊断（图 25 - 27）。

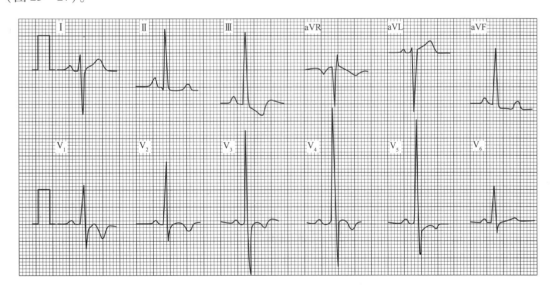

图 25 - 27 双心室肥厚

双心室肥厚常见于风湿性心脏病二尖瓣狭窄合并关闭不全，或合并主动脉瓣病变；先天性心脏病室间隔缺损、动脉导管未闭、心肌病等，以及各种病因心脏病所引起的全心衰竭。

第四节　心肌缺血与 ST – T 改变

　　冠状动脉血流量相对或绝对减少，不能满足心肌代谢需要时，心肌相应部位出现心肌缺血（myocardial ischemia），影响心室的除极和复极的正常进行，使缺血区相关导联发生 ST – T 异常改变。心肌缺血所致心电图改变与缺血的严重程度及发生部位有关。

一、心肌缺血的心电图类型及其机制

　　1. 缺血型心电图改变　正常心外膜完成复极早于心内膜，因此心室肌复极过程可看作是从心外膜开始向心内膜方向推进。心肌缺血时，复极过程发生改变，心电图上出现 T 波变化。

　　（1）心外膜下心肌缺血时（包括透壁性心肌缺血），心外膜下心肌复极延迟，引起心肌复极顺序的逆转，复极由心内膜向心外膜方向推进。于是出现与正常方向相反的 T 波向量，此时面向心外膜缺血区的导联出现 T 波倒置。例如，前壁心外膜下心肌缺血时，$V_2 \sim V_4$ 导联出现 T 波深倒置；下壁心外膜下心肌缺血时，Ⅱ、Ⅲ、aVF 导联出现 T 波深倒置。

　　（2）心内膜下心肌缺血时，心内膜下心肌复极更加延迟，复极仍由心外膜向心内膜方向推进。此时原来存在的与心外膜复极对抗的向量减小，面向心外膜导联的 T 波直立高耸。例如，前壁心内膜下心肌缺血时，$V_2 \sim V_4$ 导联出现 T 波高耸，下壁心内膜下心肌缺血时，Ⅱ、Ⅲ、aVF 导联 T 波高耸（图25 – 28）。

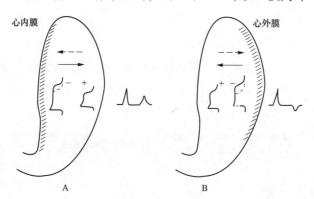

图 25 – 28　心肌缺血与 T 波变化的关系

A. 心内膜下缺血；B. 心外膜下缺血（虚线箭头示复极方向，实线箭头示
T 波向量方向，动作电位中的虚线部分示未发生缺血时的动作电位时程）

　　2. 损伤型心电图改变　当缺血时间延长，缺血程度进一步加重时，出现心肌损伤（myocardial injury）。心肌损伤时，其 ST 向量自正常心肌指向损伤心肌。心内膜下心肌损伤时，其 ST 向量由心外膜指向心内膜，引起位于心外膜面的相对应导联 ST 段压低；心外膜下心肌损伤时（包括透壁性心肌缺血），其 ST 向量由心内膜指向心外膜，引起位于心外膜的相对应导联 ST 段抬高（图 25 – 29）。

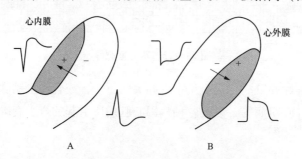

图 25 – 29　心肌损伤与 ST 段偏移的关系

A. 心内膜下损伤；B. 心外膜下损伤（箭头示 ST 向量方向）

近年研究认为，心肌缺血的 ST 段改变与心肌损伤程度有关。典型心绞痛发作时，由于心肌需氧量增加，而冠状动脉狭窄，不能相应扩张，导致远端心肌缺血缺氧，大量钾离子进入细胞内，形成细胞膜过度极化状态，与非缺血心肌形成"损伤电流"，表现为缺血部位的 ST 段压低，此为非透壁性心肌缺血的表现（图 25 - 30）。变异型心绞痛时，由于冠状动脉痉挛，引起急性严重的心肌缺血，细胞膜维持细胞内、外钾离子浓度的能力降低，钾离子外逸，细胞膜极化不足，与非缺血心肌形成"损伤电流"，表现为缺血部位的 ST 段抬高，此为透壁性心肌缺血的表现。

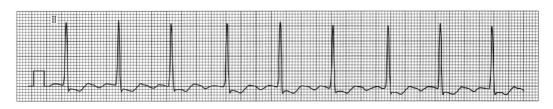

图 25 - 30　患者心绞痛发作时的 II 导联（ST 段明显压低达 0.3mV）

透壁性心肌缺血时，往往表现为心外膜下心肌缺血——T 波深倒置，或心外膜下心肌损伤——ST 段抬高；其原因可能与心外膜心肌缺血范围大于心内膜，或检测电极靠近心外膜，使得心电图上仅表现出心外膜下心肌缺血。

二、临床意义

心肌缺血的 ST 段、T 波或 ST - T 等心电图改变常见于冠状动脉粥样硬化性心脏病（简称冠心病），可表现为持续的 ST - T 改变，此为慢性冠状动脉供血不足；典型心绞痛发作时表现为急性冠状动脉供血不足，显示面向缺血部位的导联，其 ST 段呈水平型或下斜型压低 ≥0.1mV，或（和）T 波倒置，非发作期心电图可完全正常；若 T 波倒置较深，双肢对称，则称之为冠状 T 波，反映心外膜下心肌缺血或透壁性心肌缺血；变异型心绞痛则表现为 ST 段抬高。

三、鉴别诊断

ST 段偏移和 T 波变化，只是非特异性的心肌复极异常的共同表现，这些心电图改变并非心肌缺血所特有。故在做出心肌缺血的诊断时，一定要结合临床进行鉴别。其他可能引起 ST - T 改变的疾病有心肌炎、心肌病、心包炎等；药物及电解质紊乱，自主神经功能失调等亦可引起非特异性 ST - T 改变；此外，束支传导阻滞、异位室性搏动及预激综合征等可出现继发性 ST - T 改变。

第五节　心肌梗死

⇒ 案例引导

案例　患者，女，80 岁。该患者从 8 年前开始出现胸痛症状，疼痛位于胸骨后、左侧心前区，向左侧肩背部放散，呈压榨性闷痛。每于快步行走、上楼、上坡等活动时发作，经休息 2 ~ 3 分钟可缓解。30 分钟前患者饱餐后自觉胸痛再次发作，且呈持续性不缓解。同时出现胸闷、气短、乏力、恶心及呕吐症状。查体：体温 36.4℃，脉搏 56 次/分，呼吸 20 次/分，血压 100/60mmHg。口唇无明显发绀，双肺未闻及干湿啰音，心率 56 次/分，节律规则，S₁ 减弱，各瓣膜听诊区未闻及杂音，肝、脾无肿大，双下肢无水肿。

辅助检查：心电图如下。

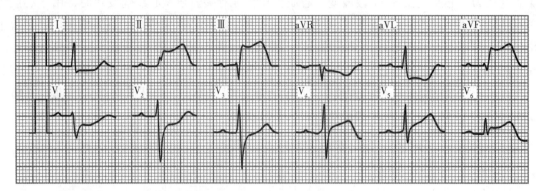

讨论　1. 该患者心电图有何特点？心电图如何诊断？
　　　2. 随着病情进展心电图会出现哪些动态变化？

心肌梗死（myocardial infarction）是由于冠状动脉血供急剧减少或中断，使相应的心肌发生缺血、损伤、坏死，出现了典型的心电图改变及其一系列临床表现，是冠心病的严重类型。其中特征性心电图改变及其规律演变在心肌梗死的诊断中具有极其重要的作用。

一、基本图形及机制

冠状动脉闭塞后，在心电图上先后出现缺血型 T 波、损伤型 ST 段、坏死型 Q 波三种类型的图形改变，且随着时间的推移呈现动态演变过程。不同分支的冠状动脉闭塞，引起不同部位的心肌坏死。坏死心肌可波及心室壁全层，亦可仅波及心内膜下心肌。

1. 缺血型 T 波改变　心肌缺血使心肌复极时间延长，在心肌外膜面电极记录的心电图出现 T 波形态、振幅和方向的改变。通常缺血最早出现在心内膜下肌层，使对向缺血区的导联出现升支与降支对称、顶端变为尖耸的箭头状的 T 波；若缺血发生在心外膜下肌层，则面向缺血区的导联出现对称、倒置的 T 波。T 波变化明显，在几分钟或数十分钟内可以观察到 T 波的剧烈变化。

2. 损伤型 ST 段改变　心肌缺血时间的延长，缺血程度进一步加重，出现损伤型心电图表现，主要表现为面向损伤部位的导联 ST 段抬高。其机制目前仍不清楚，主要有舒张期损伤电流学说、收缩期损伤电流学说、除极波受阻现象等几种学说。当损伤因素去除以后，ST 段迅速恢复原状。如果心肌损伤的时间延长、程度继续加重，则发展成为心肌坏死。

3. 坏死型 Q 波改变　更进一步的缺血导致心肌细胞变性、坏死，从而丧失了电活动。该处不产生心电向量，综合向量背离梗死区，因此在面对梗死区的导联上出现坏死型 Q 波（时限≥0.03 秒，振幅 Q/R≥1/4）或 QS 波，而对应导联上则出现 R 波增高。如果心肌坏死仅限于心内膜下一部分心肌（不超过心室壁厚度的一半），则不出现坏死型 Q 波。如果坏死区尚有少部分心肌存活（在心外膜层的一半范围内），则形成 QS 波有切迹，或出现胚胎 r 波（于 QS 波中，可见未超出基线的 r 波），或形成 QR 型；如果外膜下层尚留有部分健康心肌，则形成相对应导联中 R 波降低，呈 rS 型或 rs 型。

临床上，当心肌梗死发生后，直接置于坏死区的电极记录到异常 Q 波或 QS 波；靠近坏死区周围受损心肌呈损伤型改变，记录到 ST 段抬高；而外边受损较轻的心肌呈缺血型改变，记录到 T 波倒置。体表心电图可同时记录到三种图形改变（图 25 –31）。如三种图形改变同时存在，则急性心肌梗死的诊断基本确立。

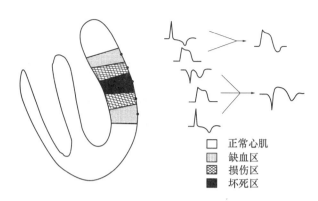

图 25 - 31 急性心肌梗死后心电图上产生的特征性改变

二、急性心肌梗死的心电图演变及分期

心肌梗死在心电图上除了具有特征性图形改变外，心电图形规律的演变对心肌梗死的诊断更具有意义。典型的急性 Q 波型心肌梗死有四个时期（超急性期、急性期、亚急性期、陈旧期）的图形演变（图 25 - 32）。但是，由于临床上静脉溶栓治疗、冠状动脉介入治疗的广泛应用，使闭塞的冠状动脉及时再通，大大缩短各期的进程，甚至不再呈现下述典型的心电图演变过程。

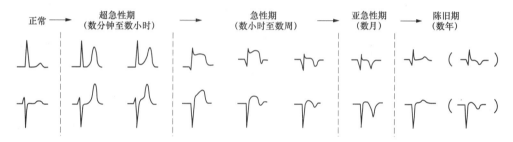

图 25 - 32 心肌梗死后心电图演变过程

1. 超急性期（早期） 超急性损伤期持续时间短暂，只有数分钟至数十分钟。首先出现短暂的心内膜下心肌缺血，表现为 T 波高耸；随后迅速出现 ST 段抬高，呈上斜型或弓背向上型，与 T 波融合，呈单向曲线。此期尚无坏死型（病理性）Q 波形成，仍处于可逆阶段。闭塞的冠状动脉如及时再通后，可能避免发生急性心肌梗死（图 25 - 33）。

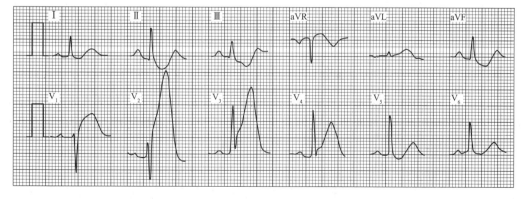

图 25 - 33 急性前壁心肌梗死（超急性期）

2. 急性期（充分发展期） 此期开始于梗死后数小时或数日，可持续到数周。主要表现为 R 波降低，坏死型 Q 波出现并逐渐变深、变宽，QRS 波群呈 QR 或 QS 形，ST 段呈弓背向上型抬高，然后开始缓慢下降，T 波由高耸逐渐下降，呈对称性倒置，波谷变尖，称为冠状 T 波（图 25 - 34、图 25 - 35）。

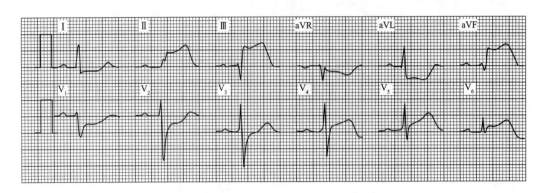

图 25 - 34　急性下壁心肌梗死（急性期）

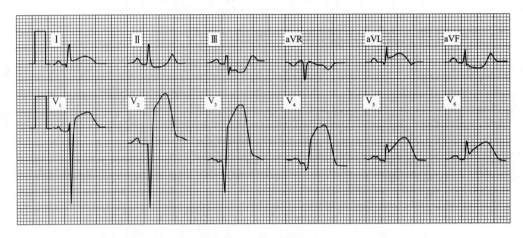

图 25 - 35　急性高侧壁 + 广泛前壁心肌梗死（急性期）

3. 亚急性期（近期）　常出现在梗死后数周至数月。ST 段降至基线，对称倒置的 T 波由深变浅，逐渐恢复，坏死型 Q 波持续存在（图 25 - 36）。

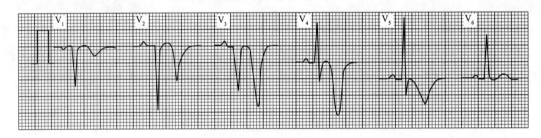

图 25 - 36　前壁心肌梗死（亚急性期）

4. 陈旧期（愈合期）　常出现在梗死后数月至数年，ST 段和 T 波恢复正常或 T 波持续倒置、低平，趋于恒定不变。坏死型 Q 波是心肌透壁性坏死的表现，瘢痕形成后亦不能如正常心肌进行除极，故常持续存在。亦有少数患者，其坏死型 Q 波可消失，主要见于下壁心肌梗死，这可能由于坏死范围较小，瘢痕组织收缩，被周围正常心肌包围所致（图 25 - 37）。

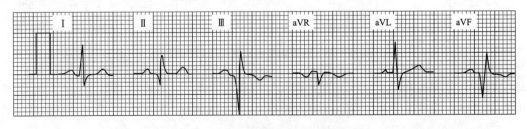

图 25 - 37　下壁心肌梗死（陈旧期）

急性非 Q 波型心肌梗死曾称为"非透壁性"心肌梗死，在心电图上主要表现为 ST 段及 T 波的规律性演变，但无坏死型 Q 波形成。

三、心肌梗死的定位诊断

不同的冠状动脉闭塞，引起不同部位的心肌坏死，在面向坏死部位的导联上出现特征性心电图表现，根据不同导联的心电图改变，可进行心肌梗死的定位诊断；同时，根据心电图心肌梗死的定位诊断，可间接分析闭塞的相关动脉（表 25 - 3）。前间壁或前壁心肌梗死常为左前降支发生闭塞；侧壁和后壁心肌同时发生梗死多为左回旋支发生闭塞；下壁心肌梗死大多为右冠状动脉闭塞，少数为左回旋支闭塞所致；下壁心肌梗死同时合并右心室梗死时，往往是右冠状动脉近段发生闭塞。

表 25 - 3　心电图导联与心室部位及冠状动脉供血区域的关系

导联	心室部位	供血的冠状动脉
Ⅱ、Ⅲ、aVF	下壁	RCA 或 LCX
Ⅰ、aVL、V_5、V_6	侧壁	LAD 或 LCX
$V_1 \sim V_3$	前间壁	LAD
$V_3 \sim V_5$	前壁	LAD
$V_1 \sim V_5$	广泛前壁	LAD
$V_7 \sim V_9$	正后壁	LCX 或 RCA
$V_{3R} \sim V_{5R}$	右心室	RCA

注：RCA. 右冠状动脉；LAD. 左前降支动脉；LCX. 左回旋支动脉。

四、心肌梗死的分类和鉴别诊断

1. 非 Q 波型心肌梗死（non - Q wave myocardial infarction，NQMI）　当心肌坏死波及心室壁全层时，心电图常显示典型的异常 Q 波，故临床称为 Q 波型心肌梗死，此为典型的心肌梗死，又称为透壁性心肌梗死（transmural infarction）；当心肌坏死仅波及心内膜下心肌（不超过室壁厚度一半）时，心电图多显示为 ST - T 改变，常缺乏异常 Q 波，既往称为心内膜下心肌梗死（subendocardial infarction）；但研究发现，该型心肌梗死既可是非透壁性，亦可为透壁性，故临床常称为非 Q 波型心肌梗死；这可能由于梗死范围较小，不影响 30ms 左右的除极向量，或两个梗死部位，其面积相近似，而方向相反，互相抵消等而未能形成典型梗死波。少部分非透壁性心肌梗死，心电图中亦可出现 Q 波，故近年来临床将心肌梗死以有无 Q 波进行分类。无 Q 波心肌梗死心电图多表现为：ST 段呈水平型或下斜型压低，T 波深而对称倒置，持续时间超过 24 小时，后逐渐恢复。该型心肌梗死一般情况下近期预后较好，但梗死后心绞痛、再梗死以及猝死发生率高；常由于多支冠状动脉严重狭窄所致。

2. 非 ST 段抬高型心肌梗死（non - ST elevation myocardial infarction，NSTEMI）　临床研究发现，少数 ST 段抬高型心肌梗死在演变过程中并不出现病理 Q 波，而非 ST 段抬高型心肌梗死亦可能出现病理 Q 波，故提出将心肌梗死分为 ST 段抬高型与非 ST 段抬高型心肌梗死（图 25 - 38），以替代原来以 Q 波为标准的分类方法，此分类有助于早期决定治疗方案；如对于 ST 段抬高型心肌梗死，需要尽早进行介入或溶栓治疗，以挽救更多濒危心肌。但是对于诊断尚无 Q 波形成的心肌梗死，应结合临床特点，排除其他可能引起 ST 段改变的疾病。

3. 右心室梗死（right ventricular myocardial infarction）　单纯右心室梗死少见，其发生率约占心肌梗死 2%，通常伴发于下壁及后壁心肌梗死，是由于右冠状动脉闭塞所致。其梗死部位位于右心室游离壁时，表现为 $V_3R \sim V_5R$ 导联出现 ST 段抬高 ≥0.1mV；由于 $V_3R \sim V_5R$ 属于非常规记录导联，因此在临床上对于急性下壁及后壁心肌梗死的患者，应及时加描 $V_3R \sim V_5R$ 导联心电图，以避免漏诊。

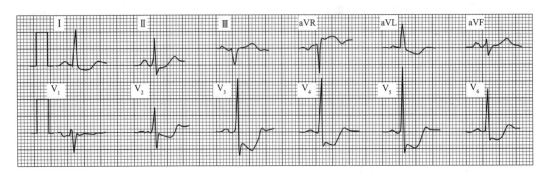

图 25-38　急性非 ST 段抬高型心肌梗死

4. 心肌梗死合并其他病变

（1）在心肌梗死的演变过程中，抬高的 ST 段多于数日后逐渐恢复至基线，若抬高的 ST 段下降至一定程度后不能降至基线，持续时间超过 2 周甚至达数月以上，则应诊断为心肌梗死合并室壁瘤。

（2）心肌梗死合并右束支传导阻滞时，心室除极的起始向量表现为心肌梗死的病理 Q 波，终末向量显示为右束支传导阻滞特点，即二者的诊断互不影响（图 25-39）。

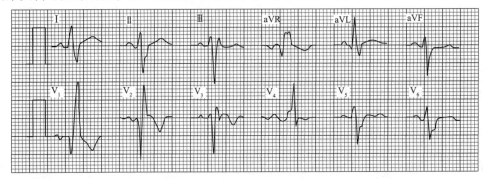

图 25-39　急性前间壁心肌梗死合并完全性右束支传导阻滞

（3）心肌梗死合并左束支阻滞时，梗死图形常被掩盖，此时通过观察 ST-T 动态演变进行诊断（图 25-40）。

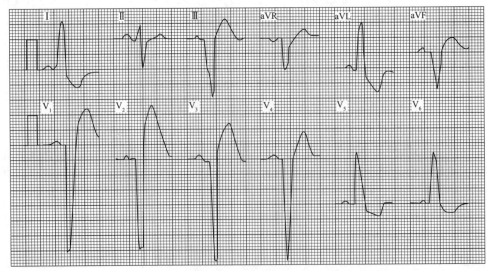

图 25-40　急性前壁、下壁心肌梗死合并左束支传导阻滞

（4）心肌梗死合并预激综合征时，既有ST-T动态演变，又有预激综合征波，支持两者合并存在。

5. 心肌梗死的鉴别诊断 单纯的ST段抬高可见于急性心包炎、变异型心绞痛、过早复极综合征等，此时根据病史、有无异常Q波以及动态的ST-T演变等进行鉴别。异常Q波可见于脑血管意外、各种原因所引起的休克等，有原发病及其恢复较快是其特点。横位心时Ⅲ导联可出现Q波，但Ⅱ导联一般正常。肺气肿、左室肥大及左束支传导阻滞时，V_1、V_2导联可呈QS型，预激综合征时也可有异常Q波。

第六节 心律失常

一、概述

正常心脏激动起源于窦房结，通过心房内的前、中、后三条结间束传至房室结、希氏束、左右束支及浦肯野纤维，最后抵达心室。如果激动起源异常、频率或节律发生改变和（或）激动传导等出现异常，称为心律失常（cardiac arrhythmias）。

临床上根据激动起源异常及传导异常将心律失常分为两大类。

（一）激动起源异常

1. 激动起源于窦房结（窦性心律失常） ①窦性心动过速；②窦性心动过缓；③窦性心律不齐；④窦性停搏。

2. 激动起源于窦房结以外的节律点（异位心律失常）

（1）主动性 期前收缩（房性期前收缩、交界性期前收缩、室性期前收缩）；心动过速（房性心动过速、交界性心动过速、室性心动过速）；心房扑动与心房颤动；心室扑动与心室颤动。

（2）被动性 逸搏（房性逸搏、交界性逸搏、室性逸搏）；逸搏心律（房性逸搏心律、交界性逸搏心律、室性逸搏心律）。

（二）激动传导异常

1. 干扰及干扰性房室脱节。

2. 心脏传导阻滞 ①窦房阻滞；②房内阻滞；③房室阻滞；④室内阻滞（束支传导阻滞、分支传导阻滞）。

3. 房室旁路传导 预激综合征。

二、窦性心律及窦性心律失常

凡是由窦房结激动引起的心律称为窦性心律（sinus rhythm）。

（一）正常窦性心律的心电图特征

①P波规律出现，P波方向在Ⅰ、Ⅱ、aVF、V_4~V_6导联向上，aVR导联向下。②PR间期0.12~0.20秒。③同一导联中P-P间距差小于0.12秒。④成年人的频率为60~100次/分。正常窦性心律的频率受年龄、性别和自主神经调节等许多因素的影响。国内大样本健康人群调查发现：男性的正常静息心率为50~95次/分，女性为55~95次/分（图25-41）。

（二）窦性心动过速（**sinus tachycardia**）

1. 心电图特征 ①具有窦性心律的特点。②成人心率超过100次/分（1岁以内超过140次/分，1~6岁超过120次/分）。③PR间期及QT间期相应缩短，可伴有继发性ST段轻度压低和T波振幅降低

（图 25 - 42）。

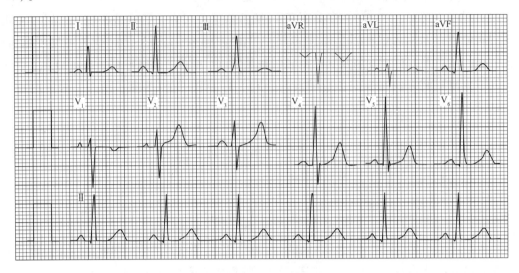

图 25 - 41　正常窦性心律

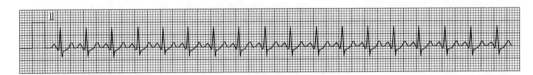

图 25 - 42　窦性心动过速

2. 意义　窦性心动过速是人体生理性或病理性应激反应的表现，通常是由于迷走神经张力减弱或交感神经张力增高的结果，常见于运动、恐惧、情绪激动、发热、低血压、心力衰竭或甲状腺功能亢进症、拟肾上腺素类药物作用等情况。

（三）窦性心动过缓（sinus bradycardia）

1. 心电图特征　①具有窦性心律的特点。②成人心率低于60次/分时（一般为45～59次/分，偶尔可慢至40次/分）。③常伴有窦性心律不齐或出现逸搏（图 25 - 43）。

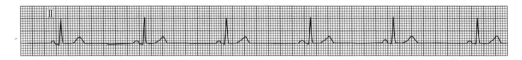

图 25 - 43　窦性心动过缓

2. 意义　常见于正常人，如青年人、老年人、运动员、睡眠等生理情况；窦房结功能碍、急性下壁心肌梗死、颅内压力增高、甲状腺功能低下症、胆汁淤积性黄疸等病理情况；洋地黄、胺碘酮、β受体阻滞剂等药物影响。

（四）窦性心律不齐（sinus arrhythmia）

1. 心电图特征　①具有窦性心律的特点。②同一导联上的 PP 间期相差 >0.12 秒。③常与窦性心动过缓同时发生（图 25 - 44）。

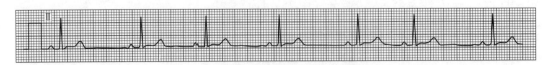

图 25 - 44　窦性心动过缓伴窦性心律不齐

2. 意义 ①呼吸性窦性心律不齐：在青少年或自主神经功能不稳定者出现，且常与呼吸有关，多无临床意义。②非呼吸性窦性心律不齐：常是病理性表现，多见于冠心病、颅内压增高、脑血管意外以及洋地黄、吗啡等药物作用时，老年人也常发生此型心律不齐。③窦房结内游走节律及心室相性窦性心律不齐。

（五）窦性停搏（sinus arrest）

由于某种原因，窦房结在较长时间内不能产生激动，使心房或心室暂时不能除极，称为窦性停搏。

1. 心电图特征 ①具有窦性心律的特点。②正常 PP 间距中突然出现 P-QRS-T 波群脱落，形成长 PP 间距，且与正常 PP 间距不成倍数关系。③窦性停搏后常出现交界性或室性逸搏或逸搏心律（图 25-45）。

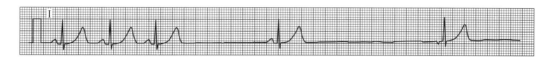

图 25-45　窦性停搏伴有交界区逸搏

2. 意义 可发生于迷走神经张力过高和颈动脉窦过敏等生理情况；可见于急性心肌梗死、急性心肌炎、窦房结病变等病理情况；可见于电解质紊乱、洋地黄、奎尼丁等药物影响。

（六）病态窦房结综合征（sick sinus syndrome，SSS）

病态窦房结综合征简称病窦综合征，是由于窦房结或其周围病变，引起窦房结节律和（或）窦房间冲动传导异常，出现一系列心电图改变和临床表现的综合征。

1. 心电图特征 ①持续的窦性心动过缓，心率 <50 次/分，且不易用阿托品等药物纠正。②窦性停搏或窦房传导阻滞。③在显著窦性心动过缓基础上，常出现室上性快速心律失常（房速、房扑、房颤等），又称为慢-快综合征。④若病变同时累及房室交界区，可出现房室传导障碍，或发生窦性停搏时，长时间不出现交界性逸搏，此即称为双结病变（图 25-46）。

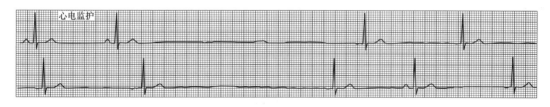

图 25-46　病态窦房结综合征
动态心电图监测中夜间出现的窦性停搏

2. 意义 ①特发性窦房结退行性变。②冠心病：尤其是右冠状动脉病变，窦房结动脉供血不足。③心肌病变：如心肌炎、心肌病、心肌淀粉样变性等。④其他：如心脏手术、药物中毒等。以上因素引起窦房结及其周围缺血、变性、纤维化甚至钙化，导致窦房结功能障碍。

三、期前收缩

期前收缩亦称"期外收缩"或"过早搏动"，简称"早搏"。是指在窦性或异位心律的基础上，心脏某一起搏点比基本心律提前发出激动，过早地引起心脏某一部分或全部发生除极，是最常见的心律失常。其产生机制可由于异位节律点兴奋性增强、折返激动或触发活动所引起。根据节律点的部位不同，分为窦性期前收缩、房性期前收缩、交界性期前收缩和室性期前收缩。其中室性最常见，房性次之、交界性少见、窦性罕见。见于各种器质性心脏病、电解质紊乱、药物中毒等，也见于正常人，多与精神紧张、劳累、饮酒、咖啡及吸烟等有关。

期前收缩与其前正常窦性搏动的间距称为联律间期（coupling interval），亦称"配对间期"或"偶联间期"。期前收缩之后的长间歇称为代偿间歇（compensatory pause）。室性期前收缩由于异位节律点距离窦房结较远，不易逆行侵入窦房结，故不干扰窦房结固有节律，联律间期与代偿间歇之和恰等于正常心动周期的2倍，此称为完全性代偿间歇；房性期前收缩由于异位节律点距窦房结较近，常可逆传侵入窦房结，干扰窦房结固有节律，使窦房结以此时为起点提前发出激动，其联律间期与代偿间歇之和小于正常心动周期的2倍，此称为不完全性代偿间歇。交界性期前收缩其代偿间歇多完全。夹在两个相邻正常窦性搏动之间的期前收缩，其后无代偿间歇，称为间位性期前收缩，亦称插入性期前收缩。

来自同一异位起搏点或有固定的折返径路的期前收缩，在同一导联上其形态、联律间期相同，为单源性期前收缩。如同一导联有2种或2种以上联律间期不等、形态不同的期前收缩时，为多源性；如形态不同但联律间期相等者为多形性期前收缩。期前收缩可偶发（少于5次/分）或频发，后者可呈联律形式出现，如每1次窦性搏动后有1次期前收缩时称为二联律（bigeminy），每2次窦性搏动后有1次期前收缩时称为三联律（trigeminy），以此类推。

1. 室性期前收缩（premature ventricular contraction）　异位节律点位于心室，心电图表现为：①提前出现的宽大畸形的QRS波群，时间≥0.12秒，其前无相关P波；②期前收缩的T波与QRS波群主波方向相反；③代偿间歇绝大多数呈完全性（图25-47、图25-48）。

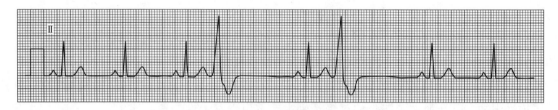

图25-47　室性期前收缩

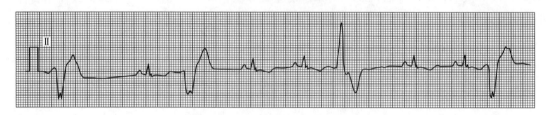

图25-48　多源室性期前收缩

如室性异位节律点与窦性节律点并存，两者各按自身规律出现，称为室性并行心律，其心电图表现为：①配对间期不恒定；②长的两个期前收缩间距是短的期前收缩间距的整数倍。③可产生室性融合波，其QRS波群形态介于窦性与室性之间。

2. 房性期前收缩（premature atrial contraction）　异位节律点位于心房，心电图表现为：①提前出现的P'波，其形状与同导联窦性P波不同。②P'-R间期≥0.12s。③QRS波群形态正常，若合并室内差异传导，则宽大畸形。④代偿间歇多不完全。⑤若房性期前收缩发生较早，房室交界区尚处于前一激动的绝对不应期时，其传导中断，此称为房性期前收缩未下传；若落在相对不应期则传导延缓，P-R间期>0.20s（图25-49、图25-50）。

3. 交界性期前收缩（premature juctional contraction）　异位节律点位于房室交界区，其激动的传导呈双向性，一方面逆行传导至心房而产生逆行P'波，另一方面下行传导至心室而产生QRS波群，心电图表现为：①提前出现的正常形态的QRS波，有时可伴室内差传致QRS波畸形。②QRS波前或其后可有逆行 P′ 波，表现为 II、III、aVF 导联 P 波倒置，aVR 导联 P 波直立，也可无 P 波（P 波落于 QRS 波之中）。③P′ – R 间期 <0.12 秒或 RP′间期 <0.20 秒。④代偿间歇多完全（图 25 – 51 ～图 25 – 53）。

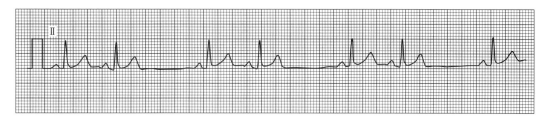

图 25 – 49　房性期前收缩二联律

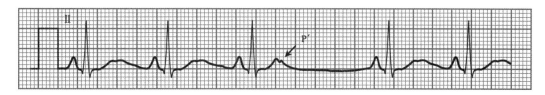

图 25 – 50　房性期前收缩未下传

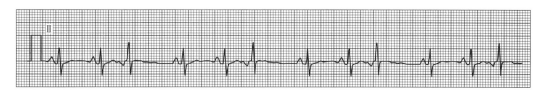

图 25 – 51　交界性期前收缩（逆行 P′ 波在 QRS 波之前）

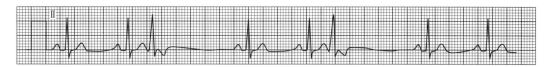

图 25 – 52　交界性期前收缩（逆行 P′ 波在 QRS 波之后）

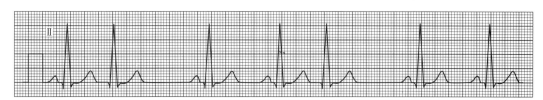

图 25 – 53　交界性期前收缩（QRS 波前后均无逆行 P′ 波）

四、异位性心动过速

当异位节律点兴奋性增强或折返激动时，连续出现 3 次或更多次的异位心律，称为异位性心动过速。心动过速发作时的第一个波为相应的期前收缩波，终止后有代偿间歇。按异位节律点发生的部位不同，可分为房性、房室交界性和室性心动过速。房性和交界区性心动过速可发生于无器质性心脏病者，例如过劳、情绪激动、烟酒过量等，也可发生于器质性心脏病、肺部疾病、电解质紊乱等。室性心动过速则多见于冠心病、心肌病、心力衰竭、二尖瓣脱垂、心瓣膜病等器质性心脏病、代谢障碍、电解质紊乱等，偶发生在无器质性心脏病者。

1. 阵发性室上性心动过速（paroxysmal supraventricular tachycardia，PSVT）　房性和房室交界性阵发性心动过速发作时，心率过快，P′波不易辨认，故统称为阵发性室上性心动过速（简称阵发性室上速）。心电图表现为：①心动过速突发突止。②心率一般为 160～250 次/分，节律绝对规则。③QRS波群形态正常，若伴有束支传导阻滞或室内差异性传导时，QRS 波群宽大异常（图 25 –54）。

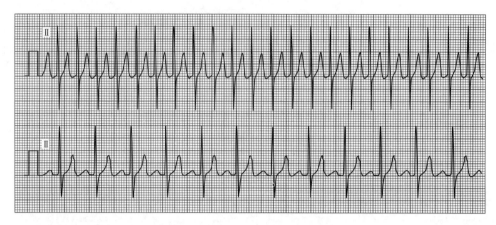

图 25 –54　阵发性室上性心动过速
上图为室上性心动过速发作时，下图为恢复窦性心律时心电图

随着电生理研究的进一步深入，对阵发性室上速的发生机制、分类及诊断有了进一步认识。目前认为大部分室上速是由折返机制引起，其中由房室结双径路引发的阵发性房室结折返性心动过速（A – V nodal reentrant tachycardia，AVNRT）及预激综合征的旁路引发的房室折返性心动过速（A – V reentrant tachycardia，AVRT）是临床上最常见的类型，通过电生理检查可明确诊断，并可为进行射频消融治疗提供可靠依据（图 25 –55）。

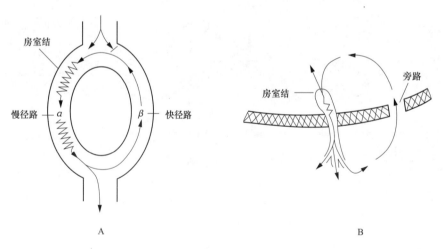

图 25 –55　折返发生机制示意图
A. 房室结内折返性心动过速；B. 房室折返性心动过速

2. 阵发性室性心动过速（paroxysmal ventricular tachycardia，PVT）　　阵发性室性心动过速是异位节律点起源于心室的快速心律失常，常简称为阵发性室速。常见于器质性心脏病、药物中毒、电解质紊乱、QT 间期延长综合征等，亦见于无明显器质性心脏病者。心电图表现为：①QRS 波群宽大畸形，时间≥0.12 秒。②心室率通常为 140～200 次/分，节律可略有不整。③P 波与 QRS 波群无固定关系，形成房室分离现象，P 波频率慢于 QRS 波群频率。④偶有室上性激动下传，形成心室夺获，表现为提前出现一正常形态的 QRS 波，其前有相关 P 波；或部分夺获心室，形成室性融合波，QRS 波群形态介于窦性和室性之间，其前有相关 P 波。房室分离、心室夺获及室性融合波是诊断室速的重要佐证（图 25 –56）。

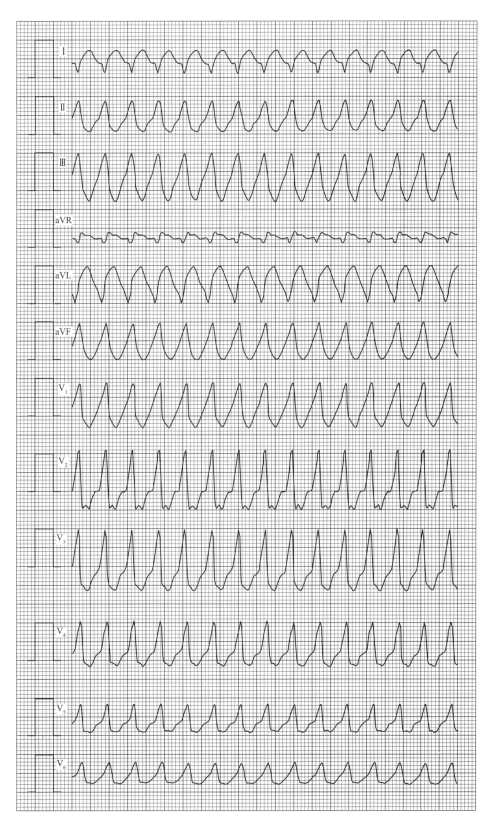

图 25 - 56 室性心动过速

左室游离壁近基底部特发性室性心动过速。Ⅰ、aVL 导联 QRS 呈 QS 型，

Ⅱ、Ⅲ、aVF 导联呈大 R 形，电轴右偏，$V_1 \sim V_6$ 导联 QRS 主波均向上

3. 尖端扭转型室性心动过速（torsades de pointes，TDP） 是室性心动过速的一种特殊类型，属

于多形性室速，其病因常见于：①先天性离子通道病：如先天性长 QT 间期综合征。②药源性：如 IA、Ⅲ类抗心律失常药物、三环类抗抑郁药、大环内酯类抗生素等。③严重的房室阻滞。④低钾、低镁等离子紊乱。心电图表现为：一系列增宽变形的 QRS 波群，其主波方向围绕基线上下扭转，频率 200～250 次/分，常呈阵发性发作，每次持续数秒到数十秒左右，发作间期常为 QT 间期延长（图 25 - 57）。此类型室速易反复发作，亦可进展为心室颤动或猝死，患者常反复出现心源性晕厥。

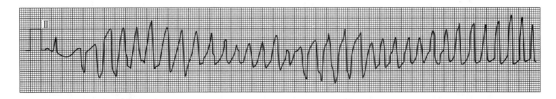

图 25 - 57　尖端扭转型室性心动过速

4. 非阵发性心动过速（nonparoxysmal tachycardia）　　非阵发性心动过速又称为加速性自主节律，可发生于心房、交界区性及心室，以后二者较常见。常由于低位节律点自律性增强或触发活动所致，其病因见于再灌注性心律失常、急性下壁心肌梗死、洋地黄中毒等。其频率较窦性心律快，较阵发性心动过速慢：交界性为 70～130 次/分，室性为 60～110 次/分（图 25 - 58）。由于其频率与窦性相接近，故无明显血流动力学影响，其发生与终止不易被患者所察觉，一般不需要特殊处理。

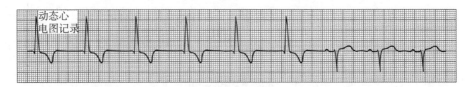

图 25 - 58　加速性室性心动过速

五、扑动与颤动

扑动与颤动可发生于心房和心室，分别称为心房（心室）扑动、心房（心室）颤动。扑动是一种快速匀齐的节律，颤动是一种快速、细小而杂乱的节律。其主要电生理基础可能为心肌兴奋性增强，不应期缩短，以及一定程度的传导障碍，易形成环形激动及多发微折返。

（一）心房扑动

心房肌连续不断地进行快速的规律性的除极和复极称为心房扑动（atrial flutter，AF），简称房扑。目前认为房内折返激动是房扑的主要发生机制。房扑多呈阵发性发作，可转为窦性心律或心房颤动。

1. 心电图特点　①正常 P 波消失，代之以快速、连续、规则的锯齿状扑动波（F 波），在Ⅱ、Ⅲ、aVF 导联最宽、最清晰，等电位线消失，频率 240～350 次/分。②如房室传导比例固定（2：1、4：1 较常见），心室律规则，如房室传导比例不固定，或存在不同程度的隐匿性传导，心室律不规则。③QRS 波群形态正常，若伴有束支或室内传导阻滞，QRS 波群宽大畸形。④如以规则的 F 波为主，夹杂有少数不规则的颤动波（f 波），且频率 >350 次/分，则称为不纯性房扑（图 25 - 59）。

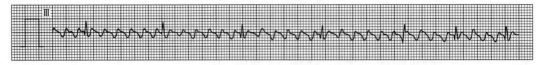

图 25 - 59　心房扑动

2. **意义** 房扑可见于各种器质性心脏病，如冠状动脉粥样硬化性心脏病、高血压性心脏病、心肌病、风湿性心脏病等，也可见于肺栓塞、心力衰竭、甲状腺功能亢进、酒精中毒等原因。射频消融技术迅速发展，对于典型的房扑通过消融三尖瓣环到下腔静脉口之间的峡部区域，可以阻断折返环，达到根治目的。

（二）心房颤动

心房的不规则的、紊乱的电活动称为心房颤动（atrial fibrillation，Af），简称房颤，是最常见的心律失常之一。房颤发生机制比较复杂，目前认为多数为心房内多个小折返激动所致，少数为局灶触发机制。

1. **心电图特点** ①正常 P 波消失，代之以快速、连续、不规则的颤动波（f 波），在 Ⅱ、Ⅲ、aVF、V_1 导联最明显，f 波可较粗大，亦可较细小，频率 350～600 次/分；②心室节律极不规则，频率波动范围亦较大，可低于 60 次/分，称为慢心室率房颤，高于 100 次/分则称为快心室率房颤；③QRS 波群形态正常，若伴有束支或室内传导阻滞，QRS 波群宽大畸形（图 25－60）。

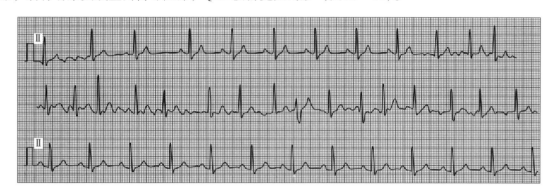

图 25－60 阵发性心房颤动

房颤时由于心房率极快而不规则，激动下传时可落在心室相对不应期，产生室内差异性传导。常出现在前一个 RR 间距偏长，而与下一个 QRS 波群相距较近时（长－短周期规律），多呈现为完全性右束支传导阻滞图形，应与室性期前收缩鉴别。

2. **意义** 房颤可见于各种器质性心脏病，如风湿性心脏病、冠状动脉粥样硬化性心脏病、高血压性心脏病、心肌病、缩窄性心包炎、感染性心内膜炎、肺心病等，也可见于无明显器质性心脏病者，于情绪激动、运动、大量饮酒等情况下出现，若无明显病因者，称为孤立性房颤。

（三）心室扑动与颤动

心室扑动（ventricular flutter）和心室颤动（ventricular fibrillation），简称室扑、室颤，是最严重的致死性心律失常，此时心室丧失了正常的舒缩活动，泵血功能丧失，其血流动力学影响等于心室停顿。临床表现为阿－斯综合征（Adams－Stroke syndrome）。室扑常为室颤前奏，持续时间短暂，迅速转为室颤。

1. **心电图特点** 正常 QRS 波群、ST 段、T 波均消失，室扑呈连续、匀齐的正弦曲线样波形，频率 200～250 次/分；室颤为连续的、极不规则的低小颤动波，频率 200～500 次/分（图 25－61、图 25－62）。

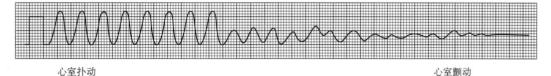

心室扑动 心室颤动

图 25－61 心室扑动与心室颤动

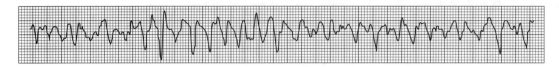

图 25 - 62　心室颤动

2. 意义　室扑、室颤可见于严重的缺血性心脏病，抗心律失常药物，特别是引起 QT 间期延长与尖端扭转型室速的药物；电解质紊乱；严重缺氧；预激综合征合并房颤与极快的心室率；电击伤等。

六、心脏传导异常

心脏传导异常包括病理性传导阻滞、生理性传导障碍所致的干扰与脱节以及旁路传导。

（一）心脏传导阻滞（heart block）

冲动在心脏传导过程中，由于心肌某部位不应期延长，造成传导延缓或中断，形成传导阻滞。其病因可由各种器质性心脏病引起，或传导系统退行性变，亦可由于迷走神经张力增强或药物所致。

根据阻滞程度不同，分为一度（传导延缓）、二度（部分传导中断）、三度（传导完全中断）；根据阻滞部位不同，分为窦房传导阻滞、房内传导阻滞、房室传导阻滞、室内传导阻滞；根据阻滞发生情况，分为暂时性传导阻滞、交替性传导阻滞、渐进性传导阻滞、永久性传导阻滞。

1. 窦房传导阻滞（sinoatrial block，SAB）　窦房结能正常地发出激动，但激动在传导至心房肌组织的过程中发生延缓或完全中断，称为窦房传导阻滞。

（1）一度窦房传导阻滞　因体表心电图不能直接显示窦房结电位，只能通过窦性 P 波的节律变化，间接推测窦房结传导障碍情况。发生一度窦房传导阻滞时，PP 间期无变化，故一度窦房传导阻滞在体表心电图上不能诊断。

（2）二度窦房传导阻滞　① I 型，又称文氏型窦房传导阻滞。窦房传导时间逐渐延长（延长的绝对值逐渐缩短），直至窦性激动不能下传心房。心电图表现为：PP 间距逐渐缩短，直至出现一长 PP 间距，此长 PP 间距短于任何 PP 间距的 2 倍，漏搏后 PP 间距恢复，再逐渐缩短呈文氏现象（图 25 - 63）。② II 型，窦房传导时间固定，但间断发生传导阻滞。心电图表现为：在规则的 PP 间距中，突然出现 P - QRS - T 波脱落，形成一长 PP 间距，此长 PP 间距是短 PP 间距的整倍数，常常为 2 ~ 3 倍（图 25 - 64）。

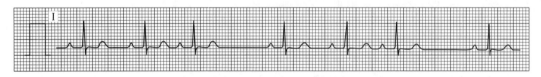

图 25 - 63　二度 I 型窦房传导阻滞

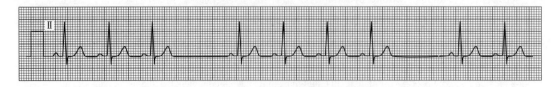

图 25 - 64　二度 II 型窦房传导阻滞

（3）三度窦房传导阻滞　窦房结的激动完全不能下传至心房，亦称完全性窦房传导阻滞。其心电图与窦性停搏无法鉴别，常出现房性逸搏、交界区性逸搏、室性逸搏或逸搏心律。

2. **房内传导阻滞（intra – atrial block）**　窦房结激动沿结间束传导至房室结，同时又沿房间束（又称 Bachmann bundle）自右心房传至左心房。当结间束和（或）房间束发生传导障碍时，称为房内传导阻滞。

（1）不完全性房内传导阻滞　常见，仅发生房间束传导延迟现象。心电图表现为：P 波增宽，时间≥0.12 秒，常呈双峰，峰间距≥0.04 秒，与左心房肥大不易鉴别。

（2）完全性房内传导阻滞　少见，出现心房分离。心电图表现为：在正常窦性 P 波之外，还可见与其无关的异位 P′波或心房颤动波或心房扑动波，自成节律。

3. **房室传导阻滞（atrioventricular block，AVB）**　激动自心房到心室传导过程中出现延缓或中断，称为房室传导阻滞，阻滞部位可发生在房室结、希氏束、束支等不同部位。常见于器质性心脏病，一度房室传导阻滞及二度Ⅰ型房室传导阻滞亦可见于正常人，与迷走神经张力增高有关。

（1）一度房室传导阻滞　心电图表现为成人 PR 间期 >0.20 秒（老年人 >0.22 秒），或两次心电图比较，心率无明显改变而 PR 明显改变，差值 >0.04 秒，即使 PR 间期在正常范围，亦诊断为一度房室传导阻滞（图 25 – 65）。

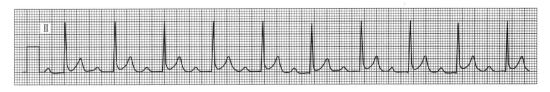

图 25 – 65　一度房室传导阻滞

（2）二度房室传导阻滞　①Ⅰ型：PR 间期逐渐延长（每次延长的绝对值递减），直至 P 波后脱漏 1 次 QRS 波，脱漏后的 PR 间期缩短，又渐延长，直至 P 波后再次出现 QRS 波脱漏，如此周而复始，称为文氏现象（Wenckebach phenomenon）。此型阻滞部位多在房室结内，预后较好（图 25 – 66）。②Ⅱ型：P 波规律出现，PR 间期固定（正常或延长），周期性出现 QRS 波群脱漏，激动在房室间呈一定比例下传（图 25 –67）。当房室间传导比例≥3∶1 时，称为高度房室阻滞。此型阻滞多为器质性病变，是由于传导系统绝对不应期明显延长所致，阻滞部位多在希氏束内，少数位于束支部分，前者 QRS 波形态正常，后者 QRS 波宽大畸形。预后较差，易进展为三度房室传导阻滞。2∶1 传导阻滞既可能属于Ⅰ型，亦可能属于Ⅱ型房室传导阻滞，若同时能记录到 3∶2 房室传导阻滞，第 2 个 PR 间期延长者，则可确诊为Ⅰ型房室传导阻滞。

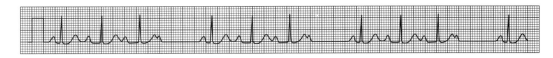

图 25 –66　二度Ⅰ型房室传导阻滞

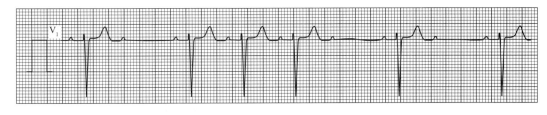

图 25 –67　二度Ⅱ型房室传导阻滞

（3）三度房室传导阻滞　又称为完全性房室传导阻滞，由于心房冲动完全不能下传，在阻滞部位以下的潜在起搏点就会发放激动，形成逸搏心律。心电图表现为：心房、心室各自激动，P 波与 QRS 波群完全无关，心房率快于心室率。QRS波群形态及心室率与心室逸搏点位置有关，如果位于希氏束分叉以上，QRS波群形态正常，心室率40~60次/分；若位于希氏束分叉以下，QRS波群宽大畸形，心室率低于40次/分（图25-68）。如激动绝大多数不能下传，偶有下传时，称为几乎完全房室传导阻滞。

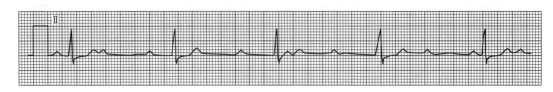

图25-68 三度房室传导阻滞

4. 室内传导阻滞（intraventricular block） 阻滞部位发生于希氏束分叉以下的心室内传导系统或心室肌的传导阻滞，称为室内传导阻滞。包括左、右束支传导阻滞，左束支分支（左前分支、左后分支）传导阻滞及非特异性室内传导阻滞。

（1）右束支传导阻滞（right bundle branch block，RBBB） 右束支细长，为单侧冠状动脉分支供血，故易发生传导阻滞。右束支传导阻滞可见于各种器质性心脏病，亦见于正常人；完全性右束支传导阻滞时，激动自左束支下传，心室除极起始向量不变，自室间隔中1/3开始，继之左心室除极，最后激动继续沿室间隔及右心室肌向右进行，除极速度缓慢，形成终末向量明显偏右前方的特点；由于除极程序改变，复极程序也发生相应改变，形成继发性ST-T改变。

心电图表现为：①QRS波群时限≥0.12秒。②右胸导联（V_1或V_2）QRS波群呈rsR'型或M型，R'波宽钝。③I、V_5、V_6导联S波增宽，S波宽于R波或S波≥0.04秒。④V1导联呈有切迹的R波时，R峰时间>0.05秒；⑤继发ST-T改变（即ST-T方向与QRS波终末向量方向相反）（图25-69）。若QRS波群时间<0.12秒，称为不完全性右束支阻滞。当R_{V1}≥1.5mV，心电轴右偏时，应考虑合并右心室肥大的诊断。当R_{V1}呈QR型时，应考虑合并前间壁或前壁心肌梗死的诊断。

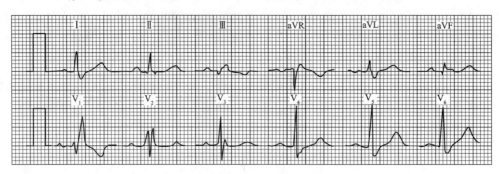

图25-69 完全性右束支传导阻滞

（2）左束支传导阻滞（left bundle branch block，LBBB） 左束支较粗短，不易发生传导阻滞，故左束支阻滞常为器质性心脏病表现。完全性左束支传导阻滞时，激动沿右束支下传，由于右束支分支较晚，除极自室间隔下1/3的右前向左后进行，同时右心室肌亦开始除极，由于室间隔较右心室壁厚，除极综合向量指向左后，故I、V_5、V_6导联常无q波；激动继续沿室间隔向左心室进行，除极速度缓慢。

心电图表现为：①QRS波群时限≥0.12秒。②左胸导联（I、aVL、V_5、V_6）呈宽而有切迹的R波，其前无q波（aVL导联可除外）。③V_5、V_6导联R峰时间>0.06秒。④V_1、V_2导联呈QS型或rS型，S波明显加宽。⑤继发ST-T改变（图25-70）。若QRS波群时限<0.12秒，称为不完全性左束支传导阻滞。当I、V_5、V_6导联出现Q波，V_1、V_2导联出现R波时，应考虑合并心肌梗死可能。当R_{V5}≥2.5mV时，应考虑合并左心室肥大的诊断。

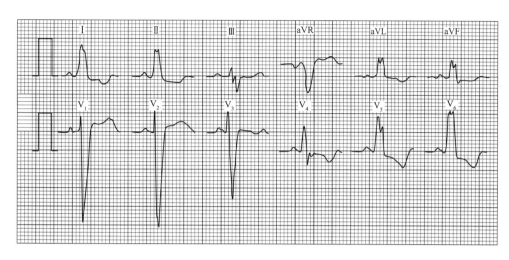

图 25 – 70　完全性左束支传导阻滞

（3）左前分支传导阻滞（left anterior fascicular block，LAFB）　　左束支分为左前分支、左后分支及结构不太恒定的左间隔支，其末端纤维互相交织成为浦肯野纤维丛的一部分。左前分支细长，由左前降支动脉供血，易发生传导障碍。当左前分支阻滞时，左心室开始除极后，激动首先沿左后分支向下方使室间隔的后下部及膈面内膜除极，然后通过浦肯野纤维丛向左上以激动心室前侧壁。因此，QRS 初始向量向下向右，QRS 中、末向量向左向上，其综合向量轴左偏。

心电图表现为：①额面 QRS 电轴左偏 $-45° \sim -90°$。②Ⅰ、aVL 导联 QRS 波群呈 qR 型，Ⅱ、Ⅲ、aVF 导联呈 rS 型，$R_I < R_{aVL}$，$S_Ⅲ > S_Ⅱ$。③QRS 时限轻度延长，但 <0.12 秒。④符合以上标准，但电轴左偏 $-30° \sim -45°$，诊断为可能左前分支传导阻滞或不完全性左前分支传导阻滞（图 25 – 71）。

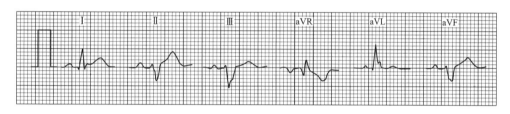

图 25 – 71　左前分支传导阻滞

以下情况需注意：①当Ⅱ、Ⅲ、aVF 导联 r 波很小时，易误认为 QS 型，应与下壁心肌梗死相鉴别。②Ⅰ、aVL 导联有 q 波，但 q 波 <40 毫秒，如 $\geqslant 40$ 毫秒，应考虑高侧壁心肌梗死。③胸导联 R 波递增不良，表现为 V_5、V_6 导联 S 波加深，易误认为合并有右心室肥厚。

（4）左后分支传导阻滞（left posterior fascicular block，LPFB）　　左后分支较粗短，具有双重血液供应，不易发生传导阻滞。当左后分支传导阻滞时，左室除极开始后，激动先沿前支进行，故 QRS 初始向量向左并略向上，中、末 QRS 向量向下向右，综合 QRS 向量右偏。

心电图表现为：①额面 QRS 电轴右偏 $+90° \sim +180°$。②Ⅰ、aVL 导联 QRS 波群呈 rS 型，Ⅱ、Ⅲ、aVF 导联呈 qR 型。③QRS 时限轻度延长，但 <0.12 秒（图 25 – 72）。

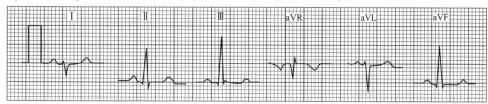

图 25 – 72　左后分支传导阻滞

诊断左后分支传导阻滞需排除右心室受累疾病（如肺心病、肺气肿）、极度垂位心、广泛侧壁心肌梗死等。当左心受累疾病出现电轴右偏，临床无右心病变征象时，高度怀疑左后分支传导阻滞。

（5）非特异性室内传导阻滞　又称为"室内终末传导延缓"，阻滞发生在浦肯野纤维或心室肌细胞水平。心电图各导联 QRS 波群时限均≥0.11 秒，但 QRS 波群形态既不符合左、右束支传导阻滞，也不符合分支阻滞图形。多见于心肌坏死及纤维化、心肌炎、心肌病、高钾血症等情况。

（二）干扰与脱节

心脏的传导系统在发放激动或被其他部位的激动通过之后，有一个较长的不应期，对于接踵而来的激动表现出不能应激（发生在有效不应期），或应激缓慢（发生在相对不应期），这种现象称为"干扰"（interference）。干扰可以发生在窦房结、心房内、交界区、束支、分支、浦肯野纤维及心室肌等不同部位，最常见的部位是房室交界区。例如：房性期前收缩的代偿间歇不完全、房性期前收缩本身的 P'R 间期延长、间位性期前收缩或室性期前收缩后的窦性 P−R 间期延长等，均属于扰现象。干扰是一种生理现象，应注意与传导阻滞鉴别。

当心脏两个独立的起搏点并行地产生激动时，可发生一系列的干扰现象，称为干扰性脱节，简称"脱节"（dissociation）。如每次激动均发生干扰性脱节，即两激动完全脱离关系者，称为完全性干扰脱节；如两激动中有一次或一次以上并不发生干扰性脱节，称为不完全性干扰性脱节。干扰性房室脱节可分为房内脱节、房室脱节、交界区内脱节和室内脱节四类。

（三）预激综合征

预激综合征（pre−excitation syndrome）是指在房室之间除正常的房室结−希浦系统之外，还存在附加的特殊肌束（旁路），心房激动可部分（或全部）经旁路下传，形成特殊的心电图表现。预激综合征有以下类型。

1. 经典型预激综合征　又称 WPW 综合征（Wolff−Parkinson−White syndrome），是一种最常见的房室旁路，附加肌束（Kent 束）位于房室之间。心房激动经旁路下传，使部分心室肌提前激动，同时激动经正常房室结途径下传激动其他部分心室肌。心电图特点为：①PR 间期 <0.12 秒；②QRS 波群时限≥0.12 秒，起始部粗钝，有切迹，形成 Δ 波；③P−J 间期正常（<0.26 秒）；④继发 ST−T 改变。根据胸导联 Δ 波极性及 QRS 波形态，WPW 综合征分为 2 种类型：A 型为胸导联 Δ 波及 QRS 波主波方向均向上，可能为左侧壁旁路（图 25−73）；B 型为 V$_1$ 导联 Δ 波及 QRS 波主波方向均向下，V$_5$ 导联 Δ 波及 QRS 波主波方向均向上，可能为右侧壁旁路（图 25−74）。

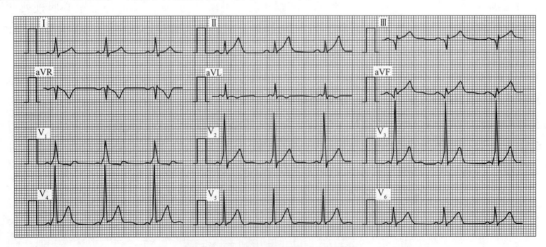

图 25−73　预激综合征（左侧旁道）

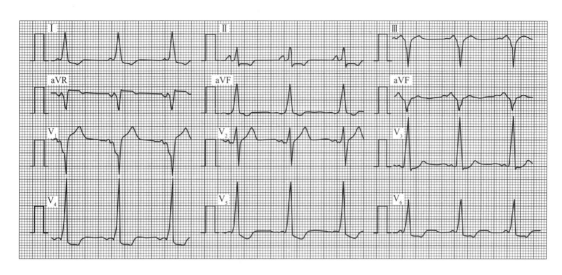

图 25 – 74 预激综合征（右侧旁道）

2. 短 PR 综合征 又称 LGL 综合征（Lown – Ganong – Levine syndrome），是一种较少见的旁路。附加肌束（James 束）自心房绕过房室结，终止于希氏束。目前亦有认为是由于房室结较小，或房室结内存在一条传导速度快的通道引起房室结加速传导。心电图上表现为 PR 间期 <0.12 秒，但 QRS 起始部无预激波（图 25 –75）。

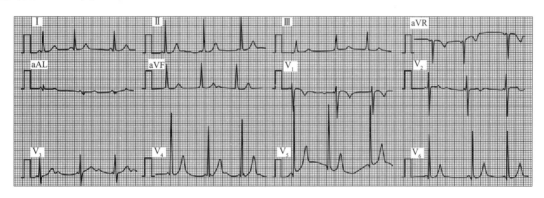

图 25 –75 短 PR 综合征

3. Mahaim 型预激综合征 Mahaim 纤维为最少见的一类附加肌束，有研究发现该纤维束实际是连接右心房与右束支远端或右心房与三尖瓣环下右心室的旁路。该纤维具有房室结特点，其传导缓慢，故 PR 间期正常，但 QRS 波起始有 Δ 波。

预激综合征多见于健康人，但可伴发各种类型快速性心律失常，主要有房室折返性心动过速、心房颤动等。伴发心房颤动时如旁路不应期过短，可以导致心室率过快，甚至进展为心室颤动。预激综合征的治疗主要是控制心律失常的发生，随着导管射频消融技术的发展，可以对其进行彻底根治。

七、逸搏与逸搏心律

当窦房结或其他高位起搏点的自律性降低（如窦性心动过缓）、丧失（如窦性停搏）或者因传导障碍而不能下传时（如窦房传导阻滞或房室传导阻滞），异位起搏点按其固有频率被动地发出有效激动，如仅发生 1～2 次者称为逸搏（escape），如逸搏不受主导心律的干扰而连续 3 次或 3 次以上时称为逸搏心律（escape rhythm）。根据异位起搏点的位置不同，分为房性逸搏、交界性逸搏、室性逸搏，其中交界性逸搏最常见，房性逸搏最少见，这是一种具有保护作用的被动性异位心律失常。

（一）房性逸搏与逸搏心律

1. 房性逸搏　心电图：①在一个较窦性周期为长的间歇后出现一个房性 P′波。②其形态与同导联窦性 P 波不同。③QRS 波群形态正常，P′R 间期≥0.12 秒。

2. 房性逸搏心律　心电图：①窦性 P 波消失，连续出现 3 次或 3 次以上的房性 P′波，其特征与房性逸搏相同。②心房率与心室率相同，缓慢而规则，频率为 50～60 次/分。

根据 P 波形态，可判断异位起搏点位置：当 I 、aVR 导联 P 直立，II 、III 、aVF 导联 P 波倒置时，异位起搏点位于右心房下部的冠状窦附近；当 I 、V_5 导联 P 倒置，V_1 导联 P 波直立时，异位起搏点位于左心房；当 P 波形态多变，其振幅自较高、渐低甚至倒置时，称为游走心律。

（二）交界性逸搏与逸搏心律

1. 交界性逸搏　心电图：①在一个较长间歇后延迟出现一个 QRS 波群，其形态与窦性下传者相同。②QRS 波群前或后常无 P 波，亦可有一逆行 P′波，此时 P′R 间期≤0.12 秒，或 RP′间期≤0.20 秒。

2. 交界性逸搏心律　心电图：①窦性 P 波消失，连续出现 3 次或 3 次以上的 QRS 波群，其特点与交界性逸搏相同。②心室频率多为 40～60 次/分，节律整齐。

（三）室性逸搏与逸搏心律

1. 室性逸搏　心电图：在一个较窦性周期为长的间歇后，出现一宽大畸形的室性 QRS 波群，QRS 波群时间多在 0.12～0.16 秒，ST 段与 T 波方向与 QRS 波群主波方向相反，QRS 波群前后多无相关的 P 波。

2. 室性逸搏心律　心电图：窦性 P 波消失，连续出现 3 次或 3 次以上的宽大畸形的室性 QRS 波群，其特点与室性逸搏相同，心室率缓慢，频率在 20～40 次/分，节律可略有不整。

室性逸搏心律是最严重的一种逸搏心律，常提示双结病变。见于束支水平以下的三度房室传导阻滞、药物中毒（如洋地黄）、电解质紊乱（如高钾血症），以及严重器质性心脏病的临终前心律。

（四）反复心律

反复心律（reciprocal rhythm）又称反复搏动（reciprocal beat），是一种特殊形式的折返激动，见于房室结存在双径路时。当交界性逸搏逆行上传缓慢，RP′间期≥0.20s 时，逆行的心房激动可在房室结内折返下传心室，引起心室再次激动。心电图表现为 2 个 QRS 波群相距较近，其间有一逆行 P′波（图 25 -76），如 2 个 QRS 波群之间有一正向（窦性）P 波，则称为逸搏 - 夺获搏动，属伪反复搏动（pseudoreciprocal beat）。

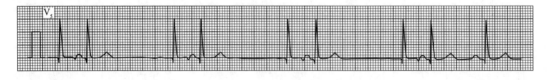

图 25 -76　反复心律

第七节　药物与电解质紊乱对心电图的影响

一、药物对心电图影响

临床上某些药物可影响心肌的除极和复极过程，从而产生一系列心电图改变。最常见的药物有洋地黄和抗心律失常药物如奎尼丁、胺碘酮等。心电图的改变可以反映其治疗作用及其不良反应。

（一）洋地黄

洋地黄直接作用于心室肌，使动作电位的2位相缩短以至消失，并减少3位相坡度，因而动作电位时程缩短，引起心电图特征性表现。

1. 洋地黄效应（digitalis effect）　①ST段呈下斜型压低，与倒置（或负正双相）的T波形成"鱼钩样"改变。②QT间期缩短（图25-77、图25-78）。以上改变在以R波为主的导联上较明显。此改变与药物剂量无关，只说明近期内用过洋地黄，称为洋地黄效应。

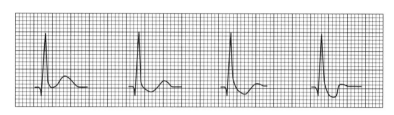

图25-77　应用洋地黄后逐渐形成特征性鱼钩样的ST-T改变模式图

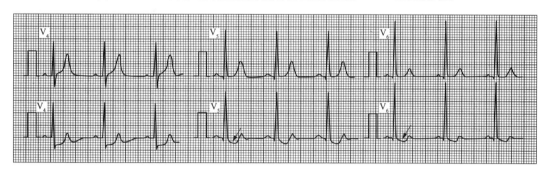

图25-78　洋地黄效应（ST-T呈鱼钩样改变）

2. 洋地黄中毒（digitalis toxicity）　洋地黄中毒可引起各种各样的心律失常，包括激动起源异常、激动传导异常和激动起源、传导异常，其中以室性早搏最为常见，尤其呈联律形式出现，严重时可出现室速甚至室颤；阵发性室上性心动过速伴2∶1房室传导以及不同程度的房室传导阻滞亦是常见的洋地黄中毒表现。

（二）胺碘酮

胺碘酮是目前常用的广谱抗心律失常药物，其主要作用是延长动作电位时间，心电图表现为T波高大，QT间期延长；若超过原QT间期25%时应减量或停药。中毒时可反复出现尖端扭转性室速，甚至室颤。

其他抗心律失常药物，如索他洛尔、维拉帕米、美西律、普罗帕酮等应用过程中，均可出现心电图改变，主要表现为窦性心动过缓、房室及室内传导阻滞、期前收缩、阵发性心动过速等（此即为抗心律失常药物的致心律失常作用），故在应用过程中，应定期检查心电图。奎尼丁、普鲁卡因胺临床已极少应用。

二、电解质紊乱对心电图影响

血清电解质浓度的增高与降低，会影响心肌的除极与复极及激动的传导，导致心电图发生改变。在各种电解质中，钾对心肌细胞影响最为明显，其他如钙、镁、钠也有一定影响。

（一）低钾血症

正常血清钾浓度为3.5~5.5mmol/L，当血清钾浓度低于3.5mmol/L时为低钾血症。血钾过低时，心肌细胞动作电位3位相复极延缓，舒张期自动除极速度加快，自律性增强。心电图表现为：①U波增高，可高达0.1mV以上，有时超过同一导联T波的振幅。②T波振幅降低，平坦甚或倒置。③ST段下移达0.05mV以上。④可出现各种心律失常，如窦性心动过速、期前收缩尤其是室性期前收缩、阵发性心动过速等（图25-79）。

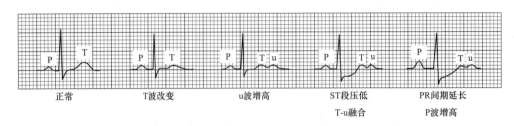

图25-79 低血钾：随着血钾水平逐渐降低引起的心电图改变示意图

（二）高钾血症

当血清钾浓度大于5.5mmol/L时为高钾血症。血钾过高时，心肌动作电位0位相除极延缓，3位相复极加快。随着血钾浓度的逐渐增高，心电图可出现：①T波高尖，升降支对称基底变窄，形成"帐篷状"改变。②QRS时间增宽，R波降低，S波变深。③ST段下移。④P波变低，甚至消失，出现窦室传导（心房肌麻痹）。⑤严重者可出现房室传导阻滞、阵发性室性心动过速、心室颤动等（图25-80）。

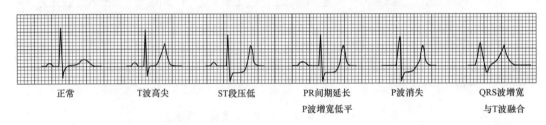

图25-80 高血钾：随着血钾水平逐渐升高引起的心电图改变示意图

（三）低钙血症与高钙血症

正常血钙含量为2.25~2.75mmol/L，低于1.75mmol/L时称为低钙血症，高于3mmol/L时称为高钙血症。血钙过低时，心肌细胞动作电位2位相延长。心电图表现为：ST段平坦、延长，QT间期延长（由于ST段延长所致）。血钙过高时，心肌细胞动作电位2位相缩短。心电图表现为：ST段下垂、缩短，QT间期缩短。

第八节 心电图的分析方法和临床应用

一、心电图的分析方法

心电图在临床诊断中是应用最广泛的常规检查手段，尽管随着心电图计算机自动分析仪的应用，能够对心电图进行自动化分析和诊断，但仍不能代替人工诊断。因此仍然需要临床医师对一份心电图进行仔细阅读、分析，结合临床资料做出确切诊断。

1. 规范描记心电图 选择一台采样率、频率响应、阻尼、时间常数、走纸速度、灵敏度等各项性能指标符合标准的心电图机，以保证放大后的电信号不失真。描记前调整好心电图机各部件及各项参数，审查各导联连接是否正确。描记时嘱患者放松，尽量避免各种干扰因素如交流电、呼吸、肌肉震颤等，以免基线漂移。常规描记 12 导联，必要时加描其他导联，如怀疑右室心肌梗死时需加描 $V_{3R} \sim V_{5R}$ 导联，怀疑后壁心肌梗死时需加描 $V_7 \sim V_9$ 导联；观察心律失常时，可加长描记 Ⅱ 导联或 P 波清晰的导联；胸痛时心电图提示 ST - T 改变者，可在短时间内重复描记。

2. 结合临床资料　心电图检测技术本身存在一定的局限性，且受到多方面因素的影响。因此不能仅根据心电图图形的改变而做出武断的结论，必须在下心电图诊断之前仔细阅读申请单，必要时应亲自询问病史和作必要的体格检查，才能对出现的图形作出较正确的解释，否则会延误病情。例如：许多心脏疾病，特别是早期阶段，心电图可以正常；心肌病、心肌炎、脑血管意外、心脏转位、心肌肥厚等多种心脏疾病都可能出现异常 Q 波，不可轻易诊断为心肌梗死；V_5 导联电压增高，在正常青年人仅能提示为高电压现象，而对长期高血压或瓣膜病患者就可作为诊断左心室肥大的依据之一。

3. 识别正常变异　由于个体差异、年龄、体位、呼吸、情绪、饮食等原因，心电图存在正常变异应会识别。P 波一般偏小，无意义，Ⅰ 导联 P 波直立，aVR 导联 P 波倒置，Ⅲ、aVF 导联 P 波低平、浅倒置并非异常；QRS 波群振幅随年龄增加而递减；横位心 Ⅲ 导联易见 Q 波；顺钟向转位时，V_1、V_2 易出现 QS 波；呼吸时可导致电压交替现象；青年人 ST 段可见斜行抬高，自主神经功能紊乱可见 ST 段压低；体位、饮食、情绪等，常引起 T 波减低等。

4. 测量、分析心电图　首先浏览各导联心电图，通过观察 P 波在各导联的形态，P 波与 QRS 波的关系，确定患者是窦性心律或是异位心律；通过观察 Ⅰ、Ⅲ 导联 QRS 波方向，了解心电轴的偏移情况。其次，测量心电图各参数，并分析其有无异常，常用参数有 PP 间期、PR 间期、P 波时间、Q 波时限、QRS 波群时间、QT 间期以及 P 波和 QRS 波群的振幅等。如测量 P 波时间和振幅、QRS 波振幅确定有无心房、心室肥大；测量 Q 波时间、ST - T 改变确定有无心肌梗死、心肌缺血；测量 P - P 间距和 R - R 间距，分析二者之间的关系和规律，确定心律失常类型等。对于有明显异常的心电图，直接作出肯定性诊断，如心房颤动、急性心肌梗死等。对于不能肯定的诊断，可以写"提示"或"可疑"诊断，并提出其他建议。

5. 梯形图诊断　对于复杂心电图，尤其是复杂心律失常的心电图诊断常常困难，这时可以借助梯形图，帮助分析心脏起搏点的位置和传导情况、各波群之间的关系和互相影响，以明确诊断。一般是在心电图的下方画上 4 ~ 5 条横线分别代表窦房结（S）、心房（A）、房室交界区（A - V）和心室（V），同时配以适当的符号。例如：圆点表示激动的起源，斜线表示激动传导，斜线的角度代表传导速度，与斜线垂直的短线表示传导受阻等（图 25 - 81）。

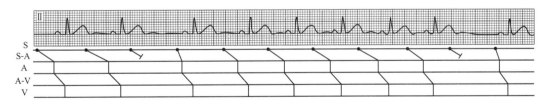

图 25 -81　梯形图（二度 Ⅰ 型窦房阻滞）

二、心电图在临床的应用

心电图是器械检查的常用方法之一，在临床的应用日益广泛，尤其在心脏病的诊断中占有很重要的地位。但它仅反映心脏的电学活动，不能代替问诊、体格检查及其他检查。其主要适应证为：①诊断各种心律失常。②确定心肌梗死的诊断，并对其定位、分型，观察其演变过程。③发现心肌缺血，了解冠状动脉供血及心肌受损程度。④判定心房、心室肥大，协助某些心脏病的病因诊断。⑤观察药物及电解质对心电图的影响。⑥广泛应用于各种危重患者的抢救、手术麻醉、航天、登山等的心电监护。

答案解析

目标检测

选择题

A1 型题

1. 下列关于 P 波的心电图表现，下列异常的是 （ ）

   A. Ⅰ、Ⅱ、aVF，V_6 导联 P 波直立
   B. aVR 导联 P 波倒置
   C. P 波的时间应在 0.12 秒以上
   D. P 波的电压应小于 0.25 毫伏
   E. P 波后肩切迹，其间距不应超过 0.04 秒

2. 左室肥大心电图的特点是 （ ）

   A. $RV_5 < 2.5mV$
   B. $RV_5 + SV_1 > 3.5mV$（女）或 4.0mV（男）
   C. RⅠ< 1.5mV
   D. RaVL < 1.2mV
   E. RⅠ+ SⅢ < 2.5mV

3. 在心电图上测得 P–P（R–R）间隔时间为 0.80 秒，则被检者的心率应为 （ ）

   A. 65 次/分
   B. 70 次/分
   C. 75 次/分
   D. 80 次/分
   E. 85 次/分

4. 对急性心肌梗死诊断价值最大的心电图改变是 （ ）

   A. 单纯 ST 段抬高
   B. 单纯的异常 Q 波
   C. 异常 Q 波、ST 段弓背型抬高及 T 波倒置同时出现
   D. 冠状 T 波
   E. ST 段呈单向曲线

5. 心电图可见 P 波增宽，时间 >0.12 秒，且有切迹，首先考虑为 （ ）

   A. 左房增大
   B. 左室增大
   C. 右房增大
   D. 右室增大
   E. 心肌缺血

6. 在心房颤动的心电图中，f 波频率一般在 （ ）

   A. 250 ~ 300 次/分
   B. 350 ~ 600 次/分
   C. 200 ~ 250 次/分
   D. 150 ~ 240 次/分
   E. 200 ~ 500 次/分

7. 完全性右束支传导阻滞，最有特征性的心电图改变是 （ ）

   A. QRS 波群时限≥0.12 秒
   B. V_1 导联呈 rSR′型
   C. Ⅰ、V_5、V_6 导联呈 qRs 型
   D. Ⅰ、V_5、V_6 导联 S 波增宽并有切迹
   E. V_1 导联 ST–T 方向与 QRS 主波方向相反

8. 下壁心肌梗死的特征性心电图改变，主要表现在 （ ）

   A. V_1 ~ V_3 导联
   B. V_3 ~ V_5 导联
   C. V_1 ~ V_5 导联
   D. Ⅰ、aVL 导联
   E. Ⅱ、Ⅲ、aVF 导联

9. 有关心房颤动的心电图改变，错误描述是 （ ）

   A. 心室率大于心房率
   B. P 波消失
   C. 心室律绝对不齐
   D. R–R 不均匀
   E. V_1 的颤动波最清楚

10. 关于心房扑动的心电图改变，正确的是（　　）

    A. P 波消失，代之形状各异的小波

    B. 心房波为连续规则的大锯齿波

    C. QRS 时限一般均增宽

    D. 心室律绝对不规则

    E. 扑动波的频率为 350～600 次/分

11. 心电图中，P 波规律出现，P－R 间期逐渐延长，直至一个 P 波后漏脱一个 QRS 波群，最可能的诊断为（　　）

    A. Ⅰ度房室传导阻滞　　　　B. Ⅱ度Ⅰ型房室传导阻滞　　　　C. Ⅱ度Ⅱ型房室传导阻滞

    D. Ⅲ度传导阻滞　　　　E. 窦房传导阻滞

B1 型题

（1～3 题共用备选答案）

A. Ⅰ、aVL　　　　　　　　B. Ⅱ、Ⅲ、aVF　　　　　　　　C. V_1、V_2、V_3

D. V_4、V_5、V_6　　　　　E. V_7、V_8、V_9

1. 前间壁心肌梗死的定位导联是（　　）

2. 高侧壁心肌梗死的定位导联是（　　）

3. 下壁心肌梗死的定位导联是（　　）

（郭继芳）

书网融合……

    本章小结　　　　　　　　微课　　　　　　　　题库

第二十六章　其他常用心电学检查

PPT

📖 **学习目标** ·····

1. 熟悉 动态心电图临床应用范围；心电图运动负荷试验。

2. 了解 动态心电图的概念；食管电生理检查。

第一节　动态心电图

　　动态心电图（ambulatory electrocardiography，AECG）是受检者在自然生活状态下长程、动态、连续记录 24 小时或更长时间的心电图。该项检查技术于 1957 年首先由美国 Norman J. Holter 提出，1961 年进入临床使用，因而又常称为 Holter 监测（Holter monitoring）。动态心电图可以实时记录到正常或病变心脏频率及节律的变化，并通过计算机分析处理，发现各种心律失常、ST 段动态改变、检测心率变异性、心室晚电位、心脏起搏信号、QT 间期离散度、T 波电交替、心率震荡以及植入性心脏复律除颤器（ICD）功能分析等，为临床诊断和治疗提供重要依据。动态心电图已成为临床上广泛使用的无创性心血管病检查和诊断手段之一。

一、Holter 系统

　　动态心电图监测系统又称为 Holter 系统，主要由记录系统和回放分析系统两部分构成。

　　1. 记录系统　　记录系统由导联线和记录器组成。导联线一端与固定在受检者身上的电极相连，另一端与记录器连接。记录器可分为磁带记录器和数字固态记录器两种。数字固态记录器具有记录的波形质量好、可靠性高、体积小、存储容量大等特点，已成为目前的主流记录器。记录器佩带在受检者身上，可以连续记录和储存 24 小时或更长时间心电信号。

　　2. 回放分析系统　　主要由计算机系统和心电分析软件组成。回放分析系统能自动对记录系统记录的动态心电图数据进行分析。尽管目前心电分析软件的功能与精度已经非常强大，但是，计算机分析尚未能完全达到临床上满意的准确度和可靠性，在分析过程中常需要人工干预。分析人员通过人机对话，对计算机分析的心电图资料进行检查、判定、修改以及编辑，最后打印出异常心电图图例以及有关数据和图表，并作出分析诊断报告。

二、检查方法

　　患者取坐位或平卧位，充分暴露胸部，用 75% 乙醇棉球清洁电极安放部位的皮肤，并以小砂片轻磨皮面，以降低皮肤电阻。选用电极粘贴在选定导联位置上，将记录器的心电信号输入通道与电极连接，同步记录三道或更多通道的心电信号。目前动态心电图多采用三通道双极导联系统，常为常规体表心电图标准导联的模拟导联，具体连接方法如下。

　　1. CM$_1$ 导联（模拟 V$_1$）　　正极置于胸骨右缘第 4 肋（V$_1$ 位置），负极置于左锁骨下窝中外 1/3 处或胸骨柄左缘。该导联可以清晰地显示 P 波，有利于分析心律失常。

2. CM₂或CM₃导联（模拟V₂或V₃） 正极置于V₂或V₃位置，负极置于右锁骨下窝中外1/3处或胸骨柄右缘。该导联对于检测冠状动脉痉挛引起的ST-T改变较为敏感，常联合选用CM₃和MavF导联。

3. CM₅导联（模拟V₅） 正极置于左腋前线平第5肋（V₅位置），负极置于右锁骨下窝中、外1/3处或胸骨柄右缘。该导联发现缺血性ST段下移最为敏感，且记录到的QRS波群振幅最高，在临床上很常用。

4. M_aVF（模拟aVF） 正极置于左腋前线第9~10肋，负极置于左锁骨下窝中、外1/3处。该导联主要用于检测左心室下壁的心肌缺血改变。

5. 无关电极 可置于胸部任一部位，常置于右胸第5肋腋前线或胸骨下段中部。一般日常选用CM₁、CM₅导联。

随着技术的发展，现又推出三通道正交导联推导的12、18导联系统及十二通道12导联动态心电图，使得动态心电图采集记录的心电信号更接近于常规12导联心电图的长时程同步全信息采集记录，为科研和临床提供更为丰富的心电信息。

三、注意事项

应向受检者介绍该项检查一般需要连续佩戴记录器24小时，受检者的日常活动及睡眠不受限。指导患者如实填写生活日志，记录日常活动如工作、休息、进餐、运动、服药等及时间，出现症状时应详细记录症状起始、结束时间及感受。

动态心电图常受监测过程中受检者体位、活动、情绪、睡眠等因素的影响，有时在生理与病理之间难以划出明确的分界线。因此，对动态心电图检测到的某些结果，尤其是ST-T改变，还应结合病史、症状及其他临床资料综合分析以作出正确的诊断。

四、临床适用范围

动态心电图可检测到常规心电图检查不易发现的一过性异常心电图改变，其临床适用范围如下。

1. 评价心悸、眩晕、晕厥、气短、胸闷、胸痛、抽搐等症状是否与心律失常相关。
2. 通过对ST段变化的检测诊断和评价心肌缺血。
3. 通过观察复杂心律失常等指标，评价心脏病患者的预后。
4. 评定心脏病患者日常生活能力。
5. 评价心肌缺血及心律失常的药物疗效。
6. 评定起搏器功能，检测与起搏器有关的心律失常，及时发现起搏器故障。
7. 流行病学调查，如用于特定人群中研究某些药物对心电图的影响、正常人心率的生理变动范围等。

五、分析报告

分析报告应包括以下主要内容。

1. 监测期间基本心律，24小时心搏总数，平均心率，最高和最低心率以及发生时间。
2. 各种心律失常类型、形态、发生总数、频度、持续时间。
3. 监测导联ST段改变的形态、程度、持续时间、总数、频度以及与心率变化的关系。
4. 根据生活日志，分析患者症状与心律失常或ST段异常的关系。
5. 其他分析，如心率变异性分析、心脏起搏器功能评价分析、T波电交替分析、心率震荡分析、心脏复律除颤器功能分析等。

6. 最后做出此次动态心电图监测的诊断结论。

动态心电图可以记录受检者 24 小时甚至更长时间的心电图资料，弥补了常规心电图的不足，但动态心电图也存在一定的局限性。例如，动态心电图属回顾性分析，不能实时了解患者即刻的心电变化。如记录动态心电图当天不发生任何心律失常或心肌缺血事件，则记录结果阴性。由于记录导联的局限性，日常使用的 2 或 3 导联同步记录动态心电图并不能反映某些异常心电的改变。因此，动态心电图检查不能替代 12 导联常规心电图，尤其是在判断是否有心房或心室肥大、束支传导阻滞、预激综合征以及心肌梗死的诊断与定位等，常规心电图更加方便、实用。与常规心电图相似，动态心电图结果只表示心脏电活动异常，是否属于病理性或有无临床意义，应结合临床资料作综合判断。

第二节 心电图运动负荷试验

心电图运动负荷试验（ECG exercise testing）简称运动试验，是通过一定负荷量的生理运动，了解患者生理及病理变化的技术，是诊断缺血性心脏病以及评价预后的一种重要的无创性检测方法。虽然心电图运动负荷试验与冠状动脉造影结果相比有一定比例的假阴性和假阳性，但由于运动试验方便、安全、无创伤，可重复多次进行，在临床上应用很广泛。

一、运动试验的作用机制

生理状态下，运动时心率加快，心排血量增加，心肌耗氧量相应增加，这时依靠冠状动脉强大的储备能力可增加血流量以满足机体的需求。当发生动脉粥样硬化使冠状动脉狭窄、弹性降低或部分分支闭塞时，冠状动脉的扩张能力下降，血流量减少。当冠状动脉的供血与心肌的需血之间发生矛盾，冠状动脉血流量不能满足心肌代谢需要时，心电图可以表现为心肌缺血的 ST - T 改变。静息状态下，心肌的血液供应虽然减少，但仍能应付平常需要，因此，心电图可以表现正常。运动试验使心肌负荷增加，而心肌血供增加相对不足，即可在心电图显示心肌缺血的异常表现。心肌氧耗主要由心肌张力、心肌收缩强度以及心率所决定。临床上常用"心率×收缩血压"（即二重乘积）来作为评估心肌氧耗的指标。

二、运动试验的负荷量

目前常用的是以达到按年龄预计可达到的最大心率或亚极量心率（最大心率的 85% ~ 90%）为目标负荷量，前者称为极量运动试验，后者称为亚极量运动试验。最大心率的估计有多种方法，也可以粗略计算为 220 - 年龄数。在临床上大多数采用亚极量运动试验。

三、运动试验的方法

1. 二级梯运动试验 二级梯运动试验是最简便安全的运动方式，故早期曾被广泛用于临床，但后来发现二级梯运动试验很难达到最大心肌氧耗量，因此阳性率常偏低，且不能在运动中记录满意的心电图，且运动量增加缺少足够的"温醒"作用，故现已很少被采用。

2. 踏车运动试验验 踏车运动试验（bicycle ergometer test）是让受检者在一装有功率计的踏车上作踏车运动，以速度和阻力调节负荷大小，负荷量分级依次递增，直至受检者心率达到亚极量标准。分析运动前、中、后的心电图变化以判断结果。

3. 平板运动试验 平板运动试验（treadmill test）是目前临床上使用最广泛的心电图运动负荷试验。该试验是让受检者迎着转动的活动平板就地踏步，通过仪器自动以平板的坡度及运动速度来调节负荷量，其运动强度逐步分级依次递增，直到受检者心率达到亚极量标准。

运动前记录卧位与直立位十二导联心电图并测量血压作为对照。运动中持续监测心电图改变，并按预定方案每 3 分钟记录一次心电图及血压，运动中每当运动负荷量增加一级时也应记录心电图。在心率达到亚极量负荷量时，应继续在此基础上保持 1～2 分钟才终止运动。运动终止后即刻、以后每 2 分钟重复记录心电图，直至心率恢复至运动前水平，一般至少观察 6 分钟。如果 6 分钟以后，缺血性 ST－T 改变仍未恢复，应适当延长观察时间。分析运动前、运动中、运动后的心电图变化以判断结果。进行心电图记录时同步测量血压。

平板运动试验的运动方案有多种。近年来认为，无论采用何种方案，达到最大氧耗的最适宜运动时间为 8～12 分钟，延长运动时间并不能增加诊断的准确性。目前临床上常用的是 Bruce 方案，一般从较低的速度与坡度开始，以后逐级连续递增，全过程 6～12 分钟。Bruce 经典方案平板运动试验分级标准见表 26－1，对于年龄较大者或心功能不全者选用 Bruce 修订方案较为合适，其分级标准见表 26－2。

表 26－1　Bruce 经典方案平板运动试验分级标准

级别	时间（min）	速度（km/h）	坡度（°）
1	3	2.7	10
2	3	4.0	12
3	3	5.4	14
4	3	6.7	16
5	3	8.0	18
6	3	8.8	20
7	3	9.6	22

表 26－2　Bruce 修订方案平板运动试验分级标准

级别	时间（min）	速度（km/h）	坡度（°）
1	3	2.7	0
2	3	2.7	5
3	3	2.7	10
4	3	4.0	12
5	3	5.4	14
6	3	6.7	16
7	3	8.0	18

四、运动试验的适应证与禁忌证

1. 适应证　运动试验适用于鉴别不典型胸痛或可疑冠心病患者；评估冠心病患者的药物治疗、介入治疗效果以及心脏负荷能力；进行冠心病易患人群流行病学调查筛选试验。

2. 禁忌证　急性心肌梗死、不稳定性心绞痛、急性或严重的心力衰竭、严重的未被控制的心律失常、中度以上瓣膜病尤其是严重主动脉瓣狭窄、未有效控制的严重高血压、急性心包炎或心肌炎、急性肺栓塞、主动脉夹层以及严重残疾不能运动者禁止运动试验。

受检者在运动中出现下列情况之一时，应立即终止试验。

（1）增加运动负荷时出现血压及（或）心率降低，收缩压下降≥10mmHg。

（2）出现严重心律失常影响血液动力学者。

（3）出现剧烈的心绞痛，重度 ST 段压低（下垂型或水平型压低≥2mm），ST 段抬高≥1mm，或出现急性心肌梗死者。

（4）出现明显的症状和体征如极度体力衰竭、皮肤湿冷、苍白、发绀、意识混乱、眩晕、黑矇、缺血性跛行等。

五、运动试验结果的判断

目前国内外较为公认的心电图运动负荷试验阳性判定的主要标准是：①运动中出现典型的心绞痛。②运动中心电图出现 ST 段下斜型或水平型下移大于或等于 0.1mV，持续时间大于 1 分钟。

运动试验中诱发明显 ST 段抬高的概率在临床中很低。心肌梗死后有异常 Q 波的导联区域，如运动诱发 ST 段抬高，说明左心室室壁运动异常较为严重，提示预后不良。无 Q 波的导联出现 ST 段抬高，可能提示冠状动脉痉挛或存在透壁性心肌缺血，后者常为冠状动脉主干或主要分支近端存在严重狭窄所致。运动试验中发生的 ST 段下移是心肌缺血的可靠指标，具有重要的预后意义。

心电图运动负荷试验的评价指标受多种因素影响，如性别、病例选择、运动方式、心电图出现变化的导联、ST 段下移程度、自主神经功能紊乱、过度换气等。因此，在评价运动试验结果时，要综合考虑多种因素的影响，运动试验阳性并不一定确诊为冠心病。反之，运动试验阴性亦不能肯定排除冠心病，应结合临床其他资料进行综合判断。

第三节　心电生理检查

临床心脏电生理检查

临床心脏电生理检查（clinical electrophysiologic study），是将多根电极导管经静脉和（或）动脉插入，放置在心腔内不同部位，同步记录心腔内局部电活动的。应用程序电刺激，测定心腔内不同部位电生理功能，是研究心律失常的发生机制、诊断和治疗心律失常、判断其疗效和预后的重要方法。

（一）检查方法

1. 人员与设备　进行临床心脏电生理检查需要一个经过专业训练、配合默契的小组。一般应包括具有临床心脏电生理学和心律失常学丰富知识，掌握心导管、程序电刺激、心脏起搏、电复律等技术以及抗心律失常药物应用的在心内科受过专业临床训练的医师，有经验的心导管室护士和熟悉电生理检查室的所有仪器和设备的技术人员。该检查在心导管室进行，需要配备 X 线机、多极或专用电极导管、多导生理记录仪、程序刺激器、心律转复除颤器以及其他常用急救药物和监护仪。

2. 心导管操作技术　可选择股静脉、锁骨下静脉、颈内静脉、上肢静脉等途径，采用改进 Seldinger 技术经皮穿刺插入电极导管，如要进入左心室，可选择股动脉或肱动脉途径，经动脉插入电极导管者应常规使用用肝素。在右心房用于刺激和记录的电极导管最常放置在与上腔静脉连接的右心房高后侧壁（相当于窦房结区域）或右心耳。通过冠状静脉窦电极导管可以记录左心房电活动。所记录到的心房电活动图形称为"A"波。将电极导管放置在右心房经过三尖瓣口的位置，最易记录到稳定的希氏束电位（"H"波）。在右心室尖放置电极导管用于刺激和记录。所记录到的心室电活动图形称为"V"波。常规心脏电生理检查不必进行左室导管术，除非需要作特殊检查，如全面评价预激综合征、左室标测等。

3. 适应证　①明确心律失常及其类型的诊断，了解心律失常起源部位及发生机制。②通过程序电刺激终止心动过速，评价某项治疗措施能否防治电刺激诱发的心动过速。③经导管消融参与心动过速形成组织，以根治心动过速。例如，房室结折返性心动过速、房室折返性心动过速、房性心动过速、心房颤动、心房扑动、部分室性心动过速。④应用电刺激诱发室性心动过速或心室颤动，评价心脏猝死的高危患者。

4. 并发症　主要包括严重出血、血栓、栓塞、静脉炎、心律失常、动 - 静脉瘘、假性动脉瘤及心脏压塞等。

（二）常用临床心脏电生理学概念

1. 传导间期测定　测量心内各部位传导间期。P - A 间期代表体表心电图 P 波起始点至希氏束电位上 A 波起始点间期，实际上反映右房内传导时间。采用心房标测，能更准确测量心房内传导时间。A - H 间期代表激动从房间隔下部通过房室结至希氏束传导时间。应测量希氏束电位 A 波最早快速曲折波起始至 H 波起始的间期，大致反映房室结传导时间。H - V 间期表示激动从希氏束近段至心室传导时间。H - V 间期正常值为 35 ~ 55 毫秒。

2. 程序刺激　心房或心室分级递增性起搏、连续渐增性起搏、在窦性心律或起搏心律下通过程序控制加进单个或多个期前刺激（如 S1S2 刺激，S1S2S3 刺激）以及心房短阵快速性刺激，是电生理学检查常用的方法。通过这些方法，能够显示房室传导系统、心房、心室电生理学特性，诱发心律失常，分析心律失常产生机制，评价各种干预对房室传导系统、心房、心室电生理功能影响及对心律失常疗效。

3. 不应期测定　常采用程序期前刺激测量心脏各部位不应期，如前向传导不应期（心房、房室结、希氏束 - 浦肯野系统、房室传导系统）和逆向传导不应期（心室、希氏束 - 浦肯野系统、房室结、室房传导系统）。在临床心脏电生理学上，常将心肌组织不应性表述为相对不应期、有效不应期和功能不应期。

（三）临床应用

1. 测定窦房结功能　常用心房刺激技术测定窦房结恢复时间（sinus node recovery time，SNRT）和窦房传导时间。

（1）窦房结恢复时间　采用心房分级递增性起搏，每次起搏时间为 30 秒或 60 秒。SNRT 是从最后一个右心房起搏波至第一个恢复窦性心房波之间的时限。将此值减去起搏前窦性周期时限，称为校正窦房结恢复时间（corrected SNRT，CSNRT）。SNRT 超过 2000 毫秒对于病态窦房结综合征有诊断意义，CSNRT 超过 550 毫秒亦应视为异常。

（2）窦房传导时间　采用程序期前刺激（Strauss 法）或心房起搏（Narula 法）方法。Narula 法较简单，临床较常用。正常值不超过 300 毫秒。

2. 测定房室传导功能　以程序心房刺激测定房室结与希氏束 - 浦肯野系统前向传导不应期和各部位传导间期，明确房室阻滞部位。

3. 评价不明原因晕厥　晕厥病因包括心脏性与非心脏性两大类。常见引起晕厥的心律失常包括病态窦房结综合征、房室传导阻滞与心动过速。经过病史问询、体格检查、神经系统检查、无创性心脏检查（如体表心电图、动态心电图、心室晚电位、运动试验、颈动脉窦按摩、直立倾斜试验等）仍未明确晕厥病因的患者，特别是考虑有器质性心脏病，不像是非心脏原因所致者，应接受心电生理检查。

4. 评价心动过速　以下几种情况应进行心电生理检查：①持续性室性心动过速或心脏骤停，发生在无急性心肌梗死、抗心律失常药物中毒或电解质紊乱者，尤其是基础室性异位搏动数目过少，难以用心电图监测评价抗心律失常药物效果；②原因不定的宽 QRS 心动过速；③评定抗心律失常器械对心动过速识别和终止功能；④有症状的预激综合征，尤其拟进行导管消融术者；⑤频发且有症状的室上性心动过速，尤其药物治疗无效拟作导管消融术者。

5. 评价抗心律失常药物 通过心电生理检查，评价抗心律失常药物电生理特性和明确药物作用部位，观察药物对重复诱发和终止心动过速作用，评价疗效。

6. 评价心律失常非药物治疗 心律失常非药物治疗手段包括植入性心脏起搏器、射频消融术、植入性心脏复律除颤器。心电生理检查有助于进一步明确指征，选择最合适治疗方式，测试疗效和安全性。

7. 研究和诊断某些特殊心脏电生理现象 如分析隐匿性传导、房室结双径路或多径路、裂隙现象等。

（郭继芳）

书网融合……

本章小结

第二十七章 肺功能检查

PPT

📖 学习目标

1. **掌握** 肺容积和肺容量的内容；FEV$_1$ 和 FVC 的临床意义。

2. **熟悉** 通气功能障碍分型及常见疾病；阻塞性肺气肿的判定依据。

3. **了解** 肺泡弥散功能意义。

肺功能检查（pulmonary function test）是运用呼吸生理知识和现代检查技术探索人体呼吸系统功能状态的检查，检查内容主要包括肺容积、通气、换气、血流和呼吸动力等项目。对研究胸肺疾病的发病机制、病理生理、明确诊断、评价病情、疗效判断与疾病预后等都有重要意义，已广泛应用于呼吸内科、外科、麻醉科、儿科、流行病学、潜水及航天医学等领域。

第一节 通气功能检查

通气功能检查是呼吸功能检查中最基本的检查项目，包括肺泡的含气量、气流在气道中的流速及其影响。肺泡内含气量受肺与胸部扩张或回缩的影响发生相应改变形成 4 种基础肺容积（basal lung volume）和 4 种基础肺容量（basal lung capacity）。

一、肺容积

肺容积（lung volume）是指在安静状态下，测定一次呼吸所出现的容积变化，不受时间限制，理论上具有静态解剖学意义，包括潮气容积（VT）、补吸气容积（IRV）、补呼气容积（ERV）和残气容积（RV），它们彼此互不重叠也不能再分。肺容量是由两个或两个以上的基础肺容积所组成（图 27 – 1）。4 种基础肺容量包括深吸气量（IC）、功能残气量（FRC）、肺活量（VC）和肺总量（TLC）。肺容量与年龄、性别和体表面积有关。肺容量大小对气体交换有一定影响。

（一）肺容量的常用指标及其意义

肺容量是肺功能检查中最早开展的项目，也是最重要的指标和临床肺功能评估的基础。

1. **潮气容积（tidal volume，VT）** 是指平静呼吸时每次吸入或呼出的气量。正常成人参考值约 500ml。VT 受吸气肌功能的影响，尤其是膈肌的运动功能，呼吸肌功能不全时 VT 减小。

2. **补吸气容积（inspiratory reserve volume，IRV）** 是指平静吸气后所能吸入的最大气量。正常成人参考值：男性约 2160ml，女性约 1400ml。IRV 受吸气肌功能的影响。

3. **补呼气容积（expiratory reserve volume，ERV）** 是指平静呼气后能继续呼出的最大气量。正常成人参考值：男性（1609 ± 492）ml、女性（1126 ± 338）ml。ERV 可随呼气肌功能的改变而发生变化。

4. **残气容积（residual volume，RV）** 最大呼气后仍残留于肺内的气量。不能用肺量计直接测得，需应用体积描记法和气体稀释法间接测定。RV 测定需要受检者用力呼吸，用力程度和配合的好坏会影响 RV 的测定。正常成人参考值：男性（1615 ± 397）ml、女性（1245 ± 336）ml。临床上常以残气量占肺总量的百分比（RV/TLC%）作为判断指标，正常情况下 RV/TLC% ≤35%，>40% 提示肺气肿。

5. 深吸气量（inspiratory capacity，IC） 是指平静呼气后尽最大力量吸气所能吸入的最大气量，即 IC = VT + IRV。正常成人参考值：男性为（2617 ± 548）ml，女性为（1970 ± 381）ml。正常 IC 应占肺活量的 2/3 或 4/5。影响深吸气量的主要因素是吸气肌力，其次有胸廓、肺活动度、气道阻塞等。

6. 肺活量（vital capacity，VC） 是指最大吸气后所能呼出的最大气量，VC = IC + ERV。右肺 VC 占全肺 VC 的 55%。

（1）正常成人参考值 男性为（4217 ± 690）ml，女性为（3105 ± 452）ml。若实测值占预计值的百分比 <80% 即为减低，60% ~ 79% 为轻度降低，40% ~ 59% 为中度降低，<40% 为重度降低。

（2）临床意义 VC 是肺功能检查项目中简单易行而又最有价值的参数之一。胸廓与肺呼吸动度受限时肺活量均减低，常见于脊柱或胸廓畸形、广泛胸膜增厚、大量胸腔积液、气胸、肺不张、弥漫性肺间质纤维化、肺水肿和大量腹水及腹腔巨大肿瘤等，以及重症肌无力、膈肌麻痹及传染性多发性神经根炎和严重的慢性阻塞性肺疾病及支气管哮喘等。

7. 功能残气量（functional residual capacity，FRC） 是指平静呼气后肺内所含气量，FRC = ERV + RV。FRC 与 RV 一样不能用肺量计直接测得。FRC 测定时只需受检者平静呼吸，不受主观用力呼吸与否的影响，因而重复性好。

（1）正常成人参考值 男性（3112 ± 611）ml、女性（2348 ± 479）ml。

（2）临床意义 FRC 在生理上接近于正常呼吸模式，反映胸廓弹性回缩和肺弹性回缩力之间的关系，正常情况下这两种力量相等而互相抵消。FRC 约占肺总量的 40%。肺弹性回缩力下降，可使 FRC 升高，如阻塞性肺气肿和气道部分阻塞。功能残气减少见于肺间质纤维化、急性呼吸窘迫综合征、胸廓畸形致肺泡扩张受限、肥胖伴腹压增高使胸廓弹性回缩力下降等。

8. 肺总量（total lung capacity，TLC） 是指最大限度吸气后肺内所含全部气量，TLC = VC + RV。正常成人参考值：男性（5020 ± 782）ml、女性（3460 ± 644）ml。肺总量减少见于广泛肺部疾病，如肺水肿、肺不张、肺间质纤维化、气胸、胸腔积液、脊柱胸廓畸形及肺切除术后等。肺总量增加主要见于阻塞性肺气肿（图 27 –1）。

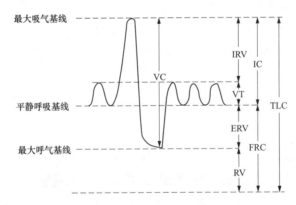

图 27 –1 肺容量及其各构成部分

注：VT. 潮气容积；IRV. 补吸气容积；ERV. 补呼气容积；RV. 残气容积；
IC. 深吸气量；VC. 肺活量；FRC. 功能残气量；TLC. 肺总量

（二）测定方法

VT、IRV、ERV、VC 和 IC 经肺量计检查可直接测得，采用慢肺活量检查方法进行检测；RV 以及含 RV 的 FRC 和 TLC 经肺量计无法直接检测，需通过标记气体分析或体积描记法等间接换算。

1. **慢肺活量检查方法**　首先以体温、大气压、饱和水蒸气压（body temperature pressure saturated，BTPS）校正肺量计。受试者取坐位，上鼻夹，含口器与肺量计相连，平静呼吸 5 个周期后，待呼气末基线平稳，令受试者于平静呼气末作最大吸气至肺总量（TLC）位，然后缓慢呼气至残气（RV）位，可测得一次慢呼气肺活量。从记录的图形中可获得 VT、IRV、ERV 和 VC 的数据（图 27 - 1）。也可用吸气肺活量测定法，即 RV 位开始，一次深吸气至 TLC 位；或者分次肺活量法，即将分别测定的 IC 和 ERV 相加（图 27 - 2）。

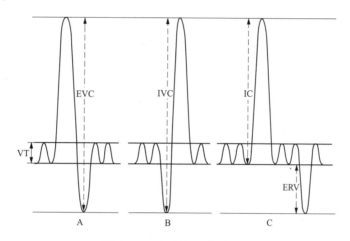

图 27 - 2　直接检测的肺容量

注：A. 呼气肺活量；B. 吸气肺活量；C. 分次肺容量

VT. 潮气容积；IRV. 补吸气容积；ERV. 补呼气容积；RV. 残气容积

2. **氮冲洗法和氦稀释法**　都是依据闭合回路中物质不灭定律而设计，氮冲洗法需要有氮气浓度分析仪分析肺内经充分氧气吸入冲洗后的氮气浓度，而氦稀释法则在呼吸定量氦气达到肺内平衡后通过氦气浓度分析仪定量分析计算求得。平静均匀吸入纯氧（氮冲洗法）或一定浓度的氦气（通常是 10%）（氦稀释法），并同步检测呼出标示气体浓度，呼出气氮浓度随时间逐渐下降，而呼出气氦浓度随时间逐渐增加，待标示气体浓度稳定后停止测试，并计算求得功能残气量，结合慢肺活量测定可求出其他肺容量值（图 27 - 3）。

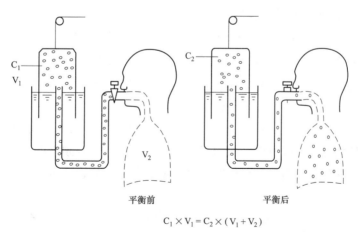

平衡前　　　　　　　平衡后

$$C_1 \times V_1 = C_2 \times (V_1 + V_2)$$

图 27 - 3　氦气稀释法测定功能残气量的原理

注：平衡前的氦气量 $C_1 \times V_1$ 应该等于平衡后的氦气量 $C_2 \times (V_1 + V_2)$，功能残气量 $V_2 = V_1 (C_1 - C_2)/C_2$

3. **体积描记法**　依据 Bohr 定律，密闭容积内压力与容积的乘积恒定。利用体积描记仪通过检测描记箱内压、经口压和经口呼吸流量计算得出（图 27 - 4）。

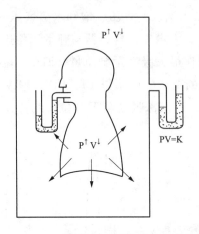

图 27-4　体描箱法测定功能残气量的原理

注：受试者坐在密闭的体描箱内，含口器平静呼吸，平静呼气末遮断器关闭口器，受试者对着关闭的口器作吸气和呼气动作。吸气时由于肺内气体膨胀容积增大，体描箱内气体受压容积缩小，箱压增大。根据 Boyle 定律，恒温状态下，压力 × 容积 = 常数。$P_1 \times V_1 = P2 \times (V_1 - \triangle V)$，$P_1$ 和 P_2 分别是吸气动作前后体描箱的箱压，V_1 是吸气前体描箱的容积，$\triangle V$ 是体描箱内被压缩的气体容积。$P_3V_2 = P_4 (V_2 + \triangle V)$，$P_3$ 和 P_4 分别是吸气动作前后的肺泡压（测定口腔压代替），可以得出功能残气量（V_2）

二、通气功能

肺通气功能反映的是动态的容量变化，又称动态肺容量，是指在单位时间内随呼吸运动出入肺的气体量和流速。

（一）肺通气量

1. 每分钟静息通气量（minute ventilation，VE）　指静息状态下每分钟呼出气的量，VE = 潮气容积（VT）× 每分钟呼吸频率（RR）。

（1）测定方法　嘱受检者安静卧床休息 15 分钟平静呼吸后，将已调试好的肺量计与之相接进行测定。重复呼吸 2 分钟，同时记录呼吸曲线与自主氧耗量。选择呼吸曲线平稳、基线呈水平状态、氧摄取曲线均匀的 1 分钟，计算 VE，并经 BTPS 校正。

（2）正常成人参考值　男性（6663 ± 200）ml、女性（4217 ± 160）ml。若 >10L/min 提示通气过度，可造成呼吸性碱中毒；若 <3L/min 提示通气不足，可造成呼吸性酸中毒。平静呼吸的 VT 中，约 25% 来自肋间肌的收缩，75% 依赖膈肌运动完成。VT 不仅与年龄、性别、身高、体表面积有关，且受胸廓与膈肌活动度的影响。

2. 最大自主通气量（maximal voluntary ventilation，MVV）　是指 1 分钟内以尽可能深的幅度和尽可能快的速度重复最大努力呼吸所得到的通气量，即潮气量与呼吸频率的乘积。MVV 与肺组织弹性、胸廓弹性、气道阻力和呼吸肌的力量密切相关，是一项综合评价肺通气功能障碍、通气功能储备能力考核的指标。

（1）测定方法　包括密闭式和开放式两种，其中开放式适用大规模筛查用。测定前首先询问有无禁忌证，如严重心肺疾病及咯血。再给受检者做示范，然后嘱受检者取坐位或站位，口含口器，夹紧鼻夹。平静呼吸 4~5 次后，待呼气容量基线平稳后，以最快呼吸频率和最大力量重复呼吸 12 秒或 15 秒，要求呼吸频率达 10~15 次/分，休息 10 分钟后再重复一次。选择呼吸速度均匀、幅度一致连续达到 12~15 秒的一段最大曲线，取呼出或吸入的气量乘 5 或 4，即得到每分钟最大通气量。两次结果的差异应 <8%，选取其中最大值作为实测值（图 27-5）。

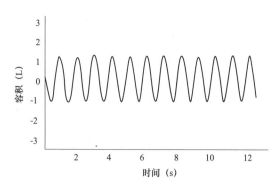

图 27 - 5 最大自主通气量的 V - T 曲线

（2）正常成人参考值 正常男性（104 ± 2.71）L、女性（82.5 ± 2.17）L，通常以实测值占预计值的百分比进行判定，低于预计值的 80% 为异常。

（3）临床意义 MVV 降低见于气道阻塞和肺组织弹性减退，如阻塞性肺气肿、呼吸肌功能障碍、胸廓或胸膜疾病、弥漫性肺间质疾病及大面积肺实变等。

作为通气储备能力的考核指标，常以通气储备百分比表示，计算公式为：

$$通气储量\% = \frac{每分钟最大通气量 - 每分钟静息通气量}{每分钟最大通气量} \times 100\%$$

通气储备百分比被认为是胸部手术术前判断肺功能状态、预计肺合并症发生风险的预测指标以及职业病劳动能力鉴定的指标。正常值 > 95%，低于 86% 提示通气储备不足，气急阈为 60% ~ 70%。

（二）用力肺活量

用力肺活量（forced vital capacity，FVC）是指最大吸气达肺总量位（TLC）后，作最大努力、最快速度的呼气，直至残气位（RV）所呼出的气量。用力呼气时单位时间内所呼出的气量又称为时间肺活量。第 1 秒用力呼气容积（forced expiratory volume in one second，FEV_1）是指最大吸气达肺总量后，以最大力量、最快速度开始呼气，在第一秒钟内的呼出气量，简称 1 秒量，FEV_1 既是容积测定，也是一秒钟内的平均呼气流量测定，临床应用非常广泛。正常人 3 秒内可将肺活量全部呼出，第 1、'2、3 秒所呼出气量各占 FVC 的百分率正常分别为 83%、96%、99%。1 秒率是指 FEV_1 与 FVC 或 VC 的比值（FEV_1/FVC% 或 FEV_1/VC）是判断气流受限的常用指标，用以区分阻塞性通气功能障碍和限制性通气功能障碍。根据容积和时间或流量的关系分别绘成 V - T 曲线或 F - V 曲线，在 F - V 曲线的起始部分，呼气肌的长度最长，收缩力最大，流量也最大，图形上表现为流量迅速增至峰值，其值与受试者的努力程度有关，故称为用力依赖部分。在曲线的终末部分，呼吸肌长度显著缩短，收缩力显著降低，呼气流量与用力无关，流量的大小与小气道的通畅程度密切相关，故称为非用力依赖部分（图 27 - 6）。

1. 测定方法 仪器预先准备，要求肺量计筒容积大于 7L，积聚时间至少达 10 秒，流量 12L/s 时的阻力为 1.5cmH_2O/（L·s）。嘱受检者取立位，与肺量计连接后作最大吸气至肺总量位，屏气 1 秒钟后以最大力量、最快速度呼气至残气量位，

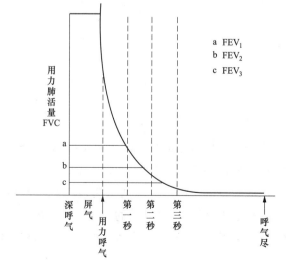

图 27 - 6 闭合气量曲线

持续、均匀、快速呼尽，重复 2 次。然后选择最佳曲线进行计算。检查程序分为 4 个阶段（图 27 - 7）。

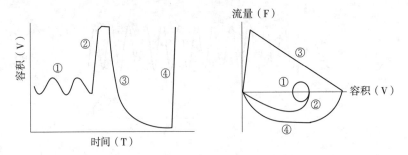

图 27 - 7 FVC 的检查程序

注：（左）. V - T 曲线是呼气时间与容积变化的关系曲线；（右）F - V 曲线是呼吸气体流量随肺容积变化的关系曲线；①潮气呼吸：均匀平静地呼吸；②最大吸气：在潮气呼气末深吸气至 TLC 位；③用力呼气：暴发呼气并持续呼气至 RV 位；④再次最大吸气：从 RV 位快速深吸气至 TLC 位

2. 正常人参考值 男性为（3179 ±117）ml、女性为（2314 ±48）ml，$FEV_1/FVC\% >80\%$。

3. 临床意义 FVC 是测定呼吸道有无阻力的重要指标。阻塞性通气障碍患者，如慢性阻塞性肺疾病、支气管哮喘急性发作，由于气道阻塞、呼气延长，其 FEV_1 和 $FEV_1/FVC\%$ 均降低，但在可逆性气道阻塞中，如支气管哮喘，在应用支气管扩张剂后 FEV_1 和 $FEV_1/FVC\%$ 亦可较前改善。限制性通气功能障碍时，如弥漫性肺间质疾病、胸廓畸形等患者可正常，甚至可达 100%，因为此时呼出气流不受限制，但肺弹性及胸廓顺应性降低，呼气运动迅速减弱停止，使肺活量的绝大部分在较短时间内迅速呼出（图 27 - 8、图 27 - 9）。

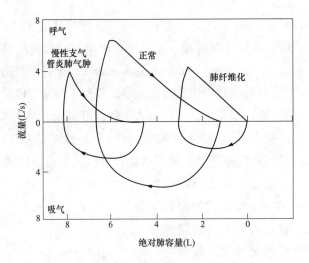

图 27 - 8 不同人群在用力吸气和用力呼气时的典型流量容积曲线

（三）最大呼气中期流量

最大呼气中期流量（maximal mid - expiratory flow，MMEF/MMF）是指用力呼出气量为 25% ~75% 肺活量间的平均呼气流量，亦可用 $FEF_{25\%～75\%}$ 表示。

1. 测定方法 将用力肺活量曲线的起、止两点间平均分为四等份，取肺容量中间的 2/4 段（图 27 - 10 所示 bc 段）与其所用的呼气时间（最大呼气中段时间，mid - expiratory time，MET，ab 段）两者的比值（图 27 - 10）。正常成人男性为（3452 ±1160）ml/s，女性为（2836 ±946）ml/s。

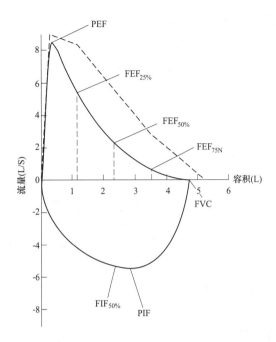

图 27 - 9 流量 - 容积曲线及常用指标

注：最大呼气流量为 PEF，最大吸气流量为 PIF，流量下降为 0 时的容积为 FVC。纵向虚线把 FVC 平分为 4 等份，用力呼出每 1 等份（25%、50%、75% FVC）时的瞬间呼气流量分别为 $FEF_{25\%}$、$FEF_{50\%}$、$FEF_{75\%}$，分别是反映呼气早、中、后期的流量指标。反之，用力吸入 50% FVC 的瞬间吸气流量为 $FIF_{50\%}$

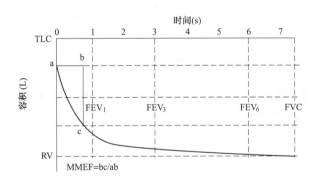

图 27 - 10 容积 - 时间曲线与用力 肺活量、最大呼气中段流量

2. 临床意义 可作为评价早期小气道阻塞的指标。因为 MMEF 主要取决于 FVC 非用力依赖部分，包括 MMEF 在内的低肺容量位流量改变仅受小气道直径影响，故能更好地反映小气道阻塞情况。有研究发现，小气道疾患当 FEV_1 和 $FEV_1/FVC\%$ 及气道阻力均正常时，MMEF 却可降低，表明 MMEF 比 FEV_1 和 $FEV_1/FVC\%$ 更好地反映小气道阻塞情况。

（四）肺泡通气量

肺泡通气量（alveolar ventilation，VA）是指安静状态下每分钟进入呼吸性细支气管及肺泡，参与气体交换的有效通气量。正常成人的潮气容积约为 500ml，其中无效腔量约 150ml。无效腔气不参与气体交换，仅在呼吸细支气管以上气道中起传导作用，亦称为解剖无效腔。若按呼吸频率 15 次/分计算，成人静息通气量为 7.5L/min，静息通气量减去死腔量即得肺泡通气量，为 5.25L/min。但进入肺泡中气体，若无相应肺泡毛细血管血流与之进行气体交换，也同样会产生无效腔效应，称肺泡无效腔。解剖无效腔加肺泡无效腔称生理无效腔（dead space ventilation，V_D），正常情况下肺泡无效腔极小可忽略不计，故生理无效腔基本等于解剖无效腔。VA ＝（V_T － V_D）× RR 或 VA ＝ V_T（1 － V_D/V_T）× RR。可见肺

泡通气量受无效腔与潮气容积比率（V_D/V_T）影响，正常 $V_D/V_T = 0.3 \sim 0.4$，比值小则有效肺泡通气量增加，反之则减少，如 $V_D/V_T = 0.7$ 时，V_T 仍为 500ml，RR15 次/分，则 VA = 0.5L × （1 - 0.7）× 15 次/分 = 2.25L/min，故浅速呼吸的通气效率逊于深缓呼吸。

三、临床应用

1. 通气功能的判断 临床上通气功能测定是肺功能测定的基本内容，是一系列肺功能检查中的初筛项目。根据上述各指标，结合气速指数（正常为1），可对通气功能作出初步判断、判断肺功能状况和通气功能障碍类型。

$$气速指数 = \frac{MVV\ 实测值 / 预计值\ \%}{VC\ 实测值 / 预计值\ \%}$$

通气量储备能力用通气储量%来表示，95%为正常，低于86%提示通气储备不佳，低于70%提示通气功能严重损害。

常根据 VC 或 MVV 的实测值占预计值的百分比（%）和 $FEV_1/FVC\%$ 来判断受检者的肺功能状况以及通气功能障碍的类型。

（1）肺功能不全分级 见表 27-1。

表 27-1 肺功能不全分级

	VC 或 MVV 实测值/预计值%	$FEV_1/FVC\%$
基本正常	>80	>70
轻度减退	80~71	70~61
显著减退	70~51	60~41
严重减退	50~21	≤40
呼吸衰竭	≤20	

（2）通气功能障碍分型 以上通气功能主要反映大气道（内径>2mm）通气的状况，阻塞性通气功能障碍的特点是以流速（如 $FEV_1/FVC\%$）降低为主，限制性通气障碍则以肺容量（如 VC）减少为主。通气功能障碍分型见表 27-2。

表 27-2 通气功能障碍分型

类型	FVC	FEV_1	FEV_1/FVC	RV	TLC	VC	MVV	气速指数
阻塞性	-/↓	↓	↓↓	↑	-/↑	-/↓	↓↓	<1.0
限制性	↓	↓/-	-/↑	↓/-	↓	↓↓	-/↓	>1.0
混合性	↓	↓↓	↓	?	?	↓	↓	=1.0

注：-. 正常；↓. 下降；↑. 上升；?. 不明。

依通气功能损害的性质可分为阻塞性通气功能障碍、限制性通气功能障碍及混合性通气功能障碍，其中 V-T 曲线和 F-V 曲线见图 27-11。

1）阻塞性通气功能障碍 指气道阻塞引起的通气障碍，原则上以 FEV_1/FVC 下降为标准。若 FEV_1/FVC 低于预计值的 92%，即使 FEV_1 占预计值百分比 >80% 亦可判断为阻塞性通气功能障碍。$MMEF$、$FEF_{50\%}$ 等指标显著下降，MVV 也可下降，但 FVC 可在正常范围或只轻度下降。F-V 曲线的特征性改变为呼气相降支向容量轴的凹陷，凹陷愈明显者气流受限愈重。

2）限制性通气功能障碍 指胸肺扩张受限引起的通气障碍，主要表现为 FVC 明显下降。气流明显受限者 FVC 也可下降，FVC 的判断效能受影响，故肺容量指标如 TLC、RV 及 RV/TLC 对限制性通气障碍的判断更为精确。

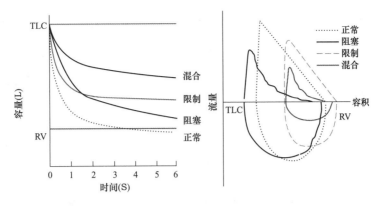

图 27 - 11 不同类型通气功能障碍的时间 - 容量曲线和流量 - 容积曲线特征

3）混合性通气功能障碍 兼有阻塞性通气功能障碍及限制性通气功能障碍两种表现，主要为 TLC、VC 及 FEV_1/FVC 的下降，而 FEV_1 降低更明显。F - V 曲线显示肺容量减少及呼气相降支向容量轴的凹陷。此时应与假性混合性通气障碍区别，后者的 VC 减少是由于肺内 RV 增加所致，作 RV 测定或支气管舒张试验可资鉴别。各类型通气功能障碍的判断及鉴别见表，判断流程见图 27 - 12。

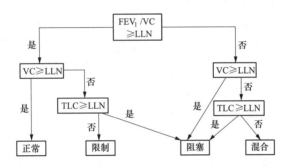

图 27 - 12 通气功能障碍的判断流程

（3）肺通气功能障碍的程度 通气功能障碍程度的判断应结合临床资料，其划分目的是协助临床医生判断疾病的严重程度。不同的临床协会和研究组织的评估标准有所差异。目前临床习惯不论阻塞性、限制性或混合性通气障碍，均依照 FEV_1 占预计值% 来判断（表 27 - 3）。

表 27 - 3 通气功能障碍的程度分级

严重程度	FEV_1 占预计值%
轻度	≥70%，但 < 正常值下限，或 FEV_1/FVC < 正常值下限
中度	60% ~ 69%
中重度	50% ~ 59%
重度	35% ~ 49%
极重度	< 35%

2. 阻塞性肺气肿的判定 可根据 RV/TLC% 结合肺泡氮浓度的测定，对阻塞性肺气肿的程度作出判断（表 27 - 4）。

表 27 - 4 阻塞性肺气肿程度的判断

	RV/TLC（%）	平均肺泡氮浓度（%）*
无肺气肿	≤35	2.47
轻度肺气肿	36 ~ 45	4.43

续表

	RV/TLC（%）	平均肺泡氮浓度（%）*
中度肺气肿	46~55	6.15
重度肺气肿	≥56	8.40

注：＊指呼吸纯氧7分钟末测得的呼气末氮浓度。

第二节 换气功能检测

外呼吸进入肺泡的氧通过肺泡毛细血管进入血循环，而血中的二氧化碳通过弥散排到肺泡，这个过程称为换气，也叫内呼吸。有效的气体交换与通气量、血流量、吸入气体的分布、通气/血流比值以及气体的弥散有密切关系。

（一）气体分布（gas distribution）

肺泡是气体交换的基本单位，只有吸入的气体能均匀分布于每个肺泡，才能发挥最大的气体交换效率。即使在健康人，肺内气体分布也存在区域性差异，导致气体分布的不均一性。其原因与气道阻力、顺应性和胸内压的不一致有关。例如，在直立位时肺尖部胸腔负压最高，并以 $0.26cmH_2O/cm$ 的梯度向肺底部递减，结果引起上肺区扩张程度大于下肺区。在此基础上再深吸气时，上肺区肺泡先扩张，气体亦先进入上肺区，继而上、下肺区肺泡同时充气，充气时间和数量也基本相同。当吸气至肺总量位时，上肺区先终止扩张充气，而下肺区肺泡继续充气。另外，有阻塞性气道疾病时，由于气道阻力不一致，吸入气体容易进入气道阻力低的肺内。呼气过程中肺泡压不能达到平衡和呼吸频率增加，会加重气体分布不均。

1. 测定方法 本项目检查是以测定氮浓度作为判定指标。氮浓度不能直接测定，需要通过吸入纯氧后测定呼出气中氮浓度来间接测定。测定方法有单次呼吸法和重复呼吸法两类，临床上常采用单次呼吸法（一口气氮稀释法）检测。测定时，受检者于深呼气至残气容积（RV）位后吸入纯氧至肺总量（TLC）位，然后缓慢均匀地呼气至残气位，将呼出气持续引入快速氮分析仪，连续测定呼出气中氮浓度，并描记肺泡氮浓度曲线。呼出气氮浓度与曲线呈4相变化：先排出无效腔纯氧，氮浓度为0，为Ⅰ相，曲线呈平段；随后呼出肺泡与气道混合气，氮浓度开始上升为Ⅱ相；待肺泡持续排气，由于各部肺泡氮浓度接近，出现高浓度氮的相对水平曲线为Ⅲ相，曲线呈肺泡平段；最后下肺区小气道关闭，含高浓度氮自上肺区呼出为Ⅳ相，曲线上扬（图27-13）。判定指标以呼气至750~1250ml的瞬时氮浓度差为准，正常应<1.5%。健康人吸入纯氧在肺内均匀分布，不同肺区的肺泡氮被吸入纯氧稀释后，浓度接近。（图27-14）

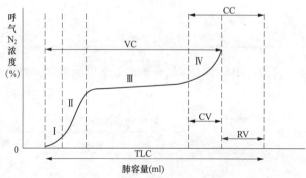

图27-13 闭合气量曲线

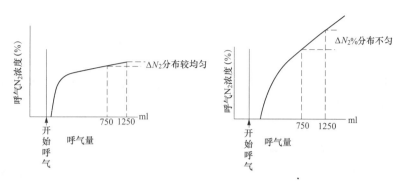

图 27-14　一口气氮分析法测定吸气在肺内分布均匀性

重复呼吸 7 分钟氮清洗法测定时，受检者反复吸入纯氧使肺内氮气连续冲洗出去，肺内的氮被每次吸入的纯氧稀释，并随呼吸排出，使肺泡内的氮浓度逐渐下降。反复吸入 7 分钟后测定总的呼出肺泡气中氮的浓度。健康人肺内气体分布均匀，氮浓度应 <2.5%。

2. 临床意义　吸入气体分布不均匀主要是由于不均匀的气流阻力和顺应性。前者如支气管痉挛、受压；后者如间质性肺炎、肺纤维化、肺气肿、肺淤血、肺水肿和胸腔积液等。

（二）通气/血流比例

肺有效的气体交换不仅要求有足够的通气量和血流量，而且要求通气/血流比值（ventilation/perfusion，$\dot{V}/\dot{Q}$）在数量上比例适当。在静息状态下，健康成人每分钟肺泡通气量（V_A）约 4L，血流量（Q）约 5L，$\dot{V}/\dot{Q}$ 的比值为 0.8。但肺内不同肺间区的 $\dot{V}/\dot{Q}$ 比值存在很大差异，究其原因是受重力、体位和肺容积的影响，其中重力和体位的影响最大。直立位时单位肺容积的通气肺底部最多，肺尖部最少；而肺血流同样为肺底部最多，肺尖部最少，结果导致 $\dot{V}/\dot{Q}$ 从肺底部到肺尖部逐渐增高。通过生理上的调节，使整个肺的 $\dot{V}/\dot{Q}$ 取得适当的比值，以保证最有效的气体交换。在病理情况下，局部血流障碍时，进入肺泡的气体，由于未能和充足的血流交换，$\dot{V}/\dot{Q}$ 比值 >0.8，出现无效腔气增加；反之，局部气流阻塞，$\dot{V}/\dot{Q}$ <0.8，成为无效灌注，而导致静 - 动脉分流效应。上述两种情况均可造成换气功能障碍，导致缺氧。

1. 测定方法　是通过计算一些生理指标来间接判定比值。如用 Bohr 公式计算无效腔比率（V_D/V_T）、用动脉血气计算肺内分流（$\dot{Q}_S/\dot{Q}_T$）、肺泡 - 动脉氧分压差 [$P_{(A-a)}O_2$]。

（1）V_D/V_T 正常值为 29.67 ± 7.11%，比值随年龄增加而增大。数值增大见于各种原因所致的肺血管床减少，如肺气肿、肺血流减少和肺栓塞等。

（2）（$\dot{Q}_S/\dot{Q}_T$）正常值为 0.0505 × 年龄 + 1.6235，数值增大见于先天性心脏病、右至左分流、肺不张、肺萎陷、肺水肿、肺部感染等疾病。

（3）$P_{(A-a)}O_2$ 的正常值　吸空气 5～15mmHg，吸纯氧 40～100mmHg。该项指标受 $\dot{V}/\dot{Q}$ 解剖分流与弥散三种因素的影响，可作为综合了解肺呼气功能的指标。

（三）肺泡弥散功能

肺泡弥散是肺泡内气体中和肺泡壁毛细血管中的氧和二氧化碳，通过肺泡壁毛细血管膜进行气体交换的过程。以弥散量作为（diffusing capacity，D_L）作为判定指标。肺泡弥散量是指肺泡膜两侧气体分压差为 1mmHg 条件下，气体在单位时间（1 分钟）所能通过的气体量（ml）。影响弥散的因素有弥散面积、弥散距离、肺泡与毛细血管的氧分压差、气体分子量、气体在介质中的溶解度、肺泡毛细血管血流以及气体与血红蛋白的结合力。氧气与二氧化碳在肺内的弥散过程不同，相同温度下，2 种气体弥散的相对速率与该气体分子量平方根成反比、与气体在介质中的溶解度成正比，计算结果，二氧化碳的弥散速率为氧气的21倍,实际上不存在二氧化碳弥散功能的障碍,故临床上弥散障碍是指氧而言。由于一氧化碳有与氧分子相类似特性,临床上测定时通常采用一氧化碳气体。

1. 测定方法 有一口气呼吸法(图27 - 15)、一氧化碳摄取法、恒定状态法、重复呼吸法和内呼吸法。临床上较常用一口气呼吸法($D_L CO - sb$)检测一氧化碳弥散功能。正常值为:男性 18.23 ~ 38.41ml/(mmHg·min),女性 20.85 ~ 23.9ml/(mmHg·min)。

2. 临床意义 D_L值与年龄、性别、体位、身材等相关,男性大于女性,青年人大于老年人。弥散量如小于正常预计值的80%,提示有弥散功能障碍。

(1)D_L降低 常见于肺间质纤维化、石棉肺、肺气肿、肺结核、气胸、肺部感染、肺水肿、先天性心脏病、风湿性心脏病、贫血等。

(2)D_L增加 可见于红细胞增多症、肺出血等。

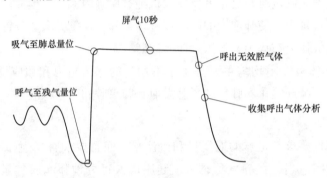

图 27 - 15 一口气法弥散功能测定

第三节 小气道功能检测

小气道功能(small airway function)为区域性肺功能的一种。小气道是指在吸气状态下气道内径≤ 2mm的细支气管(相当于第6级支气管分支以下),包括全部细支气管和终末细支气管,是许多慢性阻塞性肺疾病(COPD)早期容易受累的部位。呼吸道阻力与气管的横截面积成反比,而小气道的总横截面积比大气道的总横截面积大得多,因此小气道阻力仅占气道总阻力的20%以下,因此当它发生病变时,临床上可无任何症状和体征,其异常变化也不易被常规肺功能测定方法检出。因此,小气道功能检查对早期发现、诊断小气道病有重要意义。

(一)闭合容积

闭合容积(closing volume, CV)指平静呼气至残气位时,肺低垂部位小气道开始闭合时所能继续呼出的气体量。而小气道开始闭合时肺内留存的气量称为闭合总量(closing capacity, CC),CC = CV + RV。

1. 测定原理 正常人直立位或坐位时,由于受重力影响,胸腔负压自上而下呈梯度减低,在深呼气至残气位时,肺尖部的胸内压为 - 2.2cmH$_2$O,肺底部的胸内压为 + 4.8cmH$_2$O。吸气时,上肺区肺泡负压大于下肺区,因此吸入气首先进入上肺区,再进入下肺区;深吸气,在吸气末上肺区先终止扩张充气时,下肺区肺泡继续扩张。深呼气,由于胸内压自上而下梯度递增,故下肺区肺泡排气先于上肺,继而上、下肺区同时排气;等接近呼气末期,下肺区因胸腔内压超过气道内压,小气道先被挤压而陷闭。

2. 测定方法 有两种,即氮气法和氦气法。都是利用肺上部和肺下部标记气体浓度的差异,根据不同浓度的标记气体非同步排空来计算闭合气量。

氮气法：受检者取坐位，深呼吸两次空气后，缓慢尽力呼气至残气量（RV）位。再以 <0.5L/s 的速度缓慢持续吸入纯氧至肺总量（TLC）位，再立即以 0.3~0.5L/s 的速度，缓慢均匀呼气达 RV 位。呼气过程中肺功能仪描绘呼气容积与呼气瞬时氮浓度的关系，可得到 4 相曲线。Ⅰ相为气道与测定仪器管道内不含氮的无效腔气，氮浓度为零；Ⅱ相为无效腔与上下肺区肺泡气混合气，氮浓度上升；Ⅲ相为上下肺区同等排气，氮浓度相对稳定；Ⅳ相为下肺区小气道开始闭合，排气渐向中、上肺区推进，当中肺区排气终止，含氮较高的上肺区肺泡继续呼出时，氮浓度明显上升，第Ⅲ、Ⅳ相交点至呼气终点即闭合容积 CV。重复测 2~3 次，每次间隔时间 5~10 分钟。

采用氦气法检测时，先吸入定量指示气体氦 200ml，接着吸入空气达 TLC 位。之后缓慢匀速地一次呼气至 RV 位，记录方法基本同氮气法。

3. 判定与临床意义　判定指标有 2 种，分别为闭合气量（CV）/肺活量（VC）% 和闭合总量（CC）/肺总量（TLC）%。正常人 CV/VC 和 CC/TLC% 随年龄增长呈直线上升，CV/VC%，30 岁为 13%，50 岁为 20%；CC/TLC% <45%。吸烟影响较大，戒烟半年后可明显改善。

关于 CC/FRC%，如 >100% 则表示在静息时已有小气道阻塞。目前较多用于吸烟、大气污染及粉尘作业对小气道功能损害的研究和监测，可作为环境医学早期筛选手段。

（二）最大呼气流量 - 容积曲线

最大呼气流量 - 容积曲线（maximum expiratory flow - volume curve，MEFV）为受试者在作最大用力呼气过程中，将呼出的气体容积与相应的呼气流量所记录的曲线，或称流量 - 容积曲线（F - V 曲线）。

1. 测定原理　小气道流量的变化与小气道壁受呼吸过程中肺容积大小变化的关系密切。吸气时肺容积增大，胸腔压力（Ppl）降低，气道周围肺组织弹性回缩力对管壁的牵张力增强，使气道扩张。用力呼气时，肺泡内压（Palv）驱动气体自肺泡内排出，此时 Ppl 具有双重作用，一方面作用于肺泡有利于排气，另一方面也作用于气道，挤压使其口径缩小而妨碍肺泡排气。故在深吸气后用力呼气初期，肺容积较大，小气道内径相对较粗，单位时间内呼气流量与胸内压力有关；到了呼气中后期，肺容积缩小，呼气流量则取决于小气道及其腔内压力抵制和消减其周围压力与气道阻力保持通畅的能力，而与胸内压大小无关，流量自动降低。

正常情况下，肺脏在深吸气后到用力呼气初期，肺容积较大，此时小气道内径相对较粗，单位时间呼气流量与受试者用力程度（即胸内压大小）有关。到呼气中后期时，肺容积缩小，此时呼气流量取决于小气道内径及其腔内压力、气道周围压力及气道内阻力等因素，而与呼气用力程度无关，流量通常逐渐降低。

2. 测定方法　测定时受试者坐位或立位，平静呼吸数次适应后，深吸气到 TLC 位后，然后迅速用力呼气直至 RV 位，受试者总呼气时间应达 4 秒以上，在此过程中，肺功能仪会描记出呼气流量与相应肺容积的相关曲线，曲线图中 X 轴代表肺容积，Y 轴代表最大呼气流量（$\dot{V}max$）。每位受试者至少测 3 次，每次间隔 5~10 分钟，两次测定的用力肺活量（FVC）差值应 <5% 或绝对值应 <100ml，选择其中 FVC 最大、曲线光滑、起止点清晰的一条曲线进行测算（图 27 - 16）。

3. 临床意义　最大呼气流量 - 容积曲线主要用于检测小气道阻塞性病变。临床上常用 50% 肺活量（$VC_{50\%}$）和 25% 肺活量（$VC_{25\%}$）时的呼气瞬时流量（即 $\dot{V}_{max50}$ 和 $\dot{V}_{max25}$）来判断小气道有无阻塞。若两指标的实测值/预计值 <70%，且 $\dot{V}_{max50}/\dot{V}_{max25} < 2.5$，即可认为小气道有功能障碍。通过观察 MEFV 曲线的下降支倾斜的形状可判断气道阻塞的部位，特别是上气道阻塞，其曲线形态具有特征性（图27 - 17）。

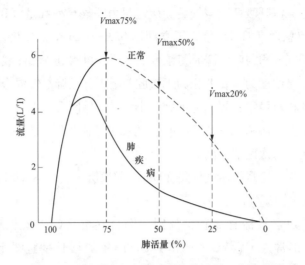

图 27 - 16　正常和阻塞性肺疾病的流量 - 容积曲线

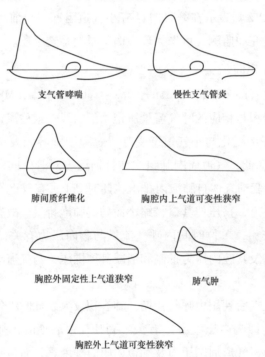

图 27 - 17　正常和阻塞性肺疾病的流量 - 容积曲线图

(三) 频率依赖性肺顺应性

顺应性 (compliance) 指的是单位压力变化所引起的相应肺容积变化，通常包括肺顺应性、胸壁顺应性和总顺应性。胸廓和肺组织 $CL = \Delta V / \Delta P$，单位是 L/cmH_2O，顺应性的倒数即弹性阻力。肺顺应性分为静态顺应性 (static compliance, Clst) 和动态肺顺应性 (dynamic compliance, Cldyn) 两种。静态肺顺应性是指在呼吸周期中，气流暂时阻断时测得的顺应性，即肺组织的弹力。动态顺应性是指在呼吸周期中，气流未阻断时测得的肺顺应性，受气道阻力的影响，并根据呼气和吸气末肺容量与不同胸内压改变来确定。动态顺应性又分为正常呼吸频率 (20 次/分) 和快速呼吸频率 (60 次/分) 两种，后者又称为频率依赖性顺应性 (frequency dependence of dynamic compliance, FDC)，它比前者更敏感。正常人平静呼吸时，Cldyn 接近或略小于 Clst, Cldyn/Clst > 0.75。当小气道病变患者呼吸频率增加时，随特定肺容量的改变而胸内压增加，动态顺应性降低。此外，肺顺应性还与弹性回缩力有关，弹性回缩力是指保持肺脏于某容积所要求的压力。弹性回缩力增加，则顺应性降低，反之则顺应性增加。正常值：Clst 2.0L/kPa，Cldyn 为 1.5 ~ 3.5L/kPa。肺静态弹性回缩力降低和 Clst 增加见于肺气肿。

第四节　气道阻力

一、呼吸阻力的测定

肺通气的阻力大体可分为弹性阻力和非弹性阻力。弹性阻力主要包括肺和胸壁的弹性阻力，是平静呼吸时的主要阻力，约占肺通气阻力的 2/3。其在气流停止的静止状态下依然存在，又称静态阻力。弹性阻力一般通过顺应性检测来度量。非弹性阻力（黏性阻力，通常所说的呼吸阻力）包括气道阻力、组织阻力和惯性阻力，约占平静呼吸时总阻力的 1/3。非弹性阻力仅存在于有气流的情况下，又称动态阻力。通常情况下气道阻力是非弹性阻力的主要成分，占 80% ~ 90%。

呼吸系统非弹性阻力的相关指标包括气道阻力、肺阻力、组织阻力、呼吸阻力等，临床中较为常用的为气道阻力。

人体呼吸过程中产生的阻力按其物理性质分为黏性阻力、弹性阻力和惯性阻力，通常所说呼吸阻力（respiratory resistance，Rrs）仅指呼吸系统的黏性阻力。正常人呼吸运动时，呼吸肌做功的 1/3 是用来克服非弹性阻力（黏性 + 惯性），因惯性阻力非常小，平静呼吸可记为零，故非弹性阻力主要为黏性阻力。呼吸阻力的意义与肺阻力（RL）、气道阻力（Raw）相同，主要是了解气道阻塞情况。

应用呼吸阻力测定仪测试时，受检者全身肌肉放松，切忌屏气，待呼吸平稳后再进行测试、记录。正常值约 2.85cmH_2O/（L·s），女性较男性高，儿童较成人高。

二、气道阻力的测定

气道阻力（airway resistance，Raw）是指气流流经呼吸道时气体分子间及气体分子与气道壁发生摩擦造成的阻力。因气道开口压和肺泡内压之差是驱动气体在呼吸道流动的直接动力，因此 Raw =（Pao - Palv）/F = Pfr/F

气道阻力可分为吸气相阻力和呼气相阻力，健康人差别不大，一般前者略小于后者。影响气道阻力的因素包括以下几种。①气流的形态：同样流量的湍流阻力较层流大；②气道管径：在层流形式占主导的呼吸道，阻力与气道管径的 4 次方成反比（泊肃叶定律）；③肺容积：气道阻力随肺容积增加而降低；④气体密度：密度减少利于避免或减少湍流强度，从而降低气道阻力。

呼吸相关阻力常用的监测方法包括气道阻断法、食管压监测法、机械通气测定法、体积描记法和脉冲震荡法。

脉冲震荡（IOS）技术是基于强迫震荡原理对脉冲震荡下的静息呼吸进行频谱分析，测定呼吸阻抗的各组成部分的一种新方法。IOS 以外置震荡波作为信号源，无需患者配合，突出优点是无创测量，操作简单快捷，适用范围广。如随着震荡频率的增高，呼吸阻抗下降，称为阻力的频率依赖性。同频率依赖性顺应性一样，亦能早期反映小气道病变。

呼吸时气体在气道内流动所产生的阻力。其大小与气道内径、气流速度及气体的黏度和密度有关。正常呼吸时，非弹性阻力消耗的能量约占呼吸总耗量的 30%，其中气道阻力占非弹性阻力的 80% ~ 90%。

正常人呼吸时的气道阻力为 0.2 ~ 2.0cmH_2O/（L·s），平均 15cmH_2O/（L·s）。呼气阻力略大于吸气阻力。Raw 增加提示受检者有气道阻塞，多见于阻塞性肺疾病患者。

肺功能检查的注意事项如下。

1. 肺活量测定　应重复3~5次，数值最大的2次相比误差须小于5%，取其中最大值作为实测值。功能残气量和残气量测定用氮冲洗法时，呼吸须持续至肺内各部分所含氮气均被排空为止，正常人约7分钟内完成，慢性阻塞性肺病患者可能需20分钟或更长时间。

2. MVV测定　呼吸频率应大于60次/分，在60~120次/分之间为宜，因该范围所测得的差异较小。每例受试者测定2~3次，数值最大的2次的差异须小于8%，取其中最大值作实测值。

3. FVC测定　受试者吸气要充分，吸气至TLC位后迅速用力呼气时要有一股爆发力，用力要持续而均匀，呼气要快速而呼尽，呼气过程中避免咳嗽、关闭声门或舌堵塞管道。在重复测定的3~5次中，每2次差异不应大于5%，取FVC + FEV$_1$之值最大者作实测值。鼓膜穿孔者需先堵塞耳道后测定；有义齿者宜取下义齿再作测定；女性受试者在测定过程中宜适当放松胸罩。

4. 弥散功能测定　受试者的FVC必须大于1L，否则不能提供足够的供测定用的肺泡气；吸入的气量必须≥90%FVC；屏气时肺容量始终保持恒定；吸气和呼气动作均匀而迅速；呼气时间控制在5秒之内，不宜过快或过慢；2次测定间隔至少4秒，误差须小于5%。

5. 支气管激发试验　受试者在接受测定时病情应较稳定，FEV$_1$≥70%。实验室应备有急救药物，如β$_2$受体激动剂的气雾剂、氧气等。测定时建议有经验的临床医师在场。测定结束后，受试者气喘或咳嗽仍明显时可吸入β$_2$受体激动剂的气雾剂，以缓解支气管的痉挛。

6. 支气管舒张试验　受试者FEV$_1$一般应小于正常预计值70%，结果判断通常用FEV$_1$，也可用FVC等其他指标，用FEV$_1$时，除吸药后FEV$_1$增加12%外，其绝对值必须增加200ml以上方可判断为阳性，因为当FEV$_1$基础值很低如0.5L时，吸药后为0.6L（即增加100ml），其增加百分率即为：(0.6 − 0.5)/0.5 = 20%。舒张试验阳性同样可判断支气管反应性增高，但本试验阴性时，并不表示支气管反应性不高。如支气管哮喘，轻症者肺功能接近正常，吸入后舒张程度小；此外，吸药方法不当、患者对试验的支气管舒张剂耐受等原因也可出现假阴性，临床应结合病情具体分析。

第五节　气道反应性测定

（一）最大呼气流量

最大呼气流量（peak expiratory flow，PEF，亦称峰流速）是指用力呼气时的最高流量，亦称最高呼吸流速、最大呼气流量、最高呼气流量等。主要反映呼吸肌的力量及气道有无阻塞。正常成人一日内不同时间点的PEF值可有差异，称为日变异率或昼夜波动率。这种变异率的测定，可用微型峰流速仪于每日清晨及下午（或黄昏）测PEF，连续测一周后按公式计算：

$$PEF日变异率 = \frac{日内最高PEF − 日内最低PEF}{1/2(同日内最高PEF + 最低PEF)} \times 100\%$$

正常应<20%，≥20%对支气管哮喘有诊断意义。该法操作简单，常作为哮喘患者病情监测的指标，若日变异率明显加大，提示病情加重，需行相应处理（图27-18）。

（二）支气管激发试验

支气管激发试验（bronchial provocation test，BPT）是通过化学、物理、生物等人工刺激，诱发气道平滑肌收缩，并借助肺功能指标的改变来判断支气管是否缩窄及其程度的方法，是检测气道高反应性最常用、最准确的临床检查，已成为不典型支气管哮喘或咳嗽变异性哮喘的重要诊断条件之一，也是哮喘治疗效果评估的重要方法之一。

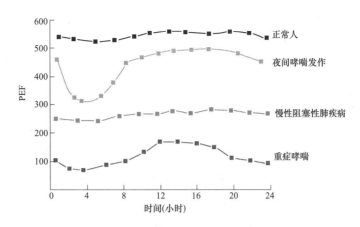

图 27 – 18　不同人群 24 小时的 PEF 及其变化

1. 支气管激发试验的适应证　协助支气管哮喘的诊断、慢性咳嗽、反复发作性胸闷、呼吸困难查因、评估哮喘治疗效果、哮喘发病机制的研究及气道疾病的鉴别诊断。

2. 禁忌证　绝对禁忌证：①曾有过致死性哮喘发作，或近 3 个月内曾有因哮喘发作需机械通气治疗者；②对吸入的激发剂有明确的超敏反应；③基础肺通气功能损害严重（FEV_1 占预计值% <60%，或成人 <1L）；④不能解释的荨麻疹；⑤有其他不适宜用力通气功能检查的禁忌证。

相对禁忌证：①基础肺功能呈中度以上损害（FEV_1 占预计值% <70%），但如严格观察并做好充足的准备，则 FEV_1 占预计值% >60% 者仍可考虑行支气管激发试验；②肺通气功能检查已诱发气道痉挛发生，在未吸入激发剂的状态下 FEV_1 已下降≥20%；③基础肺功能检查配合不佳，不符合质量控制要求；④近期呼吸道感染（<4 周）；⑤哮喘发作或急性加重期；⑥妊娠、哺乳期妇女；⑦正在使用胆碱酯酶抑制剂（治疗重症肌无力）的患者不宜行乙酰甲胆碱激发试验，正在使用抗组织胺药物的患者不宜行组织胺激发试验。

3. 测定前准备　将试验用药物乙酰甲胆碱或组胺用生理盐水按浓度 0.03 ~ 16mg/ml，成倍递增稀释配制，4℃冰箱保存备用。受试者受试验前无呼吸困难症状；FEV_1 占预计值% ≥70%；24 小时内停用支气管扩张剂。

4. 测定方法　患者取坐位，口含口器，夹紧鼻夹。先测定基础 FEV_1 值，然后雾化吸入生理盐水 2 分钟，再测 FEV_1，如无明显降低，则从最低浓度开始，采用潮气法呼吸，依次吸入上述药物，每一剂吸完后测 FEV_1，直至 FEV_1 较吸入盐水后 FEV_1 降低≥20% 时终止。以使 FEV_1 降低 20% 时所需要药物累积量判断气道反应性（$PD_{20}FEV_1$）。组胺 $PD_{20}FEV_1$ <7.8μmol/L，乙酰甲胆碱 $PD_{20}FEV_1$ <12.8μmol/L，为气道反应性增高。

5. 结果判断

（1）定性判断　①支气管激发试验阳性：在检测过程中，FEV_1、PEF 较基础值下降≥20%，可判断为支气管激发试验阳性，即气道反应性增高。②支气管激发试验阴性：如果吸入最大剂量或最高浓度激发剂后，以上指标仍未达上述标准，则为气道反应性正常，支气管激发试验阴性。无论支气管激发试验结果是阴性或阳性，均应排除药物、季节、气候及昼夜变化、呼吸道感染等影响气道反应性的因素。对于结果可疑者（如 FEV_1 下降 15% ~ 20%，无气促喘息发作），可预约 2 ~ 3 周后复查，必要时 2 个月后复查。

（2）定量判断　①判断指标：累积激发剂量（PD）或激发浓度（PC）常可用于定量判断气道反应性。如 PD_{20} – FEV_1 是指使 FEV_1 较基线下降 20% 时累积吸入激发剂的剂量，PC_{20} – FEV_1 是使 FEV_1 较基线下降 20% 的激发浓度。气道反应性增高程度分级：依据 PD_{20} – FEV_1 或 PC_{20} – FEV_1 可对气道高反应性的严重程度进行分级见表 27 - 5。

6. 临床意义 主要用于协助支气管哮喘的诊断。对于无症状、体征，或有可疑哮喘病史，或在症状缓解期，肺功能正常者，或以咳嗽为主要表现的咳嗽变异性哮喘者，若支气管激发试验阳性可以确定诊断。

支气管激发试验阴性者可考虑排除哮喘，但阳性者并不一定就是哮喘。许多其他疾病，如变应性鼻炎、慢性支气管炎、病毒性上呼吸道感染、过敏性肺泡炎、热带嗜酸细胞增多症、肺囊性纤维化、结节病、支气管扩张症、急性呼吸窘迫综合征、心肺移植术后、心力衰竭，以及长期吸烟、接触臭氧等也可能出现气道高反应性，表现为支气管激发试验阳性，但阳性时吸入激发剂的剂量或浓度较高，而哮喘患者则较低，且激发阳性时会出现明显的喘息、胸闷等症状。

表 27 -5 气道高反应性分级

分级	乙酰甲胆碱		
	$PD_{20} - FEV_1$ [mg（μmol）]	$PD_{20} - FEV_1$ [mg（μmol）]	$PC_{20} - FEV_1$（g/L）
重度	<0.031（0.1）	<0.035（0.18）	<1.0
中度	0.031～0.275（0.1～0.8）	0.035～0.293（0.18～1.4）	<1.0
轻度	0.276～1.012（0.9～3.2）	0.294～1.075（1.5～5.4）	1.0～4.0
可疑或极轻度	1.013～2.400（3.3～7.8）	1.076～2.500（5.5～12.8）	4.0～16
正常	>2.400（>7.8）	>2.500（>12.8）	>16

（三）支气管舒张试验

支气管舒张试验（bronchial dilation test，BDT），是指通过给予支气管舒张药物的治疗，观察阻塞气道舒缓反应的方法，用于气道阻塞的可逆性及其药物疗效的判断。

1. 适应证 ①有合并气道阻塞的疾病，如支气管哮喘、慢性阻塞性肺疾病、过敏性肺泡炎、闭塞性细支气管炎、弥漫性泛细支气管炎等。②有气道阻塞征象，需排除非可逆性气道阻塞，如上气道阻塞。

2. 禁忌证 ①对已知支气管舒张剂过敏者，禁用该类舒张剂。②有严重心功能不全者慎用β_2 - 受体激动剂；有青光眼、前列腺肥大排尿困难者慎用胆碱能受体拮抗剂。③有肺量计检查禁忌证者，禁忌通过用力肺活量评价气道可逆性改变。

3. 方法 常用的舒张支气管药物有β_2 - 受体激动剂、胆碱能受体拮抗剂及茶碱等。糖皮质激素等能消除气道黏膜水肿、减轻气道炎症而使气道通畅的药物，也可用于评价支气管舒张反应。药物可通过吸入、口服、静脉等不同途径给药。其中吸入型速效β_2 - 受体激动剂（如沙丁胺醇、特布他林）因具有作用快速、疗效确切、使用剂量小且不良反应较少等优点，使用最为广泛。

患者试验前 24 小时应停用支气管舒张药物，先测定基础肺功能，然后吸入支气管舒张剂，再复查用药后肺功能。如吸入沙丁胺醇（200～400μg）在 15～30 分钟后复查，如吸入的是短效抗胆碱能受体拮抗剂如异丙托溴铵（80～160μg），则在吸入后 30～60 分钟复查。按下列公式计算其通气改善率。

$$通气改善率 = \frac{用药后测定值 - 用药前测定值}{用药前测定值} \times 100\%$$

4. 结果判断 若 FEV_1 和（或）用力肺活量（FVC）用药后较用药前增加≥12%，且绝对值增加≥200ml，则为支气管舒张试验阳性。若改善率 >15% 为阳性，15%～24% 为轻度可逆，25%～40% 示中度可逆，>40% 高度可逆。

5. 临床应用 ①用于慢阻肺的诊断及严重程度分级，如慢阻肺诊疗指南将吸入支气管舒张剂后 FEV_1/FVC <0.7 作为诊断慢阻肺持续气流受限的金标准，慢阻肺的严重程度分级也是依据吸入支气管

舒张剂后的 FEV_1 占预计值% 。②支气管哮喘的诊断：对疑似哮喘患者，若其基础肺功能呈中度以上的阻塞（ FEV_1 占预计值% <70% ），一般不宜做支气管激发试验，可通过支气管舒张试验来证实哮喘。③指导用药：支气管舒张剂是支气管哮喘和慢阻肺的主要治疗药物，通过支气管舒张试验，可了解或比较各种支气管舒张剂的治疗效果。

⇒ 案例引导

　　案例　患者，男，69 岁。因"间断性气喘 30 余年，再发 3 天"就诊。追问病史，患者自青年时期接触花粉、动物毛屑易出现发作性喘息，发作期使用沙丁胺醇等解痉平喘药物治疗后，气喘症状可迅速缓解，缓解期日常活动无明显障碍。此次 3 天前患者家中装修中自感气促。查体：双肺呼吸音清，可闻及广泛干性啰音。肺功能检查如下图。

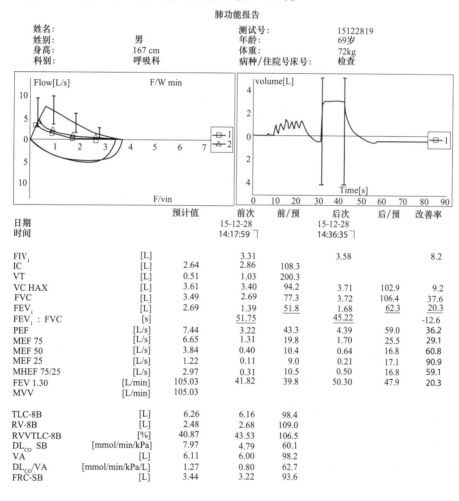

肺功能报告

姓名:			测试号:	15122819
姓别:	男		年龄:	69 岁
身高:	167 cm		体重:	72kg
科别:	呼吸科		病种/住院号床号:	检查

		预计值	前次	前/预	后次	后/预	改善率
日期			15-12-28		15-12-28		
时间			14:17:59		14:36:35		
FIV_1	[L]		3.31		3.58		8.2
IC	[L]	2.64	2.86	108.3			
VT	[L]	0.51	1.03	200.3			
VC HAX	[L]	3.61	3.40	94.2	3.71	102.9	9.2
FVC	[L]	3.49	2.69	77.3	3.72	106.4	37.6
FEV_1	[L]	2.69	1.39	51.8	1.68	62.3	20.3
FEV_1 : FVC	[s]		51.75		45.22		-12.6
PEF	[L/s]	7.44	3.22	43.3	4.39	59.0	36.2
MEF 75	[L/s]	6.65	1.31	19.8	1.70	25.5	29.1
MEF 50	[L/s]	3.84	0.40	10.4	0.64	16.8	60.8
MEF 25	[L/s]	1.22	0.11	9.0	0.21	17.1	90.9
MHEF 75/25	[L/s]	2.97	0.31	10.5	0.50	16.8	59.1
FEV 1.30	[L/min]	105.03	41.82	39.8	50.30	47.9	20.3
MVV	[L/min]	105.03					
TLC-8B	[L]	6.26	6.16	98.4			
RV-8B	[L]	2.48	2.68	109.0			
RVVTLC-8B	[%]	40.87	43.53	106.5			
DL_{CO} SB	[mmol/min/kPa]	7.97	4.79	60.1			
VA	[L]	6.11	6.00	98.2			
DL_{CO}/VA	[mmol/min/kPa/L]	1.27	0.80	62.7			
FRC-SB	[L]	3.44	3.22	93.6			

　　讨论　该患者肺功能有什么异常？考虑诊断为何种疾病？

目标检测

答案解析

选择题

1. 患者，女，45 岁。咳嗽气促半个月余，入院查肺功能 VC% 为 80% ，FEV_1/FVC% 为 78% ，MVV

为 75%，RV/TLC% 为 30%，VC25% 及 VC50% 均为 60%，TLC 为 4000ml，最可能的是（　　）

A. 阻塞性通气功能障碍　　　　B. 限制性通气功能障碍　　　　C. 混合性通气功能障碍

D. 小气道功能受损　　　　　　E. 大气道功能受损

2. 患者，男，55 岁。反复发作咳嗽、咳白黏痰 15 年，渐感气促，呼吸困难 3 年，加重 1 周入院。查体：桶状胸，语音震颤减弱，呼吸音显著延长。肺功能检查最可能出现的通气功能障碍是（　　）

A. 阻塞性通气功能障碍　　　　B. 限制性通气功能障碍　　　　C. 混合性通气功能障碍

D. 小气道功能受损　　　　　　E. 大气道功能受损

3. 患者，女，18 岁。因反复发作胸闷、咳嗽 5 年，曾用抗生素治疗无效，再次发作 3 天入院。查体：无明显阳性体征，胸片亦无明显异常。为明确诊断，首选的检查项目是（　　）

A. 用力肺活量　　　　　　　　B. 支气管激发试验　　　　　　C. 最大呼气中段流量

D. 残气量　　　　　　　　　　E. 肺总量

4. 患者，男，25 岁。反复发作胸闷、气促、呼吸困难 8 年余，再次发作 5 天入院。查体：双肺布满哮鸣音，呼吸音延长。首选作为监测患者病情的是（　　）

A. PEF　　　　　　　　　　　　B. 支气管舒张试验　　　　　　C. MMF

D. 用力肺活量　　　　　　　　E. 功能残气量

（5～7 题共用备选答案）

　　A. 先天性心脏病　　　　　　B. 支气管肺炎　　　　　　　　C. 肺血管栓塞

　　D. 肺间质纤维化　　　　　　E. 真性红细胞增多症

5. 弥散量显著减低的是（　　）

6. 有明显动静脉分流的是（　　）

7. 有明显无效腔样通气的是（　　）

（8～12 题共用备选答案）

　　A. 支气管舒张试验　　　　　B. PEF 日变异率　　　　　　　C. 支气管激发试验

　　D. VC25% 和 VC50%　　　　　E. 通气储备百分比

8. 常用于判定胸部手术中肺功能状况的指标是（　　）

9. 常用于监测哮喘患者病情的指标是（　　）

10. 用以判定气道阻塞可逆性的指标是（　　）

11. 常用于诊断咳嗽变异性哮喘的指标是（　　）

12. 用以判定小气道阻塞情况的指标是（　　）

（郭继芳）

书网融合……

本章小结

题库

第二十八章 内镜检查

PPT

📖 **学习目标**

1. **掌握** 各种内镜检查的用途、适应证及禁忌证。
2. **熟悉** 内镜检查的术前准备、操作方法及内镜下疾病的诊断。
3. **了解** 各种内镜检查的特点及注意事项。
4. **学会各种内镜检查的适应证，为患者选择适合的检查项目。**

内镜检查经过近百年的不懈努力，直到 20 世纪 50 年代纤维内镜问世以来，医学工作者盼望能在体外观察内脏器官的原貌和病变，以了解人体本身奥秘和协助诊断、治疗的愿望才得以真正实现。目前，内镜发展极其迅速，电子内镜已基本替代了纤维内镜；使用范围已由消化系统、呼吸系统、泌尿系统及妇产科等含管道器官的系统，拓展到五官科、骨科及神经外科等学科，并且由既往仅限于诊断，逐渐向治疗发展，显现出勃勃生机。内镜因其鲜明清晰的彩色图像，加之能采集活体标本行病理检查，而明显提高各系统疾病的诊断率，还可以通过内镜记录病变，并在内镜治疗领域有广阔前景。内镜诊疗学正逐渐形成一门新兴学科，必将得到深入研究和巨大发展。

第一节 概 述

一、内镜发展简史

内镜自应用以来，经历了 100 多年的发展和演变，大致可分为 4 个时期，即金属直管硬式内镜、半屈式内镜、纤维内镜及电子内镜时期。

二、纤维内镜的特点

纤维内镜种类和型号各不相同，但其组成相似。一套完整的纤维内镜包括冷光源系统、镜身、操作部及附属器械。①使用冷光源装置，为观察、摄像、照相提供高亮度照明，且不会灼伤黏膜组织。②纤维内镜导光性强，成像清晰，柔软可曲，视野广，基本消灭盲区。操作都有多向旋钮，配有给水、送气、抽吸装置，使用方便，患者痛苦较小，易于接受。

三、电子内镜的特点及用途

随着消化内镜的发展，电子内镜现在已在临床上广泛应用，电子内镜的组成包括内镜、视频处理器和电视监视器。其内镜部分与纤维内镜基本相同。①电子内镜与纤维内镜的主要区别在于原有的物镜及导像束被一个 CCD 装置及导线所替代，即在电子内镜的前镜设置了图像传感器。CCD 装置可将画面解析为更多画面点，使所成图像更加清晰。②电子内镜的导像部分以电缆替代了纤维内镜的玻璃纤维，克服了玻璃纤维易折损、老化等特点，更加耐用。

为了满足临床的需要，新型内镜（如放大内镜、超声内镜、手术内镜）逐渐用于临床，高清晰度、高分辨率电子内镜应用越来越广泛，使得内镜诊断治疗得以迅速地发展。包括①诊断方面：观察病变如放大观察、黏膜染色、活检、摄影、激光共聚焦扫描、逆行胰胆管造影（endoscopic retrograde cholangio-pancretography，ERCP）及内镜超声等。②治疗方面：异物取出或注射止血药物、癌瘤镜下注射术、食管静脉曲张结扎和硬化疗法、食管狭窄扩张术及 Oddi 括约肌切开取石术。目前还可以应用腹腔镜进行胆囊切除、肾切除、子宫切除及结肠癌切除术等。

知识链接

胶囊内镜

胶囊内镜属于微型内窥镜，原理是受检者通过口服内置摄像与信号传输装置的智能胶囊，借助消化道蠕动使之在消化道内运动并拍摄图像，医生利用体外的图像记录仪和影像工作站了解受检者的整个消化道情况，从而对其病情做出诊断。与插入式的消化道内镜相比，胶囊内镜最大的优点是无痛、无创、安全便捷，对胃肠道和食管病变的诊断、鉴别诊断有一定的作用，尤其是对长期腹泻、不明原因消化道出血、小肠肿瘤等疾病，具有非常重要的诊断价值。胶囊内镜与胃镜和肠镜具有良好的互补性，被人们称为消化内镜史上的第四个里程碑。但胶囊内镜目前存在电池电量不足、不能取活检、不能控制方向等不足，这也是在今后的研发中需要解决及完善的问题。

第二节　纤维胃十二指肠镜检查

⇒ 案例引导

案例　患者，男，50岁。以"上腹痛10年，加重伴黑便2天"为主诉。患者10年来间断出现上腹部疼痛，主要位于剑突下，为隐痛，空腹时明显，偶有夜间疼痛，进食后可缓解，伴反酸，症状反复出现，多于春秋季节发生，未系统诊治。近2天上述症状加重，伴黑便，每日1~2次，不成形，略有头晕，无晕厥。查体：BP 100/65mmHg，P 90 次/分。轻度贫血貌，睑结膜略苍白，腹软，剑突下有压痛，无反跳痛及肌紧张，未触及包块。

讨论　1. 该患者可能的诊断是什么？
　　　　2. 为明确出血原因，可做哪些检查？

一、纤维胃十二指肠镜检查适应证、禁忌证与并发症

主要用于食管、胃、十二指肠疾病的检查，检查时病人常采取左侧卧位，双腿屈曲，头垫低枕，颈部松弛。胃镜检查前需要禁食水至少8个小时，并建议做胃镜检查前一天的晚餐尽量吃得清淡、易消化，有助于胃的排空。如果是一般单纯的胃镜检查，应在胃镜检查后禁食水2个小时，等到吞咽无呛咳、没有胃部和咽部的不适后才可以进食。

（一）适应证

非常广泛，原则上一切食管、胃及十二指肠疾病，诊断不清时均可做此项检查，主要包括：

1. 上腹不适，疑为上消化道病变，临床又不能确诊者。
2. 急性或原因不明的慢性上消化道出血者。
3. X线检查发现胃部病变不能明确诊断者。

4. 需要随诊的病变如溃疡、萎缩性胃炎、癌前病变及术后残胃等。

5. 药物治疗前后对比或手术后随访。

6. 需做内镜治疗的患者。

（二）禁忌证

1. 急性胃、食管腐蚀性、坏死性炎症或怀疑有食管、胃穿孔者。

2. 患者神志不清或精神不正常，不能配合者。

3. 局部因素，如急性咽喉炎症、主动脉瘤等。

4. 食管、胃、十二指肠穿孔急性期。

5. 严重凝血障碍、哮喘发作期。

6. 严重器质性心、肺疾病。

（三）并发症

1. 一般并发症　胃镜检查比较安全，并发症少，主要有吸入性肺炎、心血管意外、严重出血、穿孔、下颌关节脱臼及喉头痉挛等。

2. 严重并发症

（1）心跳骤停、心肌梗死、心绞痛。

（2）感染操作时间过长发生感染性肺炎。

二、常见疾病的临床表现

自从应用内镜以来，一些上消化道疾病的诊断率明显提高。根据大量内镜检查资料分析，内镜诊断在上消化道疾病中，炎症占 60% ~ 70%，溃疡病占 20% ~ 30%，肿瘤占 3% ~ 5%。还有憩室、息肉、结石、食管胃底静脉曲张、贲门撕裂综合征（Mallory – Weiss 综合征）、异物及寄生虫等。

（一）胃炎

1. 急性胃炎　较为少见，镜下表现通常为胃黏膜充血、水肿、出血斑及表面附有脓性分泌物。

2. 慢性胃炎　慢性胃炎有弥漫性和局限性改变。内镜有较可靠的诊断意义和价值。

（1）浅表性胃炎　是最为常见的一种胃炎，可发展成萎缩性胃炎。内镜表现为黏膜水肿充血，水肿区的淡红色黏膜与充血区的深红色黏膜互相交织，形成红白相间或红黄相间，或可呈现红色花斑状或麻疹样斑点。

（2）萎缩性胃炎　可由慢性浅表性胃炎发展而来，与胃癌有较密切的关系。镜下表现为胃黏膜色泽变淡，可呈灰红色、灰黄色或灰白色，黏膜变薄，血管显露，皱襞细小。萎缩性胃炎不一定是均匀弥漫分布，常夹杂有浅表性胃炎，活检时必须注意。

（3）巨大肥厚性胃炎（Ménétrier 病）　黏膜变厚、粗大，扭曲呈脑回样，并可有结节。

（4）糜烂性胃炎　黏膜糜烂可像吸盘状、点状，或表现为出血性病变。

（二）胃及十二指肠溃疡

内镜是诊断胃溃疡和十二指肠溃疡的最佳手段，可直视观察溃疡形态，并进行染色、活检及细胞学检查，以区别其良恶性，并可发现伴随的胃炎。

1. 急性溃疡　溃疡较小而表浅，底平，表面附白苔，溃疡周围黏膜充血、水肿明显。

2. 慢性溃疡　随着病情演变，溃疡形态不同，呈圆形、椭圆形或线状。深浅不一，底部常覆盖灰白、灰黄或黄白色苔状物。溃疡周围黏膜充血、水肿。如有活动性出血则可见鲜红色血液，如为陈旧性出血则呈褐色。

根据溃疡的演变过程可分为急性活动期、愈合期和瘢痕期。

胃部的恶性溃疡（癌性溃疡）实为癌的一种类型。主要发生于胃内，多较良性溃疡大而不规则，溃疡底部不平滑，常附污秽苔状物，周边参差不整，如"假山石"，触之易出血，胃壁蠕动差，活检时感组织硬脆，恶性溃疡亦可愈合（上皮覆盖表面），但癌组织仍继续生长，故需追踪检查。

（三）胃癌

1. 早期胃癌　镜下诊断困难，常表现为胃小凹隆起，凹陷或皱襞，需仔细观察并进行组织活检病理学检查。早期胃癌根据肉眼及内镜观察可分为：突起型（Ⅰ型）、浅表型（Ⅱ型）、凹陷型（Ⅲ型）。早期胃癌小于1cm为小早癌；小于0.5cm为微小癌。

2. 进展期癌　①息肉型（Borrmann Ⅰ型）：黏膜不规则，隆起呈蕈状或菜花状，表面有坏死及出血，可见污秽苔膜，组织脆硬；②溃疡型（Borrmann Ⅱ型）：即癌溃疡，如前述；③溃疡浸润型（Borrmann Ⅲ型）：有溃疡形成，溃疡周边有堤样隆起性改变；④弥漫浸润型（Borrmann Ⅳ型）：有表浅浸润或弥漫浸润，后者沿胃壁浸润而不隆起，可为局限性，表现为黏膜粗糙变硬。亦可广泛浸润至全胃，胃腔缩小，缺乏蠕动，形成皮革胃（linitis plastica）。

第三节　纤维结肠镜检查

纤维结肠镜检查对诊断结肠病变，尤其是不明原因的下消化道出血、下腹痛和腹泻等有重要价值，与X线钡剂结肠造影配合应用，可提高其诊断正确率。

一、适应证和禁忌证

（一）适应证

主要包括：①下腹痛、腹泻、便秘及便血原因不明，X线钡剂检查阴性者；②肠道内肿物性质不明，炎症性肠病需明确范围及程度或疑有癌变者；③钡剂造影发现肠内有可疑病变，不能确定诊断者；④药物治疗前后或术后随访观察；⑤结肠疾病的内镜治疗或手术前定位。

（二）禁忌证

主要包括：①大肠急性炎症，如暴发性溃疡性结肠炎、急性结肠憩室炎；②腹腔及盆腔大手术后，肠瘘或有广泛粘连；③心、肺、肾功能不良或极度衰竭者；④肠道准备不良或不合作的患者；⑤妊娠妇女。

二、纤维结肠镜术前准备

包括术前饮食、清洁肠道及用药等，而清洁肠道至关重要，可直接影响肠镜诊疗的成败。

（一）饮食准备

一般于术前1~2日进低脂少渣易消化饮食。检查当日早餐禁食，对明显饥饿者，可适当饮用糖水或输液。

（二）肠道准备

清洁肠道方法较多，国内常用者有以下几种。

（1）聚乙二醇口服洗肠　即聚乙二醇+2000ml水检查前4~6小时口服。

（2）甘露醇法　即20%甘露醇250ml于术前3小时左右冲服并速饮水1500ml，一般饮后1小时左右即腹泻。此法虽较方便，但做高频电凝等治疗时有致爆炸危险。

（3）其他　如蕃泻叶冲剂、大承气汤及电解质液等，目前国内均有采用者。

（三）术前用药

一般情况下术前无需用药，但如患者十分紧张时可肌内注射地西泮 10mg。

三、结肠病变内镜表现

（一）炎症疾病

可分特异性和非特异性两类。前者有寄生虫、阿米巴、结核、菌痢及假膜性肠炎；非特异性者有克罗恩（Crohn）病、溃疡性结肠炎、缺血性肠炎及放射性肠炎等。

（1）肠结核　多见于回盲部，镜下可见环状分布的溃疡或淋巴组织增生引起的假息肉隆起，大小不等的结核结节或肿块凸入肠腔，表面高低不平，可使结肠变形。

（2）溃疡性结肠炎　急性期肠黏膜充血、水肿，分泌亢进，湿润，可有针尖大小的红色斑点和黄白色点状物，发展下去可形成大小不等的溃疡，周围为炎症黏膜，病变为对称性，有黏稠的分泌物或血性分泌物。肠腔痉挛，半月皱襞减少。在慢性期，发作时同急性期现象，但黏膜有假性息肉形成，也可有炎症，很少有瘢痕狭窄。

（3）克罗恩病　为节段跳跃性分布，早期可见小结节，当病变侵及黏膜层时形成溃疡，圆形或卵圆形，大小 2~5mm，边缘发红，不凸起，溃疡基底有灰黄色苔，不易擦去，出血较少，溃疡周围黏膜可正常，病变为非对称性。也可有糜烂或脓性分泌物。病变进展可使肠壁增厚，结肠袋消失，有卵石样改变，可有长段肠腔狭窄。

（4）慢性结肠炎　原因不明的腹泻，镜下表现为黏膜充血、水肿，光泽度增加，血管纹理不清，可见密集糜烂或炎性分泌物。

（二）结肠良性肿瘤

（1）息肉及息肉病　大肠息肉是起源于上皮，隆起于黏膜表面的赘生物。息肉表面光滑或糜烂出血，有蒂、亚蒂或无蒂，单发或多发，大小不一，大于 1cm 的易恶变。

（2）腺瘤　分管状腺瘤、绒毛状腺瘤及混合型腺瘤，靠活检证实。

（3）家族性息肉病　是家族遗传性多发性息肉，大量密集分布于全结肠，较小而亚蒂。

（4）大肠脂肪瘤　为非上皮细胞肿瘤，多见于老年，表面光滑，球状隆起，有蒂，色泽与周围黏膜相似，大小为 0.5~5cm，好发于盲肠及升结肠，大多为单发，少数多发。

（三）结肠恶性肿瘤

大肠癌内镜下分为隆起型（Ⅰ型），似息肉，无蒂、亚蒂或有蒂；另为扁平型（Ⅱ型）。进展期大肠癌分为以下几个类型。①息肉型：其体积常大于 3cm，表面不光滑，有糜烂出血，组织脆，常伴脓性分泌物，严重时可有肠腔狭窄；②溃疡型：溃疡深而大、不规则，基底高低不平，黄绿苔，周边不规则而有堤状隆起，有糜烂出血；③溃疡浸润型；④浸润型：肠腔狭窄，高低不平，糜烂出血，可伴浅表溃疡和脓性分泌物，可因肠腔狭窄而镜端不能通过，肠腔形态也发生改变，结肠袋消失，蠕动消失，结肠变短而强直。

第四节　超声内镜检查

超声内镜（简称 EUS）是一种将内镜和超声相结合的消化道检查技术，它将微超声内镜型高频超声探头安置在内镜前端，当内镜进入体腔后，在内镜直接观察消化道黏膜病变形态的同时，又可进行实时超声扫描，以获得管道壁各层次的组织学特征及周围邻近脏器的超声图像，从而进一步提高诊断的准确性。

超声内镜经过二十多年的临床实践，技术越来越成熟，其应用范围也不断扩大。超声内镜对食管、胃的隆起性病变有很好的诊断和治疗价值，超声内镜还可对消化道肿瘤进行术前分期，判断其侵袭深度和范围，鉴别溃疡的良恶性，并可诊断胰胆系统肿瘤，特别是对于较小肿瘤精确度高。另外，在超声内镜引导下，应用细针穿刺抽吸活检术也明显提高了病变的确诊率。目前，超声内镜下的介入性诊断和治疗是已经国内外内镜技术的热点之一。

一、适应证和禁忌证

（一）适应证

1. 确定消化道黏膜下肿瘤的起源与性质　超声内镜可轻易分辨出壁内肿瘤的生长层次，对食管、胃、十二指肠及结直肠生长的黏膜下肿瘤，超声内镜是诊断的金标准，可以通过肿瘤起源层次、大小、回声特点等初步判定肿瘤性质，并可以鉴别消化道的隆起是否黏膜下肿瘤或壁外病变压迫所致。

2. 判断消化系肿瘤的侵犯深度　超声内镜可应用于食管癌、胃癌、结直肠癌的术前分期，并可较准确的诊断消化道早癌，为早癌的内镜下切除提供保障。对于进展期的消化道癌可进行较准确的术前TNM 分期，以便于制定手术方案或进行术前新辅助放化疗。超声内镜对于肿瘤浸润深度的判断优于腹部 CT 等影像学检查。

3. 胰胆系统肿瘤及胆总管末端结石　超声内镜可紧贴胃壁或十二指肠壁进行扫描，可清晰地显示全部胰腺组织、胆管全长及胆囊。对于发现胰腺小的肿瘤、胆管末端肿瘤或十二指肠乳头部肿瘤有不可替代的作用。对于胆总管末端结石，超声内镜可以准确判断结石的大小及数量，为进一步的治疗提供依据。

4. 慢性胰腺炎　目前所有的诊断慢性胰腺炎的实验室检查或影像学检查都难以判断早期胰腺炎，超声内镜可清晰地显示胰腺的实质结构和胰管的细小改变，如胰腺实质内高回声、腺体呈小叶样结构、囊性变、钙化，胰管扩张、胰管结石等征象。超声内镜是诊断慢性胰腺炎的敏感工具。

5. 其他　如十二至指肠壶腹部肿瘤的鉴别诊断、纵隔病变、判断食管静脉曲张程度与栓塞治疗的效果等。

（二）禁忌证

消化道超声内镜检查的禁忌证基本上与一般内镜检查相同。

1. 严重心肺疾病，无法耐受内镜检查。
2. 上消化道大出血处于休克等危重状态者。
3. 怀疑消化道穿孔的患者。
4. 精神病患者或严重智力障碍而不能配合内镜检查者。
5. 腐蚀性食管炎、胃炎的急性期患者。
6. 明显的胸腹主动脉瘤患者。
7. 脑卒中急性期患者。

二、检查方法与术后处理

（一）检查方法及注意事项

超声内镜检查术前准备基本同内镜检查。

1. 患者需空腹 4 ~ 6 小时以上，检查前一天晚饭吃少渣、易消化的食物。

2. 检查医生必须掌握一般消化道内镜的操作技术和操作要点，并具有一定的体表超声经验和超声解剖知识，检查前要了解病史、检查目的、有无内镜禁忌证等。

3. 向患者讲清检查目的、必要性、相关风险及配合检查须注意的事项，消除患者的顾虑。术前签写知情同意书。

4. 上消化道超声内镜通常患者取左侧卧位，双下肢微曲，解开衣领，放松腰带，头稍后仰；行结肠超声内镜检查者，术前应清洁肠道准备。

5. 操作步骤　超声内镜插入消化道后，可采用直接接触法、水囊法及水囊法合并无气水充盈法对胃肠道黏膜下病变、肿瘤及邻近脏器进行扫描检查。

（二）术后处理

超声胃镜、超声场景检查术后处理同普通胃镜及肠镜检查，无须特殊处理。

三、并发症

消化道超声内镜检查较安全，一般无严重并发症。其可能发生的并发症有误吸、出血、消化道穿孔、心血管意外等。

第五节　纤维支气管镜检查

1964 年日本研究人员池田茂人研制成可曲式光导纤维支气管镜（简称纤支镜），我国于 70 年代初将纤支镜应用于临床。由于纤支镜管径较细（ < 6mm）、可曲度大，而且照明效果好、可视范围广，容易插入到段、亚段支气管甚至更细的支气管，可在直视下观察病变，取气道、肺及纵隔活组织进行检查，做支气管肺泡灌洗或刷片检查，并可钳取异物，清除气道内的阻塞物，且气管镜检查相对比较安全，目前已成为呼吸系统疾病诊断和治疗的重要方法之一。

一、常规气管镜检查或治疗的适应证

1. 诊断适应证

（1）胸片异常或胸部肿块，欲经支气管镜行气管、肺实质或纵隔淋巴结活检。

（2）不明原因的咳嗽、喘鸣，以及不明原因的咯血。

（3）在同一部位反复发生肺炎或吸收缓慢者，或不明原因呼吸道感染的病原学诊断。

（4）原因不明的肺不张、胸腔积液、喉返神经麻痹或上腔静脉阻塞者。

（5）对烟雾吸入、呼吸道灼烧、吸入异物或创伤患者喉及气道进行评估。

（6）气管、支气管手术后评估，或气管插管位置的评估。

（7）可疑气管 - 食管瘘的检查，以及食道癌患者有无气道转移。

2. 治疗适应证

（1）通过负压吸引、灌洗和其他装置从气管、支气管内清除过多的分泌物、脓痰及血块。

（2）钳取异物。

（3）咯血经内科治疗无效需局部止血治疗者。

（4）引导经鼻或口的气管插管，以及对肺癌局部瘤体注药。

（5）气管、支气管胸膜瘘的治疗。

（6）气道内激光、微波、高频电等治疗，以及气道腔内后装放射治疗。

（7）气道内支架植入。

二、常规气管镜检查或治疗的禁忌证

1. 患者不合作或拒绝。
2. 低血压、严重心脏病、心功能不全、严重心律失常、频发心绞痛及主动脉瘤有破裂危险者。
3. 有难以纠正的出血体质者。
4. 对麻醉药过敏者。
5. 极度衰弱不能耐受检查者，或严重肺功能不全者。
6. 急性上呼吸道感染者暂缓检查。
7. 颈椎畸形，无法插入者。

三、术前准备

1. 术前检查　患者血压、血常规检查及凝血功能检查均在正常范围内。

2. 术前谈话　术前与患者及其家属谈话，并进行术前签字，告知其检查的必要性、检查前后的注意事项，消除患者心理紧张情绪。

3. 禁食和用药　术前4小时禁食。术前半小时可肌内注射阿托品，根据情况使用镇静剂，如肌注地西泮10mg。

4. 局部麻醉　先以2%利多卡因溶液喷雾咽喉作局部麻醉，每2~3分钟一次，共3~5次；然后再经环甲膜穿刺注入或于气管镜插入气管后立刻注入利多卡因2~5ml。利多卡因总量应控制在300mg以内。

5. 插管途径　多采取经鼻插管，先于选好之鼻腔滴入1%麻黄碱溶液2~3滴，如遇两侧鼻腔均有病变或狭窄不便插管，可经口插管，同时给予高浓度吸氧。

四、操作过程

1. 一般多嘱患者取卧位，不能平卧者也可建议其采取坐位。术者左手握纤维支气管镜的操纵部，拨动角度调节环和钮，使插入部末端略向上翘起，用右手将镜徐徐插入鼻腔，然后将角度调节钮拨回原位，沿咽后壁滑入喉部，找到会厌与声门，观察声带活动情况。

2. 当声门开放时，将纤维支气管镜迅速送入气管，在直视下边向前推进边观察气管内膜，直达隆突，观察隆突形态和活动情况。

3. 查看清楚两侧主支气管开口后，再将镜插入一侧主支气管，通常先观察健侧，后观察患侧。根据各支气管的位置、走向，拨动纤维支气管镜调节环和钮，改变镜体末端的角度与方向，以便插入相应的各段支气管。

4. 在镜检过程中，应注意支气管黏膜的颜色、表面情况与质地，有无充血、出血、水肿与渗出、糜烂与溃疡、增生、结节或新生物，注意各气管间嵴是否增宽，管腔有无受压，有无狭窄与阻塞，以及分泌物多少，有无脓液溢出等。对直视下看到的病变，应先照相，再取材活检，然后用毛刷刷取涂片，或用10ml灭菌生理盐水注入病变部位进行灌洗，作细胞学或病原学检查。

五、并发症及其处理

1. 麻醉药物反应　严重反应有喉痉挛、抽搐、虚脱、呼吸抑制，甚至心搏骤停，尤以丁卡因发生率高。目前主张用利多卡因，术前应了解患者药物过敏史。出现心肺功能障碍者紧急气管插管，心肺复苏。

2. 低氧血症　一般认为有 80% 左右的患者有 PaO_2 下降，其下降幅度 10mmHg 左右。操作时间越长，下降幅度越大。低氧血症可诱发心律不齐、心肌梗死，甚至心搏骤停。注意选择好适应证，一般应在吸氧下操作。

3. 心血管并发症　心律不齐主要为窦性心动过速，其他有房性期前收缩、交界性期前收缩、室性期前收缩，甚至二联律，也可出现 T 波低平、ST 段下移。与低氧血症和潜在心脏疾病有关。注意事项同低氧血症。

4. 咯血　往往是活检后出血多见，故对有凝血机制障碍或有出血倾向者，活检应慎重或列为禁忌。局部可喷洒 1∶10000 ~ 1∶20000 去甲肾上腺素。

5. 气胸　主要由肺活检所引起，发生率为 1% ~ 6%。少量者可自行吸收，气体较多影响呼吸循环功能者需要闭式肋间引流。

6. 毛刷断落　国内外有个案报道。使用前应仔细检查毛刷，毛刷断落后采用异物钳取出。

7. 术后发热　占 6% 左右，肺浸润、菌血症亦偶有发热。一般发热无需特殊处理，若有肺浸润按照肺炎处理。

目标检测

答案解析

选择题

1. 上消化道内镜检查的适应证除外（　）

    A. 疑有溃疡、肿瘤　　　　　　　　　　B. X 线钡餐疑胃癌

    C. 腐蚀性胃炎　　　　　　　　　　　　D. 上消化道出血

2. 大肠镜检查术的禁忌证是（　）

    A. 原因不明的下消化道出血

    B. 腹泻、便泌、大便习惯改变

    C. 严重的活动性大肠炎、急性脓肿期的大肠憩室炎

    D. 大肠息肉或早期癌须在内镜下摘除或切除治疗

3. 恶性溃疡的特点是（　）

    A. 主要发生于胃窦，较良性溃疡大而不规则，周边不整齐，底部不平

    B. 主要发生于胃窦，黏膜萎缩变薄，皱襞变浅甚至消失

    C. 主要发生于胃窦，黏膜肥厚、水肿

    D. 主要发生于胃窦，黏膜充血、斑片状发红，黏膜水肿

    E. 主要发生于胃体，较小，周围黏膜充血、水肿呈堤状隆起

4. 上消化道内镜检查的适应证应除外（　）

    A. 胃、十二指肠穿孔急性期

    B. 上腹部疼痛、不适、饱胀、食欲下降

    C. 吞咽困难、胸骨后疼痛、烧灼

    D. 上消化道出血原因不明

    E. 上消化道出血的止血

5. 上消化道内镜检查前禁食条件是（ ）

    A. 禁食24小时   B. 禁食6小时   C. 禁食4小时

    D. 禁食16小时   E. 禁食8小时

6. 上消化道内镜检查患者的体位是（ ）

    A. 左侧卧位，双腿伸直，头后仰

    B. 左侧卧位，双腿屈曲，头垫低枕，颈部松弛

    C. 平卧位，双手抱头

    D. 右侧卧位，双腿屈曲

    E. 平卧位，双腿屈曲

7. 溃疡性结肠炎的内镜下表现是（ ）

    A. 黏膜隆起呈息肉状、有蒂

    B. 黏膜广泛充血、水肿、糜烂，表面有脓苔

    C. 黏膜呈鹅卵石样增生，肠腔明显狭窄

    D. 跳跃式分布的纵形或匐行性深溃疡

    E. 黏膜破裂出血

8. 下消化道内镜检查的并发症不包括（ ）

    A. 肠出血   B. 肠穿孔   C. 心脑血管意外

    D. 术后发热   E. 肠系膜裂伤

9. 上消化道内镜检查的禁忌证不包括（ ）

    A. 急性传染性肝炎   B. 严重心肺疾患，如心力衰竭   C. 休克、昏迷等危重状态

    D. 巨大食管憩室   E. 食管狭窄的扩张治疗

10. 纤维支气管镜检查的并发症不包括（ ）

    A. 消化道出血   B. 气胸   C. 术后发热

    D. 低氧血症   E. 喉痉挛

（曹 勇）

书网融合……

    本章小结   微课   题库

第五篇 病历书写

第二十九章 病历

📖 学习目标

1. **掌握** 病历书写的基本规则和要求；住院病历的格式与内容。
2. **熟悉** 门诊病历的格式与内容。
3. **了解** 病程记录的内容与要求。
4. 学会书写住院病历，具备熟练书写住院病历的能力。

第一节 病历的重要意义

病历俗称"病案"，也称"医学记录"，是对患者病情真实而又客观的反映，为医务人员诊断、治疗、预防和护理等工作提供科学的依据。病历是指医务人员在医疗活动过程中形成的文字、符号、图表、影像、切片等资料的总和，包括门（急）诊病历和住院病历。病历书写是指医务人员通过问诊、体格检查、辅助检查、诊断、治疗、护理等医疗活动获得有关资料，并进行归纳、分析、整理形成医疗活动记录的行为。因此，病历不仅单纯纪录病情，而且也记录了医师对病情的分析、判断、诊断、治疗的过程和对病情预后的评估等内容，以及各级医师查房和会诊的意见。病历既是医院管理、医疗质量和学术业务水平的反映，又是医疗、临床教学、信息管理和科研工作的重要资料。它通过对疾病的分类统计，掌握疾病发生的病因、诱因及发展趋势，为防治疾病提供科学的依据。此外，病历是具有法律效力的重要医疗文件，是涉及医疗保险、医疗纠纷和法律诉讼时的重要依据。因此，病历书写必须严格遵循规范与要求，严禁涂改、伪造、隐匿、销毁等，做到客观、真实、准确、及时、完整、规范。

第二节 病历的种类、格式和内容

一、门诊病历

门诊病历是医师为门诊就诊患者所写的病历。门（急）诊病历内容包括门（急）诊手册封面、病历记录、检验报告、医学影像检查资料报告等。因门诊就诊病人多，就诊时间短，故门诊病历具有简明扼要、重点突出等特点。

1. 初诊病历 封面应记载患者姓名、性别、年龄、工作单位或住址、药物过敏史等项目。初诊病历记录书写内容应包括就诊时间、科别、主诉、现病史、既往史，体格检查（血压、心、肺、肝脾情况，阳性体征，必要的阴性体征）和辅助检查结果，诊断及治疗意见，及医师签名等。

2. 复诊病历 复诊病历记录书写内容应当包括就诊时间、科别、主诉、病史、必要的体格检查和辅助检查结果、诊断、治疗处理意见及医师签名等。重点描述患者初诊治疗或处置后的病情变化、疗效，有无药物不良反应，本次复诊的诊断意见和下一步治疗方案。

3. 对危、重、急症患者，就诊时间应当具体到分钟。除简单病史和重要体征外，需记录体温、脉搏、呼吸、血压、意识状态、初步诊断和抢救过程（包括具体用药的方法及量），以及其他急救措施。对于急症抢救无效而死亡的患者，要记录抢救经过、死亡时间、死因及诊断等。

二、住院病历

患者住院期间，由医师完成住院期间的病历书写。广义的住院病历是指完整的病历（即狭义的住院病历）和住院病案首页、入院记录、病程记录、手术同意书、麻醉同意书、输血治疗知情同意书、特殊检查或特殊治疗同意书、病危（重）通知书、医嘱单、辅助检查报告单、体温单、医学影像检查报告单、病理报告单等。住院病历是完整的病理模式，因此每个医学生、临床医师必须掌握住院病历书写的内容，要求患者入院后 24 小时内完成。

（一）住院病历的书写格样与内容。

1. 一般项目（general data） 以下内容应逐项填写，不可遗漏。包括姓名，性别，年龄，婚姻，民族，职业，出生地，现住址，病史叙述者（应注明与患者的关系），可靠程度，入院日期（危重急症患者应注明到时、分），记录日期。

2. 主诉（chief complaints） 主诉是指促使患者就诊的主要症状（或体征）及持续时间。主诉要简明精炼，一项以上需按发生的先后次序排列，并依次记录每个症状的持续时间。一般为 1～2 句，20字左右。特殊情况下，如疾病已诊断明确，住院目的是为进行特殊治疗者，主诉可用病名，如白血病入院定期化疗。一些无症状或体征而实验室检查异常可直接描述，如发现血糖高 1 个月。

3. 现病史（history of present illness） 现病史是指患者本次疾病的发生、演变、诊疗等方面的详细情况，应当按时间顺序书写。内容包括发病情况、主要症状特点及其发展变化情况、伴随症状、发病后诊疗经过及结果、睡眠和饮食等一般情况的变化，以及与鉴别诊断有关的阳性或阴性资料等。描述涉及法律责任的伤害事故的内容，需详细、客观。内容包括：

（1）发病情况 记录发病的时间、地点、起病缓急、前驱症状、可能的原因或诱因。

（2）主要症状或体征的特点及发展与演变 按主要症状发生的先后顺序描述其出现的部位、性质、持续时间、程度及加重或缓解的因素及发展与演变的过程。

（3）伴随症状 记录各种伴随症状的特点，特别是与主要症状之间有何联系。

（4）诊疗经过 发病以来诊治经过及结果：记录患者发病后到入院前，在院内、外接受检查与治疗的详细经过及效果。对患者提供的药名、诊断和手术名称需加引号（""）以示区别。

（5）发病以来一般情况 简要记录患者发病后的精神状态、睡眠、食欲、大小便、体重等情况。

与本次疾病虽无紧密关系、但仍需治疗的其他疾病情况，可在现病史后另起一段予以记录。

⊕ **知识链接**

现病史是住院病历的核心，要围绕主诉的线索从发病情况、主要症状的特点、伴随症状、诊疗经过及发病以来的一般情况逐一详细书写，如果是同一个疾病，即便病史很长，也要从最初发病时间开始写。一个好的现病史能够体现初步诊断。

4. 既往史（past history） 既往史是指患者过去的健康和疾病情况。内容包括既往一般健康状况、疾病史、传染病史、预防接种史、手术外伤史、输血史、食物或药物过敏史等，以及与现病史主要症状或体征关系的情况。按时间顺序记录。

5. 系统回顾（review of systems）

（1）个人史（personal history） 记录出生地及长期居留地，生活习惯及有无烟、酒、药物等嗜好，职业与工作条件及有无工业毒物、粉尘、放射性物质接触史，有无冶游史。

（2）婚育史（marital childbearing history） 婚姻状况、结婚年龄、配偶健康状况、有无子女等。

（3）月经史（menstrual history） 女性患者记录初潮年龄、行经期天数、间隔天数、末次月经时间（或闭经年龄），月经量、痛经及生育等情况。记录格式如下：

$$初潮年龄 \ \frac{行经期天数}{月经周期天数} \ 末次月经时间（或绝经年龄）$$

（4）家族史（family history） 父母、兄弟、姐妹健康状况，有无与患者类似疾病，有无家族遗传倾向的疾病。

6. 体格检查

（1）生命体征 体温 ℃，脉搏 次/分，呼吸 次/分，血压 / mmHg

（2）一般情况 发育（正常、异常），营养（不良、中等、良好），神志（清晰、模糊、嗜睡、昏睡、昏迷、谵妄），面容（急性、慢性病容、特殊病容），表情，体位（自主、被动、强迫），步态，语言，查体是否合作。

（3）皮肤、黏膜 颜色（正常、潮红、苍白、黄染、发绀、色素沉着），温度，湿度，弹性，水肿，出血（瘀点、瘀斑、紫癜），蜘蛛痣，皮疹，皮下结节或肿块，溃疡及瘢痕（记录其部位、大小与形态）。

（4）全身浅表淋巴结 有无肿大，肿大淋巴结明确记录其部位、大小、形态、数量、硬度、压痛、移动度、周围皮肤有无红肿、压痛、瘢痕及瘘管等。浅表淋巴结查体依次为耳前、耳后、乳突区、枕骨下区、颌下、颏下、颈部、锁骨上窝、腋窝、滑车上、腹股沟及腘窝部。

（5）头部及其器官

①头颅：大小，形状，局部有无压痛，包块，瘢痕，头发（疏密、色泽、分布）。

②眼：眉毛（脱落、稀疏），睫毛，眼睑（水肿、下垂、闭合障碍），眼球（凸出、凹陷、震颤、运动、斜视），结膜（充血、出血、水肿、苍白、滤泡），巩膜黄染，角膜（混浊、白斑、瘢痕、溃疡、色素环、软化、反射），瞳孔（大小、形态、是否对称、对光反射）等。

③耳：耳廓外形（正常、畸形），听力，外耳道分泌物及乳突压痛等。

④鼻：外形有无畸形，鼻翼扇动，阻塞，鼻窦区压痛，分泌物及出血，鼻中隔有无穿孔，偏曲。

⑤口：气味，唇（畸形、色泽、疱疹、溃疡、皲裂及色素沉着），颊粘膜（出血点、溃疡、发疹），牙（龋牙、缺牙、义牙、残根；写明其位置），牙龈（色泽、肿胀、溢脓、出血、铅线），舌（形态、舌质、舌苔、溃疡、偏斜、运动、震颤），扁桃体（大小、充血、分泌物、假膜），咽（色泽、分泌物、反射），喉等。

⑥腮腺：大小、压痛、硬度。

⑦颈部：对称性，强直，颈静脉（充盈、怒张），肝颈静脉回流征，颈动脉异常搏动征，气管位置，甲状腺（大小、压痛、硬度、结节、震颤、杂音）。

⑧胸部：胸廓（对称、局部隆起、局部塌陷、压痛），乳房（对称、红肿、压痛、肿块），胸壁（静脉曲张、皮下气肿）。

（6）肺部

①视诊：呼吸运动（两侧对比），呼吸（对称、频率、节律、深度），肋间隙（正常、增宽、变窄）。

②触诊：呼吸活动度，语颤（两侧对比），胸膜摩擦感，皮下捻发感。

③叩诊：叩诊音（清音、过清音、浊音、实音、鼓音：写明位置），肺下界，肺下缘移动度；听诊：呼吸音（性质、强弱、异常呼吸音：写明位置），干、湿性啰音，胸膜摩擦音，语音传导（正常、增强、减弱）。

（7）心脏

①视诊：心前区畸形（隆起、塌陷），心尖搏动（位置、范围、强度）。

②触诊：心尖搏动位置，震颤（部位、期间），摩擦感。

③叩诊：心左、右相对浊音界。

④听诊：心率，心律，心音（强度、分裂、P_2 与 A_2 的比较），额外心音（部位、期间），杂音（部位、性质、期间、强度、传导方向）及心包摩擦音。

⑤血管：桡动脉：脉率，节律（规则，不规则、脉搏短绌），奇脉，左、右桡动脉脉搏的比较，动脉壁的性质、紧张度。

周围血管征：毛细血管搏动征，枪击音，Duroziez 双重杂音，水冲脉，动脉异常搏动。

（8）腹部

①视诊：外形（对称、平坦、凹陷、膨隆），呼吸运动，皮疹，条纹，瘢痕，脐，疝，静脉曲张与血流方向，胃肠型、蠕动波，上腹部搏动。

②触诊：腹壁紧张度，压痛，反跳痛，液波震颤，包块（部位、大小、形态、硬度、搏动、压痛、移动度）。

肝脏：大小（分别描述剑突下、肋缘下大小以 cm 表示）、质地（软、硬、韧）、表面、边缘、有无结节、压痛及搏动。

胆囊：大小、形态、压痛（Murphy 征）。

脾脏：大小、质地、压痛、表面、边缘。

肾脏：大小、形状、质地、有无压痛、移动度，有无输尿管压痛。

膀胱：膨胀、压痛。

③叩诊：叩诊音，胃泡鼓音区，肝浊音界，肝区叩击痛，脾浊音区，移动性浊音，肾区叩击痛，膀胱区叩诊，肋脊角叩击痛。

④听诊：肠鸣音（正常、增强、减弱、消失），振水音，血管杂音。

（9）直肠肛门　依据病情需要检查。有无肿块、痔，肛裂，肛瘘，脱肛。直肠指检（肛门括约肌紧张度、狭窄、包块、压痛、前列腺有无触痛及肿大）。

（10）外生殖器　依据病情需要作相应检查。

①男性：有无发育畸形，阴毛，阴茎（包皮、龟头），阴囊（睾丸大小，附睾大小，精索及鞘膜积液），

②女性：应由妇科医师检查。外生殖器（阴毛、阴唇、阴蒂、阴阜）、内生殖器（阴道、子宫、输卵管、卵巢）。

（11）脊柱　畸形（侧凸，前凸，后凸），压痛，叩击痛，活动度。

（12）四肢　畸形，杵状指（趾），静脉曲张，骨折，关节（红肿、疼痛、压痛、积液、脱臼、活动度、畸形及强直），水肿，肢体瘫痪、肌张力增强及减弱。

（13）神经系统 反射：肱二、三头肌反射，膝反射，跟腱反射，腹壁反射，提睾反射，病理反射，脑膜刺激征。必要时作感觉、运动、脑神经及神经系统其他检查。

（14）专科情况 专科情况应当根据专科需要记录专科特殊情况。

7. 辅助检查 辅助检查指入院前所作的与本次疾病相关的主要检查及其结果。应分类按检查时间顺序记录检查结果，如系在其他医疗机构所作检查，应当写明该机构名称及检查号。

8. 摘要 将病史、体格检查、辅助检查等主要资料，包括阳性和重要的阴性资料进行高度概括，藉以提供诊断或鉴别诊断的依据，使各级临床医师查房、值班或会诊时，通过复习病历摘要，能较清楚地了解患者的基本病情。字数以不超过 300 个为宜。

9. 诊断 名称准确，主次分明，顺序排列，主要疾病在前，次要疾病在后，疾病并发症列于相关主病之后，伴发病列在最后。诊断应尽可能包括病因诊断、病理解剖诊断和病理生理诊断。一时难以确定的诊断，可在病名后加"？"。一时查不清病因，也难以判定在形态和功能方面改变的疾病，可暂以某症状待诊或待查，并应在其下注明一二个可能性较大或待排除疾病的病名，如"腹痛待查，卵巢蒂扭转？宫外孕？"

10. 初步诊断 入院当时的诊断一律写"初步诊断"。初步诊断写在住院病历或入院记录末页中线右侧。

11. 入院诊断 住院后 48 小时内主治医师第一次查房所确定的诊断为"入院诊断"。入院诊断写在初步诊断的下方，并注明日期；如住院病历或入院记录系主治医师书写，则可直接写"入院诊断"，而不写"初步诊断"。入院诊断与初步诊断相同时，上级医师只需在病历上签名，则初步诊断即被视为入院诊断，不需重复书写入院诊断。

12. 修正诊断（包含入院时遗漏的补充诊断） 凡以症状待查的诊断或初步诊断、入院诊断不全面或不符合，上级医师应作出"修正诊断"，修正诊断写在住院病历或入院记录末页中线左侧，并注明日期，并签署修正医师姓名。

住院过程中增加新诊断或转入科对转出科原诊断的修正，不宜在住院病历、入院记录上作增补或修正，只在接收记录、出院记录、病案首页上书写，同时于病程记录中写明其依据。

13. 医师签名或盖章 在初步诊断的右下角签全名。上级医师审核签名应在署名医师的左侧，并以斜线相隔。

（二）表格式住院病历

表格式住院病历主要是对除主诉和现病史的内容进行表格化书写。表格式病历设计，应符合表格式病历规范和病历表格印制规范要求，结合专科病种特点与要求，由高级职称临床专家研究设计，报省卫生行政部门备案，经省辖市卫生行政部门审批后使用。内容和格式基本前述住院病历相同。采用表格式记录简便、省时，并且有利于资料储存和病历的规范化管理。初学者应首先学会书写完整病历，不能依靠表格病历，待书写熟练之后，为了简化临床工作需要，再使用表格式住院病历。住院病历参考格式如下：

表格式住院病历

病案号：

姓名： 性别： 年龄： 婚姻状况：

职业： 出生地： 省（市） 县 民族： 国籍： 身份证号：

工作单位及地址： 电话： 邮政编码：

户口地址： 邮政编码：

病史叙述者： 可靠程度： 入院时情况：□危 □急 □一般

入院时间： 年 月 日 时 记录时间： 年 月 日 时

主 诉：

现病史

既往史：平素健康状况□良好、□一般、□较差　　　传染病史：□无、□有（　　　）

手术史：□无、□有（　　　　　　）　　　　　　外伤史：□无、□有（　　　　　）

过敏史：□无、□有（过敏原：　　　）　　　　　输血史：□无、□有（　　　）

系统回顾：

呼吸系统　慢性咳嗽　咳痰　哮喘　咯血　胸痛　呼吸困难

循环系统　血压增高　活动后气促　下肢水肿　心悸　心前区痛　晕厥

消化系统　食欲减退　腹胀　腹痛　反酸　嗳气　恶心　呕吐　便秘　腹泻　呕血　黑粪　便血　黄疸

泌尿生殖系统　尿频　尿急　尿痛　排尿困难　血尿　尿量异常　夜尿增多　水肿　腰痛　阴部瘙痒　阴部溃烂

造血系统　头晕　乏力　眼花　牙龈出血　鼻出血　皮下出血　骨痛

内分泌与代谢系统　多饮　多尿　食欲亢进　怕热　多汗　畏寒　双手震颤　性格改变　明显消瘦　显著肥胖
　　　　　　　　　　毛发脱落　毛发增多　色素沉着　性功能改变　闭经

肌肉骨骼系统　关节痛　关节红肿　关节变形　肌肉痛　肌肉萎缩

神经系统　记忆力减退　失眠　感觉异常　头痛　眩晕　晕厥　视力障碍　意识障碍　颤动　抽搐　瘫痪

个人史：出生地　　　到过疫区　□否、□是（　　　）冶游史：□无、□有（　　　　　）

嗜烟：□有　□无　约　　　年，平均　　支/日　戒烟：□有　□无　约　　　年

嗜酒：□无　□偶有　□经常　约　　年，平均　　两/日　其他：

月经史：初潮　岁　周期：　　末次月经：　年　月　日　　　绝经年龄：

婚姻史：结婚年龄　岁　配偶健康情况：

家族史：父健康：□是　□否　患病（病名　　　）□已故（死因　　　　）

　　　　母健康：□是　□否　患病（病名　　　）□已故（死因　　　　）

　　　　子女健康：□是　□否（　　　）

　　　　家族传染、遗传性病史：无　□有（　　　　）

注：病史记录经陈述者确认无误并签字：　　　　与患者关系：　　　签字时间：

体　格　检　查

生命体征：体温　　℃　脉搏　　次/分　呼吸　　次/分　血压　　/　　mmHg

一般情况：发育：□正常　□不良　□超常　　营养：□良好　□中等　□不良　□恶病质

　　　　　　面容：□无病容　□急性病容慢性病容　表情：□自如　□痛苦　□忧虑　□恐惧　□淡漠

　　　　　　神志：□清楚　□嗜睡　□模糊　□昏睡　□谵妄

体位：自主　　半卧位　　其他（　　　）　　　步态：正常　　不正常

配合检查：合作　　不合作

皮肤黏膜：色泽：正常　　潮红　　苍白　　发绀　　黄染　　色素沉着

皮疹：无　　有（类型及分布　　　　）

皮下出血：无　有（类型及分布　　　　）

毛发分布：正常　多毛　稀疏　　脱落（部位：　　　）

温度与湿度：正常　冷　干　湿　弹性：正常　　减退

水肿：无　有（部位及程度　　　）

肝掌：无　有（　　　）　　　蜘蛛痣：无　有（部位　　数目　　　）

淋巴结：周身浅表淋巴结肿大：无　有（部位及特征　　　）

头部：头颅大小：（正常　大　小）畸形：无、有（　　　）

眼：眼睑：正常　水肿　下垂　结膜：正常　充血　水肿　出血

巩膜：黄染（无、有）　　角膜：正常　混浊（左　右）　　溃疡（左　右）

瞳孔：等大　等圆　不等（左　　mm，右　　mm）

对光反射：正常　迟钝（左　右）　消失（左　右）

其他

耳：耳部：正常　异常（　　　）

外耳道异常分泌物：无　有（左　右　性质：　　　）

乳突压痛：无　有（左　右）　听力障碍：无　有（左　右）

鼻：鼻翼扇动：无 有（　　　） 异常分泌物：无 有（　　　　）

鼻窦压痛：无 有（　　　　）

口腔

唇：（红润 发绀 苍白 疱疹 皲裂） 黏膜：正常 异常（　　　　　）

舌运动：自如 不自如 舌伸出：居中 偏左 偏右

咽充血、水肿：无 有（　　） 扁桃体肿大：无 有（　　　　）

颈部：颈静脉：正常 充盈 怒张 颈动脉搏动：正常 增强 减弱（左 右）

肝颈静脉回流征：阴性 阳性 气管：居中 偏左 偏右

甲状腺：正常肿大（左 右） 震颤：无 有 血管杂音：无 有（部位　　）

胸部

胸廓：正常 桶状胸 扁平胸 鸡胸漏斗胸 膨 隆凹陷（左 右 心前区） 胸骨压痛：无 有

乳房：正常 对称：是 否 包块：无 有 压痛：无 有

乳头分泌物：无 有（性质：　） 男乳女化：无 有

肺

视诊：呼吸运动：　正常 异常 左 右（增强 减弱）　　　肋间隙：　正常 增宽 变窄

触诊：语颤：　正常 异常（左 右 增强 减弱）胸膜摩擦感：　无 有（部位　　　）

　　　皮下捻发音：　无 有（部位　　　）

叩诊：正常清音 异常叩诊音 浊音 实音（部位　　　）过清音 鼓音 肺下界

　　　肩胛线：右 肋间 左 肋间

听诊：呼吸：规整 不规整 呼吸音：正常 异常（部位及性质　　　）

　　　啰音：无 有 干性：鼾音 哨笛音 湿性：（大水泡 中水泡 小水泡音）

　　　捻发音：无 有 语音 传导：正常 异常：减弱

　　　增强（部位　　）

胸膜摩擦音：　无 有（部位　　　）

心脏

视诊：心前区隆起：　无 有　　　心尖搏动：　正常 未见 增强 弥散

　　　　　心尖搏动位置：　正常 移位（距左锁骨中线内 cm、外 cm）

触诊：心尖搏动：　正常 增强 抬举感 触不清　　　心包摩擦感：　无 有

　　　震颤：　无 有（部位：　时期：　　）

叩诊：相对浊音界：　　正常　　　扩大（左 右）

　　　右（cm）　　　肋间　　　左（cm）

Ⅱ

Ⅲ

Ⅳ

Ⅴ

　　　MCL　　　距前正中线　（cm）

听诊：心率：　次/分　心律：　齐 不齐 绝对不齐

心音：S_1 正常 增强 减弱 分裂

　　　S_2 正常 增强 减弱 分裂

　　　S_3 无 有 S_4 无 有

　　　A_2（大于 等于 小于）P_2

额外心音：　无 有 奔马律（舒张期 收缩期 重叠）

开瓣音 其他

杂音：　无 有（部位及性质　　）

心包摩擦音：　无 有（胸骨 缘 第 肋间）

周围血管征：　无 有（水冲脉 枪击音 毛细血管异常搏动 奇脉 脉搏短绌 交替脉）

腹部

视诊：外形：正常 饱满 膨隆 蛙腹 低平 舟状 尖腹 其他（　　）

胃形：无 可见 肠形：无 可见 蠕动波：无 可见 腹式呼吸：正常 消失

腹壁静脉曲张： 无 隐 显见 充盈 怒张

手术瘢痕：

无、 有（部位 ）

触诊：腹肌： 柔软 紧张 压痛： 无 有 反跳痛： 无 有

　　　　液波震颤： 无 有 　　　　振水声： 无 有 　腹部包块： 未触及 触及（部位 ）

　　　　肝： 未触及 触及（ ） 　表面： 光滑 结节 　压痛： 无 有

　　　　脾： 未触及 触及（ ） 压痛： 无 有

　　　　胆囊： 未触及 触及 　压痛： 无 有 　Murphy 征： 阴性 阳性

　　　　肾： 未触及 触及 压痛： 无 有 　上、中、下输尿管压痛点： 无 有

叩诊：肝浊音界： 存在 缩小 消失 肝区叩痛： 无 有

　　　　肾区叩痛： 无 有 移动性浊音： 无 有

听诊：肠鸣音： 正常 亢进 减弱 消失 　气过水声： 无 有

　　　　血管杂音： 无 有（部位 ）

直肠肛门： 未查 正常 异常

外生殖器： 未查 正常 异常

脊柱四肢：脊柱：正常 畸形（ ） 　棘突： 压痛 叩痛（部位 ） 活动度：（正常 受限）

四肢： 正常 畸形（部位 ） 　下肢水肿： 无 有 　下肢静脉曲张： 无 有

肌肉压痛：（部位 ） 肌肉萎缩：（部位 ）

神经反射：腹壁反射（正常 下降 消失） 肌张力（正常 下降 消失）

肌力_____（级）

肢体瘫痪 无 有（右 左 上 下）

肱二头肌反射 左（正常 下降 消失） 右（正常 下降 消失）

腱反射 左（正常 下降 消失） 右（正常 下降 消失）

跟腱反射 左（正常 下降 消失） 右（正常 下降 消失）

Hoffmann 征（左 右）Babinski 征（左 右）Kernig 征（左 右） 其他：

专　科　情　况

实验室及器械检查结果

病历摘要

初步诊断

三、入院记录

入院记录是指患者入院后，由经治医师通过问诊、查体、辅助检查获得有关资料，并对这些资料归纳分析书写而成的记录。可分为入院记录、再次或多次入院记录、24 小时内入出院记录、24 小时内入院死亡记录。其主诉、现病史与住院病历相同，其他病史（如既往史、个人史、月经史、婚育史、家族史）及体格检查等可扼要记录，系统回顾及摘要等不再重复描述，最后写出初步诊断，病名可按病因诊断、病理诊断、病生诊断的顺序排列，也可按主次顺序排列。

四、再入院记录

患者再次住院时，应在病历上写明本次是第几次入院（如"第四次再入院记录"）。再次或多次入院记录，是指患者因同一种疾病再次或多次在同一医疗机构住院时书写的记录。要求及内容基本同首次入院记录。主诉是记录患者本次入院的主要症状或体征及持续时间；现病史首先对本次住院前历次有关住院诊疗经过进行总结描述，然后书写本次入院的症状与体征的发生与发展的过程。

五、住院期间的其他病历记录

病程记录是指继入院记录之后，对患者病情和诊疗过程所进行的连续性记录。内容包括患者的病情

变化情况、重要的辅助检查结果及相应临床意义、上级医师查房意见、会诊意见、医师分析讨论意见、所采取的诊疗措施及效果、医嘱更改具体内容及理由、向患者及其近亲属告知的重要事项等。

病程记录的要求及内容如下。

1. 首次病程记录　是指患者入院后由经治医师或值班医师书写的第一次病程记录，应当在患者入院 8 小时内完成。首次病程记录的内容包括病例特点、诊断依据、鉴别诊断、诊疗计划等。

（1）病例特点　应当在对既往史、现病史、体格检查和辅助检查进行全面分析、归纳和整理后写出本病例特征，包括阳性发现和具有鉴别诊断意义的阴性症状和体征等。

（2）诊断依据及鉴别诊断　根据病例特点，提出初步诊断和诊断依据；对诊断不明的写出鉴别诊断并进行分析；同时对下一步诊治措施进行分析。

（3）诊疗计划　提出具体的检查和治疗措施安排。

2. 日常病程记录　是指对患者住院期间诊疗过程的经常性、连续性记录。书写日常病程记录时，首先标明记录时间，另起一行记录具体内容。对病危患者应当根据病情变化随时书写病程记录，每天至少 1 次，记录时间应当具体到分钟。对病重患者，至少 2 天记录一次病程记录。对病情稳定的患者，至少 3 天记录一次病程记录。

3. 上级医师查房记录　是指上级医师查房时对患者病情、诊断、鉴别诊断、当前治疗、疗效的具体分析及下一步诊疗意见等的记录。

主治医师首次查房记录应当于患者入院 48 小时内完成。内容包括查房医师的姓名、专业技术职务、补充的病史和体征、诊断依据与鉴别诊断的分析及诊疗计划等。

主治医师日常查房记录间隔时间视病情和诊疗情况确定，内容包括查房医师的姓名、专业技术职务、对病情的分析和诊疗意见等。

科主任或具有副主任医师以上专业技术职务任职资格医师查房的记录，内容包括查房医师的姓名、专业技术职务、对病情的分析和诊疗意见等。

4. 疑难病例讨论记录　是指由科主任或具有副主任医师以上专业技术任职资格的医师主持、召集有关医务人员对确诊困难或疗效不确切病例讨论的记录。内容包括讨论日期、主持人、参加人员姓名（包括专业技术职务）、主治医师汇报病史、讨论具体意见、主持人总结等。

5. 交（接）班记录　交（接）班记录系指患者经治医师发生变更之际，交班医师和接班医师分别对患者病情及诊疗情况进行简要总结的记录。交班记录应当在交班前由交班医师书写完成；接班记录应当由接班医师于接班后 24 小时内完成。

（1）交班记录紧接日常病程记录书写，接班记录紧接交班记录书写，记录时在日期同行适中位置标注"交班记录"或"接班记录"字样。

（2）交班记录应简明扼要地记录患者的主要病情、诊断治疗经过、手术患者写明手术方式和术中发现，计划进行而尚未实施的诊疗操作、特殊检查和手术，患者目前的病情、存在问题、诊疗中的注意事项。

（3）接班记录应在复习病历及有关资料的基础上，补充病史和新发现的阳性体格检查，力求简明扼要，着重书写今后的诊断、治疗的具体计划和注意事项。

（4）对入院不超过 3 天的病例可不书写"交班记录"，但接班医师应在接班后 24 小时内书写较详细的病程记录。

6. 转科记录　是指患者住院期间需要转科时，经转入科室医师会诊并同意接收后，由转出科室和转入科室医师分别书写的记录。包括转出记录和转入记录。转出记录由转出科室医师在患者转出科室前书写完成（紧急情况除外）；转入记录由转入科室医师于患者转入后 24 小时内完成。转出记录主要内容包括患者来院时病情，诊断及治疗，当前病情，会诊意见、转出原因及注意事项等。转入记录主要内容包括转科前病情，转科原因，补充本科病史及体格检查，重点记录转入科室的问诊及检查，转入后的诊断及治疗等。

7. 阶段小结　是指患者住院时间较长，由经治医师每月书写的病情及诊疗情况的总结。阶段小结的内容包括小结日期、入院日期、患者姓名、性别、年龄、主诉、入院情况、入院诊断、诊疗经过、目前情况、目前诊断、诊疗计划、医师签名等。交（接）班记录、转科记录可代替阶段小结。

8. 抢救记录　是指患者病情危重，采取抢救措施时作的记录。因抢救急危患者，未能及时书写病历的，有关医务人员应当在抢救结束后 6 小时内据实补记。内容包括病情变化情况、抢救具体时间（到分钟）及措施、参加抢救的医务人员姓名（包括专业技术职称）等。

9. 有创诊疗操作记录　是指在临床诊疗活动过程中进行的各种诊断、治疗性操作（如胸腔穿刺、心包穿刺等）的记录。应当在操作完成后即刻书写。内容包括操作名称、操作时间、操作步骤、结果及患者一般情况，记录操作术中是否顺利、操作术后有无不良反应，术后注意事项及是否向患者说明，操作医师签名。

10. 会诊记录（含会诊意见）　是指患者在住院期间需要其他科室或者其他医疗机构协助诊疗时，分别由申请医师和会诊医师书写的记录。会诊记录应另页书写。由会诊医师书写，其内容包括：简单描述患者病史，目前体格检查，提出诊断、进一步检查与治疗的意见或建议。也可包含答复申请会诊科室所提的问题。

11. 术前小结　是指在患者手术前，由经治医师对患者病情所作的总结。内容包括简要病情、术前诊断、手术指征、拟施手术名称和方式、拟施麻醉方式、注意事项，同时记载手术者术前查看患者相关情况等。内容如下。

（1）一般项目　患者姓名、性别、年龄、床号、住院号。

（2）病历摘要　简要病史、重要阳性及阴性体征。

（3）术前诊断。

（4）诊断依据　手术前应完成的辅助检查的结果，如有异常应描写内容及数据。

（5）手术指征。

（6）拟施行手术名称和方式，拟施行手术日期。

（7）拟行麻醉方式。

（8）术前准备情况　术前病例讨论有否进行，新开展手术、特殊手术的申请单是否审批，手术同意书是否签订，术前具体准备事项等。

12. 术前讨论记录　是指因患者病情较重或手术难度较大，手术前在上级医师主持下，对拟实施手术方式，术中可能出现的问题及应对措施所作的讨论。讨论内容包括术前准备情况。

（1）凡甲、乙类手术和特殊手术必须进行手术前病例讨论。

（2）由科主任或具有副主任医师以上专业技术职称资格的医师主持。

（3）记录内容包括讨论日期，主持人及参加人员的姓名（职称），术前准备情况，手术指征，手术方式，手术体位、入路、切口，手术步骤，术中注意事项，预后估计，麻醉和术中及术后可能出现的风险与并发症及预防治疗措施。

（4）记录者签名，主持人总结并审签。

13. 手术记录　是指手术过程的记录，应在手术后及时（当日或当班）完成。手术记录由术者书写，特殊情况下也可由第一助手书写，但第一助手书写的手术记录必须由术者审核并签字。如系表格式专页，按表格项目填写。记录内容应包括手术日期、时间，术前诊断，术中诊断，手术名称，手术医师，麻醉方法及麻醉医师等基本项目和详细的手术经过。

（1）术时患者体位，皮肤消毒方法，铺盖消毒巾，切口部位、方向、长度，解剖层次和止血方式。

（2）探查情况 主要病变的部位、大小、与邻近组织器官的关系；肿瘤应明确记录有无转移、淋巴结肿大等情况。如与临床诊断不符合，更应详细记录。

（3）手术的理由、方式及步骤应包括离断、切除病变组织或脏器的名称及范围；修补、重建组织与脏器的名称；吻合口大小及缝合方法；缝线名称及粗细号数；引流材料的名称、数目和放置部位；吸引物的性质及数量。手术方式及步骤必要时可绘图说明。

（4）手术结束后敷料及器械的清点情况。

（5）送检化验。培养、病理标本的名称及病理标本的肉眼所见情况。

（6）术中患者耐受情况，失血量，术中用药，输血量，特殊处理、用药和抢救情况。

（7）术中麻醉情况，麻醉效果是否满意。

14. 手术后病程记录 手术后第一次病程记录由手术者或第一助手于手术后及时书写完成。

（1）记录内容应包括手术时间、麻醉方式、术中诊断、手术方式、手术简要经过、引流物、术后处理措施、术后应特别注意观察的事项等。

（2）术后病程记录连记 3 天，以后按常规病程记录规定要求记录。

（3）术后病程记录中反映伤口愈合情况及拆线日期等。

15. 出（转）院记录 系经治医师对患者此次住院期间诊疗过程的总结，在患者出（转）院时及时完成。出（转）院记录一式两份，另立专页；并在横行适中位置标明"出（转）院记录"；正页归档，附页交患者或其亲属保存，如系表格式专页，按表格项目填写。出（转）院记录由经治医师书写，主治医师审签。内容包括如下。

（1）姓名、性别、年龄、婚姻、职业、住院号、入院日期、出（转）院日期、入院诊断、出（转）院诊断、住院天数。

（2）入院时情况 主要症状、体征，有诊断意义的辅助检查的结果。

（3）诊疗经过 住院期间完善的相关检查及给予的治疗，患者的病情变化，手术日期及手术名称，切口愈合情况。

（4）出（转）院时情况 包括出（转）院时存在的症状、体征、实验室检查及其他检查的阳性结果。

（5）出（转）院诊断及各诊断的治疗结果（治愈、好转、未愈、其他），或转院诊断及转院原因。

（6）出院医嘱 继续治疗（药物、剂量、用法、疗程期限），休息期限。复诊时限，注意事项；或转院时病情及注意事项。

16. 死亡记录 患者住院期间，经积极抢救无效死亡时，应24小时内书写死亡记录。除书写病历摘要，诊疗经过外，应记载病情转危的可能原因、经过、抢救过程、死亡时间、死亡原因和死亡诊断。死亡记录应由住院医师书写，主治医师审核签名。对于死亡病例3天之内进行死亡讨论并记载，总结死亡原因及抢救过程中的经验教训。努力说服死者家属同意为死者进行尸体病理解剖。

17. 同意书

（1）麻醉同意书 是麻醉前，麻醉医师向患者或近家属告知拟施麻醉的相关情况，并由患者签署是否同意麻醉意见的医学文书。内容包括患者姓名、性别、年龄、住院号、科别、术前诊断、拟行手术方式、拟行麻醉方式，患者基础疾病及可能产生的因麻醉产生影响的特殊情况，麻醉中拟行的有创操作和监测，麻醉风险、可能发生的并发症及意外情况，患者签署意见并签名、麻醉医师签名并填写日期。

（2）输血治疗知情同意书 内容包括患者姓名、性别、年龄、科别、住院号、诊断、输血指征、拟输血成分、输血前血型、肝功能、血象检查结果、输血风险及可能出现的不良反应及并发症。

（3）特殊检查、特殊治疗同意书　是指在实施特殊检查、特殊治疗前，由经治医师向患者告知特殊检查、特殊治疗的目的及相关情况，并由患者签署是否同意检查、治疗的医学文书。内容包括特殊检查、特殊治疗项目名称、目的、可能出现的并发症及风险、患者签名、医师签名等。

18. 病危（重）通知书　是指因患者病情危、重时，由经治医师或值班医师向患者家属告知病情，并由患方签名的医疗文书。内容包括患者姓名、性别、年龄、科别，目前诊断及病情危重情况，患方签名、医师签名并填写日期。一式两份，一份交患方保存，另一份归病历中保存。

第三节　病历书写的基本要求和注意事项

病历书写的基本要求主要包括以下内容。①内容要客观、真实：认真而全面的问诊，仔细的体格检查才能保证内容真实性；客观的分析和正确的判断才能保证内容的客观性。②病历书写要统一、规范：临床医师应依据病历的特定格式书写。保证内容完整，及时记录，语言通顺、简练，层次分明，条理清楚，标点符号使用准确，不得涂改或剪贴。③描述要使用医学词汇和术语。对患者诉说的既往诊断的疾病名称应加引号，疾病诊断及手术名称编码按照"国际疾病分类（ICD-9）"要求书写。译名应以《英汉医学词汇》和全国高等医药院校规划教材的名称为准，尚无统一译名者可用外文原名，药名用中文、英文或拉丁文书写。④各种表格项目要填写完整，如姓名、科别、床号、病案号及页数。各项记录必须有完整日期，按年、月、日方式书写，必要或重危急症时，时间应具体到分。⑤有关病历书写的时间范围均应按规定时间完成，于对重危急症病例应及时书写首次病程记录，待病情稳定或好转后，再书写住院病历或入院记录。⑥病历摘要是住院病历的简明扼要的总结，必须简洁清晰，能确切反映病情的实际情况和特点，阅读后，可基本了解病情。⑦使用诊断疾病的名称应确切，按主次、顺序排列，或按病因诊断、病理诊断、病生诊断的顺序排列，初步诊断疾病的名称应使用全名。如诊断与初步诊断不符而需要更正时，应使用红笔进行修正，并注明修正的时间及修正医师签名。⑧书写各项记录结束时，应签署医师全名或加盖规定的印章，以示负责。

目标检测

答案解析

选择题

A 型题

1. 住院病历要求在患者入院后（　　）
　　A. 48 小时内完成　　　　　B. 12 小时内完成　　　　　C. 24 小时内完成
　　D. 72 小时内完成　　　　　E. 3 小时内完成

2. 首次病程记录必须在（　　）
　　A. 24 小时内完成　　　　　B. 8 小时内完成　　　　　C. 12 小时内完成
　　D. 患者入院后当天（夜）接诊医生下班前完成　　　　　E. 2 天内完成

3. 手术记录一般应由（　　）
　　A. 主治医生书写　　　　　B. 应由术者书写　　　　　C. 第一助手书写
　　D. 第二助手书写　　　　　E. 麻醉师书写

X 型题

4. 诊断过程一般需要经过（　　）

    A. 调查研究　　　　　　B. 收集资料　　　　　　C. 分析综合

    D. 形成假设　　　　　　E. 临床实践

5. 临床诊断思维的基本原则是（　　）

    A. 实事求是的原则与"一元论"原则

    B. 用发病率和疾病谱观点选择诊断的原则

    C. 首先考虑器质性疾病的诊断

    D. 首先考虑可治的疾病

    E. 简化思维程序的原则

6. 病程记录内容包括（　　）

    A. 患者自觉症状及病情变化　　B. 各种诊疗操作的记录　　C. 诊断及治疗情况

    D. 上级医师查房的诊治意见　　E. 记录时间及签名

7. 转科记录包括（　　）

    A. 主要病情　　　　　　B. 诊治经过　　　　　　C. 转出理由

    D. 完成进一步治疗的医嘱　　E. 提请拟转入科注意事项

8. 术后记录应重点记录（　　）

    A. 手术情况，术中发现　　B. 手术名称　　　　　　C. 术中病情变化

    D. 麻醉种类及反应　　　　E. 术后给予的治疗措施等

9. 如因原病复发而再次住院时，书写再次住院病历内容包括（　　）

    A. 既往史　　　　　　　B. 个人史　　　　　　　C. 过去住院摘要

    D. 上次出院后至本次入院前的病情变化　　　　　E. 上次出院后治疗经过

10. 关于病程记录的叙述，下列正确的是（　　）

    A. 根据病情可一天一记　　B. 急重患者甚至一日数记　　C. 轻病患者 2～3 天记一次

    D. 轻病患者可每周记一次　　E. 重病患者隔天记一次

（谢　骏）

书网融合……

本章小结

第六篇
诊断的步骤和临床思维方法

临床诊断是医生的基本临床实践活动之一，是将所获得的临床资料（如问诊、体格检查、实验室及其他器械检查获得的资料），经过分析综合、推理判断的逻辑思维过程。这种逻辑思维是医生认识疾病、认识疾病客观规律的过程，建立正确临床诊断，可以指导进一步检查和治疗。

第三十章　诊断的基本步骤

📖 学习目标

熟悉　诊断疾病的步骤。

诊断疾病的过程一般应有调查研究，收集临床资料；分析、评价整理资料；提出初步诊断；验证或修正诊断这样四个基本步骤。

第一节　临床资料搜集

1. 问诊　问诊这一环节主要用于患者病史的采集，包括症状、伴发疾病、既往病史、个人史、过敏史等。症状是由患者主观陈述对患病后机体的自身感受。这种自身感受很难进行客观的检测，主要靠患者自己描述。症状是病史的主体。症状并不是疾病，其发生、发展与演变，对于形成诊断起着至关重要的作用。详尽而完整的病史可解决约近半数的诊断问题。医生应该透过症状这个主观感觉异常的现象以及其他相关的病史资料，结合医学知识，从病理解剖、病理生理的深度和临床经验去认真探索其实质，把握疾病的本质。问诊过程中的病史采集要重视资料的真实性、全面性和系统性。如患者自诉发热，应问到具体测量的体温；患者自诉咳痰，应问到痰液的量、性状等。病史要反映疾病的动态变化与个体特征。

2. 体格检查　在问诊的基础上，对患者进行全面系统、重点深入、规范正确的体格检查，可以发现诊断疾病的重要依据即所发现的阳性体征和阴性表现。如患者主诉症状有发热，体格检查给予测体温即能知晓具体的体温；又如患者主诉心悸，测心率则能了解是否存在心动过速等。体格检查结合病史资料大约可解决半数以上的诊断问题。在体格检查时应边查边问，边查边想，要注意核实和补充病史，保证获得的资料具有完整性、真实性和准确性。

3. 实验室及其他检查　在问诊和体格检查资料的基础上，合理选择一些基本的实验室检查和特殊检查，无疑会使临床诊断更及时、准确、可靠。在部署检查时应考虑：①检查的意义。②检查的最佳时机。③检查的敏感性、特异性、准确性。④检查对患者的利与弊及安全性。⑤成本－效果分析等。

第二节　分析、综合、评价临床资料

　　将病史、体格检查、实验室和其他检查所获得的临床资料进行综合分析、归纳、评价、整理。许多疾病的症状与体征相似，同时患者对不适症状的描述受多重因素影响，如性格特点、文化素养、心理状态等，导致所述病史可能是琐碎、凌乱、不确切、主次不分的，甚至有可能是非真实的，或者有所遗漏的。因此，医生必须对病史资料进行全面分析、去粗取精，去伪存真，使病史具有真实性、系统性和完整性，对疾病的正确诊断提供可靠依据。

　　对实验室和其他检查的结果必须与病史资料和体格检查结果结合起来进行综合分析、全面评价。疾病诊断不能单纯依靠某项检查结果，检查结果阴性也不能作为排除疾病存在的主要依据。因此，在分析评价检查结果时须考虑：①假阴性与假阳性。②检查误差。③影响检查结果的相关因素。④结果与其他临床资料是否相符等。

第三节　提出初步诊断

　　通过对各种临床资料的分析、评价与整理以后，结合医生通过掌握的医学理论和临床经验，提出初步诊断。初步诊断带有主观臆断的成分，只能为疾病进行必要的治疗提供依据，为确立和修正诊断奠定基础。

第四节　验证或修正诊断

　　认识不是一次就能完成的。初步诊断是否正确，需要在临床实践中得到验证。提出初步诊断之后给予必要的治疗，同时客观细致的观察病情变化；对诊断有意义的检查项目的复查，以及进一步选择必要的特殊检查，可为验证诊断、确立诊断，以及修正诊断提供可靠依据。

　　临床上碰到很难明确诊断的时候，有时可进行试验性治疗（也可称为诊断性治疗。如无法明确诊断是否为肺结核，但通过各项临床资料分析考虑结核的可能性很大，给予诊断性抗结核治疗）。通过治疗结果逆行推断初步考虑的可能诊断是否正确，但它必须是针对性强、治疗终点与观察评价指标明确的疗法，不可随意使用。特别毒性较强的治疗不建议进行试验性治疗，如不能明确是否为恶性肿瘤，依然建议进一步检查以明确诊断，而不能贸然进行诊断性抗肿瘤治疗。

　　诊断疾病不能撒大网，应按诊断疾病步骤进行。首先依据病史、体格检查、实验室及其他检查提出的初步诊断；给予必要的治疗并观察病情变化或安排进一步的检查，以确定、补充、修正或排除诊断。这种认识疾病和疾病诊断临床决策的程序不能遗漏、不能跨越，也不能颠倒。井然有序的诊断过程，是正确诊断疾病的重要前提。经过这样反复地临床实践，最终可培养年轻医生形成疾病诊断的临床思维。

　　总之，诊断步骤可概括如下。

1. 搜集资料　询问病史、体格检查、实验室及其他检查（注意资料搜集的顺序）。

2. 分析资料

（1）判断搜集资料的价值。

（2）将确切的临床资料按其重要性的顺序排列。

（3）选择 1 个或可能是 2～3 个主要临床症状及体征。

（4）将具有这些临床症状及体征的疾病排列。

（5）选择一个最能解释全部临床症状与体征的疾病，形成诊断假设，否则保留几种疾病进一步考虑。

3. 验证和修正诊断　复习全部资料，包括阳性和阴性的资料；合理进行化验和辅助检查；观察疾病过程。

答案解析

目标检测

简答题

1. 临床上，诊断疾病的步骤包括哪些步骤？

2. 临床诊断需要收集哪些资料？

（叶晓芬）

书网融合……

本章小结

第三十一章　临床思维方法

临床思维方法是临床医生在疾病认识、疾病诊断、疾病治疗过程中所采用的逻辑思维方法和推理过程。临床诊治的全部过程中，都体现出医生的思维推理能力。在临床实践中，要有所作为，就必须掌握并合理运用科学的思维推理方法，运用的能力可直接反映临床医生对疾病认识和疾病诊治的程度与水平。训练科学的思维方法，需要医生在扎实丰富的医学知识基础上，进行长期的临床实践。

第一节　临床思维原则和注意的问题

（一）临床思维原则

1. 具体性原则　是指临床医生对患者进行临床诊治过程中，在理论知识的指导下，结合患者个体情况具体分析诊断及治疗方案，严防临床思维教条化、公式化。如肺炎抗感染治疗，应根据患者具体情况、感染场所及病原学检查结果等，选择适宜的抗菌药物，而不是千篇一律固定应用某类抗菌药物或只看病原学结果选择抗菌药物。

2. 整体性原则　人体是一个有机整体，各系统、器官之间紧密联系，相互辅助或相互制约地完成自身生理功能。因此，在临床活动中，应坚持普遍联系的纵观思维原则去认识疾病、诊断疾病和治疗疾病，须进行综合分析，全面考虑，避免误诊、漏诊或因药物导致其他脏器损害等。如肺癌头颅转移导致癫痫发作，不能仅仅治疗癫痫症状，应进行针对肺癌的治疗，如全身抗肿瘤治疗或局部头颅放疗等。又如抗结核治疗过程需监测肝功能，一旦出现肝功能损害，则需要及时调整治疗方案，更换抗结核药物或者加强保肝治疗等，不能一味地抗结核而对药物不良反应不管不顾。

3. 动态性原则　任何事物都是处于发展变化中，故不能用静止的、一成不变的思维去看待事物，疾病也是如此。在临床活动中，医生应时刻观察患者症状、体征的变化，随访实验室和其他检查结果，对治疗的反应等，以及时发现问题，修正诊断，调整治疗方案。

4. 及时准确性原则　及时并正确的诊断是有效治疗的基础。

总之，具体原则、整体原则、动态原则、及时准确性原则是临床思维经验的总结，具有普遍性和规律性。这些原则对于正确认识疾病，作出正确的诊断和结论具有指导意义，是临床医生也是实习医生在诊治疾病过程中应遵循的原则。

（二）注意的问题

1. 透过现象看本质　患者的临床表现是疾病的现象，疾病的病理变化则为本质。在临床诊断分析过程中，要求我们透过现象能抓住疾病本质，现象与本质相统一。

2. 分清主要矛盾与次要矛盾　患者的临床表现多种多样，错综复杂，分析这些临床资料时，要分清哪些症状与体征。反映疾病的本质，是主要临床资料，缺乏这些资料则临床诊断不能成立，次要矛盾不能作为诊断的主要依据，但可作为鉴别诊断的依据。

3. 局部与整体　局部病变可引起全身改变，因此除观察局部变化外，也要注意全身改变。

4. 典型与不典型　许多疾病有其自身的临床症状或体征，易于诊断。少数患者因其自身因素或合并其他疾病而掩盖新发疾病的症状，在临床诊治过程中，应加注意。造成临床表现不典型的常见因素有：①多种疾病的互相干扰影响。②年龄的干扰，如年老或婴幼儿患者。③疾病晚期患者。④治疗的干扰。⑤器官生理解剖移位者。⑥医生的认识水平等。

第二节　思维的基本方法

临床上，诊断思维方法是医学上逻辑思维和推理过程的方法。

1. 完全彻底的诊断思维　全面搜集临床资料，多角度分析，以不同组合全面考虑，提出诊断与鉴别诊断，这种方法全面，但繁琐、耗时，效率低。

2. 流程推导法　将主要的临床资料带入拟定的诊断流程图中，按步骤执行，完成诊断。此法简单，规律性强，但教条化，机械化，加之诊断流程图详略不同，不能完全概括临床问题。

3. 类型识别法　是临床医生临床经验的回顾，与以往经历和理论知识相对比、识别，形成诊断。该方法简单，但需要临床经验积累才能分清主次，容易犯主观性、片面性错误。

4. 假设演绎法　将所获得的临床资料进行整合，分析，提出多种假设，按可能性大小排列，然后相互比较鉴别。此法前提是诊断依据充分，假设必须符合逻辑，是临床常用诊断思维方法。

广博的医学知识、灵敏的思维、丰富的临床经验、敏锐细致的观察能力、符合逻辑的分析评价，是正确诊断疾病必要的条件。对具体临床病例，有学者概括了以下的 10 个步骤。①寻找结构异常？②寻找功能改变？③提出可能的病理变化和发病机制。④考虑几个可能的致病因素。⑤分析病情轻重，勿放过严重情况。⑥提 1~2 个特殊的假说。⑦检验假说的真伪，权衡支持与不支持的症状体征。⑧再次寻找特殊症状与体征的组合，进行鉴别诊断。⑨缩小诊断范围，考虑诊断的最大可能性。⑩提出进一步检查及处理措施。

这一临床思维过程看似繁琐、机械，实则简便、易行。对初学者来说，经过逐条思考，多次反复，即可熟能生巧、运用自如。

第三节　诊断思维的基本原则

在疾病诊断过程中，须掌握诊断思维的基本原则。

（1）不轻易排除器质性疾病　对于初诊的患者，首先应判断是否存在器质性疾病，对经过临床细致分析，基本可排除器质性因素后，才考虑功能性疾病，从而避免延误诊治所造成的不良后果。

（2）首先考虑常见多发疾病　疾病的发病率受多重因素影响，不同年代、不同地区，疾病谱不同。当同时考虑几种诊断都可能存在的时候，要首先考虑常见、多发的疾病，特别是地区常见病，这种选择原则符合概率分布的基本原理，有一定的科学依据，可以帮助减少诊断失误的机会。当常见病、多发病，不能解释临床现象时，须进一步考虑少见或罕见疾病。

（3）首先考虑一元论解释临床多系统疾病共存现象。如系统性红斑狼疮，同时可造成血液系统、泌尿系统、消化系统、皮肤等多系统功能或形态异常。当患者的临床表现不能用一种疾病完全解释时，也不能一味地遵循一元论，必须考虑有无其他疾病共存的可能性。

（4）首先考虑可治性疾病的诊断。当同时可能存在两种诊断时，一种是可治且疗效好，另一种是无有效治疗且预后差，此时，首先考虑前者。如发热患者，胸部 CT 显示肺野存在阴影诊断不清时，首先考虑肺炎的诊断，及时抗感染处理；当然，也不能忽略恶性肿瘤，密切观察症状改善情况，复查胸部 CT。这样可最大限度地减少诊断过程中的周折，减轻患者的经济和思想负担。

（5）首先考虑诊治急症、重症患者，只有这样才能给予及时救治，减少病情恶化导致死亡可能。

（6）临床诊治过程中，首先要考虑患者，后考虑疾病，把患者的生活质量放到首位，切不可只治疗疾病而忽略患者今后的生活及生活质量。如脊柱畸形，不能只单纯考虑恢复外观，而不考虑导致患者瘫痪的可能。

第四节　常见误诊的原因

临床上常有误诊现象，分析原因有主观原因和客观原因，分别如下。

一、主观原因

临床常见误诊原因主要是获取了不准确的临床资料和应用不正确的诊断分析方法，这些不准确的临床资料主要来源于医生的主观臆断，询问病史不全面，体格检查不细致，或单纯依赖某项实验检查结果，过度依赖辅助检查等。

（1）临床资料不准确表现为：①病史采集不完整，或问诊存在诱导性，或病史提供者并非患者本人，或患者有描述不清、隐瞒病史、扩大病情倾向等。②体格检查资料不真实：医生仅询问病史而未做体格检查，或医生查体不仔细，或环境嘈杂而影响查体，或医生查体不规范、不熟练致有些已经形成的阳性体征未能发现等。③实验检查和其他检查结果不准确，或检查结果并非是该患者的，或重要的检查未做等。

（2）不加分析，过分依赖实验室检查结果和仪器检查结果。因为结果差错可直接影响诊断，即便结果无差错也可能不能排除疾病的存在或不能明确疾病的诊断。

（3）临床思维片面并主观。先入为主，主观臆断，拘泥于现象，妨碍客观全面的分析考虑问题，使诊断偏离了疾病本质。

（4）医学知识掌握不足，缺少临床经验。对病因复杂、罕见疾病的理论知识匮乏，经验不足，是构成误诊的另一种常见原因。

（5）缺乏责任心。

二、客观原因

其他如病情复杂、疾病罕见、疾病早期等，临床表现不典型，诊断条件差以及复杂的社会因素，均可能是导致诊断失误的因素。

疾病的诊断应围绕着病史的采集、全面的查体、基本的临床辅助检查，结合理论知识的掌握与扩展，同时加强临床经验的总结，才能减少临床误诊的发生。

目标检测

答案解析

简答题

1. 诊断思维的基本原则是什么？

2. 常见误诊、漏诊的原因有哪些？

（叶晓芬）

书网融合……

本章小结

第三十二章　药物治疗与疾病诊断

📖 学习目标

　　1. 掌握　药物对症状、体征和辅助检查的影响；药物对特异性诊断试验的影响；药物用于诊断性治疗的注意事项；药物干扰诊断的表现。

　　2. 熟悉　药物对症状、体征和辅助检查的影响机制；诊断性治疗的定义；如何预防和处理药物对诊断的干扰。

第一节　药物治疗对症状、体征和辅助检查的影响

　　临床资料（病史、症状、体征和辅助检查）是疾病诊断和鉴别诊断的最重要依据。但药物对临床资料会产生影响，从而干扰诊断，临床工作中必须充分注意，以免发生误诊、误治。

　　药物对症状、体征和辅助检查的影响由其理化性质、药理学、药物代谢产物及药物本身或制剂辅料对检测方法或试剂的影响所决定。如药物作用于患者身体，影响机体的生理功能；药物与药物之间产生相互作用，导致检验结果产生误差；药物作用于检测靶标或检验环节，继而影响检验结果的准确性等。如应用抗组胺药物再做支气管激发试验可以抑制气道反应性，抗组胺药的药效使激发试验出现假阴性。使用 β_2 受体激动剂治疗哮喘时可能出现心悸、肌肉震颤的症状，是因 β_2 受体激动剂对心肌和骨骼肌的药效作用而引起。大剂量使用青霉素 V 钾，因制剂中含有 K^+，摄入额外 K^+ 后可能导致血钾升高，是由于制剂的辅料引起。肝药酶抑制剂如氟康唑等与华法林合用时抗凝作用增强，INR 值升高，可能引起出血症状和体征；相反，华法林与维生素 K 同时使用，后者拮抗前者作用，导致 INR 值偏低，抗凝无效。两者都由于华法林的药物相互作用引起。红霉素可干扰 Higerty 法的荧光测定，使尿儿茶酚胺的测定值出现假性升高；维生素 C 干扰葡萄糖氧化酶法（GOD 法）的血糖测定，使血糖结果假性降低；丙戊酸钠的酮性代谢产物随尿排出，尿酮试验可出现假阳性。此为药物及其代谢产物对检验值的干扰。服用利福平后尿液呈红色，服用维生素 B_2 或黄连素后尿液呈黄色，则是药物使尿液着色。

　　药物对症状、体征和辅助检查的影响主要表现在以下几个方面。

　　首先，药物可以掩盖症状、体征及辅助检查结果的异常。如败血症患者由于在入院前已经接受抗菌药物治疗，因此入院时并无发热和血培养呈假阴性。或因感染发热的患者提前服用了退烧药，就诊时体温正常，可能影响病情判断。又如急腹症患者应用镇痛药后腹痛、腹部压痛和反跳痛都不明显，结果造成"胃肠穿孔"的漏诊。

　　其次，药物可以引起或加重原发病相关的症状、体征及辅助检查的异常。如肺结核患者在抗结核治疗过程中，利福平引起药物热，因体温不退或体温升高误以为抗结核无效。服用含蔗糖的糖浆类药物可使糖尿病患者的血糖升高。

　　第三，产生与原发病无关的症状、体征和辅助检查的异常，往往由药物不良反应引起。如胺碘酮可引起肺间质纤维化的症状和体征，影像学检查可显示肺间质病变。胺碘酮和含碘造影剂可因碘摄入过量而导致甲状腺功能异常。两性霉素 B 对血电解质和肾脏的不良反应，可出现血钾降低和血清肌酐、尿素

氮升高。伊曲康唑、伏立康唑等对肝脏的不良反应，可导致肝酶的升高等。

第四，掩盖表现药物不良反应的症状、体征和辅助检查，或出现误认为是药物不良反应的症状、体征和辅助检查。如使用胰岛素或降糖药物治疗的糖尿病患者，若合用了非选择性 β 受体阻滞剂，可掩盖低血糖的某些表现如震颤、心动过速等。铁剂与抗血小板药物合用时，若出现黑便和便隐血阳性，可能误以为是抗血小板药物引起的消化道出血不良反应。

第二节　药物用于特异性诊断试验

临床诊断过程中，有时会使用一些药物，进行诊断性试验。如葡萄糖耐量试验、阿托品试验、增强影像学检查、内分泌 ACTH 试验、支气管舒张（或）激发试验、小剂量地塞米松皮质醇抑制试验等。必须掌握试验药物的药理学特点，包括药效学、药动学、药物不良反应、药物相互作用等，重视药学监护，才能正确评价试验结果和保障试验安全。

首先，关注药物不良反应，评估药物潜在风险和使用禁忌。在增强影像学检查中会用到造影剂，随着造影剂在医疗中的应用越来越多，由造影剂引起的药物性急性肾衰竭成为医院内获得性急性肾衰竭的第三大原因。另外，碘造影剂所致重度速发型过敏反应的发生率为 0.02%~0.4%。因此，对于造影剂的药学监护非常重要。给药前仔细询问过敏史及评估危险因素（如糖尿病、高血压、原发性肾功能不全等），给药时密切观察是否出现过敏反应症状，给药前后多饮水或输液增加药物排泄，以减少造影剂对肾的损害，同时做好肾功能监测。又如，支气管激发试验通过药物诱导气道高反应性的发生，常用药物有组胺和醋甲胆碱等。吸药过程中可能会诱发或加重相关呼吸系统疾病症状，引起不适。组胺支气管激发试验不良反应发生率高，主要与组胺对咽喉部的局部刺激有关。咳嗽、咽痒、气短、声嘶等都是常见不良反应，严重不良反应也多有报道。因此，在进行支气管激发试验时，药学监护及相应的急救措施是必不可少的。

其次，注意药物相互作用或药效学对诊断试验结果的影响。药物的相互作用可能影响试验结果，从而影响准确诊断。如药物负荷超声心动图是诊断冠心病的无创检查之一，主要药物包括双嘧达莫、腺苷、多巴酚丁胺等。非特异性腺苷受体拮抗剂如咖啡因和茶碱的结构与腺苷和双嘧达莫的基本化学结构相似，这两种拮抗药可削弱或抵消腺苷和双嘧达莫的作用。因此，在双嘧达莫、腺苷负荷试验前 6~12 小时，患者应避免进食含咖啡因的饮料，12~24 小时前应停用含茶碱的药物。口服双嘧达莫可增加腺苷水平及不良反应，因此，在腺苷负荷试验前 24 小时，应停用双嘧达莫。非二氢吡啶类钙拮抗剂和 β 受体阻滞药能减弱多巴酚丁胺引起的心率增快，在多巴酚丁胺负荷试验前 1~2 日应停用。药物药效学也会影响某些试验结果，如支气管激发试验是通过吸入某些刺激物（如组胺）诱发气道收缩反应的方法，试验应停用一切影响气道收缩或反应性的药物，根据各药物影响时长的不同，停用时间不同。吸入性短效 β_2 受体激动药或抗胆碱能药停用 6~8 小时，吸入长效 β_2 受体激动药或抗胆碱能药停用 24 小时，口服短效支气管舒张药停用 8 小时，口服控缓释或长效支气管舒张药停用 24~48 小时；吸入糖皮质激素停用 12~24 小时，口服糖皮质激素停用 48 小时；口服抗组胺药停用 48 小时。

第三节　药物用于诊断性治疗

诊断性治疗又称试验性治疗，是指未能获得病原学或其他有力的诊断证据的情况下，为达到明确诊断的目的而采用的有针对性的试验性治疗，根据其对治疗的反应（效果）进行综合分析，以期为诊断提供有参考或提示或决定性意义的依据。诊断性治疗中，药物治疗是最常用的治疗方法。能起到帮助诊断、控制疾病的作用。药物用于诊断性治疗时要谨慎恰当，药物的选择、剂量及疗程都要合理，观察指标应恰当。如肺结核，有病原学或病理学检查阳性结果的患者可以确诊，对于有典型症状或影像学支持，尚未获得病原学或病理学阳性结果，暂时不能确诊肺结核，也不能排除非结核性肺部感染者，可进行诊断性抗感染治疗。首先选择合理的抗感染药物，推荐选择起效最快的抗细菌治疗，根据患者的发病场所、病情严重程度及影像学结果选择合适的药物，如β-内酰胺类、大环内酯类或碳青霉烯类等抗菌药物。不应选择氟喹诺酮类等既有明显抗细菌活性又有较好抗结核活性的药物，以免干扰结果的判断。诊断性抗感染治疗开始后，需要选择恰当的观察指标和合适的疗效判断时机。如患者症状、体征的变化，包括有无咳嗽、咳痰、胸痛、咯血，有无体温升高、乏力、盗汗等呼吸道感染相关的症状体征。辅助检查指标的变化，包括外周血白细胞及中性粒细胞、血沉、C反应蛋白、降钙素原、病原学检查、影像学检查等。若症状、体征有加重，考虑原治疗方案无效，及时调整方案。若症状、体征有好转，考虑治疗有效，可按原方案继续治疗，再根据病原学检查等结果提示更换治疗方案。停药时间则根据不同的病原学判断而不同，细菌性肺炎疗程短，而结核或真菌感染则需要较长疗程。又如胃食管反流的诊断手段虽多，存在一定缺陷，质子泵抑制剂用于胃食管反流的诊断性治疗，简单易行，常被采用。其疗效判断标准一般以胃灼热等症状缓解为主，试验疗程则以1周最佳。

第四节　药物治疗对诊断的干扰及其处理

药物可对症状、体征和辅助检查产生各种影响，会增加诊断的难度，可能造成误诊和漏诊，增加治疗及药学监护的难度。如血糖测定是诊断糖尿病的一项主要指标，而有些药物可引起血糖的升高或降低，如葡萄糖、环磷酰胺、避孕药、β_2受体激动剂、抗精神病药、糖皮质激素等都可能导致血糖测定值升高。反之，应用维生素C、胰岛素、左旋多巴、利血平、红霉素等，则可能使血糖测定值降低。药物导致检查指标的异常，可能误诊糖尿病或者漏诊糖尿病。因感染发热的患者使用抗菌药物后体温开始下降，如果出现药物热使体温升高，可能误以为感染加重，对疗效和不良反应的判断造成困难。又如消化道出血患者停止出血后，因贫血给予口服硫酸亚铁，复查大便隐血阳性，误以为消化道出血复发。而当华法林与口服硫酸亚铁联用时，可能会忽视华法林引起消化道出血的不良反应，引起漏诊。高血压患者口服ACEI类药物后出现咳嗽，可能误诊为支气管炎。利尿剂长期使用后出现氮质血症和高尿酸血症，可误诊为痛风或肾病。感染并发热患者，使用退热药可使体温下降，易误认为感染好转。

可见，在患者药物治疗过程中应高度重视药物可能对诊断的干扰，及时发现药物的影响和妥善处理药物对症状、体征及辅助检查的影响是至关重要的。

首先，要保持高度警惕。当药物治疗的患者出现新的症状、体征时或原有的症状、体征和辅助检查结果变化时，应排除药物对症状、体征和辅助检查的影响，即鉴别是病情引起还是药物引起。如高脂血症合并甲状腺功能低下患者，使用他汀类药物出现肌无力等症状时，需要测定肌酶的变化及甲状腺功能，以确定是肌酶升高还是甲状腺激素偏低导致肌无力症状。同时，还应除外其他原因所致的肌酶升高，如创伤、剧烈运动、感染、原发性肌肉病变等。

其次，酌情调整药物。当发现药物的影响时，有时无需调整，有的需要酌情减量或停药换药。如利福平导致尿液颜色改变，不会影响疗效，也不会损害机体，不必调整治疗方案。若是药物不良反应的影响，如阿司匹林引起消化道出血，出现黑便，应立即停药并相应处理。改变给药途径也是一种方法，如口服硫酸亚铁所引起的大便隐血试验阳性，改用肌内注射或者静脉途径给药后大便隐血即可转为阴性。

第三，预防药物的影响引起误诊和漏诊。①对于能掩盖原发病症状、体征和辅助检查的药物，尽可能避免应用。如感染患者避免使用有退热作用的解热镇痛药。②对于因药物相互作用可能影响患者症状、体征和辅助检查的，应注意尽量避免合用，必须联用时应间隔一段时间错开使用。③对于必须治疗的药物引起症状、体征和辅助检查异常，则选择其他监测指标。如某些抗血小板药物等可引起白细胞和中性粒细胞减少，此时单凭血细胞检查来判断抗细菌感染的效果就会造成"有效"的假象，需要结合症状、体征和其他辅助检查来判断疗效。④对于一些易出现反跳和停药反应的药物，长期使用后应逐步减量或延缓停药的速度，避免突然停药。如冠心病患者长期使用硝酸酯类或 β 受体阻滞剂等药物，若骤然停用，可造成反跳性心绞痛发作。也有文献报道，如糖皮质激素、抗抑郁药、帕金森病药物等突然停药所致的撤药综合征。如帕金森患者长期左旋多巴治疗，突然停用后，可出现恶性撤药综合征，如肌张力明显增高、高热、意识障碍、血清肌酸激酶明显升高和自主神经功能障碍等帕金森症状明显加重的情况。

答案解析

目标检测

简答题

1. 药物对症状体征和辅助检查的影响表现在哪几个方面？
2. 药物的药理学特点对特异性诊断试验会产生哪些方面的影响？请各举一例。
3. 药物用于诊断性治疗需要注意哪些方面？请举各一例。
4. 药物治疗对诊断的干扰可以表现在哪些方面？请举例说明。
5. 请简述如何预防和处理药物治疗对诊断的干扰？

（叶晓芬）

书网融合……

本章小结

附录　临床常用诊断技术

一、胸膜腔穿刺术

胸膜腔穿刺术（thoracentesis）常用于检查胸腔积液的性质、抽液减压或通过穿刺胸膜腔内注射给药。

【方法】

1. 嘱患者取坐位面向椅背坐直，两前臂置于椅背上，前额伏于前臂上。不能起床者可取半卧位，患侧手臂上举抱于枕后。

2. 穿刺点应选择在胸部叩诊实音最明显部位进行，胸腔积液较多时通常选择在肩胛线或腋后线第7~8肋间；也可选腋中线第6~7肋间或腋前线第5肋间为穿刺点。必要时穿刺可结合X线或超声波检查定位，同时确定穿刺方向及进针深度，穿刺点可用蘸甲紫（龙胆紫）的棉签在皮肤上标记。

3. 常规消毒皮肤，戴无菌手套，覆盖消毒洞巾。

4. 用2%利多卡因沿穿刺点肋骨上缘，自皮肤至胸膜壁层逐层进行局部浸润麻醉。

5. 先将穿刺针后的胶皮管用固定夹夹住，术者以左手示指与中指固定穿刺部位的皮肤，右手持穿刺针沿麻醉点及方向缓缓刺入，当针锋抵抗感突然消失时，连接注射器，松开胶皮管用固定夹，缓慢抽吸胸腔内积液，助手用止血钳协助固定穿刺针，以防穿刺针刺入过深损伤肺组织。注射器抽满后再次用固定夹关闭胶管，然后取下注射器，将液体注入试管中，以便送检，其余液体注入容器中计量。也可用带三通活栓的穿刺针进行胸膜腔穿刺，进针前将三通活栓旋转至与胸腔关闭处，进入胸膜腔后，转动三通活栓使其与胸腔相通，然后进行抽液。注射器抽满后，转动三通活栓使其与外界相通，排出液体。

6. 抽液结束拔出穿刺针，覆盖无菌纱布，稍用力压迫穿刺点片刻，用胶布固定后嘱患者静卧。

【注意事项】

1. 操作前应告知患者穿刺目的，消除顾虑；对精神紧张的患者，术前可适量给予镇静药物，如给予肌注地西泮10mg。

2. 操作中应密切观察患者的反应，如有无头晕、面色苍白、出汗、心悸、胸部压迫感、胸部剧痛、昏厥等胸膜过敏反应；或出现连续性咳嗽、气短、咳泡沫痰等现象时，应立即停止抽液，并皮下注射0.1%肾上腺素0.3~0.5ml，或进行其他对症处理。

3. 一次抽液不宜过多、过快，诊断性抽液取50~100ml；减压抽液，首次不超过600ml，以后每次不超过1000ml；如为脓胸，一次尽量抽尽。疑为化脓性感染时，助手用无菌试管留取标本，行涂片革兰染色镜检、细菌培养、药敏试验。做肿瘤细胞学检查至少需 100ml 液体，并应立即送检，以免细胞发生自溶。

4. 严格无菌操作，操作中为防止空气进入胸腔，应始终保持胸腔负压。

5. 应避免在第 9 肋间以下穿刺，以免穿透膈肌损伤腹腔脏器。

6. 恶性胸腔积液，可沿穿刺针直接注入抗肿瘤药或硬化剂诱发化学性胸膜炎，促使脏层与壁层胸膜粘连，闭合胸腔，预防积液再发。具体方法：抽液 500 ~ 1200ml 后，将药物应用生理盐水 20 ~ 30ml 稀释后注入；随后回抽胸液，再注入，反复 2 ~ 3 次，拔出穿刺针，覆盖纱布固定后，嘱患者卧床 2 ~ 4 小时，并反复变换体位，使药物均匀覆盖到胸膜腔内。注入刺激性过强的药物，可导致患者剧烈胸痛，应在术前给予镇痛药，如布桂嗪等。

二、腹腔穿刺术

腹腔穿刺术（abdominocentesis）常用于检查腹腔积液的性质，寻找病因，当大量腹腔积液导致呼吸困难，腹部胀痛时，可行放液减压对症治疗。也可以腹腔内注射药物，注射抗生素如卡那霉素、链霉素、庆大霉素，注射化疗药物如环磷酰胺、噻替派、丝裂霉素等以协助治疗疾病。

【方法】

1. 术前患者须排空尿液，以免穿刺损伤膀胱。

2. 放液前常规测量腹围、脉搏、血压、明确腹部体征，以观察病情变化。

3. 患者取坐位靠椅背，衰弱患者可取平卧位、半坐位、稍左侧卧位。

4. 选择适宜穿刺点：①通常选脐与左髂前上棘连线中、外 1/3 交点处，此处不易损伤腹壁动脉。②脐与耻骨联合中点上 1cm，偏左或右 1.5cm 处，此处不易损伤重要脏器，且易愈合。③诊断性穿刺通常选择侧卧位，脐水平线与腋前或腋中线之延长线的交点。④对少量或包裹性积液，常在超声指引下定位穿刺。

5. 常规消毒皮肤，戴无菌手套，覆盖消毒洞巾。自皮肤至腹膜壁层用 2% 利多卡因逐层做局部浸润麻醉。

6. 术者左手固定穿刺处皮肤，右手持穿刺针沿麻醉点及方向逐层刺入腹壁，当针锋抵抗感突然消失时，表示针尖已穿过腹膜壁层，即可行抽取腹水注入消毒试管中送检。诊断性穿刺可直接用 7 号针头连接无菌的 20ml 或 50ml 注射器进行穿刺。大量放液时，应在腹部预先放置多头腹带，然后用 8 ~ 9 号针头，针尾连接橡皮管，助手用消毒血管钳固定针头，用输液夹子调整放液速度，将腹水引流入容器中记量，随液体逐步流出，将多头腹带逐步收紧，以防腹压骤然降低导致内脏血管扩张，发生血压下降甚至休克等现象。

7. 放液结束后拔出穿刺针，覆盖消毒纱布，稍用力压迫穿刺点片刻，用胶布固定，嘱患者平卧，并使穿刺点位于上方以防腹水漏出。如遇穿刺孔继续有腹水渗漏时，可用蝶形胶布或涂上火棉胶封闭。

【禁忌证】

有肝性脑病先兆、包虫病、结核性腹膜炎粘连包块、卵巢囊肿者，禁忌腹腔穿刺放腹水。

【注意事项】

1. 术中应密切观察患者，如发现有头晕、气促、恶心、心悸、面色苍白、脉搏增快等应立即停止操作，并作适当处理。

2. 腹腔放液不宜过多过快，肝硬化患者每次放液一般不超过 3000ml，放液过多可诱发肝性脑病和电解质紊乱；但在大量补充白蛋白的基础上（一般放 1000ml 腹腔积液补充白蛋白 6 ~ 8g），也可以大量放液。

3. 腹水引流时若出现引流不畅，可将穿刺针稍作移动或稍变换体位。

4. 血性腹水，仅作诊断性穿刺，不易引流。

5. 对大量腹水患者引流时，为防止渗漏，在穿刺时注意勿使穿刺针沿同一条直线刺入皮肤至壁层腹膜位于上，方法是当针尖通过皮肤到达皮下后，即在另一手协助下，稍向周围移动一下穿刺针尖，然后再向腹腔刺入。

6. 术后应注意观察有无出血和继发感染的并发症。术中注意无菌操作，避免腹腔感染。

三、心包腔穿刺术

心包腔穿刺术（pericardiocentesis）常用于检查积液性质与协助病因的诊断；有心包压塞时，通过穿刺抽液可减轻或缓解患者症状；化脓性心包炎时，可通过穿刺排脓、冲洗和注药达到治疗作用。

【方法】

1. 患者取坐位或半卧位，以手术巾盖住面部，仔细叩出心浊音界，选好穿刺点。常用穿刺点为剑突与左肋弓缘夹角处，或依膈肌位置取第5、第6肋间心浊音内2.0cm处。目前，心包穿刺点也可在心脏超声指引下明确穿刺点、进针方向和进针的距离，更为准确、安全。

2. 常规消毒局部皮肤，术者及助手均戴无菌手套、铺洞巾。自皮肤至心包壁层逐层以2%利多卡因作逐层局部侵润麻醉。

3. 术者持穿刺针穿刺，助手以血管钳夹持与其连接之导液橡皮管。心尖部进针时，应使针自下而上，向脊柱方向缓慢刺入；剑突下进针时，应使针体与腹壁成30°~40°角，向上、向后并稍向左刺入心包腔后下部。待针尖抵抗感突然消失时，提示针已穿过心包壁层，如针尖感到心脏搏动，应退针少许，以免划伤心脏。助手立即用另一血管钳夹住针体固定其深度，术者将注射器接于橡皮管上，然后放松橡皮管上血管钳。缓慢抽吸，记录取液量，并留标本送检。

4. 抽液结束后血管钳钳住橡皮管，拔针，覆盖消毒纱布、压迫数分钟，用胶布固定。

【注意事项】

1. 严格掌握适应证。心包腔穿刺术有一定危险性，应由有经验医师操作或指导，并应在心电监护下进行穿刺，较为安全。目前心脏彩超引导下穿刺，可显著降低穿刺风险。

2. 术前须进行心脏超声检查，确定液体多少、穿刺部位、穿刺方向和进针距离，选液体最多、距体表最近点作为穿刺部位。

3. 术前应告知患者患者穿刺目的，消除顾虑；并嘱其在穿刺过程中切勿咳嗽或深呼吸。对精神紧张的患者，术前可适量给予镇静药物，如给予肌注地西泮10mg。

4. 麻醉要完善，以免因疼痛引起神经源性休克。

5. 抽液量第一次不宜超过100~200ml，此后可逐渐增到300~500ml。抽液速度不宜过快、过多，从而避免短期内使大量血液回心致肺水肿。

6. 如抽出鲜血，应立即停止抽吸，并严密观察是否出现心包压塞症状。

7. 取下穿刺针前必须夹闭橡皮管，以防空气进入。

8. 术中、术后需密切观察呼吸、血压、脉搏等的变化。

四、腰椎穿刺术

腰椎穿刺术（lumbar puncture）常用于检查脑脊液的性质，对诊断脑膜炎、脑炎、脑血管病变、脑瘤等神经系统疾病有重要意义。有时也用于鞘内注射药物，也可测定颅内压力和了解蛛网膜下腔是否阻塞等。

【方法】

1. 患者侧卧于硬板床上，背部与床面垂直，头部向前胸屈曲，双手抱膝紧贴腹部，使躯干弯曲呈弓形；或由助手在术者对面用一手挽患者头部，另一手挽双下肢腘窝处并用力抱紧，目的使脊柱尽量后凸，使椎间隙增宽，便于进针。

2. 通常以双侧髂后上棘连线与后正中线的交点处为穿刺点，此处相当于第 3 ~ 4 腰椎棘突间隙，有时也可在上一或下一腰椎间隙进针。

3. 常规消毒皮肤，戴无菌手套、覆盖无菌洞巾，用 2% 利多卡因自皮肤到椎间韧带作逐层局部侵润麻醉。

4. 术者用左手固定穿刺点皮肤，右手持穿刺针以垂直背部、针尖稍斜向头部、针体稍向臀部的方向缓慢刺入，成人进针深度 4 ~ 6cm，儿童 2 ~ 4cm。当针头穿过韧带与硬脑膜时，有针尖抵抗突然消失感。此时可将针芯慢慢抽出（以防脑脊液迅速流出，造成脑疝），可见脑脊液流出。

5. 放液前先接上测压管测量压力。正常侧卧位脑脊液压力为 70 ~ 180mmH$_2$O（0.098kPa = 10mmH$_2$O）或 40 ~ 50 滴/分。必要时需进行 Queckenstedt 试验，可了解蛛网膜下腔有无阻塞。即在测初压后，由助手先压迫一侧颈静脉约 10 秒钟，再压另一侧，最后同时压迫双侧颈静脉。正常时压迫颈静脉后，脑脊液压力立即迅速升高 1 倍左右，解除压迫后 10 ~ 20 秒，迅速回落至原来水平，称为梗阻试验阴性，提示蛛网膜下腔通畅；若压迫颈静脉后，脑脊液压力未升高，则为梗阻试验阳性，提示蛛网膜下腔完全阻塞；若压迫颈静脉后压力缓慢上升，放松后又缓慢下降，提示蛛网膜下腔不完全阻塞。颅内压增高者，禁作此试验。

6. 撤去测压管，收集脑脊液 2 ~ 5ml 送检；如需作培养时，应用无菌试管留标本。

7. 术毕，将针芯插入后一起拔出穿刺针，覆盖消毒纱布，用胶布固定。

8. 去枕平卧 4 ~ 6 小时，以免引起术后低颅压头痛。

【禁忌证】

凡疑有颅内压升高者必须先做眼底检查，如有明显视乳头水肿或有脑疝先兆者，禁忌穿刺。凡患者处于休克、衰竭或濒危状态以及局部皮肤有炎症、颅后窝有占位性病变者均列为禁忌。

【注意事项】

1. 对局部皮肤有炎症、颅后窝有占位性病变者，又必须检查脑脊液时，可行小脑延髓池穿刺。

2. 穿刺时患者如出现呼吸、脉搏、面色异常等症状时，立即停止操作，并作相应处理。

3. 鞘内给药时，应先放出等量脑脊液，然后再等量置换性药液注入。鞘内注入药物时勿一次完成，需注入、回抽，必须掌握每次注入量多于回抽量，如此反复多次，最终完成。

五、骨髓穿刺术

骨髓穿刺术（bone marrow puncture）是采集骨髓液的一种常用诊断穿刺技术。临床上骨髓穿刺液可用于血细胞形态学检查、造血干细胞培养、细胞遗传学分析、病原生物学检查等，以协助临床诊断、观察疗效和判断预后等。

【方法】

1. 选择穿刺部位　①髂前上棘穿刺点：髂前上棘后 1 ~ 2cm 处骨面平坦，便于固定，易于操作，无危险性。②髂后上棘穿刺点：骶椎两侧、臀部上方突出的部位。③胸骨穿刺点：平对第 1、第 2 肋间隙处的胸骨柄或胸骨体。此处胸骨较薄，骨髓液丰富，但其后有大血管和心房，穿刺时动作轻柔，以防穿透胸骨而导致意外发生。当其他部位穿刺失败时，可进行胸骨穿刺。④腰椎棘突穿刺点：位于腰椎棘突突出的部位。

2. 体位　髂前上棘和胸骨穿刺时，患者取仰卧位；髂后上棘穿刺时，患者取俯卧位；腰椎棘突穿刺时，患者可取坐位或侧卧位。

3. 麻醉　局部皮肤常规消毒，术者戴无菌手套，铺无菌洞巾。然后用 2% 利多卡因做自皮肤、皮下到达骨膜逐层局部麻醉。

4. 固定穿刺针长度　将骨髓穿刺针的固定器固定在适当的长度上。髂骨穿刺约 1.5cm，胸骨穿刺约 1.0cm。

5. 穿刺　术者左手拇指和示指固定穿刺部位，右手持骨髓穿刺针沿骨面垂直方向刺入，当穿刺针针尖接触骨质后，加压同时沿穿刺针的针体长轴左右旋转穿刺针，缓缓刺入骨质。当穿刺阻力突然消失，且穿刺针已固定于骨内时，提示穿刺针进入骨髓腔。如果穿刺针尚未固定，则应继续刺入少许以达固定为止。胸骨穿刺时，穿刺针长轴应与骨平面成 30°~40° 角刺入。

6. 抽取骨髓液　拔出穿刺针针芯，将干燥无菌的 10ml 或 20ml 注射器连接于穿刺针上，抽取骨髓液应用适当的力量。当穿刺针在骨髓腔抽吸时，患者感到轻微锐痛，随即有红色骨髓液进入注射器。抽取的骨髓液一般为 0.1~0.2ml，若用力过大或抽吸过多，会使骨髓液稀释。如需做骨髓液细菌培养，应在留取骨髓液涂片标本后，再抽取 1~2ml，以用于细菌培养。

7. 涂片　将骨髓液滴在载玻片上，并快速图片数张，以备做形态学和细胞化学染色、细胞计数等检查。

8. 若未能抽取骨髓液，需进一步分析原因　①针腔被皮肤或皮下组织块堵塞，此时重新插上针芯，旋转穿刺针再刺入少许。拔出针芯，若针芯带有血迹，再次抽取可取得红色骨髓液。②"干抽"（dry tap），上述操作后仍未抽取到骨髓液，考虑为骨髓纤维化、恶性组织细胞瘤、恶性肿瘤骨髓转移等，此时应更换其他穿刺部位。

9. 加压固定　骨髓液抽取完毕，立即重新插入针芯。左手取无菌纱布置于穿刺处，右手将穿刺针李；连同针芯拔出，并将无菌纱布敷于针孔上，按压 1~2 分钟后，再用纱布加压固定。

【禁忌证】

血友病患者禁止骨髓穿刺检查。

【注意事项】

1. 骨髓穿刺术前应检查出血时间和凝血时间，有出血倾向者应特别注意。

2. 骨髓穿刺针和注射器必须干燥，以防发生溶血。

3. 穿刺针针头进入骨质时避免过大摆动，以防折断穿刺针。胸骨穿刺时不可用力过猛、穿刺过深（胸骨外板厚 1.35mm，髓腔 7.5mm），穿透内侧骨板有损伤心脏及大血管可能。

4. 穿刺过程中，如感到骨质过硬，进入骨髓腔困难，不可强行进针，以防断针。此时不能除外大理石骨病，应行骨骼 X 线检查，以明确诊断。

5. 做骨髓细胞形态学检查时，抽取的骨髓液不能过多，以防影响骨髓增生程度的判断、细胞计数和分类结果。

6. 行骨髓液细菌培养时，需要在骨髓液涂片后，再抽取 1~2ml 骨髓液用于培养。

7. 骨髓液中含有大量的幼稚细胞，易发生凝固。因此，穿刺抽取骨髓液后应迅速涂片。

8. 送检骨髓液涂片时，应同时附送 2~3 张血涂片。

9. 麻醉前需做普鲁卡因皮试。

六、导尿术

导尿术（catheterization）是每位临床医师必须掌握的临床基本技能之一，需严格掌握其适应证。

【适应证】

①尿潴留，导尿以减低膀胱内压及腹压。②反复出现泌尿系感染者，可留尿行细菌培养（包括普通细菌培养和膀胱灭菌尿培养）。③泌尿系统术后及急性肾衰竭需明确24小时尿量。④原因不明的少尿、无尿，并不除外尿路梗阻者。⑤膀胱病变，如神经源性膀胱或膀胱颈狭窄时，用以测定残余尿量以及膀胱容量和膀胱内压力。⑥膀胱病变诊断不明时，需注入造影剂、膀胱冲洗、探测尿道有无狭窄等。⑦盆腔器官术前准备等。

【器械准备】

1. 用以盛装导尿器械的治疗盘。

2. 皮肤、黏膜消毒液，3%碘伏。

3. 导尿包，内含无菌孔巾，大、中、小三种型号导尿管各1根，润滑油，试管（留标本用），尿袋1个。

4. 保留导尿时必须备有输液管夹，胶布，外接盛尿塑料袋。

【方法】

1. 患者导尿操作前，自行清洁外阴部（用肥皂液清洗外阴；男患者翻开包皮清洗）。随后患者仰卧，两腿屈膝外展或截石位，臀下垫中单。

2. 尿道口消毒　用蘸有3%碘伏棉球，女性由内向外、自上而下消毒外阴，每个棉球不可重复消毒，再消毒时需更换新棉球，而后外阴部盖无菌孔巾。男性用消毒液自尿道口向外消毒阴茎前部，然后用无菌巾裹住阴茎，露出尿道口。

3. 插入导尿管　术者戴无菌手套，站于患者右侧，按下列程序操作。①女性患者：术者左手拇指、示指分开小阴唇，露出尿道口，再次用3%碘伏棉球，自上而下消毒尿道口及小阴唇；男性患者：术者以左手拇、示指挟持阴茎，自尿道口向外旋转擦拭碘伏数次。②女性患者：分开小阴唇后，从尿道口缓慢插入6~8cm；男性患者：将男性阴茎提起使之与腹壁成钝角。导尿管外端用止血钳夹闭，将其开口置于消毒弯盘中，右手持涂有无菌润滑油的导尿管缓慢插入尿道，男性进入15~20cm。松开止血钳，尿液即可流出。

4. 需作细菌培养及尿液镜检者，留取中段尿置于无菌试管中送检。

5. 拔出导尿管　术后将导尿管夹闭后再缓慢拔出，以免管内尿液流出污染衣物。如需留置导尿，则以胶布固定尿管，以防脱出；或选用留置导尿管，引流出尿液后，向气囊内注入水或气体使其固定。外端以输液管夹夹闭，接上留尿无菌塑料袋，挂于床侧。

【注意事项】

1. 严格无菌操作，以防尿路感染。

2. 导尿术中，术者动作要轻柔，以免损伤尿道黏膜导致出血，若插入时有阻力，先将导尿管退出，然后更换方向再插，见有尿液流出时再插入2cm，勿过深或过浅，尤忌反复大幅度抽动尿管。

3. 根据患者具体情况选择不同型号、粗细适宜的导尿管。小儿或疑有尿道狭窄者，尿管宜细。留置导尿时，采用前端有气囊的乳胶导尿管，成人常规用14号导管，插入后经侧管注入水或气体4~5ml固定。乳胶导尿管耐腐蚀，组织相容性好，轻微刺激性，可留置1个月左右。

4. 膀胱过度充盈患者，排尿速度宜缓慢，避免骤然减压后引起出血或晕厥。

5. 残余尿测定，嘱患者先自行排尿，然后导尿。残余尿量一般为5~10ml，如超过100ml，示有尿潴留。

6. 因病情需要长期留置导尿时，应经常检查尿管固定情况，需用生理盐水或含低浓度抗菌药液每日膀胱冲洗一次；需再次插入时，应让尿道松弛数小时，再重新插入。

7. 长时间留置导尿管患者，撤除导尿管前 3 天应定期钳闭尿管，每 2 小时放尿液一次，以利于拔管后膀胱功能的恢复。

七、中心静脉压测定

中心静脉压（central venous pressure，CVP）是指上、下腔静脉进入右心房处的压力，可通过上、下腔静脉或右心房置管测得，可反映右心房内压。中心静脉压测定可判断患者血容量、心功能与血管张力的综合情况，有别于周围静脉压；周围静脉压可受静脉腔内瓣膜与其他机械因素的影响，不能确切反映血容量与心功能等状况。

【临床意义】

CVP 正常值为 $50 \sim 120 mmH_2O$（$10 mmH_2O = 0.098 kPa$），升高与降低均有重要临床意义。

CVP $< 50 mmH_2O$ 提示休克患者血容量不足，应立即大量补充血容量；补充血容量后，患者仍处于休克状态；CVP $> 100 mmH_2O$，提示容量血管过度收缩或有心力衰竭的可能，应控制输液速度及输液量，必要时采取其他治疗措施。

CVP $> 150 \sim 200 mmH_2O$ 提示有明显心力衰竭，随时有发生肺水肿的危险，应严格控制输液速度及输液量，并给予快速洋地黄制剂、利尿药、血管扩张剂等。

少数情况下如腹内巨大肿瘤、肠梗阻、明显腹胀、或腹部大手术时，股静脉插管测量的 CVP 可高达 $250 mmH_2O$ 以上，不能代表真正的 CVP。

少数重症感染患者 CVP $< 100 mmH_2O$，也有发生肺水肿可能，应予注意。

【适应证】

中心静脉压测定，通常用于以下情况。①心肺功能不全；②严重创伤、休克及急性循环衰竭的危重患者；③长期静脉输液及静脉高营养患者；④大量输血和快速输液补液的患者；⑤心血管手术及其他大型复杂手术患者。

【禁忌证】

1. 有出血倾向患者。

2. 穿刺或切开部位感染。

【器械准备】

中心静脉压测定装置；静脉切开包；无菌手套；2mm 直径的硅胶管；治疗盘（碘酒、酒精、2% 利多卡因、注射用生理盐水及固定用胶布）。

【方法】

1. 患者仰卧，选好插管部位，常规消毒皮肤，铺无菌洞巾。

2. 2% 利多卡因自皮肤至静脉逐层局部麻醉后，静脉插管方法有两种。①经皮穿刺法：经常采用。经头静脉或锁骨下静脉插管至上腔静脉；或经股静脉插管至下腔静脉。②静脉剖开法：目前仅用于经大隐静脉插管至下腔静脉。插入深度：经锁骨下静脉者 12 ~ 15cm，余 35 ~ 45cm。普遍认为上腔静脉压较下腔静脉压更精准，当腹腔内压明显增高时，下腔静脉压易受到影响，明显升高不具有临床意义。

3. 连接测压装置　注射用生理盐水连接输液管，输液管另一端连接三通管，一端接 2mm 硅胶管，另一端连接带刻度的测压玻璃管，固定在输液架，保持测压管"0"点与患者右心房平行。

4. 测压　操作时先把 1 处夹子关闭，2、3 处夹子松开，使输液瓶内液体充满测压管到高于预计的静脉压之上。再把 2 处夹子关闭，1 处夹子松开，使测压管与静脉导管相通，则测压管内的液体迅速下降，到一定水平不再下降时，观察液面在量尺上的相应刻度数，即为 CVP 的高度。测压结束后，将 3 处夹子关闭，1、2 处夹子松开，使输液瓶与静脉导管相通，即可继续补液。每次测压倒流入测量管内的血液需冲洗干净，以保持静脉导管的通畅。可根据情况反复测量 CVP。

【注意事项】

1. 测压过程中出现静脉压突然显著波动性升高时，提示导管头端误入右心室，心室收缩时压力明显升高导致 CVP 异常增高，立即退出一小段后重新测量。

2. 如导管阻塞无血液流出，可用输液瓶中液体冲洗导管或变动导管位置；若仍不通畅，则用肝素稀释冲洗导管。

3. 测压管留置时间一般不超过 5 天；时间过长可发生静脉炎或血栓性静脉炎；故留置 3 天以上时，需用抗凝剂冲洗，以防血栓形成。

八、肝活体组织穿刺术

肝脏活体组织穿刺术（liver biopsy）是指经皮行肝脏穿刺吸取活体组织，简称肝活检。是采集肝脏组织标本的简便易行的方法。由穿刺所得活体组织标本进行组织学检查及涂片后细胞学检查，协助诊断肝脏疾病及血液系统疾病。

【适应证】

1. 病因不明的肝肿大。
2. 病因不明的肝功能异常。
3. 病因不明的黄疸。
4. 肝脏实质性占位的病理分型。
5. 代谢性肝病如脂肪肝、淀粉样变性、血色病等疾病的诊断。
6. 病因不明的发热怀疑为恶性组织细胞病者。

【禁忌证】

大量腹水，出血倾向，肝外阻塞性黄疸，可疑肝血管瘤，可疑肝包虫病等。

【方法】

1. 快速穿刺术

（1）术前应先行血小板计数、出凝血时间、凝血酶原时间测定，同时应测定血型以备用。疑有肺气肿者应行 X 线胸片检查，术前 B 超定位，确定穿刺方向和深度。

（2）穿刺时，患者取仰卧位，右侧靠近床沿，并将右臂上举置于脑后，左背垫一薄枕。

（3）穿刺点一般取右侧腋前线第 8、第 9 肋间，腋中线第 9、第 10 肋间肝实音处穿刺。疑诊肝癌者，宜应用 B 超定位下穿刺。

（4）常规消毒局部皮肤，铺巾，用 0.5% 利多卡因沿穿刺点肋骨上缘的皮肤至肝包膜进行局部浸润麻醉。

（5）备好肝脏快速穿刺针（针长 7.0cm，针径 1.2mm 或 1.6mm），针内装有长 2～3cm 实心带小针帽钢针芯活塞，可以通过空气和水，同时可阻止吸进针内的肝组织进入注射器，将穿刺针连接于已吸入无菌生理盐水 3～5ml 的 10ml 注射器。

（6）术者持皮肤穿刺锥将穿刺点皮肤刺孔，再由此孔，沿肋骨上缘与胸壁垂直方向缓慢刺入穿刺针 0.5～1.0cm，然后将注射器内生理盐水推出 0.5～1.0ml，可预防针内可能存留的皮肤与皮下组织堵塞针头。

（7）在刺入肝脏前，将注射器抽成 5~6ml 空气负压状态，并嘱患者于深呼气末屏气（术前应让患者练习）。在患者屏气同时，术者双手持针按 B 超所定方向和深度将穿刺针迅速刺入肝内后立即拔出，深度不超过 6.0cm。

（8）拔针后盖上无菌纱布，并立即用手按压创面 5~10 分钟，无出血后用 2% 碘酊消毒，再用无菌纱布覆盖，胶布固定，用小砂袋压迫，多头腹带束紧。

（9）推动注射器内的生理盐水从针孔内冲出条状肝组织于弯盘中，随后置于 4% 甲醛小瓶中固定送病理检查。

（10）穿刺后每隔 15~30 分钟测血压、呼吸、脉搏，连续观察 4 小时，无出血可去除砂袋，随后间隔 1~2 小时测血压、呼吸、脉搏，观察 4 小时，卧床休息 24 小时。

2. B 超引导下细针穿刺术

（1）B 超定位穿刺点，消毒、铺巾，局部浸润麻醉等同快速穿刺术。

（2）用手术刀尖将穿刺点皮肤刺一小口，用无菌穿刺探头再次确定进针点和穿刺途径，稍稍侧动探头，穿刺引导线正好通过活检部位，此时病灶显示最清晰，立即固定探头。

（3）先将带针芯穿刺针从探头引导器刺入腹壁，于肝包膜前停针，嘱患者于深呼气末屏气，迅速将穿刺针沿引导线刺入肝脏病灶边缘，拔出穿刺针针芯，将穿刺针与 10ml 空注射器紧密连接，迅速将穿刺针推入病灶内 2~3cm，用 5~6ml 空气负压抽吸病灶组织后拔出穿刺针。

（4）从注射器内取出抽出物置于盛有 4% 甲醛小瓶中固定送病理检查。

（5）穿刺点处理和术后观察与快速穿刺术相同。

【注意事项】

1. 术前检测血小板计数、出血时间、凝血酶原时间、血型。如有凝血功能异常的患者，应每日 1 次，肌注维生素 K_1 10mg，3 天后复查，如仍不正常，应慎行穿刺。

2. 穿刺前常规行胸部 X 线、肝脏彩超等检查。

3. 术前应向患者作好解释，使患者精神放松，并嘱穿刺过程中切勿咳嗽，同时训练深呼气末屏气的动作。

4. 术前 1 小时服地西泮 10mg。

5. 术后应密切观察有无胆汁渗漏、出血、气胸、其他脏器损伤和感染的现象。

九、肾活体组织穿刺术

肾穿刺活体组织检查（肾活检，renal biopsy）是诊断肾脏疾病尤其是肾小球疾病的重要方法，为临床医师提供病理学诊断依据，对确定病理诊断、指导治疗及评估预后均有重要意义。肾活检技术应用已有 50 余年历史，其方法有经静脉肾活检、开放性肾活检、经皮穿刺肾活检等，目前最常用的是经皮穿刺肾活检。

【适应证】

1. 原发性肾小球疾病

（1）急性肾炎综合征伴进行性肾功能不全，怀疑急进性肾炎或治疗后病情未见改善。

（2）原发性肾病综合征。

（3）无症状性血尿。

（4）无症状性蛋白尿，持续性尿蛋白 >1g/d。

2. 继发性肾病 临床怀疑但不能确诊或为明确病理诊断、指导治疗、判断预后可以行肾活检，如狼疮肾炎、糖尿病肾病、肾淀粉样病变等。

3. 疑为遗传性家族性的肾小球疾病（Alport 综合征、薄基底膜病、Fabry 病等）。

4. 急性肾衰竭　病因不明或经治疗肾功能未见明显恢复时应及早行肾活检，以便于指导治疗。

5. 缓慢进展的肾小管、肾间质疾病。

6. 移植肾疾病

（1）原发病再次导致移植肾发病。

（2）移植肾的肾功能出现下降。

（3）移植肾出现排斥反应。

（4）环孢素等抗排斥反应药物引起的药物性肾损害。

【禁忌证】

1. 绝对禁忌证

（1）孤立肾。

（2）精神病，不能配合者。

（3）严重高血压控制不佳者。

（4）有明显出血倾向者。

（5）固缩肾。

2. 相对禁忌证

（1）泌尿系统感染　如肾盂肾炎、肾盂积脓、结核、肾周围脓肿等。

（2）肾脏恶性肿瘤或大动脉瘤。

（3）肾多发性囊肿或多囊肾。

（4）游离肾。

（5）慢性肾衰竭　虽然原发病不一，但发展到肾衰竭期则肾脏病理基本一致，可以不穿刺。如慢性肾衰竭时肾体积不小，基础肾功能尚可，肾功能损害存在可逆因素可以穿刺。

（6）过度肥胖、大量腹水、妊娠等不宜穿刺。

（7）严重心衰、休克、贫血、低血容量及高龄者不宜穿刺。

【穿刺方法】

1. 穿刺针　有 Menghini 型穿刺针和 Tru‑cut 型穿刺针等负压吸引穿刺针；也有手动、半自动和自动穿刺针等，一人操作。

2. 经皮肾穿刺定位　多用 B 超定位，测右肾下极至皮肤的距离及肾脏厚度。一般先选右肾下极，约相当于第 1 腰椎水平，第 12 肋缘下 0.5～2.0cm，距脊柱中线 6～8cm。近年多采用 B 超穿刺实时探头定位，应用自动穿刺针，直视下可见穿刺针尖部位，准确定位于肾脏下极，1s 内自动穿刺针套管针快速自动切割肾脏下极，组织长 1.6～2.0cm，突出优点是定位准确、并发症少，肉眼血尿发生率低。

3. 体位　患者取俯卧位，腹部肾区相应位置垫以 10～16cm 长布垫，使肾脏紧贴腹壁，减少穿刺时滑动移位。

4. 常规消毒局部皮肤，术者戴无菌手套。铺无菌洞巾，2% 利多卡因作穿刺点局麻。

5. 根据 B 超测量的皮肾距离，于患者吸气末屏气时用腰穿针试探刺入，观察到针尾随呼吸摆动后，退出腰椎穿刺针，边退边注入 2% 利多卡因，同时测皮肤至肾距离。

6. 穿刺针刺入，到肾包膜脂肪囊时随呼吸摆动。令患者吸气末屏气（用负压吸引穿刺针时，此时助手抽吸造成负压），立即快速将穿刺针刺入肾实质 3cm 左右取组织并迅速拔出，嘱患者正常呼吸。助手加压压迫穿刺点 5 分钟以上。

7. 标本的分割与处理　肾病理检查包括电镜、免疫荧光学、光镜检查，对标本分割和保存有不同要求。电镜：切割至 0.5mm 大小，用 2%～3% 戊二醛固定，4℃ 保存；免疫荧光：切割至 3～5mm 大小，用生理盐水，−20℃ 保存；光镜：其余部分标本放入 10% 甲醛固定液内用作光镜检查。

【注意事项】

1. 术前准备　应作出凝血时间、血小板计数、血红蛋白及部分活化凝血活酶时间、凝血酶原时间检查，明确有无出血倾向；尿常规、中段尿细菌培养排除上尿路感染。肾 B 超检查以排除孤立肾、多囊肾等。训练患者呼吸屏气动作；拍摄肾区 X 线片帮助定位，有严重高血压时应先控制血压。

2. 术后观察处理　可以选择使用砂袋压迫，腹带包扎腰腹部。卧床制动 24 小时，密切观察血压、脉搏及尿液颜色改变。有肉眼血尿时，延长卧床时间，饮水。一般在 24～72 小时内肉眼血尿可消失，持续严重肉眼血尿或尿中有大量血块时，密切观察患者有可能出现失血性休克，给予卧床，应用止血药、输血等处理；如仍出血不止，应用动脉造影发现出血部位，选择性动脉栓塞治疗，或采用外科手术方法止血。

【并发症】

①血尿；②肾周血肿；③感染；④损伤其他脏器（肝、脾）；⑤肾撕裂伤；⑥动 - 静脉瘘形成；⑦肾绞痛；⑧大量出血导致失血性休克等。

答案解析

目标检测

一、填空题

1. 胸穿时，一次抽液不宜过多、过快，诊断性抽液取 ＿＿＿＿＿＿＿ ml；减压抽液，首次不超过 ＿＿＿＿＿＿＿ ml，以后每次不超过 ＿＿＿＿＿＿＿ ml。

2. 腹腔穿刺点通常选：

1 脐与左髂前上棘连线＿＿＿＿＿＿＿ 交点处，此处不易损伤腹壁动脉。

2 脐与耻骨联合中点上＿＿＿＿＿＿＿ cm，偏左或右＿＿＿＿＿＿＿ cm 处，此处不易

3. 腹腔放液不宜过多过快，肝硬化患者每次放液一般不超过＿＿＿＿＿＿＿ ml。

4. 心包穿刺的部位时，心包穿刺抽液量第一次不宜超过＿＿＿＿＿＿＿ ml，此后可逐渐增到＿＿＿＿＿＿＿ ml。

二、简答题

1. 腹膜腔穿刺术的禁忌症有哪些？

2. 心包常用穿刺点有哪些？

3. 导尿术的适应证有哪些？

4. 中心静脉压的正常值为多少？升高与降低的临床意义是什么？

5. 肝活体组织穿刺术的禁忌证是什么？

6. 肾活体组织穿刺术的禁忌证是什么？

（高凤敏）

书网融合……

本章小结

参考文献

[1] 万学红，卢雪峰. 诊断学 [M]. 9 版. 北京：人民卫生出版社，2018.

[2] 中国成人血脂异常防治指南修订联合委员会. 中国成人血脂异常防治指南（2016 年修订版）[J].
中华健康管理学杂志，2017，11（1）：7-28.

[3] 夏薇，陈婷梅. 临床血液学检验技术 [M]. 北京：人民卫生出版社，2015.

[4] 尚红，王毓三，申子瑜. 全国临床检验操作规程 [M]. 北京：人民卫生出版社，2015.

[5] 许文荣，林东红. 临床基础检验技术 [M]. 北京：人民卫生出版社，2015.

[6] 龚道元，胥文春，郑峻松. 临床基础检验学 [M]. 北京：人民卫生出版社，2017.

[7] 周良辅. 现代神经外科学 [M]. 上海：上海医科大学出版社，2012.